普通高等教育医学类系列教材

基础医学概论

第2版

主　编　李卫东
副主编　郭青龙　刘　靖
编　者　(按姓氏笔画排序)
邢德刚　广东药学院
刘　靖　广东药学院
江振友　暨南大学医学院
李艳萍　广东药学院
李卫东　广东药学院
张玲敏　暨南大学医学院
汪远金　安徽中医药大学
沈晓燕　复旦大学药学院
赵　杰　广东药学院
徐　勤　广州中医药大学
郭青龙　中国药科大学
韩　凌　广州中医药大学

科学出版社
北　京

内　容　简　介

本书涵盖了人体解剖学、组织学与胚胎学、生理学、生物化学、医学分子生物学、医学微生物学、人体寄生虫学、医学免疫学、机体病理学、药物学基础十门学科。本书适于医学院校现有的教学组织形式,在内容上既突出各学科的系统性、纲目清楚、层次分明、通俗易懂、基本理论和新进展兼顾;同时兼顾基础医学领域新知识、新技术的介绍,各学科之间的关联性,使全书形成一个结合紧密的有机体。同时,为了顺应教学改革潮流,提高教学质量,培养具有创新精神和创新能力的应用型医学人才,我们在每章节中增加了案例。

本书供医药院校医学相关专业(包括医药营销、医药信息、医药管理、医药人力资源等)学生使用,同时,也是相关领域教师的重要参考资料。

图书在版编目(CIP)数据

基础医学概论 / 李卫东主编．—2 版．—北京:科学出版社,2015. 12

ISBN 978-7-03-046605-1

Ⅰ.①基…　Ⅱ.①李…　Ⅲ.①基础医学-医学院校-教材　Ⅳ.①R3

中国版本图书馆 CIP 数据核字(2015)第 292685 号

责任编辑:胡治国 / 责任校对:彭珍珍　贾娜娜

责任印制:霍　兵 / 封面设计:陈　敬

科学出版社 出版

北京东黄城根北街 16 号

邮政编码: 100717

http://www.sciencep.com

石家庄继文印刷有限公司印刷

科学出版社发行　各地新华书店经销

*

2010 年 3 月第　一　版　　开本: 787×1092　1/16

2015 年 12 月第　二　版　　印张: 30 1/4

2024 年 7 月第二十二次印刷　　字数: 727 000

定价: 95.00 元

(如有印装质量问题,我社负责调换)

前　言

基础医学是专门研究生命与疾病的本质及治疗原理的一组学科群。它是临床医学和预防医学的理论基础。基础医学的出现是医学从经验的科学进入实验的科学的重要标志。正是由于基础医学的建立和发展,医学才逐渐由只知其然而不知其所以然的阶段进入了知其所以然而后使其然的阶段。没有基础医学的长足发展,就不可能有临床医学的日新月异,关于基础医学对医学发展的贡献,我们可以从诺贝尔医学奖金获得者的名单中得到深刻的启示:从1901年开始颁发医学和生理学诺贝尔奖金以来,获奖者中有四分之三以上是对基础医学有贡献的学者。

《基础医学概论》是供医、药院校的医学相关专业学生,包括医药营销、医药信息、医药管理、医药人力资源等专业学生的重要必修课程之一。涵盖了人体解剖学、组织胚胎学、分子生物学、生理学、生物化学、医学微生物学、医学免疫学、人体寄生虫学、机体病理学、药理学十门学科。各学科虽然都有其具体的研究任务,但它们都是研究人体为中心,只是研究方法和手段、观察认识侧重点不同,同时,由于生命现象的复杂性,需要从不同层面提出问题,进行研究。

随着科学技术的发展,基础医学各学科发展很快,新知识、新技术不断涌现。现在要将这诸多学科的内容综合到《基础医学概论》一门课程之内,无论在结构确定、内容取舍等方面都有许多困难。为了使这门课程既能够适应医学院校现有的教学组织形式,同时又有较宽的适用性,我们在编写过程中,依据医学相关专业知识结构的要求,从基础医学各学科的教学实际出发,尽量考虑教学的可操作性和学生学习的规律性,力求内容的科学性、系统性和先进性,力求简明扼要、深入浅入、循序渐进,重点放在基本理论、基本知识、基本技能上,同时兼顾基础医学领域的新知识、新技术的介绍,各学科之间的关联性,使全书形成一个结合紧密的有机体。同时也必须同时,为了顺应教学改革潮流,提高教学质量,培养具有创新精神和创新能力的应用型医学人才,我们在每章节中增加案例。

由于水平有限,此版教材肯定还会存在缺点和错误,恳切希望读者和同道、专家批评指正。

编　者

2015年8月

前 言

目　　录

第1章 绪 论

一、基础医学的概念及其在医学中的重要性

基础医学是专门研究生命与疾病的本质及治疗原理的一组学科群。它是临床医学和预防医学的理论基础。基础医学的出现是医学从经验的科学进入实验的科学的重要标志。正是由于基础医学的建立和发展,医学才逐渐由只知其然而不知其所以然的阶段进入了知其所以然而后使其然的阶段。我们只有在了解生命与疾病的本质之后,才能找出治疗、预防疾病的最好办法,医学上现在还不能解决的一些课题,一般来说,主要是由于我们对这些课题的本质还缺乏深刻的了解。例如肿瘤的攻克就属于这种情况。医学科学发展历史也告诉我们,没有基础医学的发展,临床医学就很难发展,以外科发展为例,没有解剖学和病理学的发展,就不能使外科手术进入更高的层次;没有麻醉药、抗生素(药理学)的发现,没有无菌术(病原生物学)的建立,就不能使惊人的化脓率和高达60%的手术死亡率得到有效的控制。二十世纪生理学、病理生理学、生物化学、免疫学的进展,使外科手术的范围扩大到身体的各个部位,开展了脑、胸、心血管和器官移植手术,并使外科手术的安全性大为提高。

没有基础医学的长足发展,就不可能有临床医学的日新月异,关于基础医学对医学发展的贡献,我们可以从诺贝尔医学奖金获得者的名单中得到深刻的启示:从1901年开始颁发医学和生理学诺贝尔奖金以来,获奖者中有四分之三以上是对基础医学有贡献的学者。

现代发达国家医学方面的特点主要是普遍重视基础医学,并注意临床各项工作密切地与实验室基础研究相结合,临床医务人员同时参加基础医学的研究。目前,医学上急待解决的本质问题都涉及基础方面的问题。我国基础医学的水平与国外相比,差距较大,要想实现医学科学的现代化,赶超世界先进水平,只有从高水平起步,奋起直追,在发展临床医学和预防医学的同时,大力发展基础医学的研究。以便使人民的健康水平不断提高。

二、基础医学的研究内容

基础医学主要课程有:人体解剖学、组织胚胎学、分子生物学、生理学、生物化学、医学微生物学、医学免疫学、机体病理学、人体寄生虫学、药物学基础等十部分组成。

基础医学的上述各学科虽然都有其具体的研究任务,但它们都是研究人体为中心,只是研究方法和手段、观察认识侧重点不同,同时,由于生命现象的复杂性,需要从不同层面提出问题,进行研究。它们研究内容可概括为以下四点。

1. 研究人体的正常形态结构 基础医学分别从不同角度、不同的水平研究细胞、组织、器官、系统以及人体整体的形态结构。例如,人体解剖学研究人体各器官系统的正常形态结构,而组织学则从微观水平阐明机体的细微结构和相关的功能。学习医学科学必须首先掌握人体各器官系统的正常形态结构,才能正确理解人体的生理功能和病理变化。

2. 研究人体的功能活动及其机制 机体在正常形态结构的基础上所进行的各种功能

活动是基础医学研究的重点内容。不仅在组织、器官、系统水平研究各人体器官系统功能活动的规律，还要深入到细胞、亚细胞结构和分子水平，探讨生命活动的本质和规律。

3. 研究人体病理变化及其机制 通过研究疾病发生的一般规律与机制，研究患病机体的功能改变、代谢变化及其机制，从而探讨疾病的本质，为临床医学实践提供理论根据。

4. 研究导致人类疾病的病原生物及其制病机制 通过研究与人体健康有关的病原生物的形态结构、生活活动、生殖繁殖规律，阐明病原生物与人体和外界环境因素相互关系。

由于不同水平的研究有不同的科学规律，所以要全面阐明某一生理功能的机制必须从分子和细胞、器官和系统以及整体水平进行综合研究。在应用相关知识时，不能把不同的规律简单地套用，完整机体的生理功能不等于局部生理功能在量上的相加，而是有其本身复杂的内在联系。

三、基础医学与临床医学的关系

基础医学是现代医药学的基础，也是生命科学的基础。基础医学与临床医学的关系非常密切，基础医学是临床医学的理论基础，它为临床医学提供新理论、新技术；而临床医学又不断为基础医学验证新成果，提出新课题，如此往复，不断解决医学中出现的问题，促进医学事业的发展。例如心电生理的研究促进了对心律失常的认识，大大提高临床防治效果。我们学习基础医学，主要学好基础医学各学科的基本理论、基本知识和基本技能。只有熟悉和掌握了正常人体与患病机体的生命活动规律，才能深刻地认识和掌握疾病的发生、发展规律及防治疾病的原理与措施，才能更好地指导医疗实践，并在实践中有所创新和发展。

（广东药学院 李卫东）

第2章　人体解剖学

人体解剖学是研究正常人体形态结构的科学,是医学科学中的一门重要基础课程。人体解剖学可分为系统解剖学和局部解剖学。系统解剖学是按人体的器官功能系统,阐述正常人体器官的位置、形态结构、生理功能及其生长发育规律的科学。人体由九大系统组成,即运动系统、消化系统、呼吸系统、泌尿系统、生殖系统、脉管系统、感觉器官、内分泌系统和神经系统。其中,消化、呼吸、泌尿和生殖系统称为内脏。局部解剖学是按人体的某一局部或某一器官,重点描述人体器官的配布位置关系及结构层次等。由于研究的角度、方法和目的不同,人体解剖学还可分为:外科解剖学、表面解剖学、X线解剖学、断面解剖学、运动解剖学、年龄解剖学、艺术解剖学和神经解剖学等。

为了能正确描述人体各器官的位置、形态结构以及它们之间的相互关系,需要有公认的统一标准和规范化的语言,即标准解剖学姿势、轴和面及方位术语等。

(一) 标准解剖学姿势

标准解剖学姿势又称解剖学姿势,即身体直立,两眼平视正前方,上肢垂于躯干两侧,下肢并拢,手掌和足尖朝前(图2-1)。

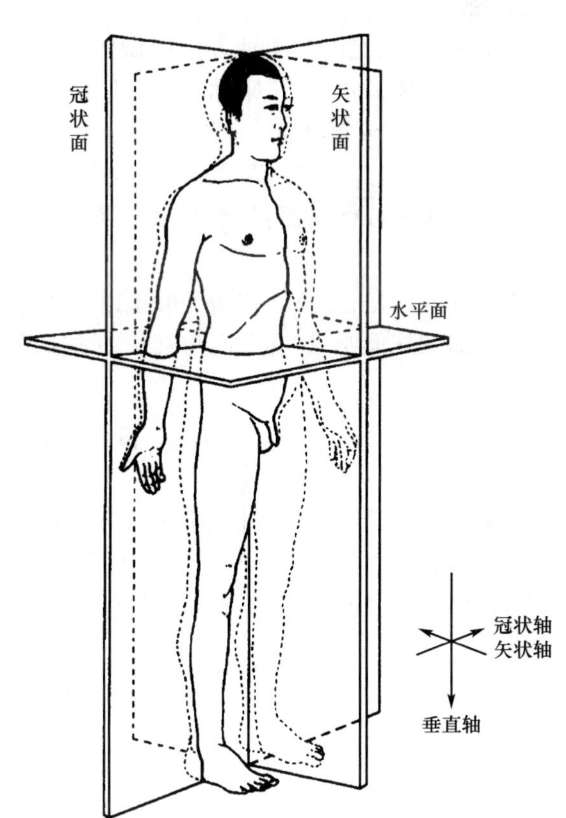

图2-1　解剖学姿势及人体的轴和面

(二) 方位术语

1. 上和下　上和下是描述器官或结构距颅顶或足底的相对远近关系的术语。按解剖学姿势,近颅者为上,近足者为下。在比较解剖学上常用颅侧代替上,用尾侧代替下。

2. 前和后　前和后是指距身体前、后面距离相对远近的术语。距身体腹面近者为前,而距身体背面近者为后。在比较解剖学上通常称为腹侧和背侧。

3. 内和外　内和外是描述空腔器官相互位置关系的术语。近内腔者为内,距离内腔远者为外。内和外与内侧和外侧是有显著区别的。

4. 浅和深　浅和深是描述与皮肤表面相对距离关系的术语。距皮肤近者为浅,远离皮肤而距人体内部中心近者为深。

5. 近侧和远侧 在四肢,常用近侧和远侧描述位置关系。距肢体根部近者为近侧,而相对距离较远或肢体末端的部位为远侧。

6. 内侧和外侧 以身体的正中矢状面为准,距正中矢状面近者为内侧,远者为外侧。描述上肢的结构时,由于前臂的尺、桡骨并列,尺骨在内侧,桡骨在外侧,故可以用尺侧代替内侧,用桡侧代替外侧。下肢小腿部有胫、腓骨并列,胫骨在内侧,腓骨居外侧,故又可用胫侧代替内侧,腓侧代替外侧。

此外,还有一些术语如:左和右、垂直、水平等则与一般概念相同。

(三) 轴和面

轴和面是描述人体器官的形态,尤其是关节运动时常用术语。以解剖学姿势为准,可将人体设计为三个互相垂直的轴,即垂直轴、矢状轴和冠状轴;根据上述三种轴,可设计出人体互相垂直的三种面,即矢状面、冠状面和水平面(图 2-1)。

1. 轴

(1) 垂直轴:为上下方向的垂线。

(2) 矢状轴:为前后方向的水平线。

(3) 冠状轴:为左右方向的水平线。

2. 面

(1) 矢状面:是沿矢状轴方向所做的切面,它是将人体分为左、右两部分的切面,如该切面恰通过人体的正中线,则称为正中矢状面。

(2) 冠状面或额状面:是沿冠状轴方向所做的切面,它是将人体分为前、后两部的切面。

(3) 水平面或横切面:为沿水平线所做的横切面,它将人体分为上、下两部,并与上述两个切面相垂直。

需要注意的是,器官的切面一般不以人体的长轴为准,而以器官本身的长轴为准,即沿其长轴所做的切面叫纵切面,而与其长轴垂直的切面叫横切面。

第1节 运动系统

运动系统由骨、关节和骨骼肌三部分构成,约占成人体重的 60%~70%。全身各骨借关节相连成骨骼,构成人体的支架,赋予人体基本形态、支持体重和保护内脏。骨骼肌附着于骨,在神经系统支配下有序地收缩和舒张,牵拉骨产生运动。

一、骨及骨连结

骨是一种器官,具有一定形态结构,有丰富的血管和神经,能不断进行新陈代谢和生长发育,并有修复、再生和重塑的能力。

(一) 骨的分类

成人有 206 块骨,按所在的部位不同,可分为颅骨、躯干骨和四肢骨三部分,前两者统称中轴骨。骨按形态不同,可分为长骨、短骨、扁骨和不规则骨等4类(图2-2)。长骨呈长管状,主要分布于四肢;短骨呈立方状,多位于连结牢固且较灵活的部位,如手腕骨和足跗骨;扁骨呈板状,常围成骨性腔的壁,如颅盖骨;不规则骨形态多样,如椎骨等。

(二) 骨的构造

骨由骨质、骨膜和骨髓构成(图2-3)。骨质分为骨密质和骨松质,前者质地坚硬致密,分布于骨的表层;后者呈海绵状,由许多片状的骨小梁交织而成,分布于骨的内部。骨膜被覆于骨的表面,含有丰富的血管、神经和成骨细胞,对骨的营养、再生和感觉有重要作用。骨髓充填于骨髓腔和骨松质的间隙内,分为红骨髓和黄骨髓,红骨髓有造血功能。胎儿和幼儿的骨髓全是红骨髓。5岁之后,长骨骨干内的红骨髓逐渐被脂肪组织所代替,呈黄色称黄骨髓,失去造血功能。

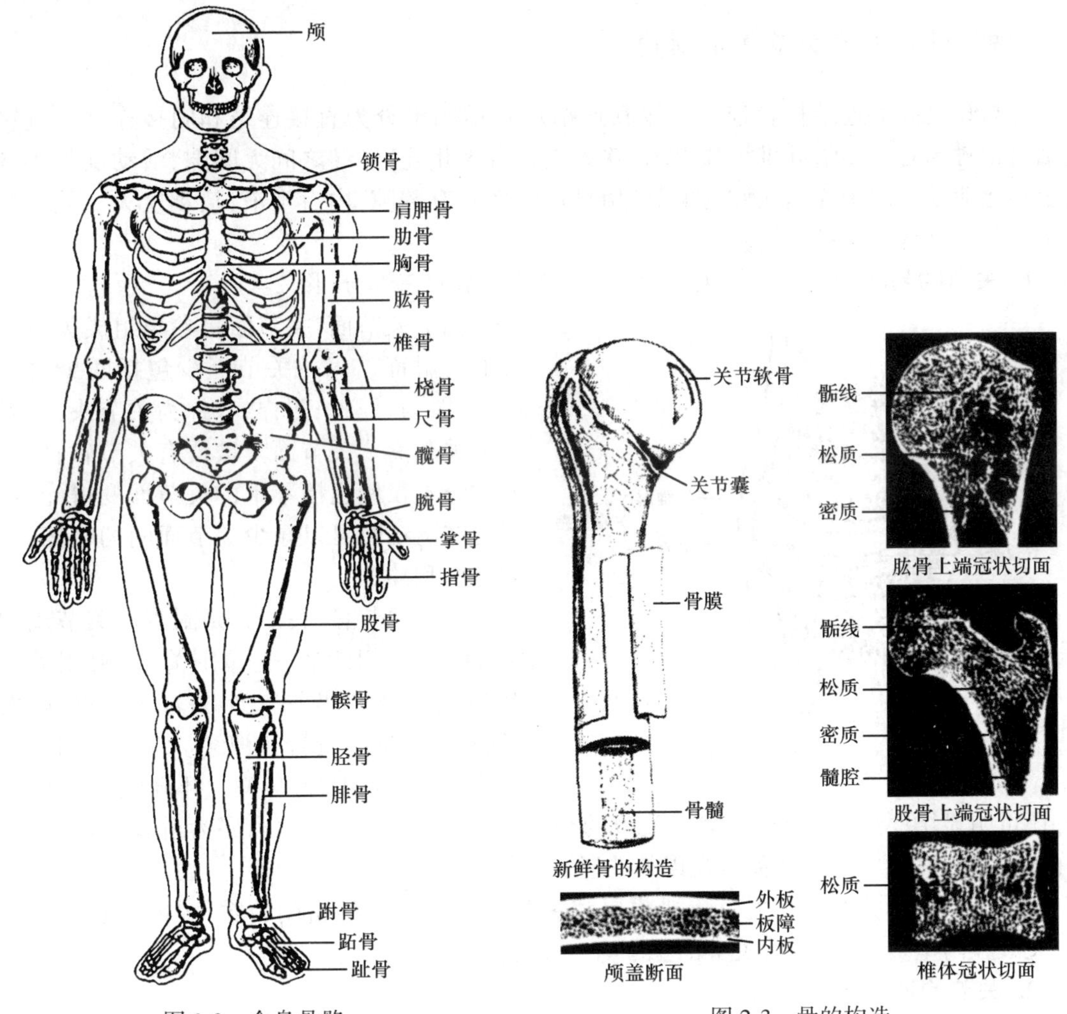

图2-2 全身骨骼

图2-3 骨的构造

（三）骨的化学成分和物理性质

骨主要有无机质和有机质组成。无机质主要是以碱性磷酸钙为主的无机盐，赋予骨的硬度和脆性；有机质主要含骨胶原纤维和黏多糖蛋白，赋予骨的弹性和韧性。随着年龄的增长，无机质与有机质的比例不断发生变化，幼儿为 1∶1，成人为 7∶3，老年人骨的无机质所占比例更大，脆性加大，易发生骨折。

案例 2-1

患者，男性，80 岁，平时健康，因不慎跌倒后发现：不能站起，左下肢不能支持体重，不能行动，被送到医院，经 X 线摄片检查发现左侧股骨颈骨折。

问题

为什么老年人易发生骨折？而那些刚学会走步的儿童经常摔跤却不易发生骨折？

（四）骨连结和关节基本结构

骨与骨之间的连结称骨连结。按其连结形式不同可分为直接连结和间接连结。直接连结是指骨与骨之间借纤维结缔组织、软骨或骨直接相连，连结之间无间隙，活动度甚小或完全不能活动。间接连结又称为关节，相对骨面之间有腔隙，内有滑液，活动度大。关节的结构有基本结构和辅助结构。

1. 关节的基本构造 包括关节面、关节囊和关节腔三部分（图 2-4）。

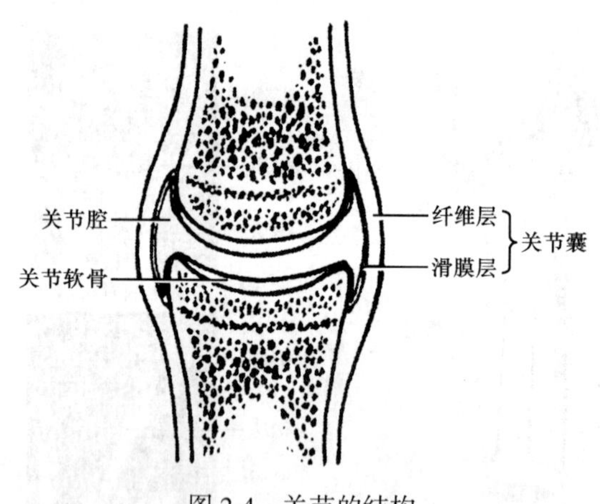

图 2-4 关节的结构

（1）关节面：关节面是参与组成关节各骨的接触面。每一关节至少包括两个关节面，一般为一凸一凹，凸者称为关节头，凹者称为关节窝。关节面上被覆有关节软骨，关节软骨不仅使粗糙不平的关节面变得光滑，同时在运动时可以减少关节面间的摩擦，缓冲震荡和冲击。

（2）关节囊：关节囊是附着于关节周围的纤维结缔组织膜，它包围关节，封闭关节腔，可分为内外两层。外层为纤维膜，厚而坚韧，有丰富的血管和神经。纤维膜的厚薄通常与关节的功能有关。纤维膜的某些部分，还可明显增厚形成韧带，以增强关节的稳固，限制其过度运动。内层为滑膜，包被着关节内除关节软骨、关节唇和关节盘以外的所有结构。

（3）关节腔：关节腔为关节囊滑膜层和关节面共同围成的密闭腔隙，腔内含有少量滑液，关节腔内呈负压，对维持关节的稳固有一定作用。

2. 关节的辅助结构

（1）韧带：韧带是连于相邻两骨之间的致密纤维结缔组织束，有加强关节的稳固或限制其过度运动的作用。位于关节囊外的称囊外韧带，位于关节囊内的称囊内韧带。

（2）关节盘和关节唇：关节盘位于两骨的关节面之间，其周缘附于关节囊，将关节腔分成两部。关节盘可使关节面更为适配，减少外力对关节的冲击和震荡。关节唇是附于关节窝周缘的纤维软骨环，它加深关节窝，增大关节面，增加了关节的稳固性。

（3）滑膜襞和滑膜囊：关节囊的滑膜重叠卷折突入关节腔形成滑膜襞。有时此襞内含脂肪，则形成滑膜脂垫，滑膜脂垫对关节腔可起调节或填充作用。滑膜襞和滑膜脂垫在关节腔内扩大了滑膜的面积，有利于滑液的分泌和吸收。有时滑膜也可从关节囊纤维膜的薄弱或缺如处作囊状膨出，充填于肌腱与骨面之间，形成滑膜囊，它可减少肌肉活动时与骨面之间的摩擦。

3. 关节的运动 关节的运动形式有移动、屈和伸、收和展、旋转（前臂的旋前、旋后）以及环转等。

（五）人体各部骨的组成及其主要连结

人体各部骨以骨连结相互结合构成骨骼，按部位可分为颅骨、躯干骨和四肢骨三部分（图2-2）。

1. 颅骨 颅骨共23块，借骨缝或关节形成脑颅和面颅两部分。其中，脑颅骨共8块，包括成对的颞骨和顶骨，单块的额骨、筛骨、蝶骨和枕骨，它们彼此借骨缝连结围成颅腔（图2-5）。新生儿颅的各骨未完全发育，骨与骨之间的间隙由结缔组织膜封闭，称颅囟（图2-6）。如额骨与顶骨间有菱形的额囟（前囟），顶骨与枕骨间有三角形的枕囟（后囟）。正常情况下，额囟在出生后1~2岁、枕囟则在出生后6个月内闭合。面颅骨共15块，包括成对的上颌骨、颧骨、泪骨、鼻骨、腭骨和下鼻甲骨，单块的犁骨、下颌骨和舌骨。面颅诸骨相连构成眼眶、鼻腔和口腔的骨性支架。脑颅的颞骨和面颅的下颌骨相关部分构成颅骨连结中唯一可以活动的关节，即颞下颌关节。

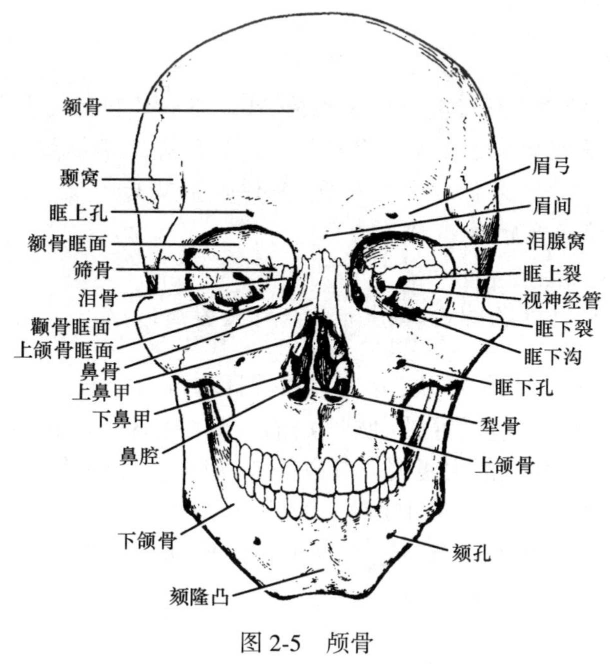

图2-5 颅骨

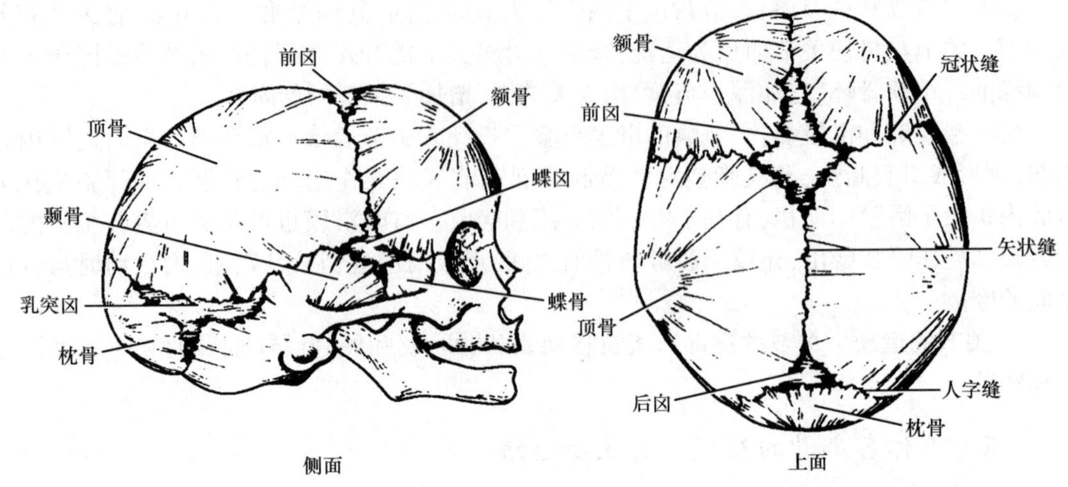

图 2-6 新生儿颅骨

2. 躯干骨 躯干骨共 51 块,包括椎骨、肋骨和胸骨三部分。椎骨共 26 块,分为颈椎(7 块)、胸椎(12 块)、腰椎(5 块)、骶骨(1 块)和尾骨(1 块),它们借椎间盘、韧带和关节连结成脊柱。从侧面观,脊柱可见 4 个生理性弯曲,即颈曲、胸曲、腰曲和骶曲(图 2-7)。12 块胸椎、12 对肋、1 块胸骨和它们之间的连结共同构成胸廓(图 2-8)。肋由肋骨和肋软骨组成,其中第 8~10 肋软骨的前端不直接与胸骨相连,而是依次与上位肋软骨形成软骨连结,在两侧各形成一个弓称肋弓,肋弓是腹部触诊的重要标志。胸骨由胸骨柄、胸骨体和剑突组成,其中胸骨柄与胸骨体连接处微向前突,称胸骨角,可在体表扪及,两侧平对第 2 肋,是计数肋的重要标志。胸廓围成的胸腔,内有心脏、肺、食管和大血管等。胸廓除对这些器官起着保护作用外,主要参与呼吸运动。

案例 2-2

患者,男性,35 岁,因“腰骶部疼痛 3 年余,伴左下肢放射痛 2 个月”为主诉就诊。3 年前因扭伤腰骶部出现疼痛,经治疗后好转。2 个月前又不慎扭伤腰部,感觉疼痛明显,弯腰、侧转困难,久坐、久行后疼痛加重,并伴左下肢后外侧牵扯样痛。入院后 CT 检查提示:腰 4~5 椎间盘脱出。

问题

椎间盘在何处?其结构特点、功能和临床意义各如何?

3. 上肢骨 每侧上肢骨共 32 块,分为上肢带骨和自由上肢骨两部分。上肢带骨包括锁骨和肩胛骨。自由上肢骨包括臂骨(肱骨)、前臂骨(桡骨和尺骨)和手骨(腕骨、掌骨和指骨)三部分。上肢诸骨构成的主要关节有肩关节、肘关节和腕关节。其中,肩关节由肱骨头与肩胛骨关节盂构成,是全身活动度最大的关节,可作屈伸、收展、旋转和环转运动。肘关节由肱骨下端与桡、尺两骨上端构成,主要可作曲伸和旋转运动。腕关节由桡骨下端与腕骨构成,可作曲伸、收展及环转运动。

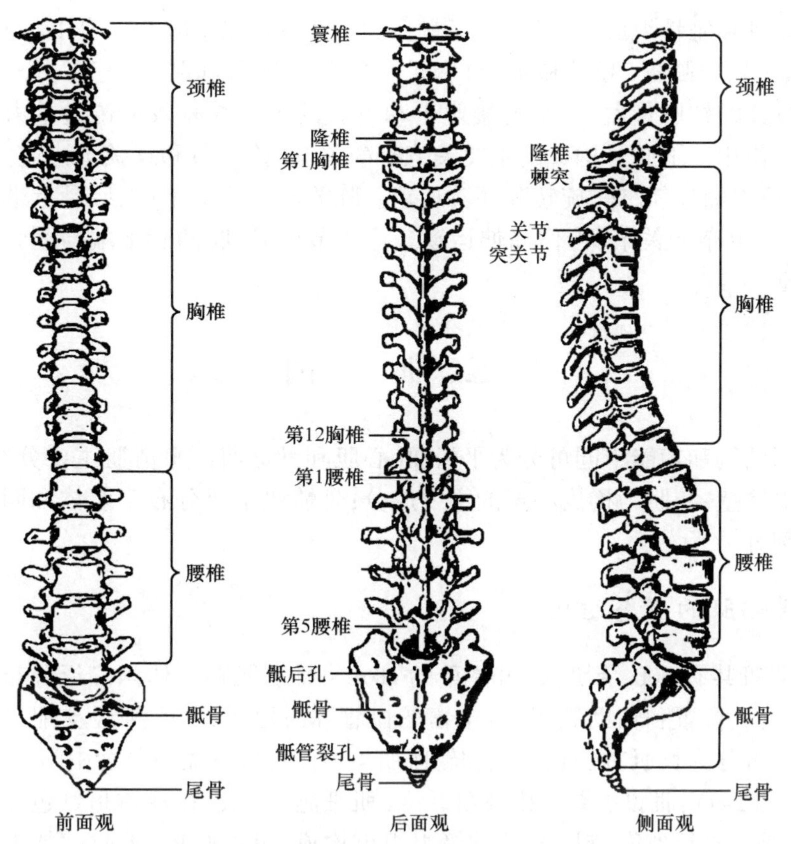

图 2-7　脊柱整体观

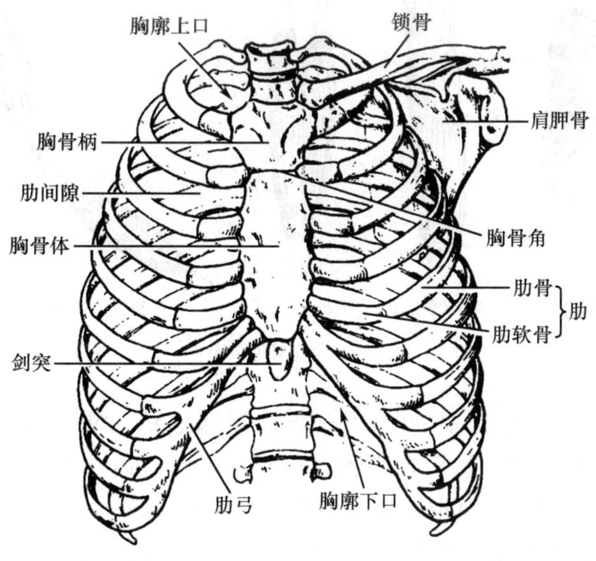

图 2-8　胸廓

4. 下肢骨 每侧下肢骨共 31 块,分为下肢带骨和自由下肢骨两部分。下肢带骨即髋骨,由髂骨、坐骨和耻骨组成,三骨汇合于髋臼,16 岁左右完全融合。自由下肢骨包括大腿骨(股骨和髌骨),小腿骨(胫骨和腓骨)和足骨(跗骨、跖骨和趾骨)三部分。左右髋骨、骶骨和尾骨借骨连结构成骨盆,它是连接躯干和下肢的桥梁并有效地传递重力,并对盆腔器官有重要保护作用。下肢骨构成的主要关节有髋关节、膝关节和踝关节。髋关节由股骨头与髋臼构成,可作曲伸、收展、旋转和环转运动。膝关节由股骨下端、胫骨上端和髌骨构成,是人体最大、最复杂的关节,可作屈伸运动。踝关节由胫、腓两骨下端与距骨构成,可作背屈和跖屈运动。

二、肌　　肉

肌肉根据结构和功能不同可分为平滑肌、心肌和骨骼肌。平滑肌主要分布于内脏的中空性器官和血管壁;心肌为构成心壁的主要成分;骨骼肌主要分布于躯体和四肢,是运动系统中的动力部分。

(一) 骨骼肌的形态结构

全身骨骼肌共有 600 余块,约占体重的 40%。骨骼肌在人体内广泛分布,每块肌都有一定的形态结构、位置和辅助装置,有丰富的血管和淋巴管,并受神经支配,具有一定生理功能。按形态可分为长肌、短肌、阔肌和轮匝肌 4 种。每块骨骼肌分为中间的肌腹和两端的肌腱两部分(图 2-9),肌腹主要由横纹肌纤维(肌细胞)构成,在活体呈红色,柔软富有收缩力;肌腱主要是由平行致密胶原纤维结缔组织束构成,色白坚韧,无收缩能力,其中阔肌的腱性部分呈薄膜状称腱膜。骨骼肌以肌腱附着于骨骼上,是力的传导结构。

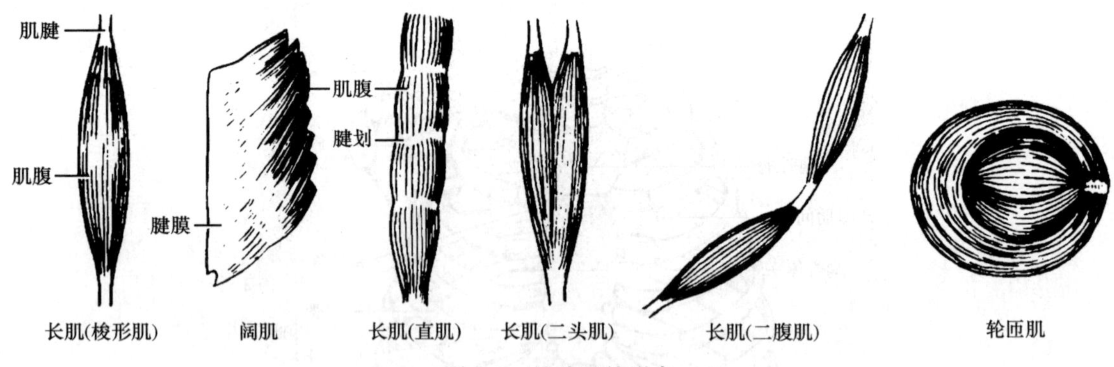

图 2-9 骨骼肌的形态

此外,在肌肉周围还有许多辅助结构,包括筋膜和腱鞘。筋膜分浅筋膜和深筋膜,前者位于皮下,由疏松结缔组织构成,含有脂肪、血管和皮神经等;后者位于深部,由致密结缔组织构成,包裹肌肉并深入肌群之间构成肌间隔附于骨上,保护肌免受摩擦,使每块肌能单独进行运动。腱鞘由滑膜构成,套在某些长肌腱(如手指、足趾等处)表面形成鞘管,可减少肌腱与骨的摩擦,并起固定保护作用。

（二）人体骨骼肌的分布

按部位可分为头肌、颈肌、躯干肌、上肢肌和下肢肌5部分（图2-10、图2-11）。重要的肌肉名称及其作用如表2-1。

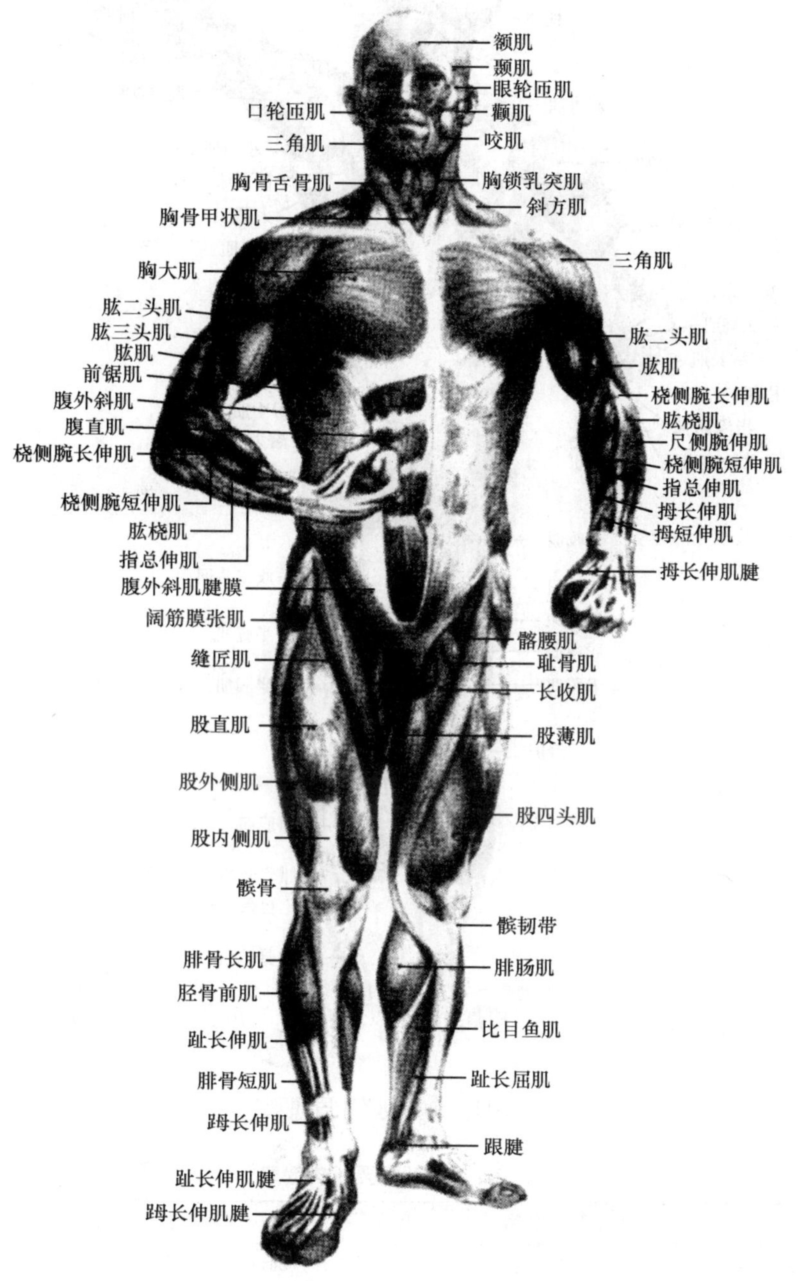

图2-10　全身肌肉（前面观）

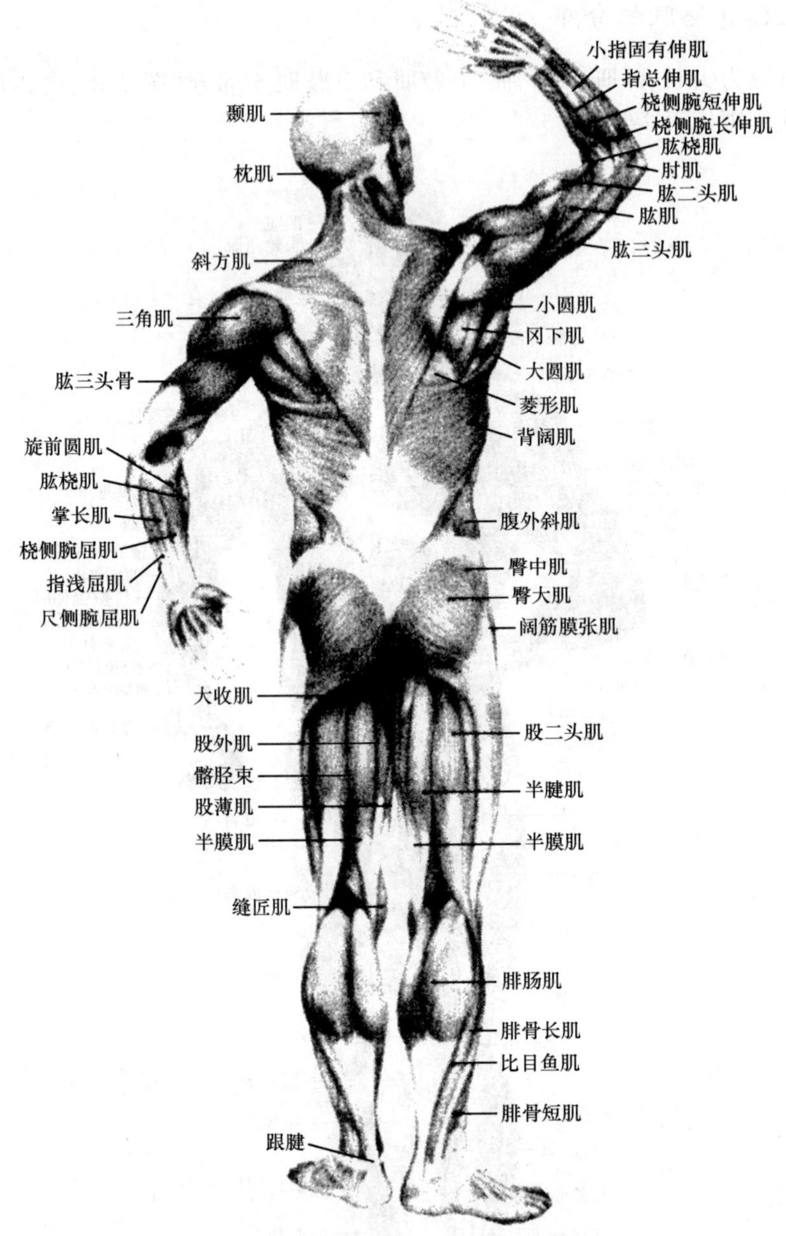

图 2-11　全身肌肉(后面观)

表 2-1　各部重要肌肉简表

分部	分群	主要肌肉名称	主要作用
头肌	表情肌	口、眼轮匝肌、颊肌	牵拉面部皮肤表达喜怒哀乐各种表情
	咀嚼肌	咬肌、颞肌、翼内、外肌	牵拉下颌骨产生咀嚼运动
颈肌	颈浅肌	胸锁乳突肌	一侧收缩头向同侧屈、脸朝向对侧，两侧同时收缩头向后仰
	颈深肌	前、中、后斜角肌	一侧收缩，使颈侧屈

续表

分部	分群	主要肌肉名称	主要作用
躯干肌	胸肌	胸大肌	内收、外旋及屈上肢
		肋间内、外肌	上提、下降肋骨、助呼吸
	膈肌	膈	收缩时膈穹下降、助吸气、增加腹压
	腹肌	腹直肌	收缩时脊柱前屈、增加腹压
		腹外斜肌、腹内斜肌、腹横肌	脊柱前屈或旋转躯干、增加腹压
	背肌	浅层　斜方肌、背阔肌 深层　竖脊肌	臂后伸、内收及内旋、拉肩胛骨向中线靠拢、后伸脊柱
上肢肌	肩肌	三角肌	上臂外展、前屈或后伸
	臂肌	前群　肱二头肌	屈前臂、前臂旋后
		后群　肱三头肌	伸前臂
	前臂	前群　肱桡肌，旋前圆肌，掌长肌，桡、尺侧腕屈肌	屈腕、屈指、前臂旋前（手背转向前）
		后群　桡、尺侧腕伸肌，指伸肌，拇长、拇短伸肌，指伸肌，旋后肌	伸腕、伸指、前臂旋后（手背转向后）
	手肌	外侧　大鱼际肌	拇指屈、内收、外展、对掌运动
		中间　蚓状肌、骨间掌（背）侧肌	使手指内收、外展
		内侧　小鱼际肌	小指展、屈
下肢肌	髋肌	前群　髂腰肌	屈髋关节
		后群　臀大肌	伸髋关节
	大腿肌	前群　股四头肌、缝匠肌	伸小腿
		内侧　内收肌群	内收大腿（腿交叉至对侧）
		后群　股二头肌、半腱肌、半膜肌	伸髋关节、屈膝关节
	小腿肌	前群　胫骨前肌、趾长伸肌	踝关节背屈、足内翻、伸趾
		外侧　腓骨长、短肌	踝关节跖屈、足外翻
		后群　小腿三头肌、胫骨后肌、趾长屈肌	踝关节跖屈、屈趾
	足肌	足背肌、足底肌	使足趾运动、并参与维持足弓

第2节　内　脏　学

一、内脏概述

内脏包括消化、呼吸、泌尿和生殖四个系统。研究内脏各器官位置和形态结构的科学，称为内脏学。某些与内脏密切相关的结构，如胸膜、腹膜和会阴等，也归于内脏学范畴。内脏器官在形态结构、位置、功能和发生上，都具有密切的联系和某些相似之处。

在形态结构上，内脏各系统都由一套连续的管道和一个或几个实质性器官组成，由于它们具有摄取或排出某些物质的功能，因此各系统都有孔道直接或间接地与外界相通。在位置上，内脏大部分器官位于胸腔、腹腔和盆腔内，消化、呼吸两系统的部分器官则位于头颈部，泌尿、生殖和消化系统的部分器官位于会阴部。

在功能上,内脏器官的主要功能是进行物质代谢和繁殖后代。消化系统主要是从摄入的食物中吸取营养物质,并将食物残渣形成粪便排出体外;呼吸系统是从空气中摄取氧气并将体内产生的二氧化碳排出体外;泌尿系统是把机体在物质代谢过程中所产生的代谢产物,特别是含氮的物质(如尿酸、尿素等)和多余的水、盐等,形成尿液而排出体外;生殖系统能产生生殖细胞和分泌性激素,并进行生殖活动,借以繁殖后代。此外,内脏各系统中的许多器官还具有内分泌功能,产生多种类固醇或含氮类激素,参与机体多种功能活动的调节。

(一) 胸部的标志线

内脏器官的位置可因体形、体位、性别、营养状况、功能活动等的不同而发生一定的变化,但在胸腹腔内,它们的位置却相对固定。掌握内脏器官的正常位置,对于临床诊断检查,有重要的实际意义。为了便于描述胸、腹腔器官的位置及其体表投影,通常在胸、腹部体表确定若干标志线和划分一些区域。

1. 前、后正中线 沿身体前面、后面正中所作的垂直线。

2. 胸骨旁线 在胸骨线与锁骨中线之间连线的中点所作的垂直线。

3. 锁骨中线 经锁骨中点向下所作的垂直线。

4. 肩胛线 经肩胛骨下角所作的垂直线。

(二) 腹部的标志线和分区

1. 腹部标志线

(1) 上横线:通过两侧第10肋最低点间的连线。

(2) 下横线:通过两侧髂结节间的连线。

(3) 左、右垂直线:通过左、右腹股沟韧带中点与上述两条横线垂直相交的线。

2. 腹部分区 由上述两条横线和两条纵线将腹部分为三部九个区,见图2-12。

临床上,有时可通过脐作横线与垂直线,将腹部分为左、右上腹和左、右下腹四个区。

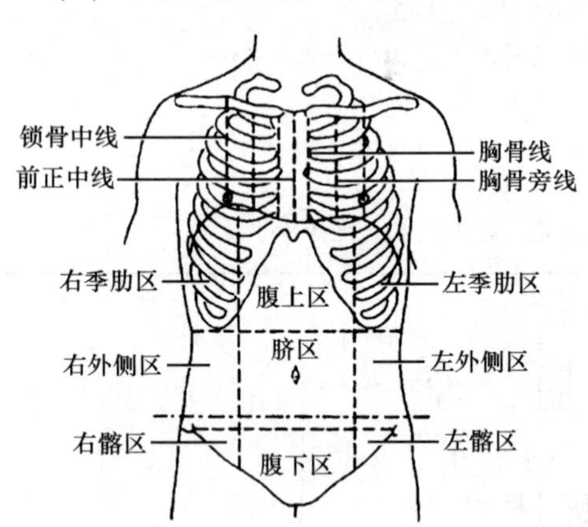

图2-12 胸腹部的标志线及分区

二、消化系统

消化系统由消化管和消化腺两大部分组成。消化管包括口腔,咽,食管,胃,小肠(十二指肠、空肠、回肠)和大肠(盲肠、阑尾、结肠、直肠、肛管)。临床上通常把从口腔到十二指肠末端这部分管道称为上消化道,空肠及以下的部分称下消化道。消化腺有小消化腺和大消化腺两种。小消化腺散在于消化管各部的管壁内,大消化腺有三对唾液腺(腮腺、下颌下腺、舌下腺),肝和胰(图2-13)。

案例 2-3

患儿,3岁,误食1枚硬币,2天后在其大便中发现硬币。

问题

该硬币在体内依次经过了哪些消化管?经过了这些消化管的哪些弯曲和狭窄?

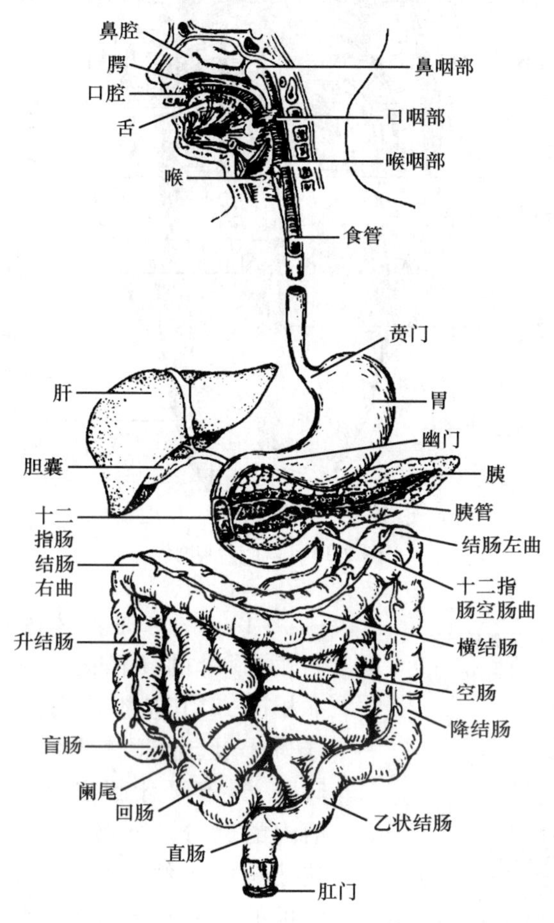

图2-13　消化系统示意图

(一)消化管

1. 口腔　口腔是消化管的起始部。其前壁为唇,两侧壁为颊,下壁(底)为软组织和舌,上壁(顶)是腭,包括硬腭(前2/3)和软腭(后1/3)两部分。软腭后部向后下方下垂的部分称腭帆。软腭后缘中央有一乳头样突起称悬雍垂(腭垂)。悬雍垂两侧各有两条弓状皱襞,前方的称腭舌弓,延伸到舌根的侧缘;后方的称腭咽弓,向下延伸至咽的侧壁。两弓之间的凹窝,容纳腭扁桃体。腭垂、腭帆游离缘、两侧的腭舌弓及舌根共同围成咽峡(图2-14)。口腔内还有牙和舌,以及三对大唾液腺即腮腺、下颌下腺、舌下腺等,均开口于口腔黏膜。

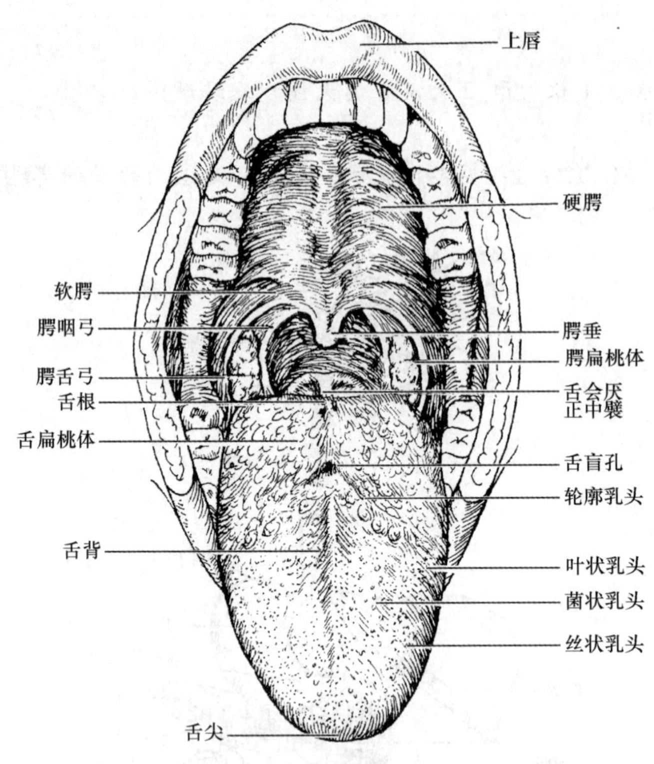

图 2-14　口腔及咽峡

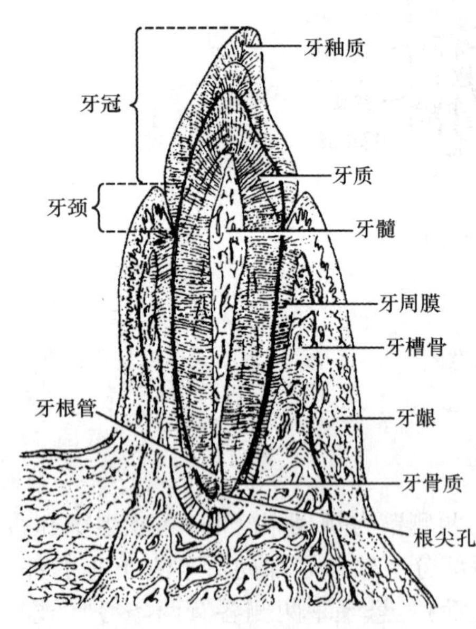

图 2-15　下颌切牙矢状切面

（1）牙：牙是人体内最坚硬的器官，镶嵌于上、下颌骨的牙槽内。牙的形状和大小虽然各不相同，但其基本形态是相同的，即每个牙均可分为牙冠、牙根和牙颈 3 部分。牙冠是暴露于口腔，露出于牙龈以外的部分。牙根是嵌入牙槽内的部分。牙颈是牙冠与牙根之间的部分，被牙龈所包绕。牙内部的空腔称牙腔或髓腔，牙根的内部有牙根管，其末端的小孔称根尖孔。牙腔内为牙髓，由神经、血管与结缔组织共同组成（图 2-15）。

人的一生中，先后有两组牙发生，第一组称乳牙，第二组称恒牙。一般在出生后 6 个月时开始萌出乳牙，到 3 岁左右出齐，共 20 个，上、下颌各 10 个。6 岁左右，乳牙开始脱落，逐渐更换成恒牙。恒牙中除第 3 磨牙外，其他各牙约在 14 岁左右出齐。恒牙全部出齐共 32 个，上、下颌各 16 个。

（2）舌：舌邻近口腔底，其基本结构是骨骼肌和表面覆盖的黏膜。舌具有协助咀嚼和吞咽食物、感受味觉和辅助发音等功能。舌体上面的黏膜呈淡红色，其上可见许多小突起，称舌乳头。根据其形态的不同，可分为 4 种（图 2-14）。丝状乳头，通常呈白色，数目最多，体积最小，几乎遍布舌前 2/3，司一般感觉；菌状乳头，位于舌尖及舌体两侧缘，呈鲜红色；

叶状乳头，位于舌外侧缘的后部，人类不发达；轮廓乳头，位于舌根，在舌乳头中体积最大，约7~11个，乳头中央隆起，周围有环状沟。菌状乳头、叶状乳头、轮廓乳头以及软腭、会厌等处黏膜上皮内，含有味蕾，为味觉感受器，可感受酸、甜、苦、咸等味觉功能。舌肌为骨骼肌，分舌内肌和舌外肌两部分。

2. 咽 咽是上宽下窄、前后略扁的漏斗状肌性管道，长约12cm，位于第1~6颈椎前方，上方起于颅底，向下于第6颈椎下缘平面续于食管。以腭帆游离缘和会厌上缘为界，将咽分为鼻咽、口咽和喉咽三部。腭帆游离缘以上部分为鼻咽部，向前经鼻后孔通鼻腔，两侧有咽鼓管咽口。咽腔借此经咽鼓管与中耳鼓室相通，后方有咽鼓管圆枕及其后的咽隐窝。口咽部向前经咽峡通口腔。喉咽是咽的最下部，前壁上部有喉口通入喉腔，喉口两侧有梨状隐窝，为异物常滞留之处（图2-16）。

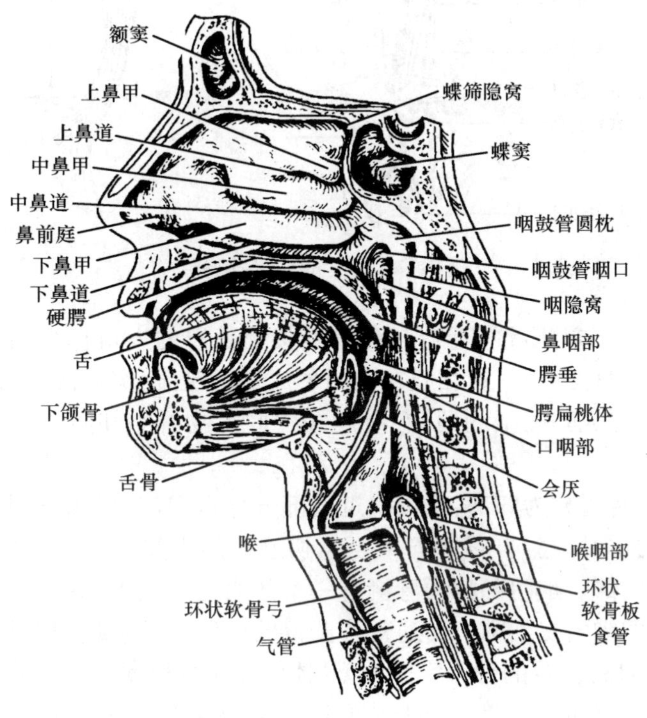

图2-16 头颈部正中矢状切面

3. 食管 食管是一前后扁平的肌性管状器官，是消化管各部中最狭窄的部分，长约25cm。上端在第6颈椎体下缘平面与咽相接，下端约平第11胸椎体高度与胃的贲门连接（图2-17）。根据食管的走行可分为颈部、胸部和腹部。在形态上食管最重要的特点是有3处生理性狭窄。第1狭窄为食管的起始处，相当于第6颈椎体下缘水平；第2狭窄为食管在左主支气管的后方与其交叉处，相当于第4、5胸椎体之间水平；第3狭窄为食管通过膈的食管裂孔处，相当于第10胸椎水平。三处狭窄是食管内异物容易滞留及食管癌的好发部位。

4. 胃 胃是消化管各部中最膨大的部分，上连食管，下续十二指肠。成人胃的容量约1500ml。胃除有受纳食物和分泌胃液的作用外，还有内分泌功能。胃的形态可受体位、体型、年龄、性别和胃的充盈状态等多种因素的影响。胃分前、后壁，大、小弯，入、出口。胃前壁朝向前上方，后壁朝向后下方。胃小弯凹向右上方，其最低点弯度明显折转处称角切迹。

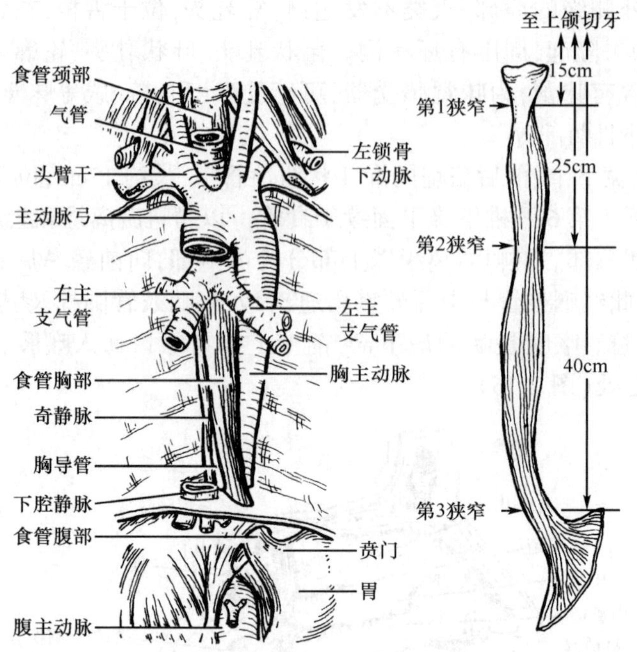

图 2-17 食管的位置及狭窄

胃大弯大部分凸向左下方。胃的近端与食管连接处是胃的入口称贲门。胃的远端接续十二指肠处，是胃的出口称幽门。胃黏膜在幽门形成环行皱襞，突向腔内称为幽门瓣；幽门处的环行肌特别发达，形成幽门括约肌，它有延缓胃内容物排空和防止肠内容物逆流至胃的作用。

根据形态，通常将胃分为四部：贲门附近的部分称贲门部，界域不明显；贲门平面以上，向左上方膨出的部分为胃底；自胃底向下至角切迹处的中间大部分称胃体；胃体下界与幽门之间的部分称幽门部。幽门部的大弯侧有一不甚明显的浅沟称中间沟，将幽门部分为右侧的幽门管和左侧的幽门窦。幽门窦通常位于胃的最低部，胃溃疡和胃癌多发于胃的幽门窦近胃小弯处（图 2-18）。胃的位置常因体型、体位和充盈程度不同而有较大变化。通常情况下，胃在中等程度充盈时，大部分位于左季肋区，小部分位于腹上区。

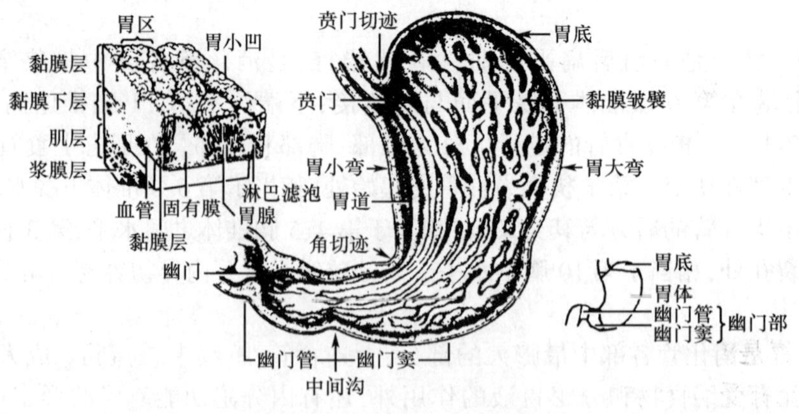

图 2-18 胃的形态、分部和黏膜

5. 小肠　小肠是消化管中最长的一段，在成人长5～7m。上端起自胃幽门，下端延续接盲肠，全长可分为十二指肠、空肠和回肠三部分。小肠是进行消化和吸收的重要器官。

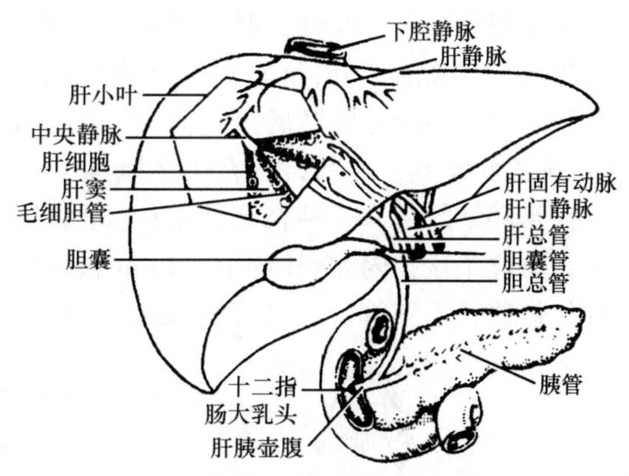

图2-19　肝、胰、十二指肠和胆道模式图

十二指肠紧贴腹后壁，是小肠中长度最短、管腔最大的一段，包绕胰头，呈“C”形，长约25cm，分为上部、降部、水平部和升部四部分。十二指肠降部内腔的后内侧壁上有胆总管和胰腺管的共同开口（图2-19）。空肠和回肠上端起自十二指肠空肠曲，下端接续盲肠。空肠和回肠一起被小肠系膜悬系于腹后壁，合称系膜小肠。

6. 大肠　大肠是消化管的下段，长约1.5m，起自右髂窝，终于肛门，可分为盲肠、阑尾、结肠、直肠和肛管5部分。其主要功能为吸收水分、维生素和无机盐，并将食物残渣排出体外。

盲肠是大肠的起始部，位于右髂窝内，左接回肠，上通升结肠。回肠末端突入盲肠处形成上、下两片半月形皱襞称回盲瓣（图2-20），此瓣具有括约肌的作用，既可控制回肠内容物进入盲肠的速度，又可防止盲肠内容物逆流入小肠。在回盲瓣的下方约2cm处，有阑尾的开口。阑尾通常位于右髂窝内，其根部位置较为固定，一般情况下右髂前上棘与脐连线的中、外1/3交点处是阑尾根部的体表投影。

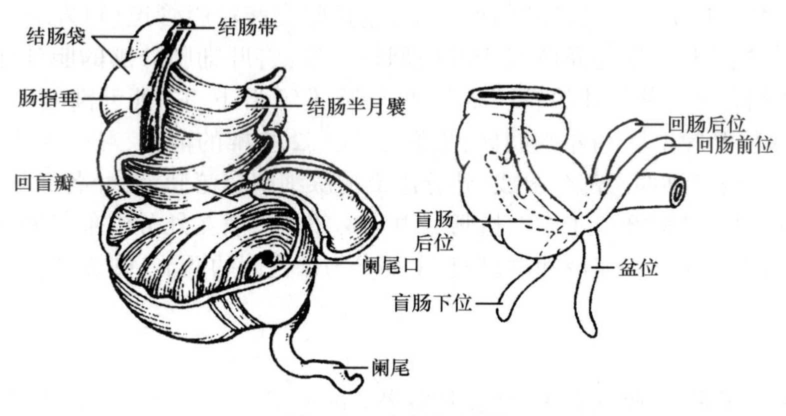

图2-20　盲肠与阑尾

案例2-4

患者，女性，35岁，腹痛4小时入院。患者4小时前突然感觉上腹部疼痛，伴恶心、呕吐，2小时前上腹部疼痛有所减轻，但疼痛转移至右下腹。经查，患者急性病容，右下腹肌紧张，有明显的压痛和反跳痛。诊断为急性阑尾炎。

问题

患者压痛和反跳痛最敏感的部位在何处？手术时寻找阑尾的可靠方法是什么？

结肠包绕于空、回肠的周围,可分为升结肠、横结肠、降结肠和乙状结肠4部分。升结肠是盲肠向上延续的部分,至肝右叶下方弯向左形成横结肠。横结肠左端到脾的下部,折向下至左髂嵴的一段称降结肠。左髂嵴平面以下的一段结肠位于腹下部和小骨盆腔内,肠管弯曲,称乙状结肠。乙状结肠在第3骶椎平面续于直肠(图2-20)。

盲肠和结肠具有三种特征性结构,即结肠带、结肠袋、肠脂垂。

直肠位于盆腔内,全长约10~14cm,自第3骶椎前起自乙状结肠,沿骶、尾骨前面下行穿过盆膈移行于肛管。肛管长约4cm,其下界为肛门(图2-21)。

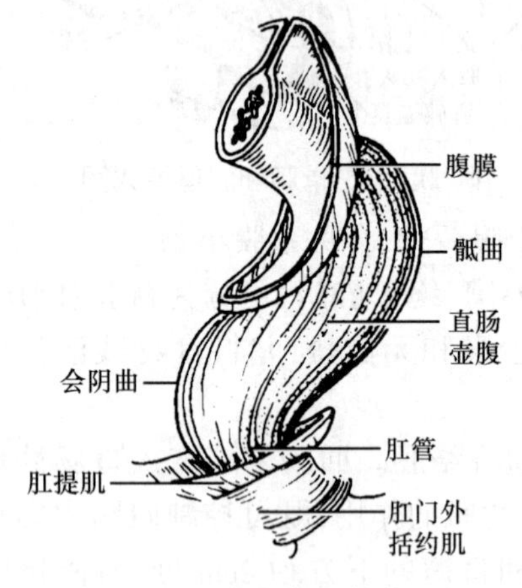

图2-21 直肠与肛管外形

(二) 消化腺

消化腺是分泌消化液的器官,主要有唾液腺、胃腺、肠腺、肝和胰等。胃腺和肠腺存在于消化管的管壁内,属于管内腺,而唾液腺、肝和胰则位于消化管之外,属于管外腺,它们分泌的消化液进入消化管。

1. 肝 肝是人体内最大的消化腺,成人肝重约1.1~1.5kg。通常肝大部分位于右季肋区和腹上区,小部分位于左季肋区。肝呈不规则的楔形,肝上面膨隆与膈相邻,被镰状韧带分为左、右两叶。右叶大而厚,左叶小而薄。肝的下面朝向左下方,邻腹腔脏器称脏面。脏面的中央有一横裂称肝门,为肝管、肝固有动脉、肝门静脉、淋巴管和神经出入肝的部位(图2-19)。

肝外胆道系统是指肝门之外的胆道系统,包括胆囊和输胆管道(肝左管、肝右管、肝总管和胆总管)。这些肝外胆道系统续于肝内胆道系统,将肝细胞分泌的胆汁输送到十二指肠腔。胆囊为储存和浓缩胆汁的囊状器官,呈梨形,位于肝下面的胆囊窝内。

2. 胰 胰位于腹上区和左季肋区,横置于第1、2腰椎的前面,可分为头、体、尾三部。胰由外分泌部和内分泌部两部分组成,外分泌部的腺细胞分泌胰液,经各级导管,流入胰腺管,胰腺管与胆总管共同开口于十二指肠。内分泌部是指散在外分泌部之间的细胞团即胰岛,它分泌的激素直接进入血液和淋巴液,主要参与糖代谢的调节(图2-19)。

(三) 腹膜

腹膜是覆盖于腹、盆腔壁和腹、盆腔脏器表面的一层浆膜,薄而光滑,半透明,由间皮及少量结缔组织构成。其中覆盖于腹、盆腔壁的腹膜较厚,称壁腹膜;覆盖于腹、盆腔脏器表面的腹膜较薄,称脏腹膜。脏腹膜与壁腹膜互相延续、移行,共同围成不规则的潜在性腔隙,称为腹膜腔。男性腹膜腔为一封闭的腔隙;女性腹膜腔则借输卵管腹腔口,经输卵管、子宫、阴道与外界相通(图2-22)。

腹膜可分泌少量浆液,湿润并减少脏器间摩擦;腹膜还具有吸收功能、防御功能、修复和再生功能;腹膜所形成的韧带、系膜等结构还有固定和支持脏器的作用。

三、呼吸系统

呼吸系统由呼吸道和肺组成。通常将鼻、咽、喉称为上呼吸道,气管和各级支气管为下呼吸道。肺由实质组织和间质组织构成,前者包括支气管树和肺泡;后者包括结缔组织、血管、淋巴管、淋巴结和神经等。呼吸系统的主要功能是进行气体交换,即吸入氧,排出二氧化碳(图2-23)。

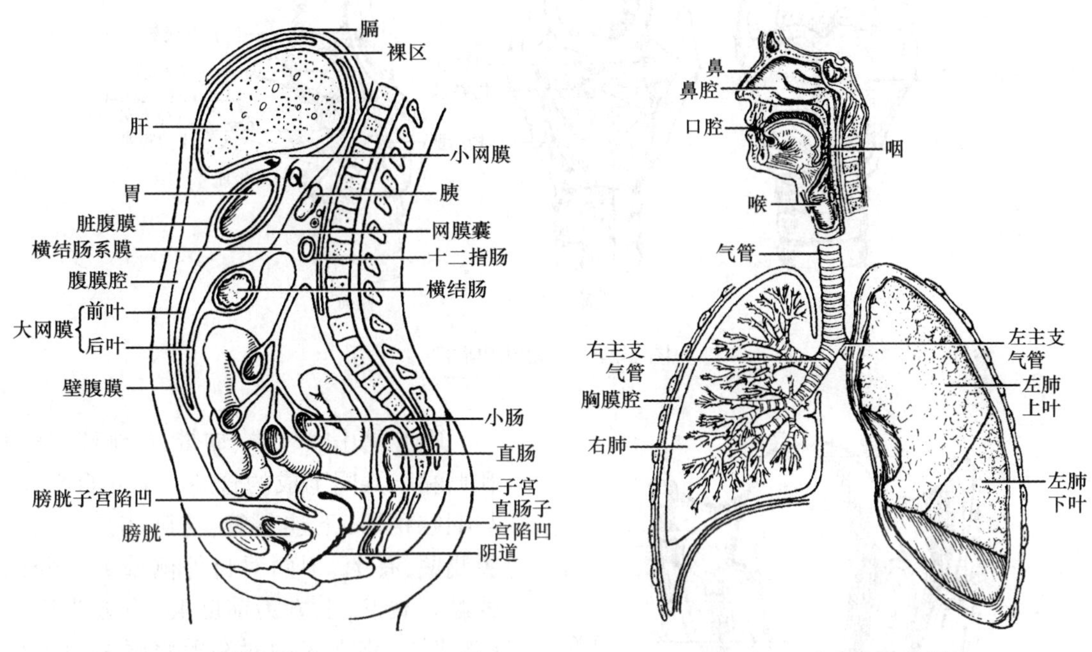

图2-22 女性腹盆部正中矢状切面示意图

图2-23 呼吸系统示意图

(一) 呼吸道

1. 鼻 鼻分为三部分,即外鼻、鼻腔和鼻旁窦。鼻既是呼吸道的起始部,又是嗅觉器官,还可辅助发音。

(1) 外鼻是指突出于面部的部分,由鼻骨和鼻软骨为支架,外被皮肤,内覆黏膜。

(2) 鼻腔是由骨和软骨及其表面被覆的黏膜和皮肤构成的。鼻腔被鼻中隔分为左、右两半,前方经鼻孔通外界,后方经鼻后孔通鼻咽。鼻腔外侧壁有三个鼻甲,由上而下依次为上鼻甲、中鼻甲和下鼻甲,各鼻甲下方的间隙分别称上鼻道、中鼻道和下鼻道(图2-23)。鼻腔黏膜按其功能可分为嗅区和呼吸区。嗅区黏膜为上鼻甲以上及其相对的鼻中隔部分的黏膜,内含嗅细胞,能感受气味的刺激。其余部分富含鼻腺为呼吸区黏膜。

(3) 鼻旁窦是鼻腔周围含气颅骨的腔,共四对即上颌窦、额窦、蝶窦、筛窦。它们与鼻腔相通,开口于鼻道,窦壁内衬的黏膜与鼻腔的黏膜相移行,故鼻腔黏膜发炎时可蔓延到鼻旁窦,引起鼻窦炎。鼻旁窦参与湿润和加温吸入空气,并对发音起共鸣作用。

2. 喉 喉是呼吸的管道,也是发音的器官。喉的结构比较复杂,它是以软骨为支架,贴附肌肉,内面衬以黏膜构成的。软骨支架围成喉腔,向上经喉口与咽相通,向下与气管相续。喉的支架由甲状软骨、环状软骨、会厌软骨和成对的杓状软骨等构成(图 2-24)。喉的连接分喉软骨间的连接和舌骨、气管与喉之间的连接。喉肌为横纹肌,是发音的动力器官,具有紧张或松弛声带、缩小或开大声门裂以及缩小喉口的作用。

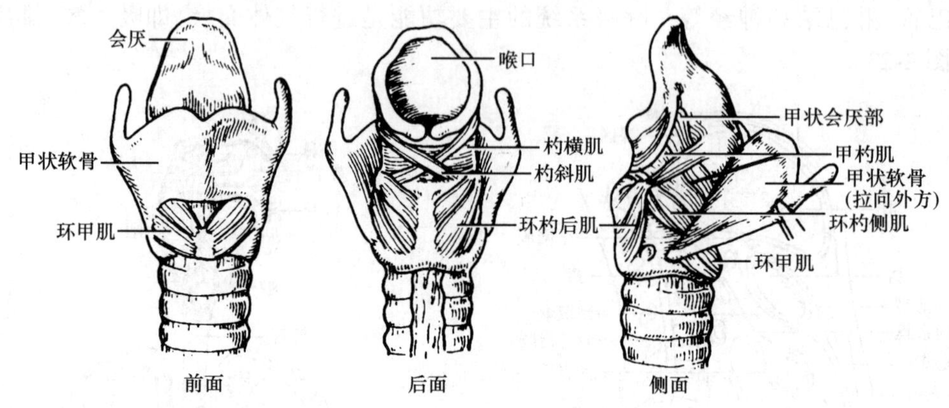

图 2-24 喉软骨和喉肌

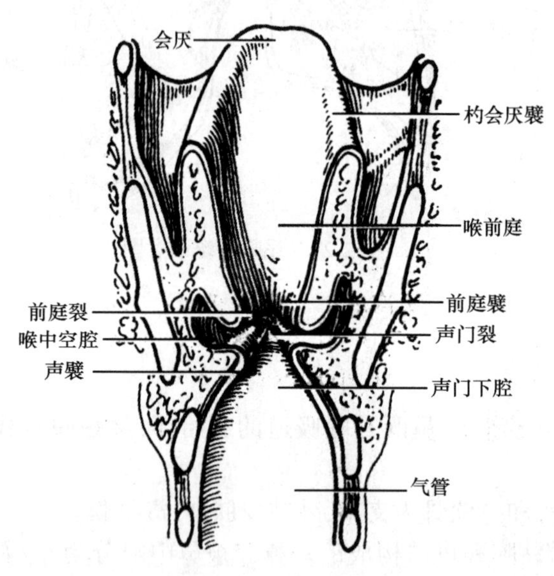

图 2-25 喉的额状切面

喉腔是由喉软骨、韧带、纤维膜、喉肌和喉黏膜共同围成的管腔。上起自喉口,与咽腔相通;下连气管,与肺相连。在喉腔侧壁,有上、下两对自外侧壁突入腔内的黏膜皱襞,上方为前庭襞,下方为声襞(声带)。借上述两对皱襞将喉腔自上而下分为喉前庭、喉中间腔和声门下腔。在喉中间腔,两侧声襞之间的窄隙称声门裂(图 2-25)。声门裂是位于两侧声襞及杓状软骨底和声带突之间的裂隙,比前庭裂长而窄,是喉腔最狭窄之处。声带由声韧带、声带肌和喉黏膜构成。声带和声门裂合称为声门。

3. 气管和支气管 气管和支气管是由软骨、平滑肌、结缔组织和黏膜构成的。气管上端平第 6 颈椎体下缘与喉相连,气管软骨由 14~17 个呈“C”形缺口向后的透明软骨构成。气管后壁缺口由气管的膜壁封闭,膜壁由弹性纤维和平滑肌构成。气管向下至胸骨角平面分为左、右主支气管。甲状腺峡部多位于第 2~4 气管软骨环前方,气管切开术常在第 3~5 气管软骨环处施行。支气管是由气管分出的各级分支,其中一级分支为左、右主支气管(图 2-23)。

案例 2-5

患儿,男性,2岁,因咳嗽2天,呼吸困难伴喉鸣,急诊入院。患儿呼吸费力,鼻翼扇动,口唇发绀,脉搏增快,体温39℃,咽喉红肿,胸部听诊有啰音。诊断:上呼吸道急性炎症。

问题

呼吸困难时,有哪些辅助呼吸肌参与呼吸运动?若患儿症状加重,为缓解症状,需气管切开,请问气管切开在何处进行?气管切开要经过哪些层次?

(二) 肺

肺是进行气体交换的器官,位于胸腔内,在膈上方、纵隔的两侧,左右各一。肺的表面被覆脏胸膜,透过胸膜可见许多呈多角形的小区,称肺小叶,其发炎称小叶性肺炎。正常肺呈浅红色,质柔软呈海绵状,富有弹性。

两肺外形略有不同,右肺宽而短,左肺狭而长。两肺呈圆锥形,分一尖、一底、三面、三缘。肺尖钝圆,经胸廓上口伸入颈根部,在锁骨内侧1/3段向上突至锁骨上方达2.5cm。肺底在膈顶部上方,膈压迫使肺底呈半月形凹陷。肋面与胸廓的外侧壁和前、后壁相邻。纵隔面中央有椭圆形凹陷称肺门,其内有支气管、血管、神经、淋巴管的出入并被结缔组织包裹称肺根,膈面即肺底。肺前缘锐利,左肺前缘下部有心切迹。后缘在脊柱两侧的肺沟中,为肋面与纵隔面在后方的移行处。下缘位于膈上,其位置随呼吸运动而显著变化(图2-26)。

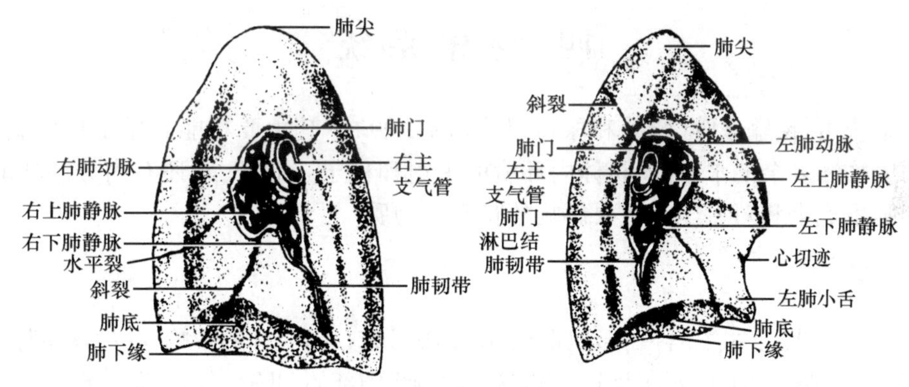

图2-26　肺的纵隔面

在肺门处,左、右主支气管分为2级支气管,进入肺叶,称为肺叶支气管。左肺有上叶和下叶支气管;右肺有上叶、中叶和下叶支气管。肺叶支气管进入肺叶后,再继续分出第3级支气管,称肺段支气管。故称主支气管为一级支气管,肺叶支气管为二级支气管,肺段支气管为三级支气管。全部各级支气管如此反复分支形成树状,称支气管树。

(三) 胸膜、胸膜腔

胸膜是衬覆于胸壁内面、膈上面、纵隔两侧面和肺表面等部位一层薄而光滑的浆膜。覆盖于胸壁内面、膈上面、纵隔两侧面及伸至颈根部等处的胸膜部分称壁胸膜,覆盖于肺表面的胸膜称脏胸膜。

胸膜腔是指脏、壁胸膜在肺根处相互移行,二者之间围成的左、右两个封闭的、呈负压的胸膜间隙。它是个潜在的腔隙,间隙内仅有少许浆液,可减少呼吸运动时的摩擦(图 2-27)。

(四) 纵隔

纵隔是两侧纵隔胸膜间的全部器官、结构和结缔组织的总称。纵隔稍偏左,为上窄下宽、前短后长的矢状位。通常以胸骨角平面将纵隔分上纵隔和下纵隔。下纵隔又以心包为界,分为前纵隔、中纵隔和后纵隔(图 2-28)。

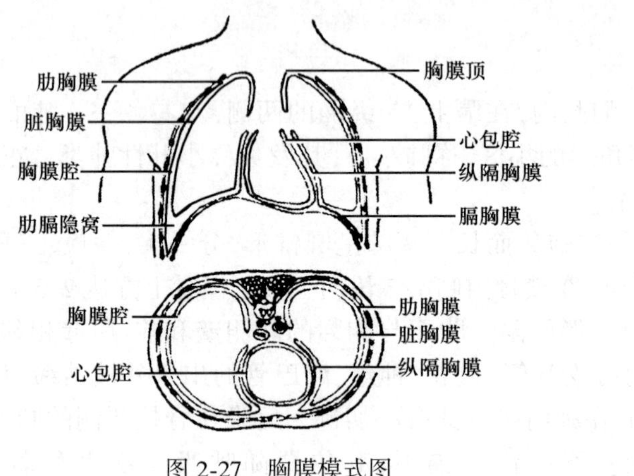

图 2-27 胸膜模式图

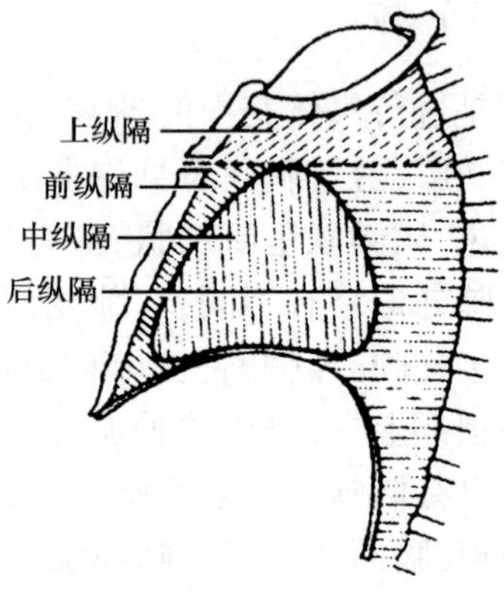

图 2-28 纵隔的分部示意图

四、泌尿系统

泌尿系统由肾、输尿管、膀胱和尿道组成(图 2-29)。其主要功能是排出机体新陈代谢中产生的废物和多余的水,保持机体内环境的平衡和稳定。此外,肾还有内分泌功能,能产生促红细胞生成素和对血压有重要影响的肾素等物质。

(一) 肾

肾是实质性器官,左、右各一,形似蚕豆,位于腹后壁。因受肝的影响,右肾较左肾约低 1~2cm。肾分内、外两缘,前、后两面及上、下两端。内侧缘中部的凹陷称肾门,为肾的血管、神经、淋巴管及肾盂出入之门户。出入肾门诸结构为结缔组织包裹称肾蒂,右肾蒂较左肾蒂短,是因为下腔静脉靠近右肾的缘故。由肾门伸入肾实质的凹陷称肾窦,肾门是肾窦的开口(图 2-30)。

在肾的冠状切面,肾实质可分为位于表层的肾皮质和深层的肾髓质。新鲜的肾皮质标本为红褐色,富含血管并可见许多红色点状细小颗粒,由肾小体与肾小管组成。肾髓质色淡红,可见 15~20 个呈圆锥形、底朝皮质、尖向肾窦、光泽致密、有许多颜色较深、放射状条纹的肾锥体。肾锥体的条纹由肾直小管和血管平行排列形成。2~3 个肾锥体尖端合并成肾乳头,并突入肾小盏,肾乳头端有许多小孔称乳头孔,肾产生的终尿经乳头孔流入肾小盏内。伸入肾锥体之间的肾皮质称肾柱。肾小盏呈漏斗形,共有 7~8 个,其边缘包绕肾乳头,承接排出的尿液。在肾窦内,2~3 个肾小盏合成一个肾大盏,再由 2~3 个肾大盏汇合形成肾盂。肾盂离开肾门向下弯行,约在第 2 腰椎上缘水平,变细移行为输尿管。

（二）输尿管、膀胱、尿道

1. 输尿管 输尿管是成对的肌性管道，约平第2腰椎上缘起自肾盂末端，终于膀胱。长约20~30cm，管径0.3~1.0cm，输尿管全长按走行部位可分腹部、盆部和壁内部。输尿管全程有3处狭窄：上狭窄位于肾盂输尿管移行处；中狭窄位于小骨盆上口处，输尿管跨越髂血管处；下狭窄位于输尿管的壁内部。

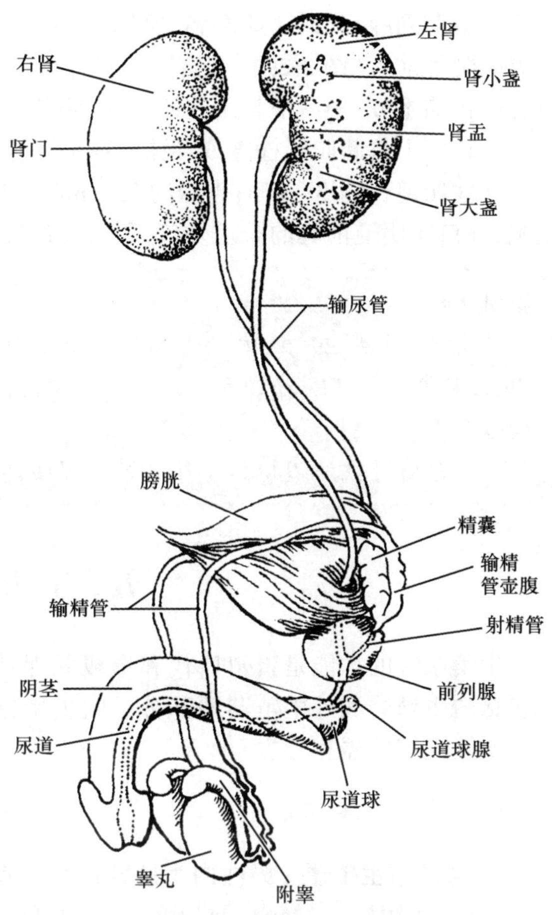

图2-29 男性泌尿生殖器模式图

2. 膀胱 膀胱是储存尿液的肌性囊状器官，其形状、大小、位置和壁的厚度随尿液充盈程度而异。正常成年人的膀胱容量为350~500ml，最大容量为800ml。空虚的膀胱呈三棱锥体形，可分为膀胱尖、膀胱体、膀胱底和膀胱颈4部分。

膀胱内面被覆黏膜，当膀胱壁收缩时，黏膜聚集成皱襞称膀胱襞。而在膀胱底内面，有一个由两侧输尿管口和尿道内口形成的三角区域，此处膀胱黏膜与肌层紧密连接，缺少黏膜下层组织，无论膀胱扩张或收缩，始终保持平滑，称膀胱三角。膀胱三角是肿瘤、结核和炎症的好发部位。两个输尿管口之间的皱襞称输尿管间襞(图2-31)。

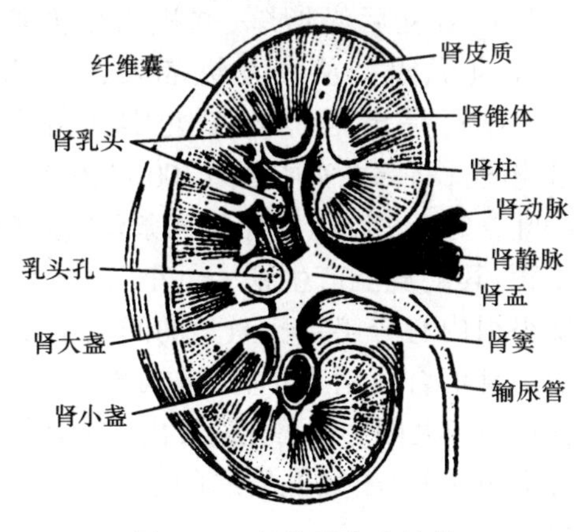

图2-30 肾的形态和结构

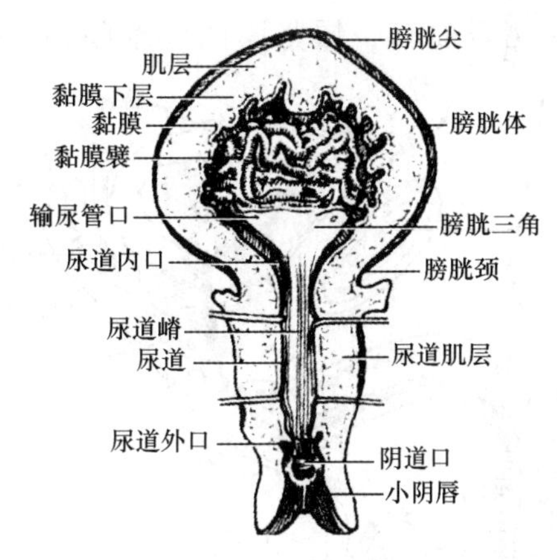

图2-31 女性膀胱及尿道额状切面(前面观)

3. 尿道 男性尿道兼有排尿和排精的功能，起自膀胱的尿道内口，止于阴茎头的尿道外口。成人尿道长16~22cm，管径平均5~7mm。根据行程可分为前列腺部、膜部、海绵体部。尿道全长粗细不一，有三处狭窄、三处膨大和两处弯曲。三处狭窄分别位于尿道内口、尿道膜部和尿道外口，其中外口最窄。尿道结石常易嵌顿在这些狭窄部位。三处膨大分别位于尿道前列腺部、尿道球部和舟状窝。两处弯曲分别是凸向下后方的耻骨下弯和凸向上前方的耻骨前弯(图 2-29)。耻骨下弯是恒定的,位于耻骨联合下方 2cm 处。耻骨前弯位于耻骨联合前下方,阴茎根与阴茎体之间,阴茎勃起或将阴茎向上提起时,此弯曲即可变直而消失。临床上行膀胱镜检查或导尿时应注意这些解剖特点。

女性尿道长约 3~5cm,直径约 0.6cm(图 2-31),较男性尿道短、宽而直。尿道穿过尿生殖膈,开口于阴道前庭的尿道外口,尿道外口位于阴道口的前方。

案例 2-6

患者,男性,29 岁,右腰部突然出现剧烈疼痛 2 个小时,急诊入院。经 B 超检查发现,右侧肾盂结石并嵌顿于输尿管。经治疗后症状缓解,结石排出体外。

问题

该患者肾盂结石排出体外要经过哪些器官?结石可能会在哪些位置滞留或嵌顿?

五、生殖系统

生殖系统的功能是繁殖后代和形成并保持第二性征。男性生殖系统和女性生殖系统都包括内生殖器和外生殖器两部分。内生殖器由生殖腺、生殖管道和附属腺组成,外生殖器以两性交接的器官为主。

(一) 男性生殖器

1. 男性内生殖器 男性内生殖器由生殖腺(睾丸),输精管道(附睾、输精管、射精管、男性尿道)和附属腺(精囊、前列腺、尿道球腺)组成(图 2-32)。

(1) 睾丸:睾丸为男性生殖腺,是产生男性生殖细胞(精子)和分泌男性激素的器官。睾丸位于阴囊内,左、右各一(图 2-32)。

睾丸表面有一层坚厚的纤维膜,称为白膜。白膜在睾丸后缘增厚,并进入睾丸内形成睾丸纵隔。从睾丸纵隔发出许多睾丸小隔,呈扇形伸入睾丸实质并与白膜相连,将睾丸实质分为 100~200 个睾丸小叶。每个小叶内含有 2~4 条盘曲的精曲小管,其上皮能产生精子。小管之间的结缔组织内有分泌男性激素的间质细胞。精曲小管汇合成精直小管,进入睾丸纵隔后交织成睾丸网。从睾丸网发出 12~15 条睾丸输出小管,出睾丸后缘的上部进入附睾(图 2-33)。

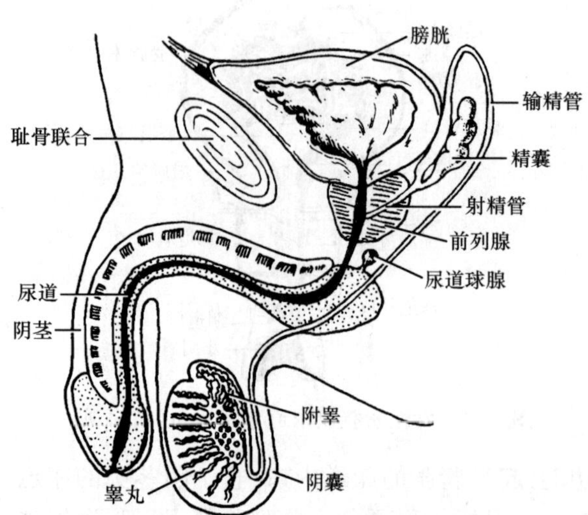

图 2-32 男性生殖系统模式图

(2) 输精管道:①附睾,附睾呈新月形,紧贴睾丸的上端和后缘而略偏外侧。上端膨大为附睾头,中部为附睾体,下端为附睾尾(图 2-33)。附睾为暂时储存精子的器官，并分泌附睾液营养精子，促进精子进一步成熟。临床上，附睾还是结核的好发部位。②输精管和射精管，输精管是附睾管的直接延续，长度约50cm，管径约3mm，管壁较厚，肌层较发达而管腔细小，呈坚实的圆索状，依其行程可分为睾丸部、精索部、腹股沟管部和盆部等4部。其中，精索部介于睾丸上端与腹股沟管皮下环之间，此段位于皮下，易于触知，为结扎输精管的理想部位。输精管末端膨大为输精管壶腹，斜行穿入前列腺内部，与精囊腺排泄管汇合成射精管。

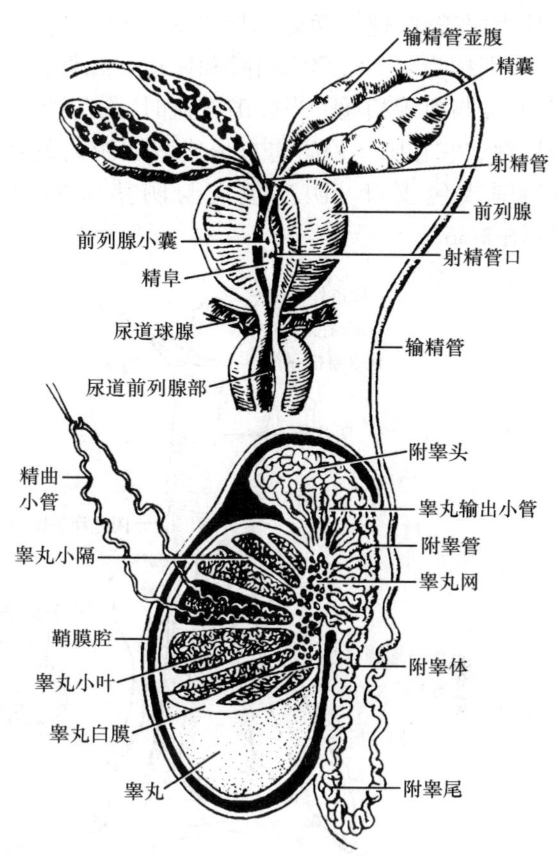

图2-33　睾丸及附睾的结构

（3）精囊和前列腺：精囊又称精囊腺，为一对长椭圆形的囊状器官，表面凹凸不平，位于膀胱底的后方，输精管壶腹的下外侧，左右各一，由迂曲的管道组成，其排泄管与输精管壶腹的末端汇合成射精管。精囊分泌黄色黏稠液体，参与组成精液。

前列腺是不成对的实质性器官，由腺组织和平滑肌组织构成，其表面包有筋膜鞘，称前列腺囊，囊与前列腺之间有前列腺静脉丛。前列腺的分泌物是精液的主要组成部分。

精液由输精管道各部及附属腺，特别是前列腺和精囊的分泌物组成，内含精子。精液呈乳白色，弱碱性，适于精子的生存和活动。正常成年男性一次射精约2~5ml，其中含精子多达3亿~5亿个。

2. 男性外生殖器

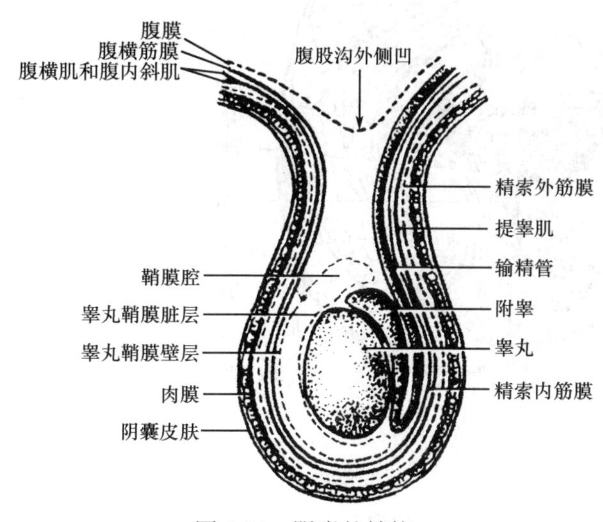

图2-34　阴囊的结构

（1）阴囊：阴囊是位于阴茎后下方的囊袋，由皮肤和肉膜组成（图2-34）。肉膜内含有平滑肌纤维，可随外界温度的变化而舒缩，以调节阴囊内的温度，有利于精子的发育与生存。阴囊皮肤表面沿中线有纵行的阴囊缝，其对应的肉膜向深部发出阴囊中隔将阴囊分为左、右两腔，分别容纳左、右睾丸，附睾和精索等（图2-34）。

（2）阴茎：阴茎可分为头、体和根三部分。阴茎主要由两条阴茎海绵体和一条尿道海绵体组成，外包筋膜和皮肤（图2-35）。阴茎海绵体左、右各一，位于阴茎的背侧。尿道海绵体位于阴茎海绵体的腹侧，尿道贯穿其全长。尿道海绵体中部呈圆柱形，前端膨大为阴茎头，后端膨大称为尿道球,位于两侧的阴茎脚之间。每个海绵体的外面都包有一层厚而致密的纤维膜,分别称为阴茎海绵体白膜和尿道海绵体白膜。海绵体内部由许多海绵体小梁和腔隙构成,腔隙与血管相通。当腔隙充血时,阴茎即变粗变硬而勃起。阴茎的皮肤薄而柔软,富有伸展性。它在阴茎颈的前方形成双层游离的环形皱襞,包绕阴茎头,称为阴茎包皮。包皮前端围成包皮口。阴茎包皮与阴茎头的腹侧中线处连有一条皮肤皱襞,称包皮系带(图 2-36)。

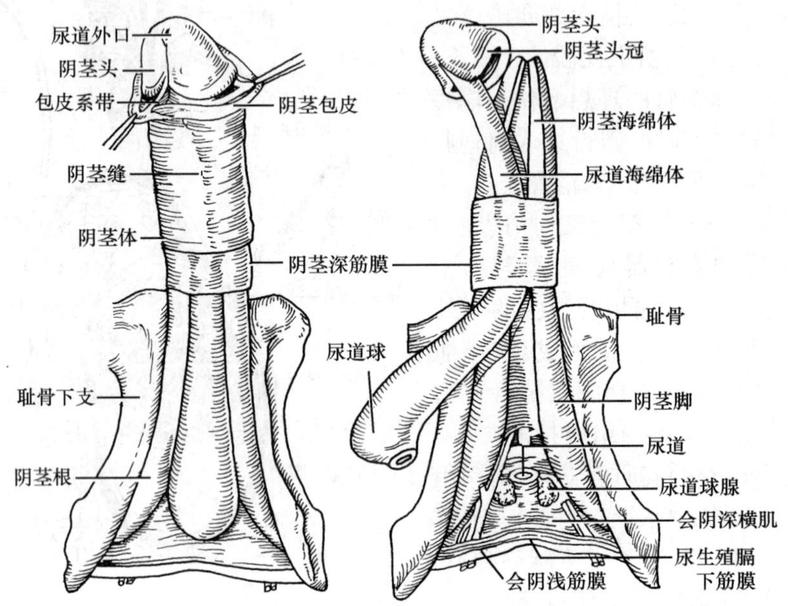

图 2-35 阴茎的外形与结构

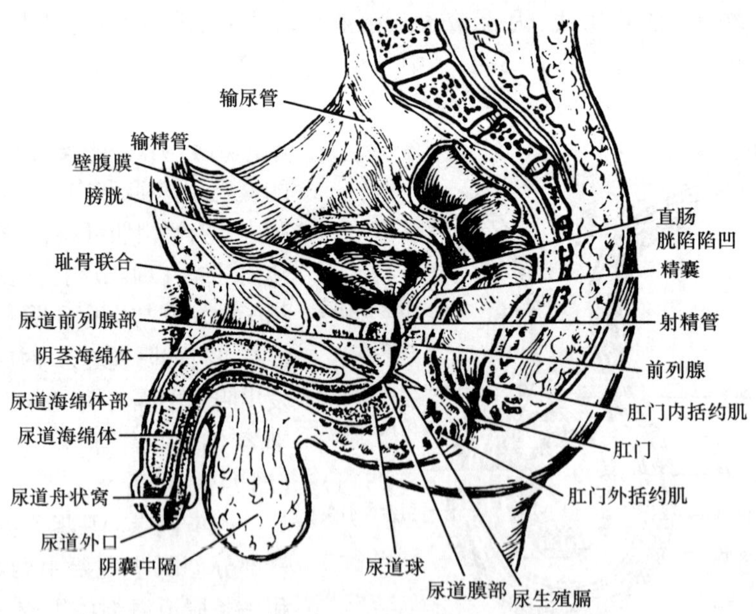

图 2-36 男性骨盆正中矢状切面

（二）女性生殖器

1. 女性内生殖器 女性内生殖器包括生殖腺(卵巢)，输送管道(输卵管、子宫和阴道)和附属腺(前庭大腺)组成。外生殖器即女阴(图 2-37)。

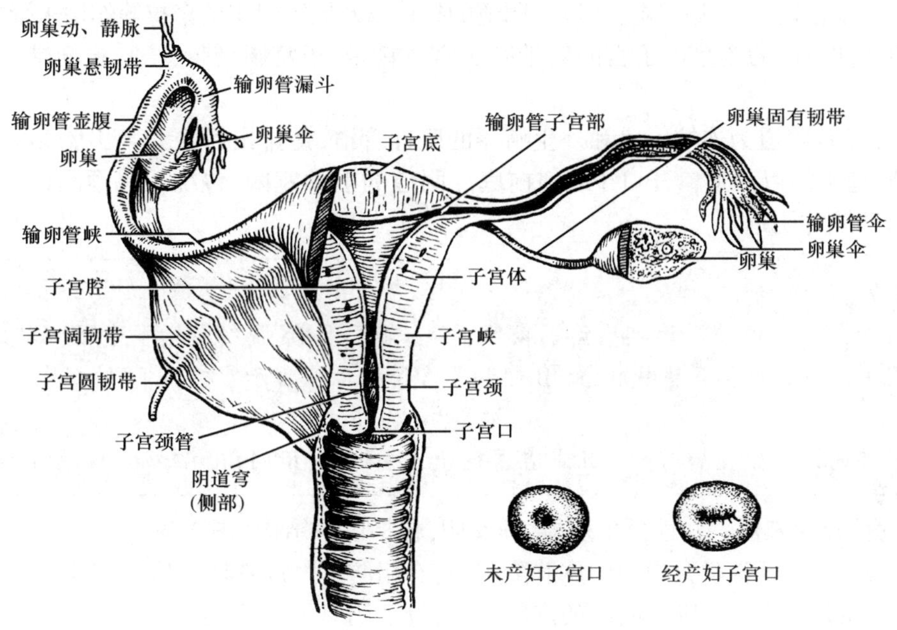

图 2-37 女性内生殖器(前面)

(1) 卵巢:卵巢为女性生殖腺，是产生女性生殖细胞(卵子)和分泌女性激素的器官。呈扁卵圆形，左、右各一，位于盆腔侧壁的卵巢窝，其位置相当于髂内、外动脉夹角处。

(2) 输卵管:输卵管是输送卵子的肌性管道，由卵巢上端连于子宫底的两侧，位于子宫阔韧带的上缘内，内侧端以输卵管子宫口与子宫腔相通，外侧端以输卵管腹腔口开口于腹膜腔(图 2-37)。

输卵管较为弯曲，由内侧向外侧分为四部。①输卵管子宫部，为输卵管穿过子宫壁的部分，直径最细，以输卵管子宫口通子宫腔。②输卵管峡，细直而狭窄，壁较厚，是输卵管结扎术的理想部位。③输卵管壶腹，约占输卵管全长的2/3，粗而弯曲，血管丰富，卵细胞通常在此部受精。④输卵管漏斗，为输卵管外侧端呈漏斗状膨大的部分，向后下弯曲覆盖在卵巢后缘和内侧面。漏斗末端的中央有输卵管腹腔口开口于腹膜腔，卵巢排出的卵子即由此进入输卵管。在腹腔口周围，输卵管末端的边缘形成许多细长的指状突起，称为输卵管伞，盖于卵巢表面，其中一条较大的突起连于卵巢，称卵巢伞，手术时常以此作为识别输卵管的标志。

(3) 子宫:子宫位于小骨盆中央，在膀胱与直肠之间，下端接阴道，两侧有输卵管和卵巢(二者统称为子宫附件)。子宫是壁厚腔小的肌性器官，胎儿在此发育生长(图 2-37)。成人未孕子宫呈前后稍扁，倒置的梨形。子宫分为底、体、颈三部。子宫底为两侧输卵管子宫口以上的部分，宽而圆凸。子宫颈是子宫下端较窄而呈圆柱状的部分，由突入阴道的子宫颈阴道部和阴道以上的子宫颈阴道上部组成。子宫底与子宫颈之间为子宫体。子宫与输卵管相接处称子宫角。子宫体与子宫颈阴道上部的上端之间较为狭细的部分称子宫峡。

非妊娠时,子宫峡不明显,长约1cm。在妊娠期间,子宫峡明显伸展变长。

子宫内的腔隙较为狭窄,可分为两部:上部在子宫体内,称子宫腔,呈前后略扁的倒置三角形,两端为输卵管子宫口,尖端向下通子宫颈管。下部位于子宫颈内,呈梭形,称子宫颈管,其上端通子宫腔,下口通阴道,称子宫口。

子宫主要借韧带、盆膈、尿生殖膈和阴道的托持以及周围组织的牵拉等作用来维持其正常位置和前倾前屈位的姿势。子宫的韧带有子宫阔韧带、子宫圆韧带、子宫主韧带、子宫骶韧带等。

(4) 阴道:阴道为连接子宫和外生殖器的肌性管道,是排出月经和娩出胎儿的管道(图2-37)。阴道下端以阴道口开口于阴道前庭。阴道的上端宽阔,包绕子宫颈阴道部,两者之间的环形凹陷称阴道穹。

案例 2-7

患者,女性,39岁。近期感觉下腹部不适,有下坠感,月经量增多来医院就诊。查体发现患者下腹部扪及块状物,经B超和子宫镜检确诊为子宫黏膜下肌瘤。

问题

子宫的正常位置如何?若此患者需行子宫全切术,请问需切除哪些子宫韧带?

2. 女性外生殖器 女性外生殖器,即女阴,包括以下结构(图2-38)。

(1) 阴阜:为耻骨联合前面的皮肤隆起,富有脂肪。性成熟期以后,生有阴毛。

(2) 大阴唇:为一对纵长隆起的皮肤皱襞,位于阴阜下方,阴道两侧。

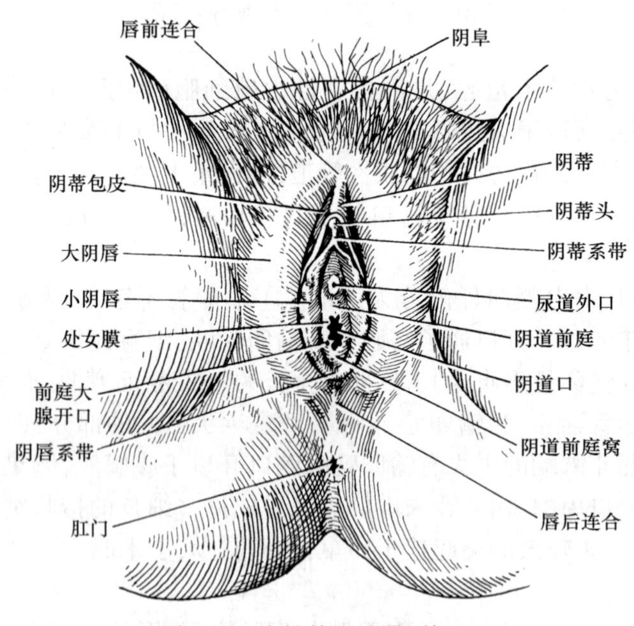

图2-38 女性外生殖器(前面)

(3) 小阴唇:位于大阴唇的内侧,为一对较薄的皮肤皱襞。

(4) 阴道前庭:是位于两侧小阴唇之间的裂隙,前部有尿道外口,后部有阴道口。阴道口可有处女膜。阴道口两侧有前庭大腺导管的开口,分泌的液体具有润滑阴道的作用。

（5）阴蒂：位于阴道前庭上方，两侧大阴唇之间，由两个海绵体组成，感觉敏锐。

3. 乳房 乳房为人类和哺乳动物特有的结构。女性乳房于青春期后开始发育生长，妊娠和哺乳期有分泌活动。乳房位于胸前部，胸大肌和胸筋膜的表面。成年未产妇女的乳房呈半球形，紧张而有弹性。乳房中央有乳头，其位置因发育程度和年龄而异。乳头顶端有输乳管的开口。乳头周围的皮肤色素较多，形成乳晕。妊娠和哺乳期，乳腺增生，乳房增大；停止哺乳后，乳腺萎缩，乳房变小；老年时，乳房萎缩而下垂（图 2-39）。

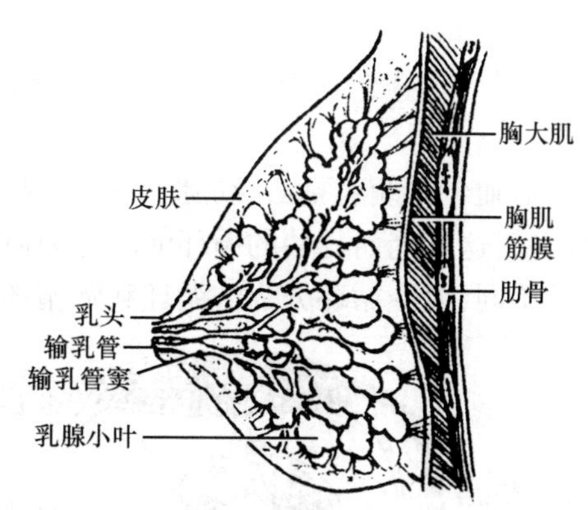

图 2-39 女性乳房矢状断面

乳房由皮肤、皮下脂肪、纤维组织和乳腺等构成。乳腺被脂肪结缔组织分隔成15～20个乳腺叶，每叶又分为若干乳腺小叶。每一个乳腺叶有一个排泄管，称为输乳管，行向乳头，在近乳头处膨大为输乳管窦，其末端变细，开口于乳头。乳腺叶和输乳管均以乳头为中心呈放射状排列，乳房手术时宜做放射状切口，以减少对乳腺叶和输乳管的损伤。

案例 2-8

患者，女性，28岁，产后4周左右，3天前感觉右侧乳房肿胀疼痛来医院就诊。查体发现右侧乳房的乳头上方红肿发热，并有明显的压痛，触诊可扪及该部有波动样硬块。患者右腋窝淋巴结肿大，有压痛。血常规白细胞计数明显增高。临床诊断为急性乳腺炎伴乳房脓肿。

问题

乳房的主要结构是什么？乳房脓肿切开引流应如何选择切口？

4. 会阴 会阴有广义和狭义之分。广义会阴是指封闭小骨盆下口的全部软组织，呈菱形。狭义会阴是指肛门和外生殖器之间区域的软组织，妇女分娩时要保护此区，以免造成会阴撕裂（图 2-38）。

第3节 脉 管 系 统

脉管系统是一套封闭、连续的管道系统，包括心血管系统和淋巴系统两部分。心血管系统由心、动脉、静脉和毛细血管组成，血液在其中循环流动；淋巴系统由淋巴管道、淋巴器官和淋巴组织组成，其内流动的是淋巴液。淋巴液沿一系列淋巴管道向心流动，最终汇入静脉，故淋巴管道可视为静脉的辅助管道。

脉管系统的主要功能是进行物质运输，即将消化系统吸收的营养物质和肺吸入的氧气运送到全身各器官的组织和细胞，供其生理活动需要，同时又将它们的代谢产物及二氧化碳运送到肾、肺和皮肤等器官排出体外，以保证机体新陈代谢的正常进行。

一、心血管系统

心血管系统包括心、动脉、毛细血管和静脉。血液由心室射出,经动脉、毛细血管、静脉返回心房,这种周而复始的循环流动称为血液循环。根据血液在心血管系统内的循环途径和功能的不同,血液循环分为体循环和肺循环,两个循环同时进行,彼此相通,互相连续(图 2-40)。

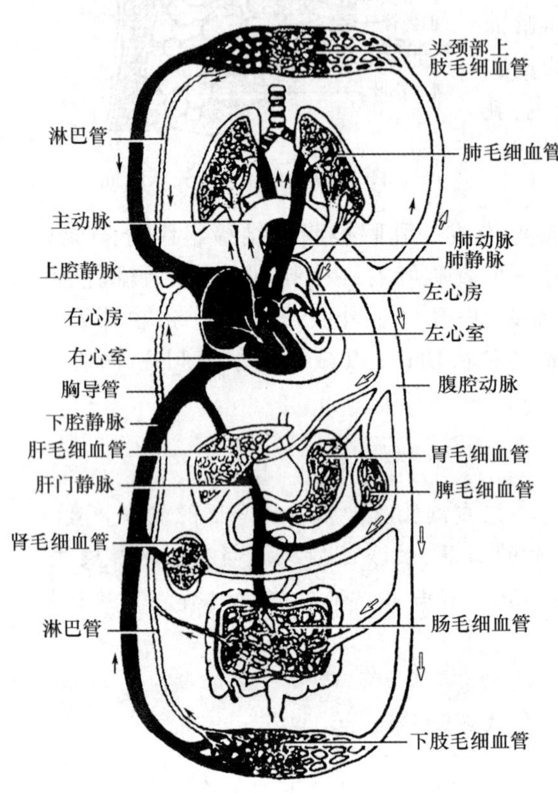

图 2-40 全身血液循环模式

体循环(又称大循环):当心室收缩时,富含氧气和营养物质的血液由左心室射入主动脉,再经主动脉的各级分支到达全身各处的毛细血管。血液在此通过毛细血管壁与其周围的组织和细胞进行物质交换和气体交换后,再经各级静脉,最后到达上、下腔静脉和心冠状窦返回右心房。体循环的特点是路径长,流经范围广,以富含氧气和营养物质的动脉血滋养全身各器官、组织和细胞,并将代谢产物通过静脉血运回心。

肺循环(又称小循环):经体循环回流的静脉血,由右心房到达右心室,当右心室收缩时将富含二氧化碳的静脉血从右心室射出,经肺动脉干及其各级分支到达肺泡周围的毛细血管网。通过毛细血管壁和肺泡壁,血液与肺泡内的空气进行气体交换,排出二氧化碳,吸入氧气,再经肺静脉进入左心房。肺循环的特点是路径短,血液只通过肺,其主要功能是使静脉血变成富含氧的动脉血。

(一) 心

心是中空的肌性器官,是心血管系统的"动力泵",是连接动、静脉的枢纽。它在神经和体液的调节下,自主地有节律地收缩和舒张,推动血液在心血管内不停地循环流动。

1. 心的位置 心位于胸腔中纵隔内,外裹心包,约 2/3 位于正中线左侧,1/3 在其右侧(图 2-41)。上方与出入心的大血管相连,下方邻膈;两侧与胸膜腔和肺相邻;前方对向胸骨体和第 2~6 肋软骨;后方平对第 5~8 胸椎。

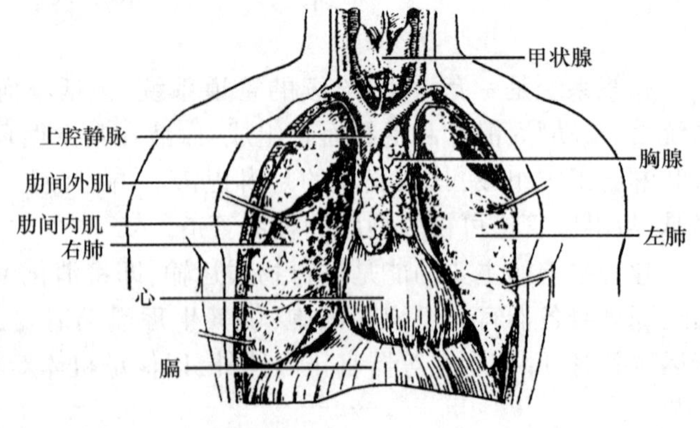

图 2-41 心的位置

2. 心的外形　心的形状近似为前后稍扁、倒置的圆锥体。心可分为一尖、一底、两面、三缘和表面四条浅沟(图2-42、图2-43)。

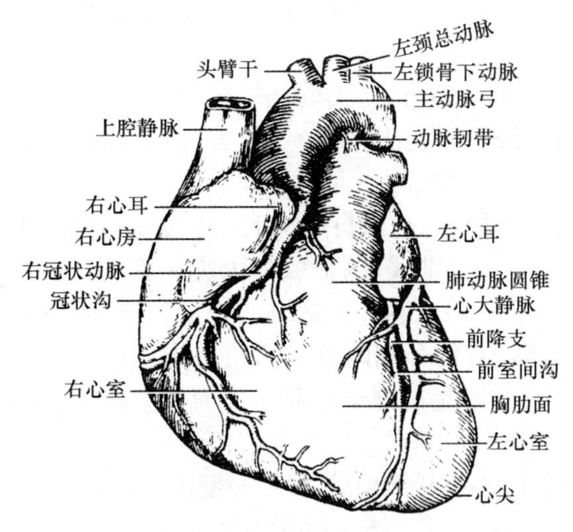

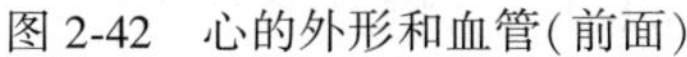
图2-42　心的外形和血管(前面)

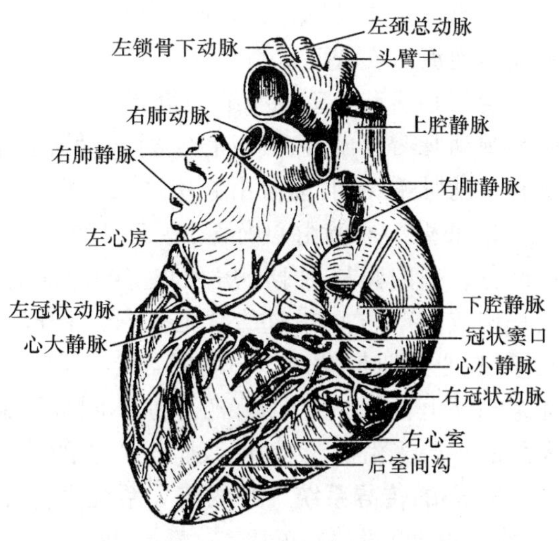

图2-43　心的外形和血管(后面)

心尖由左心室构成,圆钝而游离,朝向左前下方,在左侧第5肋间隙锁骨中线内侧1~2cm处可以触及心尖搏动。心底大部分由左心房,小部分由右心房构成,朝向右后上方,与出入心的大血管干相连。两面为胸肋面(前面)和膈面(下面),胸肋面朝向前上方,膈面略朝向后下方。三缘即心右缘、心左缘和心下缘。四条浅沟分别是:心房和心室分界的冠状沟;左、右心室的分界前室间沟和后室间沟;左、右心房的分界房间沟。

3. 心腔结构　心借房间隔和室间隔分为互不相通的左、右两半心,每侧半心又分为上方的心房和下方的心室,同侧的心房借房室口与心室相通。因此心共有4个腔,即右心房、右心室和左心房、左心室。

(1) 右心房:位于心的右上部,其向左前方突出的部分称为右心耳。右心房的后内侧壁为房间隔,其下部有一卵圆形的浅窝,称为卵圆窝,是胎儿时期卵圆孔闭合后的遗迹。按血流方向,右心房有三个入口和一个出口:上方有上腔静脉口,下方有下腔静脉口,在下腔静脉口与右房室口之间有冠状窦口。它们分别是人体上半身和下半身及心壁的静脉血汇入右心房的入口;出口是右房室口,右心房的血液由此流入右心室。

(2) 右心室:位于右心房的前下方,构成胸肋面的大部分,有出入两口:入口为右房室口,口周缘的纤维环上附有三片呈三角形的瓣膜,称三尖瓣,瓣的游离缘借腱索连于从室壁突入室腔的乳头肌。心室收缩时,三尖瓣受血流冲压而关闭右房室口,可防止血流逆流入右心房。右心室的出口为肺动脉口,口周缘附有三个开口向上的半月形瓣膜,称肺动脉瓣。当心室收缩时,血流冲开肺动脉瓣,进入肺动脉干;而心室舒张时,3个袋状瓣膜被倒流的血液充盈,瓣膜相互靠拢,关闭肺动脉口,防止血液从肺动脉逆流入右心室。

(3) 左心房:位于右心房的左后方,构成心底的大部分。其前部向右前方突出的部分称为左心耳。左心房后部的左右两侧各有肺上、下静脉的开口,将肺循环富含氧的血液,经肺静脉注入左心房。左心房只有一个出口,即左房室口,血液由此口流向左心室。

(4) 左心室:位于右心室的左后方,构成心尖和心左缘。室腔呈圆锥形,锥底朝上,有出入两口:入口即左房室口,口周围的纤维环上附有两片近似三角形的瓣膜称二尖瓣,瓣膜通过腱索连至乳头肌。左心室的乳头肌强大,有前、后两个(或两组),每个乳头肌也发出数条腱索连于相邻的两个尖瓣。上述结构的功能与右心室相同,防止血液从左心室逆流入左心房。出口是主动脉口,口周围附有主动脉瓣,其形态和功能与肺动脉瓣相似,防止血液从主动脉逆流入左心室。

两侧心房和心室的收缩与舒张是同步的,当心室收缩时,二尖瓣和三尖瓣关闭,主动脉瓣和肺动脉瓣开放,血液由心室射入动脉;当心室舒张时,二尖瓣和三尖瓣开放,而肺动脉瓣和主动脉瓣关闭,血液由心房进入心室。

4. 心壁 心壁由心内膜、心肌层和心外膜三层结构组成,其中心肌层是构成心壁的主要部分。心内膜是衬于心房和心室壁内面的一层光滑的薄膜,与血管的内膜相连续。心肌层是构成心壁的主体,主要由心肌纤维构成,可分为心房肌和心室肌。心房肌较薄,心室肌肥厚,左心室肌最发达。心房肌与心室肌不相连续,它们分别附着于房室口周围的纤维结缔组织环上,因此心房肌和心室肌不同步收缩。心外膜是被覆于心肌层外面和大血管根部表面的一层光滑的浆膜,即浆膜性心包的脏层。

5. 心的传导系统 心的传导系统由特殊分化的心肌纤维构成,位于心壁内,具有产生兴奋、传导冲动和维持心正常节律性搏动的功能,包括窦房结、房室结、房室束及其分支(图 2-44)。

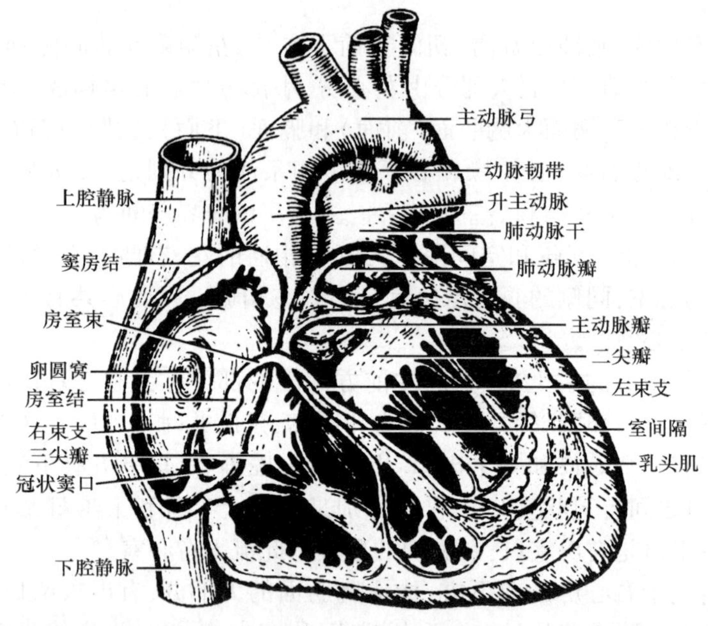

图 2-44 心的内部结构和心的传导系统

(1) 窦房结:位于上腔静脉与右心耳交界处的心外膜深面,呈椭圆形,是心的正常起搏点。由窦房结发出的冲动传向心房肌使心房收缩,同时向下将冲动传到房室结。

(2) 房室结:位于冠状窦口与右房室口之间的心内膜深面,呈扁椭圆形,它从前下方发出房室束入室间隔。房室结的主要功能是将窦房结传来的冲动传向心室,保证心房收缩后再开始心室的收缩。

(3) 房室束及其分支:房室束又称希氏(His)束,自房室结发出后入室间隔上部,立即分为左、右束支。左、右束支沿室间隔左、右侧心内膜深面下行至左、右心室,再分散成许多细小的分支并交织成网,即浦肯野纤维网(Purkinje 纤维网),再与心室的普通心肌细胞相连。房室束、左右束支和 Purkinje 纤维网的功能是将心房传来的兴奋迅速传播到整个心室。

6. 心的血管 心的动脉供应主要来自左、右冠状动脉,心的静脉大部分汇入冠状窦,经冠状窦口注入右心房(图 2-42、图 2-43)。

(1) 动脉:①右冠状动脉,起自升主动脉起始部的右侧,行于右心耳与肺动脉干之间,再沿冠状沟右行,绕过心右缘移行为后室间支。后室间支沿后室间沟下行,其下部与前室间支的末梢吻合。右冠状动脉沿途发出分支分布到右心房、右心室、室间隔后下 1/3 和左心室膈壁的右侧部分以及窦房结和房室结。②左冠状动脉,起自升主动脉起始部的左侧,在肺动脉干与左心耳之间左行,随即分为前室间支和旋支。前室间支沿前室间沟下行,绕过心尖右侧,至后室间沟下部与右冠状动脉的后室间支吻合。前室间支沿途发出分支分布到左心室前壁、室间隔前上 2/3 和右心室前壁的一部分。旋支沿冠状沟左行,绕过心左缘至左心室膈面,分支分布到左心房、左心室左侧面和膈面。

(2) 静脉:心壁各层静脉网主要汇合成心大静脉、心中静脉和心小静脉,上述静脉均汇入冠状窦。冠状窦位于心膈面的冠状沟内,左心房和左心室之间,经冠状窦口注入右心房。

7. 心包 心包为包裹心和出入心大血管根部的圆锥体形纤维性浆膜囊,可分为内、外两层,外层为纤维心包,内层为浆膜心包。纤维心包是坚韧的结缔组织囊,上方与出入心的大血管外膜相移行,下方与膈的中心腱相愈着。浆膜心包位于纤维心包内面,薄而光滑,分脏、壁两层。脏层紧贴在心肌的表面,构成心外膜;壁层贴在纤维心包的内面。脏、壁两层在出入心的大血管根部相互移行,两层之间的潜在性腔隙称心包腔,内含少量浆液,起润滑作用,可减少心搏动时的摩擦。

案例 2-9

患者,男性,40 岁,教师。2 小时前患者心前区突然发生压榨性疼痛,急诊入院。检查心率 110 次/分,出现室性早搏,血压 80~50mmHg,心电图提示 ST 段明显抬高,冠状动脉造影发现前室间支阻塞,诊断为冠心病。

问题

心的动脉供应如何?前室间支阻塞可导致哪部分心肌梗死?

(二) 肺循环的血管

1. 肺循环的动脉 肺动脉干为一条短而粗的动脉干,起自右心室的肺动脉口,在升主动脉右侧向左后上斜行,至主动脉弓的下方分为左、右肺动脉,经肺门进入肺内。动脉韧带为连于肺动脉干分叉处稍左侧至主动脉弓下缘的纤维性结缔组织索,是胚胎时期动脉导管闭锁的遗迹。

2. 肺循环的静脉 肺静脉从肺泡周围毛细血管起始,逐渐汇合成左、右各两对肺静脉,出肺门后,注入左心房。

(三) 体循环的血管

1. 体循环的动脉(图 2-45)

(1) 主动脉:主动脉是体循环的动脉主干,起自左心室,先斜向右上,再弯向左后,沿脊柱下行至第 4 腰椎下缘平面,分为左、右髂总动脉。根据它的行程可分为升主动脉、主动脉弓和降主动脉。升主动脉起自左心室的主动脉口,其起始部有左、右冠状动脉发出,分布于心;主动脉弓接续升主动脉,从其凸侧自右向左发出头臂干、左颈总动脉和左锁骨下动脉;降主动脉为主动脉最长的一段,续于主动脉弓,沿脊柱左前方下降,至第12胸椎水平穿过膈主动脉裂孔入腹腔,降主动脉位于主动脉裂孔以上的部分称胸主动脉,位于主动脉裂孔以下的部分称腹主动脉。

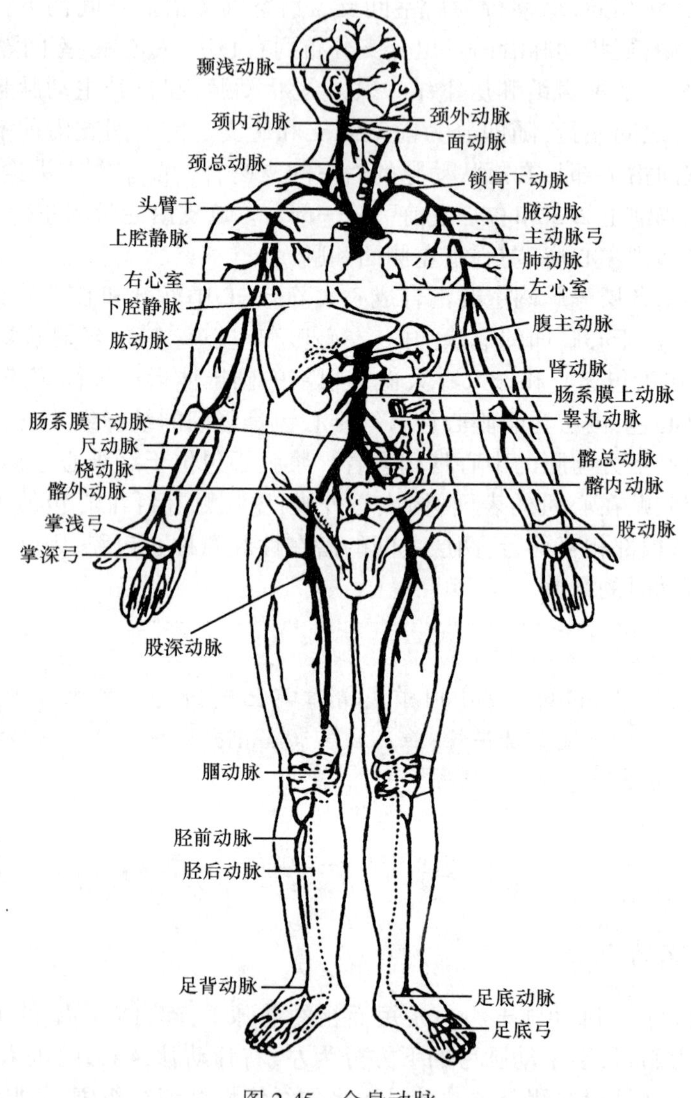

图 2-45 全身动脉

(2)头颈部的动脉:颈总动脉是头颈部的主要动脉干,左右各一,右侧起自头臂干,左侧起自主动脉弓,两者均沿食管、气管和喉的外侧上升,到甲状软骨上缘水平分为颈内动脉和颈外动脉。在此分叉处有两个重要结构:①颈动脉窦,为颈总动脉末端与颈内动脉起始处的膨大部分,壁内有压力感受器,当血压升高时,可反射性地引起心跳减慢,血管扩张,血压下降。②颈动脉小球,是一个扁椭圆形小体,位于颈总动脉分叉处的后方,为化学感受器,可感受血液中二氧化碳分压和氧分压的变化,当血中二氧化碳分压增高或氧分压降低时,可反射性促使呼吸加深加快,降低血中二氧化碳分压。颈外动脉自颈总动脉发出后,上升至下颌颈处分为颞浅动脉和上颌动脉两个终支。颈外动脉发出分支营养颈部、头面部和脑膜等处。颈内动脉自颈总动脉发出后,向上经颅底入颅腔,分布于脑和视器。

(3) 锁骨下动脉:左侧起自主动脉弓,右侧起自头臂干,穿斜角肌间隙,至第一肋外侧缘进入腋窝,移行为腋动脉。锁骨下动脉的分支有:椎动脉、胸廓内动脉和甲状颈干,主要分布到脑、头颈部、胸腹壁等处。

(4) 上肢的动脉:上肢动脉的主干为腋动脉。腋动脉于第1肋外侧缘处续于锁骨下动脉,行于腋窝深部。腋动脉进入臂部后,移行为肱动脉。肱动脉沿肱二头肌的内侧下行,沿途发出分支营养臂部和肘关节。在肘关节前方,肱动脉分为桡动脉和尺动脉两支。桡动脉沿前臂桡侧下降,上段被肌遮盖,下段仅被筋膜及皮肤所盖,位置表浅,是常用的扪脉部位。桡动脉分支分布到前臂屈肌和手肌等。尺动脉自肱动脉发出后,斜行向内侧,沿前臂尺侧下降,经豌豆骨外侧入手掌,尺动脉分支分布至前臂屈、伸肌和手肌等。桡动脉终支与尺动脉的掌深支在手掌处吻合成掌深弓;尺动脉终支与桡动脉的掌浅支吻合成掌浅弓,两弓的分支营养手掌和手指。

(5) 胸部的动脉:主干为胸主动脉,分支可分为壁支和脏支两类。壁支主要为肋间后动脉,行于相应的肋间隙内,分布于胸、腹壁的肌和皮肤等;脏支主要分布于食管、气管及心包等处。

(6) 腹部的动脉:主干为腹主动脉。腹主动脉在腹部的分支有脏支和壁支,其中脏支有成对脏支和不成对脏支。成对的脏支分布于成对脏器,有肾动脉经肾门入肾;肾上腺中动脉分布到肾上腺;睾丸动脉分布到睾丸和附睾(女性称卵巢动脉,分布到卵巢等处)。不成对的脏支为:腹腔干,为一条短粗动脉干,分为胃左动脉、肝总动脉和脾动脉,分布到食管腹段、胃、十二指肠、肝、胆囊、胰和脾等处;肠系膜上动脉,分支分布到十二指肠、空肠、回肠、盲肠、阑尾、升结肠和横结肠等处;肠系膜下动脉,分支分布到降结肠、乙状结肠和直肠上部等处。腹主动脉的壁支有膈下动脉、腰动脉和骶正中动脉等。

(7) 盆部的动脉:髂总动脉由腹主动脉分出后向外下方斜行,分为髂内动脉和髂外动脉。髂内动脉为盆部动脉的主干,入盆腔分为壁支和脏支。壁支分布到盆壁及臀部等,脏支分布到盆部内脏器官及外生殖器等处。

(8) 下肢的动脉:髂外动脉向外下方斜行至股前部移行为股动脉,股动脉下降至腘窝移行为腘动脉,腘动脉行至腘窝下部分为胫前动脉和胫后动脉,胫前动脉于小腿前群肌之间下降,至足背移行为足背动脉;胫后动脉在小腿后群肌之间下降,进入足底分为足底内侧动脉和足底外侧动脉。

案例 2-10

患者,女性,28岁,因间断性右下腹疼痛3天入院,经各项检查确诊为慢性阑尾炎,抗炎治疗效果明显,7天后痊愈出院。

问题

通过手背静脉网点滴抗生素,抗生素经过哪些途径到达阑尾?

2. 体循环的静脉 体循环的静脉包括心静脉系、上腔静脉系和下腔静脉系(图2-46)。

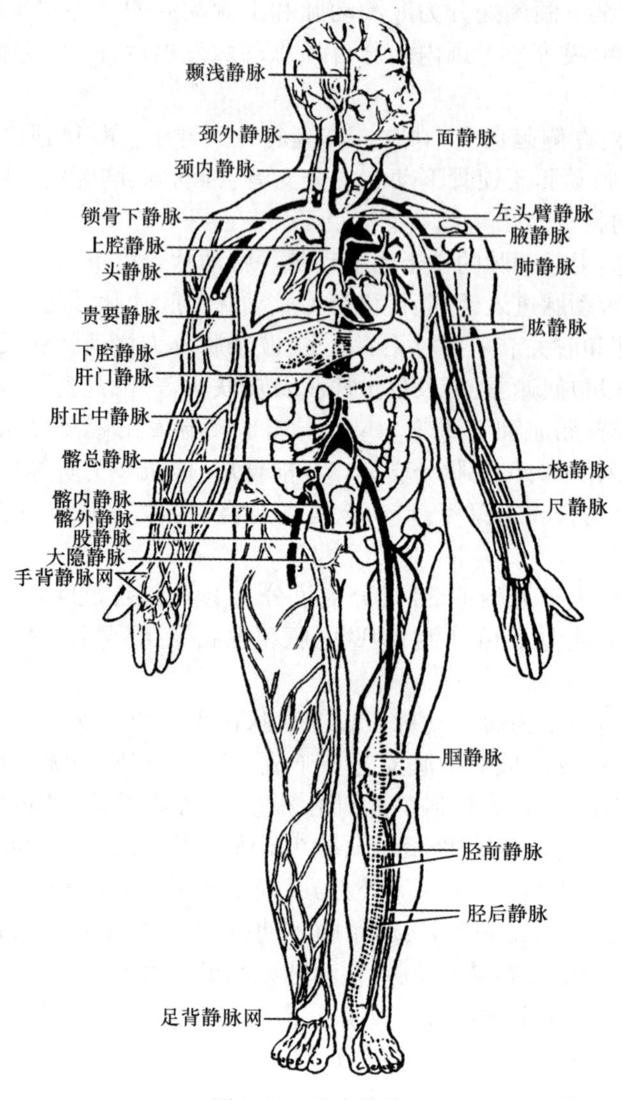

图 2-46　全身静脉

（1）上腔静脉系：收集头颈部、上肢和胸部的静脉血。上腔静脉由左、右头臂静脉合成，沿升主动脉右侧下降，注入右心房。头臂静脉由同侧颈内静脉和锁骨下静脉合成，汇合处形成的夹角称静脉角。

1）头颈部的静脉：包括颈内静脉和颈外静脉。颈内静脉是颈部的深静脉，收集颅内和大部分颅外的静脉血。颈外静脉是颈部的浅静脉，在颈部的皮下，沿胸锁乳突肌表面下行，注入锁骨下静脉。

2）上肢的静脉：上肢的静脉有浅、深静脉两种。深静脉与同名动脉伴行。浅静脉主要有头静脉、肘正中静脉和贵要静脉。头静脉起于手背静脉网的桡侧，在皮下沿前臂和臂的外侧上行，注入腋静脉或锁骨下静脉。贵要静脉起自手背静脉网的尺侧，沿前臂及臂的内侧上行，到达臂的中部注入肱静脉或腋静脉。在肘部，头静脉与贵要静脉之间有肘正中静脉相连。临床上常用上肢浅静脉采血、输液和注射药物。

3）胸部的静脉：主要有肋间后静脉和奇静脉。奇静脉收集胸壁、食管和支气管等脏器的静脉血,注入上腔静脉。肋间后静脉收集胸壁、腹壁的静脉血,最后大多注入奇静脉。

(2)下腔静脉系:收集下肢、盆部和腹部的静脉血。下腔静脉是人体粗大的静脉,由左、右髂总静脉合成,沿腹主动脉的右侧上行,穿膈的腔静脉孔入胸腔,注入右心房。髂总静脉由髂内静脉和髂外静脉在骶髂关节前方合成。

1)下肢的静脉:下肢的静脉有浅静脉和深静脉两种。深静脉与同名动脉伴行。浅静脉有大隐静脉和小隐静脉。大隐静脉自足背静脉弓内侧部起始,沿小腿内侧及大腿内侧上行,注入股静脉。小隐静脉起自足背静脉弓外侧部,沿小腿后面上行,到腘窝处穿深筋膜,注入腘静脉。

2)盆部的静脉:主要有髂内静脉及其属支。髂内静脉收集静脉血的范围与髂内动脉的分布区域相同。

3)腹部的静脉:腹部成对脏器的静脉与同名动脉伴行,直接或间接地注入下腔静脉。腹部不成对脏器的静脉与同名动脉伴行,汇入肝门静脉。

4)肝门静脉(图2-47):肝门静脉是一条短而粗的静脉干,由肠系膜上静脉和脾静脉汇

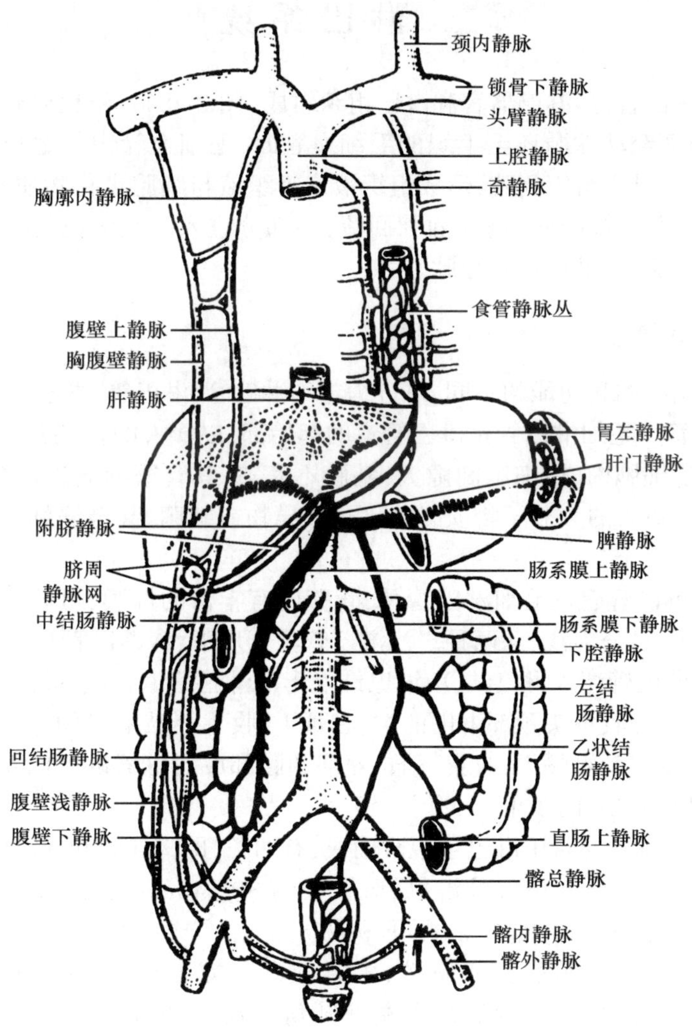

图2-47 肝门静脉与上腔静脉、下腔静脉间的交通

合而成，上行经肝门入肝，在肝内反复分支，续于肝血窦，肝血窦汇合成肝静脉，注入下腔静脉。肝门静脉收集腹腔内除肝以外的不成对脏器，即胃、小肠、大肠（直肠下段除外）、胰、胆囊及脾的静脉血。肝门静脉与一般静脉不同，其回流的起始端和分支末端都与毛细血管相连，而且属支内无静脉瓣。当门脉高压时，门静脉的血液可以倒流，门静脉与上、下腔静脉之间的侧支循环开放，可能会引起呕血和便血。

案例 2-11

患者，男性，50 岁，因腹胀加重、呕血、便血 1 天入院就诊。患者有肝炎和肝硬化病史 13 年，经检查诊断为肝硬化伴腹水和消化道大出血。患者经过止血、保肝、抗感染治疗 20 天后症状减轻出院。

问题

肝硬化晚期的患者为何会出现呕血、便血？

二、淋巴系统

淋巴系统由淋巴管道、淋巴器官和淋巴组织组成（图 2-48）。淋巴管道内流动的淋巴液来自组织液，当血液经动脉循环至组织的毛细血管时，毛细血管内的部分水分和营养物质透过毛细血管管壁，进入组织间隙，形成组织液。组织液与细胞进行物质交换后，大部分组织液在毛细血管静脉端被吸收，进入静脉回流，小部分进入毛细淋巴管内，形成淋巴液，沿淋巴管道向心方向流动，最后注入静脉。

（一）淋巴管道

淋巴管道根据结构和功能的不同，可分为毛细淋巴管、淋巴管、淋巴干和淋巴导管 4 种。

1. 毛细淋巴管 毛细淋巴管是淋巴管道的起始部，以膨大的盲端起于组织间隙。毛细淋巴管由单层内皮细胞构成，细胞间隙大，基膜不完整，其管壁的通透性较毛细血管大，故一些不易透过毛细血管的大分子物质，如蛋白质、异物或细菌，甚至癌细胞等均较易进入毛细淋巴管。

2. 淋巴管 淋巴管起自毛细淋巴管丛，管壁内有丰富的瓣膜，可防止淋巴倒流。根据淋巴管的位置不同，可分为浅、深两种。浅淋巴管位于皮下，深淋巴管与深部血管伴行。

3. 淋巴干 淋巴管注入淋巴结，由淋巴结发出的淋巴管汇合成淋巴干。全身淋巴管共汇合成 9 条淋巴干，即收集头颈部淋巴的左、右颈干；收集上肢淋巴的左、右锁骨下干；收集胸部淋巴的左、右支气管纵隔干；收集下肢、盆部和腹部成对脏器淋巴的左、右腰干；收集腹部不成对脏器淋巴的单一的肠干。

4. 淋巴导管 淋巴导管由淋巴干汇合而成，有两条，即胸导管和右淋巴导管。

（1）胸导管：为全身最粗大的淋巴管道，长约 30~40cm。胸导管起始于乳糜池，乳糜池位于第 1 腰椎体前面，由左、右腰干和肠干汇合形成的梭形膨大。胸导管自乳糜池起始后上行，穿膈主动脉裂孔入胸腔，沿脊柱右前方上行，至第 5 胸椎水平转向左，出胸廓上口至颈根部，呈弓形弯曲注入左静脉角。在该处，还有左支气管纵隔干、左颈干和左锁骨下干汇入。胸导管收集人体下半部和左上 1/4 部的淋巴，即全身约 3/4 部位的淋巴。

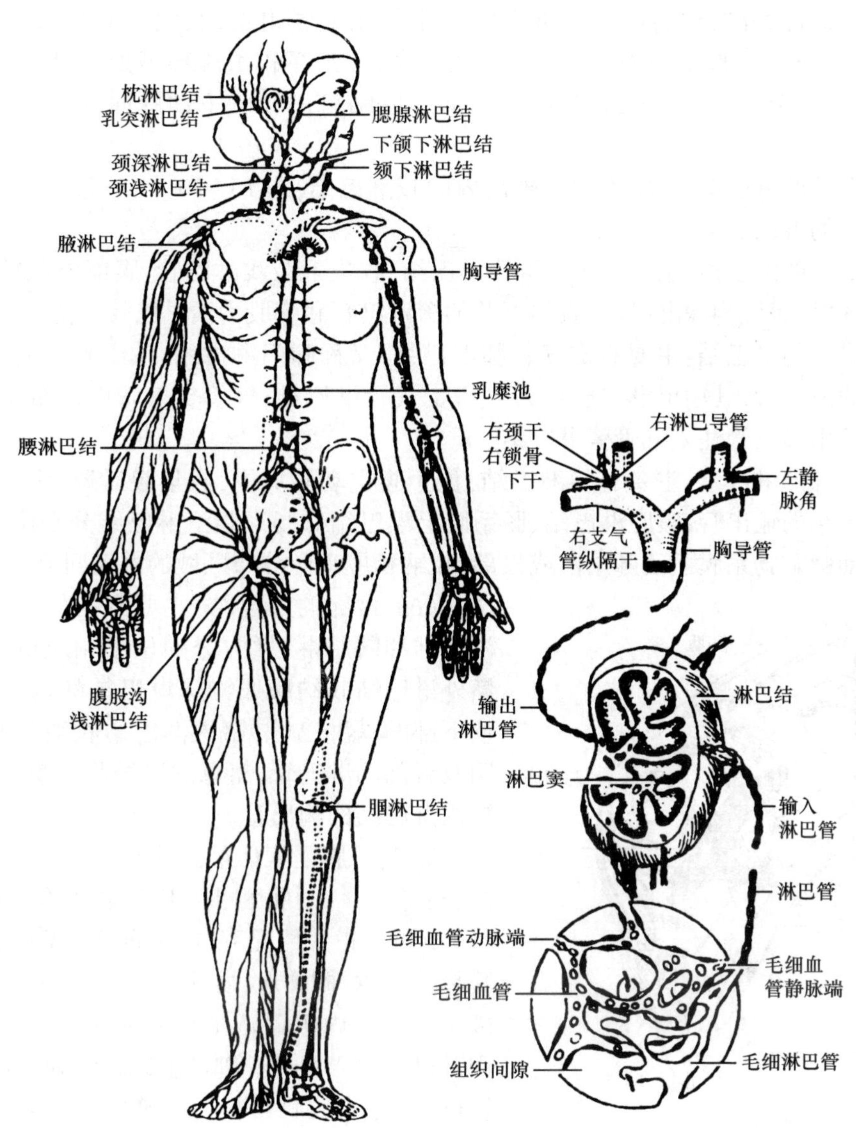

图 2-48　全身淋巴结和淋巴管

(2) 右淋巴导管：为一短干，长约 1.5cm，由右颈干、右锁骨下干和右支气管纵隔干汇合而成，注入右静脉角。右淋巴导管收集人体右上半身的淋巴，即全身约 1/4 部位的淋巴。

(二) 淋巴器官

淋巴器官主要有淋巴结、脾、扁桃体和胸腺等组成。

1. 淋巴结　淋巴结是淋巴管向心行进过程中的必经器官，为圆形或椭圆形小体。淋巴结一侧隆凸；另一侧向内凹陷，称淋巴结门。淋巴结上有淋巴管道相连，输入淋巴管自凸侧进入，输出淋巴管自门穿出。淋巴结一般成群分布，多位于关节屈侧、脏器门附近或大的血管神经周围。主要淋巴结群包括：

(1) 头颈部的淋巴结：下颌下淋巴结位于下颌下腺附近，收纳颜面和口腔等处的淋巴；颈外侧浅淋巴结位于颈外静脉附近，收纳耳后、枕部和颈浅部等处的淋巴；颈外侧深淋巴结沿颈内静脉排列呈淋巴结链状，下部淋巴结可沿锁骨下动脉向外延伸，称锁骨上淋巴结。

(2) 上肢的淋巴结：主要为位于腋窝内的腋淋巴结，约15~20个，收集上肢、肩背部和胸前外侧壁的淋巴。

(3) 下肢的淋巴结：主要有腹股沟浅淋巴结，收集下肢浅淋巴管、腹前外侧壁下部和外生殖器的淋巴；腹股沟深淋巴结，收纳下肢的深淋巴管和腹股沟浅淋巴管的淋巴。

(4) 胸部的淋巴结：主要有支气管肺淋巴结，又称肺门淋巴结，位于肺门处，收集肺浅层和肺内的淋巴管，其输出淋巴管注入气管支气管淋巴结；气管支气管淋巴结位于气管杈上、下方，输出淋巴管注入气管旁淋巴结。

(5) 腹部的淋巴结：主要有腰淋巴结，位于腹主动脉周围，收集腹后壁、腹腔成对脏器和髂总淋巴结的输出管；腹腔淋巴结、肠系膜上淋巴结和肠系膜下淋巴结分别位于腹腔干、肠系膜上动脉和肠系膜下动脉周围或根部，收纳相应动脉分布区域的淋巴回流。

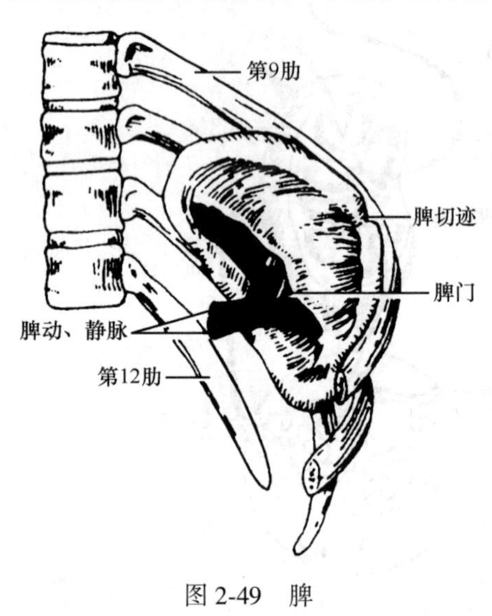

图2-49 脾

(6) 盆部的淋巴结：主要有髂外淋巴结、髂内淋巴结和髂总淋巴结，分别位于相应血管的周围，髂外淋巴结收纳腹股沟深淋巴结的输出管和腹前壁下部的深淋巴管，髂内淋巴结收纳盆腔脏器、会阴及臀部的淋巴管，髂总淋巴结收集髂外淋巴结和髂内淋巴结的输出管。

2. 脾 脾是人体最大的淋巴器官，位于左季肋区，与第9~11肋相对，其长轴与第10肋一致(图2-49)，正常情况下，在左肋弓下不能触及到脾。脾呈暗红色、椭圆形，质地软而脆，受暴力打击时易破裂。脾的内侧面近中央处为脾门，是血管、神经和淋巴管出入之处。脾的上缘较锐利，有2~3个脾切迹，此为脾的触诊标志。脾的主要功能有造血、储血、滤血、清除衰老的红细胞和参与机体的免疫功能等。

第4节 感觉器官

感觉器是机体接受内、外环境各种刺激的装置，由感受器及其附属结构共同组成，感觉器又称感官。感受器广泛分布于全身各部，其结构和功能各不相同，它能接受机体内、外环境各种特定的刺激并把刺激转化为神经冲动，经感觉神经传导至大脑皮质的感觉中枢，从而产生各种感觉。人体的感觉器主要有视器、前庭蜗器、嗅器和味器等。本节仅叙述视器和前庭蜗器。

一、视　　器

视器可感受光波刺激并将之转变为神经冲动,经视神经和视觉传导通路传至大脑皮质的视觉中枢,产生视觉。视器由眼球和眼副器构成。

(一) 眼球

眼球是视器的主要组成部分,位于眶内,其形状近似球形。眼球前、后面的正中点称前极和后极,前极和后极的连线称眼轴。沿前、后极连线的中点所做的环形线称中纬线(赤道)。由瞳孔的中央点至视网膜中央凹的连线称视轴。眼球由眼球壁及内容物构成(图 2-50)。

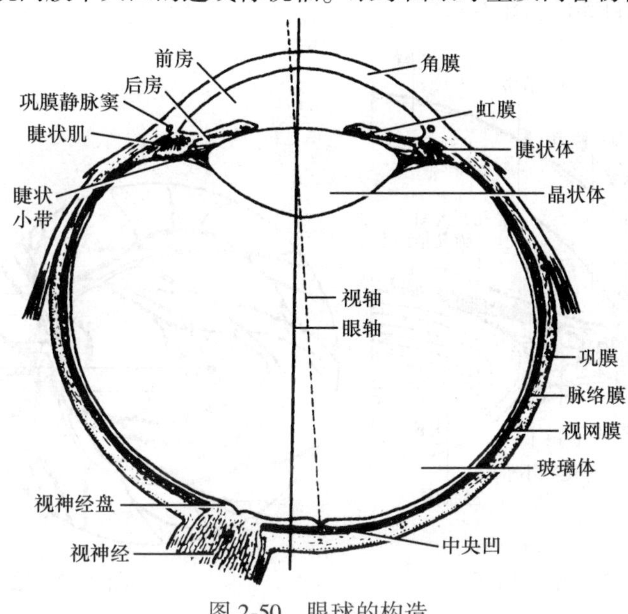

图 2-50　眼球的构造

1. 眼球壁　眼球壁从外到内依次为外膜、中膜、内膜三层。

(1) 外膜:由致密结缔组织构成,厚而坚韧,又称纤维膜,起着支持和保护眼球壁及其内容物的作用。其前 1/6 部分称角膜,无色透明,富有弹性,有屈光作用,无血管但有大量的感觉神经末梢分布。其后 5/6 部分称巩膜,呈乳白色,不透明,巩膜前端与角膜相续部分的深部,有环形的静脉窦,称巩膜静脉窦。在视神经穿出部位,巩膜包于视神经的周围,形成视神经鞘。

(2) 中膜:含有丰富的血管丛和色素细胞,呈棕黑色,故又称为血管膜或色素膜。中膜由前向后分为虹膜、睫状体和脉络膜三部分。

1) 虹膜是中膜的最前部,呈冠状位,为圆盘状薄膜,中央有圆形的瞳孔。虹膜内有两种不同排列方向的平滑肌,一部分环绕在瞳孔的周围,呈环形,称瞳孔括约肌;另一部分呈放射状排列于瞳孔括约肌的外周,称瞳孔开大肌。二者有调节瞳孔大小的作用。

2) 睫状体是中膜最厚的部分,衬于巩膜与角膜移行部的内面。在眼球的矢状面上呈三角形,后部平坦,称睫状环;前部有许多突起称睫状突。由睫状突发出许多睫状小带,与晶状体相连。睫状体内的平滑肌称睫状肌,睫状肌的收缩和舒张可调节晶状体的曲度,从而使物体在视网膜上清晰成像(图 2-51)。

3）脉络膜是中膜的后2/3部，衬于巩膜内面，与巩膜结合疏松，其间有淋巴间隙，向后经视神经周围的鞘间隙通蛛网膜下腔。其内面与视网膜色素细胞层紧贴，后方有视神经穿过。脉络膜的功能是营养眼球并吸收眼内分散的光线，以免干扰视觉。

（3）内膜：内膜即视网膜，衬于中膜内面，可分为内、外两层。外层为色素上皮层，内层为神经层，其结构复杂，含有感光细胞等多种神经细胞。视网膜从前向后可分为三部分，即视网膜虹膜部、视网膜睫状体部和视网膜视部。前两部分无感光作用，故称为视网膜盲部。

视网膜视部的后部有一白色的圆形隆起，是视神经的穿出部位，称视神经盘或视神经乳头，视神经盘的中央有视网膜中央动、静脉穿过。因视神经盘没有感光细胞，故称生理盲点。在视神经盘的颞侧约3.5毫米处的稍下方，有一黄色的小区称黄斑，其中央的凹陷称中央凹，是感光最敏锐的部位（图2-52）。

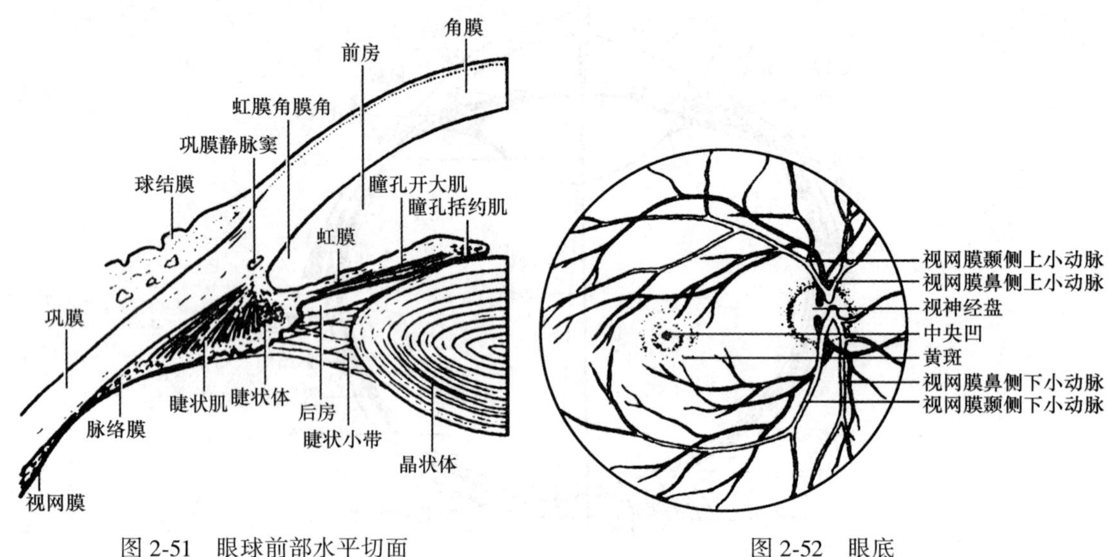

图2-51 眼球前部水平切面

图2-52 眼底

视网膜神经层主要由三层神经细胞构成。外层为感光细胞，紧贴视网膜外层的色素上皮，有感受强光和颜色的视锥细胞和感受弱光的视杆细胞两种；中层为双极细胞；内层为节细胞，节细胞发出的轴突集中于视神经盘，穿过脉络膜和巩膜后形成视神经。

2. 眼球的内容物 眼球内容物包括房水、晶状体和玻璃体。这些结构透明而无血管，具有屈光作用，它们与角膜合称为眼的折光装置。

（1）房水：房水是无色透明的液体，充满于眼房内。眼房是位于角膜与晶状体、睫状体和睫状小带之间的腔隙，它被虹膜分为前、后两部，分别称为前房和后房。前、后房借瞳孔相通。前房周边部的虹膜与角膜相交处，称虹膜角膜角。房水除具折光作用外，还有营养角膜、晶状体和维持眼内压的作用。房水由睫状体产生，进入后房，经瞳孔入前房，再经虹膜角膜角渗入其深部的巩膜静脉窦，最后汇入眼静脉。房水经常循环更新，保持动态平衡。

（2）晶状体：位于虹膜后方、玻璃体的前方，呈双凸透镜状，前面较平坦，后面隆凸明显，具有弹性，不含血管神经，借晶状体囊周围的睫状小带系于睫状体上。晶状体的作用在于通过其曲度变化，调整屈光能力，使所看物体恰好在视网膜上，形成清晰的图像。

（3）玻璃体：是无色透明的胶状物质，表面覆有玻璃体囊，充于晶状体与视网膜之间，除具有屈光作用外，还有支撑视网膜的作用。

案例 2-12

患者,男性,12岁,小学五年级学生,两眼视物不清2周来医院就诊,经检查诊断为两眼轻度近视。

问题

何谓近视?引起近视的主要原因是什么?

(二)眼副器

眼副器包括眼睑、结膜、泪器、眼球外肌及眶筋膜和眶脂体等,对眼球起保护、运动和支持作用。

1. 眼睑 眼睑位于眼球的前方,分上睑和下睑。上、下眼睑之间的裂隙称睑裂。睑裂两侧端的结合处,分别称为内眦和外眦。眼睑的游离缘生有睫毛。

2. 结膜 结膜为一层薄而光滑透明、富含血管的黏膜。覆盖于眼睑内面称为睑结膜,衬在眼球表面的称为球结膜,二者移行处为结膜穹。当上、下睑闭合时,整个结膜形成囊状腔隙称结膜囊。结膜为沙眼的好发部位。

3. 泪器 泪器由泪腺和泪道组成。泪道包括泪点、泪小管、泪囊和鼻泪管。泪腺位于眼眶上外侧,分泌泪液,有湿润和清洁角膜、杀菌作用。

4. 眼球外肌 眼球外肌属骨骼肌,共7块,包括上、下、内、外4块直肌和上、下2块斜肌及1块上睑提肌。眼球的正常转动由这些肌肉相互协作而完成。

二、前庭蜗器

前庭蜗器又称耳,包括感受头部位置觉的前庭器和感受声波刺激的听器两部分,所以又称位听器。前庭蜗器按部位可分为外耳、中耳和内耳三部分(图2-53)。

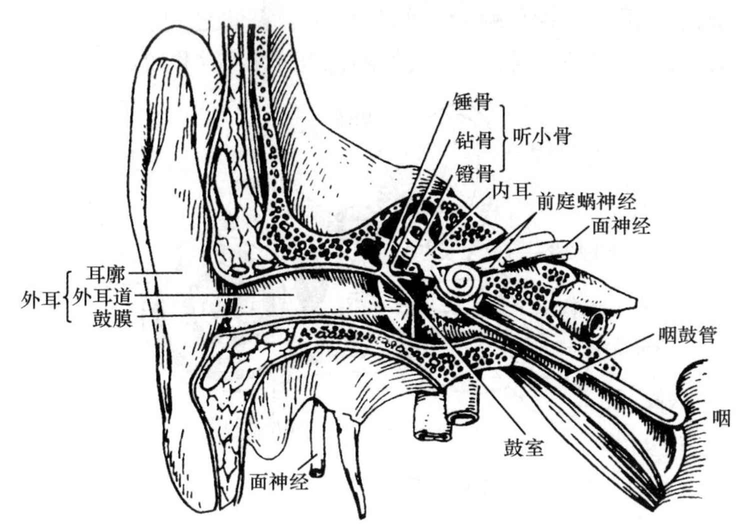

图2-53 外、中、内耳全貌

（一）外耳

外耳包括耳廓、外耳道和鼓膜三部分，耳廓、外耳道的功能是收集和传导声波。鼓膜位于外耳道和中耳鼓室之间，为椭圆形半透明膜，形如浅漏斗状，尖顶向内，周围固定于骨上，可分为紧张部和松弛部。

（二）中耳

中耳位于外耳和内耳之间，由鼓室、咽鼓管、乳突窦和乳突小房组成。鼓室为含气的不规则小腔，内有听小骨、听小骨肌、韧带等。听小骨每侧有三块，即锤骨、砧骨和镫骨，三者以关节和韧带连接形成听小骨链。当声波振动鼓膜时，经听小骨链的运动，使镫骨底在前庭窗做向内或向外的运动，将声波的振转换成机械能传入内耳。咽鼓管为连通鼓室与鼻咽部的通道，其功能是使鼓室的气压与外界大气压相等，可保持鼓膜内、外两面的压力平衡。乳突小房是乳突内许多含气的小腔，乳突窦是乳突小房与鼓室之间的通道。

案例 2-13

患者，男性，5 岁，右侧听力下降伴外耳道流脓 5 天、全身发热 2 天，到医院就诊。经问诊，患儿 1 个月前曾有上呼吸道感染情况发生，检查右耳鼓膜穿孔，血常规显示白细胞升高，听力下降，诊断为右耳化脓性中耳炎伴鼓膜穿孔。

问题

在临床上引起小儿中耳炎常见的原因是什么？为什么？

（三）内耳

内耳又称迷路，位于颞骨部内，由一系列复杂的管腔所组成，有骨迷路和膜迷路之分。骨迷路为骨性管腔，可分为耳蜗、前庭和骨半规管。膜迷路是套在骨迷路内封闭的膜性管和囊，由椭圆囊和球囊、膜半规管和蜗管三部分组成。它们之间相互连通，其内充满着内淋巴。膜迷路与骨迷路之间充满外淋巴。内、外淋巴互不相通(图 2-54)。

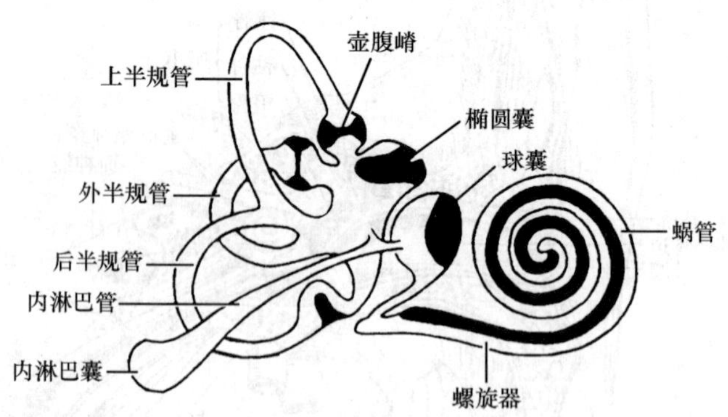

图 2-54　内耳模式图

耳蜗位于前庭的前方，形似蜗牛壳，由蜗轴和蜗螺旋管构成。蜗螺旋管由骨密质构成，起于前庭，终于蜗顶，围绕蜗轴盘曲约两圈半。蜗轴呈圆锥形，位于耳蜗中央，骨质较疏松，有血管、神经穿行其间。蜗螺旋管是由蜗轴发出骨性螺旋板,突入于蜗螺旋管内,但板的游离缘并未达到蜗螺旋管的外侧壁,其空缺处由膜迷路的膜性蜗管填补封闭。故蜗螺旋管的管腔可分为三个部分:近蜗顶侧称前庭阶,近蜗底侧称鼓阶,中间是膜性的蜗管。在沿蜗轴的切面可见前庭阶、蜗管和鼓阶三条并列的管道系统(图 2-55)。蜗管位于蜗螺旋管内,盘绕蜗轴两圈半,其前庭端借连合管通球囊,顶端终于蜗顶,为盲端。在蜗管的水平断面上,呈三角形,上壁为前庭壁(前庭膜),将前庭阶和蜗管隔开;外侧壁为蜗螺旋管内表面骨膜的增厚部分,含有丰富的血管;下壁由骨性螺旋板和蜗管鼓壁(螺旋膜,又称基膜)构成,与鼓阶相隔。在螺旋膜上有螺旋器 (Corti 氏器),是听觉的感受器(图 2-55)。

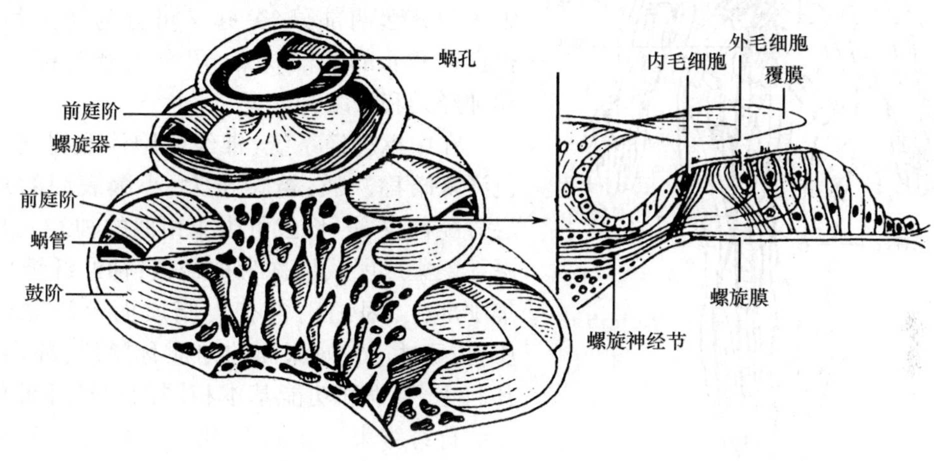

图 2-55　耳蜗和 Corti 氏器

前庭为骨迷路中部的近似于椭圆形的腔隙,内藏膜迷路的椭圆囊和球囊。其前部有孔连通耳蜗;后部有 5 个小孔与 3 个骨半规管相通。椭圆囊和球囊之间有椭圆球囊管相连,椭圆囊的后壁有 5 个开口,与 3 个膜半规管相通。在球囊的前上壁有球囊斑,在椭圆囊上端的底部和前壁上有椭圆囊斑。椭圆囊斑和球囊斑均属于位觉感受器,感受头部静止的位置觉及直线变速运动引起的刺激。

骨半规管为 3 个半环形的弯曲骨管,三者在三维方向互相垂直,按位置分为前半规管、外半规管和后半规管。膜半规管与骨半规管形态一致,位于同名的半规管之内,但管径较小。在各半规管的骨壶腹内,每个膜半规管有相应的膨大称膜壶腹,膜壶腹壁上有隆起形成的壶腹嵴,是位觉感受器,能感受头部变速旋转运动的刺激。

第 5 节　神 经 系 统

神经系统由脑和脊髓以及与脑和脊髓相连并分布于全身的周围神经组成(图 2-56)。神经系统通过其基本的活动方式,即反射来控制和协调人体各系统的活动,使人体成为一个有机整体,以适应内、外环境变化,维持机体与外界环境之间的统一,保证生命活动正常进行。

神经系统可分为中枢神经系统和周围神经系统两部分,在结构和功能上这两部分是密不可分的一个整体。中枢神经系统包括脑和脊髓,分别位于颅腔和椎管内。根据周围神经系统与中枢连接位置的不同,可分为与脑相连的脑神经和与脊髓相连的脊神经。周围神经

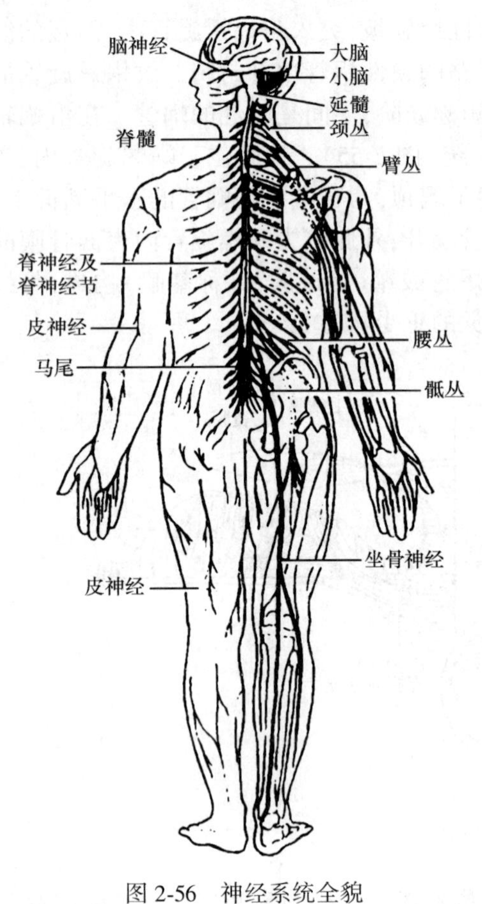

图 2-56　神经系统全貌

还可依据其分布对象的不同，分为躯体神经和内脏神经。躯体神经分布于体表、骨、关节和骨骼肌；内脏神经分布于内脏、心血管、平滑肌和腺体等处。

神经系统的基本组织是神经组织，神经组织由神经元和神经胶质组成。神经元又称神经细胞，是神经系统结构和功能的基本单位，具有接受刺激和传导神经冲动的功能。神经元可分为胞体和突起两部分，突起又可分为树突和轴突。根据神经元的功能特点，可分为感觉神经元、运动神经元和联络神经元。

在中枢神经系统，神经元胞体及树突集中处色泽灰暗称灰质；被覆于大、小脑表面的灰质呈层分配称皮质；形态和功能相似的神经元胞体在深部聚集成团或柱称为神经核；神经纤维（轴突）集中部位，因髓鞘含有类脂质而色泽亮白称白质；位于大、小脑深面的白质称髓质；在白质中，凡起止、行程和功能基本相同的神经纤维集合在一起称纤维束。在周围神经系统，形态和功能相似的神经元胞体聚集称神经节；神经纤维聚集而成粗细不等的神经。

一、脊髓和脊神经

（一）脊髓

1. 脊髓的位置和外形　脊髓位于椎管内，上端平枕骨大孔处与延髓连接，下端呈圆锥状，在成人平第 1 腰椎下缘（新生儿可达第 3 腰椎下缘平面）。脊髓呈前、后略扁的圆柱状，全长粗细不等，有两个梭形膨大即颈膨大和腰骶膨大。脊髓表面借前、后两条纵沟分为对称的左右两半，两侧还有前、后外侧沟，分别有脊神经的前根和后根的根丝附着。

脊髓在外形上没有明显的节段性，但每一对脊神经及其前根、后根的根丝相连的一段脊髓，称为一个脊髓节段。因脊神经有 31 对，脊髓也分为相应的 31 个节段，即颈段 8 节，胸段 12 节，腰段 5 节，骶段 5 节，尾段 1 节（图 2-57）。

2. 脊髓的内部结构　脊髓由灰质和白质两部分构成。在脊髓横切面上，可见中央有一细小的中央管，围绕中央管周围是呈“H”形或蝶形的灰质，灰质的外周为白质（图 2-58）。

（1）灰质：“H”形灰质纵贯脊髓全长。每侧灰质的前部扩大为前角，内含躯体运动神经元胞体，其轴突组成脊神经前根，支配骨骼肌；脊髓后部较窄细称为后角，主要是与传导感觉有关的联络神经元，接受由后根传入的躯体和内脏感觉冲动；脊髓前、后角之间的区域为中间带，在胸髓和上腰段脊髓，中间带常向外伸出侧角，内含交感神经节前神经元，其轴突加入脊神经前根，支配内脏平滑肌、心血管和腺体。此外，在第 2～4 骶节段相当于侧角的部位为副交感神经节前神经元胞体所在处，发出纤维组成盆内脏神经。

(2) 白质：脊髓的白质主要由许多纤维束组成。每侧白质借脊髓的纵沟分为前索、外侧索和后索。索是由上行（感觉）、下行（运动）神经纤维束组成。纤维束通常按其起止、行程和功能进行命名。在脊髓上行的纤维束主要有：传导躯干和四肢本体感觉和精细触觉的薄束和楔束（在后索），传导躯干和四肢痛、温觉的脊髓丘脑侧束（在侧索）。下行的纤维束主要有：支配上、下肢骨骼肌运动的皮质脊髓侧束（在侧索），支配躯干肌运动的皮质脊髓前束（在前索）等。

3. 脊髓的功能　脊髓的功能表现在传导和反射两方面。脊髓作为中枢神经系统的低级部分，在脑的各级中枢调控下，通过上、下行纤维束完成其传导感觉和运动的功能；脊髓本身也可通过其内部神经元的特定关系，不经过脑完成脊髓固有的反射活动，如腱反射、屈肌反射、排便和排尿反射等。

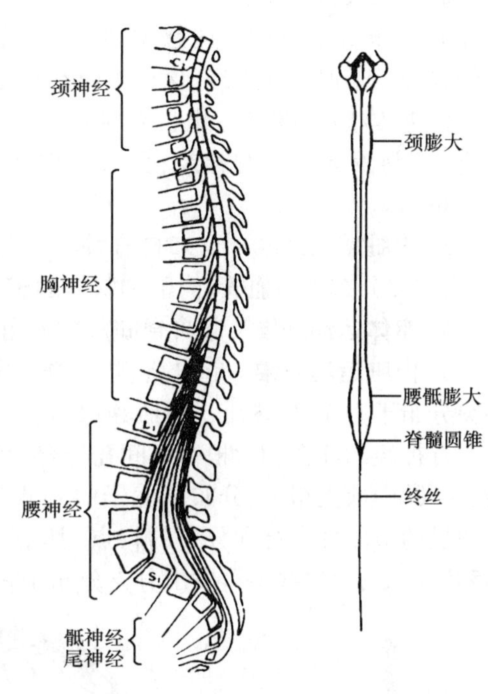

图 2-57　脊髓与椎管的相应位置关系

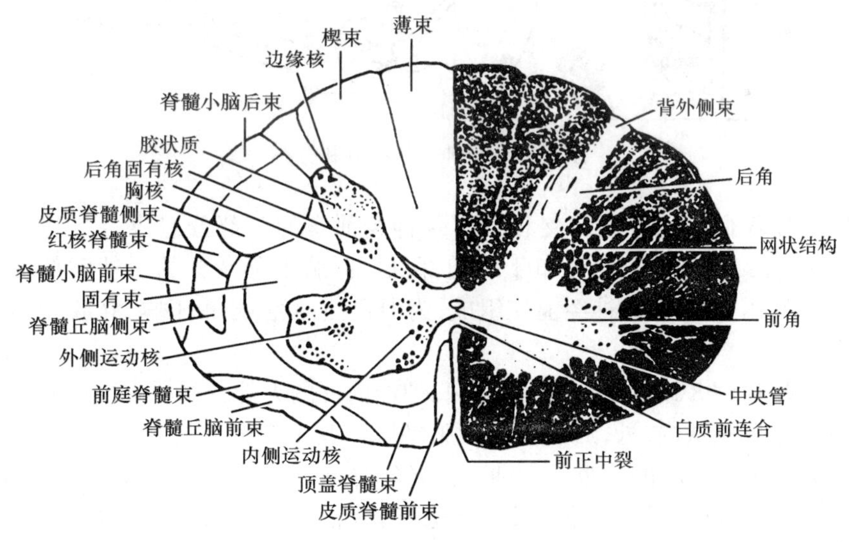

图 2-58　脊髓的内部结构（横断面）

（二）脊神经

脊神经为连接于脊髓的周围神经部分，共 31 对，包括颈神经 8 对，胸神经 12 对，腰神经 5 对，骶神经 5 对，尾神经 1 对。每对脊神经都是由与脊髓相连的前根和后根在椎间孔处汇合而成。前根由脊髓前角运动神经元及侧角交感神经节前神经元的轴突组成，其功能是运动性的；后根由脊神经节内感觉神经元的轴突组成，其功能是感觉性的。由前根和后根合成的脊神经是混合性神经，含有4种不同性质的纤维：

1. 躯体感觉纤维 来自脊神经节中的假单极神经元，其中枢突构成脊神经后根进入脊髓，周围突加入脊神经，分布于皮肤、骨骼肌、肌腱和关节等处，将躯体感觉冲动传向中枢。

2. 内脏感觉纤维 也来自脊神经节的假单极神经元，其中枢突构成脊神经后根入脊髓，周围突分布于心血管、内脏和腺体的感受器等，将内脏感觉冲动传向中枢。

3. 躯体运动纤维 起自脊髓灰质前角运动神经元，其轴突分布于躯干和四肢骨骼肌。

4. 内脏运动纤维 起自胸、腰段脊髓中间外侧核（交感神经中枢）和骶部副交感核，其轴突分布于心血管、内脏平滑肌和腺体。

脊神经的前根和后根在椎间孔处合为脊神经干后，分为4支，即前支、后支、脊膜支和交通支。其中前支粗大，分布于躯干前外侧和四肢的肌肉及皮肤。在人类，胸神经前支保持着明显的节段性走行和分布的特点，其余各部的前支则分别交织成丛，组成颈丛、臂丛、腰丛和骶丛等，由这些丛再发出分支分布于相应的区域（图2-56，图2-59）。

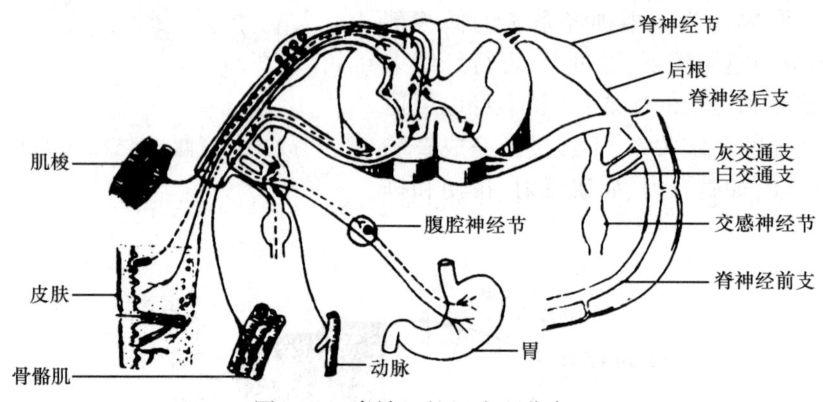

图2-59 脊神经的组成和分布

1. 颈丛 由第1~4颈神经前支和第5颈神经前支的一部分组成，位于胸锁乳突肌深面，发出皮支和肌支。皮支主要分布于颈前部、肩部、胸上部及头的后外侧部皮肤；肌支中重要的有膈神经，由第3~5颈神经前支组成，为混合性神经，分布于膈、胸膜、心包以及膈下面的部分腹膜。

2. 臂丛 由第5~8颈神经前支和第1胸神经前支的大部分组成，经斜角肌间隙进入腋窝，形成3束纤维分别从内、外、后三面包围腋动脉。其主要分支有：①腋神经，分布于三角肌及肩部和臂外侧区上部的皮肤。②肌皮神经，分布于上臂肌前群及前臂外侧的皮肤。③正中神经，分布于前臂屈肌、手肌（尺侧半除外）及前臂、手掌桡侧半的皮肤。④尺神经，分布于尺侧半的前臂屈肌、手肌及相应区域的皮肤。⑤桡神经，分布于上臂（肱三头肌）和前臂的全部伸肌及皮肤。

3. 胸神经前支 共12对，第1~11对各自走行于相应的肋间隙，称肋间神经。第12对行于肋下称肋下神经。肋间神经支配相应的肋间肌及胸壁皮肤（图2-60），下6对肋间神经前支支配腹壁肌和腹壁皮肤。胸神经在躯干皮肤的分布有一定节段性：第2胸神经分布区相当于胸骨角平面；第4胸神经分布区相当于乳头平面；第6胸神经分布区相当于剑突平面;第8胸神经分布相当于肋弓平面;第10胸神经分布区相当于脐平面;第12胸神经分布区相当于脐与耻骨联合连线中点平面。

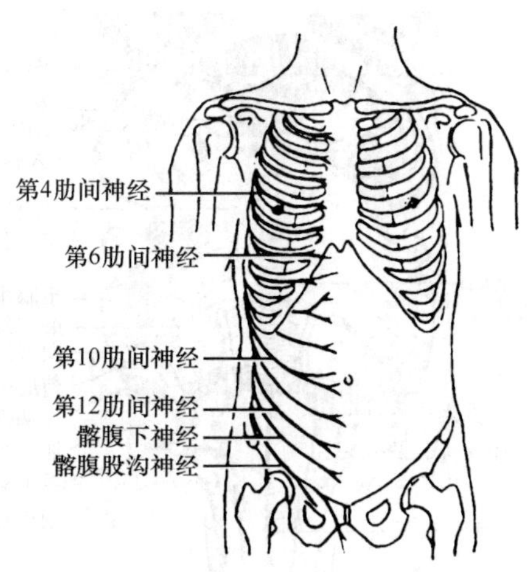

图2-60 胸神经前支

4. 腰丛 主要由第1~4腰神经前支组成,位于腰大肌深面腰椎横突前面,除发出肌支支配髂腰肌和腰方肌外,还发出分支分布于腹股沟区及大腿的前部和外侧部。主要分支有:①股神经,支配大腿前群肌(股四头肌)及大腿前面和足内侧缘的皮肤。②闭孔神经,支配大腿内收肌群及大腿内侧面皮肤。

5. 骶丛 由第4腰神经前支一部分、第5腰神经前支、全部骶神经及尾神经前支组成,为全身最大神经丛。位于盆腔内,在骶骨及梨状肌前面、髂血管的后方。主要分支有:①阴部神经,分布于肛门外括约肌、会阴部肌肉及皮肤。②坐骨神经,为全身最粗、最长的神经,从梨状肌下孔出盆腔后,位于臀大肌深面,经股骨上端后方下降至大腿后群肌深面沿正中线下行,沿途发肌支支配大腿后群肌,在腘窝上方分为胫神经和腓总神经。胫神经支配小腿后群肌、足底肌及小腿后部和足底的皮肤;腓总神经支配小腿前群肌、外侧群肌及小腿外侧面和足背的皮肤。

案例2-14

患者,男性,30岁,左上肢外伤入院,经X线摄片发现左侧肱骨中段骨折,石膏固定保守治疗后患者出现伤侧不能伸腕和伸指,旋后困难,并有"垂腕"症出现;前臂背侧及手背面桡侧半,尤其是"虎口"区皮肤感觉障碍最为明显。

问题

患者出现上述症状主要是损伤了什么结构?为什么?

二、脑和脑神经

(一)脑

脑位于颅腔内,分为端脑、间脑、中脑、脑桥、延髓和小脑6个部分。通常将中脑、脑桥和延髓合称为脑干。

1. 脑干

(1)脑干的外形

1)延髓:腹侧面上方以桥延沟为界与脑桥相连,下半部中线两旁有一对纵行隆起,称为锥体。锥体外侧有橄榄,内含下橄榄核。锥体和橄榄之间有舌下神经根出脑。在延髓侧面、橄榄背侧,由上至下有舌咽神经根、迷走神经根和副神经根连脑。在延髓的背侧面,下部与脊髓相连,上部因中央管敞开成为第4脑室,其与脑桥背面共同构成宽大的第4脑室底称菱形窝(图2-61、图2-62)。

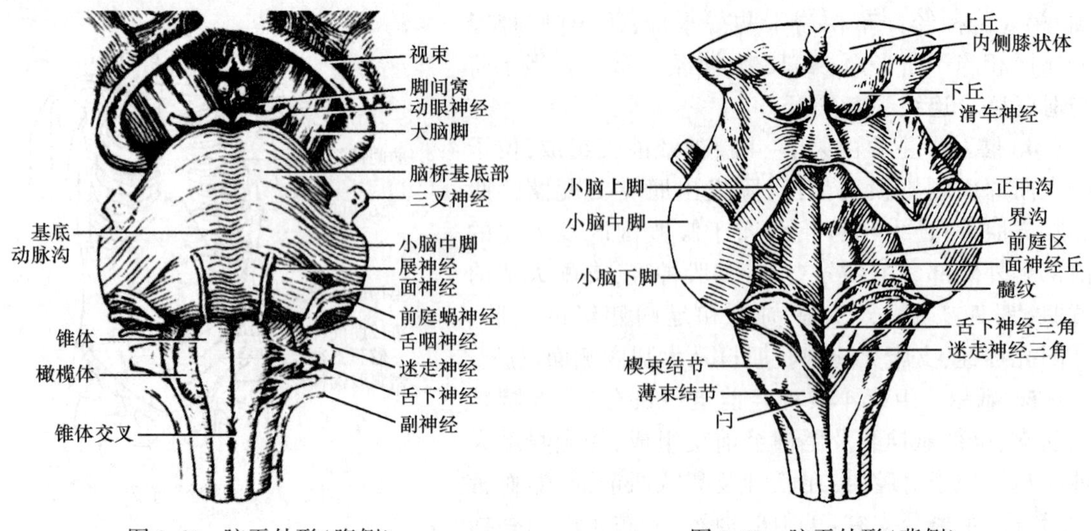

图 2-61 脑干外形(腹侧)　　图 2-62 脑干外形(背侧)

2) 脑桥:腹侧面是宽阔的隆起,称基底部。基底部向外侧缩窄,称脑桥臂(小脑中脚),背面与小脑相连。基底部与小脑中脚之间有三叉神经根连脑。脑桥与延髓交界处(桥延沟)由内向外排列有展神经、面神经和前庭蜗神经根连脑。

3) 中脑:腹侧的一对纵形隆起称为大脑脚。大脑脚之间的凹陷为脚间窝,有动眼神经根出脑。背面有两对圆形的隆起,称为四叠体,上方一对为上丘,下方一对为下丘。下丘下方有滑车神经根连脑。

(2) 脑干的内部结构

1) 脑干的灰质:由神经核构成(图 2-63)。脑干的神经核可分为两大类:与脑神经直接联系的脑神经核和与脑神经无直接联系的非脑神经核。脑神经核按其功能性质可分为:①躯体运动核(含动眼神经核、滑车神经核、展神经核和舌下神经核,支配眼外肌和舌肌)。②内脏运动核(包括特殊内脏运动核如三叉神经运动核、面神经核、疑核和副神经核,分别支配咀嚼肌、面部表情肌和咽喉肌等;一般内脏运动核如动眼神经副核、上泌涎核、下泌涎核和迷走神经背核,支配头、颈、胸、腹部器官的平滑肌、心肌和腺体)。③躯体感觉核(包括一般躯体感觉核如三叉神经脊束核、三叉神经脑桥核和三叉神经中脑核,接受来自头面部皮肤与口、鼻黏膜的感觉传入;特殊躯体感觉核如蜗神经核和前庭神经核,接受内耳听觉和平衡觉的传入)。④内脏感觉核(由单一的孤束核构成,接受一般内脏感觉和特殊内脏感觉如味觉的传入)。非脑神经核与上、下行传导束相联系,如薄束核、楔束核、红核、黑质、脑桥核等,它们具有特定的功能或在传导通路中起中继作用。

2) 脑干的白质:主要有上、下行传导束组成。上行传导束主要有脊髓丘系、内侧丘系、三叉丘系和外侧丘系等,将外周感觉神经冲动上传至丘脑、小脑和大脑皮层;下行传导束主要有皮质脊髓束、皮质脑干束(皮质核束)等,将神经冲动由大脑向下传至脊髓和脑干的下运动神经元。

3) 脑干的网状结构:脑干内除了上述神经核和传导束之外,还有许多纵横交错的神经纤维和散在的神经核团,共同构成复杂的网状结构,它们和中枢神经系统各部存在广泛联系。

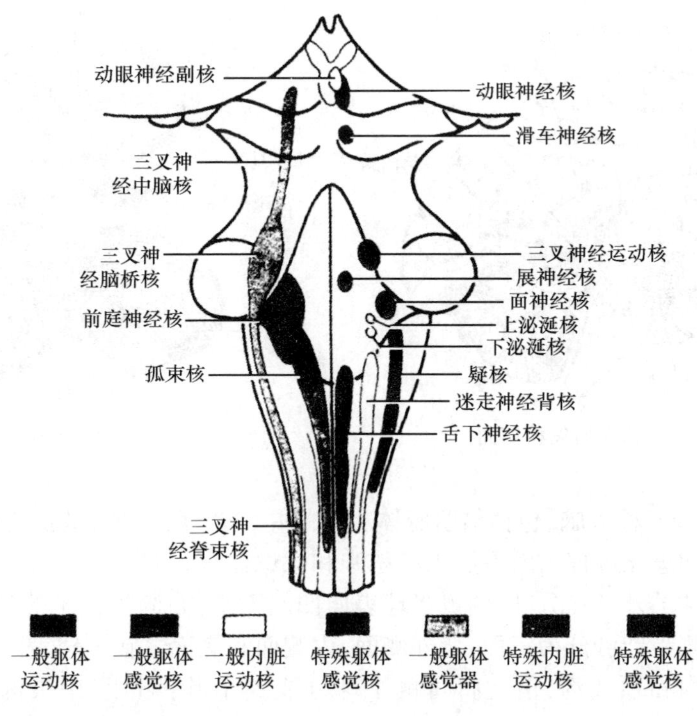

图 2-63 脑干的内部结构

2. 间脑 间脑位于中脑与端脑之间,大部分被大脑半球所覆盖。间脑可分为背侧丘脑、上丘脑、下丘脑、后丘脑和底丘脑 5 个部分(图 2-64)。

(1) 背侧丘脑:为间脑背侧部的一对卵圆形灰质团块,被“Y”形的白质内髓板分隔为 3 个部分即:前核群(与内脏活动有关)、内侧核群和外侧核群(全身深、浅感觉的传导束终止于此核群的腹后核)。

(2) 后丘脑:位于丘脑枕后方,包括内侧的内侧膝状体(听觉的皮质下中枢)和外侧的外侧膝状体(视觉的皮质下中枢)。

(3) 下丘脑:位于丘脑的前下方,构成第三脑室的下半和侧壁。下丘脑内部神经核团以肽能(如加压素、催产素等)神经元为主,主要核团有视上核、室旁核等。下丘脑为神经内分泌中心,是皮质下调节内脏活动的高级中枢,参与对体温、摄食、生殖、水盐平衡、内分泌活动、情绪活动和昼夜节律的调节。

3. 小脑 小脑位于颅后窝,在延髓与脑桥的背侧。中部较狭窄称小脑蚓,两侧膨大称小脑半球,小脑半球下面的前内侧,各有一突出部称小脑扁桃体(图 2-65)。当颅内压升高时,小脑扁桃体可嵌入枕骨大孔,形成小脑扁桃体疝,压迫延髓,危及生命。小脑表层灰质称小脑皮质,深面的白质称髓质,位于髓质内的灰质团块称小脑核(齿状核、栓状核、球状核和顶核等)。小脑通过纤维束直接或间接与脊髓、脑干和大脑发生联系。小脑的功能与维持身体平衡、调节肌张力和协调运动有关。

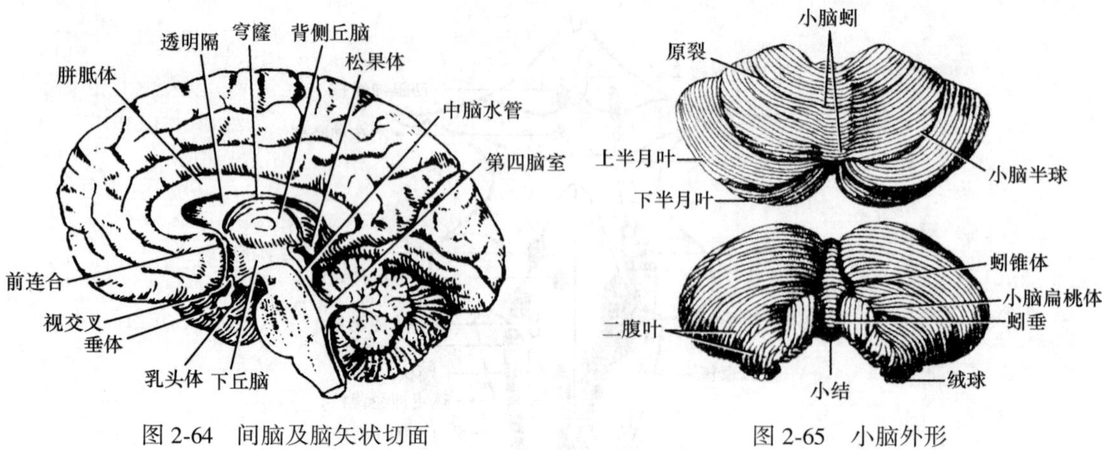

图 2-64　间脑及脑矢状切面　　图 2-65　小脑外形

4. 端脑　端脑又称大脑，包括借胼胝体相连的左、右大脑半球，是脑的最高级部位。人类的大脑是在长期进化过程中发展起来的思维和意识器官。

（1）大脑半球的外形和分叶：两侧半球表面凹凸不平，布满深浅不等的沟，沟之间的隆起部分称回。每侧半球可分为三面：背外侧面、内侧面和底面。在半球表面有 3 条较恒定的沟：外侧沟、中央沟和顶枕沟，借此将每侧半球分成 5 个叶：额叶（中央沟以前、外侧沟以上），顶叶（外侧沟上方、中央沟与顶枕沟之间），颞叶（外侧沟以下），枕叶（顶枕沟后方）和岛叶（深藏在外侧沟内）。

（2）大脑的内部结构：大脑半球表层的灰质称大脑皮质，深部的白质称髓质，白质深部的灰质团块为基底核，半球内的腔为侧脑室。

大脑皮质的功能定位　机体各种生理功能活动的最高级中枢在大脑皮质上具有定位关系，形成许多重要中枢（图 2-66）。主要的功能中枢定位如表 2-2。

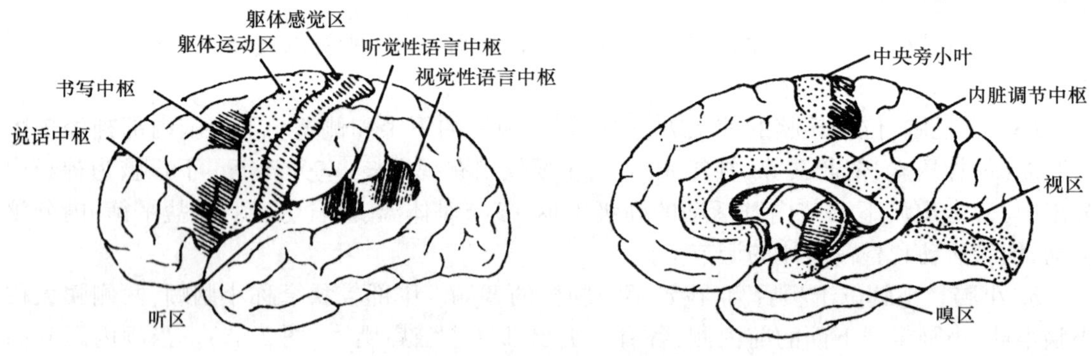

图 2-66　大脑皮质的功能定位

表 2-2　大脑皮质的功能定位

中枢名称	部位	功能
第一躯体运动区	中央前回和中央旁小叶前部	支配对侧半身骨骼肌的随意运动（左右交叉，上下倒置）
第一躯体感觉区	中央后回和中央旁小叶后部	接受对侧半身体痛、温、触、压以及位置觉和运动觉信息（左右交叉，上下倒置）

续表

中枢名称	部位	功能
视觉区	距状沟上、下方的枕叶皮质	一侧视区接受同侧视网膜颞侧半和对侧视网膜鼻侧半传来的视觉信息(故一侧视区损伤可导致双眼对侧视野同向性偏盲)
听觉区	颞横回	接受两耳听觉冲动(一侧听区受损可引起双耳听力下降,但不致全聋)
说话中枢	额下回后部	受损导致运动性失语症
书写中枢	额中回后部	受损导致失写症
听话中枢	颞上回后部	受损导致感觉性失语症
阅读中枢	角回	受损导致失读症

基底核　位于脑底白质内的灰质团块,包括尾状核、豆状核、杏仁核和屏状核。其中,尾状核和豆状核组成纹状体,纹状体的主要功能与调节躯体运动有关。

白质与内囊　大脑半球内的脑回之间、脑叶之间、半球之间以及皮质与皮质下各级脑区之间,均有复杂的神经纤维联系,主要有胼胝体和内囊。胼胝体位于两侧半球间的底部,是联系左、右半球的横向连合纤维;内囊(图2-67)是位于背侧丘脑、尾状核与豆状核之间的大量上、下行纤维束,可分为前肢、膝部和后肢三部分。其中,通过后肢的有上行的丘脑中央辐射(丘脑皮质束)、视辐射、听辐射和下行的皮质脊髓束等;膝部则有皮质核束通过。当内囊广泛损伤时,患者会出现对侧偏身感觉丧失、对侧偏瘫和双眼对侧视野同向性偏盲的“三偏”症状。

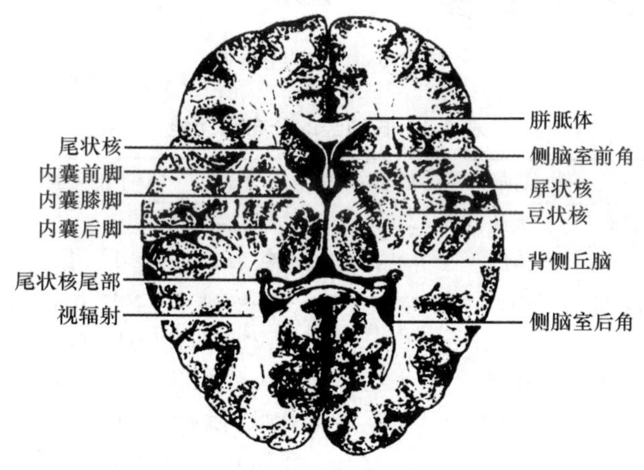

图2-67　大脑半球水平切面

（二）脑神经

脑神经是与脑相连的周围神经,共12对(图2-68),其排列顺序用罗马数字表示。脑神经主要分布于头面部,其中的迷走神经还分布到胸、腹腔脏器。第Ⅰ、Ⅱ、Ⅷ对是感觉性神经;第Ⅲ、Ⅳ、Ⅵ、Ⅺ、Ⅻ对是运动性神经;第Ⅴ、Ⅶ、Ⅸ、Ⅹ对是混合性神经;第Ⅲ、Ⅶ、Ⅸ、Ⅹ对脑神经中含有副交感(内脏运动)纤维。运动性神经纤维发自脑干的脑神经运动核,感觉性神经纤维由神经节内的感觉神经元的周围突构成,其中枢突与脑干的脑神经感觉核相连。12对脑神经的分布及功能如表2-3。

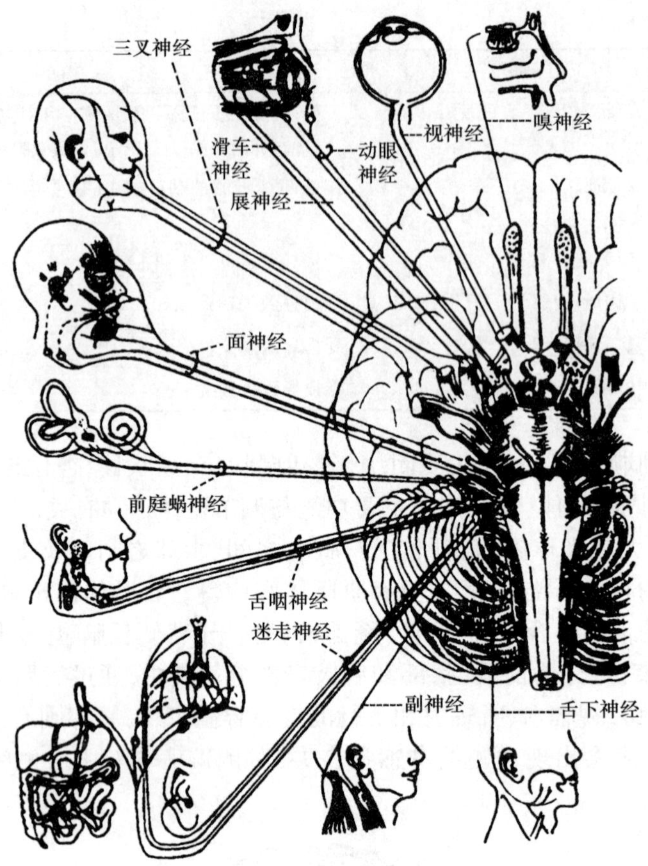

图 2-68 脑神经概观

表 2-3 脑神经的分布和功能

名称	性质	核位置	连脑部位	分布与功能
嗅神经(Ⅰ)	感觉	大脑	端脑	鼻腔上部黏膜,嗅觉
视神经(Ⅱ)	感觉	间脑	间脑	视网膜,视觉
动眼神经(Ⅲ)	运动	中脑	中脑	上、下、内直肌和下斜肌,调节眼球运动;上睑提肌;瞳孔括约肌使瞳孔缩小;睫状肌调节晶状体凸度
滑车神经(Ⅳ)	运动	中脑	中脑	上斜肌,使瞳孔转向下外方
三叉神经(Ⅴ)	混合	脑桥	脑桥	咀嚼肌运动;面部皮肤、鼻腔口腔黏膜、牙龈和角膜等的浅感觉、舌前 2/3 一般感觉
展神经(Ⅵ)	运动	脑桥	脑桥	外直肌,使瞳孔外转
面神经(Ⅶ)	混合	脑桥	脑桥	表情肌运动;舌前 2/3 味觉;泪腺、下颌下腺和舌下腺的分泌
前庭蜗神经(Ⅷ)	感觉	脑桥	脑桥	内耳螺旋器的听觉;椭圆囊斑、球囊斑及壶腹嵴延髓的位觉
舌咽神经(Ⅸ)	混合	延髓	延髓	咽肌运动;咽部感觉、舌后 1/3 味觉和一般感觉;颈动脉窦的压力感受器和颈动脉小球的化学感受器的感觉
迷走神经(Ⅹ)	混合	延髓	延髓	咽喉肌运动和咽喉部感觉;心脏活动;支气管平滑肌;结肠左曲以上消化管平滑肌和消化腺分泌
副神经(Ⅺ)	运动	延髓	延髓	胸锁乳突肌使头转向对侧;斜方肌提肩
舌下神经(Ⅻ)	运动	延髓	延髓	舌内、外肌运动

案例 2-15

患者,男性,24 岁,因酒后斗殴右侧面部被刀砍伤,疼痛并出血来医院就诊。检查发现:右侧面部有一长约 10 厘米的刀伤,右侧额纹消失,右眼不能闭合,右侧鼻唇沟变浅,口角偏向左侧,右侧不能鼓腮,说话时右侧口角流涎,右眼角膜反射消失等。

问题

根据上述出现的症状,可能损伤了什么神经?为什么?

(三)脑和脊髓的被膜、血管及脑脊液循环

1. 脑和脊髓被膜 脑和脊髓由外向内有三层被膜,依次为硬膜、蛛网膜和软膜。三层膜在脑和脊髓互相连续。硬膜厚而坚韧,保护脑和脊髓并防止病菌入侵;蛛网膜在颅顶部形成颗粒状突起并伸入硬脑膜窦(有些部位的硬脑膜分为两层,形成含有静脉血的管道)内,称为蛛膜粒;软膜薄而富含血管,紧贴脑和脊髓表面并伸入沟裂内。

位于脑内部的腔隙称为脑室,其内充满脑脊液。脑室包括:侧脑室(大脑半球内,左、右各一),第三脑室(两间脑之间),第四脑室(延髓、脑桥背面和小脑之间)。各脑室之间通过孔或管道相连通。在脑室的一定部位,软脑膜及其血管与该部位的室管膜上皮共同突入脑室形成脉络丛,产生脑脊液。

2. 脑脊液 脑脊液是无色透明液体,充满于脑室系统、脊髓中央管和蛛网膜下隙内,对中枢神经系统起缓冲、保护、营养、运输代谢产物和调节颅内压等作用。脑脊液主要由各脑室脉络丛产生,处于不断产生、循环和回流的平衡状态(图 2-69)。

侧脑室→(经室间孔)→第三脑室 →中脑水管 →第四脑室 →(经正中孔和外侧孔)→蛛网膜下隙 →蛛网膜粒 →硬脑膜窦 →颈内静脉

3. 脑血管

(1)脑的动脉:脑的动脉来自颈内动脉和椎动脉(图 2-70)。颈内动脉供应大脑半球的前 2/3 和部分间脑;椎动脉供应大脑半球的后 1/3 及部分间脑、脑干和小脑。两动脉的分支分为两类:皮质支和中央支,前者营养大脑皮质及深部髓质;后者营养基底核、内囊和间脑等。

大脑动脉环(Willis 环)位于脑底下方,由两侧大脑前动脉起始段、两侧颈内动脉末端、两侧大脑后动脉借前、后交通动脉共同构成。当此环的某处血流阻碍时,可在一定程度上通过此环使血液重新分配和代偿,以维持脑的血供。

(2)脑的静脉:脑的静脉分为深、浅两组。浅静脉收集皮质和皮质下髓质的静脉血,直接注入邻近的静脉窦;深静脉收集大脑深部髓质、基底核等处的静脉血,最后汇入大脑大静脉。

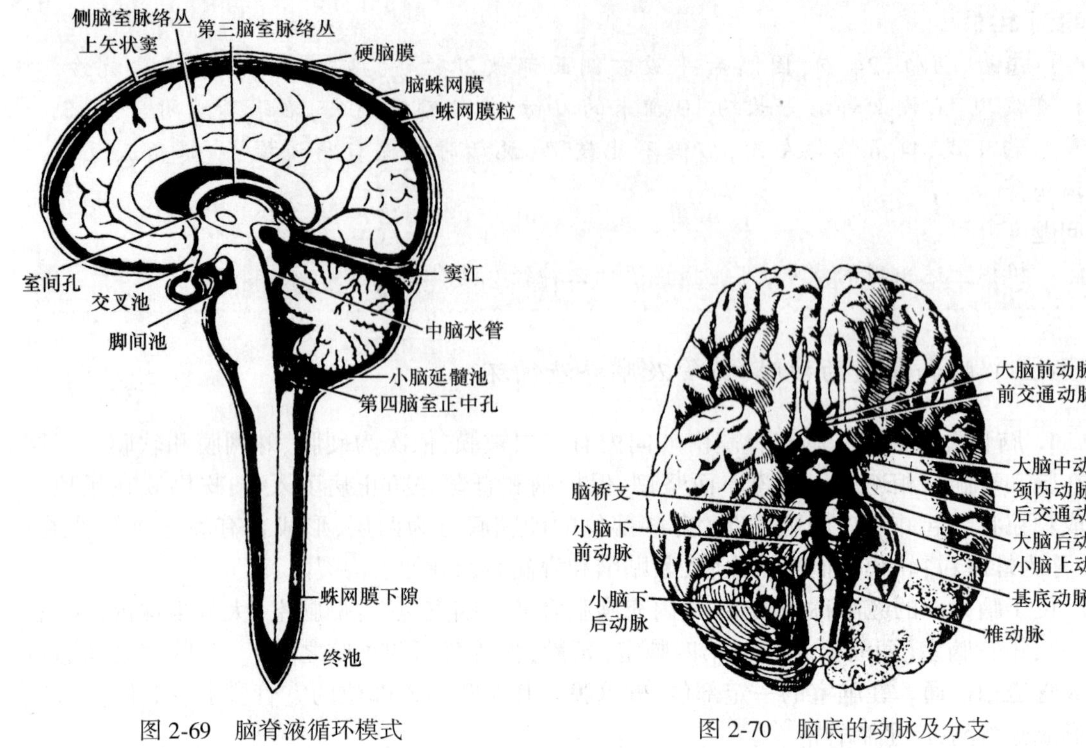

图 2-69　脑脊液循环模式

图 2-70　脑底的动脉及分支

三、内脏神经

内脏神经是神经系统中分布于内脏、心血管和腺体的部分，包括内脏感觉神经和内脏运动神经。

（一）内脏感觉神经

内脏感觉神经的初级感觉神经元也位于脑神经节和脊神经节内，周围突分布于内脏和心血管等处的感受器，中枢突把感受到的刺激传递到各级内脏感觉中枢，经中枢整合后做出反应，通过内脏运动神经调节相应器官的活动，以维持机体内、外环境的动态平衡，保持机体生命活动的正常进行。

（二）内脏运动神经

内脏运动神经主要功能是调节内脏、心血管的运动及腺体的分泌，通常不受人的意志控制，是不随意的，故又称自主神经系；又因其主要控制和调节动、植物所共有的物质代谢活动，并不支配动物所特有的骨骼肌的运动，故也称为植物神经系。依形态和功能等特点，内脏运动神经分为交感神经和副交感神经两部分（图 2-71）：

1. 交感神经　交感神经包括中枢部和周围部。其低级中枢位于脊髓 1～12 胸节和 1～3 腰节的灰质侧柱的中间外侧核。交感神经节前纤维起自此核的细胞。周围部包括交感干、交感神经节（椎旁节、椎前节）以及由节发出的分支和交感神经丛等。

椎旁神经节　即交感干神经节，位于脊柱两侧，每侧19～24个，借节间支连成左、右交感干，两干在尾部合为一个奇神经节。交感干借交通支与相应的脊神经相连，交通支分白交通支和灰交通支两种。白交通支是由脊髓侧角细胞发出的具有髓鞘的节前纤维（因髓鞘而呈白色）；灰交通支是由交感干神经节细胞发出的节后纤维（因多数为无髓纤维而呈灰色）。

椎前神经节　位于脊柱前方，有腹腔神经节、主动脉肾神经节、肠系膜上神经节和肠系膜下神经节。各节分别位于同名动脉根部附近，由椎前神经节发出的节后纤维攀附于动脉周围形成神经丛，随动脉分布到腹、盆腔脏器。

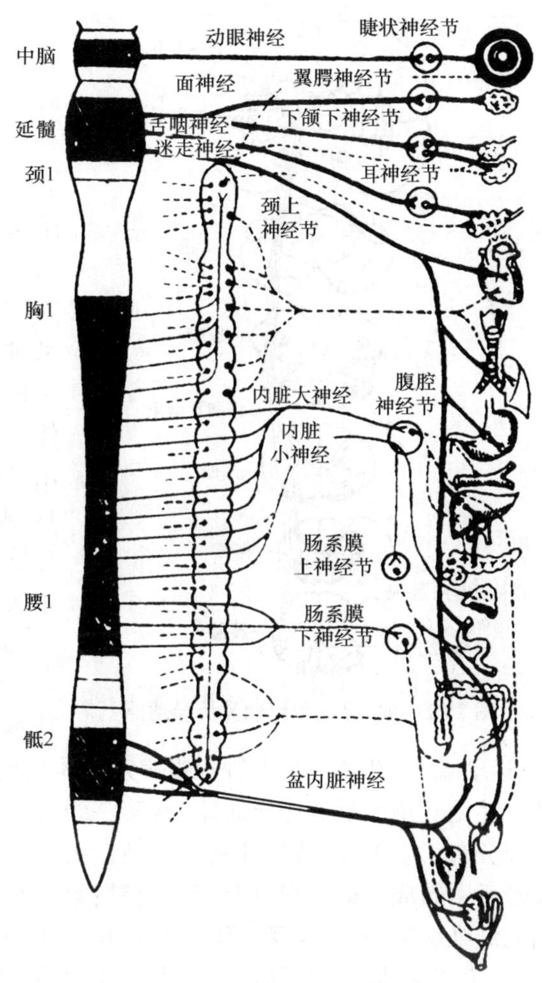

图2-71　内脏运动神经概况

2. 副交感神经　副交感神经也包括中枢部和周围部。低级中枢位于脑干和脊髓骶段，分别是位于脑干的副交感神经核（动眼神经副核、上泌涎核、下泌涎核和迷走神经背核）；脊髓骶段的第2～4节段相当于侧角的骶副交感核。副交感节前纤维起自这些核的细胞。周围部的副交感神经节位于器官的周围或器官壁内，称器官旁节和器官内节。从脑干中枢发出的节前纤维沿第Ⅲ、Ⅻ、Ⅸ、Ⅹ对脑神经至副交感神经节，换神经元后发出节后纤维到达所支配的器官；从骶段中枢发出的节前纤维先沿骶神经前根行走，后离开骶神经后构成盆内脏神经，加入盆丛，分支至所支配的器官。

四、神经系统的传导通路

神经系统传导通路是大脑皮质与感受器或效应器相连系的神经纤维通路，可分为感觉传导通路和运动传导通路。

（一）感觉传导通路

将感受器接受刺激后所产生的神经冲动传导至大脑皮质感觉中枢。一般由三级神经元组成，左右交叉至对侧，经内囊投射到大脑皮质相应区域。

1. 浅感觉传导通路　浅感觉是指皮肤、黏膜的痛、温、触、压等感觉（图2-72）。

（1）躯干和四肢浅感觉传导通路：第一级神经元位于脊神经节内，其周围突随脊神经分布于躯干和四肢皮肤相应感受器，中枢突随脊神经后根入脊髓后角更换神经元；第二级神经元胞体在脊髓后角（后角固有核），其发出的纤维交叉到对侧，在白质内上

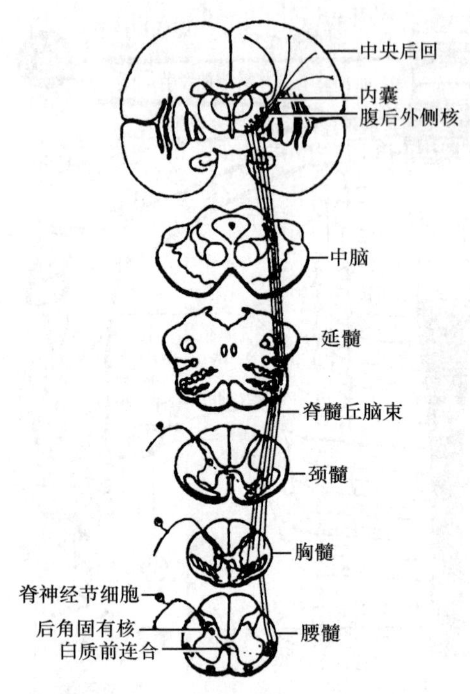

图 2-72 痛、温觉和粗触觉传导通路

行，在脊髓称脊髓丘脑侧束和脊髓丘脑前束，在脑干二束合称脊髓丘系，经脑干至背侧丘脑的腹后外侧核；第三级神经元胞体在丘脑的腹后外侧核，其发出的纤维（称丘脑中央辐射）经内囊后肢投射至大脑皮质中央后回中、上部和旁中央小叶的后部。

（2）头面部浅感觉传导通路：第一级神经元为三叉神经节内的假单极神经元，其周围突随三叉神经分布于头面部皮肤、黏膜的相应感受器，中枢突经三叉神经根入脑桥；第二级神经元的胞体在三叉神经脊束核和三叉神经脑桥核，它们发出纤维交叉到对侧，上行至背侧丘脑腹后内侧核，此纤维束称三叉丘系；第三级神经元胞体在丘脑腹后内侧核，其发出的纤维（参与组成丘脑中央辐射）经内囊后肢投射至大脑皮质中央后回下部。

2. 深感觉和精细触觉传导通路 深感觉又称本体感觉，指来自骨骼肌、肌腱、关节等的位置觉、运动觉、振动觉。精细触觉指辨别物体纹理的粗细和判断两点间距离的感觉。躯干、四肢深感觉和精细触觉传导通路为：第一级神经元为脊神经节内假单极神经元，周围突随脊神经分布于躯干、四肢的骨骼肌、肌腱、关节及皮肤相应的感受器，中枢突随脊神经后根入脊髓后索组成薄束和楔束上行到延髓；第二级神经元胞体在延髓的薄束核和楔束核内，发出的纤维交叉（丘系交叉）到对侧，经脑干上行至背侧丘脑腹后外侧核，此段纤维束称内侧丘系；第三级神经元胞体在丘脑腹后外侧核，其发出的纤维经（参与组成丘脑中央辐射）内囊后肢投射至大脑皮质中央后回中、上部和旁中央小叶后部（图 2-73）。

3. 视觉传导通路和瞳孔对光反射通路 眼球视网膜外层的视锥细胞和视杆细胞为感光细胞，中层的双极细胞为第一级神经元，内层的节细胞为第二级神经元，其轴突在视神经盘处集合成视神经，经视神经管入颅，形成视交叉（来自两眼视网膜鼻侧半的纤维交叉）后，延续为视束，终止于后丘脑的外侧膝状体；第三级神经元胞体在外侧膝状体核，其发出的纤维组成视辐射，经内囊后肢投射到距状沟上、下的视区皮质（图 2-74）。

光照一侧眼的瞳孔，引起两眼瞳孔缩小的反应称瞳孔对光反射。光照侧的反应称直接对光反射，光未照侧的反应称间接对光反射。瞳孔对光反射通路：视网膜→ 视神经→ 视交叉→ 两侧视束→ 上丘臂→ 顶盖前区→两侧动眼神经副核→ 动眼神经睫状神经节→ 节后纤维→ 瞳孔括约肌收缩→ 两侧瞳孔缩小。

（二）运动传导通路

运动传导通路是从大脑皮质运动中枢发出神经冲动到达骨骼肌的通路。分为锥体系和锥体外系。

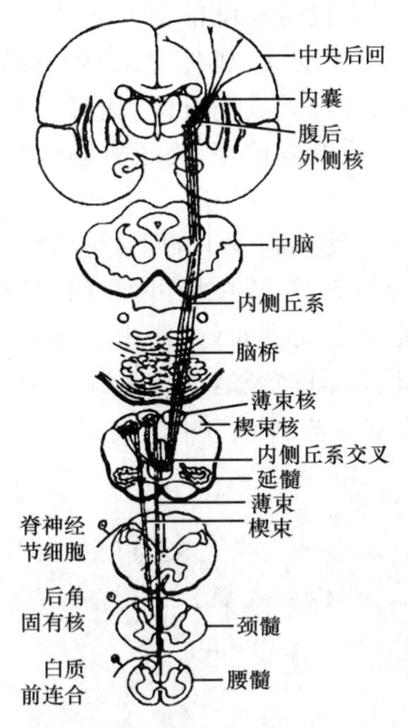

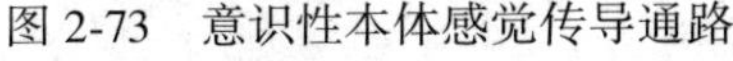
图 2-73　意识性本体感觉传导通路

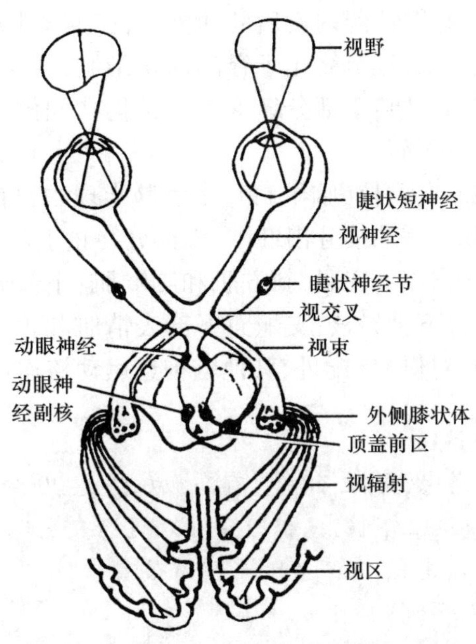

图 2-74　视觉及瞳孔对光反射传导通路

1. 锥体系　锥体系支配骨骼肌随意运动,主要由上、下两级运动神经元组成。分皮质脊髓束和皮质核(脑干)束(图 2-75、图 2-76)。

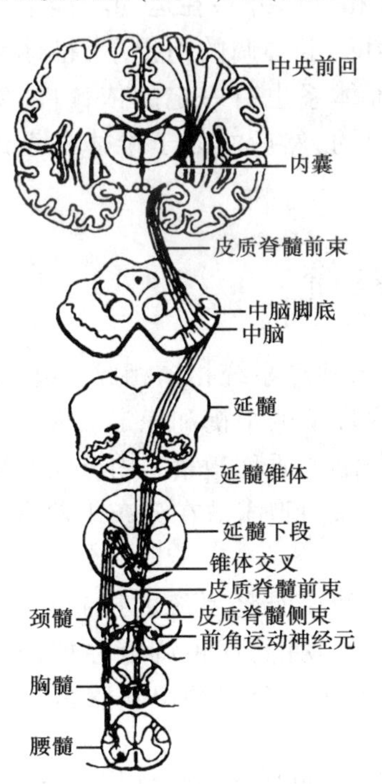

图 2-75　锥体系中的皮质脊髓束

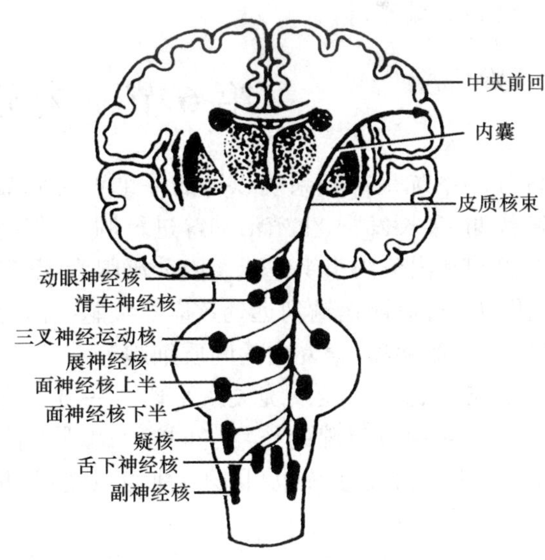

图 2-76　皮质核束与脑神经运动核的关系

（1）皮质脊髓束：由大脑半球中央前回中、上部和中央旁小叶前部的运动细胞发出的下行投射纤维，经内囊后肢和脑干，在椎体下端大部分纤维交叉（锥体交叉）到对侧，形成皮质脊髓侧束，逐节终止于脊髓前角细胞，脊髓前角运动神经元发出纤维，随脊神经行走，主要支配四肢肌；小部分纤维不交叉仍在同侧下行，称皮质脊髓前束，终于脊髓前角细胞，主要支配躯干肌。

（2）皮质核（脑干）束：由大脑半球中央前回下部运动细胞发出的下行投射纤维，经内囊膝到脑干，陆续分出纤维，大部分终止于双侧脑神经运动核，支配眼外肌、咀嚼肌、面上部表情肌、胸锁乳突肌、斜方肌和咽喉肌；小部分纤维完全交叉到对侧，终止于面神经运动核下部和舌下神经核，支配面下部表情肌和舌肌。因此，除面神经运动核下部和舌下神经核为单侧（对侧）支配外，其他脑神经运动核均接受双侧皮质核（脑干）束的支配。

案例 2-16

患者，男性，70 岁，有高血压病史 20 余年，在一次争吵中情绪激动，突然出现语言不清、站立不稳、意识障碍。入院检查发现：左侧上、下肢瘫痪，肌张力增高；左半身深、浅感觉消失；双眼左侧半视野偏盲。

问题

是何原因导致患者出现上述临床症状？为什么？

2. 锥体外系 锥体外系是指锥体系以外的影响和控制躯体运动的所有传导路，其结构十分复杂，包括大脑皮质、纹状体、背侧丘脑、底丘脑、中脑顶盖、红核、黑质、脑桥核、前庭核、小脑和网状结构等以及它们的纤维联系。椎体系和锥体外系在运动功能上是相互依赖不可分割的一个整体，只有在椎体外系保持肌张力稳定协调的前提下，椎体系才能完成精确的随意运动，如写字、刺绣等；而椎体外系对锥体系也有一定的依赖性，锥体系是运动的发起者，有些习惯性动作开始是由锥体系发起的，然后才处于椎体外系的管理之下，如游泳、骑车等。

第 6 节　内分泌系统

内分泌系统是神经系统以外的一个重要调节系统，与神经系统相辅相成，共同对机体的新陈代谢、生长发育、生殖活动等进行调节，保持机体内环境的平衡和稳定。内分泌系统由内分泌腺和内分泌组织组成。内分泌腺为无管腺，其分泌物质称激素。内分泌腺血供丰富，分泌物通过血液运输到远处效应器细胞。内分泌组织以细胞团散在分布于器官或组织内，如胰腺内的胰岛、睾丸内的间质细胞等。

内分泌系统与神经系统关系密切。一方面内分泌系统受神经系统的控制和调节，神经系统通过对内分泌腺的作用，间接地调节人体各器官的功能，这种调节称神经体液调节；另一方面内分泌系统也可影响神经系统的功能，如甲状腺分泌的甲状腺素可影响脑的发育。

人体的内分泌腺包括垂体、甲状腺、甲状旁腺、肾上腺、松果体和胸腺等（图 2-77）。

一、垂 体

垂体位于颅底的垂体窝内，前上方为视交叉，下方为蝶窦，呈椭圆形，借垂体柄连于下丘脑。垂体分为腺垂体和神经垂体两部分。腺垂体又分为远侧部、结节部和中间部；神经垂体分神经部和漏斗。远侧部和结节部合称垂体前叶，约占垂体体积的75%。神经部和中间部称垂体后叶。

垂体是机体内重要的内分泌腺。腺垂体分泌多种激素，如生长激素、促甲状腺激素、促肾上腺皮质激素、促性腺激素等，可促进生长发育并促进其他内分泌器官产生和释放激素。神经垂体无分泌功能，可储存和释放下丘脑激素，如加压素（抗利尿素）、催产素、激素释放因子或抑制因子等。

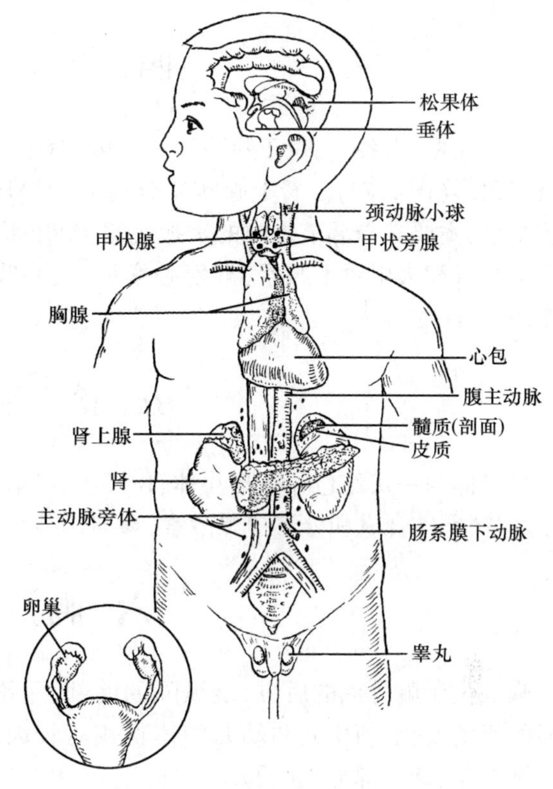

图 2-77 内分泌腺分布概况

二、甲 状 腺

甲状腺位于颈前部，呈“H”形，由左、右侧叶和中间的甲状腺峡组成。侧叶位于喉下部与气管上部的两侧，甲状腺峡位于第2~4 气管软骨环前方。临床急救进行气管切开时，要尽量避开峡部（图 2-77）。甲状腺有两层被膜，内层称纤维囊（临床上称真被膜），包裹甲状腺表面，并伸入腺实质，将腺组织分隔成许多小叶。外层称甲状腺鞘（称假被膜），将甲状腺固定于环状软骨和气管软骨环上，故吞咽时，甲状腺可随喉上下移动。

甲状腺分泌甲状腺素，调节机体基础代谢和生长发育，尤其对骨骼和神经系统的发育较为重要。

三、甲 状 旁 腺

甲状旁腺是两对黄豆大小的扁椭圆形小体，棕黄色，通常有上、下两对。上甲状旁腺位于甲状腺侧叶后缘上、中1/3 交界处；下甲状旁腺位于甲状腺侧叶后缘下端近甲状腺下动脉处，有时埋入甲状腺实质内（图 2-77）。甲状旁腺分泌甲状旁腺素，调节体内钙磷代谢，维持血钙平衡。

四、肾 上 腺

肾上腺左、右各一，位于腹膜后间隙内，肾上端的内上方，左肾上腺近似半月形，右肾上腺呈三角形(图2-77)。肾上腺实质分皮质和髓质两部分。皮质位于周围，呈浅黄色，分泌皮质激素，主要参与调节体内的水盐代谢、糖和蛋白质的代谢；髓质位于中央，呈棕黄色，分泌肾上腺素和去甲肾上腺素，有使心率加快、心收缩力加强、小动脉收缩，从而使血压升高的作用。

五、松 果 体

松果体为一灰红色卵圆形小体，位于上丘脑的后上方，以柄附于第三脑室顶的后部(图2-77)。松果体合成和分泌褪黑激素，参与调节生殖系统的发育和月经周期的节律。

六、胸 腺

胸腺位于胸骨柄的后方，上纵隔的前部，呈锥体形，分为不对称的左、右两叶。胸腺有明显的年龄变化，新生儿和幼儿的体积相对较大，随年龄的增加，到青春期发育至顶点，以后逐渐退化，绝大部分被脂肪组织所代替(图2-77)。胸腺是一个淋巴器官，兼有内分泌功能。胸腺分泌胸腺素和促胸腺生成素等激素，使骨髓原始T淋巴细胞转化为具有免疫能力的T淋巴细胞。

(广东药学院 刘 靖 李卫东)

第3章　组织学与胚胎学

组织学与胚胎学是传统的人体解剖学的分支学科。这门学科是在解剖学的基础上从宏观向微观发展形成的。组织学与胚胎学也是两门不同学科。组织学是研究机体微细结构及其相关功能的科学,其内容包括细胞、基本组织和各系统器官组织结构三部分。胚胎学是研究个体发生、发育及其机制的学科,其内容包括生殖细胞的形成、受精、出生前的胚胎发育、胚胎与母体的关系和先天畸形的发生等。在机体各部微细结构和功能发育完善的过程中,组织学与胚胎学有着密切的内在联系。

第1节　组织学与胚胎学研究技术简介

研究组织胚胎学的技术种类繁多,如光镜技术、电镜技术、组织化学术、放射自显影术、细胞培养术和组织工程等。本书只简要介绍主要方法。

一、一般光镜技术

1. 石蜡切片术　石蜡切片术是经典的最常用的技术。其基本程序为:

(1) 取材、固定:取新鲜的组织块(多不超过1.0cm)用蛋白凝固剂(常用甲醛)固定,尽量保存活组织的原本结构。

(2) 脱水、包埋:把固定好的组织块用梯度乙醇脱尽其中的水分,再用二甲苯置换出组织块中的乙醇,然后将组织浸入融化的石蜡中,让蜡液进入组织细胞内,再包埋成石蜡块,以利于切片。

(3) 切片、染色:将包有组织的蜡块用切片机切成5~10μm的薄片,贴于载玻片上,在二甲苯中脱蜡,然后进行染色,以提高组织成分的反差,利于观察。最常用的染色法是苏木精-伊红染色法(hematoxylin-eosin staining),简称HE染色。苏木精为碱性染料,能将细胞核内的染色质与胞质内的核糖体、粗面内质网染成紫蓝色;伊红为酸性染料,能将细胞质和细胞外基质中的成分染成红色。易于被碱性或酸性染料着色的性质分别称为嗜碱性(basophilia)或嗜酸性(acidophilia)。

(4) 封片:染色后的切片经脱水处理后,滴加树胶,用盖玻片密封保存。

2. 其他制片法　除石蜡切片法外,根据研究目的及材料性质不同,可采用其他制片方法。例如,在制作较大组织块(如眼球、脑)采用的火棉胶包埋方法;为保存蛋白质(包括酶)的结构和活性而采用的冷冻切片法;将液体(如血压、骨髓)直接涂于载玻片的涂片法;将疏松结缔组织或肠系膜等撕成薄片铺在载玻片上的铺片法;将骨和牙等硬组织磨为薄片的磨片法等。

3. 特殊染色方法　除HE染色法外,还有用来显示细胞内外特定成分的方法,如用硝酸银将神经细胞染为黑色;用醛复红将弹性纤维染为紫色;用甲苯胺蓝将肥大细胞的分泌颗粒染为紫蓝色等。

二、电子显微镜技术

1. 透射电镜术 用电子束穿透样品，产生物像，用于观察组织和细胞的内部微细结构。

2. 扫描电镜术 通过电镜发射极细的电子束在样品表面扫描，形成电信号传送到显像管，在荧光屏上显示标本表面的立体构像，主要用于观察细胞和组织的外貌。

此外，还有组织化学、放射自显影、图像分析、细胞培养、组织工程和生殖工程等技术。

第2节 生命的基本单位——细胞

细胞是生命的基本单位。一切生物体，无论体积大小，细胞数量有多少，都是由细胞和细胞间质构成。细胞是人体形态结构、生理功能和生长发育的基本单位。人体细胞大小不等，它们都来自胚胎发育早期的受精卵，以后随着胚体的发育不断分裂增多，并为其所行使功能的需要而分化形成其特有的形态结构。如肌细胞的胞质中都有与肌肉收缩有关的肌蛋白丝；血细胞为便于随血液流动而呈圆形。人体细胞形态各异，但都具有细胞膜、细胞质和细胞核三部分结构。随着电子显微镜技术的发展，人们发现细胞质内一些细胞器也有像细胞膜样的膜性结构，所以又把细胞分为膜性结构和非膜性结构两部分。如细胞膜、线粒体、溶酶体、高尔基复合体、内质网都属于膜性结构；而中心体、核糖体、微丝、微管、核质、核仁属于非膜性结构(图 3-1)。

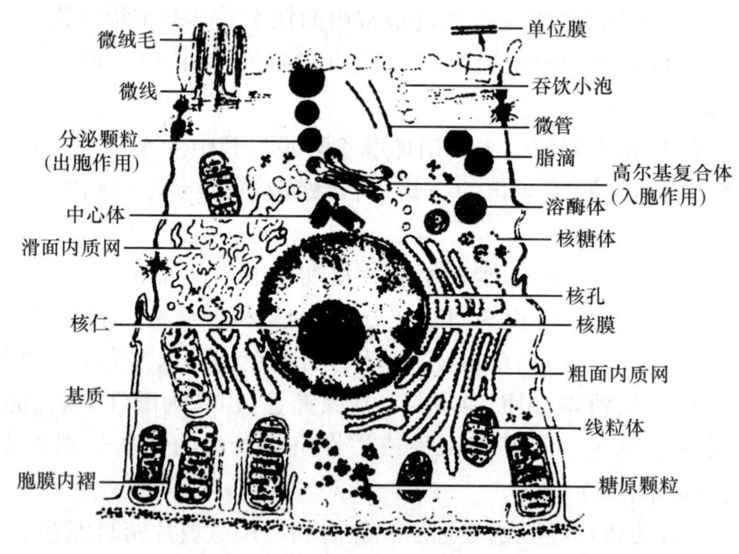

图 3-1 细胞超微结构模式图

一、细胞的结构和主要生理功能

(一) 细胞膜

细胞膜是指细胞外周的一层薄膜，又称质膜(plasma membrane)，厚约 7~10nm，光镜下难以分辨，细胞除在外表面有一层质膜外，细胞内也有丰富的膜结构，质膜和细胞内膜的结构基本相同，一般将细胞的这些膜相结构统称为生物膜(biomembrane)。

1. 细胞膜的分子结构　细胞膜主要由类脂、蛋白质和糖类组成。目前，公认的细胞膜的分子结构是"液态镶嵌模型"学说（图 3-2）。该学说认为，细胞膜是以液态的类脂双分子层为基架，其中镶嵌着各种不同生理功能的蛋白质。膜中的类脂分子以磷脂为主，是极性分子，呈长杆状，一端为头部（亲水端），露于膜的表面；另一端为尾部（疏水端），朝向膜的中心，双层分子的尾部相对。类脂分子呈液态，可以流动。在类脂分子之间镶嵌有蛋白质分子，附于亲水端表面的蛋白质称表在蛋白，嵌入类脂双分子层中的蛋白质称嵌入蛋白。嵌入蛋白具有多种功能，例如，不少嵌入蛋白是某些激素或药物的受体，当这些激素或药物作用到该受体时，则激活了酪氨酸激酶，从而激活细胞内部代谢。膜蛋白在双层类脂分子之间可自由移动。多糖成分与细胞膜的类脂及蛋白结合成糖脂和糖蛋白，其糖链部分常突出于细胞膜的外表面，形成细胞衣。几乎所有细胞的游离面都有这种结构，某些上皮细胞的游离面则发育得更好（如小肠）。这种结构具有阴性电荷，故能有选择地结合细胞表面的一些物质，具有保护性屏障作用，同时与细胞识别、细胞分化等密切相关。

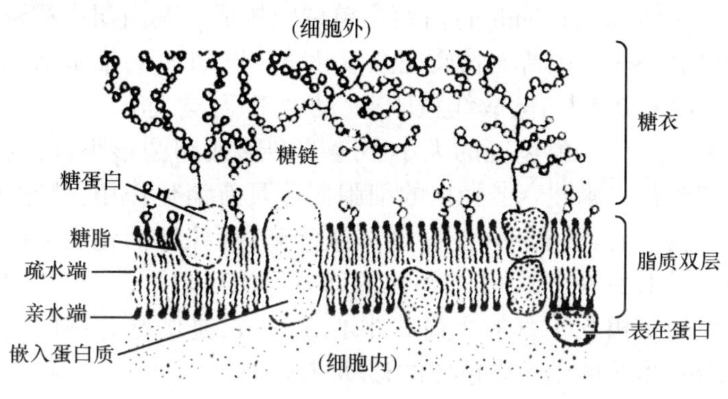

图 3-2　细胞膜液态镶嵌模型图

2. 细胞膜的功能　细胞膜具有多种功能并与膜的分子结构密切相关，如维持细胞的一定构形，构成细胞屏障，选择性地进行物质交换，参与细胞识别、细胞黏连、细胞分化等。

（二）细胞质

细胞质又称胞浆，存在于细胞膜与细胞核之间，生活状态下为透明胶态，由基质、细胞器和内含物构成。

1. 基质　基质是细胞质的液相部分，呈无定形胶状，含有可溶性蛋白质、酶类、脂类、糖、离子、无机盐和大量水分等。

2. 细胞器　细胞器是细胞质内具有一定形态结构和某种特定功能的有形成分。包括：内质网、核糖体、高尔基复合体、线粒体、溶酶体、微丝、微管和中心体等。

（1）内质网：电镜下是由单位膜构成，包括管状或扁囊状结构，与核膜和质膜相连续，是多功能的膜性小管系统。根据其表面是否附有核糖体而分为粗面内质网和滑面内质网。

1）粗面内质网：粗面内质网（rough endoplasmic reticulum，REM）的表面附有大量核糖体，多数呈扁平囊状，少数为球形或管泡状囊。核糖体是合成蛋白质的结构，新合成的蛋白质聚集于内质网囊腔中，并逐渐转移到高尔基复合体进行浓缩包装，以便分泌到细胞外。

2）滑面内质网：滑面内质网（smooth endoplasmic reticulum，SEM）的表面光滑，无核糖体的附着，大多呈小管或小泡状。滑面内质网是一种多功能的细胞器，与多种代谢活动有关，主要功能是参与脂类代谢、合成甾体类激素、药物代谢及解毒等。

内质网不仅彼此互相沟通，而且与细胞膜、核膜的外层以及高尔基复合体相连接，形成一个膜系统，给细胞内的各种生物化学反应提供有利空间。

（2）核糖体（ribosome）：又称核蛋白体，呈颗粒状，易被碱性染料着色，核糖体以两种形式存在：一种游离于细胞质内称游离核糖体，主要合成结合蛋白和细胞更新所需要的酶，如膜蛋白、抗原蛋白、受体蛋白、血红蛋白等；另一种则附着在内质网和核膜上称附着核糖体，主要合成分泌蛋白，如抗体、激素等。

（3）高尔基复合体（Golgi complex）：高尔基复合体是由单位膜构成的扁平囊，粗面内质网合成的蛋白质被膜包围形成小泡，运至高尔基复合体的生成面，在其中加工、浓缩形成糖蛋白和溶酶体酶，在扁平囊的成熟面形成大泡并分离出来，成为分泌颗粒，故高尔基复合体有"加工厂"之称。

（4）线粒体：线粒体（mitochondria）由两层单位膜构成。其内层内褶形成线粒体嵴。线粒体含有一系列氧化酶系，能把营养物质完全氧化，产生ATP，为细胞活动提供能量。在细胞活动中，95%的能量来自线粒体，故线粒体有"动力工厂"之称。

（5）溶酶体：由一层单位膜包绕的大小不等的圆形或卵圆形小体，其内含有多种水解酶，对外源性有害物质及内源性衰老受损的细胞器等具有消化作用，故喻为细胞内消化器，能使细胞结构不断更新。新形成的溶酶体为初级溶酶体；执行消化功能的溶酶体为次级溶酶体，其内含有异物或细胞碎片；不能被消化的部分称为残余体。

（6）中心体：由两个相互垂直的短筒状中心粒组成，是细胞分裂的推动器。在细胞进入有丝分裂时，与纺锤体的形成和染色体的移动有关。

细胞内还有微丝、微管、中间丝和微体。微丝、微管、中间丝是由不同的蛋白质构成的丝状结构。一方面在细胞内起支架作用；另一方面与细胞内物质移动、运输和细胞运动有关。微体与细胞解毒功能有关，内含40多种酶，主要为过氧化物酶与过氧化氢酶。肝细胞中微体特别丰富。

（三）细胞核

细胞核是代谢和遗传的控制中心，在细胞生命活动中起决定性作用。一般一个细胞只有一个核（除红细胞外），某些细胞也有两个（如心肌细胞、肝细胞）或几十个以上核（如骨骼肌细胞）。细胞核由核膜、核仁、染色质和核基质组成。核膜由两层单位膜构成，有核孔。核仁呈圆球形，主要化学成分是DNA、RNA和蛋白质。核仁是合成核糖体的场所。

染色质和染色体是同一物质的不同生理状态，是遗传物质的载体。主要化学成分是DNA和蛋白质。这两种成分组成颗粒状结构称核小体，它是构成染色质的基本结构单位。在分裂间期，核内被碱性染料着色的细丝状物质为染色质。在光镜下观察，稀疏色浅的是常染色质，浓密色深的是异染色质。在细胞进行有丝分裂时，染色质细丝螺旋盘绕成为具有特定形态结构的染色体。分裂结束后，染色体解除螺旋化，又重新形成染色质。

正常染色体的数目是恒定的。人体细胞有46条（23对）染色体，称为二倍体（双倍体)。其中44条为常染色体,2条为性染色体。男、女常染色体相同,男性性染色体为XY,女性为XX。人体生殖细胞为23条染色体。每条染色体由两条染色单体构成。单体连接处称着丝点。染色体是成双配对的,即每种形态的染色体有两条(1对),它们分别来自双亲的对应染色体,故又称同源染色体,它们有相同的基因序列。根据染色体的特征并按顺序排列的图案,称为染色体组型(核型),男性为46,XY,女性为46,XX(图3-3)。

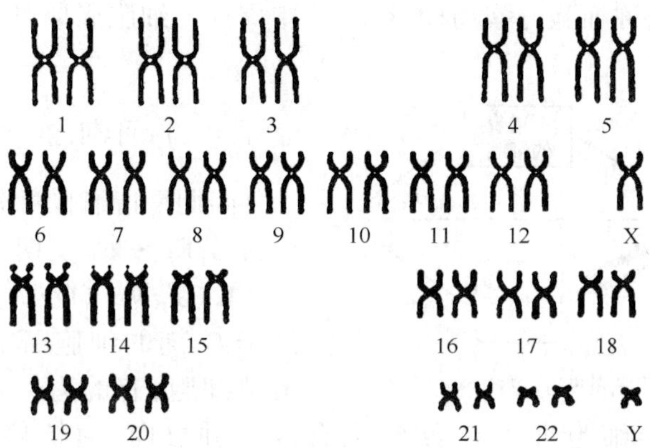

图3-3　染色体组型

我国和美、英、日、法、德六个国家于2004年4月14日同时向全世界宣布:人类基因序列图绘制成功。从此,人类翻开了生命说明书。在人类揭示生命奥秘、认识自我的漫长路上又迈出了重要一步。人类基因组的核心内容和任务是人类基因组32亿碱基对的测序,构建详细的人类基因组遗传图、基因表达图、物理图和序列图。已完成的基因序列图覆盖了人类基因组所含基因区域的99%,精确率达到99.99%。六国科学家经过13年的努力,比原计划2005年完成的时间提前了2年完成;耗资27亿美元,比原预计的30亿美元节省了3亿美元。人类基因组由31.674亿个碱基对组成。共有3万至3.5万个基因,比线虫仅多1万个,比果蝇多2万个,比原先预计的10万多个少得惊人。与蛋白质合成有关的基因只占整个基因组的2%。人类基因组的研究还将绘制"单体型图",以寻找不同人群之间的基因差异,绘制出更为全面的人类基因组遗传整合图。人类基因的破析对历史上许多遗传病的病因得以解密,给遗传病的预防和治疗带来极大的效益,对许多疑难病的诊断治疗及人类生命延缓带来福音。

案例3-1

某医院收治了一位孕妇。经检查,该孕妇所怀胎儿的大脑半球完全没有分开,即大脑无左右脑之分。胎儿的两眼距很窄,心脏有畸形。最后诊断:全前脑综合征,此种畸形胎儿在我国罕见。全前脑畸形的病因不明确,目前认为与染色体异常有关,也有研究发现此病有家族遗传倾向。此外,有人认为妊娠糖尿病、宫内乙醇中毒以及某些药物过敏也可引起此综合征。

问题

1. 该病的遗传学基础是什么?
2. 日常生活中你了解这种畸形吗?

二、细胞的增殖

一个细胞分裂成为两个新细胞的过程，称为细胞增殖。细胞通过分裂增殖产生新的细胞，使人体能够生长、发育和补偿因创伤或衰老死亡的细胞。细胞从前一次分裂结束到下一次分裂结束的过程，称细胞分裂周期，简称细胞周期。细胞周期可分为间期和有丝分裂期(图3-4)。

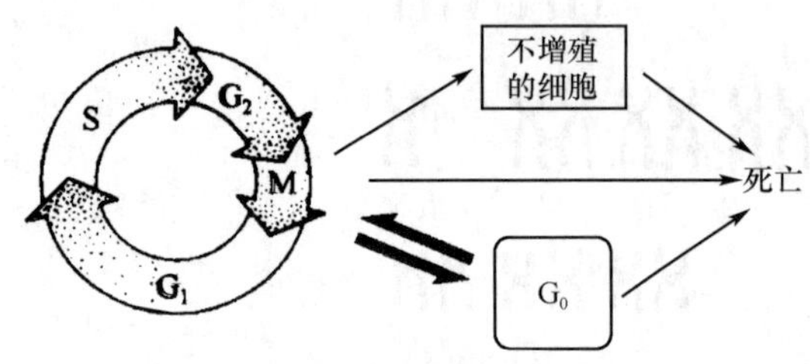

图3-4 细胞周期示意图

(一) 间期

间期是指细胞两次分裂之间的时期，可分为G_1期、S期、G_2期三个阶段。

1. G_1期 此期为DNA合成前期。处于G_1期的细胞可分三种去向：有的为增殖细胞；有的为暂不增殖细胞；有的为不增殖细胞。当肿瘤细胞进入G_1期时也有这三种去向，而抗癌药物只能杀灭增殖细胞。

2. S期 此期为DNA合成期。DNA进行复制，含量增加一倍。细胞从G_1期到S期，只要DNA复制开始，细胞增殖活动就会进行到分裂，形成两个子细胞。

3. G_2期 此期为DNA合成后期。此时DNA合成已终止，但有少量组蛋白和RNA合成。

(二) 分裂期

有丝分裂期也称M期，一般分四期：即前期、中期、后期和末期。此过程主要将S期中倍增的遗传物质(DNA)形成染色体，然后再平均分到两个子细胞中。

整个细胞周期是一个连续的动态过程，相互联系不可分割。在细胞周期中，分裂间期的主要生理意义是合成DNA，复制两套遗传物质。而分裂期的主要生理意义是通过染色体的形成、纵裂和移动，把两套遗传信息准确地平均分配到两个子细胞中，使子细胞具有与母细胞相同的染色体。使遗传特性一代一代地传下去，保持遗传的稳定性。若某个阶段受到干扰，细胞增殖则发生障碍。临床上各种抗癌药物，就是根据各阶段不同特点，对癌细胞繁殖各期产生不同的效应，如放线菌素D能抑制蛋白质合成，对G_1及G_2期有明显抑制效果；5-氟尿嘧啶能使DNA合成发生障碍；环磷酰胺能破坏DNA的结构，故对S期具有强烈抑制作用，使之不能复制，导致细胞分裂停止或死亡。此外，长春花碱及秋水仙碱可阻止纺锤体形成，从而抑制癌细胞分裂。故利用各种抗癌药物的不同作用，配伍使用可提高抗癌效果。因此，了解细胞周期的理论对医药临床实践有着重要意义。

三、细胞的兴奋性与生物电现象

一切活细胞、组织或机体都具有对刺激发生反应的特性，而这种受到刺激后产生兴奋的能力，称为兴奋性。兴奋性的高低，可用阈强度大小来反应。阈强度低，表明兴奋性高；阈强度高，表明兴奋性低。什么是阈强度呢？刺激能引起机体兴奋反应的最小刺激强度，称为阈强度。强度等于阈强度的刺激,称为阈刺激;高于阈强度的刺激,称为阈上刺激;低于阈强度的刺激,称为阈下刺激。

兴奋性是一切生物体所具有的特性。它使生物体能对环境变化发生反应,是一切生物体普遍具有的功能,也是生物体能够生存的必要条件。所以,兴奋性也是生命活动的基本特征。生理学上常把受刺激后容易发生兴奋反应的组织或细胞,称为可兴奋组织或可兴奋细胞,一般特指神经、肌肉和腺体。神经和肌肉是机体内兴奋性最高的组织,它们对刺激能发生明显的反应。

细胞在生命活动过程中常伴有电的表现,称为生物电现象。生物电是以细胞为单位产生的,是以细胞膜两侧带电离子的不均衡分布和选择性跨膜转运为基础的。神经和肌肉的生物电现象通常可采用微电极技术,通过灵敏的电位计或示波器显示出来。生物电有静息电位、动作电位和局部兴奋等现象(图 3-5)。

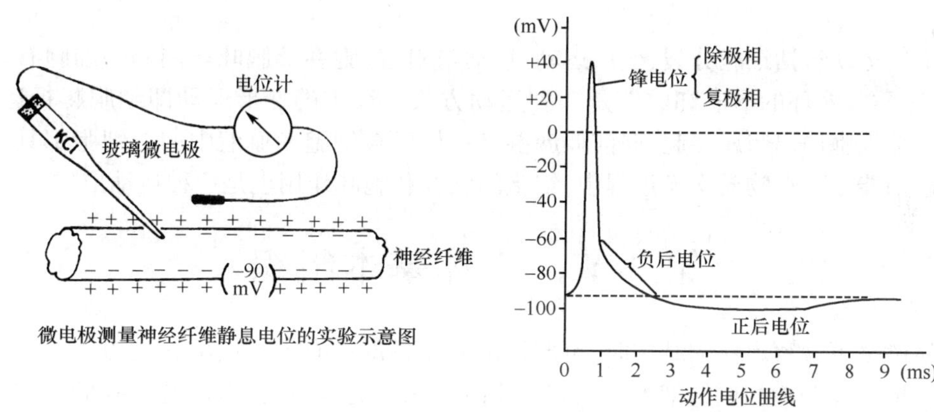

图 3-5 静息电位与动作电位示意图

(一) 静息电位

静息电位指细胞安静时,存在于细胞膜两侧的电位差,这种电位差表现为膜外电位较膜内电位高。如规定膜外电位为 0,则膜内电位多在-100~-10mV 之间。细胞安静时,膜外电位较高,膜内电位较低,即外正内负状态,称为极化状态。

静息电位产生的原理,主要是由于细胞内液中 K^+ 的浓度比细胞外液为高,并且在细胞安静时膜对 K^+ 的通透性大,允许 K^+ 向外扩散。于是带正电荷的 K^+ 向外扩散膜外,从而形成了外正内负的电位差,即静息电位。

(二) 动作电位

细胞受刺激后,在静息电位基础上发生的一次可沿着膜传播的电位波动,称为动作电位,它是细胞兴奋的标志。兴奋性可被理解为细胞受刺激产生动作电位的能力。

动作电位由上升支(除极相)和下降支(复极相)构成(图 3-5)。当神经纤维或骨骼肌细胞受到阈上刺激时,膜内的-90~-70mV 负电位迅速消失(去极化),进而变成+20~+40mV 正电位(反极化),即由原来静息的内负外正转变为内正外负,此过程称为除极相。紧接着膜两侧的电位很快又恢复到静息时内负外正状态和水平,此过程称为复极相。

神经纤维的动作电位，一般只持续0.5~2ms，其曲线呈现出一次尖锐的脉冲，称为锋电位。而心肌细胞动作电位持续时间较长，可达数百毫秒。动作电位的产生是细胞受到有效刺激时，膜对离子的通透性突然变化，引起离子跨膜流动而形成的。动作电位的除极相主要是由于膜对 Na^+ 的通透性突然增大，引起 Na^+ 快速内流而形成；复极相主要是 Na^+ 通道关闭后，出现的 K^+ 通透性增大，引起 K^+ 的外流而形成。每次动作电位后，细胞内 Na^+ 浓度增加和细胞外 K^+ 浓度增加虽然都很微小，但是仍能激活膜上的钠泵活动，将细胞内多余的 Na^+ 运出细胞，将细胞外多余的 K^+ 运回细胞，以恢复静息电位在细胞内外的离子分布。

动作电位具有"全或无"的特点：①不随刺激强度的增强而加大。②传导呈不衰减性。③相继产生的动作电位互不融合。

四、细胞的运动

细胞的运动包括细胞分裂、变形运动、移动与附着、胞吞及胞吐作用等。细胞有丝分裂末期时，胞质收缩环的形成和收缩是一种运动方式。细胞的变形运动即细胞爬行运动，其显著特征是细胞伸出胞质突起，向前伸展游走。如巨噬细胞和血液中的白细胞都具有细胞的变形运动能力。在物质交换过程中，细胞的胞吞和胞吐作用也是一种运动形式。

第3节 人体基本组织

在显微镜下观察人体的结构时，可辨认出人体各部位有着不同的构造方式。这种构造方式是由形态和功能相似的细胞和细胞间质组合在一起以行使某种功能，我们将它们定义为一种组织。人体有四种基本组织，即上皮组织、结缔组织、肌组织和神经组织。这四种组织并非以单独的形式出现，而是按不同的比例组成人体的各个器官和系统。

一、上皮组织

上皮组织由密集排列的上皮细胞和少量细胞间质组成。大部分上皮组织呈薄膜状覆盖于身体的表面或内衬于体腔及各种有腔器官的腔面，称被覆上皮。部分以分泌功能为主的上皮细胞构成腺上皮。上皮组织具有极性，即一面朝向身体表面或有腔器官的腔面，称游离面；相对的另一面借一薄层基膜与结缔组织相连，称基底面。上皮组织内没有血管，细胞所需的营养由基底面结缔组织血管供给。上皮组织有保护、吸收、分泌和排泄等功能，不同的上皮其功能各有侧重。

1. 被覆上皮 被覆上皮根据其构成细胞的层数和细胞（或表层细胞）形态进行分类和命名。仅有一层细胞组成的为单层上皮；有两层或两层以上细胞组成的为复层上皮。

（1）单层上皮：通常分布在以吸收或分泌功能为主的部位，它对于机械性的磨损只提供少许的保护作用。根据细胞的形态分为单层扁平上皮、单层立方上皮、单层柱状上皮、假复层纤毛柱状上皮（图3-6）。如肺脏的肺泡和毛细血管壁仅由一层扁平上皮组成，利于气体扩散和物质交换；而以吸收功能为主的小肠黏膜上皮细胞以较高的柱状细胞组成；假复层纤毛柱状上皮由锥体形、梭形、柱状和杯状细胞组成。柱状细胞游离面有纤毛，其细胞基部都紧贴于基膜上，由于核不在同一水平面上，因此在垂直切面上看貌似覆层，而实为单层，故称假复层纤毛柱状上皮，这种上皮主要分布于呼吸道腔面。杯状细胞可分泌黏液，纤毛能节律性向喉咽方向摆动，将吸入气体中的尘粒、细菌等异物黏着并推向咽部，起到清洁保护作用。

（2）复层上皮：复层上皮的分类是按照其表层细胞的形态而命名（图3-6）。如复层扁平上皮表层是扁平的细胞，基底层是由分裂增殖能力较强的矮柱状细胞组成，分裂形成的新生细胞逐渐向表面推移，以补充因衰老或损伤而脱落的表层细胞，与外界接触摩擦频繁的皮肤表皮和口腔上皮由复层扁平上皮组成，其表层细胞呈现不同程度的角化，具有较强的抗摩擦、抗渗透能力，具有保护作用。变移上皮是另一种复层上皮，具有特别的形态特征，细胞形态与层数可因所在器官处于扩张或收缩状态不同而变化。当器官充盈而扩张时，细胞变扁，上皮层次变少；排空而收缩时，细胞变高，上皮层次变多，表层细胞呈较大立方形，质膜较厚，具有防止尿液侵蚀作用，称为盖细胞，分布在肾盂、肾盏、膀胱和输尿管等处，起保护作用。

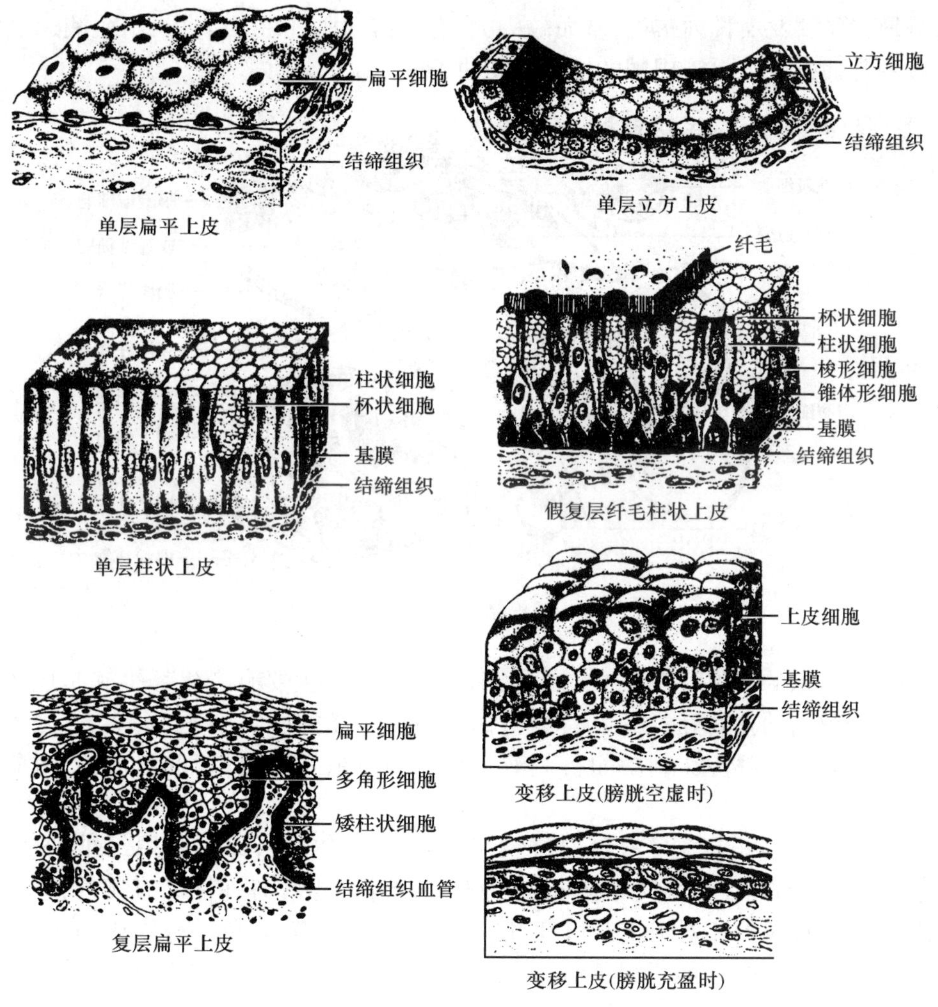

图3-6　各种上皮组织模式图

2. 腺上皮和腺　腺上皮是机体内由腺细胞组成的以分泌功能为主的上皮。以腺上皮为主要结构成分构成的器官称腺。腺细胞的分泌物有酶类、黏液和激素等。有的腺分泌物经导管排至体表或器官腔内，称外分泌腺，如汗腺、唾液腺等。有的腺没有导管，其分泌物（为激素）释放入血液称内分泌腺，如甲状腺、肾上腺等。

二、结缔组织

结缔组织由细胞和大量的细胞外间质组成。细胞外间质包括基质、纤维和不断更新的组织液。结缔组织在人体分布广泛，形态多样，根据其特定形态结构特征和不同功能可分为固有结缔组织，包括：疏松结缔组织、致密结缔组织、脂肪组织和网状组织；液体状态的血液；固体状态的软骨和骨。结缔组织具有连接、支持、保护、防御、修复和营养等功能。

（一）固有结缔组织

固有结缔组织包括疏松结缔组织、致密结缔组织、脂肪组织和网状组织等。

1. 疏松结缔组织 又称蜂窝组织，广泛分布于各器官、组织和细胞之间，疏松结缔组织内细胞分散，纤维较少，排列疏松，基质较多，含有丰富的血管（图 3-7）。由血液运送的养料和代谢废物都通过毛细血管周围的结缔组织进行扩散。

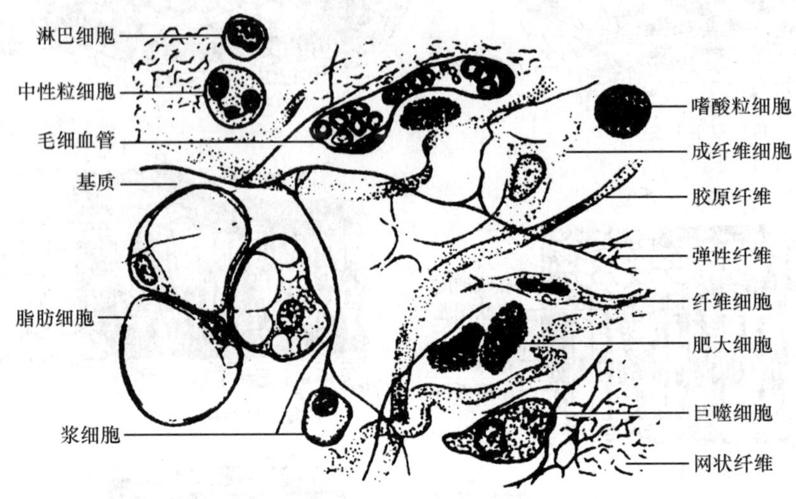

图 3-7 疏松结缔组织铺片模式图

疏松结缔组织的细胞种类反映出其组织的功能特点，主要有产生纤维和基质的成纤维细胞、合成和储存脂肪的脂肪细胞、具有防御和免疫功能的巨噬细胞、浆细胞、肥大细胞以及游走性白细胞（针对特殊刺激而自血液中移行到组织的细胞，如淋巴细胞、嗜酸粒细胞等）。

疏松结缔组织的纤维主要有胶原纤维、弹性纤维和网状纤维。胶原纤维韧性大、抗拉力强，与弹性较好的弹性纤维交织在一起，使疏松结缔组织既有弹性又有韧性，有利于器官和组织保持形态位置的相对恒定和可变性。网状纤维在 HE 染色的标本中呈粉红色，用银染法染色，呈棕黑色，故又称嗜银纤维，网状纤维与网状细胞组成网状组织，参与淋巴组织和造血组织的构成。为淋巴细胞发育和血细胞发生提供适宜的微环境。

疏松结缔组织的基质是一种无定形的胶状物，纤维和细胞埋于其中。主要化学成分是蛋白多糖。多糖分子与蛋白分子相互连结形成具有许多微孔的筛状立体构型，称为分子筛。小于分子筛的物质，如水、氧气、二氧化碳、营养物质、代谢产物可以自由通过。而大于分子筛孔隙的细菌、异物等则不能透过而被限制于局部，有利于白细胞将其吞噬和消灭，防止炎症蔓延。而溶血性链球菌、癌细胞、蛇毒等能产生透明质酸酶，分解透明质酸而破坏分子筛的屏障作用，致使感染和肿瘤浸润扩散。

2. 致密结缔组织　致密结缔组织是一种以纤维为主要成分的组织，胶原纤维粗大，数量多而排列密集，细胞成分和基质较少，其主要功能为支持和连接。如皮肤的真皮、巩膜、器官表面的被膜和肌腱等。

3. 脂肪组织　脂肪组织由大量聚集的脂肪细胞构成，被疏松结缔组织分隔成小叶。主要分布在皮下组织、内脏周围、大网膜和黄骨髓。主要功能是储存脂肪、参与能量代谢和维持体温作用，还有支持、保护和缓冲外来压力的功能。

（二）血液

血液流动于心血管内，又称外周血，健康成人约有5L，占体重7%。血液由血浆和血细胞组成。血浆为淡黄色的液体，约占血液容积的55%，其中90%是水，其余为血浆蛋白（白蛋白、球蛋白、纤维蛋白原）脂蛋白、无机盐、酶、激素、维生素和各种代谢产物。血液流出血管后，溶解状态的纤维蛋白原转变为不溶解状态的纤维蛋白，凝固成血块，并析出淡黄色清明的液体，称血清。

血细胞约占血液容积的45%，包括红细胞、白细胞和血小板（图3-8）。白细胞为有核的球形细胞，根据胞质有无特殊颗粒，将其分为有粒白细胞（中性粒细胞、嗜酸粒细胞、嗜碱粒细胞）和无粒白细胞（单核细胞、淋巴细胞）。血细胞形态、数量的变化是人体健康和疾病的一种反映。

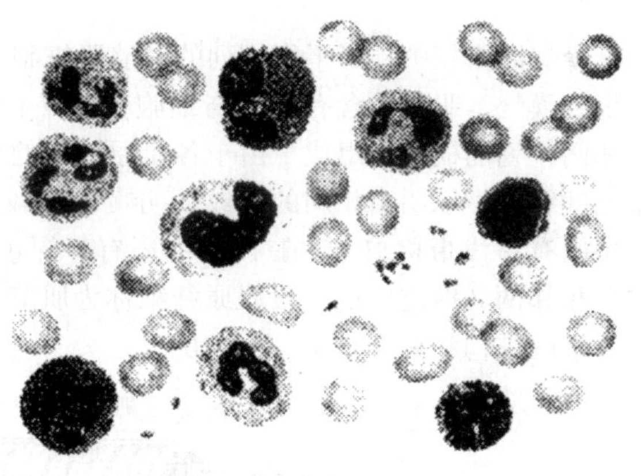

图3-8　各种血细胞

红细胞直径7～8μm，呈双凹圆盘状，这种形态使红细胞具有较大的表面积，从而能最大限度地适应其携带O_2和CO_2的功能。成熟红细胞无细胞核，无细胞器，胞质内充满血红蛋白（Hb），具有结合与运输O_2和CO_2的功能。中性粒细胞在白细胞中数量最多，占白细胞总数的50%～70%，胞质含有许多细小的淡紫色颗粒，核常分叶。当机体某一部位受到细菌侵犯时，它们对细菌产物及受感染组织释放的某些化学物质具有趋化性，以变形运动穿出毛细血管，聚集到细胞侵犯部位，大量吞噬细菌。嗜酸粒细胞占白细胞总数的0.5%～3%，胞质内充满粗大、均匀嗜酸颗粒，核常分两叶，能吞噬抗原抗体复合物，释放组胺酶，减轻过敏反应。还能借助抗体与某种寄生虫表面结合，释放颗粒内物质，杀灭寄生虫。嗜碱粒细胞数量最少，占白细胞总数的0～1%。胞质内含大小不等、分布不均的嗜碱颗粒，内含组胺、肝素等，参与过敏反应。单核细胞占白细胞总数的3%～8%，是白细胞中体积最大的细胞。胞质弱嗜碱性，胞核多呈肾形或马蹄形。单核细胞在血液中停留数天后，穿出血管进入组织和体腔，分化为巨噬细胞。淋巴细胞占白细胞总数的20%～30%，大小不等，直径6～7μm的小淋巴细胞数量最多，胞质少，嗜碱性，核圆形，一侧常有小凹陷，着色深，占细胞大部分。淋巴细胞参与免疫反应，也是淋巴组织和淋巴器官的重要细胞成分。血小板是骨髓中巨核细胞胞质脱落下来的小块,故无细胞核,呈双凸圆盘状,体积小,直径仅 2~4μm。血小板在止血和凝血过程中起重要作用。

三、肌 组 织

肌组织由具有收缩能力的肌细胞组成。肌细胞细长呈纤维状,又称肌纤维,肌纤维的细胞膜称肌膜,胞浆称肌浆,内含大量肌原纤维,它们是肌细胞收缩功能的形态基础。肌纤维间有神经、血管和少量结缔组织。根据肌细胞的形态结构和功能分为:骨骼肌、心肌和平滑肌(图 3-9)。

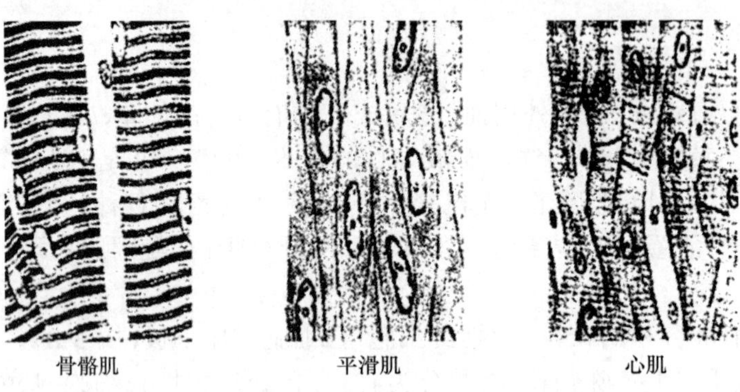

图 3-9 三种肌组织模式图

(一) 骨骼肌

骨骼肌由长圆柱形平行排列的骨骼肌细胞组成,有多个椭圆形的细胞核位于细胞周边近细胞膜处。肌浆内含有许多与细胞长轴平行排列的肌原纤维。肌原纤维是由明带和暗带相间排列的横纹所组成。由于各肌原纤维的明暗横纹都相应排列在同一平面上,故使整个肌纤维上显示明暗相间的横纹。明带着色较浅,又称 I 带;暗带着色较深,又称 A 带。A 带中间有一浅带称 H 带,在 H 带中还有一深色线称 M 线。在 I 带正中央有一深色线称 Z 线。相邻两 Z 线之间的一段肌原纤维称为肌节,它包括 1/2I 带+1A 带+1/2I 带。肌节是肌原纤维的结构和功能单位(图 3-10)。

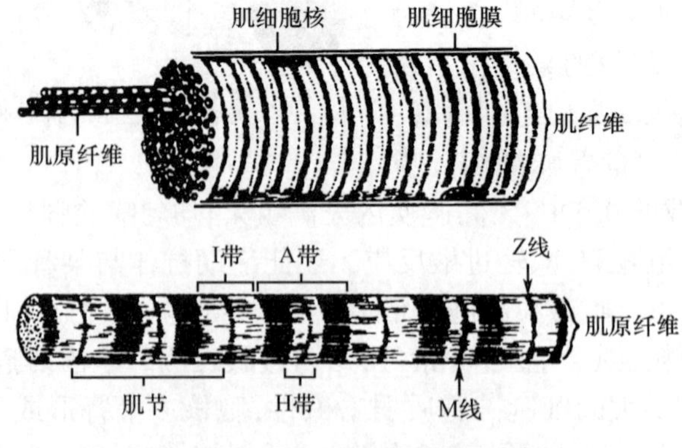

图 3-10 骨骼肌肌原纤维示意图

电镜下，可见肌原纤维由粗肌丝和细肌丝组成。粗肌丝位于肌节 A 带内，由肌球蛋白分子组成。细肌丝一端附着于 Z 线上，另一端伸入粗肌丝之间止于 H 带外侧，由肌动蛋白、原肌球蛋白和肌原蛋白组成。一般认为，骨骼肌纤维的收缩是肌丝滑动的结果，当肌肉收缩时，是粗肌丝牵引细肌丝向 H 带滑动，使 H 带变窄消失，I 带变短，整个肌节也缩短。

在每一条肌原纤维周围包绕着膜性囊管状结构，称肌管系统，由横小管和纵小管组成。横小管是肌膜向细胞内凹陷形成的。同一水平的横小管互相通连环绕肌原纤维，可传递来自肌膜的兴奋冲动。纵小管是肌细胞内的滑面内质网，称肌质网，分布在肌原纤维周围两横小管之间，紧靠横小管的肌质网膨大称终池。横小管及其两侧的终池称三联体。肌质网可储存肌肉收缩时所需要的钙离子。当兴奋从横小管的肌膜传到肌质网时，由于肌质网上富含钙泵，可调节肌浆中钙的浓度，通过对钙离子的储存、释放和再积聚，调节肌原纤维收缩。

（二）心肌

心肌仅存在于心脏及与心脏相连的大血管近段。心肌纤维呈短圆柱状，有分支并互相连接，有一个椭圆形的核位于细胞中央，核两端肌浆丰富。心肌纤维也有横纹，但不如骨骼肌纤维明显。相邻心肌细胞连接处在 HE 染色标本颜色较深染，称闰盘。

心肌纤维也有排列规则的粗、细肌丝，亦有肌质网和横小管，但心肌肌丝没有组成较长而独立的肌原纤维，仅被少量肌浆和大量纵行线粒体分隔成粗细不等的肌丝区。横小管较粗，肌质网较稀疏，仅一侧膨大与横小管形成二联体。闰盘由相邻两心肌纤维分支处伸出的短突相互嵌合而成，能使兴奋从一个细胞传播到另一个细胞，利于心肌纤维同步收缩。

（三）平滑肌

平滑肌纤维呈长梭形，长度可自小血管壁中 20μm 至小肠壁中 200μm，在怀孕子宫壁可达 500μm。它们通常排列成层，分布于消化管、血管等壁上，也可构成小肌群，如皮肤内立毛肌。细胞核呈椭圆形位于中央，肌浆内也含肌丝，但不显横纹。

平滑肌细胞无横小管，仅肌膜内凹陷形成小凹。由于小凹很浅，不能将细胞膜兴奋传入细胞深部，加上平滑肌肌质网不发达，故其收缩的启动较慢。当肌纤维收缩时，细肌丝沿粗肌丝的全长滑动，平滑肌呈螺旋形扭曲而变短增粗。平滑肌受交感和副交感神经支配，其收缩缓慢而持久，不易疲劳。

四、神经组织

神经组织由神经细胞和神经胶质细胞组成，是构成神经系统的主要成分。神经系统分中枢神经系统（脑和脊髓）和周围神经系统（神经和神经节）两大部分。

（一）神经元

神经细胞又称神经元，有感受刺激和传导兴奋的功能。神经元形态多样，由胞体和突起两部分组成。

1. 胞体　是神经元的营养和代谢中心。主要分布在中枢神经系统，如大脑皮质、小脑皮质、脊髓灰质和周围神经系统的神经节或神经丛等处。细胞核位于中央，大而圆，染色

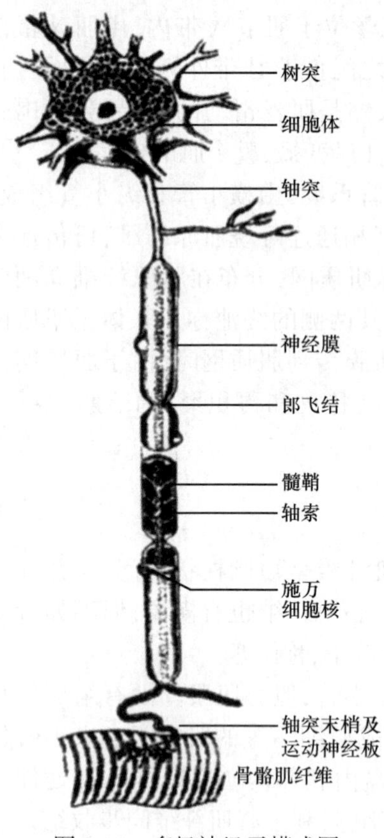

图 3-11 多极神经元模式图

浅,核仁明显;细胞质称核周质,含大量粗面内质网和游离核糖体,在光镜下,呈嗜碱性颗粒或块状,称为尼氏体(Nissl bodies,图 3-11),主要功能是合成蛋白质(包括合成神经递质有关的蛋白质和酶)。神经丝常集合成束,交织成网,在银染切片中呈棕黑色细丝,称为神经原纤维,对神经元起支持、传递信息和运输等作用。

2. 突起 包括树突和轴突两种:树突主要接受来自其他神经元或环境的刺激。神经元有一个或多个树突,自胞体发出后反复分支,并有大量棘状小突,称为树突棘,可增大树突表面积以接受更多刺激传给胞体。树突内的胞质与核周质相似,也含有尼氏体等。轴突细而长,表面光滑,每个神经元只有一个轴突,胞体在发出轴突处呈圆锥形称轴丘,轴丘和轴突内无尼氏体。轴突的胞质称轴质,含大量由胞体合成后输送到轴突及其终末的蛋白质,轴突的主要功能是由胞体向外传导神经冲动。

(二) 突触

突触是传递信息的重要结构。它是神经元与神经元之间,或神经元与效应细胞之间的一种特化的细胞连接。常见的是一个神经元的轴突终末与另一个神经元的胞体或树突连接,构成轴-体,轴-树突触。根据突触传导信息的方式,主要分为以释放神经递质传导冲动的化学性突触和通过缝隙连接的低电阻传导冲动的电突触两种,并以化学性突触多见。

化学性突触由突触前成分、突触间隙和突触后成分组成(图 3-12)。突触前、后成分彼此相对的细胞膜分别称为突触前膜和突触后膜。突触前成分通常为神经元的轴突终末,内有较多突触小泡,含神经递质。突触前膜有由膜蛋白构成的钙通道,突触后膜上有突触小泡中所含神经递质的相应受体。当神经冲动沿轴膜到达突触前成分时,突触前膜的钙通道开放,细胞外钙离子进入突出前成分,在 ATP 参与下,促使突触小泡移附在突触前膜上,以胞吐作用释放神经递质进入突触间隙,神经递质与突触后膜的受体结合,引起突触后膜的兴奋或抑制。

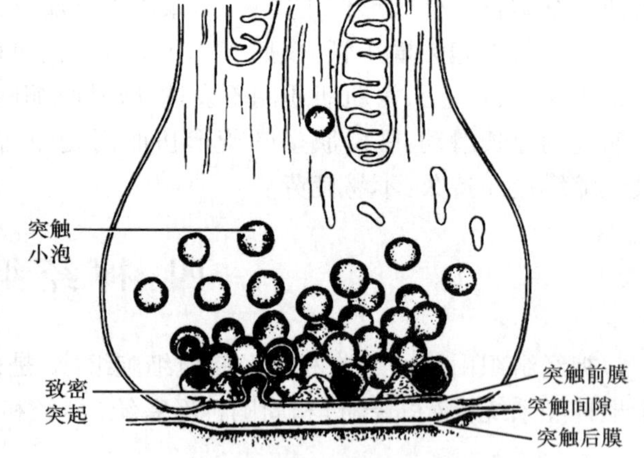

图 3-12 化学突触超微结构模式图

(三) 神经纤维

神经纤维是神经元的轴突及其外包的胶质细胞组成。根据包裹轴突的胶质细胞是否形成髓鞘,分为有髓神经纤维和无髓神经纤维两种。如周围有髓神经纤维的髓鞘分成许多节段,各节段间的缩窄部分称郎飞结,每节段的髓鞘是由施万细胞(Schwann cell)包卷轴突形成,称为结间体。髓鞘具有绝缘作用,生理实验证明,有髓神经纤维神经冲动的传导是呈跳跃式传导,即从一个郎飞结跳到另一个郎飞结,故传导速度较快。无髓神经纤维的轴突外无髓鞘,故传导神经冲动的速度比有髓神经纤维慢得多。

(四) 神经胶质细胞

神经胶质细胞广泛分布于神经元胞体之间和突起之间,其数量比神经元多,有突起,但没有轴突和树突之分,主要起支持、营养、分隔和保护神经元的作用。

案例 3-2

患者,男性,27 岁。发作抽搐,意识不清 1 天,于 2003 年 5 月 16 日就诊。家属代诉:2 周前发生生殖道疱疹。4 天前受凉后出现流鼻涕、发热,体温 38℃,在当地医院静脉滴注青霉素,体温略有下降。1 天前突然发生抽搐,伴舌咬伤和尿失禁,四肢僵直,约持续 3~5 分钟缓解,共发作 2 次。体格检查:精神行为异常,四肢肌张力尚可,肌力 V 级,病理征(-)。头部 CT 检查显示:双侧颞叶可见局灶性低密度区。脑电图显示:颞叶广泛高波幅慢波。病程 1 个月后死亡。

问题

患者得的是什么病?能用所学知识解释吗?

第 4 节 人体各系统主要器官组织结构

一、循 环 系 统

循环系统由心血管系统和淋巴管系统组成。心血管系统包括心脏、动脉、毛细血管和静脉。

(一) 心脏

心脏壁由心内膜、心肌膜和心外膜三层构成(图 3-13)。心内膜由薄而光滑的单层扁平上皮(内皮)和内皮下的疏松结缔组织组成,内有心传导系统的分支,心瓣膜是由心内膜向腔内突起形成的薄片状结构。某些心脏疾病时,瓣膜变硬或变形,使心房室口或动脉口狭窄或关闭不全。心肌膜主要由心肌构成。心外膜即心包脏层,表面被覆一层间皮,深面为少量结缔组织。

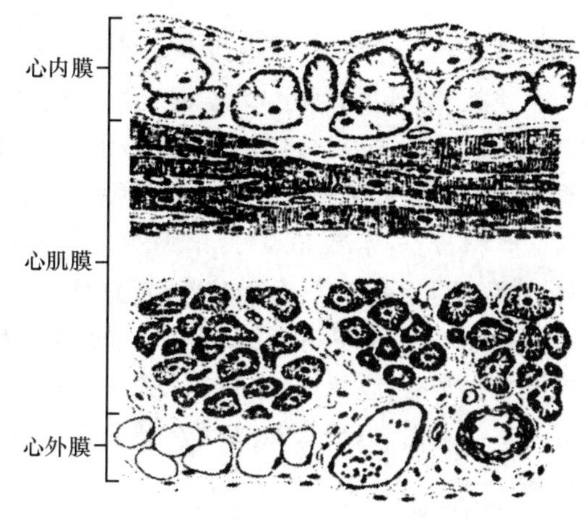

图 3-13 心壁的结构

(二) 动脉

动脉包括大动脉、中动脉、小动脉和微动

脉四种，管壁均可分为内膜、中膜和外膜三层。动脉的内膜由内皮、内皮下层组成。内皮与心脏内皮相连续，内皮下层为疏松结缔组织，内膜与中膜交界处有由弹性蛋白构成的内弹性膜，在中动脉特别明显。大动脉的中膜很厚，含 40～70 层弹性膜，故称弹性动脉，能使因心脏收缩和舒张而间断排出的血流能连续不断向前流动；中动脉中膜由 10～40 层环行平滑肌组成，又称肌性动脉，其收缩可调节器官的血流量；而小动脉也属肌性动脉，管壁平滑肌收缩时，管径变小，增加血流阻力，对血流量及血压的调节起重要的作用，又称外周阻力血管。外膜由疏松结缔组织构成，含有营养血管。

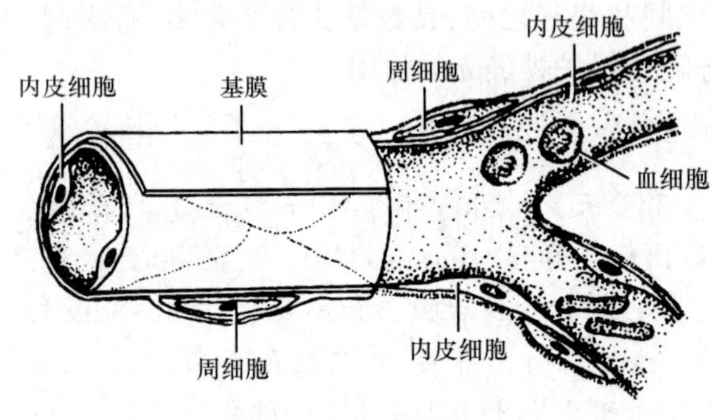

图 3-14　毛细血管模式图

（三）毛细血管

毛细血管管径最细，仅 6～8μm，但分布最广，是血液与周围组织内细胞进行物质交换的主要部位。毛细血管管壁由内皮和基膜组成（图 3-14）。有连续性毛细血管、有孔毛细血管和窦状毛细血管三种类型。连续毛细血管内皮细胞间紧密连接，有完整的基膜，胞质内有吞饮小泡，分布在肌组织、肺及中枢神经系统等器官；有孔毛细血管内皮细胞不含核的部分很薄，有许多贯穿胞质的窗孔，有隔膜封闭，分布在胃肠黏膜、肾小球等处；窦状毛细血管，腔大、不规则，内皮细胞间隙较大，基膜不连续或缺如，分布在肝、脾、骨髓及某些内分泌器官。

（四）静脉

静脉与相伴行的动脉比较，管径较大，管腔不规则，管壁薄，三层结构分界不明显。在管径 2mm 以上的静脉，常有静脉瓣，由内膜向管腔内突出而成，可防止血液逆流。

淋巴管系统起自毛细淋巴管。毛细淋巴管以盲端起始于组织内，互相吻合成网，汇入淋巴管、淋巴导管，最后汇入静脉，其结构与静脉相似。淋巴管内的液体称淋巴，在淋巴回路上存在着淋巴结，有滤过淋巴的作用。

案例 3-3

患儿，男性，10 岁。心慌、乏力、多汗，活动后加重 2 天，于 2002 年 4 月 2 日就诊入院。患儿自诉及母亲补诉病史。既往无心脏病。现病史：患儿两周前患“感冒”，在家口服药物治愈。入院前 2 天无故心前区不适，并感胸痛，伴心慌，头晕、恶心、呕吐 2 次。无腹泻，小便正常。体格检查：体温 36.9℃，脉搏 88 次/分，血压 100/80mmHg，体重 28kg。发育正常，营养中等，神智清，精神尚可，面色稍苍白，口唇无青紫，咽部无充血，扁桃体不大。双肺呼吸音清。心前区无隆起，心界不大，心律不齐，可闻及期前收缩 8～10 次/分，心音稍钝，各瓣膜区未闻及病理性杂音，腹软，肝脾肋下未触及，四肢活动自如，肌张力正常。实验室检查：心肌酶谱异常。心电图：窦性心率，频发室性期前收缩。超声心电图提示心肌病变。

问题

你对上述病症了解吗？你知道该病的组织学基础吗？

二、消化系统

（一）消化管的基本结构

除口腔外，消化管壁均有黏膜、黏膜下层、肌层、外膜四层结构（图3-15）。

1. 黏膜　黏膜位于消化管最内层，是消化管各段结构差异最大、功能最重要的部分，由上皮、固有层和黏膜肌层组成。上皮依消化管各段功能不同而异，在消化管两端（口腔、咽、食管和肛门）的上皮是复层扁平上皮，耐摩擦，主要起保护作用；其余部分为单层柱状上皮，参与食物的消化吸收。固有层为富含血管、淋巴管的细密结缔组织组成，在胃、肠的固有层内还分别含有胃腺、肠腺及丰富的淋巴组织。小肠的上皮和固有层向肠腔突起，称肠绒毛，以扩大小肠的吸收面积。黏膜肌层（除口腔与咽外）均由薄层平滑肌组成，其收缩可改变黏膜形态，协助吸收营养物质，促进固有层的血液和淋巴的运行及腺体分泌物的排出。

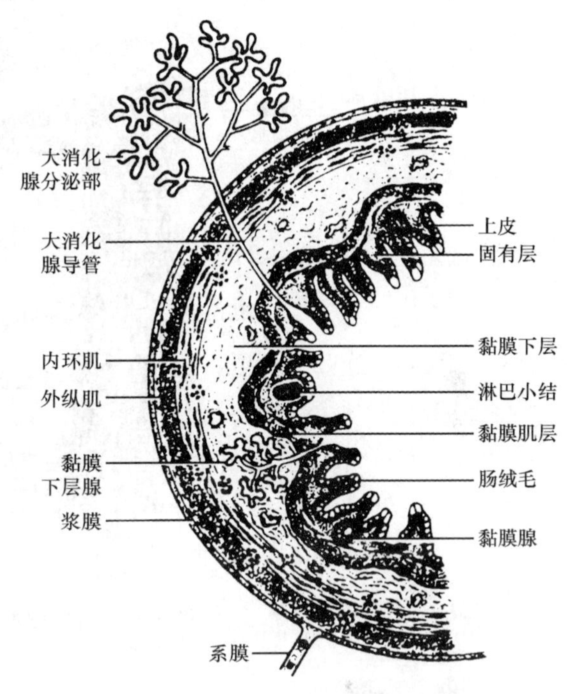

图3-15　消化管壁一般结构模式图

2. 黏膜下层　黏膜下层为疏松结缔组织，含较大的血管、淋巴管和神经。在食管和十二指肠的黏膜下层分别有食管腺和十二指肠腺。在食管、胃、肠等处，黏膜与黏膜下层共同突向管腔内形成的突起呈皱襞状。

3. 肌层　在口腔、咽、食管上段及肛门是骨骼肌，其余各段均为平滑肌，其收缩有助于消化液与食物充分混合，助于消化，并使食物向下推送。

4. 外膜　有纤维膜和浆膜两种，前者仅由薄层结缔组织构成，见于咽、食管和大肠末段等处，与周围组织无明显分界；后者除薄层结缔组织外，表面覆以间皮，表面光滑，利于胃肠蠕动，如胃、小肠等处。

（二）胃壁的组织结构

胃可储存食物，初步消化蛋白质，吸收部分水、无机盐和醇类。

1. 胃黏膜　胃黏膜上皮为单层柱状上皮，主要由表面黏液细胞组成，顶部胞质内充满黏原颗粒。此细胞分泌黏液覆盖上皮表面，与上皮细胞侧面的紧密连接构成胃黏膜屏障，有重要保护作用，上皮向深部凹陷形成许多不规则胃小凹，其基底部为胃腺开口。

2. 胃腺　胃腺是上皮向固有层凹陷形成的管状腺。分布在胃底与胃体部固有层的胃底腺数量最多，是胃液的主要分泌腺，由主细胞、壁细胞、颈黏液细胞、内分泌细胞和未分化细胞组成（图3-16）。主细胞（胃酶细胞）以腺底部较多，呈柱状，核圆、细胞基底部嗜碱性强，顶部含酶原颗粒，主细胞分泌胃蛋白酶原，经盐酸激活成为胃蛋白酶，可初步消化蛋白质。壁细胞（泌酸细胞）在腺颈部和体部较多，体积较大，呈锥体形，核小而圆，胞质嗜酸性。

能分泌盐酸和内因子,盐酸能激活胃蛋白酶原,同时还有杀菌和促使胃肠内分泌和胰腺细胞分泌的作用。内因子可与食物中维生素 B_{12}(Vitamin B_{12})结合形成复合物,使维生素 B_{12} 不易被破坏,可与回肠上皮细胞膜中受体结合,促进维生素 B_{12} 吸收。维生素 B_{12} 是红细胞成熟所必需的,故在胃溃疡等致胃黏膜破坏的疾病中,可因内因子生成受阻,导致维生素 B_{12} 吸收障碍而引致恶性贫血。颈黏液细胞数量少,呈楔形,核扁平位于细胞基底部,分泌黏液。

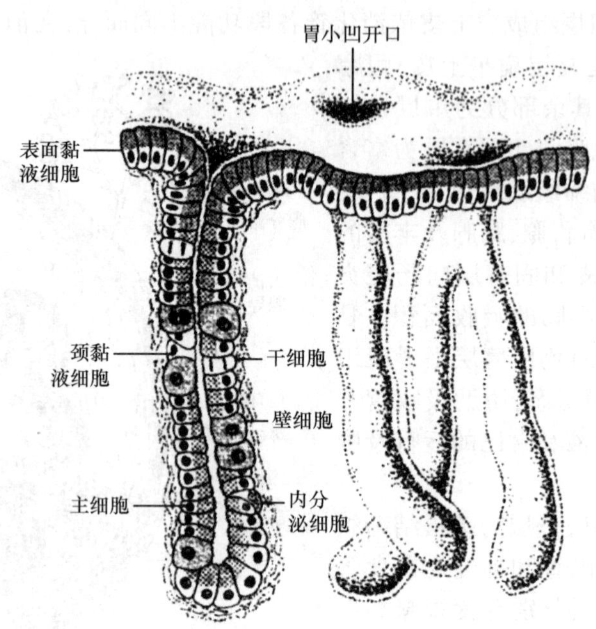

图 3-16 胃底腺形态结构模式图

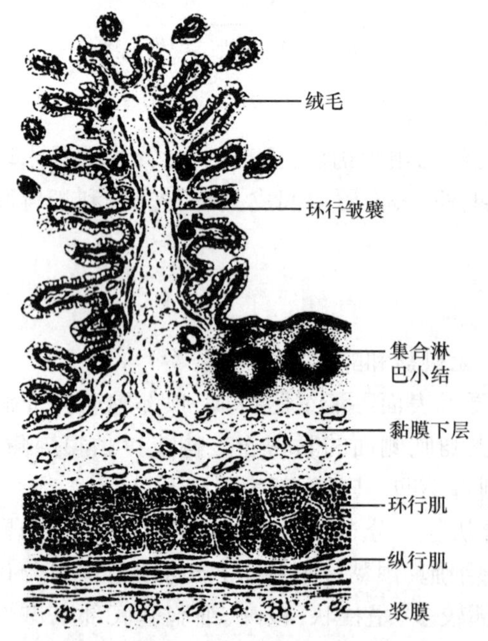

图 3-17 回肠组织结构(纵切面)

3. 肌层 胃的肌层较厚,分内斜、中环、外纵三层。平滑肌的收缩与消化过程中食糜的混合及促使其进入小肠等功能有关。

(三) 小肠壁的组织结构

小肠是食物消化和吸收的主要部位,食物中大分子物质经小肠消化酶及胰酶、胆汁等作用下,转变为小分子物质经肠黏膜上皮细胞吸收。主要特点表现在黏膜层(图 3-17)。

1. 黏膜上皮 小肠黏膜上皮细胞主要为吸收细胞,即柱状细胞,游离面有明显的纹状缘,电镜下为密集的微绒毛,由细胞膜和细胞质向表面突起形成。杯状细胞位于小肠柱状细胞之间,从小肠近端到远端逐渐增多,可分泌黏液。

2. 环行皱襞、绒毛和微绒毛 小肠腔面有许多环行皱襞,由黏膜和黏膜下层向肠腔突起形成。小肠黏膜上皮和固有层也向肠腔突出形成肠绒毛，它们与小肠柱状细胞表面的微绒毛一起使小肠的吸收面积扩大约600倍。肠绒毛中轴的结缔组织有丰富的毛细血管和纵行的毛细淋巴管，称中央乳糜管，食物中脂肪在小肠吸收细胞内形成乳糜颗粒后释出，进入中央乳糜管，穿出黏膜层后汇入黏膜下淋巴管丛。此外，中央乳糜管周围有丰富的毛细血管网，肠上皮吸收的氨基酸、单糖等水溶性物质主要经此进入血液循环。绒毛内还有少量平滑肌，其收缩可改变绒毛长短，利于吸收及淋巴及血液运行。

3. 小肠腺　小肠绒毛根部上皮向固有层下陷形成大量肠腺，有吸收细胞、杯状细胞、内分泌细胞、帕内特细胞和未分化细胞。帕内特细胞是小肠特有的细胞，存在于小肠腺基底部，胞质充满嗜酸性颗粒，含溶菌酶，有灭菌作用。

回肠固有层中含有大量淋巴组织，并有淋巴小结，在十二指肠和空肠多为孤立淋巴小结，而在回肠有较多淋巴小结聚集形成集合淋巴小结。十二指肠黏膜下层有十二指肠腺，为复管泡状的黏液腺，可分泌碱性黏液，保护十二指肠黏膜免受酸性胃液的侵蚀。

（四）肝的组织结构

肝表面有致密结缔组织被膜。在肝门处，结缔组织随门静脉、肝动脉和肝管的分支进入肝内，将肝实质分隔成许多肝小叶。成人肝脏约有50万~100万个肝小叶。肝小叶是肝脏的结构和功能单位，呈多面形棱柱体，长约2mm，宽约1mm。其长轴中央有肝静脉的终末支中央静脉穿过。肝细胞、肝血窦以中央静脉为中心呈放射状排列（图3-18），单排肝细胞组成立体板状结构，称肝板，相邻肝板互相吻合成网状；肝血窦位于肝板之间，通过肝板上的孔洞互相通连；相邻肝细胞质膜内陷形成微细管道，称胆小管，它以盲端起始于中央静脉附近，在肝板内互相连接成网。肝细胞分泌的胆汁经胆小管汇入肝小叶周边的小叶间胆管。

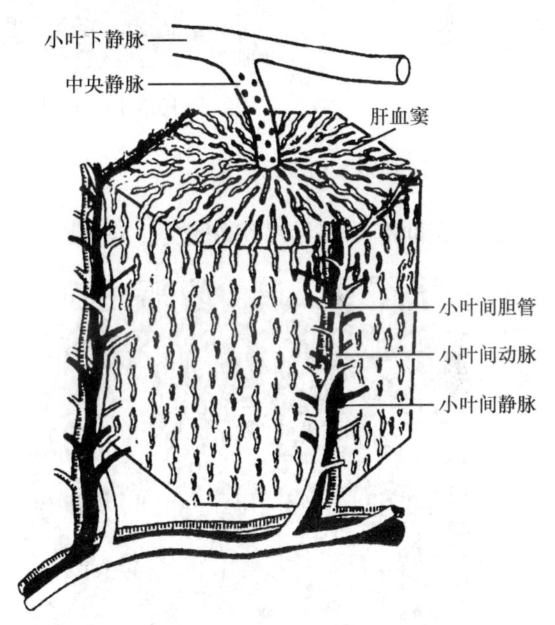

图3-18　肝小叶的立体模式图

1. 肝细胞　呈多面体形，核大而圆，位于中央，核仁清楚，肝细胞内各种细胞器在肝细胞功能活动中起着重要的作用。其中粗面内质网和核糖体能合成多种血浆蛋白，如白蛋白、纤维蛋白原、凝血酶原等；滑面内质网膜上有多种酶系，参与胆汁合成、脂肪代谢、激素代谢、糖代谢、解毒等；线粒体数量多，遍布于细胞质内，为细胞各种功能活动提供能量；高尔基复合体对粗面内质网合成的蛋白质进行加工。此外，肝细胞内还含有较多溶酶体、过氧化物酶体和内含物。

2. 肝血窦　是位于肝板之间的窦状毛细血管，来自小叶间动、静脉的血液经其汇入中央静脉。肝血窦壁由一层有孔内皮细胞组成，通透性较大，有利于肝细胞与血液之间的物质交换。窦内含巨噬细胞，称库普弗细胞（kupffer cell），可清除血液内异物、细菌、衰老的红细胞。肝细胞和肝血窦内皮细胞之间的狭窄腔隙，称窦周隙或狄斯间隙（Disse space）。窦周隙内充满血浆，是肝细胞与血液之间进行物质交换的场所。

3. 肝门管区 相邻肝小叶之间有较多的结缔组织和三种伴行的管道,称门管区。这三种管道分别成为小叶间动脉、小叶间静脉和小叶间胆管。小叶间动脉是肝动脉的分支,管径小、管壁相对较厚;小叶间静脉是门静脉的分支,腔大、壁薄、形态不规则;小叶间胆管为肝管的分支,管壁由单层立方或低柱状上皮构成(图 3-19)。

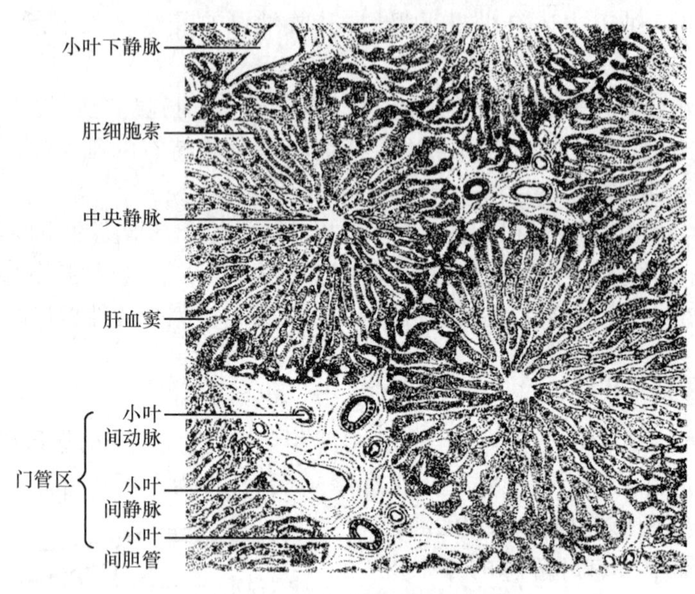

图 3-19 肝小叶横切面仿真图

(五) 胰腺的组织结构

胰腺表面有薄层结缔组织被膜。实质由外分泌部和内分泌部组成(图 3-20)。

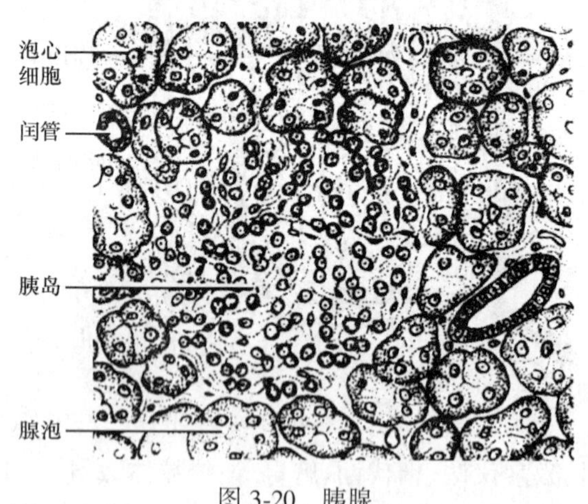

图 3-20 胰腺

1. 外分泌部 外分泌部由纯浆液性腺泡和导管组成。腺泡由一层锥体形的腺细胞围成。腺泡腔内常见扁平而染色浅的泡心细胞,是伸入腺泡腔内的导管上皮细胞。导管上皮由单层扁平上皮移行为单层柱状上皮,从胰尾至胰头行经胰腺全长,与总胆管汇合后通入十二指肠,外分泌部分泌胰液,胰液为碱性液体,其中含有多种消化酶,参与消化食物中的各种营养成分。腺泡细胞分泌的酶有的以酶原的形式排出,如胰蛋白酶原和胰糜蛋白酶原,他们排入小肠后被肠肽酶激活成为有活性的酶。腺细胞还分泌一种胰蛋白酶抑制因子,可防止胰蛋白酶原在胰腺内被激活而消化胰腺组织本身所致急性胰腺炎。

2. 内分泌部 内分泌部又称胰岛,是散在外分泌部之间的内分泌细胞团。多见于胰尾部,在 HE 染色切片中胰岛细胞着色浅,难以分类,用特殊染色法可分为 A、B、D 和 PP 四种细胞。A 细胞约占 20%,分泌胰高血糖素,可促进肝细胞内糖原分解,使血糖升高。B 细胞占 70%,分泌胰岛素,可促进糖原合成和葡萄糖的利用,使血糖含量减少。两者的协调作用维持了血糖的稳定。胰岛素缺乏时,糖的正常代谢受阻,血糖升高,并从尿中排出,称糖尿病。D细胞占5%,散在于A、B细胞之间,分泌生长抑素,可抑制A、B、PP细胞的分泌功能。PP细胞分泌胰多肽,有抑制胃肠运动、减弱胆囊收缩等功能。

三、呼吸系统

(一)气管和支气管的组织结构

气管和支气管的管壁均由黏膜、黏膜下层和外膜组成。

1. 黏膜 上皮为假复层纤毛柱状上皮,柱状细胞游离面有密集的纤毛,纤毛有规律地向咽侧摆动,可清除吸入气体中的尘粒、细菌等异物;杯状细胞较多,其分泌物参与形成管壁的黏液屏障。固有层为富含弹性纤维的疏松结缔组织,有较多浆细胞和淋巴细胞等,浆细胞合成的IgA,与上皮细胞产生的分泌片结合形成分泌性IgA(SIgA),释放入上皮表面,可破坏外来抗原,抑制细菌繁殖和病毒复制。缺少这种免疫球蛋白的人群易发生呼吸道感染。

2. 黏膜下层 由疏松结缔组织组成,与固有层无明显分界,含血管、淋巴管、神经及较多混合腺,腺体与杯状细胞分泌的黏液黏附吸入气体中的颗粒物质。

3. 外膜 由"C"字形透明软骨和结缔组织构成,使管壁保持通畅。缺口处有平滑肌和弹性组织。

(二)肺的组织结构

肺表面覆以被膜(胸膜脏层)。肺分实质和间质两部分,肺实质包括肺内逐级分支的支气管和大量肺泡,间质为肺内结缔组织、血管和神经等。肺实质分导气部和呼吸部,从叶支气管至终末细支气管为肺内导气部,终末细支气管以下分支为肺呼吸部,包括呼吸性细支气管、肺泡管、肺泡囊和肺泡。每个细支气管连同它的分支至肺泡组成一个肺小叶,是肺的结构单位,也是肺内疾患病理变化的基础。

1. 导气部 管壁结构随分支而管径变小,管壁变薄,其变化规律是:上皮由假复层纤毛柱状上皮渐变为单层柱状上皮;杯状细胞和腺体逐渐减少,最后消失;软骨为不规则片段,渐减少至消失;而平滑肌则相对增多,形成完整环形平滑肌层,在自主(植物)神经支配下收缩或舒张,以调节进出肺泡的气流量,在支气管哮喘等病理情况下,平滑肌发生痉挛性收缩,可导致呼吸困难。

2. 呼吸部 呼吸性细支气管管壁上有肺泡开口,开始具有气体交换功能。肺泡管有较多的肺泡开口使管壁不完整,仅在相邻肺泡开口之间见单层立方或扁平上皮,上皮下为薄层结缔组织和少量平滑肌呈结节状膨大。肺泡囊是数个肺泡共同围成的囊泡状结构。肺泡是气体交换的场所,为半球形小囊,是肺进行气体交换的地方,肺泡壁很薄,由肺泡上皮及基膜组成,相邻肺泡间仅有少量结缔组织,称肺泡隔,含丰富毛细血管网和弹性纤维。在同一肺小叶内,相邻肺泡之间有小孔相通,称肺泡孔,当某个终末细支气管或呼吸性细支气管阻塞时,可通过肺泡孔建立侧支通气。但在肺部感染时肺泡孔也是炎症扩散的渠道。

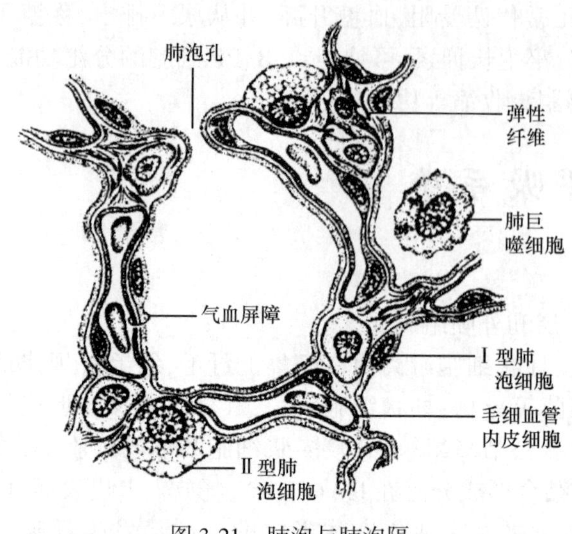

图 3-21 肺泡与肺泡隔

(1) 肺泡上皮:有Ⅰ型肺泡细胞和Ⅱ型肺泡细胞两种。Ⅰ型肺泡细胞:细胞扁平,表面光滑,覆盖 95% 的肺泡表面,参与构成气血屏障。Ⅱ型肺泡细胞:细胞呈立方或圆形,胞质着色浅,散在于Ⅰ型细胞之间,是一种分泌细胞,可分泌表面活性物质,覆盖于肺泡上皮表面,有降低肺泡表面张力的作用,防止肺泡塌陷和肺泡过度扩张。

(2) 气血屏障:肺泡与血液间气体分子交换所通过的结构。包括:肺泡表面液体层、Ⅰ型肺泡细胞及基膜、薄层结缔组织、连续毛细血管基膜和内皮(图 3-21)。

案例 3-4

患者,女性,2 岁。3 天前出现发热、咳嗽,为阵发性单声咳,初为干咳,后咳少量黄色痰液,无传染病接触史。精神尚可,呼吸平稳,浅表淋巴结不大,咽无充血,双肺呼吸音粗,可闻及干性啰音。外周血象偏高,胸部正位 X 线片示双肺纹理增粗。

问题

1. 你判断该患者的肺部疾病是否已波及到肺泡?
2. 双肺纹理增粗意味呼吸道的导气部还是呼吸部的结构发生变化?

四、泌尿系统

泌尿系统由肾、输尿管、膀胱和尿道组成。肾实质由大量肾单位和集合管构成。肾单位是肾脏生成尿液的基本功能单位,每个肾单位包括一个肾小体和一条与它相连的肾小管。

(一) 肾单位

肾单位由肾小体和肾小管组成(图 3-22)。

1. 肾小体 是肾单位中负责过滤血浆的部位,为圆球形,由血管球和肾小囊组成。肾小体有两极,微动脉进出的一端为血管极,与其相对的一端与肾小管相连,称尿极。

(1) 血管球:是入球微动脉与出球微动脉之间的毛细血管弯曲盘绕而成。毛细血管为有孔型,内皮外有完整的基膜,毛细血管间有一种球内系膜细胞,具有吞噬、清除血液滤过时残留在血管基膜上的大分子物质以及参与基膜的修复和更新的作用。入球微动脉比出球微动脉短而粗,使血管内保持较高的压力。

(2) 肾小囊:是肾小管的起始部膨大凹陷而成的杯状双层囊。外层为壁层由单层扁平上皮构成,在尿极处与近端小管上皮连续。内层为脏层,紧包在毛细血管外,由有突起的足细胞构成。足细胞体积大,伸出几个大的初级突起,每个初级突起伸出许多指状次级突起,紧贴在毛细血管基膜外面,相邻小突起互相穿插形成栅栏状,突起间裂隙被裂孔膜封闭。

血管球毛细血管的有孔内皮、基膜、足细胞裂孔膜这三层结构称为滤过膜或滤过屏障(图 3-23),是肾小体形成滤液(原尿)的组织学基础。血液流经肾血管球时,除血细胞和大分子物质以外,大部分血浆经此滤过膜进入肾小囊形成原尿,滤过膜对大分子物质的选择通透性是由其结构特征所决定的。滤过膜受到破坏,可导致蛋白质和红细胞漏出,形成蛋白尿或血尿。

2. 肾小管 由近端小管、细段和远端小管组成。

(1) 近端小管:是肾小管最粗最长的一段,由曲部和直部构成。近曲小管管腔小而不规则,细胞为立方形,细胞界限不清,游离面有刷状缘,基底部有纵纹。电镜下观察,刷状缘为细长而密集的微绒毛,纵纹是基底部的质膜内褶和线粒体,细胞侧面有相互交错的侧突。这些结构扩大了细胞的表面积,有利于近端小管的重吸收作用。原尿中绝大部分葡萄糖、氨基酸、水和无机盐等在此被重吸收。近直小管构成髓袢降支的粗段,其结构不如近曲小管发达。

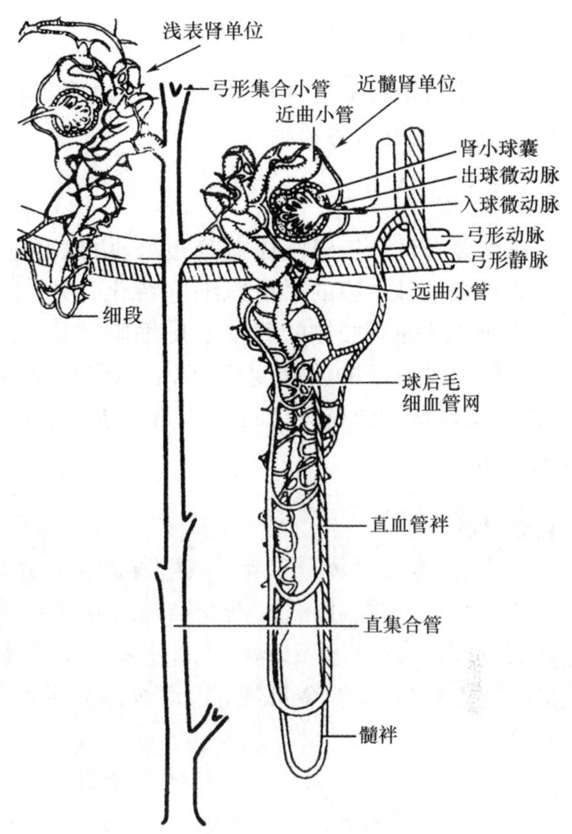

图 3-22 肾单位结构模式图

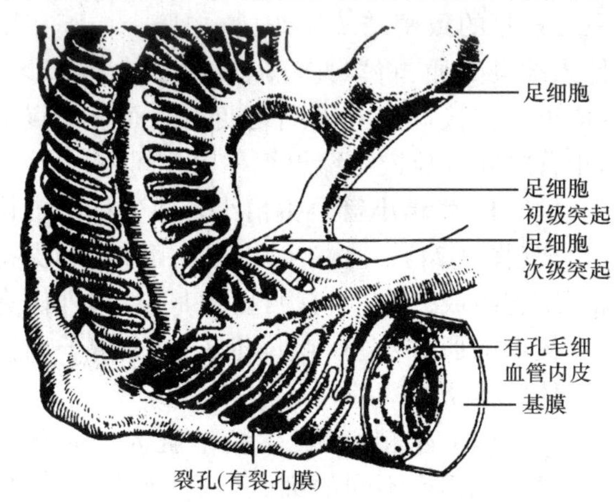

图 3-23 肾小体足细胞与毛细血管超微结构模式图

(2) 细段:细段与近端小管直部和远端小管直部共同构成 U 字形的髓袢。其管径由单层扁平上皮组成,有利于水和电解质透过。

(3) 远端小管:也分为直部和曲部。管腔较大而规则,细胞立方形,细胞表面无刷状缘,基底部纵纹明显。电镜下观察,细胞游离面有少而短的微绒毛,基底部质膜内褶发达,线粒体更多。远端小管的直部构成髓袢的升支粗段。远端小管的质膜上有丰富的钠泵,具有重吸收钠及分泌氢、氨等功能。

(二) 集合小管

集合小管由弓形集合小管、直集合小管和乳头管组成。集合小管上皮细胞呈立方形，胞质着色浅，细胞分界清晰。

(三) 球旁复合体

球旁复合体位于肾小体血管极处，由球旁细胞、致密斑和球外系膜细胞构成。球旁细胞由入球微动脉中膜的平滑肌细胞特化，形成上皮样细胞，能分泌肾素。致密斑由远曲小管靠近肾小体血管极侧的管壁上皮细胞特化，呈高柱状，细胞核密集呈斑状隆起。能感受远曲小管内钠离子的浓度变化，调节球旁细胞肾素的分泌。球外系膜细胞位于入球微动脉、出球微动脉和致密斑之间的三角区内，其功能可能在肾小球旁器的功能活动中起信息传递作用。

案例 3-5

患者，男性，8 岁。水肿、尿少、血尿 3 天就诊。病史特点：半月前有化脓性扁桃体炎病史。3 天前双眼睑水肿，渐及颜面及双下肢，尿少、尿色加深，呈浓茶色，2 天前小便发红，呈洗肉水样，尿量更加减少，伴头痛。临床特点：血压偏高，双眼睑水肿，扁桃体增大，肾区叩击痛(+)。尿常规：色黄，潜血(+)，蛋白(++)，红细胞布满视野，并见到管型。

问题

1. 水肿和尿少意味着身体哪一个器官出现异常？
2. 蛋白尿和血尿提示肾组织遭到什么样的破坏？你能对此患者做出何诊断？

五、生殖系统

(一) 睾丸

睾丸表面被覆浆膜(鞘膜脏层)，深部为一层较厚的致密结缔组织，称白膜。白膜在睾丸后缘增厚形成睾丸纵隔，纵隔的结缔组织伸入睾丸实质，将睾丸分隔成约 250 个锥形小叶，小叶内含 1~4 条细长弯曲的生精小管，生精小管在接近睾丸纵隔处变为短而直的直精小管，然后进入睾丸纵隔吻合成睾丸网。生精小管之间的疏松结缔组织称睾丸间质。

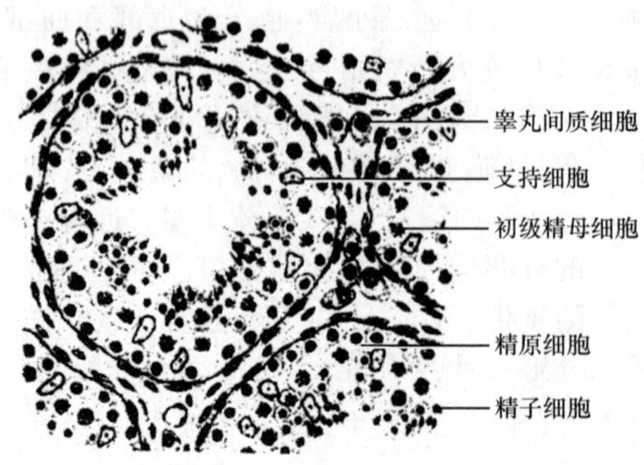

图 3-24 生精小管与睾丸间质

1. 生精小管 生精小管由生精上皮构成(图 3-24)。生精上皮由生精细胞和支持细胞组成，上皮下有明显的基膜，其外侧有梭形的肌样细胞，收缩时有助于精子和液体的排出。

(1) 生精细胞：生精细胞为一系列发育分化程度不同的细胞，从青春期开始，生精细胞不断发育成精子，故在生精小管管壁中可见处于不同发育阶段的生精细胞。包括：精原细胞、初级精母细胞、次级精母细胞、精子细胞和精子。它们按发育的顺序自生精上皮基膜向管腔依次嵌附在支持细胞的侧面。

精子形似蝌蚪，长约 60μm，分头、尾两部。头部为浓缩的细胞核，核前 2/3 有顶体覆盖，内含多种酶类。当精子遇到卵子时，顶体酶释放，溶解卵细胞外围的放射冠及透明带，以便进入卵细胞内。尾部是精子的运动装置，由中心粒、"9+2"排列微管构成轴丝，外包线粒体鞘，为精子提供运动的能量。

(2) 支持细胞：支持细胞呈不规则锥体状，从生精小管基底一直伸达腔面，核卵圆形，着色浅，核仁明显，切片难以看清轮廓。相邻支持细胞基部以侧突相紧贴，形成紧密连接，与生精小管基膜、结缔组织和毛细血管内皮及基膜组成血-睾丸屏障，阻止某些物质进出生精上皮，形成并维持有利于精子发生的微环境。支持细胞还有分泌雄激素结合蛋白，吞噬精子形成时的残余体，支持、营养和保护生精细胞等功能。

2. 睾丸间质　生精小管之间的结缔组织称睾丸间质。内有间质细胞，多成群分布，圆形或多边形，呈嗜酸性，核大而圆，染色质少，其功能主要分泌雄性激素。雄性激素可促进男性生殖器官发育，精子发生与形成，促进和维持男性的第二性征。

(二) 卵巢

卵巢表面覆盖一层扁平或立方上皮，上皮下方有薄层结缔组织，称白膜。卵巢实质分为皮质和髓质两部分。皮质在周围，主要有不同发育阶段的卵泡(图 3-25)；髓质位于中央，由疏松结缔组织构成。血管、神经进出卵巢的部位为卵巢门部，有门细胞，可分泌雄激素。

1. 卵泡的发育和成熟　出生时，两侧卵巢约含 100 万~200 万个原始卵泡。到青春期约有 4 万个，从青春期至绝经期 30~40 年的生育时期内，卵巢在促性腺激素作用下，每月约有 15~20 个卵泡生长发育，但一般只有一个卵泡发育成熟。卵泡在成熟过程中逐渐靠近卵巢表面，大约 14 天左右成熟而排卵。女性一生共排卵约 400~500 个，其余的卵泡在发育不同阶段，先后退化为闭锁卵泡。卵泡是由中央一个较大的卵母细胞和周围一些卵泡细胞组成。在卵巢内历经原始卵泡、生长卵泡和成熟卵泡等几个生长发育阶段。

(1) 原始卵泡：位于卵巢皮质浅部，数量多，体积小。由中央一个初级卵母细胞和周围单层扁平的卵泡细胞组成。初级卵母细胞是胚胎时期由卵原细胞分裂分化而来，出生后，初级卵母细胞处于第一次成熟分裂的前期，到排卵前才完成第一次成熟分裂。

(2) 生长卵泡：包括初级卵泡和次级卵泡两个阶段。初级卵泡主要变化包括：初级卵母细胞体积增大，卵泡细胞由单层扁平变为立方形或柱状，并增殖成多层。卵母细胞和卵泡细胞之间出现透明带，它是卵泡细胞和初级卵母细胞共同分泌形成的。次级卵泡体积进一步增大，卵泡细胞层数增多，并在卵泡细胞之间出现大小不等的腔隙，并逐渐融合成一个大的腔隙，称为卵泡腔。腔内充满卵泡液，由卵泡细胞分泌液和卵泡膜血管渗出液组成。随着卵泡液的增多及卵泡腔的扩大，卵母细胞被推向卵泡的一侧，并与周围的卵泡细胞一起突向卵泡腔，形成卵丘。紧贴透明带的一层柱状卵泡细胞呈放射状排列，称放射冠。分布在卵泡腔周围的卵泡细胞构成卵泡壁，称为颗粒层。卵泡周围的结缔组织形成卵泡膜，内层毛细血管丰富，细胞较多，参与合成雌激素，外层胶原纤维较多。

(3) 成熟卵泡：卵泡发育的最后时期。卵泡体积很大，并向卵巢表面突出。排卵前 36~48 小时初级卵母细胞完成第一次成熟分裂，产生 1 个次级卵母细胞和 1 个很小的第一极体。

2. 排卵和黄体形成 成熟卵泡破裂，卵母细胞及周围的透明带和放射冠随同卵泡液一起自卵巢排出的过程，称为排卵。排卵时间约在月经周期的第 14 天。排卵后残存的卵泡发育为一个体积较大并含丰富血管的内分泌细胞团，新鲜时呈黄色，称黄体。它包括粒黄体细胞和膜黄体细胞。粒黄体细胞由颗粒层细胞分化而来，膜黄体细胞由卵泡膜细胞分化形成。黄体细胞可分泌孕激素和雌激素。若排出的卵未受精，黄体维持 12～14 天后退化、变性、纤维化而转变成白体。若排出的卵受精，黄体继续长大，发育成妊娠黄体，一直维持到妊娠5～6 个月，以后也退化为白体。

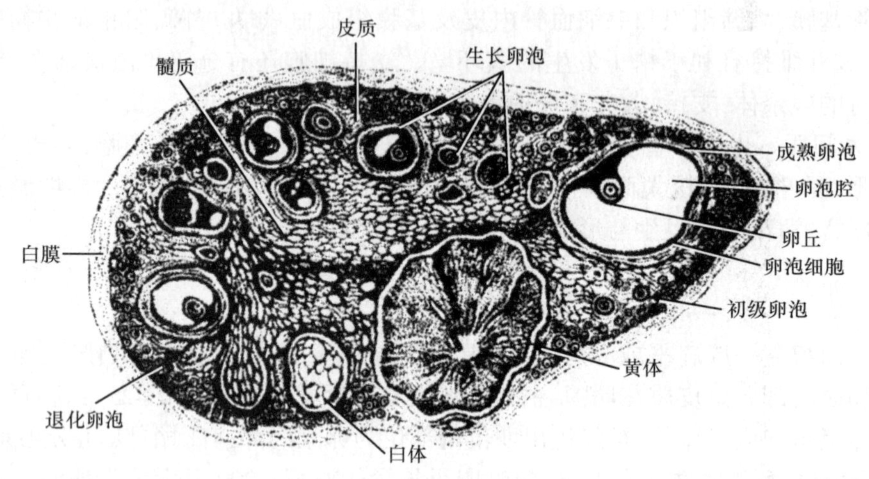

图 3-25 卵巢结构示意图

（三）子宫

1. 子宫壁的组织结构 子宫壁很厚，由内膜、肌层和外膜组成(图 3-26)。子宫内膜由单层柱状上皮和固有层构成，含丰富血管和子宫腺。子宫内膜可分为两层，靠近子宫腔的一层较厚称功能层，此层受卵巢激素的影响有周期性的改变与剥脱；靠近肌层的一层较薄为基底层，当功能层脱落后由此层修补。肌层为很厚的平滑肌，此层具有很大的伸展性，妊娠时平滑肌细胞体积增大和增长，以适应妊娠需要。分娩时，子宫平滑肌有节律收缩，成为胎儿娩出的动力，还可压迫血管，制止产后出血。子宫外膜在子宫体和子宫底为浆膜，其余为纤维膜。

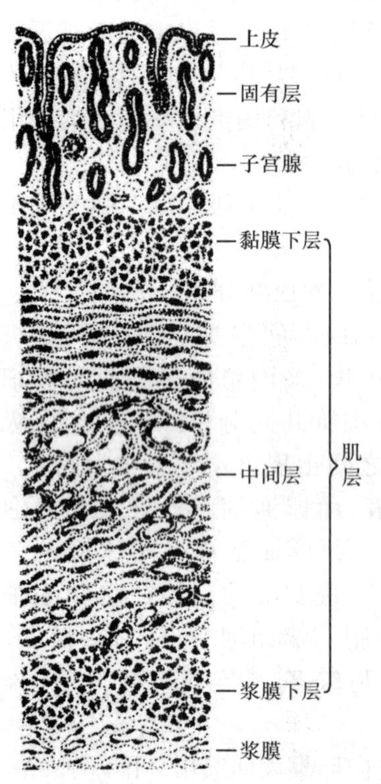

图 3-26 子宫壁的组织结构

2. 子宫内膜的周期性变化 女性从青春期开始，在整个生育年龄期间，生殖器官和子宫内膜呈现周期性变化。自青春期开始，在卵巢分泌的雌激素和孕激素作用下，子宫内膜周期性出现剥脱、出血、修复和增生的过程称为月经周期。月经周期中子宫出血的现象称为月经。月经周期的长短因人而异，平均 28 天左右。月经周期中依照子宫内膜的变化，可将月经周期分为三个期：

(1) 月经期：此期由月经来潮到月经停止，相当于月经周期的第 1～4 天。如卵子未受精，黄体逐渐萎缩变成白体，雌激素、孕激素分泌减少，子宫内膜失去雌激素和孕激素的支持而脱落，血管破裂出血，经血量约50~200ml。随后又进入下一次月经的增殖期，周而复始。

（2）增生期：此期的时间由月经停止日开始到卵巢排卵日为止，相当于月经周期的第5~14天。此期中卵泡逐渐发育、成熟，并分泌雌激素。雌激素使月经后的子宫内膜修复增生，内膜的血管和腺体增多增长，呈增殖型变化，但此时的腺体无分泌功能。在此期末卵泡成熟发生排卵，此期也称卵泡期。

（3）分泌期：此期由排卵日起到月经到来之前止，相当于月经周期的第15~28天。在此期内排卵后卵泡发育成黄体。黄体分泌的雌激素和孕激素使子宫内膜显著增生，血管、腺体进一步增长，腺体分泌含糖原的黏液，子宫内膜腺体的分泌活动是本期的特点。这个特点为受精卵的植入准备了良好的条件，此期也称黄体期。

案例3-6

患者，女性，45岁。两年前开始出现月经量增多，较以往月经量增加一半以上，有血块，伴痛经。近年来每次月经经期延长至10天左右，一个月前自觉下腹有一肿块，如小孩头大小。体检：贫血貌，子宫如怀孕20周大小，不平，可触及多发结节。B超显示子宫增大，形态失常。患者近半年来，时有尿频，多次检查尿常规正常，偶有便秘。体重无明显变化。诊断为子宫肌瘤。入院行全子宫切除手术。

问题

1. 你知道该病的组织学基础吗？
2. 该患者经子宫切除后是否就失去了女性的生理特征？为什么？

第5节　人胚发生和早期发育

人体胚胎学是研究个体发生、发育及其机制的科学。其研究内容包括生殖细胞发生、受精、胚胎发育、胚胎与母体关系、先天性畸形等。人体胚胎在母体子宫中的发育生长过程历经38周（约266天），可分三个时期：①从受精到第2周末为胚前期。②从第3周至第8周末为胚期，此期末人胚各器官系统与外形发育初具雏形，此时只有3厘米长，重2.27克，堪称“袖珍人”。③从第9周至出生为胎期，此期的胎儿逐渐长大，各器官系统继续发育成形，并逐渐出现生理功能活动。

人体发生及其早期发育是指从受精卵至第8周末的发育时期，即胚前期和胚期，其内容包括生殖细胞的形成、受精、卵裂和胚泡形成；囊胚植入和胚层形成；胚层分化；胎膜胎盘形成。

个体出生后，许多器官的结构和功能以及个体的外形、体积等还要历经长时期的继续发育和生长。个体出生后至衰老死亡这一过程可分为婴儿期、儿童期、少年期、青春期、成年期和老年期。研究出生前和出生后生命全过程的科学称为人体发生学。

一、生殖细胞和受精

（一）生殖细胞

生殖细胞又称配子，包括精子和卵子，均为单倍体细胞。自青春期开始，在男性生殖器官中发育成熟的精子，获得定向运动能力，但尚无释放顶体酶、穿越放射冠和透明带的能力。这是因为精子头部覆盖一层来自精液的糖蛋白。精子通过女性生殖管道时，该糖蛋白被去除，精子才能获得受精能力。卵子从卵巢排出时没有成熟，它处于第二次成熟分裂中期，受精时，精子进入卵细胞后才完成第二次成熟分裂成为成熟的卵子。如不受精，卵子不能成熟，于排卵后 12~24 小时退化。一个初级卵母细胞经两次减数分裂只形成一个卵子。

（二）受精

发育成熟并获能的精子与卵子相互融合形成受精卵（合子），融合的过程称为受精。受精的部位发生在输卵管的壶腹部（图 3-27）。

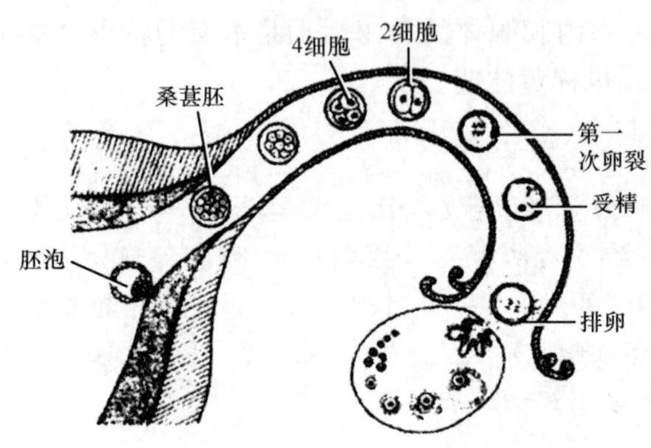

图 3-27 排卵、受精、卵裂和胚泡形成示意图

正常成年男性每次射出精液约 2~5ml，内含精子约 3 亿~5 亿个。发育正常的精子和卵子需在限定时间内相遇才能达到受精目的，一般是卵子排卵后 24 小时内，精子进入女性生殖管道 20 小时内。从卵巢排出的卵子表面有透明带和放射冠。受精时，精子释放顶体酶，溶解放射冠和透明带。精子的细胞核和细胞质进入卵细胞内。当第一个精子进入卵子后，透明带结构发生改变，使其余精子不能进入卵子内。保证了人类受精为单精受精，形成二倍体的受精卵（图 3-28）。因此，受精有着重要的意义：①激发了卵裂。②恢复二倍体细胞。③决定了性别。

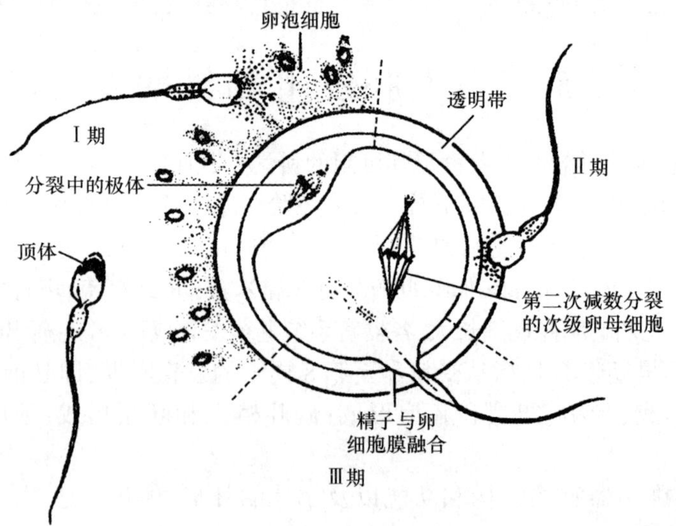

图 3-28 精子受精过程示意图

案例 3-7

患者，女性，31 岁，职员。结婚 6 年未曾怀孕，于 2003 年 8 月 18 日就诊。主诉：有正常性生活，月经周期 35~50 天，每次行经 4~5 天，经量少，经前两侧乳房胀痛，形体肥胖，大小便正常，有腰骶部坠胀痛，末次月经 2003 年 8 月 10 日。B 超示：子宫形态大

小正常。子宫输卵管碘油造影:右侧输卵管峡部阻塞,左侧附件增粗。经输卵管通畅及管内注药等抗感染治疗。随访一年见效。

问题

该患者是什么病?上述的现象能用所学知识解释吗?

二、胚泡形成和植入

(一)卵裂和胚泡形成

受精卵形成后从输卵管逐渐向子宫腔运行,同时不断进行细胞分裂(图3-28)。受精后第3天,受精卵分裂形成12~16个细胞时称桑葚胚。当桑葚胚继续分裂形成100多个细胞时,细胞之间逐渐出现腔隙并相互融合成一个大腔,此时的桑葚胚改称胚泡。胚泡的壁称滋养层,中央的腔称胚泡腔,胚泡腔的一侧有一群细胞紧贴滋养层称内细胞群。人胚将由内细胞群的细胞发育演变形成。

(二)植入

胚泡于受精后第4天到达子宫腔,此时其外围的透明带溶解消失,胚泡内细胞群侧的滋养层逐渐与子宫内膜接触。滋养层细胞释放水解酶溶解子宫内膜形成1mm缺口,使胚泡得以埋入子宫内膜中。胚泡逐渐埋入子宫内膜的过程称植入或着床。植入开始于受精后的第5~6天,第11~12天完成。在植入过程中,滋养层细胞和内细胞群细胞都在增殖和演变。滋养层细胞迅速分裂增殖,分化形成了胚外中胚层、细胞滋养层和合体滋养层三层结构,并逐渐向外突起形成绒毛,这时滋养层改称为绒毛膜。

植入时的子宫内膜处于月经周期的分泌期,其在胚泡植入后血液供应更充足,子宫腺分泌更旺盛,因而改称为蜕膜。根据其与胚胎的关系,将蜕膜分为基蜕膜、包蜕膜、壁蜕膜三部分。以后,基蜕膜参与构成胎盘,包蜕膜、壁蜕膜参与构成衣胞。植入时,若母体内分泌功能失调或受药物干扰,或胚泡未能准时到达子宫腔,或透明带未准时消失,或子宫腔内有异物干扰(如节育器),均可阻碍胚泡的正常植入(图3-29)。

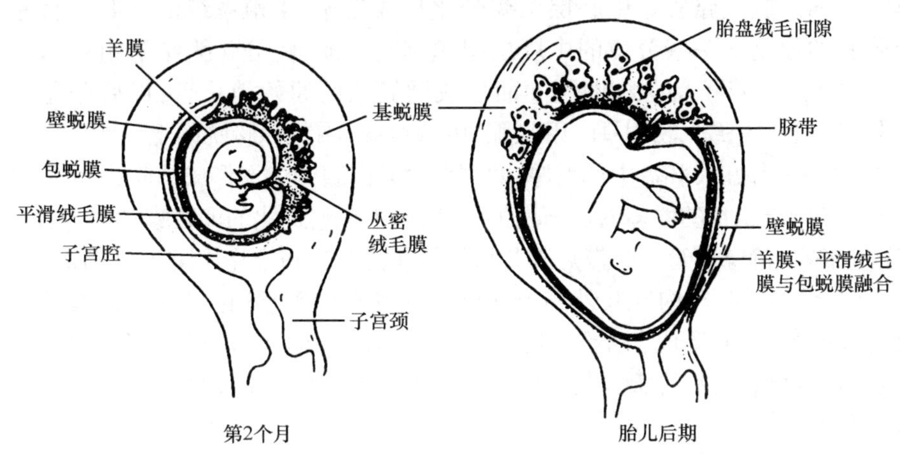

图3-29　蜕膜与胎盘

通常胚泡植入在子宫体或底部。若植入在子宫颈管内口处将会形成前置胎盘,分娩时可出现胎盘早期剥离,引起宫内大出血或难产。若植入在子宫以外部位,称宫外孕。宫外孕以输卵管妊娠最常见,偶见于子宫阔韧带、肠系膜,甚至卵巢表面等处(图 3-30)。

三、胚层形成与分化

在胚泡植入过程中(即受精后第 2 周),内细胞群细胞逐渐增殖形成一层立方形细胞构成的下胚层和一层柱状细胞构成的上胚层,此时,上、下胚层紧贴,形似圆盘状称为胚盘。继而上胚层上方出现羊膜腔,下胚层下方出现卵黄囊。至第 3 周初,上胚层细胞增殖并迁移到上、下胚层之间,扩展形成胚内中胚层。随后,上胚层细胞继续迁移形成内胚层并替换下胚层,上胚层改称外胚层。至第 3 周末,形成内、中、外三个胚层的胚盘。三个胚层均来自于上胚层。胚盘是发育演变形成人体的原基(图 3-31)。

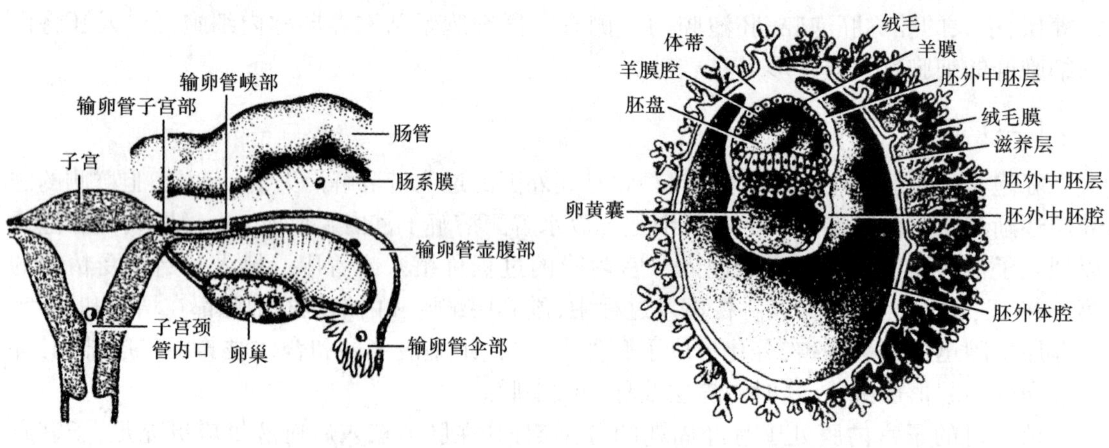

图 3-30 异位植入

图 3-31 第 3 周初的胚剖面模式图

外胚层最初形成了神经管,神经管以后发育演变形成脑和脊髓以及视网膜、松果体等。其余外胚层形成各种神经节以及体壁,皮肤的表皮,口腔、鼻腔、肛门的上皮,牙釉质,角膜上皮,晶体状,内耳膜迷路等。中胚层主要分化形成泌尿、生殖系统的主要器官原基,还有心、胸、腹膜腔的原基。一些分散的中胚层组织称间充质,将分化为结缔组织、骨骼、血管、肌组织等。内胚层随着胚盘向腹侧包卷而形成圆筒状的原始消化管,以后分化形成消化、呼吸系统器官的上皮组织以及中耳、甲状腺、甲状旁腺、胸腺和膀胱的上皮组织。

在各器官原基形成时,胚盘中部增厚,两侧变薄并向腹侧包卷形成圆筒状胚体。胚体突向羊膜腔。羊膜腔随着羊水的增多而逐渐增大,羊膜向下包卷退化的卵黄囊和体蒂,逐渐形成脐带。脐带内有脐动、静脉血管。脐带是胎儿从母体获得营养和排除代谢产物的唯一通道。

从第 3 周至第 8 周末,内、中、外三个胚层细胞发生增殖、分化、迁移、汇聚重组、部分细胞退化死亡等程序,逐渐形成各系统器官雏形,并初具人体外形。此时期的胚胎发育对外界环境因素非常敏感,某些有害因素,如病毒、药物、射线等易通过母体干扰胚胎发育,导致先天畸形的发生。

四、胎盘的结构与功能

（一）胎盘的形成

胚胎植入完成后，滋养层细胞分化发育形成绒毛膜。早期绒毛膜的绒毛分布均匀，后来与基蜕膜相贴的绒毛由于血供丰富，分支茂盛，称丛密绒毛膜。而与包蜕膜相贴的绒毛因血供不足而逐渐退化，形成无绒毛的平滑绒毛膜。

胎盘由胎儿的丛密绒毛膜和母体的基蜕膜组成，呈圆盘状。足月胎儿的胎盘重约500g，直径约15~20cm，平均厚度为2.5cm。胎盘的胎儿面光滑，表面覆盖有羊膜，中央或近中央处附着脐带，可见胎儿脐动、静脉血管的分支分布于绒毛膜内。胎盘的母体面粗糙，有15~30个微凸的胎盘小叶。

（二）胎盘的结构与功能

在胎盘内，胎儿丛密绒毛膜的绒毛干浸入基蜕膜中，每个绒毛干分支形成许多绒毛。绒毛内有脐动、静脉血管的分支，即为绒毛毛细血管。由于绒毛表面的合体滋养层溶解母体子宫基蜕膜组织，使绒毛周围形成绒毛间隙，基蜕膜中的螺旋动脉也因之破裂，母体血液流入绒毛间隙，绒毛浸泡在绒毛间隙的母血中（图3-32）。

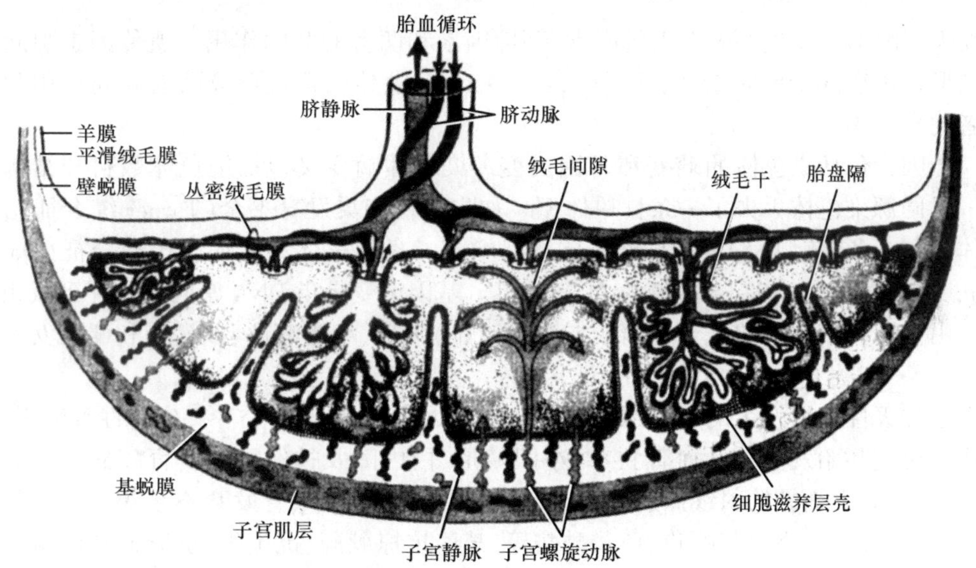

图3-32　胎盘的结构和血循环模式图

可见，胎盘内有母体和胎儿两套血液循环。母体的动脉血由子宫基蜕膜的螺旋动脉流入绒毛间隙，经物质交换后，经子宫基蜕膜的静脉回流入母体。胎儿血经脐动脉及其分支流入绒毛毛细血管内，与绒毛间隙中的母体血进行物质交换后，汇入脐静脉返回胎儿体内。胎儿血与母体血并不相混，它们可以进行物质交换，但并不直接相通，两者间隔以胎盘膜（胎盘屏障）。早期胎盘膜由合体滋养层、细胞滋养层和基膜、薄层绒毛结缔组织及毛细血管内皮和基膜组成。胚胎发育后，滋养层细胞逐渐退化消失，胎儿血与母体血之间仅隔以绒毛毛细血管内皮和基膜，更有利于两者间进行物质交换。胎儿通过胎盘从母体血中获得

O_2 和营养物质，同时排出 CO_2 和代谢产物。某些药物、病毒和激素等，可以透过胎盘膜进入胎儿体内影响胎儿的发育。因此孕妇用药需慎重，尤其是妊娠早期即受精后的 3~8 周，此时期为致畸易感期，用药需特别谨慎，并要注重预防病毒感染。

胎盘除了物质交换的功能外，还有内分泌功能，能分泌多种激素，如：人绒毛膜促性腺激素、人绒毛膜促乳腺生长激素、孕激素和雌激素。人绒毛膜促性腺激素在妊娠第 2 周开始分泌，第 8 周达高峰，以后逐渐下降。临床上检测孕妇血和尿中激素水平，可作为早期妊娠的诊断依据。雌、孕激素于第 4 个月开始分泌，此时卵巢黄体逐渐退化，胎盘产生的雌、孕激素可维持妊娠直至胎儿分娩。

五、先天性畸形

先天性畸形是一类由胚胎发育异常引起的，以形态结构异常为主要特征的先天性疾病，其外形的异常在出生时可见到。出生缺陷是指胚胎发育紊乱而引起的结构、功能、代谢、精神、行为和遗传等方面的异常。研究出生缺陷和先天性畸形发生的原因、机制和防治方法的科学称畸形学。先天性畸形的发生率一般在 1%~2% 左右。畸形的发生与父母年龄有关。一般认为，母龄大于 35 岁，父龄大于 40 岁，畸形为正常生育年龄组的 3~4 倍。

（一）先天性畸形的发生原因

先天性畸形的发生原因有遗传因素、环境因素和两者的共同作用。遗传因素引起的先天性畸形约占全部畸形的 25%，环境因素约占 10%，遗传因素与环境因素共同作用和原因不明者约占 65%。

遗传因素包括染色体的畸变和基因突变。染色体畸变又包括染色体数目和结构的改变。一对同源染色体丢失了一条称单体型。如先天性卵巢发育不全（Turner 综合征），其性染色体少了一条，核型为 45，XO；染色体数目增多一条称三体型。如唐氏综合征（Down 综合征），其 21 号染色体多了一条，为 21 三体型。基因突变是指 DNA 密码碱基序列或组成的改变。由基因突变引起的先天性畸形如：多指（趾）畸形、小头畸形、多囊肾和睾丸女性综合征等。

引起先天性畸形发生的环境因素统称为致畸因子，主要有 5 类。①生物性致畸因子：如风疹病毒可使胚胎发生动脉血管狭窄、小眼畸形、白内障及神经系统发育障碍等。②物理性致畸因子：如大剂量的射线照射可引起胎儿小头、智力低下、骨发育不全等。③药物性致畸因子：如抗肿瘤药物氨基嘌呤、环磷酰胺等，某些抗惊厥药、抗生素、抗凝血和激素类药物等。例如，氨基嘌呤可引起无脑、小头及四肢畸形；孕期长期大剂量应用链霉素，可引起胎儿先天性耳聋；大剂量服用四环素可引起胎儿牙釉质发育不良，呈黄黑色。④化学性致畸因子：如工业的"三废"、农药、食品添加剂和防腐剂中都存在一些已确认的致畸化学物质。包括某些多环芳香碳氢化合物、亚硝基化合物、烷基和苯类化合物等。某些重金属如铅、汞、砷等以及某些农药如敌枯双等。⑤其他致畸因子：如孕期长期大量吸烟会引起胎儿体重明显低于不吸烟者，吸烟越多，胎儿体重越轻。孕妇过量饮酒会引起胎儿发育迟缓、小头、小眼、眼裂等先天性畸形。

多数先天性畸形都是遗传因素和环境因素相互作用而发生的。环境致畸因子通过引起染色体畸变和基因突变而导致先天性畸形。而胚胎的遗传特性会影响胚胎对致畸因子的易感程度，如同时怀孕的孕妇在一次风疹病毒流行中都受到了感染，但其新生儿有些出现畸形，有的却完全正常。

(二) 胚胎畸形的易发期

一般而言，胚胎发育的各个时期都可因致畸因子和遗传因素的作用，使某个环节受到干扰而发生畸形，但在胚胎发育的不同时期，发生畸形的敏感度不同。

受精后2周内的胚早期，胚胎的主要变化是卵裂、胚泡形成、植入和胚层形成。此期胚胎虽易受致畸因子影响，但很少发生畸形，因为严重受损的胚胎均死亡而流产。若仅少数胚胎细胞受害死亡，其他完好的细胞往往予以补偿，胚胎仍可正常发育而不出现畸形，故胚早期不属畸形易发期。

受精后3周起，尤其是从第4周初至第8周末的胚期，细胞增殖分化和迁移活跃，是形态发生和器官发育形成的关键时期，胚内部结构和外形的发育演变复杂而迅速。此时的组织结构和器官原基最易受到干扰而发生异常演变，故此时期是先天畸形的易发期。各器官、系统的发生和发育先后不一，它们的畸形易发期也先后不同。

胎儿期发育过程最长，此期躯体各部和器官生长迅速，各器官功能逐步分化成熟。此时虽也可受致畸因子影响，但较少发生肉眼可见的形态结构畸形，往往表现为微细结构和功能的异常。有的器官或系统其发生演变较晚或历时较长，如外生殖器的发生和中枢神经系统的发育等，它们在胎儿期若受到致畸因子的影响，仍有可能发生形态结构异常。

胚胎发育的全过程都是受基因调控的，诸多基因的表达相互影响、相互制约。先天畸形发生的机制，从根本上说是胚胎发育受外因和(或)内因的干扰，染色体上的基因单位发生突变，即DNA的核苷酸出现变化，如碱基缺失、颠倒或错误插入等，或DNA分子中的核苷酸顺序发生变化。如许多药物的致畸作用，就是药物干扰细胞DNA结构的完整性，进而影响RNA合成和蛋白质合成，最终导致畸形发生。

(三) 先天性畸形的预防

预防先天畸形的重要和有效措施是保护人类生存环境、减少和杜绝污染及先天性缺陷的筛查与预防。近年来，基因工程和细胞工程的研究进展迅速，基因克隆、基因打靶等技术的发展应用，必将逐步揭示各种先天畸形的发生机制，提高先天畸形的预防、早期诊断和治疗水平。要强调的是，开展全民健康教育更是一个减少先天畸形发生的重要环节。

先天性畸形一旦发生，会给个人、家庭、国家、社会带来严重的不良后果，治疗也十分困难，故预防其发生至关重要。先天性畸形的预防措施主要有：①孕前、孕后进行遗传咨询。②做好孕期保健，预防感染。③谨慎用药是孕妇防止药物致畸的主要途径，如果孕期中因治病必须应用致畸药，应中止妊娠。④戒烟、戒酒，被动吸烟并不亚于主动吸烟，应引起重视。孕妇过量饮酒易导致胎儿酒精中毒。⑤减少射线的照射，包括X射线和其他射线。胚体细胞对射线敏感度比成体细胞高得多，对母体无害剂量的照射就可能危及胎儿。

案例 3-8

一位 30 岁孕妇，先后发生四次流产。妇产科专家在检查中了解到，该孕妇两年内先后养了 10 只猫，并长期与猫接触，因此感染了弓形虫原虫，导致她发生多次流产。

问题

导致这种反复流产的病因学基础是什么？你了解这方面知识吗？

（四）生殖-发育工程与再生医学

随着生命科学研究和生物技术的快速进展，人类对动物和人体发育过程及其机制有了较深入的了解，并已经有能力在一定程度上干预甚至驾驭动物和人体的发育过程，从而更有效地治疗疾病，促进人类健康。人类有许多重大疾病属于细胞、组织、器官缺陷性疾病，如多种不育症、糖尿病、再生障碍性贫血、震颤麻痹、老年性痴呆（阿尔茨海默病）、白血病、心肌梗死、神经系统严重损伤甚至整个器官缺损等。传统的以服药或手术为主要手段的治疗方法对这些疾病往往很难或无法奏效，因而通常被视为“不治之症”。利用生物技术尤其是与生殖和发育过程相关的生物技术，可以为上述疾病的治疗开辟新途径。

生殖工程、细胞工程、发育工程（胚胎工程）与再生医学等正是这一类新兴的医学分支，是 21 世纪生物医学革命的曙光。

1. 辅助生殖技术 辅助生殖技术也叫人类生殖工程，是 20 世纪中后叶发展起来的帮助不育症夫妇实现生育或进行生殖保险等的一系列生物技术，包括人工授精、体外授精和胚胎移植、显微授精、胚胎遗传诊断和筛选、配子与胚胎的冷冻储存等。国家对辅助生殖技术进行严格的规范管理，实行技术和机构双准入制度，任何未经国家卫生行政部门批准的单位和个人不能从事该项目服务。

（1）人工授精：人工授精是用器械将精液或精子悬液输送入女性生殖道，是女子怀孕的辅助生育技术。使用丈夫精液的人工授精称夫精人工授精，适用于因生殖器异常或性功能障碍而不能正常性交者，或因丈夫精液质量异常而不能正常受精者。丈夫精液质量异常者（如精子数量少、活率低等）需先进行精子洗涤、活精子分离、浓缩等针对性处理而后进行人工授精；使用自愿者精液的人工授精适用于丈夫为无精子症的女子。人工授精还可以用于防止性连锁遗传病的发生，实现优生。

（2）体外授精与胚胎移植（试管婴儿）：体外授精与胚胎移植俗称试管婴儿技术，是复杂的生物高新技术，适用于因输卵管堵塞等原因而无法进行正常体内受精的不育症。

1）体外授精：①预测女子的排卵期，采用超声波导向阴道穿刺技术将卵子从卵巢中取出并进行体外成熟培养；收集丈夫（或自愿供精者）精液并进行体外获能。②将获能精子和成熟卵子一起共同培养即体外授精。上述过程中所用的培养液和培养条件均模拟体内受精所需的环境条件，因此精子和卵子可以像在体内一样受精。受精卵继续培养至可发育成早期胚胎（从 2 细胞至胚泡），后者可以直接进行胚胎移植或冷冻于液氮（−196℃）中长期储存。

2）胚胎移植：用特制的器械将体外发育的早期胚输送并安放于女子的输卵管或子宫内，移植胚可在子宫植入并发育成胎儿。胚胎移植要求子宫内膜的状态与胚胎发育同步。

（3）显微授精：利用显微注射技术将精子注射到卵周间隙或直接注射到卵母细胞内进行受精的技术，是试管婴儿技术的延伸，因此也称为第 2 代试管婴儿技术。

(4) 胚胎诊断和胚胎筛选:利用显微操作技术取出早期胚的个别卵裂球,用特异性基因探针与卵裂球染色体进行分子杂交,检测胚胎是否具有遗传缺陷,从而对胚胎进行筛选,选择遗传正常的早期胚作胚胎移植,以避免先天畸形发生。目前,主要在进行试管婴儿和显微授精时对移植前胚胎进行诊断(第3代试管婴儿技术),技术和应用均有待进一步发展。

(5) 配子和胚胎冷冻储存:运用一定技术将细胞在超低温冷冻状态下长期保存,细胞的结构、功能均不受破坏。需要时再将细胞从液氮中取出并解冻,细胞将恢复其原有的活性与功能。由于不同细胞的特点有差异,因此采用的冷冻防护液和冷冻程序也略有差别。利用这种方法长期保存精子、卵子和早期胚,一旦解冻复苏后,精子、卵子依然具有受精能力,早期胚可以恢复胚胎发育。目前,精子和早期胚的冷冻保存已发展成建立精子库和胚胎库。所谓精子库和胚胎库是在冷冻保存技术的基础上,建立一系列符合人类伦理原则和健康安全要求的科学、严格的管理制度而形成的精子和胚胎的保存服务机构。利用精子库和胚胎库,人们可以将精子或早期胚储存起来,用于治疗不育症或进行生殖保险。

2. 生殖细胞基因工程　这是生命科学的新兴研究领域,可望在21世纪得到较大发展。随着分子生物学尤其是人类基因组研究的进展,科学家期望利用诸如基因打靶等生物高技术对有遗传缺陷个体的生殖细胞进行基因改造,将有害基因敲除或将正常基因转入,利用这种“修理”过的配子进行受精而避免遗传病的传递。

(1) 转基因动物与医药产业:转基因动物是将外源基因转移并整合到动物基因组内而培育出的新型动物。转基因动物是在动物整体水平研究基因功能或利用基因表达产物的生物高技术。其技术路线是:①采用分子操作技术构建待转移的外源基因。②将外源基因转移至哺乳动物受精卵(体外受精或怀孕动物输卵管冲洗出的受精卵)。③将已转移入外源基因的受精卵或其发育成的早期胚进行胚胎移植。④对移植后分娩的动物取少量组织进行基因及其表达产物鉴定,确定外源基因已经整合并能表达。

(2) 转基因动物技术在生命科学、医药、农业等领域具有极广泛的应用价值,在医药领域主要的意义如下:①进行功能基因组学研究,如通过分析转入外源基因后所产生的新表型可发现基因的新功能,从而加深人类对自身健康与疾病本质的理解。②建立人类疾病的动物模型,用于研究疾病机制与防治措施。③将人类的相关基因转入动物受精卵,培育出与人体免疫原性相近转基因动物,为人类提供移植用的器官。④人体内的许多细胞因子、激素等生物活性物质对疾病具有治疗作用(如胰岛素治疗糖尿病等),传统的方法是从人血液中提取这些微量的生物活性物质制备药品,但花费昂贵且原材料来源极端困难。利用转基因动物技术,可将具有医疗作用的人生物活性物质的基因连接动物的乳腺表达启动子,制备转基因牛或羊,然后就可从牛或羊的乳液中分离得到大量珍贵的人生物活性物质。利用转基因动物制药可以大大降低生产成本,市场前景巨大,因此成为21世纪的朝阳产业。

3. 再生医学　再生医学是针对细胞、组织、器官缺陷性疾病的新兴医学分支。它通过研究组织和器官发生、构建、更新和修复的规律,并运用这些规律和多种手段促进组织、器官结构与功能的改善和恢复,包括细胞治疗、组织工程、原位诱导组织器官再生和医疗性克隆等。

细胞治疗是将结构功能正常的人体细胞作为“药物”输入患者体内,达到控制和治愈疾病的一种疗法,具有传统方法难以达到的作用。例如,糖尿病是威胁生命、危害社会的世界性重大多发病,据调查,2000年全球共有1.3亿糖尿病患者,其中1型糖尿病占多数。1型糖尿病的病理是患者胰岛B细胞病变,不能分泌足够量的胰岛素,致使患者血糖升高,尿液含糖,体内糖代谢紊乱,身体功能逐渐衰竭。传统疗法是每日注射胰岛素控制血糖,既给患者带来终身痛苦,且血糖水平难以控制,导致严重并发症甚至死亡。采用细胞工程的办法,为患者移植正常胰岛 B 细胞,使其在体内分泌胰岛素,则可望给予较根本的治疗。

提供移植细胞的方法可有多种:①利用捐献的人体或胚胎的器官分离细胞,此法因器官来源困难和移植后的异体免疫排斥问题而受到极大限制。②利用胚胎干细胞诱导分化。③利用成体干细胞转分化,利用患者自身的干细胞转分化或利用患者的体细胞进行医学克隆,是科学家目前努力探索的方向。

4. 干细胞和干细胞工程

(1) 干细胞:是指具有分化潜能的较原始的细胞,它可以不断分裂增殖,扶植自身,在一定条件下又可以分化为具有不同功能的其他细胞。人胚胎和成体内许多组织、器官存在着多种干细胞。根据分化潜能的大小,可将干细胞进一步区分为全能性干细胞、广能性干细胞和多能性干细胞等。从全能性干细胞到多能性干细胞,是干细胞逐级有序分化的结果。

(2) 胚胎干细胞:早期胚的许多结构和器官原基的细胞都具有干细胞的特点,如早期卵裂球既是全能性干细胞,每个细胞球都具有发育成完整胚胎的全部潜能。胚泡的内细胞群细胞是广能性干细胞,具有分化为全身所有种类细胞的广阔潜能。来源于早期胚,具有广阔分化潜能的干细胞称为胚胎干细胞。现已证明胚胎干细胞在体外可大量增殖,也能被诱导分化为各种细胞,如神经元,心肌、色素、上皮、脂肪、巨噬和内分泌细胞等。

目前已经确证成体中存在多种干细胞,如生殖干细胞、间充质干细胞、造血干细胞、神经干细胞、表皮干细胞、肝脏干细胞、肠干细胞等。这些干细胞长期保存于相应器官中,必要时可以不断增殖并分化出相应的功能细胞,以便适应各器官细胞更新或再生的需要。

(3) 干细胞工程:目前证明干细胞可以像普通细胞一样在体外进行培养、增殖、传代并保持干细胞特性。对干细胞进行体外培养、扩增建株并应用各种方法诱导其分化为专业化的功能细胞甚至进行遗传操作,以便对细胞分化、发育和功能等进行研究并进而推广至应用领域的技术,称为干细胞技术或干细胞工程。干细胞工程包括干细胞分离、提纯和鉴定,干细胞培养、扩增和建株,干细胞冷冻储存,干细胞定向诱导分化,分化细胞的鉴定与大规模培养等一系列技术。干细胞工程是当代生物高技术的前沿领域,有些局部领域正在走向产业化。

干细胞工程在医药领域具有广泛的用途:①进行细胞生物学和发育生物学研究,如培养制备干细胞进行分化调控等研究,对深入理解细胞直至个体的生物学行为及其调节、阐明生命现象及其本质有着重要科学价值。②作为医药研究模型,干细胞及其分化细胞的培养建株可提供生物学特性一致的大量细胞,用这样的细胞进行疾病研究模型特别是药效、药理研究模型,具有良好的作用。尤其是人的器官、细胞来源极端困难,用人的干细胞尤其是胚胎干细胞分化为某种器官制作研究模型,具有不可替代的重要价值。③进行细胞治疗,利用干细胞诱导分化为所缺陷的相应功能细胞,可给患者植入,以替代其细胞缺陷所丧失的功能;此外,也可将人体的干细胞冷冻储存起来,以备不时之需。例如,胎儿出生时,分离纯化其脐带血中的造血干细胞并加以储存,一旦将来患血液病即可用于自身干细胞移植。④组织器官重建,利用干细胞移植或回植患者体内以诱导其器官、组织再生。如脊髓损伤导致的瘫痪,传统医疗技术很难治疗,利用神经干细胞移植损伤处,可望促进脊髓中神经组织再生。

目前,在利用干细胞工程进行细胞替代治疗和组织再生方面,已经在动物实验中获得很大进展。例如,小鼠动物实验表明,从小鼠胚泡内细胞群分离的胚胎干细胞可以诱导分化为具有分泌胰岛素功能的“类胰岛细胞”,将这种细胞移植入糖尿病(高血糖)模型小鼠的肝脏中,可见其在肝脏内形成类似胰岛的组织,而且病鼠的血糖浓度开始下降。随着科学研究的逐步深入,干细胞工程可望较快进入医疗应用。

5. 组织工程 组织工程是模拟胚胎组织、器官发生的原理,应用培养细胞尤其是干细胞,在体外建造人体组织或器官以便提供移植治疗应用的技术,是基于细胞生物学、发育生物学和材料科学基础上的一门新兴生物高技术学科。目前,组织工程还处于实验研究阶段,总体技术路线如下:①利用某些与人体组织具有亲和性的生物可降解材料制作组织、器官的支架,并安放于体外培养系统中。②运用细胞培养技术,模拟组织、器官发育的要求,将干细胞和(或)其定向分化细胞培养于支架上并让其生长,形成组织、器官的雏形。③在适当的时机将这种“人造”的组织、器官移植入体内,使其进一步生长并发挥功能。

6. 动物克隆和医疗性克隆 动物克隆指采用无性繁殖的方式,由单个细胞培育动物的技术。目前,对动物进行克隆主要采用将体细胞的细胞核移植到“去核”卵母细胞的方法,简称核移植。一般技术路线为:①准备细胞核供体,从待克隆动物的身体局部取材并分离其相应体细胞(如皮肤细胞),经过细胞培养和一定的处理,使单个游离细胞处于合适的细胞周期,作为“核供体”细胞。②准备卵母细胞质受体,获取雌性动物的成熟卵子,采用显微操作技术刺破透明带并将卵母细胞内的纺锤体吸出(所谓“去核”)。③核移植,用微针吸取核供体细胞并沿透明带切入口注射入卵周间隙。④细胞融合与卵激活,利用电击使核供体细胞与卵母细胞融合,形成一个核,质异源的融合细胞并使卵母细胞激活(对某些物种还需加用化学试剂处理使卵激活),此后融合细胞将进一步发育成早期胚(称为重构胚)。⑤胚胎移植,将重构胚移植入代孕雌性动物生殖道,直至动物出生。

1997年初,世界上第1例体细胞克隆哺乳动物——克隆绵羊“多利”诞生的消息正式报道。由于这是人类首次成功利用成年动物的体细胞培育出的无性繁殖哺乳动物,同时引起了“克隆人”的联想,因而导致全世界的关注。近年来,多种哺乳动物的克隆,如克隆鼠、克隆牛、克隆猪以及早期克隆胚,如克隆大熊猫胚泡、克隆人卵裂球等相继成功。哺乳动物克隆成功,证明了即使高度分化的体细胞,依然保持了遗传与发育的全部潜能,而且在一定条件下,分化细胞可以逆转而恢复其全能性,在生命科学和生物技术发展上具有重大意义。

所谓医疗性克隆,是指动物克隆技术在人类医疗上的应用,即克隆人类胚胎并获取胚胎干细胞,开展干细胞工程、组织工程或器官再生治疗。医疗性克隆的基本思路是:①将某种细胞(或组织、器官)缺陷性疾病患者的局部体细胞取出并克隆出重构胚。②当重构胚发育至胚泡期时,从细胞群分离制备胚胎干细胞。③诱导胚胎干细胞分化为患者所缺陷的细胞类型,将分化细胞直接回植入患者体内,弥补患者的细胞缺陷,或诱导组织、器官再生,或开展组织工程重建器官而后移植,从而使疾病得以痊愈。

医疗性克隆的优势不仅在于解决了移植细胞、组织、器官的来源困难,更重要的是,它利用了患者自身细胞来制备干细胞,所得的回植细胞、组织、器官与自身的免疫原性相同,因此避免了移植中最棘手的排斥反应问题。然而,医疗性克隆也存在一些问题,如卵母细胞来源问题,卵母细胞获取和重构胚制备及整个过程中的伦理与法律问题,均有待进一步研究解决。

(广东药学院 李艳萍)

第4章 生 理 学

第1节 绪 论

一、什么是生理学

生理学是生物科学的一个分支,是研究机体生命活动现象和规律的科学。生理学的研究对象就是机体的生命活动,如呼吸、消化、血液循环等。根据研究对象的不同,生理学可分为动物生理学、植物生理学和人体生理学等。人体生理学主要研究在正常状态下,机体内各细胞、器官、系统的功能,以及作为一个整体,各部分之间的相互协调并与外界环境相适应过程的规律和机制,从而认识和掌握生命活动的规律,为防病治病、增进人类健康、延长人类寿命提供科学的理论依据。

二、生命活动的基本特征

(一) 新陈代谢

生物体与环境之间不断进行物质交换和能量交换,以实现自我更新的过程称为新陈代谢(metabolism)。它包括合成代谢和分解代谢两个方面。合成代谢是指机体从外界环境中摄取营养物质,合成机体自身的结构成分或更新衰老的组织结构并贮存能量的过程(也称同化作用);分解代谢是指机体分解自身物质,同时释放能量的过程(也称异化作用)。新陈代谢一旦停止,生命也就随之终结。

(二) 兴奋性

用针刺手指时,手会立即缩回, 这是机体对刺激作出的反应。人体生活的环境常因各种因素的作用而不断变化。人体及其组织细胞所处环境因素的变化统称为刺激(stimulus)。

刺激可以作用于整个机体,也可以作用在器官组织,甚至作用在细胞上。刺激若要引起反应,必须具有一定的强度。以电刺激作用于骨骼肌为例,很小的刺激强度不会引起骨骼肌收缩,随着刺激强度增加到某一数值,骨骼肌则发生了收缩反应,这种能刚好引起组织产生反应的最小刺激强度,称为阈强度(threshold intensity)或阈值。随着刺激强度的进一步增大,骨骼肌的收缩反应也相应增大,直到达到某一值时再增加刺激强度,骨骼肌的收缩反应不再继续增大,这种引起组织发生最大反应的最小强度的刺激称为最适刺激。此外,刺激还得有足够的作用时间,如果作用时间过短,刺激强度再大也是无效的。

在刺激的作用下,机体或组织细胞所发生的变化称为反应。如果反应由相对静止变为活动状态,或功能活动由弱变强,称为兴奋(excitation);反之由活动状态变为相对静止,或功能活动由强变弱称为抑制(inhibition)。

可兴奋组织或细胞接受刺激后产生兴奋的能力,称为兴奋性(excitability)。兴奋性的高低可反映组织产生兴奋的难易程度,兴奋性高的组织在接受刺激后较易产生兴奋,兴奋性低的组织则需较强的刺激才能产生兴奋。

(三) 适应性

当人体长期生活在某一特定环境中,在环境的影响下,其本身可以慢慢形成一种特殊的、适合自身生存的反应方式。这种机体根据环境变化调整自身行为和生理功能的过程称为适应。机体根据环境变化而调整体内各部分活动使之相协调的功能称为适应性(adaptability)。

(四) 生殖

个体的生命活动不能永存,为了延续种系,必须繁殖后代。人体生长发育到一定阶段时,男性和女性两种个体中发育成熟的生殖细胞相结合,便可形成与自己相似的子代个体,这种功能称为生殖(reproduction)。

三、内环境和稳态

(一) 体液和体液的分布

人体内的液体总称体液(body fluid)。体液总量约占身体重量的60%,按其分布可分为细胞内液和细胞外液两大类。细胞内的液体称为细胞内液(intracellular fluid,ICF),约占体液的2/3(占体重的40%);人体内,存在于细胞外的体液,称为细胞外液(extracellular fluid,ECF),约占体液的1/3(占体重的20%)。

(二) 内环境

人体内绝大多数细胞与外界环境没有直接接触,它们的直接生活环境是细胞外液。法国生理学家Claude Bernard首先提出了一个重要的概念,即细胞外液是细胞在体内直接所处的环境,故称之为内环境(internal environment),以区别于整个机体所处的外环境。

(三) 稳态

在正常生理情况下,细胞外液的理化特性是相对稳定的。内环境理化性质的相对稳定指细胞外液的化学成分、pH、温度、渗透压等保持相对稳定的状态,只在狭小的范围内波动。内环境理化因素保持相对稳定的状态,称为稳态(homeostasis),是细胞进行正常生命活动的必要条件。

四、人体生理功能的调节

机体所处的环境时刻在变化,如何能适应各种不同生理情况和外界环境的变化,始终维持内环境稳态,将被扰乱的内环境因素重新恢复到正常范围。这种过程称为生理功能的调节。人体生理功能调节的方式有三种,神经调节(nervous regulation)、体液调节(humoral regulation)和自身调节(autoregulation)。这三种调节方式是相互配合、密切联系,但又各有其特点。

（一）神经调节

神经调节是体内最普遍的一种调节方式，是指由神经系统对机体各组织、器官和系统的生理功能所进行的调节。神经调节的基本方式是反射（reflex）。反射是指在中枢神经系统参与下，机体对内、外环境的刺激作出的规律性的应答。反射活动的结构基础是反射弧（reflex arc），典型的反射弧由感受器、传入神经、神经中枢、传出神经和效应器五个部分组成。

神经调节的特点是：反应迅速、精确，作用部位局限，作用时间短暂。

（二）体液调节

体液调节是指机体的内分泌腺或内分泌细胞分泌的一些特殊的化学物质，经体液运输到达特定的组织或器官并对其活动进行调节的过程。这些由内分泌腺或内分泌细胞分泌的，携带某种生物信号，调节组织细胞功能的化学物质称为激素（hormone）。激素作用的细胞称为靶细胞。

体液调节的特点是：作用较缓慢、温和、持久，作用范围较广泛。

（三）自身调节

自身调节是指机体组织或器官在不依赖于神经和体液调节的前提下，由其自身的特性对内、外环境变化产生适应性反应的过程。该调节方式只存在于少数组织和器官中。例如，在一定范围内，心肌纤维被伸展得愈长，其收缩力随之增加；又如，在一定范围内，动脉血压降低，脑血管就舒张，使脑血流量不致过少；反之亦然。这些反应在去除神经支配和体液因素的影响后仍然存在。

自身调节是一种比较简单、局限的原始调节方式，其特点是影响范围局限、调节幅度小、灵敏度低，但自身调节过程的及时发生，在维持某些器官功能的稳定中有重要意义。

第2节　人体的基本生理功能

一、细胞膜的物质转运功能

细胞膜主要由脂质双分子层构成，理论上只有脂溶性的物质才能通过细胞膜。但一个进行着新陈代谢的细胞，不断和细胞周围环境进行物质交换，物质进出细胞主要通过单纯扩散、易化扩散、主动转动和入胞和出胞作用完成。

（一）单纯扩散

单纯扩散（simple　diffusion）是指一些脂溶性物质和少数分子量很小的水溶性物质从细胞膜的高浓度一侧向低浓度一侧移动的过程。该过程是一种简单的物理扩散，没有生物学的转运机制参与。扩散的方向和速度取决于物质在膜两侧的浓度差和膜对该物质的通透性，扩散的最终结果是该物质在膜两侧的浓度差消失。细胞膜的基本组成是脂质双分子层，只有脂溶性小分子物质（如 O_2、CO_2、N_2、NH_3、乙醇、尿素等）才能以单纯扩散的形式通过细胞膜。

（二）易化扩散

易化扩散（facilitated diffusion）是指一些不溶于脂质或在脂质中溶解度很小的物质，在细胞膜结构中特殊蛋白质的协助下，从膜的高浓度一侧向低浓度一侧扩散的过程。根据参与蛋白质的不同，易化扩散可分为由载体介导和通道介导两种不同类型。

1. 载体介导的易化扩散 这种易化扩散又称为载体转运，是由细胞膜中的特殊载体蛋白协助完成的。载体蛋白上存在与某物质的结合位点，当在膜的一侧与某物质结合后，可通过载体蛋白构象变化，使结合位点转向膜的另一侧，从而完成某物质的跨膜转运。葡萄糖、氨基酸顺浓度差的跨膜转运就属于这种类型的易化扩散。这种跨膜转运的特征是：①结构特异性：即每种载体蛋白只能转运某种特定的物质。②饱和现象：在一定范围内，载体转运量一般与膜两侧被转运物质的浓度成正比。③竞争性抑制：如果某一载体对结构类似的A、B两种物质都有转运能力，那么A物质增加会减弱它对B物质的转运能力，这是因为有一定数量的结合位点竞争性地被A所占据的结果。

2. 通道介导的易化扩散 这种转运又称通道转运。体液中的带电离子，如 Na^+、K^+、Ca^{2+}、Cl^- 等跨膜转运须通过纵贯脂质双分子层的、中央带有亲水性孔道的膜蛋白。这种能使离子跨过膜屏障进行转运的蛋白质孔道称为离子通道（ion channel）。离子通道的共同特征是：①离子选择性：是指每种通道都对一种或几种离子具有较高的通透能力，而对其他的离子通透性很小或不通透。由于通道有各自的离子选择性，故分别被命名为 Na^+ 通道、K^+ 通道、Ca^{2+} 通道等。②离子转运速度快：每秒钟通过的离子可达 10^6～10^8 个分子。③离子通道的门控性：在不同的条件下，通道蛋白可处于不同的构型或功能状态，表现为开放或关闭，这种通道的开放或关闭现象称为门控。

由于单纯扩散和易化扩散转运物质时，动力来自膜两侧存在的浓度差或电位差所含的势能，不需要细胞代谢提供能量，故将它们称为被动转运。膜两侧存在的浓度差、电位差合称为电-化学梯度，被动转运是顺电-化学梯度将物质进行转运的。

（三）主动转运

主动转运（active transport）是指细胞通过本身的某种耗能过程，将某种物质的分子或离子由膜的低浓度一侧移向高浓度一侧的过程。物质分子可由高浓度处自动向低浓度处扩散，而分子由低浓度处移向高浓度处则需另行供能，正如滑雪者可由高坡自动下滑，而上坡却需要由人体费力一样。被动转运和主动转运的根本区别即在于此。

（四）出胞和入胞

细胞对一些大分子物质或物质团块，可通过出胞和入胞进行转运。

1. 出胞 出胞（exocytosis）指大分子物质或物质团块排出细胞的过程。出胞主要见于细胞的分泌活动，如内分泌腺把激素分泌到细胞外液中，消化腺细胞分泌消化酶、神经末梢释放神经递质等。

2. 入胞 入胞（endocytosis）是指大分子物质或某些物质团块进入细胞的过程。如侵入体内的细菌、病毒、异物或血浆中脂蛋白颗粒、大分子营养物质等进入细胞。如果进入细胞的物质是固体物质，称为吞噬；如果进入细胞的物质是液体，称为吞饮。

二、细胞的生物电现象及其产生机制

研究细胞的生物电现象需要满足两个条件,一是电极足够小,小到能够插入细胞内部以记录细胞膜内、外的电位差,而不导致细胞功能的丧失;二是细胞足够大,大到能让电极插入。1936 年,生物学家 Young 发现了头足类软体动物枪乌鲗的巨大神经轴突,其直径可达 1mm,为研究细胞生物电提供了绝好的材料。1939 年,英国生理学家 Hodgkin 和 Huxley 将直径 0. 1 mm、内部充满海水的毛细玻璃管纵向刺入枪乌鲗大神经的断端,作为细胞内记录电极,另一电极置于浸泡细胞的海水中,于是在两个电极间记录到了膜两侧的电位差!这证实了细胞生物电现象的存在。

1949 年凌宁和 Gerard 将尖端直径拉成<0. 5μm 并充以 KCl 溶液的毛细玻璃管制成玻璃管微电极,对细胞的生物电现象进行深入研究。由于微电极尖端很细,它可方便地插入在体或离体细胞膜内,实验如图 4-1 所示,将参考电极置于神经细胞膜外,将玻璃管微电极作为探测电极,将两电极连接到电位仪,测定极间电位差。当把微电极插入细胞膜内时,突然发现膜电位由 0 迅速降低到-70 mV,这种膜内电位比膜外低的内负外正状态,称为极化状态。细胞安静时,存在于细胞膜内外两侧的电位差,称为跨膜静息电位,简称静息电位(resting potential,RP)。

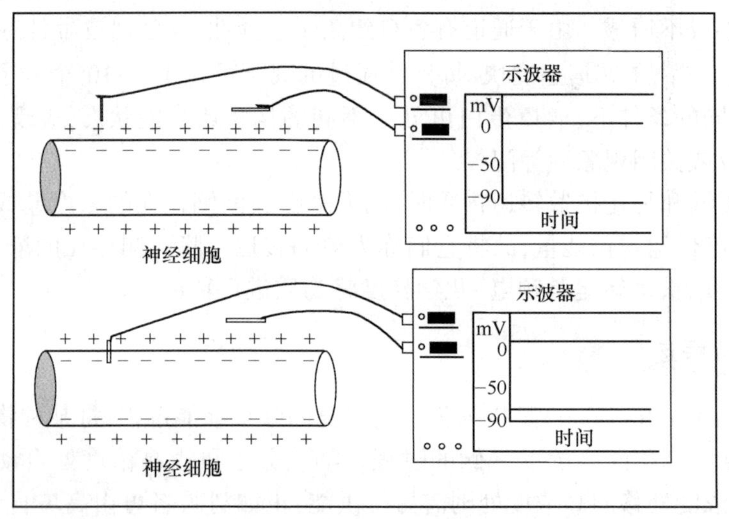

图 4-1 细胞静息电位的测定

(一) 细胞的静息电位

1. 静息电位现象 体内所有细胞的静息电位都表现为内负外正状态,但各种细胞的静息电位大小不同,例如哺乳动物的神经细胞为-70mV(即膜内电位比膜外低 70mV),骨骼肌细胞为-90mV,人的红细胞为-10mV。膜内电位的负值减小(即绝对值减小)称为静息电位减小,反之,则称为静息电位增大。正常情况下,体内大多数细胞的静息电位是一种稳定的直流电位,在细胞没有受到外来刺激时,其能够保持在某一恒定水平。

2. 静息电位的产生机制 细胞内没有发电机,细胞膜两侧为何会出现电位变化?人们首先考虑到这是否与细胞内外电解质的分布有关。测定细胞膜内、外的离子分布,结果发

现细胞内 K^+浓度高,约为细胞外的 30 倍;细胞外 Na^+浓度较高,约为细胞内的 10 倍。细胞外的负离子以 Cl^-为主,细胞内则以大分子有机负离子(A^-)为主(见表 4-1)。由于在静息状态下,细胞膜对 K^+的通透性大,对 Na^+的通透性很小,对大分子 A^-则无通透性。于是,K^+便会顺着浓度梯度由膜内向膜外扩散,即形成 K^+外流。而膜内带负电荷的大分子 A^-则被阻止在膜的内表面,致使膜外正电荷增多,电位升高,而膜内负电荷积聚,电位降低,这样就形成了内负外正的电位梯度。此电位梯度的形成对 K^+外流具有阻碍作用,是 K^+外流的阻力。随着 K^+的不断外流,阻碍 K^+外流的电位梯度也不断增大。当促使 K^+外流的浓度梯度和阻止 K^+外流的电位梯度这两种力量达到平衡时,K^+的净外流停止,此时细胞膜内、外的电位差保持在一个稳定状态,即形成静息电位。

表 4-1 哺乳动物骨骼肌细胞内、外主要离子的浓度

	细胞内液离子浓度(mmol/L)	细胞外液离子浓度(mmol/L)
Na^+	12.0	145.0
K^+	155.0	4.0
Cl^-	3.8	120.0
A^-	155.0	

注:A^-代表有机离子

(二) 细胞的动作电位

在测定静息电位的实验装置中,给细胞施加刺激时,发现受刺激处细胞膜内电位迅速升高,超过零直至达到+30 mV,而后膜电位又迅速下降,恢复到静息电位水平。这种可兴奋细胞在静息电位基础上受到刺激时,出现快速、可逆的、可传播的细胞膜两侧的电位变化,称为动作电位(action potential,AP)。动作电位是细胞兴奋的标志。

1. 动作电位现象 动作电位的产生首先需要对细胞施加一个适当的刺激,通常在实验中,采用直流电通电刺激神经纤维,当刺激强度足够时,原有的静息电位-70 mV 迅速升高、负值消失,转而变成+20~+40 mV的正电位,即膜电位由静息期的内负外正变为内正外负的状态,这种膜内电位升高的过程称为去极化(depolarization),其中去极超过 0 mV 的部分称为超射(overshoot)。去极化构成了动作电位的上升支。去极化后,膜电位很快又恢复到静息期的内负外正状态,此恢复过程称为复极化(repolarization)。复极化构成动作电位的下降支。一次动作电位时程就包括一次去极化和一次复极化。

不同细胞的动作电位具有不同的形态。在哺乳动物的神经细胞和骨骼肌细胞,动作电位首先包括一个快速的去极化过程,称去极相;随后膜电位又迅速复极化至接近静息电位水平,称复极相,二者共同形成尖峰状的电位变化,称为锋电位。锋电位历时约 0.5~2 ms,电位变化幅度约 90~130 mV,具有动作电位的主要特征,被认为是动作电位的标志。锋电位之后,膜电位还要经历一些低幅而缓慢的波动,才能完全恢复到静息水平,这些波动称为后电位,包括前一段的小于静息电位的负后电位,和后一段大于静息电位的正后电位(图 4-2)。

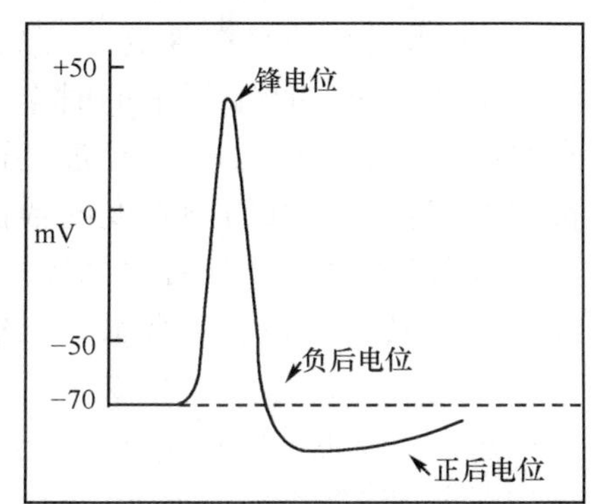

图 4-2 神经细胞动作电位示意图

2. 动作电位的产生机制 Na^+在细胞外的浓度远高于细胞内，但静息状态下细胞膜对Na^+通透性很低，这意味着转运Na^+的通道处于关闭状态。当用直流电通电刺激神经纤维时，由于外加电动势的影响，负电极下方细胞膜外表面积聚了负电荷，对应的膜内则积聚正电荷，这相当于负电荷由胞内流向胞外，或正电荷由胞外流向胞内的结果，这种电荷移动形成的电流称为出膜电流。其结果可中和静息状态下膜内的负电荷，使膜内电位升高。当达到某一临界值时[此临界值即为Na^+通道开放的阈电位(threshold potential)，一般比原有静息电位高10~20 mV]，膜的Na^+通道被大量激活，通道蛋白质分子结构中出现了允许Na^+顺浓度移动的孔道，称之为通道的开放。

在较多Na^+通道开放前提下，膜对Na^+的通透性随之迅速增大，此时Na^+的浓度梯度和膜两侧的电位差都是Na^+内流的动力，因此，在浓度差和电位差的推动下，Na^+大量流入膜内，使得膜内电位迅速升高，发生去极化。而去极化又进一步增加膜Na^+通道的开放，造成Na^+内流的正反馈或自生性增加。Na^+大量内流的结果，使膜内由负电位迅速变成正电位，形成了动作电位的去极化过程。随后，Na^+内流所造成的膜内正电位，成了Na^+进一步内流的阻力。当膜内正电位增大到足以阻止由浓度差推动的Na^+内流时，经膜的Na^+净内流变为零。(这时膜两侧电位差就是Na^+平衡电位，按Nernst公式计算出的Na^+平衡电位数值与实际测得的动作电位超射值基本一致)。与此同时，膜内电位的升高促使膜上一种K^+通道(亦是电压门控通道)开放，于是K^+在浓度差和电位差的推动下由膜内向膜外扩散，使膜内电位由正值变为负值，直至恢复到静息电位水平，形成动作电位的复极化过程。

每次动作电位发生后，膜电位恢复至静息水平，但膜内、外离子浓度尚未恢复，细胞内Na^+浓度和细胞外K^+浓度均有微量增加，这一变化能激活膜上的钠-钾泵，钠-钾泵启动后，将进入细胞内的Na^+泵出，并同时将外流的K^+泵入细胞，以恢复到接受刺激前细胞内、外的离子分布状态。同时，Na^+通道的失活状态被解除，恢复到备用状态，膜对K^+的通透性也恢复正常，此时细胞又能接受新的刺激，为下一次的动作电位的发生做好准备。

3. 细胞发生动作电位期间兴奋性的周期性变化 神经和肌细胞在接受一次刺激发生兴奋时(即发生动作电位时)，其兴奋性会发生一系列的变化。在兴奋的最初阶段，即使再给予刺激，无论强度多大，细胞都不能再发生兴奋，此时细胞的兴奋性为零，这段时期称为绝对不应期(absolute refractory period，ARP)。紧接着此期之后，细胞对原来的阈刺激仍然不能产生兴奋，但如果给予阈上刺激，则有可能产生新的兴奋，且所需的刺激强度随时间而逐渐减小，表明兴奋性在逐渐恢复，这段时间称为相对不应期(relative refractory period，RRP)。在相对不应期之后，只要用阈下刺激就能够引起细胞兴奋，表明细胞的兴奋性高于正常水平，称为超常期(supranormal period)。随后，细胞的兴奋性又转入低于正常的时期，需要用阈上刺激才能引起细胞的再次兴奋，称为低常期(subnormal period)。经过上述周期性变化后，细胞的兴奋性才完全恢复正常。兴奋性的变化过程可用阈强度的数值来表示，在绝对不应期中，阈强度无限大；相对不应期中，阈强度由大于正常水平逐渐恢复到正常水平；超常期中阈强度比正常水平低；低常期中阈强度又高于正常水平(图4-3)。

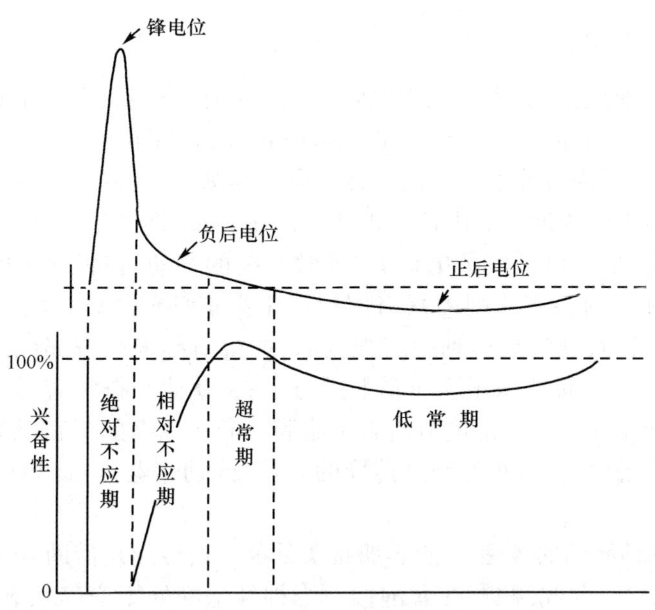

图4-3 动作电位的组成及其与兴奋性周期的对应关系

（三）细胞的局部兴奋

施加给细胞的刺激必须达到阈值，才能使细胞膜去极化达到阈电位，引起 Na^+ 通道的大量开放，产生动作电位。如果刺激强度不足以达到阈值，细胞膜是否会有所反应呢？膜电位是否发生变化呢？实验证明，阈下刺激会使受刺激局部的细胞膜 Na^+ 的通透性轻微增加，引起少量 Na^+ 内流，使膜电位升高，细胞膜发生一定程度的去极化（图4-4），这种局部去极化称为局部反应（local response）或局部兴奋（local excitation）。

局部兴奋与动作电位相比，有以下特征：①向周围紧张性扩布。发生在膜某一点的局部兴奋，可使邻近膜也发生轻度去极化，其去极化程度随扩布距离的增加而减小以至消失，因此，这种扩布是衰减性的，不能作远距离传播；②不是“全”或“无”的。它可随阈下刺激强度增强而增大；③可以总和。局部兴奋不存在不应期，所以两个阈下刺激引起的局部兴奋可以叠加即总和。如在膜的相邻两点同时给予阈下刺激，则引起的相邻的局部反应的总和称为空间总和（spatial summation）。如在膜的同一点先后给予两个阈下刺激，则先后产生的局部反应的总和称为时间总和（temporal summation）。如果局部反应经过总和使膜去极化程度达到阈电位水平，就可以产生动作电位。所以，细胞的兴奋可由一次阈刺激或阈上刺激引起，也可由二次以上的阈下刺激，经局部反应的总和而引起。

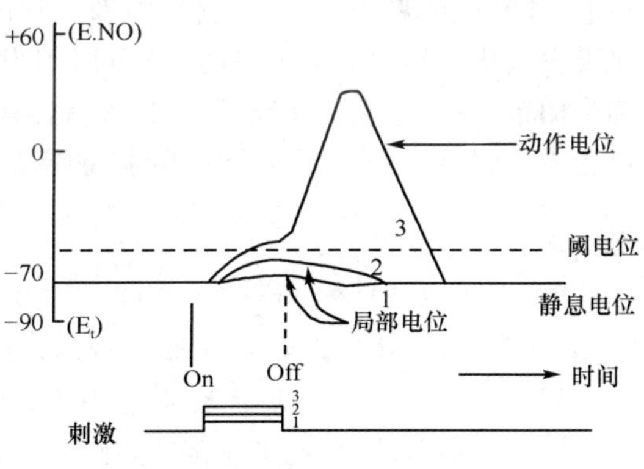

图4-4 细胞的局部兴奋示意图

（四）兴奋的传导

1. 兴奋在同一细胞上的传导 兴奋在细胞的某一点产生后，可以不衰减的在同一细胞膜上传导，其机制可用局部电流学说（local current theory）来阐明。以无髓神经纤维为例，静息时神经纤维膜两侧是内负外正的极化状态。当受到刺激时，在刺激部位由于膜的去极使膜两侧的电位发生倒转，由原来的内负外正变为内正外负，即产生兴奋。这样，兴奋的部位与邻近的未兴奋部位之间就形成了电位差，导致电荷的移动，在膜外正电荷由未兴奋部位向兴奋部位移动，在膜内正电荷则由兴奋部位向未兴奋部位移动，从而形成了局部电流。局部电流在未兴奋部位出膜，当达到一定强度后，便会引起未兴奋部位细胞膜去极化达到阈电位，产生兴奋。这样的过程连续在膜上进行下去，就使兴奋沿着整个细胞膜传导。可见，兴奋的传导实质上是通过局部电流沿着细胞膜不断产生新的兴奋，因此，在传导过程中动作电位的幅度不衰减。沿着神经纤维传导的兴奋（或动作电位）称为神经冲动（nerve impulse）。

2. 兴奋在不同细胞间的传递 神经-肌接头处的兴奋传递是借助 ACh 这种化学递质来完成的。ACh 在胞质中合成，贮存在囊泡内。当神经末梢处于安静状态时，只有少数囊泡随机释放，进入间隙的 ACh 很少，当神经末梢处有神经冲动传来时，神经末梢膜上的电压门控式的 Ca^{2+} 通道开放，引起大量 Ca^{2+} 内流入接头前膜内。在 Ca^{2+} 的作用下，大量囊泡移向前膜并与之融合，以出胞的方式将贮存的 ACh 释放至接头间隙内。足量的 ACh 扩散到终板膜，与终板膜上的 N_2 型 ACh 受体结合，这种受体本质上就是一种化学门控通道，ACh 与之结合后会引起通道蛋白质的构型改变，导致离子通道开放，终板膜对 K^+ 和 Na^+ 的通透性增加，其中以 Na^+ 内流以主。其结果是使终板膜电位从原有 −55 mV 的静息电位去极化到 0 mV。这个去极化的电位称为终板电位（endplate potential，EPP）。终板电位是局部兴奋，因为终板膜处没有产生动作电位所必需的电压门控钠通道，因此，不能产生动作电位。但终板电位能以电紧张的方式影响其周围正常的骨骼肌细胞膜（肌膜），使肌膜发生去极化。当肌膜去极化达到阈电位水平时，就可以引发动作电位，随后动作电位将沿着肌膜向整个肌细胞扩布，最终完成了神经-肌接头兴奋传递的全过程。ACh 在完成信号传递作用后，就会从受体上解离下来，被终板膜上的胆碱酯酶水解而失活，终板电位随即消失。

案例 4-1

隋某，男性，54 岁，干部，于 2000 年 10 月 29 日就诊。患者因工作繁忙劳累过度，于 2000 年 7 月 16 日出现右眼睑下垂，在当地医院用新斯的明等药治疗，病情一度好转。20 天后又因劳累过度再度复发且症状加重，右眼睑下垂伴复视，视物模糊，当地医院再用上述西药治疗，疗效不显，来京在同仁医院诊治，经同仁作新斯的明试验及有关其他检查，诊断为重症肌无力。

问题

重症肌无力主要是由什么原因引起的？

第 3 节 血液的特性与生理功能

血液是充满于心血管系统中的流动的结缔组织。将血液离体抗凝静置后会分层，上层的淡黄色澄明液体是血浆(plasma),下层是血细胞(blood cell)。血液在心脏的推动下,在血管中不断循环流动,成为沟通体内各部分组织液以及和外环境进行物质交换的中间环节。

一、血液的组成、功能与理化性质

(一) 血液的组成

血液为红色黏稠液体,由血浆和悬浮于其中的血细胞组成。将一定量的血液与抗凝剂混匀,置于刻度试管中,以每分钟3000转的速度离心半小时后,可见血液分为三层:上层淡黄色透明液体是血浆;下层深红色部分是红细胞,二者之间的一层白色薄层是白细胞和血小板。通常将血细胞在血液中所占的容积百分比称为血细胞比容(hematocrit)。从手臂等处浅静脉抽血测定血细胞比容,正常成年男性为40%~50%,女性为37%~48%。由于血液中白细胞和血小板仅占总容积的0.15%~1%,因此,血细胞比容接近于红细胞比容。

血液成分的检测可作为监测体内内环境稳态的最方便的指标,在疾病的诊断和治疗药物的监测方面广泛应用。

(二) 血液的生理功能

血液的生理功能包括:

1. 运输功能 机体所需要的氧气、营养物质、水分及电解质,通过血液运送到组织细胞,细胞代谢产生的CO_2及尿素、尿酸、肌酐等通过血液运输至排泄器官而排出体外。此外,口服、肌肉注射与静脉滴注等全身给药时,药物都要由血液运输到病变部位,发挥预防和治疗疾病的效应。

2. 缓冲功能 血液中含有多种缓冲对,可缓冲进入血液中的酸性或碱性物质。

3. 体温调节作用 因为血液中的水比热较大,可缓冲体温的波动来维持体温。

4. 防御和保护作用 白细胞是体内重要的免疫细胞,血浆中也含有许多免疫球蛋白和补体等,它们形成机体防御体系中最重要的部分,完成机体抵御外来入侵者和有毒物质的功能。

5. 其他 在生理止血过程中发挥重要作用。

(三) 血浆的成分

在血浆总量中,水占90%~92%,溶质占8%~10%。血浆中的溶质主要有血浆蛋白、无机盐、非蛋白有机物和一些微量的其他物质,如激素、CO_2、O_2、维生素等。

(四) 血量

人体全身血液的总量称为血量(blood volume),它是血浆量和血细胞量的总和。正常成年人的血液总量约相当于体重的7%~8%,或相当于每公斤体重70~80 ml,其中血浆量为40~50 ml。幼儿体内的含水量较多,血液总量占体重的9%。人体的大部分血量在心血管系统中快速循环流动,称为循环血量;小部分血量滞留于肝、肺、腹腔静脉及皮下静脉丛中,流动很缓慢,称为贮存血量。在运动或大出血等情况下,贮存血量可释放出来,补充循环血量的不足。充足的血量供应对组织器官正常生理活动的进行是必需的。流经体内任何器官的血流量不足，均可能造成严重的组织损伤；人体大量失血或血液循环严重障碍，将危及生命。

（五）血液的理化特性

1. 血浆渗透压 血浆是含有多种溶质颗粒的混合溶液。正常人的血浆渗透压约为 300 mOsm/kgH_2O，相当于 770 kPa 或 5790 mmHg，其由两部分构成。一部分是血浆中小分子的晶体物质（主要是 NaCl，其次为 $NaHCO_3$ 和葡萄糖等）形成的渗透压，称为血浆晶体渗透压（crystal osmotic pressure）。由于血浆中晶体物质的分子量小，颗粒数目多，因此，血浆晶体渗透压大，占全部血浆渗透压的 99.5%。

血浆渗透压的另一部分是由血浆蛋白（主要是白蛋白）等大分子物质形成的，称为血浆胶体渗透压（colloidal osmotic pressure）。虽然血浆中含有大量蛋白质，但蛋白质分子量大，颗粒数目少，因此，形成的胶体渗透压甚小，一般不超过 1.3 mOsm/kgH_2O（约相当于 3.3kPa 或 25 mmHg）。

临床或生理实验中使用的各种溶液，如果其渗透压与血浆渗透压相等，称之为等渗溶液，如 0.9% NaCl（又称生理盐水）或 5% 葡萄糖溶液即为人体或哺乳动物的等渗溶液；高于或低于血浆渗透压的溶液则相应地称为高渗或低渗溶液。溶液的渗透压既可通过实验测定，也可通过与 0.9% NaCl 或 5% 葡萄糖溶液所含的质点数进行比较计算出来。

2. 血浆 pH 正常人的血浆 pH 值约为 7.35～7.45。血浆 pH 值的高低取决于血浆中主要缓冲对的作用：如 $NaHCO_3/H_2CO_3$ 缓冲对，是血浆中最重要的缓冲系统，通常 $NaHCO_3/H_2CO_3$ 比值为 20。此外，蛋白质钠盐/蛋白质缓冲对、Na_2HPO_4/NaH_2PO_4 缓冲对，在红细胞内尚有血红蛋白钾盐/血红蛋白、氧合血红蛋白钾盐/氧合血红蛋白、Na_2HPO_4/NaH_2PO_4、K_2HPO_4/KH_2PO_4、$KHCO_3/H_2CO_3$ 等缓冲对，都是很有效的缓冲对系统。血浆 pH 值的相对稳定是内环境 pH 值相对稳定的前提和保证，因此，对机体生命活动有重要意义。

二、血细胞形态及生理功能

血细胞包括红细胞、白细胞和血小板三类细胞，它们均起源于造血干细胞。造血过程，也就是各类血细胞发育、成熟的过程，是一个连续而又区分为阶段的过程。

（一）红细胞

1. 红细胞的形态和数量

正常红细胞（erythrocyte）呈双凹圆碟形，平均直径约 8μm，中心胞质较薄，周边胞质稍厚。正常成熟的红细胞没有细胞核，胞质中也无高尔基复合体和线粒体等细胞器，其主要利用葡萄糖，通过糖酵解和磷酸戊糖旁路产生能量，用于供应细胞膜上 Na^+ 泵的活动，维持红细胞膜的完整性和细胞的双凹圆碟形等。红细胞内的主要成分是血红蛋白，占细胞成分的 30%～35%，是血液呈红色的主要原因。

红细胞是血液中数量最多的血细胞，正常成年男性平均为 $5.0×10^{12}$/L，女性平均为 $4.2×10^{12}$/L。正常男性血液中血红蛋白含量为 120～160 g/L，女性为 110～150 g/L。

2. 红细胞的生理特性

(1) 红细胞的悬浮稳定性:红细胞的悬浮稳定性是指红细胞在血浆中保持悬浮状态而不易下沉的特性。其常用红细胞沉降率来表示。将与抗凝剂混匀的血液置于血沉管中,垂直静置,红细胞由于比重较大将逐渐下沉,单位时间内红细胞沉降的距离称为红细胞沉降率,简称血沉。用魏氏法测定,正常男性为0~15mm/h,女性为0~20mm/h。

(2) 红细胞的渗透脆性:正常状态下红细胞内渗透压与血浆渗透压大致相等,这使红细胞保持正常的形态和大小。当将红细胞置于渗透压递减的一系列低渗盐溶液(如NaCl溶液)中,由于细胞内外渗透压的不同,水将进入红细胞,使细胞膨胀,甚至溶血。红细胞在低渗溶液中发生膨胀破裂的特性称为红细胞的渗透脆性(osmotic fragility),简称脆性。正常红细胞对低渗(或低张)溶液有一定的抵抗能力,如人的红细胞一般于0.45%氯化钠溶液中才开始出现溶血,在0.35%或更低的氯化钠溶液中完全溶血,故临床上以0.45%~0.30%的氯化钠溶液代表正常红细胞的渗透脆性范围。

(3) 红细胞的可塑变形性:血液中的红细胞在通过口径比它小的毛细血管和血窦间隙时,会发生卷曲变形,通过后又恢复原状,这种特性称为可塑变形性(plastic deformation)。

3. 红细胞的功能 红细胞的主要功能是运输氧气和二氧化碳,此功能的实现与血红蛋白密切相关。血红蛋白携带氧的过程中,Fe^{2+}不被氧化,若Fe^{2+}被氧化成Fe^{3+}成为高铁血红蛋白,则失去携氧能力。此外,如果红细胞破裂溶血,释放到血浆中的血红蛋白也失去运输氧的功能。血红蛋白还参与二氧化碳的运输。

案例4-2

患者,女性,25岁,因面色苍白、头晕、乏力1年余,加重伴心慌1个月来诊。1年前无明显诱因头晕、乏力,家人发现面色不如从前红润,但能照常上班,近1个月来加重伴活动后心慌,曾到医院检查说血红蛋白低(具体不详),给硫酸亚铁口服,因胃难受仅用过1天,病后进食正常,不挑食,二便正常,无便血、黑便、尿色异常、鼻衄和齿龈出血。睡眠好,体重无明显变化。既往体健,无胃病史,无药物过敏史。结婚半年,月经初潮14岁,7天/27天,末次月经半月前,近2年月经量多,半年来更明显。经过综合分析,诊断为缺铁性贫血。

问题

缺铁性贫血是由什么原因引起的?有哪些治疗措施?

(二) 白细胞生理

1. 白细胞的形态与数目 白细胞(leukocyte)是一类无色、球形、有核的血细胞。正常成人白细胞总数为$(4.0\sim10.0)\times10^9/L$,可因每日不同时间和机体不同的功能状态而在一定范围内变化。白细胞不是一个均一的细胞群,根据其形态、功能和来源部位可以分为三大类:粒细胞、单核细胞和淋巴细胞,其中粒细胞又可根据胞质中颗粒的染色性质不同,分为中性粒细胞、嗜酸性粒细胞和嗜碱性粒细胞三种(图4-5)。

白细胞总数及分类计数对很多疾病的诊断具有一定的意义。当血液中白细胞总数超过$10.0\times10^9/L$时,称为白细胞增多,常见于病原体感染性疾病。此外,在新药研发过程中,白细胞计数可作为评价药物毒性的常用指标。

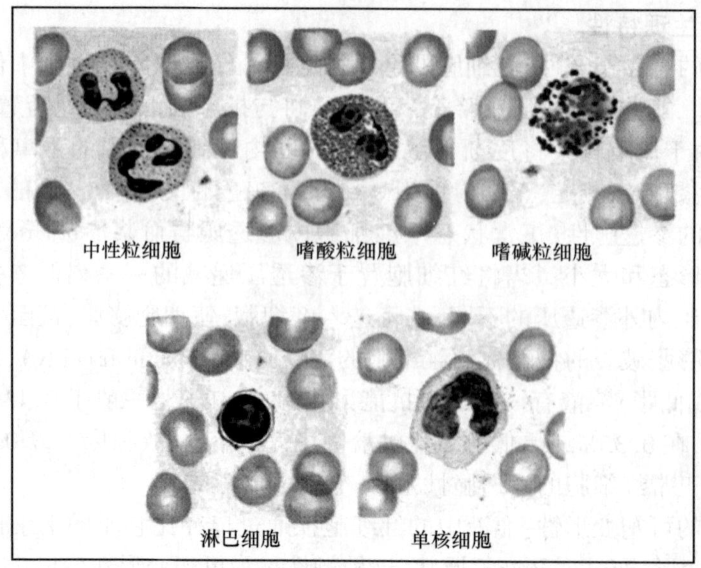

图 4-5 各类白细胞的形态(瑞氏染色)

2. 白细胞的生理功能 白细胞的主要功能是防卫作用。不同种类的白细胞以不同的方式参与机体的防御反应。

(三) 血小板生理

1. 血小板的形态与数目 血小板(platelets,thrombocyte)是从骨髓成熟的巨核细胞胞质脱落下来的小块胞质。血小板是最小的血细胞,直径为 2~3 μm,正常时呈双面微凸圆盘状,受刺激激活时可伸出伪足。血小板无细胞核,但有完整的细胞膜。血小板细胞质内含有多种细胞器:线粒体、致密体(贮存 5-羟色胺)、类溶酶体和各种分泌小泡。

正常成年人的血小板数目为$(100\sim300)\times10^9$/ L。血小板数目可随机体机能状态的改变而发生变化。当血小板减少到50×10^9/ L 以下时,机体某些组织可现出血倾向。

2. 血小板的生理特性 血小板具有黏附、聚集、释放、收缩和吸附等多种生理特性。

3. 血小板的生理功能

(1) 维持血管内皮的完整性 。

(2) 促进生理性止血,参与凝血。

三、生理性止血与血液凝固

(一) 生理性止血的基本过程

正常情况下,小血管破损后血液将从血管中流出,数分钟后出血将自行停止,此现象称为生理性止血(hemostasis),是机体重要的保护机制之一。临床上用小针刺破指尖或耳垂,使血液自然流出,然后测定出血的延续时间,这段时间称为出血时间(bleeding time),正常为 1~3 分钟。出血时间长短可以反映生理止血的功能状态。血小板减少,出血时间即相应延长,这说明在生理止血过程中,血小板有极其重要的作用;血浆中一些蛋白质因子所导致的血液凝固过程,也是十分重要的。凝血系统有缺陷时,常导致出血不止。

生理性止血过程主要包括血管收缩、血小板血栓形成和血液凝固三部分功能活动。

（二）血液凝固

血液由流动的溶胶状态变成不能流动的凝胶状态的过程称为血液凝固(blood coagulation)或血凝。其实质是血浆中的可溶性纤维蛋白原转变为不溶性的纤维蛋白的过程。纤维蛋白交织成网,将很多血细胞网罗在内,形成血凝块。血液凝固是一系列复杂的酶促反应,需要多种凝血因子的参与。

1. 凝血因子 组织与血浆中直接参与凝血的物质,统称为凝血因子(clotting factors)。其中已按国际命名法用罗马数字编号的有12种(表4-2)。

表4-2 按国际命名法编号的凝血因子

编号	同义名
因子Ⅰ	纤维蛋白原(fibrinogen)
因子Ⅱ	凝血酶原(prothrombin)
因子Ⅲ	组织因子(tissue factor)
因子Ⅳ	Ca^{2+}
因子Ⅴ	前加速素(proaccelerin)
因子Ⅶ	前转变素(proconvertin)
因子Ⅷ	抗血友病因子(antihemophilic factor,AHF)
因子Ⅸ	血浆凝血激酶(plasma thromboplastin component,PTC)
因子Ⅹ	Stuart-Prower 因子
因子Ⅺ	血浆凝血激酶前质(plasma thromboplastin antecedent,PTA)
因子Ⅻ	接触因子(contact factor)
因子ⅩⅢ	纤维蛋白稳定因子(fibrin-stabilizing factor)

2. 凝血过程 凝血过程基本上是一系列蛋白质有限水解的过程。凝血过程一旦开始,各个凝血因子便层层激活,形成一个"瀑布"样的反应链直至血液凝固。

凝血过程可分为三个基本步骤(图4-6):凝血酶原酶复合物的形成,凝血酶原的激活和纤维蛋白的生成。

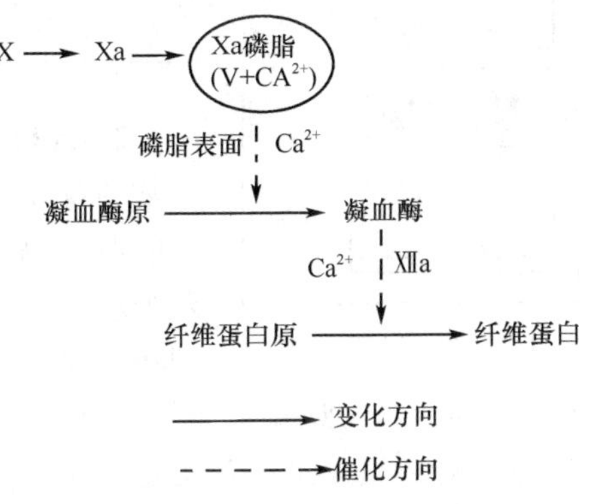

图4-6 凝血过程的三个基本步骤简图

（三）抗凝系统

生理性抗凝物质

(1)丝氨酸蛋白酶抑制物(serine protease inhibitor)。

(2)肝素:肝素是一种酸性黏多糖,主要是由肥大细胞和嗜碱粒细胞产生。

(3)蛋白质C系统:蛋白质C系统主要包括

蛋白质 C(protein C,PC)、凝血酶调节蛋白、蛋白 S 和蛋白质 C 抑制物。

(4) 组织因子途径抑制物:组织因子途径抑制物(tissue factor pathway inhibitor,TFPI)是一种二价糖蛋白,主要由血管内皮细胞产生,目前被认为是体内血流中主要的生理性抗凝物质。

四、血 型

(一) 血型的概念

血型 通常情况下,血型(blood group)是指红细胞膜上特异性抗原的类型。

(二) ABO 血型系统

1. ABO 血型的分型及其物质基础 ABO 血型系统是人类发现的第一个血型系统。决定 ABO 血型的特异性抗原主要有两种:凝集原 A 和凝集原 B。根据红细胞膜上存在凝集原 A 与 B 的情况,ABO 血型系统将血液分为四型:凡红细胞膜上只有 A 凝集原的,称为 A 型;只存在 B 凝集原的,称为 B 型;若 A 与 B 两种凝集原都有的称为 AB 型;若这两种凝集原都没有的,则称为 O 型。人类血清中含有与凝集原相对应的两种抗体,即抗 A 凝集素和抗 B 凝集素。不同血型的人,其血清中含有的凝集素亦不同,但不能含有与其自身红细胞凝集原相对应的凝集素,因此 A 型血的血清中只含有抗 B 凝集素;B 型血的血清中只含有抗 A 凝集素;AB 型人的血清中没有凝集素;而 O 型血的血清中既含有抗 A 又含有抗 B 凝集素(表 4-3)。此外,进一步的研究发现,包括 O 型在内的四种血型的红细胞膜上都含有 H 抗原,H 抗原是形成 A、B 抗原的结构基础,其抗原性很弱,血清中一般没有抗 H 抗体。利用抗血清进行更细致的检测发现,A 型血还可再分为 A_1 和 A_2 亚型。因此,在进行血型测定和输血时还应注意 A 亚型的存在。

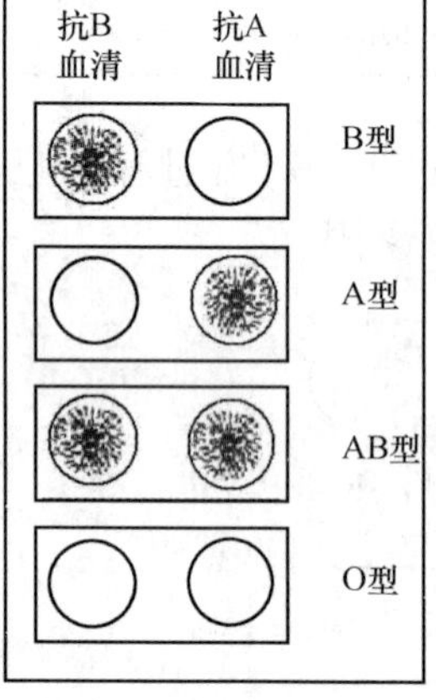

图 4-7 ABO 血型的测定

表 4-3 ABO 血型系统中的主要凝集原和凝集素

血型	凝集原	凝集素
A 型	A	抗 B
B 型	B	抗 A
AB 型	A+B	无
O 型	无	抗 A+抗 B

2. ABO 血型的检测 正确测定血型是保证输血安全的基础。正常情况下,只有 ABO 系统的血型相合才能考虑输血。ABO 血型的测定就是利用血细胞的凝集反应来进行的,具体方法是:在两个玻片上分别滴上一滴抗 B 标准血清和一滴抗 A 标准血清,分别将一滴待测红细胞悬液滴加到每一滴血清上,轻轻摇动,使红细胞和血清混匀,观察有无凝集现象。据此判断血型(图 4-7)。也可以同时用标准红细胞测定血浆凝集素来进一步确定血型。

第4节 循环系统生理

一、心脏生理

(一) 心肌细胞的生物电现象

和神经组织一样,心肌细胞在静息和活动时也伴有生物电(又称跨膜电位)变化。根据组织学、电生理特点和功能可将心肌细胞分为两大类:一类是构成心房和心室壁的普通心肌细胞,细胞内含有丰富的肌原纤维,具有兴奋性、传导性和收缩性,没有自律性,执行收缩功能,称为工作细胞(working cells)。工作细胞属于非自律细胞(non-rhythmic cell),包括心房肌和心室肌。另一类是在正常生理条件下具有自动产生兴奋的能力,在没有外来刺激的情况下,能自主的发出节律性兴奋冲动。即具有自动节律性或起搏功能的心肌细胞,这是自律细胞(autorhythmic cell)。它们也具有兴奋性、传导性和收缩性,但是它们的细胞内肌原纤维较少,排列不规则,故收缩性较弱。这一类细胞的主要功能是产生和传布兴奋,控制心脏活动的节律。它们包括窦房结P细胞、大部分房室交界区细胞和浦肯野细胞,这是心脏中的特殊传导系统的组成成分。特殊传导系统是心脏中发生兴奋和传导兴奋的组织,起着控制心脏节律性活动的作用。特殊传导系统包括窦房结、房室交界、房室束和末梢浦肯野纤维(图4-8)。

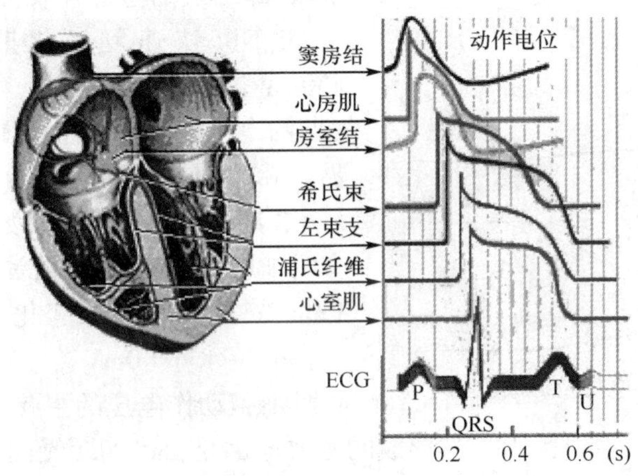

图4-8 心脏传导通路及生物电示意图

心肌细胞的跨膜电位是指心肌细胞膜内外两侧电位差。包括在静息状态下的静息电位和兴奋时的动作电位。

1. 静息电位(RP)及其产生机制 心肌细胞和骨骼肌一样在静息状态下膜内为负,膜外为正,呈极化(polarization)状态。这种静息状态下膜内外的电位差称为静息电位(resting potential)。不同心肌的静息电位的稳定性不同,人和哺乳动物心脏的非自律细胞的静息电位稳定,膜内低于膜外90mV左右(膜外0电位,膜内为-90mV)。而在自律性细胞的静息电位不稳定,称舒张期电位。其中窦房结P细胞的舒张期电位较小,约-70 mV。

心肌细胞静息电位的形成机制与神经细胞及骨骼肌细胞静息电位的形成机制相同,也主要是K^+外流所致。但其绝对值明显小于K^+平衡电位,尤其是P细胞等自律细胞的舒张电位。原因是心肌细胞静息时除了有 K^+ 外流以外，还存在明显的其他离子流，如 Na^+、Ca^{2+} 内流。

2. 动作电位(AP)及其产生机制 心肌细胞兴奋过程中产生的并能扩布出去的电位变化称为动作电位(action potential)。与神经细胞及骨骼肌细胞动作电位相比，心肌细胞动作电位升支与降支不对称，复极过程比较复杂，持续时间很长，不同部分心肌细胞动作电位形态波幅都有所不同。

按照心肌细胞动作电位的特点，可以将心肌细胞分为快反应细胞(fast response cell)和慢反应细胞(slow response cell)，这两类细胞动作电位的形成过程及产生机制不同。快反应细胞包括：心室肌、心房肌和浦肯野细胞，前二者属快反应非自律细胞，后者属快反应自律细胞。快反应细胞动作电位的特点是去极速度快，振幅大，复极过程缓慢并可分几个时相(期)，兴奋传导快。慢反应细胞包括窦房结、房室交界和结区细胞。前二者为慢反应自律细胞，后者为慢反应非自律细胞。慢反应细胞的主要特点是去极化速度慢，波幅小，复极缓慢且无明显的时相区分，传导速度慢。

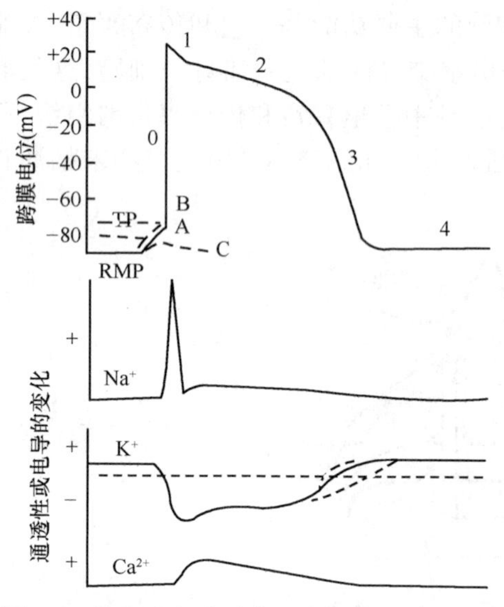

图 4-9 快反应细胞动作电位及形成机制示意图

(1) 快反应细胞动作电位及形成机制：快反应细胞动作电位的除极与复极过程共包括五个时期(图 4-9)。

0 期(又称除极相或去极过程)：产生机制与神经细胞或骨骼肌细胞动作电位去极化过程相似，都是快钠通道开放，钠离子内流所致。

1 期(快速复极化期)：膜电位迅速由 +30mV 下降到 0mV 左右，耗时约 10ms。0 期和 1 期的电位变化都很快。1 期的膜电位变化主要是 K^+ 快速跨膜外流所致。

2 期(平台期)：耗时数百毫秒(心室肌、心房肌细胞占时约 100ms，浦肯野细胞占时 200～300ms)，此期膜电位变化很小，几乎停滞在同一膜电位水平(0mV 左右)，故称平台期，它是心肌细胞动作电位的主要特征。也是和神经纤维及骨骼肌动作电位的主要区别。其形成的主要原因是 Ca^{2+} 的缓慢内流和 K^+ 外流所形成。

3 期(快速复极化末期)：占时 100～150ms，2 期复极结束后复极过程又加速，膜内电位下降至静息电位或舒张电位水平。其形成主要是由于 Ca^+ 通道完全失活而膜对 K^+ 通透性增高，K^+ 较快地外流。膜电位较快地复极，直至复极完成。

4 期(静息期)：是动作电位复极完毕后的时期又称为电舒张期。在非自律细胞如心房肌、心室肌细胞，4 期内膜电位稳定于静息电位称为静息期。在自律细胞，4 期电位不稳定，有自发的缓慢去极化倾向称为舒张除极或 4 期自动除极。4 期的自动去极化是自律细胞生物电活动区别于非自律细胞的主要特征。

(2) 慢反应细胞动作电位的特征及其形成机制：与快反应细胞跨膜电位相比，慢反应细胞(窦房结、房室交界)电位具有以下特点：

1) 慢反应细胞的静息电位和阈电位比快反应细胞低。最大复极电位(−70mV)和阈电位(−40mV)绝对值均小于浦肯野细胞。

2）慢反应细胞的0期去极化速度慢，振幅也低。0期去极化使膜电位仅达到0mV左右，不出现明显的极性倒转。0期去极化幅度（70mV）和速度（约10 V/s）都不及浦肯野细胞（200~1000 V/s），因此，动作电位升支远不如后者那么陡峭。慢反应细胞的动作电位不出现明显的1期和平台期。慢反应细胞0期去极化主要是因慢钙通道开放，Ca^{2+}大量内流所致，而非Na^{+}内流。慢反应细胞4期缓慢除极的发生机理与快反应细胞不同：在浦肯野细胞的4期缓慢去极化主要是以Na^{+}为主的跨膜内流所引起。窦房结细胞（慢反应）4期的去极也是随时间而增加的正离子跨膜内流所引起，目前所知，慢反应细胞4期缓慢去极主要由K^{+}外流的进行性衰减和以Na^{+}为主的正相离子缓慢内流所引起。4期电位不稳定是慢反应细胞自律性的根本原因。

（二）心肌的基本生理特性

心肌组织具有兴奋性、自律性、传导性和收缩性四大生理特性。兴奋性、自律性和传导性是以肌膜的生物电活动为基础的，故又称为电生理特性。现分述如下：

1. 兴奋性

（1）兴奋性：心肌具有接受刺激产生兴奋的能力或特性称为兴奋性（excitability）。所有心肌细胞都具有兴奋性。心肌兴奋性的高低以刺激的阈值来衡量，阈值与兴奋性成反比，阈值大表示兴奋性低，阈值小则兴奋性高。

（2）兴奋性的主要影响因素

1）静息电位水平：静息电位（或最大舒张电位）的绝对值增大，离阈电位差距增大，则引起去极化达到阈电位所需的刺激强度增大，即刺激阈值增大，表现为兴奋性降低。静息电位绝对值减小，离阈电位差距减小，刺激阈值减小，表现为兴奋性升高。

2）阈电位水平：阈电位水平也影响它与静息电位（或最大舒张电位）的差距。与静息电位水平的改变对兴奋性的影响相反，阈电位水平上移，则和静息电位之间的差距增大，引起兴奋所需的刺激阈值增大，兴奋性降低；反之，则兴奋性增大。

3）Na^{+}通道的性状：对于快反应细胞，一次兴奋中兴奋发生一系列变化的原因与膜电位改变所引起Na^{+}通道的状态有关。Na^{+}通道并不是始终处于激活状态，它可以表现为激活（activation）（或叫开放）、失活（inactivate）、备用（resting）及复活（reactivate）四种机能状态，而Na^{+}通道处于其中哪一种状态，则取决于当时的膜电位以及有关时间进程。

（3）兴奋性的周期变化及其与心脏收缩活动的关系：心室肌细胞在发生一次兴奋过程中，它的兴奋性的变化可分为以下几个时期（图4-10）：

1）有效不应期：心肌细胞的动作电位由0期开始到3期复极达-60mV这段时间内为有效不应期（effective refractory period，ERP）。有效不应期又分为绝对不应期和局部反应期。动作电位从0期至3期，膜电位达到-55mV这一时间Na^{+}通道完全失活，给以任何强度的刺激都不会发生去极化（兴奋），这一段时期称为绝对不应期（absolute refractory period，ARP）。在绝对不应期后，膜电位由-55mV恢复到-60mV，这一期间内，Na^{+}通道刚开始复活，如果给以足够强度刺激，肌膜可以产生局部兴奋，但并不引起动作电位，这一段时期称为局部反应期。

2）相对不应期：从有效不应期完毕，膜电位从-60mV复极至-80mV这段时间内，给予阈刺激，心肌仍不能引起兴奋反应，但用阈上刺激则可引起扩布性兴奋，这段时间叫相对不应期（relative refractory period，RRP）。越是在相对不应期的早期，引起动作电位所需要的刺

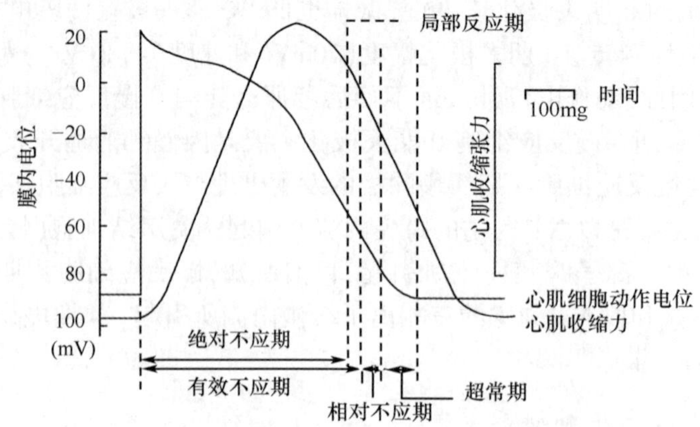

图 4-10　心肌细胞动作电位、肌张力、兴奋性变化

激强度越大,潜伏期越长,产生动作电位的幅值越小,最大去极化速率越慢,动作电位时程也越短;换言之,所产生的动作电位越不“成熟”。

3）超常期:膜电位由-80mV 恢复到-90mV 这一段时期内,用阈下刺激,心肌即能引起兴奋,此期兴奋性高于正常,故称超常期(supernormal period,SNP)。这一时期,Na^{+}通道已基本上复活到备用状态(完全复活),但由于膜内电位绝对值低于静息电位,距阈电位水平差距较小,故反而易于兴奋。

2. 自律性

(1) 自律性:在没有外来刺激的条件下,心肌细胞能够自动发生节律性兴奋的特性称心肌的自动节律性(autorhythmicity),简称自律性。

(2) 自律性的主要影响因素:自律性是 4 期自动缓慢去极化的缘故,因此自律性高低与 4 期自动去极化速度,最大复极电位及阈电位的高低有关。

1）4 期自动去极化速度:4 期自动去极化速度加快,则最大复极电位达到阈电位所需时间缩短,单位时间内发生兴奋次数增多,自律性高,反之则自律性下降。

2）最大复极电位水平:最大复极电位绝对值减小,则与阈电位之间差距减少,自动去极化到达阈电位水平所需时间缩短,自律性升高。反之,则自律性下降。最大复极化电位水平高低则决定于 3 期 K^{+}外流的多少。K^{+}外流多则最大复极电位绝对值增大,自律性降低,反之则自律性升高。

3）阈电位水平:阈电位上移,则它与最大复极电位之间的差距增大,自动去极达阈电位的时间延长,故自律性降低,反之则自律性升高。但阈电位很少变化,故这一因素的影响较小。

3. 传导性

(1) 传导性:细胞能够传导兴奋的能力称传导性(conductivity)。心肌和神经、肌肉细胞一样也具有传导性。

(2) 心脏内兴奋的传导速度:心脏各部分心肌细胞的电生理学特性不同,细胞间的缝隙连接分布密度和类型不同,因此兴奋在心脏各部分的传导速度不同。窦房结内的传导速度低于 0. 05 m/s,心房肌的传导速度约为 0. 4 m/s,“优势传导通路”为 1. 0~1. 2 m/s,房室交界区的传导性很低,其中结区的更低,仅 0. 02 m/s。

(3) 传导性的主要影响因素:心肌的传导性受到多种因素的影响,取决于心肌细胞某些结构特点和电生理特性。

1）心肌纤维直径：与传导速度成正比，它对传导速度的影响是一个较固定因素。快反应细胞的直径大于慢反应细胞，因此前一类细胞的传导速度大于后一类。

2）0 期除极速度和幅度：是决定传导速度的主要因素。

3）静息电位水平：在一定范围内，静息电位或舒张期电位绝对值愈大，0 期去极上升速度愈大，传导速度愈快。反之，则慢。

4）未兴奋部位心肌的兴奋性：未兴奋部位心肌细胞静息电位和阈电位之间的差距增大，表明兴奋性降低，膜去极化达到阈电位所需的时间延长，故传导减慢。

4. 收缩性　心肌在肌膜动作电位的触发下，发生收缩反应的特性称为收缩性（contractility）。

（三）体表心电图

典型的心电图（一般以标准Ⅱ导联记录的心电图为代表）由 P、Q、R、S、T 五个波组成（图 4-11）。现分述如下：

1. P 波　心脏的兴奋发源于窦房结，最先传至心房，故心电图各波中最先出现的是代表左右两心房兴奋过程的 P 波。

2. QRS 波群　代表两个心室兴奋传播过程的电位变化。

3. T 波　是继 QRS 波群后的一个波幅较低而波宽较长的电波，反映心室兴奋后复极化过程。

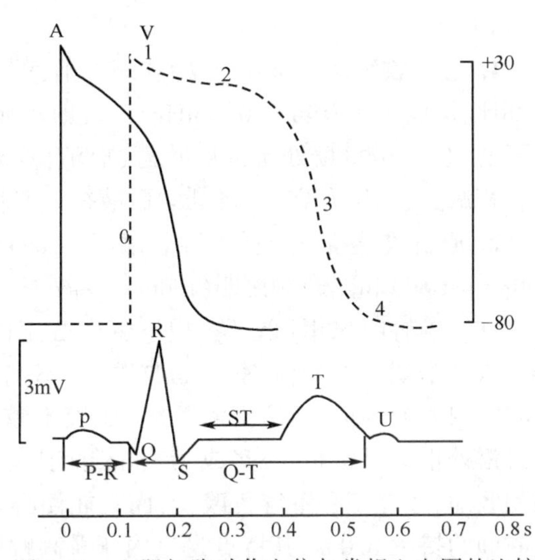

图 4-11　心肌细胞动作电位与常规心电图的比较

A：心房肌细胞动作电位；V：心室肌细胞动作电位

案例 4-3

患者，女性，27 岁，10 年前体检时胸部 X 线片发现心脏扩大，9 年前在某医院诊断为先天性心脏病。患者入院后立即吸氧，于二、三尖瓣区各听到Ⅱ级吹风样收缩期杂音。后来发现，此杂音随心衰加重而增强，心衰被控制，杂音则消失，并时有频繁早搏，20～30 次/min，有时呈二、三联律。在以后数日内，患者时有恶心、呕吐，食欲差，精神萎靡，呈无欲状。多次查心电图，综合起来有以下变化：偶发或频发房性或室性早搏、右束支传导阻滞、Ⅱ度房室传导阻滞、房室交界性心律和 ST 段 V5 水平下降或 T 波 V5 倒置或低平等。入院 3 个月后，患者病情加重，早搏频繁，虽加大洋地黄和利尿药剂量，心衰亦不见明显改善。

问题

分析一下该患者的心电图及可能患有的心脏疾病。

(四) 心脏的泵血功能

心脏一次收缩和舒张,构成一个机械活动周期,称心动周期(cardiac cycle)。它包括收缩期(systole)和舒张期(diastole),即心房收缩和心房舒张,心室收缩和心室舒张四个过程。心动周期历时大约为0.8s。在一个心动周期中,左右心房首先收缩,持续0.1s,随后舒张0.7s。当心房收缩时,心室处于舒张期,在心房进入舒张期后不久,心室开始收缩。收缩持续时间0.3s。随后进入舒张期,需时约0.5s。心室舒张的前0.4s期间,心房也处于舒张期,这一时期称为全心舒张期。

射血过程:以左心室射血为例,心脏射血过程可分为心房收缩期(atrial systole period)、心室收缩期(ventricular systole period)和心室舒张期(ventricular diastole period)几个阶段。

1. 心房收缩期 心房开始收缩之前,整个心脏处于舒张状态,因此,心房、心室内压力均都比较低,约为0 kPa(0 mmHg)。此时动脉瓣关闭,静脉血不断流入心房,故心房压相对高于心室压,房室瓣处于开启状态,血流由心房进入心室,使心室充盈。当心房收缩时,心房容积减少,内压升高,再将其中血液挤入心室,使心室充盈血量进一步增加。

2. 心室收缩期 包括等容收缩期(isovolumic contraction period)、快速射血期(rapid ejection period)和减慢射血期(reduced ejection phase)。

(1) 等容收缩相:心室容积不变而心室内压急剧升高,此期称为心室等容收缩相。心房进入舒张期后不久,心室开始收缩,心室内压不断升高,当心室内压超过心房内压时,由于心室内血液的推动,房室瓣关闭,血液不致倒流入心房,此时室内压仍低于主动脉压,且半月瓣处于关闭状态,心室成为一个封闭腔,由于血液不是可压缩的液体,因此,心室肌的强烈收缩,不能使心室容积改变,而只能使心室内压急剧升高,故称为心室等容收缩期。此期时间约持续0.05s,其特点是室内压升高幅度大,升高速度快。

(2) 心室射血期:当心室内压超过主动脉压时,血液推开半月瓣而射入动脉,此期称为心室射血期。又分为快速射血期和减慢射血期二相。在射血期开始(最初1/3左右时间内)时,由于心室肌仍在强烈收缩,心室内压上升至顶峰,故射入动脉的血量多,流速快,此期称为快速射血期(0.10s)。其特点是用时少,射血量大;快速射血期末室内压与主动脉压最高。随着心室内血液减少,心室容积缓慢缩小,心室肌收缩力量随之减弱,射血速度逐步减慢,这段时间称为减慢射血期(0.15s)。其特点是用时长,射血量少;动脉压略大于室内压。在这时期内,心室内压和主动脉压皆相应下降。目前研究认为减慢射血期及快速射血后期,心室内压已低于主动脉内压力,这时心室血液是由于受到心室肌收缩的作用而具有较大的动能,因此能够依其惯性作用逆着压力梯度继续进入主动脉。

3. 心室舒张期 包括等容舒张期(period of isovolumic relaxation)和心室充盈期,后者又分为快速充盈期(period of rapid filling)、减慢充盈期(period of slow filling)和心房收缩期。

(1) 等容舒张期:射血后,心室开始舒张,这时心房仍处于舒张期,心室内压迅速下降,主动脉内血流向心室方向返流推动脉瓣,使之关闭。这时心室内压仍高于心房内压,房室瓣仍然处于关闭状态,心室又暂时成封闭腔。此时由于心室舒张但容积并不改变,室内压急剧下降称为等容舒张期,持续约0.06~0.08s。等容舒张期内室内压急剧下降。

(2) 心室充盈期:当心室内压继续下降到低于心房内压时,心房中血液推开房室瓣,快速流入心室,心室容积迅速增加,称快速充盈期,持续约0.11s。随后,血液以较慢的速度继续流入心室,心室容积进一步增加,称为减慢充盈期,持续约 0.22s。此后,进入下一个心动周期,心房又开始收缩,再把其中少量血液挤入心室。可见在一般情况下,血液进入心室主要不是靠心房收缩所产生的挤压作用,而是靠心室舒张时心室内压下降所形成的“抽吸”作用,其作用约占心室充盈量的 75%。

二、血管生理

(一) 血管的分类

血管是指血液流过的一系列管道。人体除角膜、毛发、指(趾)甲、牙质及上皮等处外,血管遍布全身。按血管的构造功能不同,分为动脉、静脉和毛细血管三种。

(二) 血压

血压是血液在血管内流动时,作用于血管壁的压力,它是推动血液在血管内流动的动力。血压可分为:动脉压、毛细血管压、静脉压和循环系统平均充盈压(简称循环系统平均压=循环系统中的血液充盈程度)。其中主动脉压最高,正常人主动脉平均压约为 13.3kPa(100mmHg),毛细血管近动脉端较低,约为 4.0kPa(30mmHg),而近静脉端约为 1.6kPa(12mmHg),在静脉中逐步降落,右心房作为循环的终点,血压最低,最终接近于零。不同血管的流速、阻力及血不同。

(三) 动脉血压及脉搏

1. 动脉血压 动脉血压(arterial blood pressure,ABP)是指动脉血管内血液对管壁的压强,常简称血压。

在心动周期中,心室收缩时动脉血压升高,其最高值称为收缩压(systolic pressure);心室舒张时动脉血压下降,其最低值称为舒张压(diastolic pressure)。而把收缩压和舒张压之间的差值称为脉搏压(pulse pressure),简称脉压。在一个心动周期中动脉血压的平均值称为平均动脉压(mean arterial pressure)。平均动脉压可通过收缩压和舒张压进行估计,平均动脉压=舒张压+1/3 脉压。在安静状态下,我国健康青年人的收缩压为 100~120mmHg,舒张压为 60~80mmHg,脉压为 30~40mmHg,平均动脉压为 100mmHg 左右。如果成年人在安静时的收缩压高于 140mmHg,舒张压持续高于 90mmHg,可视为高于正常水平。如果舒张压<60mmHg,收缩压<90mmHg,则表示血压低于正常水平。

2. 动脉血压的形成机制 动脉血压的形成是多种因素相互作用的结果。首先,在心血管的封闭管道中必须有足够的血液充盈,才能产生血压,这是形成血压的前提。在此基础上,血压的形成尚需具备三个因素:心脏射血、外周阻力和大动脉弹性。

3. 影响动脉血压的因素 根据血压的形成原理,动脉血压的高低主要取决于心输出量、外周阻力和大动脉弹性。因此,凡是能影响心输出量、外周阻力和大动脉弹性的各种因素,均可影响动脉血压。另外,循环系统中的血液充盈程度是形成血压的基础,故也能影响动脉血压。

(1) 搏出量:收缩压的高低主要反映搏出量的多少,即搏出量主要影响收缩压。临床上心功能不全时主要表现为收缩压降低,脉压减小。

(2) 心率:在一定范围内,心率加快时,收缩压和舒张压都升高,但舒张压升高更显著,故脉压减小。

(3) 外周阻力:大动脉的弹性作用具有缓冲收缩压、维持舒张压的作用。

(4) 循环血量:循环血量与血管容积相适应,才能使血管足够地充盈,故循环血量是形成血压的先决条件。但在失血时,循环血量减少,血管充盈度减少,动脉血压将显著下降。反之,循环血量增加,血压升高。在某些情况下(如中毒性、青霉素过敏引起的休克),其循环血量虽然不变,而血管容积却大增,回心血量下降,表现为循环血量的相对下降,动脉血压也下降。

4. 脉搏 脉搏一般指动脉脉搏。在每一个心动周期中,心室的收缩和舒张,引起动脉扩张和回缩,动脉内的压力发生周期性的波动,这种发生在主动脉根部的搏动波沿动脉壁向全身传播,这种有节律的搏动称为脉搏。手指可在身体浅表的动脉上摸到脉搏。脉搏的强弱与心输出量、动脉的可扩张性、外周阻力有密切关系。因此,脉搏是反映心血管功能的一项重要指标。

三、心血管活动的调节

机体在正常情况下血液循环功能能保持相对稳定,是通过神经和体液因素调节而实现的。具体的调节方式主要是通过改变心缩力和心率以调整心输出量,通过影响血管紧张性和血管口径以改变外周阻力。

(一) 神经调节

1. 心脏和血管的神经支配

(1) 心交感神经及其作用:心交感神经兴奋时,其节后纤维释放的去甲肾上腺素(NE)与心肌细胞膜上的 β_1 肾上腺素能受体结合,使得心率加快(正性变时作用)、房室交界的传导速度加快(正性变传导作用)、心房肌和心室肌收缩力增强(正性变力作用),结果导致心输出量增加。研究表明,心得安等 β 肾上腺素能受体阻断剂可以阻断心交感神经对心脏的兴奋作用。

(2) 心迷走神经及其作用:心迷走神经兴奋时,其节后神经纤维末梢释放 Ach 与心肌细胞膜的 M 胆碱能受体结合,可导致心率减慢(负性变时作用)、房室传导速度变慢(负性变传导作用)、心房肌收缩力减弱、心房肌不应期缩短,甚至出现房室传导阻滞(负性变力)。阿托品等 M 胆碱能受体阻断剂可以阻断迷走神经对心脏的抑制作用。

2. 心血管中枢 心血管中枢(cardiovascular center)是指与心血管反射有关的神经元集中的部位。这些神经元广泛地分布在中枢神经系统自脊髓至大脑皮层各级水平,其中最基本的心血管中枢位于延髓。

3. 心血管反射

(1) 颈动脉窦和主动脉弓压力感受性反射(简称减压反射,depressor reflex):颈动脉窦是颈内动脉靠近颈总动脉分叉处的一个略膨大的部分。在颈动脉窦和主动脉弓血管壁的外膜下有丰富的感觉神经末梢,分别称为颈动脉窦压力感觉器和主动脉弓压力感觉器(图 4-12)。动脉压力感受器并不是直接感受血压的变化,而是感受血管壁的机械牵张程度。当动脉血压升高时,动脉管壁被牵张的程度就升高,压力感受器发放的神经冲动也就增多。

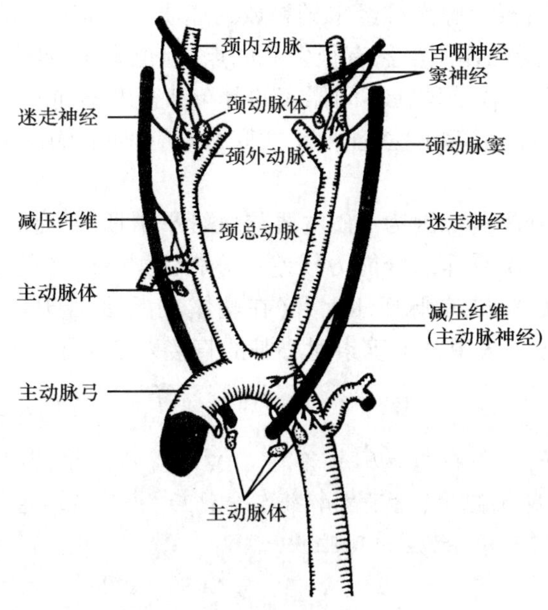

图 4-12 颈动脉窦区和主动脉弓区的压力感觉器和化学感受器

当动脉血压升高时,动脉管壁被牵张的程度升高,颈动脉窦、主动脉弓压力感受器发放的传入冲动增加→经窦神经(舌咽神经)和主动脉弓神经(迷走神经)传入延髓孤束核→引起心交感中枢抑制(心交感紧张性活动减弱)、心迷走中枢兴奋(心迷走神经紧张性活动加强)和缩血管中枢抑制(交感缩血管神经紧张性活动减弱)→经心迷走神经(兴奋)、心交感神经(抑制)及交感缩血管神经(抑制)传出→使心肌收缩力减弱、心率减慢,并且容量血管(静脉)舒张、回心血量减少,导致心输出量减少;除心、脑以外身体各处的阻力血管舒张,外周阻力减小→动脉血压下降。将此反射称为颈动脉窦和主动脉弓的压力感受性反射(简称窦弓反射、减压反射)。反之,当动脉血压降低时,此减压反射减弱,则出现血压升高的效应。

(2) 颈动脉体和主动脉体化学感受性反射:在颈总动脉分叉处和主动脉弓区域存在一些特殊的感受装置,有丰富的血液供应和感觉神经末梢分布,对血液中某些化学成分的改变特别敏感,如氧分压降低、二氧化碳分压升高、H^+浓度升高等,这些感受装置称为颈动脉体(carotid body)和主动脉体(aortic body)化学感受器。颈动脉体传入神经纤维也行走于窦神经中,而主动脉体传入神经纤维也行走于迷走神经中。兴奋冲动由传入神经传入延髓孤束核,使延髓内呼吸神经元和心血管活动神经元活动发生改变:一方面引起呼吸加深加快;另一方面交感缩血管中枢紧张性升高,使血管收缩,血压升高。

(二) 体液调节

心血管活动的体液调节是指由一些器官或组织分泌的化学物质进入血液和组织液中后对心脏和血管活动的调节。这些体液因素中,有些通过血液携带,可广泛作用于心血管系统;有些则在组织中形成,主要作用于局部血管,对局部组织的血流起调节作用。

1. 肾上腺素和去甲肾上腺素 肾上腺素(E)和去甲肾上腺素(NE)在化学结构上都属于儿茶酚胺。血液中的 E 和 NE 主要来自肾上腺髓质的分泌,肾上腺髓质分泌的主要是 E

(E 占 80%,NE 占 20%);肾上腺素神经末梢释放的递质 NE 也有小部分进入血液。

E 和 NE 对心脏、血管的作用虽然有很多共同点,但也有不少不同点。主要是由于它们对 α、β 受体结合力以及 α、β 受体在不同器官的分布和密度不同所致。

E 与心肌 β_1受体结合,引起正性变时、正性变力效应,使心输出量增加。故临床上 E 多用作强心急救药。

临床上 NE 多用作升压药。因为 NE 主要与血管平滑肌 α_1受体相结合,也可与心肌的 β_1结合,但与血管平滑肌 β_2受体结合能力较差。静脉注射 NE 可引起除冠脉以外大多数器官的血管收缩,外周阻力增大,动脉血压上升(在整体,由于血压升高,通过压力感受器反射性地引起心率减慢,掩盖了去甲肾上腺素对心脏的直接兴奋作用)。

案例 4-4

患者,男性,65 岁,多年的高血压患者,一直口服普萘洛尔治疗。在口腔科拔牙时,因注射麻醉药注入了肾上腺素,打了麻醉药 5 分钟后,头痛得厉害,不久后就不醒人事。送入神经科后急诊 CT 发现,已经出现脑出血。

问题

分析一下为何该患者会出现昏迷和脑出血。

2. 血管升压素 血管升压素(vasopressin,VP)常有少量进入血液循环,促进肾脏远曲小管和集合管对水的重吸收,增加血量,故又称抗利尿素(ADH)。其大剂量进入血液循环时,作用于血管平滑肌上的相应的受体,引起除脑动脉以外的绝大多数血管平滑肌收缩,增加外周阻力,血压升高。血管升压素的释放首先受体液渗透压改变的影响,其次也受血容量改变的影响。在禁水、失水、失血,低氧、外科手术和疼痛等情况下,血管升压素释放增加,不仅对保留体内细胞外液量有重要作用,而且对维持动脉血压起重要作用。

第 5 节 呼吸系统生理

生命的维持有赖于机体与环境之间不断地进行物质交换。细胞的新陈代谢不断消耗 O_2,产生 CO_2,所以机体必须不断地从环境中摄取 O_2并排出 CO_2。机体与外界环境之间的气体交换过程,称为呼吸(respiration)。通过呼吸,机体从大气中摄取新陈代谢所需的 O_2,排出机体所产生的 CO_2。机体的 O_2最大储存量约为 1000ml,一旦呼吸停止几分钟,即可导致机体严重缺乏 O_2和 CO_2的积聚从而引起酸中毒。因此,呼吸是维持生命活动所必需的基本生理过程之一,一旦呼吸停止,生命也将终止。

一、肺 通 气

1. 肺通气原理 肺通气是指肺与外界环境之间的气体交换过程。参与实现肺通气的器官包括呼吸道、肺泡和胸廓等。呼吸道是肺通气时气体进出肺的通道,同时具有加温、加湿、过滤、清洁及引起防御反射的作用。肺泡是气体与血液进行气体交换的场所。胸廓的节律性运动是实现肺通气的原动力。气体进出肺取决于推动气体流动的动力和阻止气体流动的阻力两方面因素的相互作用。

2. 肺通气的动力 气体入肺是由于肺扩张,肺内压低于大气压;而气体出肺则是由于肺缩小,肺内压高于大气压。肺本身不能主动扩张和缩小,它的张缩是靠胸廓运动的扩大与缩小引起的,而胸廓的扩张和缩小又是通过呼吸肌的收缩和舒张(呼吸运动)实现的。因此,肺通气的原动力是呼吸肌的收缩和舒张引起的节律性呼吸运动,直接动力是肺泡气与大气之间的压力差。

(1) 肺内压:肺内压是指肺泡内气体的压力。肺内压与大气压间的压力差是肺通气的动力。

(2)胸内压:胸内压又称胸膜腔内压(intrapleural pressure)。胸内负压的生理意义:由于胸内压是负压,因此,在肺随胸廓的扩缩而扩缩中起着纽带作用。在吸气时,胸内负压增大利于肺扩张,呼气时胸内负压减小则利于肺回缩。不论吸气和呼气,因胸内压始终为负压,故始终维持肺处于扩张状态,使其不致因肺回缩力而萎缩。胸内负压可减低心房、腔静脉及胸导管内的压力,利于心房的充盈和静脉血与淋巴液的回流。任何原因使胸膜破损,空气进入胸膜腔,称为气胸。此时胸膜腔内压力升高,甚至负压变成正压,使肺脏压缩,静脉回心血流受阻,产生不同程度的肺、心功能障碍。

3. 肺通气指标

(1) 潮气量:每次吸入或呼出的气量,称为潮气量。正常成人平静呼吸时约 400~600ml,一般以 500ml 计算,深呼吸时,潮气量增大。

(2)补吸气量:平静吸气末,再尽力吸入的气体量,称为补吸气量,1500~2000ml。补吸气量为吸气的最大储备量。

(3) 补呼气量:平静呼气末,再用全力呼出的气体量,称为补呼气量 900~1200ml。补呼气量为呼气的最大储备量。

(4)残气量(余气量):用全力呼气后,肺内所留的气体量。正常成人约为 1.0~1.5L。婴儿一出世,只要有过一次呼吸,肺内即存有残气,使肺的比重减轻而能浮于水面,为肺浮沉试验原理。因此,在法医中,可用肺的浮沉试验来鉴别死胎还是婴儿出生后死亡。

4. 肺容量 肺容量是指肺容积中两项或两项以上的联合气体量,因而肺容量之间可有重叠。

(1) 深吸气量:从平静呼气末做最大吸气时所能吸入的气体量,称为深吸气量。它是潮气量和补吸气量之和。

(2)功能残气量:平静呼气末尚存留于肺内的气体量,称为功能残气量。功能残气(余气)量=补呼气量+残气量

(3)肺活量:补吸气量、潮气量和补呼气量三者之和称为肺活量。正常成年男子约为3500ml,女子约为 2500ml。肺活量的大小反映了肺每次通气的最大能力,在一定程度上可作为肺通气功能的指标。

(4)时间肺活量:为了反映肺呼吸的动态功能,又提出了时间肺活量的概念。即受试者作一次深吸气后,以最快的速度呼出气体,同时分别记录第 1、2、3 秒末呼出的气量。正常人在第 1、2、3 秒应分别呼出其肺活量的 83%、96% 和 99%。时间肺活量不仅反映受试者的肺活量容量,还反映了通气的速度。

(5)肺总量:肺所能容纳的最大气体量称为肺总量。肺总量等于肺活量和残气量之和。成年男性约为 5000ml,女性约为 3500ml。

5. 肺通气量

(1) 每分通气量:每分钟进肺或出肺的气体总量称为每分通气量。

即:每分通气量=潮气量×呼吸频率

平静呼吸时,呼吸频率可因年龄和性别而不同。新生儿每分钟可达60~70次,以后随着年龄增加而逐渐减慢;正常成年人平均每分钟在12~18次,女子比男子快2~3次。正常成年人平静呼吸时的每分通气量约为6~9L。随着呼吸频率的变化,或呼吸深度即潮气量的变化,每分通气量也相应增加或减少。

(2) 肺泡通气量:每次吸入的气体,总有一部分留在无气体交换功能的呼吸道内(称解剖无效腔,约为150ml),或进入肺泡内的气体,也可因无血流经过而不能进行气体交换(称肺泡无效腔)。解剖无效腔与肺泡无效腔合称生理无效腔。健康人平卧时的生理无效腔等于或接近于解剖无效腔。

由于无效腔的存在,从气体交换的角度考虑,真正有效的肺通气量是肺泡通气量。

即:肺泡通气量=(潮气量-无效腔量)×呼吸频率

当浅、快呼吸时,无效腔量增大,肺泡通气量减少;而适当深而慢的呼吸,肺泡通气量加大,有利于气体交换。

二、气体交换与运输

(一) 气体交换

气体交换包括肺换气和组织换气。气体交换是以单纯扩散的方式进行的。气体交换的动力是气体分压差,即从分压高处向分压低处扩散。分压就是指混合气体中各组成气体具有的压力。例如海平面的大气压平均约为101kPa,O_2含量为20.84%,则O_2分压(PO_2)约为20.7kPa。

气体交换过程:肺泡气直接与肺毛细血管血液(静脉血)之间进行气体交换的过程称肺换气。肺泡内O_2分压高于静脉血,CO_2分压则低于静脉血。因此,O_2由肺泡向静脉血扩散,而CO_2则由静脉血向肺泡扩散。经气体交换后,静脉血变成动脉血。

组织、细胞与组织毛细血管血液(动脉血)之间进行气体交换的过程称组织换气。组织内O_2分压低于动脉血,CO_2分压则高于动脉血。因此,O_2由血液向组织扩散,而CO_2则由组织向血液扩散。经气体交换后,动脉血变成静脉血。

(二) 气体在血液中的运输

O_2和CO_2在血液中有物理溶解(1.5%)和化学结合(98.5%)两种运输形式。

1. O_2的运输

(1) 物理溶解:O_2的物理溶解是O_2直接溶解在血浆和组织液中。

(2) 化学结合:O_2的化学结合是O_2与血红蛋白(Hb)的结合。

2. CO_2的运输

(1) 物理溶解:每100ml静脉血中的CO_2含量约为53ml,其中物理溶解的CO_2量约占总量的6%,故CO_2也主要以化学结合的形式存在于血液。

(2) 化学结合:主要有两种形式:HCO_3^-(主要是在血浆中的 $NaHCO_3$) 和 HbNHCOOH (主要在红细胞内),尤以前者为主(88%)。

三、呼吸运动的调节

(一) 呼吸中枢

由横切脑干实验表明:在动物延髓和脑桥交界处横断,呼吸运动呈不规则的呼吸节律,提示延髓存在产生节律呼吸的基本中枢,但正常节律还有赖于延髓以上的脑参与。

(二) 节律呼吸的形成

关于节律呼吸形成的机制尚未完全阐明。鉴于各自的实验结果提出了多个假说。现以"吸气切断机制"假说为例阐述节律呼吸形成的机制。该假说的中心内容认为:在延髓有中枢吸气活动发生器(其兴奋性与 PCO_2、H^+有关),它使吸气中枢兴奋,产生吸气;在延髓还有吸气切断神经元,当它的兴奋达到阈值时,能切断吸气中枢的活动而转变为呼气。"吸气切断机制"假说具体过程简介(图 4-13):当吸气活动发生器神经元兴奋后,①兴奋吸气肌运动神经元,吸气肌收缩产生吸气运动,随之肺扩张,使肺扩张感受器兴奋,兴奋冲动经迷走神经的传入兴奋吸气切断神经元;②兴奋脑桥呼吸调整中枢,使吸气切断神经元兴奋;③直接兴奋吸气切断神经元。当吸气切断神经元接受上述三方面的刺激后,它的兴奋逐渐加强达到阈值时,便抑制中枢吸气活动发生器以及吸气神经元的活动,从而使吸气被切断而转化为呼气。

呼气后,上述环路的兴奋停止,吸气切断机制的兴奋也停止,对吸气中枢的抑制解除,中枢吸气活动发生器又兴奋,吸气神经元兴奋,吸气又开始。这样周而复始形成了自动的呼吸节律。

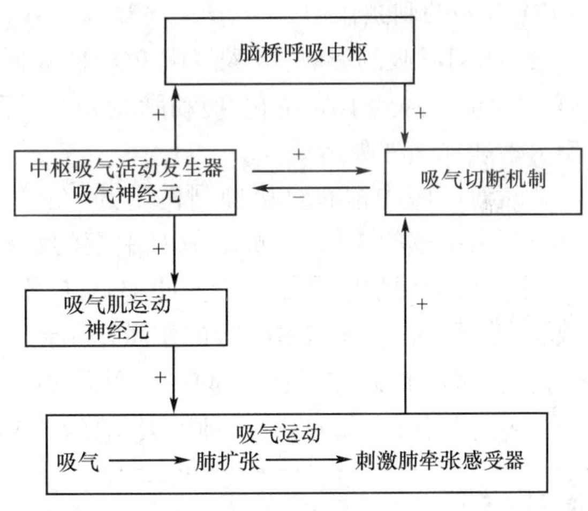

图 4-13 吸气切断机制假说示意图

(三) 呼吸运动的反射性调节

1. 肺及胸廓感受器反射 肺及气道内、胸廓的关节及呼吸肌等处存在多种类型的感受器,当其受到刺激兴奋后,可反射性的调节呼吸运动。

(1) 肺牵张反射:由肺扩张或萎缩所引起的吸气抑制或吸气兴奋的反射,称为肺牵张反射(pulmonary stretch reflex,黑-伯反射)。包括肺扩张反射和肺萎缩反射两种表现形式。

肺牵张反射的牵张感受器主要分布在肺泡和细支气管的平滑肌层中。吸气时,当肺扩张到一定程度时,肺牵张感受器兴奋,发放冲动增加,经迷走神经传入到达延髓,使吸气切断机制兴奋,抑制吸气,而发生呼气。呼气时,肺缩小,对牵张感受器的刺激减弱,传入冲动减少,解除了对吸气中枢的抑制,吸气中枢再次兴奋,开始又一个新的呼吸周期。

在功能上，该反射与脑桥呼吸调整中枢共同调节呼吸的频率和深度，发挥对延髓吸气中枢的负反馈作用，防止吸气过长。动物切断迷走神经后呼吸变深变慢。

（2）化学感受器反射：机体存在中枢和外周化学感受器，能感受动脉血或脑脊液中 PO_2、PCO_2 和[H^+]的改变，反射性地调节呼吸运动。

2. CO_2、H^+和低 O_2对呼吸运动的调节

（1）CO_2对呼吸的影响、动脉血液中必须保持一定的 CO_2，呼吸中枢才能保持正常的兴奋性。当吸入气中 CO_2浓度适量增加，使动脉血中 PCO_2 增加，使呼吸加深加快，肺通气量增加。肺通气量增加可以增加 CO_2的排出，动脉血中 PCO_2 可以重新接近正常水平；但若吸入气中 CO_2浓度增加到 40%时，则引起呼吸中枢麻痹，抑制呼吸。

CO_2对呼吸的刺激作用是通过两条途径实现的：①通过刺激外周化学感受器（颈动脉体和主动脉体），冲动分别由窦神经和迷走神经传入纤维到达延髓呼吸神经元，使其兴奋，导致呼吸加深加快，肺通气量增加；②CO_2兴奋呼吸的中枢途径是通过 H^+的间接作用，因为血液中的 H^+不易透过血-脑屏障。

$$CO_2 \xrightarrow[\text{血脑屏障}]{} CO_2 + H_2O \xrightarrow[\text{（脑脊液中）}]{} H_2CO_3 \longrightarrow H^+ + HCO_3^-$$

CO_2通过解离出的 H^+刺激延髓腹侧面的中枢化学感受器，使呼吸加强加快。

两条途径中，后者的作用为主，约占总效率的 80%。

（2）H^+的影响：血液[H^+]升高，呼吸加强加快，肺通气量增加；[H^+]降低，呼吸减弱减慢，肺通气量降低。[H^+]升高刺激呼吸的途径与 CO_2类似，但是主要通过刺激外周化学感受器而引起的，因为 H^+通过血-脑屏障的速度慢。血液[H^+]升高对呼吸的刺激作用小于血液 PCO_2升高的刺激作用。

（3）O_2对呼吸的影响：吸入气中 PO_2 稍降低时，对呼吸没有明显的影响，只有当吸入气中 O_2的含量下降到 10%左右，使动脉血 PO_2 下降到 8kPa（约 60mmHg），通过外周化学感受器反射性地加强呼吸运动。

缺氧对呼吸中枢有直接抑制作用，但在轻度缺氧时，可通过外周化学感受器的传入冲动兴奋呼吸中枢的作用，对抗缺氧对中枢的直接抑制作用，表现为呼吸增强。但在严重缺氧时，来自外周化学感受器的传入冲动，对抗不了缺氧对呼吸中枢的抑制作用，因而可使呼吸减弱，甚至停止。缺氧对呼吸的刺激作用远不及 PCO_2、[H^+]升高的刺激作用明显。

总之，血液 PCO_2 和[H^+]的升高，以及 PO_2 的降低，均能刺激呼吸。它们相互影响，实际上三者之间往往不会只有一种因素单独在变化，因此必须全面分析，综合考虑。

案例 4-5

患儿，男性，4 岁。因受凉当天晚上出现咳嗽、咳痰，痰呈白色黏稠痰，同时伴有气喘，在医院就诊以“上呼吸道感染”予以西药口服，病情无明显好转，痰逐渐转为黏液脓性痰、脓性痰，同时伴有不规则发热。X 线胸片：左、右肺下叶见多发性小灶状阴影。入院后给予抗生素及输液、降温等治疗，体温有所下降但是全身缺氧逐渐加重，肺部湿性罗音非常明显，肝脏肿大，出现昏迷，治疗无效死亡。

问题

本例的临床变化如何解释？死亡原因可能是什么？

第6节 消化系统生理

消化系统的功能是将摄入的食物在消化道内消化成可以被吸收的小分子物质，然后被消化道黏膜吸收，把不能消化和吸收的食物残渣排出体外。人的消化器官由长约8 ~10m 的消化道及与其相连的许多大、小消化腺组成。食物在消化道内向前推动的过程中，不断被消化，营养物质不断被吸收，从而为机体新陈代谢提供了必不可少的物质和能量来源。

一、消化系统的基础

（一）消化与吸收的基本概念

消化(digestion)是食物在消化道内被分解为小颗粒、溶于水和小分子物质的过程。消化的方式有两种。一种是通过消化道肌肉的舒缩活动，将食物研磨，并使之与消化液充分混合、搅拌，并不断向消化道的远端推送，这种方式称机械性消化(mechanical digestion)。另一种消化方式是通过消化腺分泌的消化液完成的。消化液中含有各种消化酶，能分解蛋白质、脂肪和糖类等物质，使之成为可吸收的小分子物质，这种消化方式称化学性消化(chemical digestion)。正常情况下，这两种方式的消化作用是同时进行，互相配合的。

食物经过消化后，透过消化道的黏膜，进入血液和淋巴循环的过程，称为吸收(absorption)。

（二）口腔内消化

消化过程是从口腔开始的。食物在口腔内停留的时间很短，一般是15~20秒钟。食物在口腔内咀嚼，被唾液湿润而便于吞咽。由于唾液的作用，食物中的某些成分还在口腔内发生化学变化。

1. 唾液分泌 人的口腔内有三对大的唾液腺：腮腺、颌下腺和舌下腺，还有无数散在的小唾液腺。唾液就是由这些大小唾液腺分泌的混合液，为无味的黏稠液体。腮腺是由浆液细胞组成的，分泌稀的唾液；颌下腺和舌下腺是混合腺，即腺泡由浆液细胞和黏液细胞组成。

(1) 唾液的性质和成分：唾液(saliva)为无色无味近于中性(pH6.6~7.1)的低渗液体。唾液中水分约占99%。有机物主要为黏蛋白，还有球蛋白、氨基酸、尿素、尿酸、唾液淀粉酶(salivary amylase)和溶菌酶等。唾液中的无机物有钠、钾、钙、硫氰酸盐、氯、氨等，这些离子的分泌速度受唾液分泌速度影响。此外，唾液中还有一定量的气体，如氧、氮和二氧化碳。

(2) 唾液的作用：①消化作用：在人和少数哺乳动物如兔、鼠等的唾液中，含有唾液淀粉酶(狗、猫、马等的唾液中无此酶)，它可使淀粉分解成为麦芽糖。唾液淀粉酶发挥作用的最适 pH 为 7.0 左右，唾液中的氯和硫氰酸盐对此酶有激活作用。食团进入胃后，唾液淀粉酶的活性仍可维持一段时间，直至胃内容物变为 pH 约为 4.5 的酸性反应为止；②湿润并溶解食物，不断移走蕾上的食物引起味觉，且易于吞咽；③唾液中的溶菌酶、IgA、乳铁蛋白等还有杀菌作用；④清洁和保护口腔，溶解并冲洗口腔中如牙缝里的食物碎屑，当有害物质进入口腔时，它可中和、稀释这些物质，并将它们从口腔黏膜上洗掉。

2. 咀嚼 口腔通过咀嚼运动对食物进行机械性加工。

3. 吞咽 吞咽(deglutition)是一种复杂的反射性动作,它使食团从口腔进入胃。

(三) 胃内消化

胃是消化道中最膨大的部分。成人的容量一般为1~2L,因而具有暂时贮存食物的功能。食物入胃后,还受到胃液的化学性消化和胃壁肌肉运动的机械性消化。

1. 胃的分泌

(1) 胃液的性质、成分和作用:纯净的胃液是一种无色而呈酸性反应的液体,pH为0.9~1.5。正常人每日分泌的胃液量约为1.5~2.5L。胃液的成分包括无机物如盐酸、钠和钾的氯化物等,以及有机物如黏蛋白、消化酶等。与唾液相似,胃液的成分也随分泌的速率而变化,当分泌率增加时,氢离子浓度升高,钠离子浓度下降,但氯和钾的浓度几乎保持恒定。

胃内的盐酸有许多作用,它可杀死随食物进入胃内的细菌,因而对维持胃和小肠内的无菌状态具有重要意义。盐酸还能激活胃蛋白酶原,使之具有活性,并为胃蛋白酶发挥作用提供了必要的酸性环境。盐酸进入小肠后,可以引起促胰液素的释放,从而促进胰液、胆汁和小肠液的分泌。盐酸所造成的酸性环境,还有助于小肠吸收铁和钙。但若盐酸分泌过多,也会损伤胃粘膜,对人体产生不利影响。一般认为,过高的胃酸对胃和十二指肠黏膜有侵蚀作用,因而溃疡病发病的重要原因之一。因质子泵抑制剂如奥美拉唑可抑制壁细胞分泌小管膜上的质子泵,故可用于治疗胃酸分泌过多。

(2) 胃蛋白酶原:胃蛋白酶原(pepsinogen)是由主细胞合成的,并以不具有活性的酶原颗粒形式贮存在细胞内。当细胞内充满酶原颗粒时,它对新的酶原的合成产生负反馈作用。持续的刺激可使主细胞内的颗粒释放减缓至完全消失,但分泌仍继续进行,说明酶原也可以不经过颗粒的形式直接释放出来。

(3) 黏液和碳酸氢盐:胃的黏液(mucus)是由表面上皮细胞、泌酸腺的黏液颈细胞,贲门腺和幽门腺共同分泌的,其主要成分为糖蛋白。糖蛋白是由4个亚单位通过二硫键连接形成的。由于糖蛋白的结构特点,黏液具有较高的黏滞性和形成凝胶的特性。在正常人,黏液覆盖在胃黏膜的表面,形成一个厚约500~1000μm厚的凝胶层,称为黏液-碳酸氢盐屏障(gestric mucosal barrier),这层润滑的机械预见性屏障可保护胃黏膜免受食物的摩擦损伤,有助于食物在胃内移动,并可阻止胃黏膜细胞与胃蛋白酶及高浓度的酸直接接触,保护胃黏膜。

(4)内因子:泌酸腺的壁细胞除分泌盐酸外,还分泌一种分子量在50000~60000之间的糖蛋白,称为内因子(intrinsic factor)。内因子可与进入胃内的维生素B_{12}结合而促进其吸收。

案例4-6

患者,男性,75岁,间断上腹痛10余年,加重2周,呕血、黑便6小时。10余年前开始无明显诱因间断上腹胀痛,餐后半小时明显,持续2~3小时,可自行缓解。2周来加重,纳差,服中药后无效。6小时前突觉上腹胀、恶心、头晕,先后两次解柏油样便,共约700g,并呕吐咖啡样液1次,约200ml,此后心悸、头晕、出冷汗,发病来无眼黄、尿黄和发热,平素二便正常,睡眠好,自觉近期体重略下降。既往30年前查体时发现肝功能异常,经保肝治疗后恢复正常,无手术、外伤和药物过敏史,无烟酒嗜好。查体:T36.7℃,P108次/分,R22次/分,Bp90/70mmHg,神清,面色稍苍白,四肢湿冷,无出血点和蜘蛛疡,全身浅表淋巴结不大,巩膜无黄染,心肺无异常。腹平软,未见腹壁静脉曲张,上腹中轻压痛,无肌紧张和反跳痛,全腹未触及包块,肝脾未及,腹水征(-),肠鸣音10次/分,双下肢不肿。化验:Hb82g/L,WBC5.5×10^9/L,分类:N69%,L28%,M3%,plt300×10^9/L,大便隐血强阳性。

诊断:胃溃疡,合并出血,失血性贫血,休克。

问题

1. 胃溃疡的发病原因及治疗方法各有哪些?
2. 该病的诊断依据有哪些?

2. 胃的运动

(1) 胃的容受性舒张:当咀嚼和吞咽时,食团刺激咽、食管等外感受器,通过迷走神经反射性地引起胃底和胃体的平滑肌紧张性降低和舒张。胃壁肌肉的这种活动,被称为胃的容受性舒张(receptive relaxation)。

(2) 胃的蠕动:进食后约5分钟,蠕动即开始。蠕动是从胃的中部开始,有节律地向幽门方向进行。胃蠕动波约每分钟发生3次,每次蠕动需1分钟左右到达幽门。因此,通常是一波未平,一波又起。

(3) 胃的排空及其控制:食物由胃排入十二指肠的过程称为胃的排空(gastric emptying)。

(4) 呕吐:呕吐(vomiting)是将胃及肠内容物从口腔强力驱出的动作。呕吐是一种具有保护意义的防御反射,它可排出摄入胃内的有害物质。但剧烈而频繁的呕吐会影响进食和正常消化活动,并且使大量的消化液丢失,造成机体失水和电解质平衡的紊乱。

案例 4-7

患者,女性,26岁,已婚。腹痛、腹泻、发热、呕吐20小时,患者于入院前24小时,在路边餐馆吃饭,半天后,出现腹部不适,呈阵发性并伴有恶心,自服654-2等对症治疗,未见好转,并出现呕吐胃内容物,发热及腹泻数次,为稀便,无脓血,体温37~38.5℃,来我院急诊,查便常规阴性,按"急性胃肠炎"予颠茄、黄连素等治疗,晚间,腹痛加重,伴发热38.6℃,腹痛由胃部移至右下腹部,仍有腹泻,夜里再来就诊,查血象WBC21×10^9/L,急收入院。既往体健,无肝肾病史,无结核及疫水接触史,无药物过敏史。月经史13(1/27~28),末次月经2001.2.25。查体:T38.7℃,P120次/分,BP100/70mmHg,发育营养正常,全身皮肤无黄染,无出血点及皮疹,浅表淋巴结不大,眼睑无浮肿,结膜无苍白,巩膜无黄染,颈软,甲状腺不大,心界大小正常,心率120次/分,律齐,未闻及杂音,双肺清,未闻干湿啰音,腹平,肝脾未及,无包块,全腹压痛以右下腹麦氏点周围为著,无明显肌紧张,肠鸣音10~15次/分。辅助检查:Hb162g/L,WBC24.6×10^9/L,中性分叶86%,杆状8%,尿常规(-),大便常规:稀水样便,WB C3~5/高倍,RBC 0~2/高倍,肝功能正常。

诊断:急性阑尾炎(化脓性)。

问题

1. 为何会发生急性呕吐和腹泻引起的症状?
2. 诊断急性阑尾炎的依据有哪些?

（四）小肠内消化

食糜由胃进入十二指肠后，即开始了小肠内的消化。小肠内消化是整个消化过程中最重要的阶段。在这里，食糜受到胰液、胆汁和小肠液的化学性消化以及小肠运动的机械性消化。许多营养物质也都在这一部位被吸收入机体。因此，食物通过小肠，消化过程基本完成。未被消化的食物残渣，从小肠进入大肠。

食物在小肠内停留的时间，随食物的性质而有不同，一般为 3～8h。

1. 胰液的分泌 胰液（pancreatic juice）是无色的碱性液体，pH 约为 7.8～8.4，渗透压与血浆相等。人每日分泌的胰液量约为 1～2L。

胰液的成分包括水、无机物和有机物。在无机成分中，碳酸氢盐的含量很高，它是由胰腺内的小导管细胞分泌的。导管细胞内含有较高浓度的碳酸酐酶，在它的催化下，二氧化碳可水化而产生碳酸，后者经解离而产生碳酸氢根（HCO_3^-），人胰液中的 HCO_3^- 的最高浓度为 140mmol/L，其浓度随分泌速度的增加而增加。HCO_3^- 的主要作用是中和进入十二指肠的胃酸，使肠黏膜免受强酸的侵蚀；同时也提供了小肠内多种消化酶活动的最适宜的 pH 环境（pH7～8）。除 HCO_3^- 外，占第二位的主要阴离子是 Cl^-。Cl^- 的浓度随 HCO_3^- 浓度的变化而有变化，当 HCO_3^- 浓度升高时，Cl^- 的浓度就下降。胰液中的正离子有 Na^+、K^+、Ca^{2+} 等，它们在胰液中的浓度与血浆中的浓度非常接近，不依赖于分泌的速度。

胰液中的有机物主要是蛋白质，含量由 0.1%～10% 不等，随分泌的速度不同而有不同。胰液中的蛋白质主要由多种消化酶组成，它们是由腺泡细胞分泌的。胰液中的消化酶主要有：

（1）胰淀粉酶：胰淀粉酶（pancreatic amylase）是一种 α-淀粉酶，它可将淀粉、糖原及大多数碳水化合物水解为二糖及少量三糖，如糊精、麦芽糖，但其不能水解纤维素。胰淀粉酶作用的最适 pH 为 6.7～7.0。

（2）胰脂肪酶：胰脂肪酶（pancreatic lipase）是三酰甘油水解酶，可分解中性脂肪为脂肪酸、甘油一酯和甘油。它的最适 pH 为 7.5～8.5。

（3）胰蛋白酶和糜蛋白酶：这两种酶者是以不具有活性的酶原形式存在于胰液中的。在肠液中的肠致活酶作用下，可以激活蛋白酶原（trypsinogen）并转变为具有活性的胰蛋白酶（trypsin）。此外，胰蛋白酶可以发生自身催化，酸以及组织液也能使胰蛋白酶原活化。糜蛋白酶原（chymotrysinogen）是在胰蛋白酶作用下转化为有活性的糜蛋白酶（chymotrysin）的。

2. 胆汁的分泌与排出 成年人每日分泌胆汁约 800～1000ml，胆汁的生成量和蛋白质的摄入量有关，高蛋白食物可生成较多的胆汁。

胆汁是一种较浓且具有苦味的有色液汁。人的胆汁（由肝直接分泌的胆汁）呈金黄色或橘棕色；而胆囊胆汁（在胆囊中贮存过的胆汁）则因浓缩而颜色加深。肝胆汁呈弱碱性（pH 为 7.4），胆囊胆汁则因碳酸氢盐在胆囊中被吸收而呈弱酸性（pH 为 6.8）。

胆汁的成分很复杂，除 97% 是水外，还含有胆盐、胆色素、脂肪酸、胆固醇、卵磷脂和黏蛋白等有机物和钠、钾、钙、碳酸氢盐等无机成分，胆汁中不含消化酶。

3. 小肠液的分泌 小肠液是一种弱碱性液体，pH 约为 7.6，渗透压与血浆相等。小肠液的分泌量变化范围很大，成年人每日分泌量约 1～3L。大量的小肠液可以稀释消化产物，使其渗透压下降，有利于吸收。小肠分泌后又很快地被绒毛重吸收，这种液体的交流为小肠内营养物质的吸收提供了媒介。

4. 小肠的运动 小肠的运动形式包括紧张性收缩、分节运动和蠕动三种。

(1)紧张性收缩:小肠平滑肌紧张性是其他运动形式有效进行的基础。

(2)分节运动:这是一种以环行肌为主的节律性收缩和舒张运动。

(3)蠕动:小肠的蠕动可发生在小肠的任何部位,其速率约为0.5~2.0cm/s,近端小肠的蠕动速度大于远端。

二、吸 收

消化管内的吸收是指食物的成分或其消化后的产物,通过上皮细胞进入血液和淋巴的过程。消化过程是吸收的重要前提。由于吸收为多细胞机体提供了营养,因而具有很大的生理意义。

(一)三大营养物质的吸收

1. 糖的吸收 糖类只有水解为单糖时才能被小肠上皮细胞所吸收。各种单糖的吸收速率有很大差别,己糖的吸收很快,而戊糖则较慢。在己糖中,又以半乳糖和葡萄糖的吸收为最快,果糖次之,甘露糖最慢。

单糖的吸收是消耗能量的主动过程,它可以逆着浓度差进行,能量来自钠泵,属于继发性主动转运。

2. 蛋白质的吸收 氨基酸的吸收是主动性的。目前在小肠壁上已确定出3种主要的转运氨基酸的特殊运载系统,它们分别转动中性、酸性或碱性氨基酸。一般来讲,中性氨基酸的转运比酸性或碱性氨基酸速度快。与单糖的吸收相似,氨基酸的吸收也是通过与钠吸收耦联的,钠泵的活动被阻断后,氨基酸的转运便不能进行。氨基酸吸收的路径几乎完全是经血液的,当小肠吸收蛋白质后,门静脉血液中的氨基酸含量即增加。

3. 脂肪的吸收 在小肠内,脂类的消化产物脂肪酸、甘油一酯、胆固醇等很快与胆汁中的胆盐形成混合微胶粒。由于胆盐有亲水性,它能携带脂肪消化产物通过覆盖在小肠绒毛表面的非流动水层到达微绒毛上。此时,脂类消化产物包括甘油一酯、脂肪酸和胆固醇等又逐渐地从混合胶粒中释出,它们透过微绒毛的脂蛋白膜而顺浓度梯度扩散入黏膜细胞(胆盐被遗留于肠腔内)。

(二)其他物质的吸收

1. 水分的吸收 前面已述,人每日由胃肠吸收回体内的液体量约有8L之多。水分的吸收都是被动的,各种溶质,特别是NaCl的主动吸收所产生的渗透压梯度是水分吸收的主要动力。细胞膜和细胞间的紧密连接对水的通透性都很大,因此,驱使水吸收的渗透压一般只有3~5mOs/L。

2. 无机盐的吸收 一般说,一价碱性盐类如钠、钾、铵盐的吸收很快,多价碱性盐类则吸收慢。凡能与钙结合而形成沉淀的盐,如草酸盐、硫酸盐、磷酸盐等,则不能被吸收。

(1)钠的吸收:成人每日摄入约250~300mmol的钠,消化腺大致分泌相同数量的钠,但从粪便中排出的钠不到4mmol,说明肠内容物中95%~99%的钠都被吸收了。

(2)铁的吸收:人每日吸收的铁是有限的,约1mg,仅为每日摄入膳食铁量的10%。铁的吸收与机体对铁的需要有关，当服用相同剂量的铁后，缺铁的患者可比正常人的铁吸收量大1~4倍。食物中的铁绝大部分是三价的高铁形式，但有机铁和高铁易与小肠分泌液中的负离子形成不溶性复合物，因此不易被吸收，故须还原为不易形成复合物的亚铁后，方被吸收。亚铁吸收的速度比相同量的高铁要快2~5倍。维生素C可与铁形成可溶性复合物，将高铁还原为亚铁而促进铁的吸收。铁在酸性环境中易溶解而便于被吸收，故胃液中的盐酸可以促进铁的吸收，胃大部切除的病人，常常会伴以缺铁性贫血。

(3) 钙的吸收：从食物中摄取的钙仅有一小部分在肠内被吸收，大部分随粪便排出。主要影响钙吸收的因素是维生素D和机体对钙的需要。维生素D有促进小肠对钙吸收的作用。儿童和乳母对钙的吸收增加。此外，钙盐只有在水溶液状态(如氯化钙、葡萄糖酸钙溶液)，而且在不被肠腔中任何其他物质沉淀的情况下，才能被吸收。肠内容的酸度对钙的吸收有重要影响，在pH约为3时，钙呈离子化状态，吸收最好。肠内容中磷酸过多，会形成不溶解的磷酸钙，使钙不能被吸收。此外，脂肪食物对钙的吸收有促进作用，脂肪分解释放的脂肪酸，可与钙结合形成钙皂，后者可和胆汁酸结合，形成水溶性复合物而被吸收。

钙的吸收主要是通过主动转动完成的。肠黏膜细胞的微绒毛上有一种与钙有高度亲和性的钙结合蛋白，它参与钙的转运而促进钙的吸收。

(4) 负离子的吸收：在小肠内吸收的负离子主要是Cl^-和HCO_3^-。由钠泵产生的电位差可促进肠腔负离子向细胞内移动。但也有证据认为，负离子也可以独立地移动。

案例 4-8

患者，女性，25岁，因面色苍白、头晕、乏力1年余，加重伴心慌1个月来诊。1年前无明显诱因头晕、乏力，家人发现面色不如从前红润，但能照常上班，近1个月来加重伴活动后心慌，曾到医院检查说血红蛋白低(具体不详)，给硫酸亚铁口服，因胃难受仅用过1天，病后进食正常，不挑食，二便正常，无便血、黑便、尿色异常、鼻衄和齿龈出血。睡眠好，体重无明显变化。既往体健，胃切除史，无药物过敏史。结婚半年，月经初潮14岁，7天/27天，末次月经半月前，近2年月经量多，半年来更明显。查体：T 36℃，P 104次/分，R18次/分，Bp 120/70mmHg，一般状态好，贫血貌，皮肤黏膜无出血点，浅表淋巴结不大。巩膜不黄，口唇苍白，舌乳头正常，心肺无异常，肝脾不大，化验：Hb 60g/L，RBC 3.0×10^{12}/L，MCV 70fl，MCH 25pg，MCHC 30%，WBC 6.5×10^9/L。分类：中性分叶70%，淋巴27%，单核3%，网织红细胞1.5%，尿蛋白(-)，镜检(-)，大便潜血(-)，血清铁50g/dl

诊断：缺铁性贫血

问题

1. 胃切除引起缺铁性贫血的原因是什么？
2. 该病的诊断依据有哪些？

第7节　泌尿系统生理

泌尿系统由肾、输尿管、膀胱和尿道组成。肾是尿液生成的部位，生成尿液的基本功能单位称为肾单位，包括肾小体和肾小管。尿液的生成包括肾小球的滤过、肾小管和集合管的重吸收以及分泌三个基本过程。最终生成的终尿经肾盂收集后由输尿管送至膀胱,在膀胱中贮存到一定量后,排出体外。

本章重点讨论尿液的生成和排出过程,以及肾在机体水盐代谢中的调节功能。

一、肾的血液循环及其功能特点

肾血液循环的功能特点

(1) 肾血流量大,并且肾内血流分布不均。

成人两肾的血流量约占安静时心输出量的1/4。其中肾皮质部的血流灌注最高,为4000~5000 ml/(min · kg)。

(2) 肾小球毛细血管血压比较高。

(3) 肾小管周围毛细血管血压较低且血浆胶体渗透压较高。

(4) 肾血流量具有自身调节机制

离体灌流肾实验观察到,当肾动脉的灌注压(相当于体内的平均动脉压)由5.3kPa(40mmHg)提高到10.7kPa(80mmHg)的过程中,肾血流量将随肾灌注压的升高而成比例地增加;而当灌注压在10.7~24kPa(80~180mmHg)范围内变动时,肾血流量保持在一个稳定的水平上不变;进一步加大灌注压,肾血流量又将随灌注压的升高而增加。此实验说明,在没有外来神经支配的情况下,当动脉血压在一定范围内波动时,肾血流量能保持相对恒定,这种现象称为肾血流量的自身调节(图4-14)。一般认为,自身调节只涉及肾皮质的血流量。

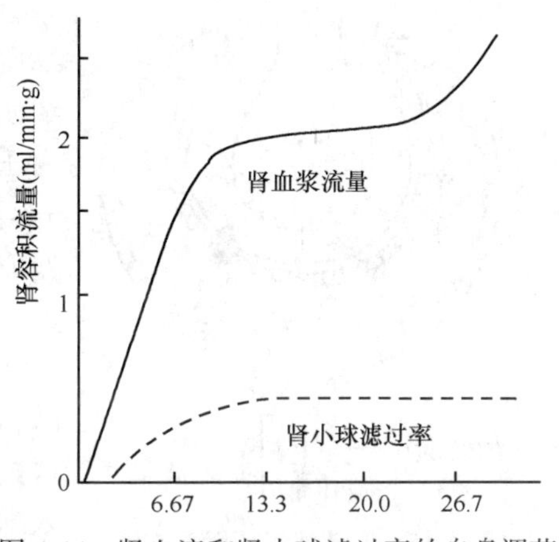

图4-14 肾血流和肾小球滤过率的自身调节

肾血流量自身调节的生理意义在于,当心血管功能在一定范围内发生变化时,肾小球的滤过功能可保持相对稳定。

案例4-9

患者,男性,40岁,出现突发性肉眼血尿,持续数小时至数日。肉眼血尿发作后,镜检后,发现尿红细胞可消失,肉眼血尿有反复发作特点。肉眼血尿发作时可有全身轻微症状,并伴有腰痛、全身不适等,尿痛有时很显著。

问题

本病最可能的诊断是什么?

二、尿生成的过程

(一) 肾小球的滤过功能

1. 滤过膜的分子通透性 不同物质通过肾小球滤过膜的能力取决于被滤过物质的分子大小及其所带的电荷。

(1) 物质分子大小：一般来说，有效半径<2. 0nm 的中性物质能自由通过滤过膜，如葡萄糖分子的有效半径为 0. 36 nm，它可以被完全滤过；有效半径介于 2. 0~4. 2 nm 之间的各种物质，随着有效半径的增加，被滤过的量逐渐降低。有效半径大于 4. 2 nm 的大分子物质，则几乎完全不能滤过。若尿中发现大量高分子量的蛋白质，提示滤过膜受损，通透性增大。

(2) 物质分子所带的电荷：滤过膜各层含有许多带负电荷的物质，主要为糖蛋白。这些带负电荷的物质可限制带负电荷的分子滤过。如血浆白蛋白（分子量约 69 000）虽然其有效半径为 3. 6 nm，由于其带负电荷，因此，难于通过滤过膜而不会出现在尿中。若肾在病理情况下，滤过膜上带负电荷的糖蛋白减少或者消失，就会导致带负电荷的血浆蛋白滤过量比正常时明显增加，从而出现蛋白尿。

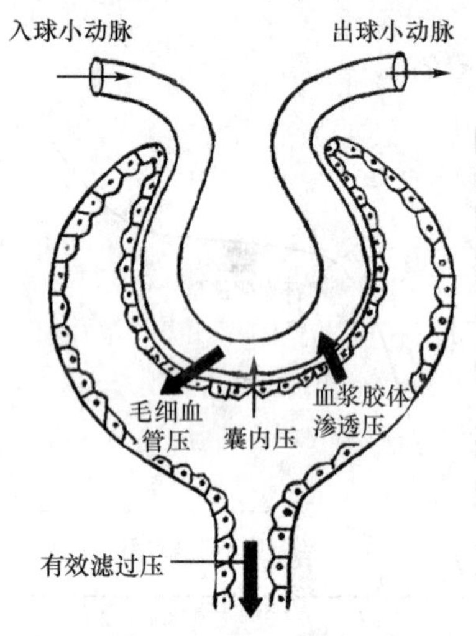

图 4-15　有效滤过压示意图

2. 滤过的动力——有效滤过压　血浆成分流经肾小球毛细血管时能否被滤过，取决于滤过膜两侧的压力差。滤过膜两侧决定滤过的压力主要有三个：肾小球毛细血管血压、血浆胶体渗透压和囊内压。其中，肾小球毛细血管血压是促进滤过的力量，而血浆胶体渗透压和囊内压构成了滤过的阻力。有效滤过压（effective filtration pressure）是指促进超滤的动力与对抗超滤的阻力之间的差值（图 4-15）。即有效滤过压 = 滤过的动力 - 滤过的阻力 = 肾小球毛细血管血压 -（血浆胶体渗透压 + 囊内压）。

对有效滤过压分析发现，从入球小动脉到出球小动脉，肾小球毛细血管全段的有效滤过压是逐渐变小的。这是因为在血液流经肾小球毛细血管时，血压下降不多，入球端和出球端的血压几乎相等。但由于不断生成滤过液，血液中血浆蛋白浓度会逐渐增加，血浆胶体渗透压也随之升高，因此，有效滤过压逐渐下降。当滤过阻力等于滤过动力时，有效滤过压下降到零，滤过停止，称为滤过平衡（filtration equilibrium）。

入球端：有效滤过压 = 6. 0 -（2. 67+1. 33）= 2. 0kPa（15mmHg）>0 有滤液生成

出球端：有效滤过压 = 6. 0 -（4. 67+1. 33）= 0kPa（0mmHg）　≤0 无滤液生成

3. 肾小球滤过率和滤过分数的概念　肾小球滤过率和滤过分数是评价肾小球滤过能力的常用指标。肾小球滤过率（glomerular filtration rate，GFR）是指单位时间内（每分钟）经两肾所生成的原尿量。正常成人约为 125 ml/min 左右。

滤过分数（filtration fraction，FF）是指 GFR 和每分钟肾血浆流量之比的百分数。若肾血浆流量为 660 ml/min，那么 FF =（125/660）×100% = 19%，即流经肾的血浆中约 1/5 成为滤液滤过到肾小囊囊腔中去。

4. 影响肾小球滤过的因素

(1) 滤过膜的面积和通透性：当滤过膜面积减少时，肾小球滤过率将降低。如急性肾小球肾炎时，由于肾小球毛细血管管腔变窄或完全阻塞，导致有滤过功能的肾小球数量减少，有效滤过面积也因而减少，引起肾小球滤过率降低，出现少尿甚至无尿。滤过膜通透性的增加则会引起血浆蛋白和红细胞进入超滤液中，导致蛋白尿和血尿。

(2) 有效滤过压：有效滤过压 = 肾小球毛细血管血压 -（囊内压 + 血浆胶体渗透压），三者任何一个发生改变,都会影响肾小球滤过率。在动脉血压为80~180 mmHg时,通过肾血流量的自身调节,肾小球毛细血管血压不会发生明显变化,使肾小球滤过率也保持相对稳定。只有在特殊情况下,如大失血使血压降到80 mmHg以下时,它才会明显降低,导致有效滤过压降低,使滤过率降低而发生少尿。血浆胶体渗透压降低,如低蛋白血症时,有效滤过压升高而发生滤过率增加,尿量增多。囊内压会因尿路阻塞而升高,使有效滤过压降低,滤过率减少而出现少尿。

(3) 肾血浆流量:肾血浆流量主要通过影响滤过平衡点的位置而影响肾小球滤过率。如果肾血浆流量加大,肾小球毛细血管内血浆胶体渗透压的上升速度减慢,肾小球毛细血管滤过的有效长度增加,肾小球滤过率将随之增加。相反,肾血浆流量减少时,肾小球毛细血管滤过的有效长度减少,肾小球滤过率将减少。在严重缺氧、中毒性休克等病理情况下,由于交感神经兴奋,肾血流量和肾血浆流量将显著减少,肾小球滤过率也因而显著减少。

(二) 肾小管、集合管的转运功能

每天经肾小球滤过所生成的超滤液(原尿)约有180L,但是排出体外的终尿不超过1.5L,这表明超滤液经过肾小管和集合管时,约有99%的水被重新吸收回血液。此外,将原尿和终尿的成分进行比较发现,原尿中的葡萄糖在终尿中没有出现,而Na^+、尿素等发生不同程度的浓度降低;肌酐、尿酸和K^+等则发生不同程度的浓度升高。这表明原尿在流经肾小管和集合管时,肾小管和集合管上皮细胞对其成分进行了不同程度的重吸收和分泌。重吸收是指小管上皮细胞将原尿中某些成分重新摄取入血液的过程。分泌是指小管上皮细胞将自身代谢产物或肾小管周围血液里的物质排入管腔的过程,二者都是由小管上皮细胞完成的物质转运过程。

1. 肾小管和集合管的物质转运方式和途径 各种物质通过小管上皮细胞的转运方式包括被动转运和主动转运。

(1) 被动转运(passive transport):包括单纯扩散、易化扩散和渗透等。

(2) 主动转运(active transport):指溶质逆电化学梯度通过肾小管上皮细胞的过程。

2. 各段肾小管和集合管的物质转运

(1) 近端小管:近端小管包括近曲小管和髓袢的降支粗段,与其他各段小管相比,近端小管的重吸收在质和量上是居于首位的,成为肾小管重吸收功能的主要部位。

正常情况下,近端小管重吸收全部或几乎全部的葡萄糖、氨基酸、蛋白质、K^+、磷酸盐、维生素(如维生素C)、Ca^{2+}、Mg^{2+}等,大部分的Na^+及水(约为滤过量的65%~70%)、Cl^-、HCO_3^-(约为80%~85%)及部分尿素。此外,近端小管还有主动排泄异物(如对氨基马尿酸、含碘的X线适影剂、青霉素、酚红等)的能力。如服用一些物质阻滞这种功能,就可延缓青霉素等药物的排泄,使血液中该药物有效浓度的维持时间延长。

(2) 髓袢降支细段和升支:髓袢重吸收滤液中约25%的溶质(包括Na^+、Cl^-和K^+等)和20%的水。其中,溶质的重吸收主要发生在髓袢升支粗段,升支细段仅被动重吸收少量NaCl,升支对水不通透;降支细段对溶质不通透,主要重吸收水。

(3)远曲小管和集合管:远曲小管和集合管重吸收大约9%滤过的Na^+和Cl^-,分泌不同量的K^+和H^+及重吸收不同量的水。远曲小管和集合管对水和盐的转运是可被调节的。水的重吸收主要受抗利尿激素的调节,而Na^+和K^+的转运主要受醛固酮的调节。当机体缺水

或缺盐时,远曲小管和集合管可增加水、盐的重吸收;反之,当机体水、盐过剩时,则此处水、盐的重吸收明显减少,从而促进水和盐从尿中排出。

3. 影响肾小管功能的因素

(1) 小管液的溶质浓度:肾小管液的渗透压随着小管液中溶质浓度的增加而升高,从而阻碍水分的重吸收,使较多的水由终尿排出,此现象称为渗透性利尿(osmotic diuresis)。某些药物如甘露醇(可由肾小球滤过但不被肾小管重吸收)可产生渗透性利尿;糖尿病患者的多尿也是由于尿中葡萄糖含量增高而引起的渗透性利尿。

(2) 肾小球滤过率对肾小管功能的影响:当肾小球滤过率由于某些原因而增加时,肾小管(主要是近端小管)中溶质和水的重吸收也会相应的增加;反之亦然。也就是说,通常肾小球滤过量和肾小管(主要是近端小管)的重吸收量之间保持着一定的平衡状态,这个现象称为球管平衡(glomerulotubular balance)。其生理意义在于使尿钠的排出量和尿量不会因 GFR 的变化发生大的变化。

球管平衡现象的发生与近端小管对 Na^+、水有相对恒定的重吸收比例(占 GFR 的 65%~70%)相关。在肾血流量不变的情况下,当 GFR 增加时,进入近端小管旁毛细血管的血量就减少,而血浆蛋白浓度相对增高,致使毛细血管内血压下降而胶体渗透压升高。在这种情况下,小管旁组织间液就加速进入了毛细血管,组织间隙内静水压随之下降,后者则使重吸收入小管上皮细胞间隙内的 Na^+ 和水加速经过基膜,进入小管旁的组织间隙随后入血,回漏的量则因此减少,最后导致 Na^+ 和水重吸收量的增加,使重吸收百分率仍然可以达到 GFR 的 65%~70%。GFR 减少时发生相反的变化,重吸收百分率仍保持 65%~70%。

第 8 节 神经系统生理

神经系统是人体内起主导作用的调节系统,通过其基本的活动方式——反射,控制和协调体内器官系统间的活动,使之成为有机的整体,以适应内、外环境的不断变化,保证生命活动的正常进行。神经系统的基本功能简单来说为协调,适应和思维,包括:①协调人体内各系统器官的功能活动,保证人体内部的完整统一;②使人体活动能随时适应外界环境的变化,保证人体与不断变化的外界环境之间的相对平衡;③参与学习、记忆和智力活动,认识客观世界,改造客观世界。

一、神经元活动的基本规律

(一)神经元活动的基本规律

1. 神经元与神经纤维 神经系统的基本结构单位是神经元,它具有感受刺激和传导兴奋的功能。神经细胞主要包括神经元(neuron)与神经胶质细胞(neuroglia)(图 4-16,图 4-17)。

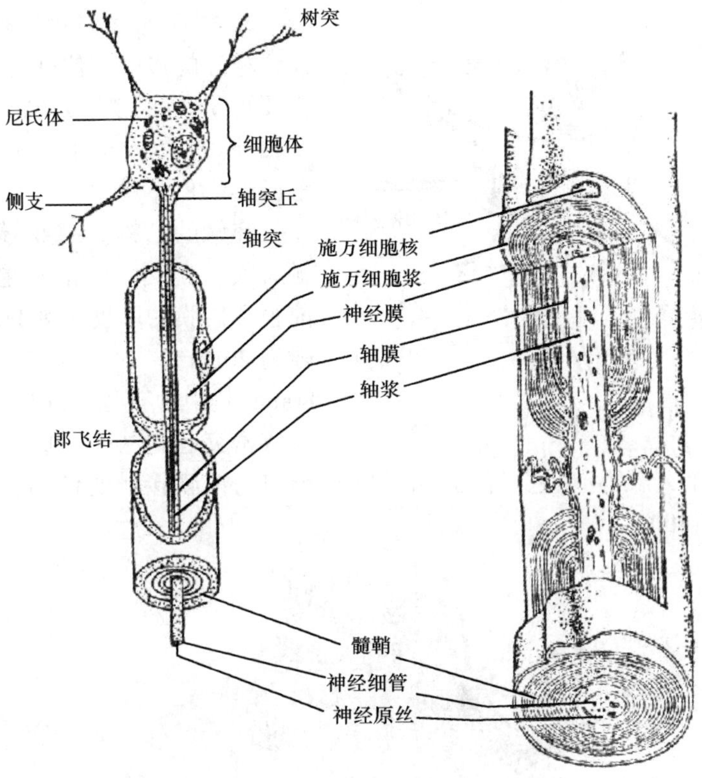

图 4-16 神经元结构

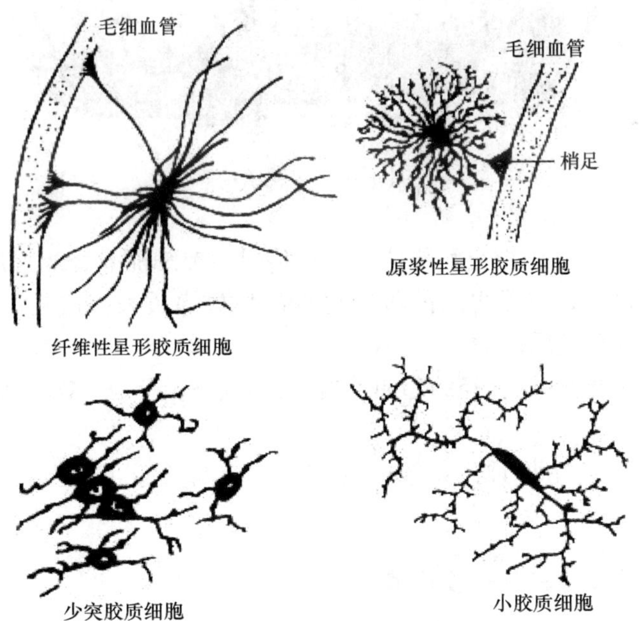

图 4-17 神经胶质细胞

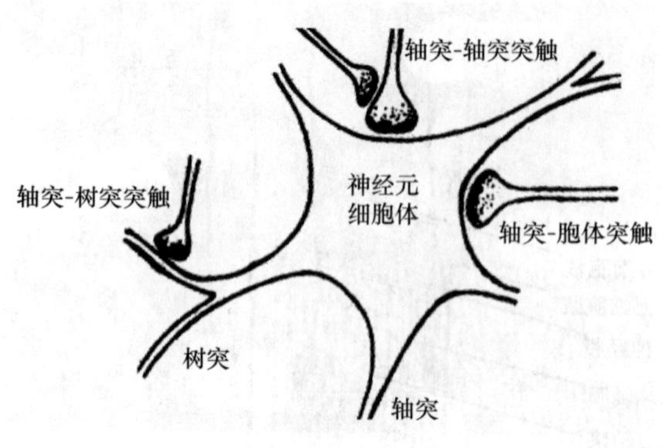

图 4-18 突触类型

2. 神经元之间相互作用的方式 神经元相互的接触部位称为——突触。突触主要可分为三类:①轴突-胞体式突触;②轴突-树突式突触;③轴突-轴突式突触(图 4-18)。

突触的结构:突触小体、突触前膜、突触后膜、突触小泡(化学递质)、突触间隙。前膜和后膜的厚度一般只有 7nm 左右,间隙为 20nm 左右。突触小泡的直径为 20~80nm,其中含有化学递质。在前膜的内侧有致密突起和网格形成的囊泡栏栅,其空隙处正好容纳一个突触小泡,它可能有引导突触小泡与前膜接触的作用,促进突触小泡内递质的释放(图 4-19)。

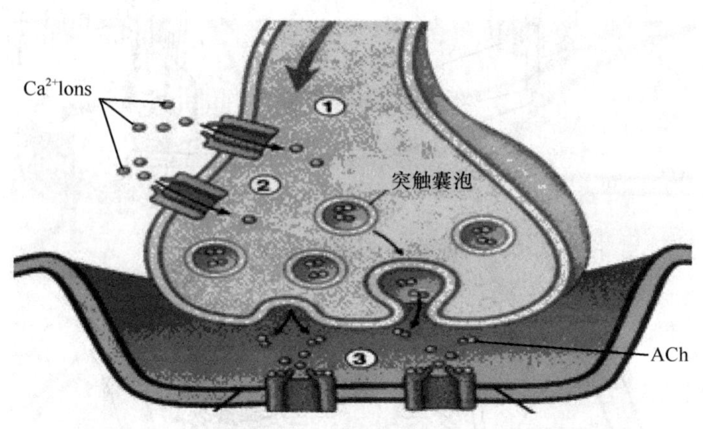

图 4-19 突触结构

3. 神经递质与受体 中枢突触部位的信息传递由突触前膜释放递质来完成,在外周神经节内以及神经末梢与效应器之间的传递也是由释放递质来完成的。神经递质可分为外周神经递质与中枢神经递质两类。

(1) 外周神经递质:外周神经的递质主要有两种,乙酰胆碱(Ach)和去甲肾上腺素(NA 或 NE)。

(2) 中枢神经递质:中枢神经系统内的递质包括四类,乙酰胆碱、单胺类、氨基酸类和肽类。

(二) 反射中枢活动的一般规律

1. 反射中枢

(1) 反射:反射是机体在中枢神经系统的参与下,对内外环境刺激所发生的规律性的反应。

(2) 反射弧:反射活动的途径可简单表示如下:感受器→传入纤维→神经中枢→传出纤维→效应器,又称反射弧(图 4-20)。如果反射弧中任何一环被中断,反射活动将不能发生。在反射活动过程中,神经中枢的活动是个关键,它决定了反射的性质、形式与强度。

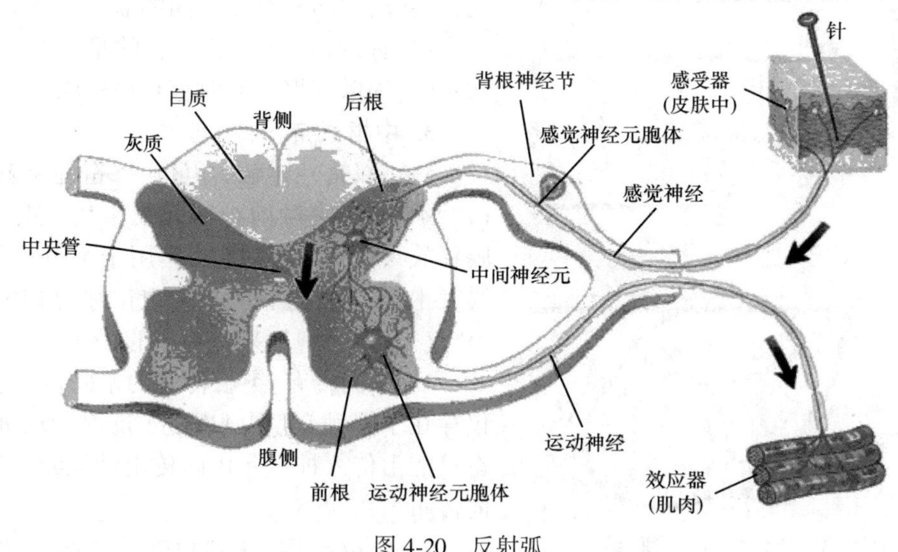

图 4-20 反射弧

(3) 神经中枢:是指调节某一特定生理功能的神经元群,如呼吸中枢、血管运动中枢等。

(4) 反射中枢:参与某一反射活动的神经中枢也称为该反射的反射中枢,如角膜反射中枢、吞咽反射中枢等。简单的反射一般其反射中枢的范围较窄,如膝反射的中枢在腰脊髓;而调节复杂生命活动的反射中枢,其范围则较广泛,如呼吸中枢分布于延髓、脑桥、下丘脑以至大脑皮质等部位。

2. 中枢神经元的联系方式

(1) 单线联系:一个突触前神经元仅与一个突触后神经元发生突触联系的方式,如视网膜中央凹的视锥细胞—双极细胞—神经节细胞就常采用这种单线式联系,可以使视锥系统具有较高的分辨能力。

(2) 辐散:一个神经元的轴突可以通过分支与许多神经元形成突触联系,称为辐散(图 4-21)。

(3) 聚合:一个神经元的胞体与树突表面可接受许多来自不同神经元的突触联系,称为聚合。(图 4-22)

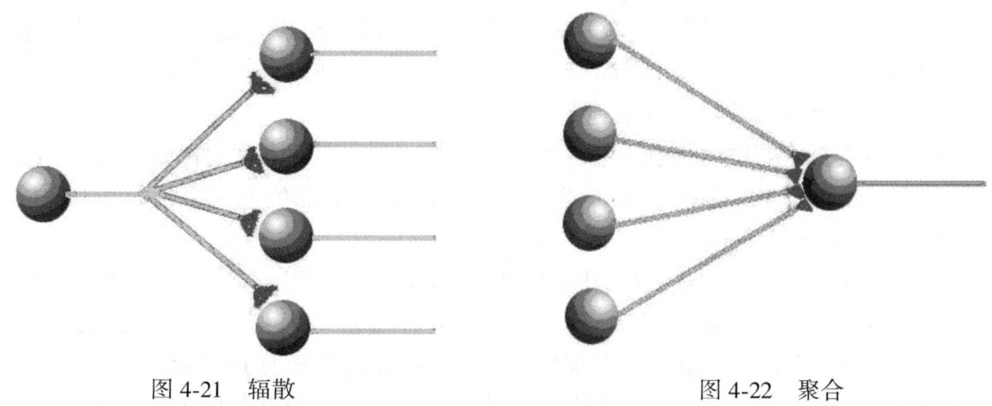

图 4-21 辐散 图 4-22 聚合

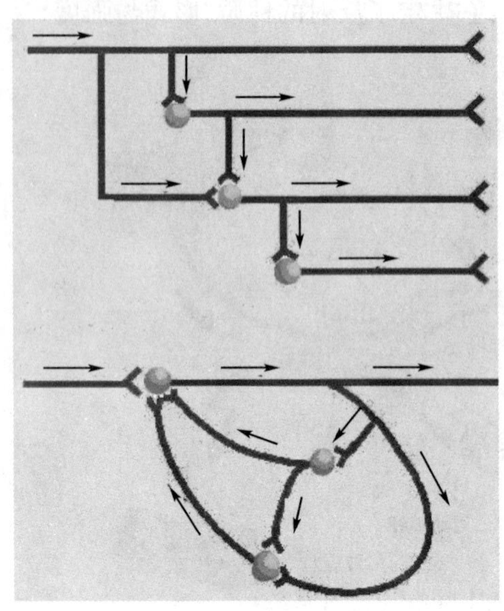
图 4-23 链锁状与环状联系

(4) 链锁状与环状联系:与传入、传出神经元相比较,中间神经元之间的联系更为复杂且形式多样,有的形成链锁状,有的呈环状。在这些联系中,辐散和聚合同时存在(图 4-23)。

3. 中枢兴奋

(1) 兴奋性突触后电位:兴奋性突触后电位(EPSP)是当突触前神经元发生兴奋时,突触前膜释放兴奋性递质,递质作用于突触后膜,使后膜发生去极化,这种去极化电位称为 EPSP。

(2) 反射中枢兴奋传布的特征

1) 单向传布:突触传递的单向性(突触小泡仅存在于突触前膜内)决定了反射活动进行时兴奋只能由传入神经元传向传出神经元,而不能逆向传布。

2) 中枢延搁:从刺激感受器起至效应器开始出现反射活动为止,所需的全部时间称为反射时,兴奋通过一个突触所需要的时间约为 0.3~0.5ms。兴奋通过中枢部分比较缓慢,称为中枢延搁。这主要是因为兴奋越过突触要耗费比较长的时间。在反射活动的途径中通过的突触数愈多,则中枢延搁的时间就愈长,所以中枢延搁就是突触延搁。

3) 兴奋的总和:在反射活动中,单根纤维传入的一次冲动所释放的递质,一般不能引起反射的传出效应。这是因为一次冲动往往只能引起突触后膜的阈下兴奋,即产生较小的兴奋性突触后电位,而不发生扩布性兴奋。如果同时或差不多同时有较多的传入纤维兴奋,则各自产生的兴奋性突触后电位就能总和起来,使兴奋性突触后电位加大。若达到始段部位的阈电位水平,则可诱发始段处暴发扩布性兴奋,产生传出效应;若总合未达到阈电位,此时突触后神经元虽未出现兴奋,但其兴奋性有所提高,即表现为易化。这种局部电位总和起来的现象称为兴奋的总和。

4) 兴奋节律的改变:在反射活动中,传入神经与传出神经的冲动频率不相同,也就是说,经过神经中枢的活动,其兴奋的节律会发生改变。这是由于传出神经元的兴奋节律不但取决于传入冲动的节律,还与其本身及中间神经元的功能状态有关。因此,最后传出冲动的节律取决于各种影响因素的综合效应。

5) 后放:当作用于感受器的刺激停止后,传出冲动仍可延续—段时间,这种现象称为后放。在反射途径中,中间神经元的环状联系是后放的结构基础:传入冲动经过环状联系的反复兴奋反馈,可使传出冲动的发放延长。

6) 对内环境变化的敏感性和易疲劳性　在反射弧中、突触部位对内环境变化敏感。缺氧、二氧化碳过多、麻醉、细胞外液 Ca^{2+} 浓度等均可改变突触部位的兴奋性及传递能力。同时,突触部位也是反射弧中最易疲劳的环节。

4. 中枢抑制　和中枢兴奋一样,中枢抑制也是主动的过程。在任何反射活动中,中枢内总是既有兴奋活动,又有抑制活动,有的是因为外在因素引起,有的是中枢控制。由中枢本身引起的抑制称为中枢抑制。中枢抑制也能总和,也有后放作用,因此它和中枢兴奋一样也是神经的活动过程。中枢抑制可分为突触后抑制与突触前抑制两种。

（1）突触后抑制：在反射活动中，由于突触后神经元出现抑制性突触后电位而产生的中枢抑制，称为突触后抑制。一个兴奋性神经元兴奋时，兴奋性神经元必须先引起一个抑制性中间神经元兴奋，才能转而抑制其他神经元。抑制性中间神经元兴奋时，其末梢释放抑制性递质，使所有与其联系的其他神经元的突触后膜产生抑制性突触后电位（IPSP），抑制性突触后电位是抑制性中间神经元兴奋时，突触前膜释放抑制性递质，递质作用于突触后膜，使后膜发生超极化，膜电位由-70mv向-80mv靠近。这种超极化电位称为抑制性突触后电位。在超极化时就不易发生去极化，即不易发生兴奋，也就表现为抑制。突触前膜释放的抑制性递质，能使突触后膜对 K^+ 和 Cl^- 的通透性升高，Cl^- 的内流和 K^+ 的外流导致突触后膜发生超极化，出现抑制性突触后电位。

（2）突触前抑制：突触前抑制不同于突触后抑制，它不引起抑制性突触后电位，而是由于突触前膜去极化幅度变小而造成的抑制，所以称为突触前抑制。

二、神经系统的躯体运动功能

（一）脊髓的躯体运动功能

1. 脊休克

（1）脊动物：为研究脊髓的单独功能，在动物颈脊髓第5节段下横切（保留膈肌的呼吸运动），使脊髓与延髓以上的中枢离断，这种动物称为脊动物。

（2）脊休克：脊动物手术后暂时丧失反射活动的能力，进入无反应状态，这种现象称为脊休克。

（3）脊休克的主要表现：在横断面以下的脊髓所支配的骨骼肌紧张性减低甚至消失，外周血管扩张，血压下降，发汗反射不出现，直肠和膀胱中粪和尿积聚，说明动物躯体与内脏反射活动均减退以至消失。以后，脊髓反射活动可以逐渐恢复，恢复的迅速与否与动物种类有着密切关系；低等动物如蛙在脊髓离断后数分钟内反射即恢复，犬则需几天，而在人类则需数周以至数月（人类由于外伤等原因也可出现脊髓休克。反射恢复过程中，首先是一些比较简单、原始的反射先恢复，如屈肌反射、腱反射等；然后才是比较复杂的反射逐渐恢复，如对侧伸肌反射等。反射恢复后的动物，血压也逐渐上升到一定水平，动物可具有一定的排粪与排尿反射，发汗反射甚至亢进）。脊休克的产生与恢复，说明脊髓能够完成某些简单的反射活动，但正常时它们是在高位中枢调节下进行活动的。

2. 屈肌反射和对侧伸肌反射

（1）屈肌反射：脊动物肢体的皮肤受到伤害性刺激时、该侧肢体出现屈曲运动、关节的屈肌收缩而伸肌弛缓，称为屈肌反射。如火烫、针刺皮肤时，该肢体立即缩回，其目的在于避开刺激，因而屈肌反射具有保护性意义。屈肌反射的强度与刺激强度有关，例如足部较弱的刺激只引起踝关节的屈曲；刺激强度加大，则膝关节和髋关节也可发生屈曲。

（2）对侧伸肌反射：如刺激强度更大，则可在同侧肢体发生屈肌反射的基础上，出现对侧肢体伸直的反射活动，称为对侧伸肌反射。动物的一侧肢体屈曲，对侧肢体伸直，以利于支持体重，维持姿势。屈肌反射与对侧伸肌反射的中枢均在脊髓。

（3）牵张反射：当有神经支配的骨骼肌受到外力牵拉而伸长时，能反射性地引起受牵拉的同一块肌肉发生收缩，称为牵张反射。牵张反射的类型：腱反射和肌紧张。

1）腱反射：腱反射是快速牵拉肌腱时发生的牵张反射，表现为被牵拉肌肉迅速而明显地缩短。例如,叩击膝关节以下的股四头肌肌腱,使该肌受到牵拉,则股四头肌发生一次快速收缩,称为膝反射。

腱反射的特点是:叩击肌腱时,肌肉内的肌梭(一种本体感受器)几乎同时受到牵拉,其传入冲动进入中枢后又几乎同时使该肌的运动神经元发生兴奋,于是该肌的肌纤维几乎发生一次同步性收缩。临床上常检查腱反射来了解脊髓的功能状态,如果某一腱反射减弱或消失,则说明相应节段的脊髓功能受损;如果腱反射亢进、则提示相应节段的脊髓失去高位中枢的制约。

2) 肌紧张:脊动物的骨骼肌保持一定的肌肉张力,称为肌紧张,它也是一种由缓慢而持续地牵拉肌腱所引起的牵张反射,整个肌肉处于持续的、微弱的收缩状态,以阻止肌肉被拉长。肌紧张的意义在于维持身体的姿势,而不表现明显的动作。在肌紧张发生过程中,同一肌肉内的不同肌纤维轮换地进行收缩,因而能持久维持着肌紧张而不易疲劳。直立姿势时,伸肌紧张处于主要地位,其刺激为重力。

三、大脑皮质对躯体运动的调节

中央前回是大脑皮层运动区。运动区也有一些与大脑皮质体表感觉区相似的特点:①对躯体运动的调节为交叉性支配;在头面部,除下部面肌和舌肌主要受对侧支配外,其余部分均为双侧性支配。②有精细的功能定位,其安排大体呈身体的倒影,即下肢的代表区在皮层顶部,膝关节以下肌肉的代表区在半球内侧面;上肢肌肉的代表区在中间部;头面部肌肉的代表区在底部,但头面代表区内部的安排是正立的。③运动愈精细复杂的部位其代表区也愈大,例如手和五指的代表区很大,几乎与整个下肢所占的区域同等大小(图 4-24)。刺激所得的肌肉运动反应单纯,主要为少数个别肌肉的收缩。此外,在猴与人的大脑皮质,用电刺激法还可以找到运动辅助区;该区在皮质内侧面(两半球纵裂的侧壁)下肢运动代表区的前面,刺激该区可引起肢体运动和发声,反应一般为双侧性。破坏该区可使双手协调性动作难以完成,复杂动作变得笨拙。

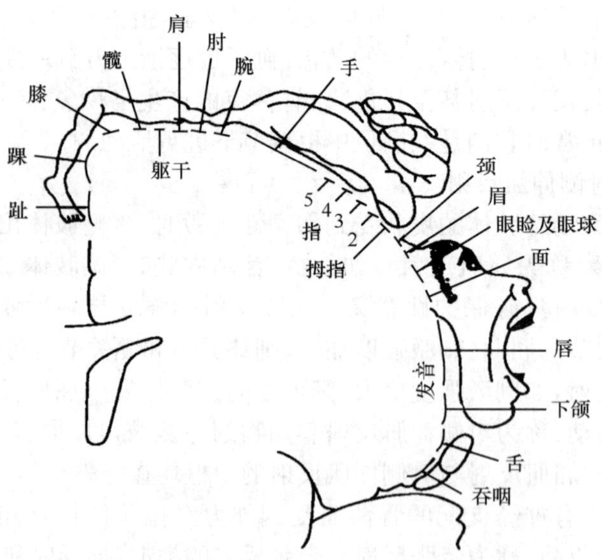

图 4-24 大脑皮层运动区定位

第9节 内分泌系统生理

一、激 素

(一) 激素的分类

按化学结构分两类:含氮类激素,可分为肽、胺、蛋白质等,如下丘脑分泌的调节肽、腺垂体分泌的促激素、胰岛素、甲状腺素等;类固醇激素,如肾上腺皮质激素和性腺激素。

(二) 激素作用的一般特性

激素虽然种类很多,作用复杂,但它们在对靶组织发挥调节作用的过程中,具有某些共同的特点:

(1) 信息传递作用。

(2) 激素作用的相对特异性(选择性)。

(3) 高效能生物放大作用(量小作用大)。

(4) 相互作用 。

当多种激素共同调节着某一生理活动时,它们之间往往存在着协同作用或拮抗作用,对维持该生理过程的相对稳定起重要作用。例如生长激素、糖皮质激素、胰高血糖素都有升高血糖的协同作用;相反胰岛素则能降低血糖,起到拮抗效应。

另外,有的激素本身并不能直接对某些器官、组织或细胞产生作用,然而在它存在的条件下,可使另一种激素的作用明显增强,这一现象称为允许作用(permissive action)。如糖皮质激素对心肌和血管平滑肌无收缩作用,即无升血压效应,但儿茶酚胺与糖皮质激素合用时,可使儿茶酚胺更好地发挥对心血管的调节作用,使血压升高效应明显。

案例 4-10

患者,女性,18岁,因"眼睑、下肢浮肿3个月,发热、咯血1个月"入院。患者3个月前无明显诱因出现眼睑浮肿和双下肢可凹性水肿,伴尿频,夜尿3~4次/天,无尿色及尿量变化,无憋气,夜间可平卧。同时有头部胀痛、耳鸣,双手近端指间关节肿痛,双手指端遇冷水后变紫。双前臂出现散在充血性皮疹,高出皮面,无瘙痒。结合病史、查体、辅助检查结果,以及患者有皮肤、关节、血液、肾脏、呼吸和神经系统多系统受累现象,根据ACR1982年的分类标准,系统性红斑狼疮(SLE)诊断明确。

最后诊断:系统性红斑狼疮,弥漫性肺泡出血。

治疗:考虑到患者无发热,胸部CT及头颅MRI未找到明确的感染灶,为了防止DAH慢性化造成肺功能永久性损害,故在抗感染治疗的前提下,使用大剂量激素及免疫抑制剂积极治疗原发病。

问题

什么是激素的允许作用?其功能和临床意义如何?

二、下 丘 脑

（一）下丘脑神经内分泌细胞分泌的调节肽

在下丘脑基底部的“促垂体区”的神经元群能分泌肽类激素，经垂体门脉到达腺垂体、调节腺垂体的分泌，统称为下丘脑调节肽。下丘脑调节肽共有 9 种：

1. 促甲状腺激素释放激素（TRH） 三肽，主要作用于腺垂体，促进促甲状腺激素（TSH）释放，形成下丘脑-腺垂体-甲状腺功能轴。TRH 也促进催乳素的释放，但是否参与催乳素的生理调节，尚不能肯定。

2. 促性腺激素释放激素（GnRH） 十肽，促进腺垂体合成与释放促性腺激素卵泡刺激素（FSH）和黄体生成素（LH），FSH 和 LH 促进女、男性腺各生成卵子、精子以及分泌雌、雄性激素，形成下丘脑-腺垂体-性腺功能轴。

3. 生长抑素（GHRIH 或 GIH） 十四肽，主要作用是抑制垂体生长激素（GH）的基础分泌，生长抑素还可抑制 LH、FSH、TSH、PRL 及 ACTH 的分泌，以及抑制胰岛素、胰高血糖素、肾素、甲状旁腺激素以及降钙素的分泌。

4. 生长素释放激素（GHRH） 仅仅具有促进腺垂体分泌生长素的作用，无垂体外作用。

5. 促肾上腺皮质释放激素（CRH） 四十一肽，其主要作用是促进腺垂体合成与释放促肾上腺皮质激素（ACTH），促进肾上腺皮质分泌肾上腺皮质激素，形成了下丘脑-腺垂体-肾上腺皮质功能轴。

6. 催乳素释放抑制因子（PIF）与催乳素释放因子（PRF） 分别可以抑制和促进腺垂体分泌催乳素。

7. 促黑素细胞激素释放因子（MRF）与释放抑制因子（MIF） 调节腺垂体分泌黑色素细胞激素。

三、垂 体

垂体大致可以分为腺垂体和神经垂体两部分。

（一）腺垂体分泌的激素

腺垂体中的前部占腺垂体的绝大部分，它是体内最重要的内分泌腺。腺垂体可分泌促甲状腺素（TSH，促进甲状腺分泌甲状腺激素）、促肾上腺皮质激素（ACTH，促进肾上腺皮质分泌皮质激素）、促性腺激素（GTH，促进男、女性腺分别分泌雄、雌激素和产生精子、卵细胞）、生长激素、催乳素和促黑素细胞激素（MSH）。

1. 生长激素（GH） 不同动物的 GH 的化学结构、免疫特性有较大差别。人的生长激素（hGH）是含 191 个氨基酸的多肽，结构与催乳素相似，故与催乳素的作用有交叉。除猴外，其他动物的 GH 对人类无效。利用 DNA 重组技术可以生产 hGH 供临床应用。

（1）生长激素的作用

1）促进全身的生长发育：这是由于它一方面促进骨骼的生长，另一方面促进蛋白质合成使肌肉发达。还可促进机体内脏器官的生长发育，但对神经细胞的生长发育没有影响。

动物幼年时切除垂体,动物即停止生长,如能及时补充 GH 尚能使其恢复生长。

相关疾病:①侏儒症:临床上由于垂体先天损害而缺少 GH 的儿童,身材矮小,但智力正常,称为侏儒症。该患者的上、下身身长比例基本上与正常人相似;②巨人症:幼年时 GH 分泌量过多,则使身材发育过于高大,形成巨人症;③肢端肥大症:成年后 GH 分泌过多,由于成年人长骨生长停止,GH 则将刺激肢端骨及面骨增生,出现肢端肥大症。此类患者的内脏器官如肝、肾等也增大。

2）参与对中间代谢和能量代谢的调节(与生长介素无关)GH 可加速 DNA、RNA 的合成,促进蛋白质的合成。

3）促进脂肪分解,供应能量,因而使组织脂肪减少,特别使肢体中的脂肪减少。

4）对糖代谢的影响较复杂,生理水平的 GH 能刺激胰岛 B 细胞分泌胰岛素,间接加强对葡萄糖的利用。分泌过多时则抑制糖的利用,使血糖升高,由于 GH 过量会导致脂肪酸氧化增强,进而抑制糖氧化,故 GH 分泌过多会导致垂体性糖尿。

总之,生理分泌量的 GH 能促进蛋白质合成,加速脂肪分解,加强糖的合理利用,由糖提供能量转向由脂类提供能量。这些作用一方面有利于机体的生长和修复,另一方面使机体的代谢保持“青年”特点——机体蛋白质与体液丰富,而脂肪较少。

(2) 生长激素分泌的调节:GH 的分泌受下丘脑 GHRH 和 GHRIH 的双重调节,血中生长介素可对 GH 分泌有负反馈调节作用。GH 的分泌还受到睡眠及血中糖和氨基酸含量等因素的影响(图 4-25)。应激时 GH 分泌也增加,运动可促进 GH 的分泌。

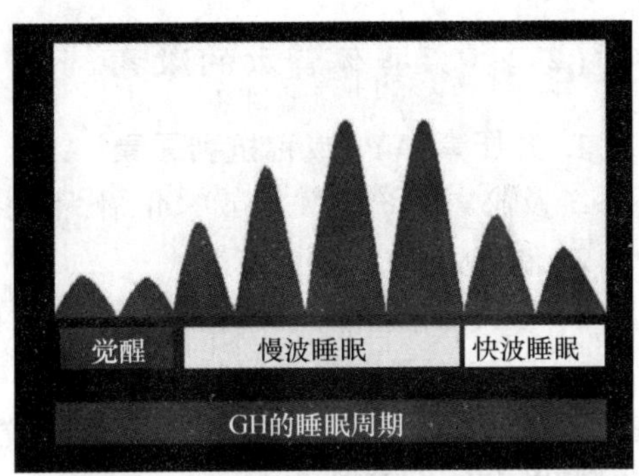

图 4-25 睡眠对生长激素的影响

案例 4-11

患儿,女性,10 岁,因生长迟缓伴肢体不对称 10 年入院。患儿自出生后即身材瘦小,出生体重仅 1000 g,双上肢不对称,右上肢比左上肢长,右手比左手大。此后身高、体重增长均缓慢,一直低于同龄同性别正常儿,但肢体不对称逐渐减轻。7 岁时于石家庄医院检查骨龄提示“与实际年龄相符”,疑诊为“生长激素缺乏”,未予特殊治疗。患儿智力发育正常,始终无多饮、多尿、多汗及乏力等表现。

既往史:患儿为第二胎第二产,母孕期曾有阴道出血及羊水过多史(具体不详),足月顺产,新生儿期无窒息史。

家族史:家族中无身矮和性发育异常者。其父亲身高 178 cm,其母身高 156 cm。患儿胞兄,较其年长 2 岁,体健,智力发育正常。

诊治经过:因患儿存在生长激素的缺乏,遂给予生长激素 0.1 U/kg/次,每晚皮下注射 1 次治疗至今。使用生长激素治疗后 2 年随诊发现,用药 1 年后患儿身高增长 11 cm,第 2 年增长 10 cm,目前身高 131 cm,肢体不对称表现有所改善,智力正常,现就读于当地小学。

问题

何谓 Russekk-Sikver 综合征？其发病的分子机制是什么？

(3) 催乳素(PRL)：是含有 199 个氨基酸的多肽，作用广泛。PRL 能促进乳腺生长发育，引起并维持乳腺泌乳。在女性青春期，乳腺的发育主要是性激素和其他激素的协同作用。妊娠时 PRL 与雌激素、绒毛膜生长素以及孕激素等进一步促进乳腺发育，使泌乳条件逐渐成熟，但并不泌乳，待分娩后，PRL 才发挥始动和维持乳腺分泌的作用。

PRL 也受下丘脑双重控制。催乳素释放因子促进其分泌；催乳素释放抑制因子抑制其分泌，后者功能占优势。婴儿吸吮母亲乳头时刺激乳头感觉神经末梢，冲动传到下丘脑促使催乳素释放因子分泌，接着引起 PRL 分泌。刺激停止后 PRL 的分泌减少或停止。这是一种典型的神经内分泌反射。应激状态下，PRL 往往与 ACTH、GH 分泌增加同时出现，应激刺激停止后，三者都逐渐恢复正常水平。PRL 在应激时的功能尚不清楚。

(二) 神经垂体释放的激素

1. 升压素(VP)或称抗利尿素(ADH) VP 的生理作用及其分泌调节已在本书血液循环系统及泌尿系统有关章节中介绍，不再重复。

2. 催产素(OXT)

1) OXT 刺激乳腺和子宫双重作用，以刺激乳腺的作用为主。

2) OXT 对子宫平滑肌的作用，OXT 对不同种属的动物、未孕与已孕的子宫效果不同。未孕子宫对它不敏感，妊娠子宫对它则较敏感。雌激素能增加子宫对 OXT 的敏感性，而未孕时雌激素的作用则相反。

四、甲 状 腺

(一) 甲状腺激素

甲状腺激素主要有甲状腺素[又称四碘甲酸原氨酸(T_4)]和三碘甲酸原氨酸(T_3)两种。甲状腺激素合成的原料有碘和甲状腺球蛋白，在甲状腺球蛋白的酪氨酸残基上发生碘化，并合成甲状腺激素。人每天从食物中大约摄碘 100～200μg，甲状腺含碘总量约 8000μg，占全身碘量的 90%。因此，甲状腺与碘代谢的关系极为密切。

甲状腺激素的贮存、释放、运输与代谢如下：

1. 贮存 甲状腺激素在腺泡腔内以胶质的形式贮存，贮存的量很大，可供机体利用 50～120 天之久，因此应用抗甲状腺药物时，用药时间需要较长才能奏效。

2. 释放 甲状腺受到 TSH 刺激，通过吞饮作用将 T_4、T_3 及其他含碘化酪酸残基的甲状腺球蛋白胶质小滴吞入腺细胞内，然后溶酶体蛋白水解酶水解 T_4、T_3 及 MIT/DIT。甲状腺分泌的激素主要是 T_4，约占总量的 90% 以上，T_3 的分泌量较少，但 T_3 的生物活性比 T_4 约大 5 倍。

3. 运输 T_4 释放入血后，在血液中运输形式有两种：一种是与血浆蛋白结合，另一种则呈游离状态，两者之间可互相转化；游离的甲状腺激素在血液中含量甚少，然而正是这些游离的激素才能进入细胞发挥作用，结合型的甲状腺激素是没有生物活性的。

4. 代谢 血浆 T_4 半衰期为 7 天，T_3 半衰期为 1.5 天，20% 的 T_4 与 T_3 在肝内降解，与葡

葡糖醛酸或硫酸结合后,经胆汁排入小肠,在小肠内重吸收极少,绝大部分被小肠液进一步分解,随粪排出。其余80%的T_4在外周组织脱碘酶(5′-脱碘酶或5-脱碘酶)的作用下,产生T_3(占45%)与rT_3(占55%)。

(二)甲状腺激素的生物学作用

1. 对代谢的影响

(1)产热效应:甲状腺激素可提高大多数组织的耗氧率,增加产热效应。这种产热效应可能由于甲状腺激素能增加细胞膜上Na^+-K^+泵的合成及其活力,后者是一个耗能过程。甲状腺素使基础代谢率增高,1mg的甲状腺素可增加产热4300kJ。甲状腺功能亢进患者的基础代谢率可增高35%左右;而功能低下患者的基础代谢率可降低15%左右。

(2)对三大营养物质代谢的作用:总的来说,在正常情况下甲状腺激素主要是促进蛋白质合成,特别是使骨、骨骼肌、肝等蛋白质合成明显增加,这对幼年时的生长、发育具有重要意义。但是甲状腺激素分泌过多,反而使蛋白质,特别是骨骼肌的蛋白质大量分解,因而消瘦无力。在糖代谢方面,甲状腺激素有促进糖的吸收,肝糖原分解的作用。同时它还能促进外周组织对糖的利用。它加速了糖和脂肪代谢,增加机体的耗氧量和产热量。

2. 促进生长发育 甲状腺激素促进生长发育作用最明显是在婴儿时期,在出生后头4个月内影响最大。它主要促进骨骼、脑和生殖器官的生长发育。若没有甲状腺激素,垂体的GH也不能发挥作用。并且,当甲状腺激素缺乏时,垂体生成和分泌GH也减少。所以先天性或幼年时缺乏甲状腺激素,可引起呆小病。呆小病患者的骨生长停滞而身材矮小,上、下半身的长度比例失常,上半身所占比例超过正常人。又因神经细胞树突、轴突、髓鞘以及胶质细胞生长发生障碍,所以导致脑发育不全而智力低下。他们性器官也发育不成熟。患者必须在出生后3个月左右即补充甲状腺激素,迟于此时期,则治疗往往无效。

(三)甲状腺激素分泌调节

甲状腺功能活动主要受下丘脑与腺垂体的调节。下丘脑、腺垂体和甲状腺三个水平紧密联系,组成下丘脑-腺垂体-甲状腺轴(图4-26)。此外,甲状腺还可进行一定程度的自身调节。

1. 下丘脑-腺垂体-甲状腺功能轴 腺垂体分泌的TSH是调节甲状腺分泌的主要激素。TSH是一种糖蛋白激素,由α和β两个亚单位组成。其生物活性主要决定于β亚单位,但只有α和β两个亚单位结合在一起时才能显出全部活性。腺垂体TSH呈脉冲式释放,每2~4h出现一次波动,在脉冲式释放的基础上,还有日周期变化,血中TSH浓度清晨高而午后低。

TSH的作用是促进甲状腺激素有合成与释放。给予TSH最早出现的效果是甲状腺球蛋白水解与T_4、T_3的释放。TSH还能促进腺泡上皮细胞的葡萄糖氧化,尤其经己糖氧化旁路,可提供过氧化酶作用所需要的还原型辅酶Ⅱ(NADPH)。TSH的长期效应是刺激甲状腺细胞增生,腺体增大,这是由于TSH刺激腺泡上皮细胞核酸与蛋白质合成增强的结果。切除腺垂体之后,血中TSH迅速消失,甲状腺发生萎缩,甲状腺激素分泌明显减少。

在甲状腺腺泡上皮细胞存在TSH受体,TSH与其受体结合后,通过G蛋白激活腺苷酸环化酶,使cAMP生成增多,进而促进甲状腺激素的释放与合成。TSH还可通过磷脂酰肌醇系统刺激甲状腺激素的释放与合成。

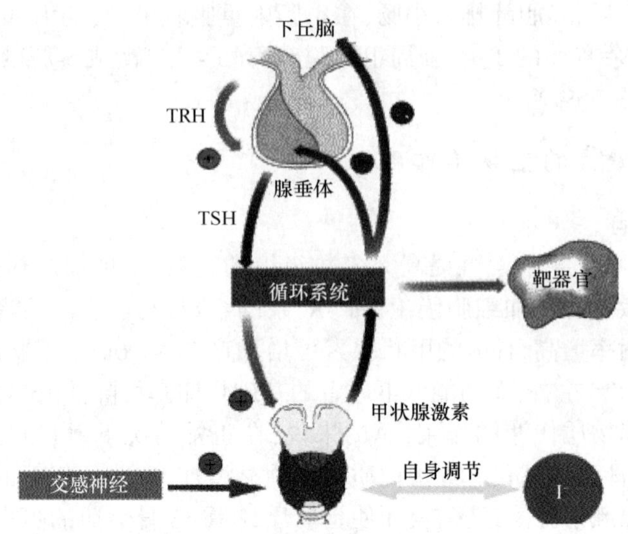

图 4-26　下丘脑-腺垂体-甲状腺功能轴

有些甲状腺功能亢进患者,血中可出现一些免疫球蛋白物质,其中之一是人类刺激甲状腺免疫球蛋白(human thyroid-stimulating immunoglobulin,HTSI),其化学结构与 TSH 相似,它可与 TSH 竞争甲状腺细胞腺上的受体刺激甲状腺,这可能是引起甲状腺功能亢进的原因之一。TSH 的分泌受下丘脑 TRH 的控制。

2. 甲状腺激素的反馈调节　T_4、T_3 在血中的浓度也经常反馈调节 TSH 的分泌,是一种负反馈过程。这种负反馈抑制是维持甲状腺功能相对稳定的重要环节。血中游离的 T_4 与 T_3 浓度的升降,对腺垂体 TSH 的分泌起着经常性反馈调节作用。当血中游离的 T_4 与 T_3 浓度增高时,抑制 TSH 分泌。实验表明,甲状腺激素抑制 TSH 分泌的作用,是由于甲状腺激素刺激腺垂体促甲状腺激素细胞产生一种抑制性蛋白,它使 TSH 的合成与释放减少,并降低腺垂体对 TRH 的反应性。由于这种抑制作用需要通过新的蛋白质合成,所以需要几小时后方能出现效果,而且可被放线菌 D 与放线菌酮所阻断。T_3 对腺垂体 TSH 分泌的抑制作用较强,血中 T_4 与 T_3 对腺垂体这种反馈作用与 TRH 的刺激作用,相互拮抗,相互影响,对腺垂体 TSH 的分泌起着决定性作用。

3. 体内外刺激对甲状腺激素分泌的影响　各种体内外刺激可以通过感受器,经传入神经到中枢神经系统,促进或抑制下丘脑分泌 TRH,进而再影响甲状腺的分泌。例如寒冷刺激就是通过皮肤冷感受器再经上述环节而促进甲状腺分泌。此称为开环调节,发生开环调节时负反馈调节暂时失去作用。雌激素促进甲状腺激素的分泌,而生长激素和糖皮质激素抑制其分泌。

4. 自身调节　甲状腺功能的自身调节是指在完全缺少 TSH 或 TSH 浓度基本不变的情况下,甲状腺自身对碘供应的多少而调节甲状腺激素的分泌。当食物中碘供应过多时,首先使甲状腺激素合成过程中碘的转运发生抑制,同时使合成过程也受到抑制,使甲状腺激素合成明显下降。这种过量的碘所产生的抗甲状腺聚碘作用称为 Wolff-Chaikoff 效应。如果碘量再增加时,它的抗甲状腺合成激素的效应消失,使甲状腺激素的合成增加。外源碘供应不足时,碘转运机制将加强,甲状腺激素的合成和释放也增加,使甲状腺激素分泌不致过低。碘的这种作用原理尚不清楚。

案例 4-12

甲状腺功能亢进症(简称甲亢)是由多种因素引起的甲状腺激素分泌过多所致的一种常见内分泌病。主要临床表现为多食、消瘦、畏热、多汗、心悸、激动等高代谢症候群,神经和血管兴奋增强,以及不同程度的甲状腺肿大和突眼等的特征。本病多见于女性,近几年儿童甲亢的发病率呈上升趋势。起病缓慢,多在发病后半年到一年就诊。典型病例常有以下表现:①高代谢综合征;②甲状腺肿大;③突眼症;④神经系统症状表现;⑤心血管系统症状表现;⑥内分泌系统的症状表现;⑦消化系统症状表现;⑧血液和造血系统症状表现;⑨生殖系统症状表现;⑩运动系统症状表现;⑪皮肤及肢端症状表现。

问题

甲状腺功能亢进症的主要发病原因是什么?其发病的分子机制是什么?

五、肾 上 腺

肾上腺包括中央部的髓质和周围部的皮质两个部分,两者在发生、结构与功能上均不相同,实际上是两种内分泌腺。皮质是腺垂体的一个靶腺,髓质受交感神经节前纤维直接支配,相当于一个交感神经节。

(一) 肾上腺皮质

肾上腺皮质激素分为三类:球状带细胞分泌盐皮质激素(mineralocorticoid),主要是醛固酮(aldosterone);束状带细胞分泌糖皮质激素(glucocorticoid),主要是皮质醇(cortisol);网状带细胞主要分泌糖皮质激素和少量性激素。

皮质醇进入血液后,75%~80%与血中皮质类固醇结合球蛋白(corticosteroid-binding globulin,CBG)或称为皮质激素运载蛋白结合,15%与血浆白蛋白结合,5%~10%的皮质醇是游离的。结合型与游离型皮质醇可以相互转化,维持动态平衡。

1. 糖皮质激素 人体糖皮质激素以皮质醇为主,有少量皮质酮。而实验动物大鼠和小鼠肾上腺皮质则主要分泌皮质酮。

糖皮质激素的生物学作用如下:

1) 对三大营养物质代谢的影响:糖皮质激素是调节机体糖代谢的重要激素之一,它促进蛋白质分解,使较多的氨基酸进入肝,同时增强肝内糖异生酶活性,使糖异生过程大大加强。糖皮质激素有抗胰岛素作用,抑制外周组织对葡萄糖的利用,使血糖上升。

糖皮质激素对身体不同部位的脂肪作用不同,使脂肪进行重新分布,即"向心性分布":四肢脂肪组织分解增强,而腹、面、肩及背的脂肪合成有所增加,以致呈现面圆、背厚、躯干部发胖而四肢消瘦的特殊体形——向中性肥胖(柯兴氏综合征体征)。

2) 对水盐代谢的影响:皮质醇有较弱的贮钠排钾作用,并可增加肾小球滤过率,有利于水的排出。

3) 对血细胞的影响:糖皮质激素可使血中红细胞、血小板和中性粒细胞的数量增加,而使淋巴细胞和嗜酸性粒细胞减少。

4) 对血管反应的影响:糖皮质激素能增强血管平滑肌对儿茶酚胺的敏感性(允许作

用),抑制具有血管舒张作用的前列腺素的合成,降低毛细血管的通透性,有利于维持血容量。

5) 促进胃酸和胃蛋白酶的分泌,抑制胃黏液分泌,加速胃上皮细胞脱落。破坏胃黏膜屏障,诱发或加剧胃溃疡。

6) 有提高中枢神经系统兴奋性的作用,小剂量会引起欣快感,大剂量则导致思维不能集中、烦躁和失眠。

7) 在应激反应中的作用:当机体受到各种有害刺激,如缺氧、创伤等,血中 ACTH 浓度立即增加,糖皮质激素也相应增多。能引起 ACTH 与糖皮质激素分泌增加的各种刺激称为应激刺激,而产生的反应称为应激(stress)反应。发生应激反应时机体内分泌及神经系统的主要变化包括两个方面:①腺垂体分泌 GH、PRL、ACTH 增加,肾上腺皮质分泌糖皮质激素增加;②交感-肾上腺髓质系统功能增加:肾上腺髓质分泌肾上腺素增加,交感神经兴奋。

2. 肾上腺盐皮质激素 球状带分泌的盐皮质激素在人体以醛固酮为主,对水盐代谢的作用最强,其次为脱氧皮质醇。

醛固酮是调节机体水盐代谢的重要激素,它可促进肾远曲小管及集合管重吸收钠、水和排出钾,即保钠、保水和排钾作用。当醛固酮分泌过多时,将使钠和水潴留,引起高血钠、高血压和血钾降低。相反,醛固酮缺乏时则钠与水的排出过多,血钠减少,血压降低,而尿钾排出减少,血钾升高。盐皮质激素与糖皮质激素一样,可增强血管平滑肌对儿茶酚胺的敏感性,且作用比糖皮质激素更强。关于盐皮质激素分泌的调节已在循环系统和泌尿系统叙述。

3. 性激素 肾上腺皮质分泌的性激素以雄激素为主。少量的雄性激素对妇女的性行为甚为重要。雄性激素分泌过量时可使女性男性化。

(二) 肾上腺髓质

肾上腺髓质的嗜铬细胞分泌两种激素:肾上腺素和去甲肾上腺素,以肾上腺素为主。当机体遭遇紧急情况时(恐惧、惊吓、焦虑、创伤或失血等):交感神经活动增强,髓质分泌激素急剧增加。其结果是:心跳加快加强,心输出量增加,血压升高,血流加快;内脏血管收缩,内脏器官血流量减少,肌肉血管舒张,肌肉血流量增加,为肌肉提供更多氧和营养物质;支气管舒张,气体交换阻力减少,改善氧的供应;肝糖原分解,血糖升高,营养供给增加。总之,上述一切变化都是在紧急情况下通过交感-肾上腺髓质系统发生的适应性反应,称为应急反应。引起应急反应的各种刺激也是引起应激反应的刺激。两个系统相辅相成,使机体的适应能力更为完善。

六、胰 岛

人类的胰岛细胞按其染色和形态学特点,分为 A、B、D 及 PP 细胞:A 细胞占胰岛细胞总数的 25%,分泌胰高血糖素(glucagon);B 细胞约占 60%,分泌胰岛素(insulin)。D 细胞数量较少,分泌生长抑素(somatostatin)。PP 细胞很少,分泌胰多肽(pancreatic polyeptide)。每个胰岛周围有丰富的毛细血管,交感神经、副交感神经和肽能神经的末梢都直接终止于胰岛细胞。

（一）胰岛素

1. 胰岛素的生物学作用 胰岛素由51个氨基酸残基组成，人胰岛素分子量为6000，有A、B两个肽链。我国生化学家于60年代中期首先成功地合成有高度生物活性的胰岛素分子，在生物化学与内分泌学史上做出了巨大贡献。

胰岛素的主要生物学作用是调节糖、脂肪和蛋白质的代谢，是一种促进合成代谢的激素。

（1）糖代谢：胰岛素能促进全身各组织，尤其能加速肝细胞和肌细胞摄取葡萄糖，并且促进它们对葡萄糖的贮存和利用，降低血糖。肝细胞和肌细胞大量吸收葡萄糖后，将其转化为糖原贮存起来。所以胰岛素缺乏时，血中葡萄糖不能被细胞贮存和利用，从而血糖浓度升高。如超过肾糖阈（180mg/dL血浆）时，尿中就会出现葡萄糖并伴以尿量增加，发生胰岛素依赖性糖尿病。

（2）脂肪代谢：胰岛素一方面促进肝细胞合成脂肪酸，然后运送到脂肪细胞储存；另一方面抑制脂肪分解。进入脂肪细胞的葡萄糖不仅用于合成脂肪酸，而且主要使其转化成α-磷酸甘油，并与脂肪酸形成甘油三酯贮存于脂肪细胞内。胰岛素缺乏时，不仅引起糖尿病，而且还可引起脂肪代谢紊乱，出现血脂升高，加速脂肪酸在肝内氧化，生成大量酮体，以致引起酮血症与酸中毒。进而动脉硬化，引起心血管系统发生严重病变。

（3）蛋白质代谢：胰岛素对于蛋白质代谢也非常重要。促进氨基酸进入细胞，然后直接作用于核糖体，促进蛋白质的合成。它还能抑制蛋白质分解。对机体生长过程，胰岛素与生长素共同作用时，才能发挥明显的效应。

近年的研究表明，几乎体内所有细胞的膜上都有胰岛素受体。胰岛素受体已纯化成功，并阐明了其化学结构。胰岛素受体是由两个α亚单位和两个β亚单位构成的四聚体，α亚单位由719个氨基酸组成，完全裸露在细胞膜外，是受体结合胰岛素的主要部位。α与α亚单位、α与β亚单位之间靠二硫键结合。β亚单位由620个氨基酸残基组成，分为三个结构域：N端194个氨基酸残基伸出膜外；中间是含有23个氨基酸残基的跨膜结构域；C端伸向膜内侧为蛋白激酶结构域。胰岛素受体本身具有酪氨酸蛋白激酶活性，胰岛素与受体结合可激活该酶，使受体内的酪氨酸残基发生磷酸化，这对跨膜信息传递、调节细胞的功能起着十分重要的作用。关于胰岛素与受体结合启动的一系列反应，相当复杂，尚不十分清楚。

2. 胰岛素分泌的调节

（1）血糖的作用：血糖浓度是调节胰岛素分泌的最重要因素。血糖浓度升高时可以直接刺激B细胞，使胰岛素的分泌增加，可高达基础水平的10~20倍，使血糖浓度恢复到正常水平；血糖浓度低于正常水平时，胰岛素的分泌减少，可促进胰高血糖素分泌增加，使血糖水平上升。

（2）氨基酸和脂肪酸的作用：血液中多种氨基酸如精氨酸、赖氨酸都有刺激胰岛素分泌的作用。主要是和血糖协同作用。在血糖浓度正常时，上述作用微弱；在血糖升高时，过量的氨基酸可使高血糖引起的胰岛素分泌加倍增多。血液中脂肪酸和酮体大量增加时，也能促进胰岛素的分泌。

（3）其他激素：许多胃肠道激素以及胰高血糖素都有刺激胰岛素的分泌作用。后者还可以通过使血糖升高而间接地促进胰岛素的分泌。

（4）神经调节：支配胰岛的迷走神经兴奋时可以引起胰岛素的分泌，其受体为M受体。

交感神经兴奋时，则通过 α_2 受体抑制胰岛素的分泌。

（二）胰高血糖素

1. 胰高血糖素的生物学作用 人类胰高血糖素是由 29 个氨基酸组成的直链多肽，分子量为 3485，它的生物学作用与胰岛素相反，是一种促进分解代谢的激素。它促进肝糖原分解和葡萄糖异生作用，使血糖明显升高。胰高血糖素通过 cAMP-PK 系统，激活肝细胞的磷酸化酶，加速糖原分解。糖异生增强是因为激素加速氨基酸进入肝细胞，并激活糖异生过程有关的酶系。它还能促进脂肪分解，使酮体增多。胰高血糖素产生上述代谢效应的靶器官是肝，切除肝或阻断肝血流，这些作用便消失。

另外，胰高血糖素可促进胰岛素和胰岛生长抑素的分泌。药理剂量的胰高血糖素可使心肌细胞内 cAMP 含量增加，心肌收缩增强。

2. 胰高血糖素分泌的调节 血糖浓度是调节胰高血糖素分泌的重要因素。血糖浓度降低时，胰高血糖素的分泌增加；而升高时，则分泌减少。而氨基酸的作用和血糖相反，前者升高时也促进胰高血糖素的分泌。胰岛素可以由于使血糖浓度降低而促进胰高血糖素的分泌，但胰岛素可以直接作用于邻近的 A 细胞，抑制胰高血糖素的分泌。

支配胰岛的交感神经和迷走神经对胰高血糖素分泌的作用和对胰岛素分泌的作用完全相反。即交感神经兴奋则促进其分泌；而迷走神经兴奋抑制胰高血糖素的分泌。当机体处于不同的功能状态时，血中胰岛素与胰高血糖素的摩尔比值（I/G）也是不同的。一般在隔夜空腹条件下，I/G 比值为 2. 3，但当饥饿或长时间运动时，比例可降至 0. 5 以下。比例变小是由于胰岛素分泌减少与胰高血糖素分泌增多所致，这有利于糖原分解和糖异生，维持血糖水平，适应心、脑对葡萄糖的需要，并有利于脂肪分解，增强脂肪酸氧化供能。相反，在摄食或糖负荷后，比值可升至 10 以上，这是由于胰岛素分泌增加而胰高血糖素分泌减少所致。在这种情况下，胰岛素的作用占优势。

（广东药学院　邢德刚）

第5章 生物化学

生物化学(biochemistry)即生命的化学(lifechemistry),它是研究生物体的化学分子和化学变化规律的一门科学,从分子水平探讨生命现象的本质。随着生物化学研究水平的飞速发展,该领域已成为生命科学的共同语言及生命科学领域的前沿学科。本章主要内容为生物分子的结构与功能及物质代谢。

生物体是由许多复杂的分子结构按照严格的规律组成的高度有序的整体。机体生物大分子主要是蛋白质、核酸和酶等。研究生物大分子的结构与功能的关系,生物大分子之间的相互识别和相互作用,是当代生物化学研究的重要内容之一。

第1节 蛋白质结构与功能

蛋白质(protein)是由氨基酸通过肽键相连形成的生物分子。人体内具有生理功能的蛋白质是有序结构,每种蛋白质都有其一定的氨基酸百分组成及氨基酸排列顺序,以及肽链空间的特定排布位置。因此,由氨基酸排列顺序及肽链的空间排布等所构成的蛋白质分子结构,才真正体现蛋白质是生命信息的体现者和功能执行者。蛋白质参与机体的一切生理活动,例如:酶的催化作用、运输和传递作用、调节和控制作用、运动作用、免疫防御功能等,所以蛋白质是生命的物质基础。

一、蛋白质的化学组成

蛋白质分子组成中的元素主要有碳、氢、氧和氮。蛋白质元素组成的特点是含氮量很接近,平均为16%,由于蛋白质是体内的主要含氮物,因此测定生物样品中的含氮量就可按下式推算出蛋白质的大致含量。

每克样品的含氮量×6. 25×100=100g 样品中蛋白质含量(g%)

(一) 蛋白质结构的基本单位

蛋白质水解的最终产物是氨基酸。因此,氨基酸是组成蛋白质的基本单位。

1. 氨基酸的结构 组成人体蛋白质的20种氨基酸,也称为编码氨基酸。氨基酸的结构有其共同特点。每个氨基酸分子(脯氨酸除外,属于亚氨基酸)的α-碳原子上都连接一个氨基、一个羧基、一个氢原子和一个侧链R基团,故称为α-氨基酸。各种氨基酸的差别就在于其R侧链的结构不同。其化学结构可用下列通式表示。

$$\begin{array}{c} NH_2 \\ | \\ R—C^{\alpha}—COOH \\ | \\ H \end{array}$$

除 R 侧链为氢原子的甘氨酸外，α-碳原子均为不对称碳原子，具有旋光异构体，人体内组成蛋白质的氨基酸均属于 *L*-α 氨基酸（图 5-1）。

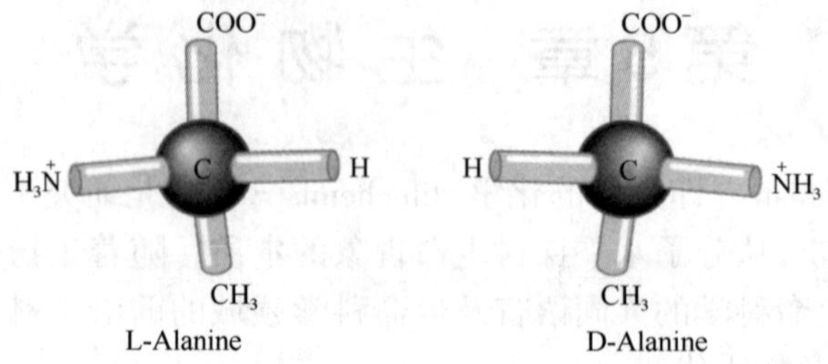

图 5-1　L-氨基酸和 D-氨基酸

2. 氨基酸的分类　根据 R 基团的结构和性质，可将 20 种氨基酸分为四类：

（1）非极性 R 基团氨基酸：有八种，包括蛋氨酸、丙氨酸、缬氨酸、亮氨酸、异亮氨酸、苯丙氨酸、脯氨酸、色氨酸（表 5-1）。

表 5-1　非极性 R 基团氨基酸

氨基酸名称	结构式	三字母符号	单字母符号
丙氨酸（alanine）	$CH_3-CH(\overset{+}{N}H_3)-COO^-$	Ala	A
缬氨酸（valine）	$(CH_3)_2CH-CH(\overset{+}{N}H_3)-COO^-$	Val	V
亮氨酸（leucine）	$(CH_3)_2CH-CH_2-CH(\overset{+}{N}H_3)-COO^-$	Leu	L
异亮氨酸（isoleucine）	$CH_3-CH_2-CH(CH_3)-CH(\overset{+}{N}H_3)-COO^-$	Ile	I
脯氨酸（proline）	$H_2C-CH_2-CH_2-NH-CH-COO^-$（环状）	Pro	P
苯丙氨酸（phenylalanine）	$C_6H_5-CH_2-CH(\overset{+}{N}H_3)-COO^-$	Phe	F
色氨酸（tryptophan）	吲哚基 $-CH_2-CH(\overset{+}{N}H_3)-COO^-$（C=CH–NH 环）	Trp	W

续表

氨基酸名称	结构式	三字母符号	单字母符号
蛋氨酸(methionine)	$CH_3-S-CH_2-CH_2-CH(NH_3^+)-COO^-$	Met	M

(2) 极性中性氨基酸:包括甘氨酸、丝氨酸、酪氨酸、半胱氨酸、天冬酰胺、谷氨酰胺、苏氨酸七种氨基酸(表5-2)。

表5-2 极性不带电荷R基团氨基酸

氨基酸名称	结构式	三字母符号	单字母符号
甘氨酸(glycine)	$H-CH(NH_3^+)-COO^-$	Gly	G
丝氨酸(serine)	$HO-CH_2-CH(NH_3^+)-COO^-$	Ser	S
苏氨酸(threonine)	$CH_3-CH(OH)-CH(NH_3^+)-COO^-$	Thr	T
半胱氨酸(cysteine)	$HS-CH_2-CH(NH_3^+)-COO^-$	Cys	C
酪氨酸(tyrosine)	$HO-C_6H_4-CH_2-CH(NH_3^+)-COO^-$	Tyr	Y
天冬酰胺(asparagine)	$H_2N-C(=O)-CH_2-CH(NH_3^+)-COO^-$	Asn	N
谷氨酰胺(glutamine)	$H_2N-C(=O)-CH_2-CH_2-CH(NH_3^+)-COO^-$	Gln	Q

(3) 负电荷的酸性氨基酸:包括天冬氨酸和谷氨酸(表5-3)。

表 5-3 R 基团带负电荷的酸性氨基酸

氨基酸名称	结构式	三字母符号	单字母符号
天冬氨酸(aspartic acid)	$^{-}O(O=)C-CH_2-CH(\overset{+}{N}H_3)-COO^-$	Asp	D
谷氨酸(glutamic acid)	$^{-}O-C(=O)-CH_2-CH_2-CH(\overset{+}{N}H_3)-COO^-$	Glu	E

(4) 带正电荷的碱性氨基酸:包括赖氨酸、精氨酸、组氨酸(表 5-4)。

表 5-4 R 基团带正电荷的碱性氨基酸

氨基酸名称	结构式	三字母符号	单字母符号
赖氨酸(lysine)	$H_3\overset{+}{N}-CH_2-CH_2-CH_2-CH_2-CH(\overset{+}{N}H_3)-COO^-$	Lys	K
精氨酸(arginine)	$H_2N-C(=\overset{+}{N}H_2)-NH-CH_2-CH_2-CH_2-CH(\overset{+}{N}H_3)-COO^-$	Arg	R
组氨酸(histidine)(pH6.0 时)	$HC=C(-NH-CH=\overset{+}{N}H-)-CH_2-CH(\overset{+}{N}H)-COO^-$	His	H

蛋白质组成中除上述 20 种基本氨基酸外,少数蛋白质还存在一些不常见的特有氨基酸,这些氨基酸都是在蛋白质合成后,由常见的氨基酸经过化学修饰而形成的。另外在各种组织和细胞中发现其他氨基酸,它们不存在于蛋白质中,而是以游离或结合状态存在于生物体内,所以称为非蛋白质氨基酸。这些氨基酸虽然不参与蛋白质组成,但在生物体中往往具有一定的生理功能。

(二) 肽结构

自然界存在的蛋白质大约有 $10^{10}\sim10^{12}$种,不同的蛋白质具有不同的结构。那么,氨基酸之间是通过什么方式连接的?如何组成了数目繁多、结构各异的蛋白质大分子?研究证明,蛋白质是由许多氨基酸按照一定的排列顺序通过肽键连接起来的生物大分子。

1. 肽键及肽链 肽键是蛋白质分子中氨基酸之间的主要连接方式,它是由一个氨基酸的 α 羧基与另一个氨基酸的 α 氨基缩合脱水而形成的酰胺键。一个氨基酸的 α 羧基与另一个氨基酸的 α 氨基之间失去一分子水,相互连接而成的化合物称为肽,由 n 个氨基酸形

成的肽称为 n 肽，一般来说 $n<10$ 个氨基酸称为寡肽，$n>10$ 个以上氨基酸称为多肽，一条肽链的两端有自由氨基和羧基，分别称为氨基末端或 N-末端。肽链中 α 碳原子和肽键的若干重复结构称为主链。肽链中的氨基酸不是原来完整的分子，因此称为氨基酸残基。肽的命名是从肽链的 N-末端开始指向 C 端（图 5-2）。

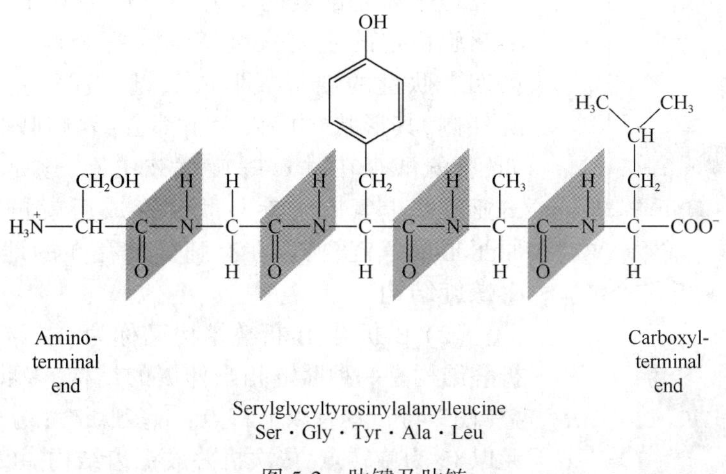

图 5-2　肽键及肽链

2. 谷胱甘肽　生物体中有些肽具有特殊的生理功能。例如谷胱甘肽（GSH）中含有一个活泼的巯基，所以很容易氧化，两分子谷胱甘肽脱氢以二硫键相连形成氧化型的谷胱甘肽（GSSG）。谷胱甘肽参与细胞内的氧化还原作用，它是一种抗氧化剂，对许多酶具有保护功能、解毒功能。SH 基团的嗜核性，能与外源的嗜电子毒物如致癌剂和药物等结合，以保护机体免遭毒物损害。GSH 是细胞内重要还原剂，它保护蛋白质分子中的 SH 基团免遭氧化，使蛋白质或酶处在活性状态。

二、蛋白质分子结构

蛋白质的结构可以分为四个层次，即一级结构、二级结构、三级结构和四级结构。其中一级结构又称蛋白质的基本结构。二级结构、三级结构和四级结构又称为蛋白质的空间结构或三维结构。蛋白质的空间结构涵盖了蛋白质分子中的每一个原子在三维空间的相对位置，它们是蛋白质特有性质和功能的结构基础。

1. 蛋白质的一级结构　蛋白质的一级结构是指蛋白质多肽链中氨基酸残基的排列顺序。一级结构是蛋白质分子结构的基础，它包含了决定蛋白质分子所有结构层次构象的全部信息。肽键是蛋白质一级结构的主要化学键。有些蛋白质还含有二硫键。

2.蛋白质的二级结构　蛋白质分子中主链骨架的局部空间结构，并不涉及氨基酸残基侧链的构象。蛋白质二级结构主要包括 α-螺旋、β-折叠、β-转角和无规卷曲。维持蛋白质二级结构的化学键是氢键。

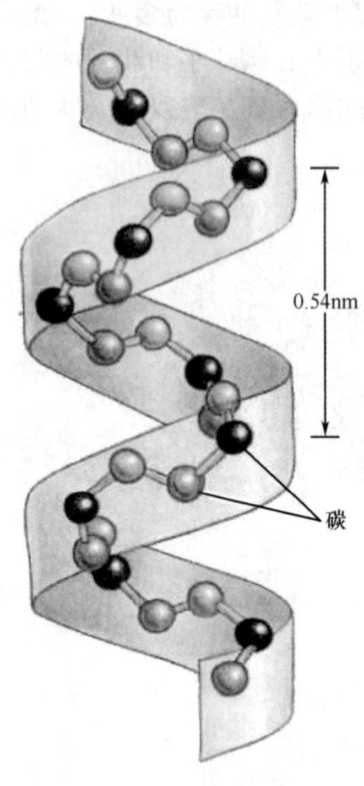

图 5-3 α-螺旋

(1) α-螺旋：多肽链的主链围绕中心轴规律的螺旋式上升，盘旋成稳定的 α-螺旋构象（图 5-3）。α-螺旋具有以下特征：①螺旋的走向为顺时针方向，即右手螺旋。②每 3.6 个氨基酸残基螺旋上升一圈，螺距为 0.54nm，所以每个氨基酸残基上升的高度为 0.15nm。③氢键是 α-螺旋稳定的主要次级键。④每个肽键的亚氨基氢和第四个肽键的羰基氧形成氢键。⑤氨基酸侧链伸向螺旋外侧，其形状、电荷、大小都会影响到螺旋的形成。例如，脯氨酸存在时 α-螺旋就被中断，这是因为脯氨酸的 α-亚氨基上氢原子参与肽键形成后就再没有多余的氢原子形成氢键，所以在有脯氨酸存在的地方就不能形成 α-螺旋结构。

(2) β-折叠：β-折叠结构又称为 β-折叠片层结构。β-折叠结构是一种肽链相当伸展的结构，多肽链呈扇面状折叠（图5-4）。具有以下特点：①多肽链充分伸展，每个肽单元以 C_α 为旋转点，依次折叠成锯齿结构。②氨基酸侧链交替地位于锯齿状结构的上、下方。③两条以上肽链或一条肽链内的若干肽段平行排列，通过链间羰基氧和亚氨基氢形成氢键，从而稳固 β-折叠结构。④肽链有顺式平行和反式平行两种。

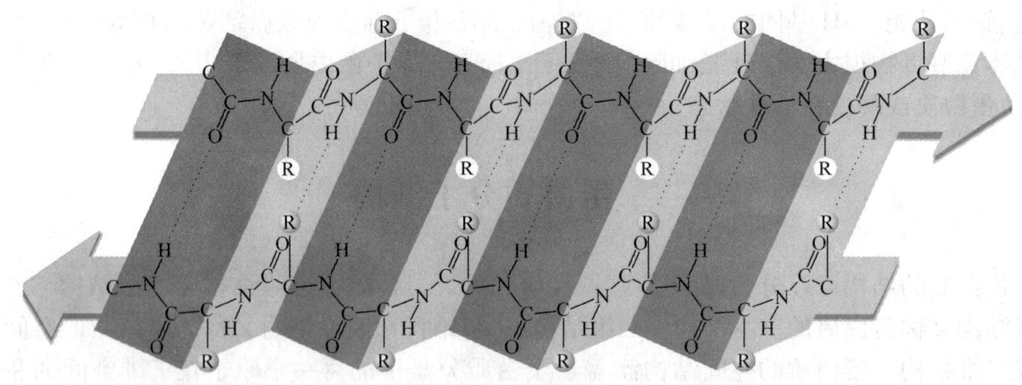
图 5-4 β-折叠结构

(3) β-转角：β-转角结构又称为 β-回折、发夹结构和 U 型转折等。蛋白质分子多肽链在形成空间构象的时候，经常会出现 180°的回折（转折）。

(4) 无规卷曲：系指没有确定规律性的那部分肽链结构。

(5) 超二级结构：超二级结构指蛋白质分子中的多肽链相邻的二级结构的肽段，在空间上相互接近，彼此相互作用，形成有规则的二级结构聚集体，如 α-螺旋聚集体（αα 型）、β-折叠聚集体（βββ 型）以及 α-螺旋和 β-折叠的聚集体，常见的是 βαβ 型聚集体。锌指结构就是典型超二级结构，它由一个 α-螺旋和两个 β 折叠组成。

3. 蛋白质的三级结构 指整条多肽链中全部氨基酸残基的相对空间位置，即整条肽链所有原子在三维空间的排布位置。蛋白质三级结构的形成和稳定主要靠次级键-疏水作用、离子键、氢键和 van der Waals 等。较大蛋白质的三级结构可形成数个结构域,各结构域都有特殊的功能。例如,纤连蛋白每条多肽链含有 6 个结构域。

4. 蛋白质的四级结构 有些蛋白质分子含有两条或多条肽链,才能完整地表达功能。每一条多肽链都有其完整的三级结构,称为蛋白质的亚基,亚基与亚基之间呈特定的三维空间分布,并以非共价链连接,蛋白质分子中各亚基的空间分布及亚基接触部位的布局和相互作用,称为蛋白质的四级结构。维系四级结构的作用力主要是疏水作用,氢键和离子键也参与维持四级结构。四级结构的蛋白质中单独的亚基一般没有生物学功能,如血红蛋白有四个亚基组成并有运输氧的功能,单独亚基没有运输氧的功能。

蛋白质的结构层次可总结为(图 5-5):

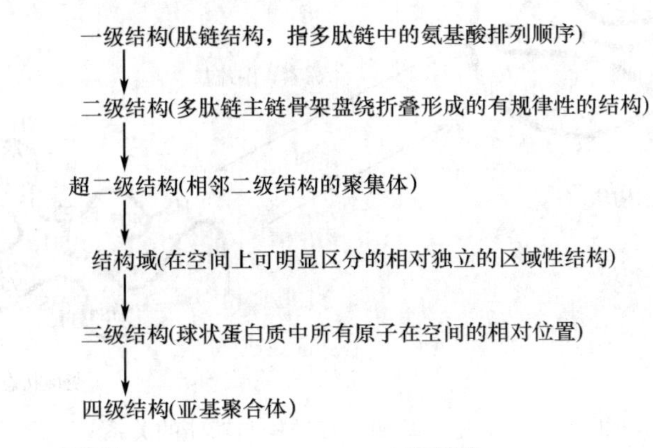

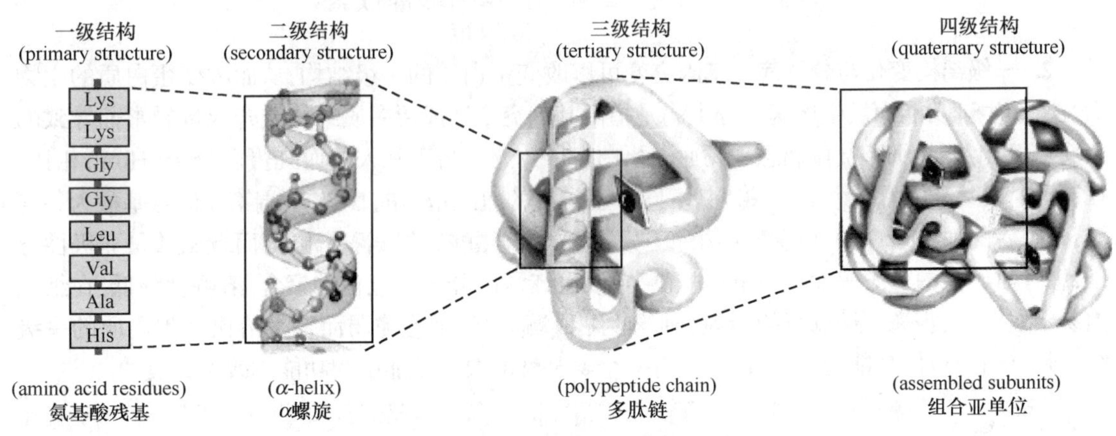

图 5-5 蛋白质各级结构之间的关系

三、蛋白质的结构与功能

蛋白质是生命的基础,各种蛋白质都具有其特异的生物学功能,而所有这些功能又都与蛋白质分子的特异结构密切相关。蛋白质分子的一级结构是形成空间结构的物质基础,而蛋白质的生物功能是蛋白质分子特定的天然构象所表现的性质。

(一) 蛋白质一级结构与功能的关系

1. 蛋白质一级结构是空间构象的基础 蛋白质一级结构决定空间结构,例如,核糖核酸酶是由 124 个氨基酸残基组成的一条肽链,经不规则折叠形成一个近似于球形的蛋白质

(图 5-6)。维持核糖核酸酶构象稳定的因素除了次级键外,还有 4 对二硫键。如果将天然的核糖核酸酶在 8mol/L 的尿素中用巯基乙醇处理,则分子中的 4 对二硫键和次级键被破坏,球状分子变成一条松散的多肽链,同时酶活性完全丧失。蛋白质变性后肽键不受影响,一级结构仍保持完整。如果用透析法除去尿素和巯基乙醇后,酶重新氧化又可自发地折叠成原来的天然构象。实验说明:蛋白质的变性(程度浅)是可逆的,同时也说明,蛋白质分子一级结构不被破坏,就可能恢复至原来活性。所以蛋白质一级结构是蛋白质特定空间结构基础。

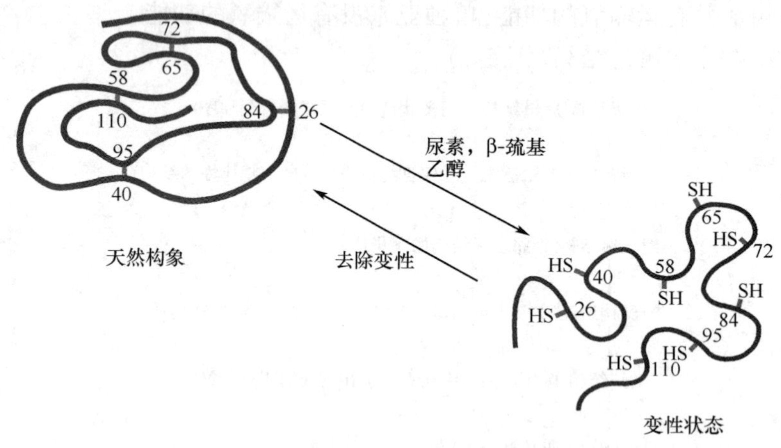

图 5-6 牛核糖核酸酶一级结构与功能的关系

2. 一级结构变化与分子病 基因突变可以改变蛋白质的一级结构,从而改变蛋白质的生物活性甚至生理功能而发生疾病。分子病是指由基因突变造成蛋白质结构或合成量异常而导致的疾病。例如,镰状细胞贫血病患者的血红蛋白(HbS)分子与正常人的血红蛋白分子(HbA)相比,在 574 个氨基酸中有 2 个氨基酸残基不同。正常人的血红蛋白的 β-链 N-端第 6 位氨基酸为谷氨酸,而患者的血红蛋白的 β-链 N-端第 6 位氨基酸为缬氨酸。谷氨酸带电荷而缬氨酸是非极性分子,患者血红蛋白分子表面的负电荷减少,导致血红蛋白分子不能正常聚合,溶解度降低,在细胞内易聚集沉淀,丧失了运输氧的能力,血球收缩成镰刀状,细胞脆弱而发生溶血。蛋白质的一级结构是蛋白质行使功能的基础,甚至只有一个氨基酸的改变就能引起功能的改变或丧失。

案例 5-1

患者,女性,18 岁。因发热、间歇性上下肢关节疼痛就诊。体格检查:体温 38.5℃,轻度黄疸、肝脾肿大。实验室检查:血红蛋白 80g/L,血细胞比容 9.5%,红细胞总数 3×10^{14}/L,白细胞总数 6×10^{9}/L,网织红细胞计数 0.12,血清铁 21μmol/L,次亚硫酸氢钠试验阳性;Hb 电泳一条带,与 HbS 同一条带。红细胞形态为镰刀状。患者呈现明显的贫血症状(红细胞缺乏)、严重感染以及重要器官损伤。

诊断:镰状细胞贫血。

问题

1. 镰状细胞贫血患者的细胞学特征是什么?
2. HbS 与 HbA 一级结构有什么区别?
3. HbS 结构的变化对其功能有什么影响?

(二) 蛋白质的空间结构与功能的关系

蛋白质功能更依赖其特定的空间结构。

1. 蛋白质空间结构改变与功能 血红蛋白由2条α链和2条β链组成。4个亚基间通过8个盐键,紧密结合形成亲水的球状蛋白。未结合O_2时,亚基之间呈对角排列结构紧密与O_2亲和力小,称为紧张态(T态),当第1个O_2与亚基的Fe^{2+}结合后,Fe^{2+}半径变小,进入卟啉环的孔中影响附近肽段的构象,亚基间盐键断裂,空间结构变得松弛称为松弛态(R态),对O_2的亲和力增加。一个氧原子与血红蛋白亚基结合改变蛋白质现象称为变构效应。变构效应是酶调节代谢理论的重要基础。

2. 蛋白质空间结构改变与疾病 多肽链的正确折叠对其构象的形成和功能发挥至关重要的作用。因折叠错误导致蛋白质构象异常引起的疾病,称为蛋白质构象病。朊病毒病就是蛋白质构象疾病之一。朊病毒(prion, proteinaceous infectious only)是一类只有蛋白质而没有核酸的病原体。Prusiner因发现朊病毒而获得1997年诺贝尔生理学或医学奖。朊病毒蛋白(PrP)是存在于正常哺乳动物脑组织细胞膜上的一种糖蛋白,有两种构象:一种是正常的PrP^{C}构象,以α螺旋为主;另一种是致病的PrP^{Sc}构象,以β折叠为主。PrP^{Sc}分子可导致PrP^{C}构象转化成PrP^{Sc}构象,实现自我复制,并引起一系列致死性神经变性疾病。疯牛病和人类Creutzfeldt-Jakob disease(CJD)等属于朊病毒病。这些疾病典型的共同症状是痴呆、丧失协调性以及神经系统障碍。

案例5-2

患者,男性,40岁。因进行性痴呆,间歇性肌阵挛发作半年入院。体格检查:反应迟钝,言语较少,理解力差,计算力下降,腱反射亢进,肌力3级,水平眼震,闭目难立征阳性。实验室检查:脑脊液蛋白0.6g/L;脑电图示弥漫性异常,表现为各区特征性周期发放的高伏双向尖波,间歇为0.5~2s;MRI提示脑萎缩。入院后经巴氯芬治疗,肌阵挛有所减轻,但痴呆症状无明显好转,且言语障碍加剧,一个月后患者出现昏迷,半年后死亡。

经家属同意对死者进行尸检,脑组织切片发现空泡,淀粉样斑块,胶质细胞增生,神经细胞丢失,免疫组织化学染色检查PrP^{Sc}阳性,确诊为克-雅病(Creutzfeldt-Jakob disease,CJD)。

问题

1. 克-雅病是由什么原因引起的?
2. 朊蛋白变构以后有什么特征?
3. 朊蛋白的变化对其功能有什么影响?

四、蛋白质的理化性质

(一) 蛋白质的两性解离和等电点

蛋白质是由氨基酸组成的,在其分子表面带有可解离基团,此外,在肽链两端还有游离的α-氨基和α-羧基,它既可接受质子,又可释放质子,因此蛋白质是两性电解质。溶液中蛋白质的带电状况与其所处环境的 pH 有关，在酸性溶液中蛋白质解离成阳离子，在碱性溶液中蛋白质解离成阴离子。当蛋白质溶液在某一特定的 pH 条件下，蛋白质分子所带的正电荷数与负电荷数相等，即净电荷为零，此时蛋白质分子在电场中不移动，这时溶液的 pH 称为该蛋白质的等电点。等电点时蛋白质的溶解度最小，由于不同蛋白质的氨基酸组成不同，所以都有其特定的等电点。

带电质点在电场中移动的现象称为电泳。由于蛋白质在溶液中解离成带电的颗粒，因此可以在电场中移动，移动的方向和速度取决于所带电荷性质、数目、颗粒的大小和形状等因素。由于各种蛋白质的等电点不同，所以在同一 pH 溶液中带电荷不同，在电场中移动的方向和速度也各不相同，根据此原理就可利用电泳的方法将混合的各种蛋白质分离开。

（二）蛋白质的胶体性质

蛋白质颗粒直径在 1~100nm，属于胶体颗粒。蛋白质溶液是胶体溶液，其稳定的因素有两个：

1. 表面水化膜 蛋白质颗粒表面大多为亲水基团，可吸引水分子，使颗粒表面形成一层水化膜，从而阻断蛋白质颗粒的相互聚集，防止溶液中蛋白质的沉淀析出。

2. 同性电荷 在 pH 与 pI 相等时的溶液中，蛋白质带有同种电荷相互排斥，阻止蛋白质颗粒相互聚集。

（三）蛋白质沉淀

蛋白质的沉淀作用是指在蛋白质溶液中加入适当试剂，破坏了蛋白质的水化膜或中和了其分子表面的电荷，从而使蛋白质胶体溶液变得不稳定而发生沉淀。在蛋白质溶液中加入一定量的中性盐（如硫酸铵等）使蛋白质溶解度降低并沉淀析出的现象，称为盐析。这是由于这些盐类离子与水的亲和性大，又是强电解质，可与蛋白质争夺水分子，破坏蛋白质颗粒表面的水膜。有机溶剂如乙醇、丙酮等可使蛋白质产生沉淀，这是由于有机溶剂和水的亲和力大，能夺取蛋白质表面的水化膜，从而使蛋白质的溶解度降低并产生沉淀。此法也可用于蛋白质的分离、纯化。但用有机溶剂来沉淀分离蛋白质时，需在低温下进行。当蛋白质溶液的 pH 大于其等电点时，蛋白质带负电荷，可与重金属离子（如 Cu^{2+}、Hg^{2+}、Pb^{2+}、Ag^{+}等）结合形成不溶性的蛋白盐而沉淀。生物碱试剂如苦味酸、三氯乙酸等都能沉淀蛋白质。因为一般生物碱试剂都为酸性物质，而蛋白质在酸性溶液中带正电荷，所以能和生物碱试剂的酸根离子结合形成溶解度较小的盐类而沉淀。加热可使蛋白质变性沉淀，但加热使蛋白质变性沉淀与溶液的 pH 有关，在等电点时最易沉淀，而偏酸或偏碱时，蛋白质虽加热变性也不易沉淀。

（四）蛋白质的变性

蛋白质因受某些物理或化学因素的影响，分子的空间构象被破坏，从而导致其理化性质发生改变并失去原有生物学活性的现象，称为蛋白质的变性作用。变性作用并不引起蛋白质一级结构的破坏，而是空间结构的破坏。引起蛋白质变性的因素包括物理因素和化学因素。

蛋白质变性后许多性质发生了改变：①生物活性丧失，生物活性丧失是蛋白质变性的主要特征。②某些理化性质的改变，蛋白质变性后理化性质发生改变，如溶解度降低、分子的不对称性增加，因此黏度增加，扩散系数降低。③生物化学性质的改变，蛋白质变性后，分子结构松散，不能形成结晶，易被蛋白酶水解。变性的蛋白质只要其一级结构仍完好，可在一定条件下恢复其空间结构，随之理化性质和生物学性质也重现，称为复性，例如牛核糖核酸酶。

（五）蛋白质的颜色反应

蛋白质分子中的肽键、苯环、酚以及分子中的某些氨基酸可与某些试剂产生颜色反应，这些颜色反应可应用于蛋白质的分析工作，定性定量地测定蛋白质。

1. 双缩脲反应　蛋白质在碱性溶液中能与硫酸铜反应产生红紫色络合物，此反应称双缩脲反应。凡含有两个或两个以上肽键结构的化合物都可有双缩脲反应。

酚试剂（福林试剂）酪氨酸中的酚基能将酚试剂中的磷钼酸及磷钨酸还原成蓝色化合物（钼蓝和钨蓝的混合物）。由于蛋白质分子中一般都含有酪氨酸，所以可用此反应来测定蛋白质含量。

2. 茚三酮反应　蛋白质和氨基酸与水合茚三酮在水溶液中加热，可生成蓝紫色物质。首先是氨基酸被氧化分解，放出氨和二氧化碳，氨基酸生成醛，水合茚三酮则生成还原型茚三酮。在弱酸性溶液中，还原型茚三酮、氨和另一分子茚三酮反应，缩合生成蓝紫色物质。蛋白质和氨基酸都产生蓝紫色，但颜色深浅有区别。脯氨酸和羟脯氨酸与茚三酮反应产生黄色物质。

（六）紫外吸收性质

色氨酸和酪氨酸在280nm波长处有最大光吸收，而绝大多数蛋白质都含有色氨酸和酪氨酸，因此紫外吸收法是分析溶液中蛋白质含量的简便方法。

五、蛋白质组和功能蛋白质组学

人类基因组计划的顺利实施及向功能基因组学的过渡，使生命科学研究进入了规模化、工厂化的新时代。蛋白质是生命活动的直接体现者。

1. 蛋白质组　是指一种细胞或一种生物所表达的全部蛋白质，即“一种基因组所表达的全套蛋白质”。蛋白质组学是指研究细胞内全部蛋白质的种类、含量、结构及其活动规律的学科。蛋白质组学本质上指在大规模水平上研究蛋白质的特征，包括蛋白质的表达水平、翻译后的修饰、蛋白与蛋白相互作用等，由此获得蛋白质水平上的关于疾病发生、细胞代谢等过程的整体而全面的认识。

2. 功能蛋白质组学　指在特定时间、特定环境和实验条件下，基因组活跃表达的蛋白质。功能蛋白质组学注重于从局部入手，把目标定位在蛋白质群体上，在研究蛋白质群体的基础上，不仅能阐明某一群体蛋白质的功能，还能逐渐将许多不同的蛋白质群体统计组合，逐步描绘出接近于生命细胞的“全部蛋白质”的蛋白质图谱。将为在细胞与分子水平上探讨人类重大疾病的机制、诊断、防治和新药开发等方面做出贡献。

第 2 节　核酸结构与功能

核酸是生命活动中的生物信息大分子，具有复杂的结构和重要功能。核酸分为脱氧核糖核酸（DNA）和核糖核酸（RNA）两类。DNA 主要集中在细胞核内，线粒体和叶绿体也含有 DNA，DNA 的功能是携带遗传信息。RNA 分布在细胞质、细胞核和线粒体内，RNA 参与遗传信息的复制和表达。某些情况下，RNA 也可作为遗传信息的载体。

一、核酸的化学组成

核酸的基本结构单位是单核苷酸。核苷酸完全水解产生等摩尔的磷酸、含氮碱基和戊糖，单核苷酸以共价键依次连接多核苷酸链。DNA 与 RNA 的基本化学组成见表 5-5。

表 5-5　DNA 和 RNA 的基本化学组成

	DNA	RNA
嘌呤碱（purine bases）	腺嘌呤（adenine）	腺嘌呤（adenine）
	鸟嘌呤（guanine）	鸟嘌呤（guanine）
嘧啶碱（pyrimidine bases）	胞嘧啶（cytosine）	胞嘧啶（cytosine）
	胸腺嘧啶（thymine）	尿嘧啶（uracil）
戊糖	D-2'-脱氧核糖	D-核糖
磷酸	磷酸	磷酸

1. 核苷　核苷由戊糖和碱基缩合而成的糖苷称为核苷。戊糖的第一位碳原子 C_1 与嘧啶碱的 N_1 或与嘌呤碱的 N_9 相连接，所以戊糖与碱基之间的连接键是 N-C 键，称为 N-糖苷键。应用 X 线衍射分析证明，核苷中的碱基与糖环平面互相垂直。核苷中所含戊糖不同，分成核糖核苷与脱氧核糖核苷两大类，如 RNA 中尿嘧啶（U），DNA 中胸腺嘧啶脱氧核苷（dT）。

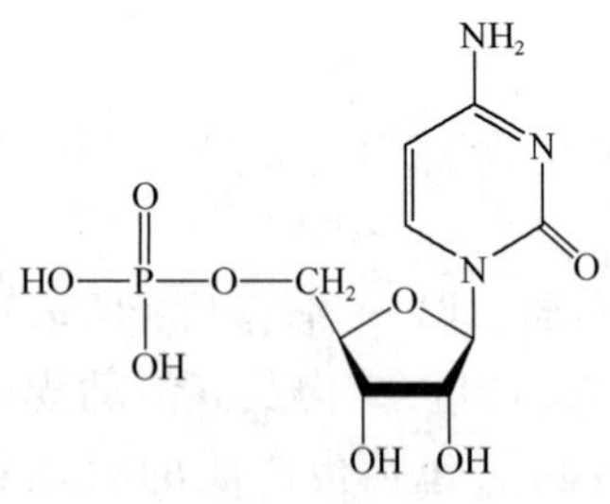

图 5-7　核苷酸结构

2. 单核苷酸　核苷中戊糖的羟基被磷酸酯化，形成核苷酸。核苷酸分成核糖核苷酸与脱氧核糖核苷酸两大类。由于核糖中有三个游离的羟基，因此核糖核苷酸有 2′-核苷酸、3′-核苷酸和 5′-核苷酸三种。自然界存在的游离核苷酸为 5′-核苷酸（图 5-7）。

生物体细胞中还有一些以游离形式存在的核苷酸。多磷酸核苷酸以及它们的衍生物，具有重要的生理功能。例如 5′-腺苷酸（AMP）可进一步磷酸化形成腺嘌呤核苷二磷酸（ADP）和腺嘌呤核苷三磷酸（ATP），核苷三磷酸参与各种物质代谢的调控、多种生物合成反应等。此外，在生物细胞中，还存在着环化核苷酸，3′，5′-环腺苷酸（cAMP）和 3′，5′-环鸟苷酸（cGMP）。cAMP 和 cGMP 具有放大激素作用信号的功能，因此被称为激素的第二信使。

二、DNA 结构与功能

1. DNA 的一级结构 DNA 的一级结构指四种脱氧核苷酸按照一定的排列顺序以 3′,5′磷酸二酯键相连形成的多聚脱氧核苷酸链(核苷酸序列或碱基序列)。脱氧核苷酸链的连接具有严格的方向性,核苷酸的 3′-OH 与下一位核苷酸的 5′-磷酸间形成 3′,5′磷酸二酯键,构成一个没有分支的线性大分子。它们的两个末端分别称为 5′末端和 3′末端,DNA 的书写应从 5′末端到 3′末端。DNA 对遗传信息的携带是依靠核苷酸中的碱基排列顺序变化而实现的。

2. DNA 二级结构——双螺旋结构 1953 年,由 Watson 和 Crick 根据 Chargaff 定则及 X-射线衍射图的结构,提出 DNA 分子双螺旋结构模型。DNA 分子双螺旋结构模型在分子生物学发展史上具有划时代的意义,为分子生物学和分子遗传学的发展奠定了基础。

B-DNA 双螺旋结构模型:Watson 和 Crick 所用的资料来自在相对湿度为 92% 时所得到的 DNA 钠盐纤维,这种 DNA 称为 B 型 DNA(B-DNA)。在相对湿度低于 75% 时获得的 DNA 钠盐纤维,其结构有所不同,称为 A-DNA,此外,还有 Z-DNA,生物体内天然状态的 DNA 几乎都以 B-DNA 存在。B-DNA 双螺旋结构特点如下:

(1) DNA 是一反向平行的互补双链结构:两条多核苷酸链围绕同一中心轴相互缠绕呈反平行走向,一条链 5′→3′,另一条链是 3′→5′。

(2) DNA 基本骨架:DNA 双链结构中磷酸与核糖位于螺旋外侧,形成 DNA 分子的骨架,嘌呤碱基与嘧啶碱基位于双螺旋的内侧。

(3) DNA 双链中的碱基配对方式:两条核苷酸链以碱基之间形成的氢键相连,A 只能与 T 相配对,形成两个氢键;G 与 C 相配对,形成三个氢键。碱基相互配对又称为碱基互补。

(4) 螺距:螺旋的平均直径为 2nm,两个相邻的碱基对之间相距的高度,即碱基堆积距离为 0.34nm,每旋转一周有 10 个核苷酸,每一圈的高度(即螺距)为 3.4nm。DNA 双螺旋分子存在一个大沟和一个小沟,目前认为这些沟状结构与蛋白质和 DNA 间的识别有关。

(5) DNA 双螺旋结构稳定性的维系:由氢键和碱基堆积力维系,碱基堆积力更为重要(图 5-8)。

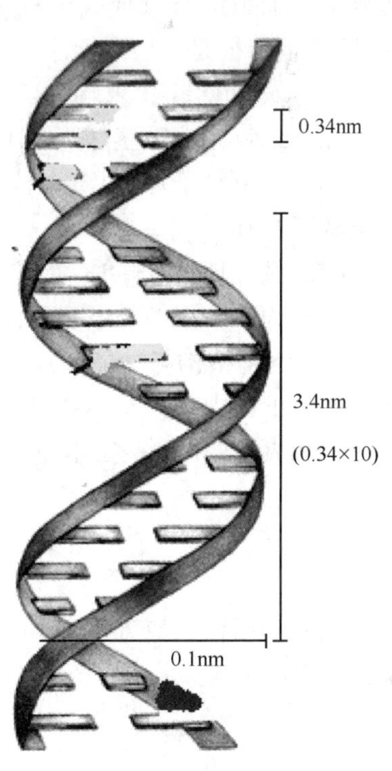

图 5-8 DNA 双螺旋结构示意图

根据碱基互补原则,当一条多核苷酸链的序列被确定以后,即可推知另一条互补链的序列。碱基互补原则具有极重要的生物学意义。DNA 复制、转录、反转录等的分子基础都是碱基互补配对。

3. DNA 的高级结构 在二级结构基础上,DNA 双螺旋进一步扭曲盘旋,形成更加复杂的结构,即为 DNA 的三级结构。某些病毒、噬菌体和细菌 DNA 及真核生物线粒体 DNA 呈环状,其三级结构是在双螺旋结构基础上进一步形成的超螺旋结构。而真核生物细胞核 DNA 与 RNA、蛋白质构成染色体,结构更复杂。

4. 基因与基因组 基因是在染色体上占有一定空间

的特定 DNA 片段。经过复制可以遗传给子代,经过转录和翻译可以保证支持生命活动的各种蛋白质在细胞内有序地合成。DNA 的基本功能就是作为生物遗传信息复制的模板和基因转录的模板,它是生命遗传繁殖的物质基础,也是个体生命活动的基础。基因组是指来自一个遗传体系的一整套遗传信息。原核细胞指单个环状染色体所含全部基因;真核细胞指一个生物体的所包含的全部 DNA,又称染色体基因组。

三、RNA 结构与功能

RNA 是无分支的线形多聚核糖核苷酸,主要由四种核糖核苷酸组成,它与 DNA 组成和性质方面的差异为:

(1) RNA 分子中的戊糖是核糖,不是脱氧核糖。

(2) RNA 分子中碱基为尿嘧啶,而不含胸腺嘧啶。RNA 分子中还有某些稀有碱基。

(3) RNA 主要是单链分子结构,只有局部区域为双螺旋结构。这些双链结构是由于 RNA 单链分子通过自身回折使得互补的碱基通过氢键结合形成发夹结构。

(4) RNA 仅与基因的一条链互补,因而碱基成分中 U 与 A 或 G 与 C 配对。

(5) RNA 易被碱水解,DNA 则不易被碱水解。

mRNA、tRNA、rRNA 的结构与功能包括:

1. 信使 RNA 的结构与功能 mRNA 的特点是种类多、寿命短、含量少,占细胞内总 RNA 的 10% 以下。不同的 mRNA 编码不同的蛋白质,完成使命后即被降解。mRNA 为传递 DNA 的遗传信息并指导蛋白质合成的一类 RNA 分子。

2. tRNA 的结构与功能 转运 RNA (tRNA)是细胞内分子量最小的一类核酸, tRNA 的功能是在细胞蛋白质合成过程中作为各种氨基酸的载体。tRNA 的二级结构都呈三叶草形,其基本特征是:

(1) 氨基酸茎:3′末端为-CCA,连接活化的相应氨基酸,用于蛋白质生物合成。

(2) 二氢尿嘧啶茎(简称 D 茎):由 8~12 个核苷酸组成,含有二氢尿嘧啶。

(3) 反密码子环:由 7 个核苷酸组成。环的中间是反密码子,反密码子与 mRNA 的密码子碱基互补。

(4) 额外环:由 3~18 个核苷酸组成。不同的 tRNA,此环大小不一。

(5) TψC 环:由 7 个核苷酸组成。tRNA 三级结构的形状像一个倒写的 L 字母(图 5-9)。

3. rRNA 结构与功能 rRNA 占细胞中全部 RNA 的 80% 左右,存在于核蛋白体内。核蛋白体是细胞内蛋白质生物合成的场所。rRNA 的种类、大小一般用沉降系数(S)表示。原核生物和真核生物的核蛋白体均由易于解聚的大、小两个亚基组成。

四、核酸的理化性质及其应用

核酸的结构及成分赋予其一些特定的理化性质,这些理化性质已被广泛用于基础工作及疾病诊断之中。

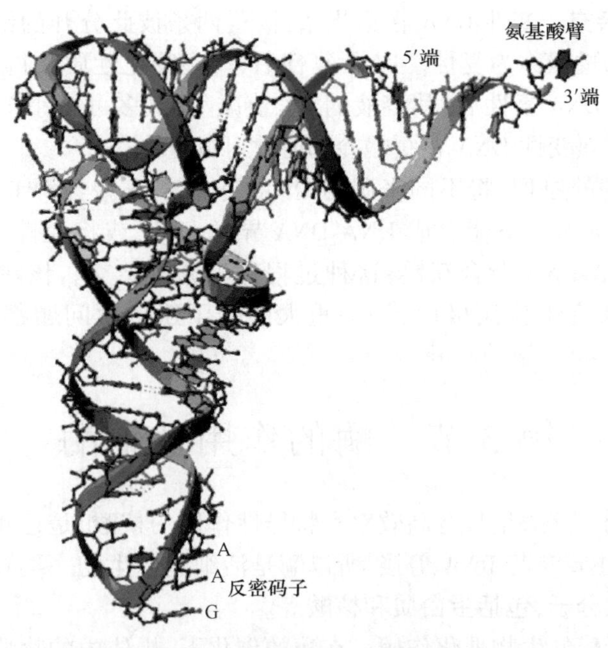

图 5-9 酵母 tRNA 的三级结构

1. 核酸的紫外吸收 嘌呤碱和嘧啶碱具有共轭双键，在 240～290nm 的紫外波段吸收峰，因此核酸具有紫外吸收特性。DNA 钠盐的紫外吸收在 260nm 附近有最大吸收值，其吸光率以 A_{260} 表示。利用这一特性，可以鉴别核酸样品中的蛋白质杂质，以及核酸定量测定。

2. 核酸的变性 核酸的变性是指核酸双螺旋区的氢键断裂，变成单链的无规则线团，使核酸的某些性质发生改变，并不涉及共价键的断裂。多核苷酸骨架上共价键（3′,5′-磷酸二酯键）的断裂称核酸的降解。降解引起核酸分子量的降低不同于变性。

将 DNA 的稀盐溶液加热到 80～100℃时，双螺旋结构即发生解体，两条链分开，形成无规则线团。一系列物化性质也随之发生改变：黏度降低、浮力密度升高等，同时改变空间结构，有时可以失去部分或全部生物活性。

DNA 变性后，由于双螺旋解体，碱基堆积力已不存在，藏于螺旋内部的碱基暴露出来，这样就使得变性后的 DNA 对 260nm 紫外光的吸光率比变性前明显升高（增加），这种现象称为增色效应。常用增色效应跟踪 DNA 的变性过程，了解 DNA 的变性程度。

DNA 变性的特点是爆发式的。当 DNA 分子的溶液被缓慢加热进行 DNA 变性时，溶液的紫外吸收值在到达某温度时会突然迅速增加，并在一个很窄的温度范围内达到最高值。紫外吸收增加 25%～40%，此时 DNA 变性后失去生物活性。DNA 热变性时，紫外吸收值到达总增加值一半时的温度，称为 DNA 的变性温度。由于 DNA 变性过程犹如金属在熔点的熔解，所以 DNA 的变性温度亦称为该 DNA 的熔点或熔解温度，用 T_m 表示。DNA 的 T_m 值大小与下列因素有关：

（1）DNA 的均一性：均一性愈高的 DNA 样品，熔解过程愈是发生在一个很小的温度范围之内。

（2）G≡C 的含量：G≡C 含量越高，T_m 值越高，二者成正比关系。这是因为 G≡C 对比 A=T 对更为稳定的缘故。所以测定 T_m 值可推算出 G≡C 对的含量。

3. 复性与分子杂交 变性 DNA 在适当条件下,两条彼此分开的链重新由氢键连接而形成为双螺旋结构的过程称为复性。DNA 复性后,许多物化性质又得到恢复,生物活性也可以得到部分恢复。DNA 复性后,其溶液的 A_{260} 值减小,最多可减小至变性前的 A_{260} 值,这种现象称减色效应。热变性 DNA 在缓慢冷却时才可以复性。

根据变性和复性的原理,将不同来源的 DNA 变性,若这些异源 DNA 之间在某些区域有相同的序列,则退火条件下能形成 DNA-DNA 异源双链,或将变性的单链 DNA 与 RNA 经复性处理形成 DNA-RNA 杂合双链,这种过程称为分子杂交。核酸的杂交在分子生物学和分子遗传学的研究中应用极广,许多重大的分子遗传学问题都是用分子杂交来解决的。

第 3 节 酶的作用及辅酶

酶是生物催化剂。核酶是具有高效率和特异性作用的核酸,是近年来发现的一类新的生物催化剂,其作用主要参与 RNA 剪接,所以酶是活细胞产生的一类具有高度催化效率和高度专一性的生物大分子,包括蛋白质和核酸等。

生命活动离不开酶的生物催化作用。在酶的催化下,机体内的物质代谢有条不紊地进行,同时又在许多因素的影响下,酶对代谢发挥着巧妙的调节作用。人体的许多疾病与酶的异常密切相关。许多药物也可通过对酶的作用来达到其治疗目的。随着酶学研究的深入,其成果必将为人类做出更大的贡献。

一、酶的分子结构和功能

酶和一般催化剂相比,在许多方面是相同的:加快反应速率并不能改变化学反应的平衡点;酶在反应前后本身不发生变化,催化热力学上允许反应。酶是生物催化剂具有自己的特征。

(一) 酶促反应的特点

1. 酶的主要成分是蛋白质 凡是使蛋白质变性的因素,同样可以使酶发生变性,一旦酶变性即丧失其原有的催化活性。

2. 酶具有高度的催化效率 在常温条件下,酶的催化效率通常比非催化反应高 10^8 ~ 10^{20} 倍,比非酶催化剂催化反应高 10^7 ~ 10^{12} 倍。

3. 酶具有高度的特异性 一种酶只作用于一类化合物或一定的化学键,催化一定的化学反应,生成一定的产物,称为酶的特异性(专一性)。酶的特异性分为三类:绝对特异性、相对特异性和立体异构特异性。

4. 酶活性的可调节性 酶促反应受到多种因素的调控,使机体适应其内外环境的变化,维持正常的生命活动。

(二) 酶的催化机制

1. 中间产物学说及诱导契合假说 酶如何使反应的活化能降低而体现出极为强大的催化效率呢? 目前,比较圆满的解释是中间产物学说。酶在催化底物发生变化之前,酶与底物结合成一个不稳定的中间产物 ES(也称为中间络合物)。由于 S 与 E 的结合导致底物分子内的某些化学键发生不同程度的变化,呈不稳定状态,也就是其活化状态,使反应的活化能降低。然后,经过原子间的重新键合,中间产物 ES 转变生成酶与产物。这一过程可用下面的反应式说明:

$$S+E \longrightarrow ES \longrightarrow E+P$$

酶和底物在游离状态时,其形状并不精确的互补。当底物与酶接近时,其结构相互变形和相互适应,进而相互结合。因而使酶和底物契合而结合成中间络合物,并引起底物发生反应。这一过程为酶-底物结合的诱导契合假说。

2. 邻近效应与定向排列 两种或数种底物分子在酶活性中心聚集、特异结合,使活性中心的底物浓度增加;底物受催化,攻击部位对准活性中心的催化基团,可增加催化效率。

3. 多元催化 一种酶具有酸、碱双重催化作用,发生多个功能基团的协同作用,提高酶的催化效率。

4. 表面效应 酶的活性中心提供的疏水环境可排除水分子对各功能基团的干扰性吸引或排斥,防止底物与酶形成水化膜,利于酶与底物结合。

(三) 酶的分子组成与功能

酶主要是蛋白质,具有蛋白质的结构。只由一条多肽链构成的酶称为单体酶;由几个或多个相同或不同亚基组成的酶称为寡聚酶;由几个不同功能的酶彼此嵌合形成的复合体称为多酶体系。

1. 酶的分子组成 酶按其分子组成分为单纯蛋白酶和结合蛋白酶两大类。单纯酶由氨基酸组成,此外不含其他成分。结合蛋白酶由蛋白质部分和非蛋白质部分组成,前者称为酶蛋白,后者称为辅助因子。酶蛋白与辅助因子单独存在时,均无催化活力,只有二者结合成完整的分子时,才具有酶活力,结合酶分子称为全酶。

酶的辅助因子包括金属离子和小分子有机化合物。金属在酶分子中作为酶活性中心部位的组成成分或者帮助形成酶活性所必需的构象。小分子有机化合物大多数是 B 族维生素的活性形式。

辅助因子根据与酶蛋白的结合程度分为辅酶和辅基。通常把与酶蛋白结合比较疏松,可用透析等方法除去的小分子有机物称为辅酶;而把那些与酶蛋白结合比较牢固,用透析等方法不易除去的小分子物质称为辅基。辅酶和辅基并没有什么本质上的差别,二者之间也无严格的界限,只不过它们与酶蛋白结合的牢固程度不同而已。

全酶的催化反应中,酶蛋白与辅助因子所起的作用不同,酶蛋白决定酶促反应的特异性及高效性,而辅因子作为电子、原子或某些化学基团的载体起传递作用。通常一种酶蛋白只能与一种辅助因子结合,而一种辅助因子则可与不同酶蛋白结合。

2. 维生素与辅酶 维生素是机体维持正常的生命活动及生理功能所不可缺少的,但在体内不能合成,或合成量很少,必须从食物中获得的一类小分子有机物。维生素在生物体内既不是构成各种组织的主要原料,也不是体内能量的来源,它们的生理功能主要是对物质代谢过程起着非常重要的作用,其中的辅酶或辅基绝大多数都含有维生素的成分。机体缺少某种维生素时,可引起不同的疾病。

维生素的种类很多,它们的化学结构差别很大,因此,通常按溶解性质将其分为水溶性维生素和脂溶性维生素两大类。水溶性维生素分为 B 族维生素和维生素 C;脂溶性维生素有维生素 A、D、E、K。水溶性维生素在体内过剩的部分均可由尿排出体外,因而在体内很少蓄积,也不会因此发生中毒,又因为在体内的储存很少,所以必须经常从食物中摄取。B 族维生素以辅酶或辅基形式参与物质代谢见(表 5-6)。

表 5-6 B 族维生素及其辅酶的作用

维生素	辅酶(辅基)	缩写	生化功能
维生素 B_1(硫胺素)	焦磷酸硫胺素	TPP	α-酮酸脱氢酶复合体的辅酶
维生素 B_2(核黄素)	黄素腺嘌呤二核苷酸	FAD	多种氧化还原酶的辅基
	黄素单核苷酸	FMN	
维生素 PP(尼克酰胺)	尼克酰胺腺嘌呤二核苷酸	NAD+	多种不需氧脱氢酶的辅酶
	尼克酰胺腺嘌呤二核苷酸磷酸	NADP+	
维生素 B_6(吡哆醛)	磷酸吡哆醛(磷酸吡哆胺)		转氨基酶等的辅酶
维生素泛酸	辅酶 A	CoA	酰基转移反应的辅酶
维生素生物素	生物素		羧化酶的辅酶
维生素叶酸	四氢叶酸	FH_4	一碳单位转移酶的辅酶
维生素 B_{12} 钴胺素	脱氧腺苷钴胺素(甲基钴胺素)	CoB_{12}	一碳单位转移酶的辅酶
维生素硫辛酸	硫辛酸		α-酮酸脱氢酶系的辅酶

(1) 维生素 B_1 和 TPP:维生素 B_1 又称硫胺素。维生素 B_1 在体内经硫胺素焦磷酸激酶催化,可与 ATP 作用转变成硫胺素焦磷酸(TPP)。TPP 是维生素 B_1 在体内的辅酶形式。

1) 生化功能:TPP 作为 α-酮酸氧化脱羧酶复合体(系)的辅酶,丙酮酸在丙酮酸脱氢酶系催化下,经氧化脱羧生成乙酰 CoA,进入三羧酸循环。因此,维生素 B_1 在糖代谢中起着重要作用。

2) 缺乏症:若维生素 B_1 缺乏时,体内 TPP 含量减少,从而使丙酮酸氧化脱羧作用发生障碍,使能量供应不足,影响了心肌、骨骼肌和神经系统的功能,临床表现为脚气病。

(2) 维生素 B_2 和 FAD 及 FMN:维生素 B_2 又称核黄素,在体内维生素 B_2 以黄素单核苷酸(FMN)和黄素腺嘌呤二核苷酸(FAD)的辅酶形式存在。

1) 生化功能:在生物氧化过程中,FMN 和 FAD 通过分子中异咯嗪环上的 1 位和 10 位氮原子的加氢和脱氢氧化还原反应发挥递氢体作用。

2) 缺乏症:缺乏维生素 B_2 时,出现舌炎、唇炎、口角炎、眼角膜炎和眼球多呈血管等症状。

(3) 维生素 PP 和 NAD^+ 及 $NADP^+$:维生素 PP 在自然界中有尼克酸(又称烟酸)和尼克酰胺(又称烟酰胺)两种。维生素 PP 的辅酶形式也有两种:一个是烟酰胺腺嘌呤二核苷酸(简称 NAD^+),又称为辅酶Ⅰ;另一个是烟酰胺腺嘌呤二核苷酸磷酸(简称 $NADP^+$),又称为辅酶Ⅱ。

1) 生化功能:NAD^+ 和 $NADP^+$ 是脱氢酶的辅酶,可通过分子中吡啶环可逆地进行氧化还原,在代谢反应中起递氢作用。代谢物脱下的两个氢原子,其中一个 H^+ 和两个电子转给 NAD^+ 的烟酰胺环上,使氮原子由五价变为三价,同时环上 N 原子的对位第 4 位碳原子上添加了一个氢原子,变成还原的 NADH,底物的另一个 H^+ 则释放到溶液中。

2）缺乏维生素 PP，出现癞皮病，临床表现为机体裸露的部位出现对称性皮炎等。

（4）维生素 B_6 和磷酸吡哆醛：维生素 B_6 包括吡哆醇、吡哆醛和吡哆胺三种，在体内这三种物质可以互相转化。维生素 B_6 在胞浆中利用 ATP 可经磷酸化转变辅酶形成，磷酸吡哆醛和磷酸吡哆胺，它们之间也可以相互转变。

1）生化功能：磷酸吡哆醛和磷酸吡哆胺在氨基酸代谢中非常重要，它是氨基酸代谢中的转氨酶及脱羧酶的辅酶。磷酸吡哆醛能促进谷氨酸脱羧生成 γ-氨基丁酸，γ-氨基丁酸是一种抑制性神经递质。临床上常用维生素 B_6 对小儿惊厥及妊娠呕吐进行治疗。磷酸吡哆醛也是 δ-氨基-γ-酮戊酸（ALA）合成酶的辅酶，参与血红素的合成。

2）缺乏时可引起低色素性贫血。

（5）泛酸和 CoASH：泛酸又称遍多酸或维生素 B_3，它在自然界中广泛存在。辅酶 A（简写为 CoASH）是泛酸的辅酶形式。

1）生化功能：辅酶 A 是酰基转移酶的辅酶。它的巯基与酰基形成硫酯，其重要的生化功能是广泛参与三大物质代谢及生物转化作用。

2）人类未发现其缺乏症。

（6）生物素：生物素又称为维生素 B_7 或维生素 H。自然界至少有两种生物素：α-生物素及 β-生物素。

1）生化功能：生物素是羧化酶的辅酶。生物素与其专一的酶蛋白通过生物素的羧基与酶蛋白中赖氨酸的 ε-氨基以酰胺键相连。首先 CO_2 与尿素环上的一个氮原子结合，然后再将生物素上结合的 CO_2 转给适当的受体，因此生物素在代谢过程中起 CO_2 载体的作用。

2）人类未发现典型的缺乏症。新鲜鸡蛋中有一种抗生物素蛋白，它能与生物素结合使其失去活性并不被吸收，长期使用抗生素可抑制肠道细菌的生长，也可能造成生物素的缺乏。

（7）叶酸和 FH_4：叶酸是一个在自然界广泛存在的维生素，因为在绿叶中含量丰富，故名叶酸，又称蝶酰谷氨酸。在体内作为辅酶的是叶酸加氢的还原产物-5，6，7，8 四氢叶酸（THFA 或 FH_4）。

1）生化功能：四氢叶酸是一碳单位转移酶系的辅酶，其携带甲酰基等一碳单位的位置在四氢叶酸 N^5 和 N^{10} 上，在嘌呤、嘧啶、丝氨酸、蛋氨酸的生物合成中起作用。

2）叶酸缺乏时，DNA 合成必然受到抑制，骨髓幼红细胞 DNA 合成减少，细胞分裂速度降低，细胞体积变大，出现巨幼红细胞贫血。

（8）维生素 B_{12} 和 B_{12} 辅酶：维生素 B_{12} 是唯一含有金属元素钴的维生素，又称钴胺素。在钴原子上可再结合不同的基团，形成不同的维生素 B_{12}。主要有 5′-脱氧腺苷钴胺素、氰钴胺素、羟钴胺素和甲基钴胺素等。其中的 5′-脱氧腺苷钴胺素是维生素 B_{12} 在体内的主要存在形式，又称为辅酶 B_{12}。

1）生化功能：维生素 B_{12} 是甲基转移酶的辅酶，参与多种不同的生化反应，维生素 B_{12} 与叶酸的作用常常互相关联。

2）缺乏时造成巨幼红细胞贫血。

（9）硫辛酸：硫辛酸是一种含硫的脂肪酸。硫辛酸可逆参与氧化还原反应，表现为氧化型和还原型。

1）生化功能：硫辛酸是丙酮酸脱氢酶系和 α-酮戊二酸脱氢酶系的多酶复合物中的一种辅助因素，在此复合物中，硫辛酸起着转酰基作用，在糖代谢中有重要作用。

2）人类未发现此物质缺乏症。

3. 酶的活性中心　酶是蛋白质，其分子体积比底物分子体积要大得多。在反应过程中，酶与底物接触结合时，只局限与酶分子中的少数基团与活性有关，其中那些与酶活性密切相关的基团称为必需基团。酶分子必需基团在一级结构上可能相距很远，但在空间上彼此靠近，组成具有特定空间构象区域，能与底物特异结合并将底物转化为产物，这一区域称为活性中心或活性部位。从功能上看，可以认为活性中心有两个功能部位，一是与底物结合的结合部位，决定酶对底物的特异性；二是催化底物发生键的断裂及新键形成的催化部位，决定酶促反应的类型，即酶的催化性质。

有些位于活性中心外的必需基团，对维持活性中心的构象有重要作用。活性中心常位于酶蛋白分子表面，为含较多疏水氨基酸残基的“裂缝”或“凹陷”，形成了有利于酶促反应发生的疏水环境。酶的活性中心与酶蛋白空间构象完整性之间，是辩证统一的关系。

4. 酶原的激活　有些酶在细胞内合成或初分泌时是酶的无活性前体，称为酶原。酶原转变为活性酶的过程称为酶原激活。酶原激活通过水解一个或若干个特定的肽键，多肽链发生进一步折叠和盘曲，使酶形成活性中心的构象，所以酶原激活实质是活性中心的形成。如胰蛋白酶原在激活过程中，赖氨酸-异亮氨酸之间的肽键被断裂，水解掉一个六肽，分子的构象发生改变，形成酶的活性中心发挥酶的作用。激活胰蛋白酶原的蛋白水解酶是肠激酶，而胰蛋白酶原一旦生成后，也可自身激活。

酶原激活的生物学意义：消化管内蛋白酶以酶原形式分泌，不仅保护消化道本身不受酶的水解破坏，而且保证酶在其特定的部位与环境发挥其催化作用，酶原还可以视为酶的储存方式，如凝血和纤维蛋白溶解酶类以酶原形式在血液循环中运行，一旦需要便转化为有活性的酶，发挥其对机体的保护作用。

5. 同工酶　同工酶是指催化相同的化学反应，但其蛋白的分子结构、理化性质、免疫学性质不同的一组酶。同工酶的多肽链应由不同基因或等位基因编码，或由同一基因的不同mRNA转录产物翻译生成。不包括那些仅翻译后经不同修饰加工生成的酶。

乳酸脱氢酶（LD）同工酶是由H型（心肌型）及M型（骨骼肌型）两种亚基组成四聚体蛋白，因而有五种不同的同工酶（图5-10）：LD_1（H_4）、LD_2（H_3M）、LD_3（H_2M_2）、LD_4（HM_3）、LD_5（M_4）。乳酸脱氢酶因氨基酸组成不同，则带电情况不同，所以可用电泳法把不同类型的LD分开。心肌中的LD_1对乳酸的亲和力大，使心肌组织利用乳酸生成丙酮酸，而肝及骨骼肌LDH_5对乳酸亲和力小，使丙酮酸生成乳酸。说明不同器官存在的同工酶与各器官的代谢环境相适应，起着不同的生理功能。LD同工酶有组织特异性，每种组织中LD同工酶谱有特定相对百分率。LD同工酶相对含量的变化在一定程度上更能敏感地反映某器官的功能状况。例如，血清中LD_1相对于LD_2升高是心肌炎或心脏受损的指标。

肌酸激酶（CK）是由M型（肌型）和B型（脑型）组成的二聚体。脑中含CK_1（BB型），骨骼肌中含CK_3（MM型），心肌含CK_2（MB型）。血清CK_2同工酶活性的测定对于早期诊断心肌梗死有一定意义。

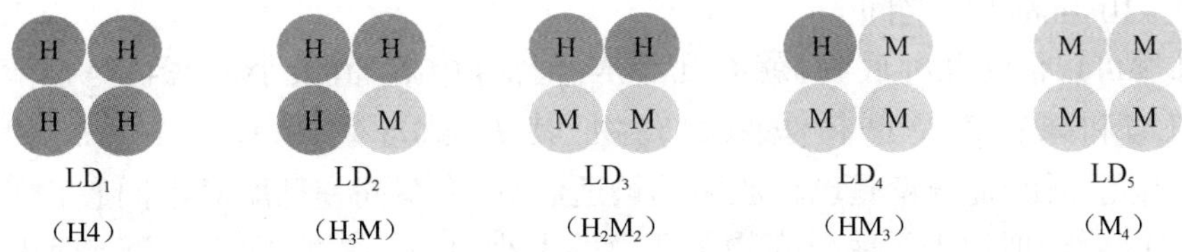

图 5-10 乳酸脱氢酶的组成

二、酶促反应速度的因素——酶促反应动力学

酶促反应的动力学是研究酶促反应速度及其影响因素对酶促反应速度的影响机制。这些因素包括酶浓度、底物浓度、温度、pH、抑制剂、激活剂等。在研究酶的结构与功能的关系,及探讨酶作用机制时,需要酶动力学数据加以说明,在探讨某些药物的作用机制和酶的定量等方面,都需要掌握酶动力学的知识。

(一) 底物浓度对反应速度的影响

在其他因素不变的情况下,底物浓度的变化对反应速度作图呈矩形双曲线(图5-11)。当底物的浓度很低时,V与[S]呈直线关系,这时,随着底物浓度的增加,反应速度按一定比率加快,属一级反应。当底物的浓度增加到一定的程度后,虽然酶促反应速度仍随底物浓度的增加而不断地加大,但加大的比率已不是定值,呈逐渐减弱的趋势,表现为混合级反应。当底物的浓度增加到足够大的时候,V值便达到一个极限值,此后,V不再受底物浓度的影响,表现为零级反应。V的极限值,称为酶的最大反应速度,以V_{max}表示。

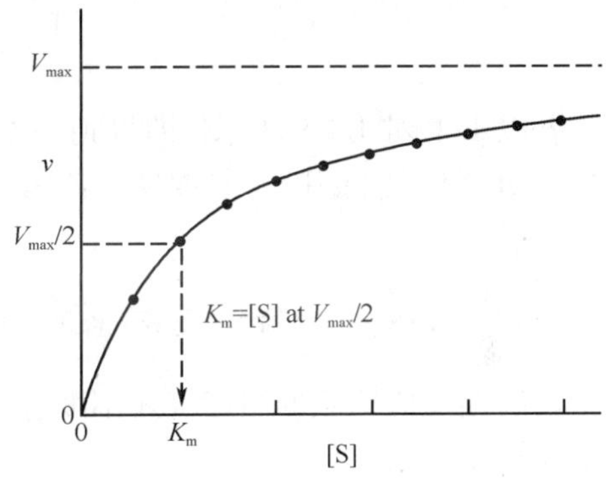

图 5-11 底物浓度对酶促反应速度的影响

V-[S]的变化关系,可用中间产物学说进行解释。在底物浓度较低时,只有少数的酶与底物作用生成中间产物,在这种情况下,增加底物的浓度,就会增加中间产物,从而增加酶促反应的速度;但是当底物浓度足够大时,所有的酶都与底物结合生成中间产物,体系中已经没有游离态的酶达到了饱和状态。

1. 米氏方程 Michaelis-Menten 于 1913 年,利用中间产物学说,推导出了一个表示底物浓度[S]与酶促反应速度V之间定量关系的数学方程式,即米氏方程。

$$V=\frac{V_{max}[S]}{K_m+[S]}$$

式中:V_{max}为最大反应速度,[S]为底物浓度,K_m为米氏常数。

2. K_m 与 V_{max} 的意义 当反应速度为最大速度一半时,米氏方程式可以变换如:$V_{max}/2=V_{max}[S]/(K_m+[S])$ 进一步整理得 $K_m=[S]$。由此可见,K_m 等于酶促反应速度为最大速度一半时的底物浓度(单位为 mol/L 或 mmol/L),这便是米氏常数的物理意义。

米氏常数是酶的特征常数,K_m只与酶的结构、酶催化的底物和反应环境(如温度、pH、离子强度)有关,与酶浓度无关。对于同一底物,不同酶有不同的K_m值。各种酶的K_m值大

多数在 $10^{-6} \sim 10^{-2}$ mmol/L 之间。

同一种酶可以催化几种底物，就有几个 K_m 值，其中 K_m 值最小的底物是该酶的最适底物。如葡萄糖和果糖都是己糖激酶的底物，其 K_m 值分别为 1.5×10^{-4} mol/L 和 1.5×10^{-3} mol/L，由此可知，葡萄糖是己糖激酶的最适底物，表明同一种酶对不同底物的亲和力不同。一般用 $1/K_m$ 近似地表示酶对底物亲和力的大小，$1/K_m$ 愈大，则表明酶与底物的亲和力愈强。

V_{max} 是酶完全被底物饱和时的反应速度，与酶浓度呈正比。如果酶的总浓度已知，便可从 V_{max} 计算酶的转换数。例如，10^{-6} mol/L 的碳酸酐酶溶液在一秒钟内催化生成 0.6mol/L H_2CO_3，则每秒钟每 1 分子酶可催化生成 6×10^5 个分子的 H_2CO_3。动力学常数 K_3 称为酶的转换数，其定义是：当酶被底物充分饱和时，单位时间内每个酶分子（或活性中心）催化底物转变为产物的分子数。对于生理性底物，大多数酶的转换数在 $1 \sim 10^4$/秒之间。

3. K_m 值和 V_{max} 值的测定 可利用林-贝双倒数作图法准确测得 K_m 值和 V_{max} 值。底物浓度对酶促反应速度的影响曲线是矩形双曲线，其图形为渐进线，很难准确地测得 K_m 值和 V_{max} 值。过高的底物浓度不仅不易测得 V_{max} 值，在实验中还会出现很多困难。若将米氏方程式进行种种变换，将曲线作图改为直线作图，便可容易地用图解法准确求得 K_m 值和 V_{max} 值。

双倒数作图法又称为林-贝（Lineweaver-Burk）作图法。将米氏方程两边取倒数：

$$\frac{1}{V} = \frac{K_m}{V_{max}} * \frac{1}{[S]} + \frac{1}{V_{max}}$$

若以 $1/V$ 对 $1/[S]$ 作图，即得到一条直线，其纵轴上的截距为 $1/V_{max}$，横轴上的截距为 $-1/K_m$。此作图法除用于求取 K_m 值和 V_{max} 值外，还可用于判断可逆性抑制反应的性质（见后）。

（二）酶浓度对酶促反应速度的影响

当酶促反应体系的温度、pH 不变，底物浓度足够大，足以使酶饱和时，则反应速度与酶浓度成正比关系。

（三）温度对酶促反应速度的影响

温度对酶促反应速度的影响很大，表现为双重作用。与非酶的化学反应相同，升高温度可加快酶促反应速度，也就是说每增高反应温度 10℃，酶促反应速度增加 1~2 倍；由于酶是蛋白质，随着温度升高而使酶逐步变性，同时也会加速酶蛋白变性，酶促反应速度降低。酶促反应速度最快时的环境温度称为该酶促反应的最适温度。酶的最适温度不是酶的特征性常数，酶可在短时间内耐受较高的温度，延长反应时间酶的最适温度会降低。由于低温时酶活性虽降低但结构不被破坏，故保存菌种和酶制剂需低温条件。测定酶活性时，控制反应体系在最适温度。

（四）pH 对酶促反应速度的影响

酶促反应速度与体系的 pH 有密切关系。绝大部分酶的活力受其环境的 pH 影响，pH 影响酶活性中心某些必需基团、辅酶及许多底物的解离状态，因而，pH 的改变对酶的催化作用影响很大。酶促反应速度最快时的环境 pH 称为酶促反应的最适 pH。环境 pH 高于或低于最适 pH,酶活性都降低。动物体内多数酶的最适 pH 接近体液中性 pH,但胃蛋白酶最适 pH 约为 1.8,肝精氨酸酶最适 pH 约为 9.8。酶的最适 pH 也不是酶的特征常数。在测定酶活性时,应选用适宜 pH 的缓冲液保持酶活性相对衡定。

(五) 激活剂对酶促反应速度的影响

凡是能提高酶活性的物质,都称激活剂,其中大部分是离子或小分子有机化合物。大多数激活剂为金属离子,如 Mg^{2+}、K^{+}等;少数为阴离子,如经透析获得的唾液淀粉酶活性不高,加入 Cl^{-}离子后则活性增高,故 Cl^{-}是唾液淀粉酶的激活剂。金属离子作为激活剂的作用:一是作为酶的辅因子,是酶的组成成分,在分离提纯中常被丢失;二是在酶与底物的结合中起桥梁作用。

小分子有机化合物如半胱氨酸、还原型谷胱甘肽、抗坏血酸等能激活某些酶,使含巯基酶中被氧化的二硫键还原成巯基,从而提高酶活性,如胆汁酸盐可增强胰脂肪酶的活性。

(六) 抑制剂对酶促反应速度的影响

抑制剂能使酶活性下降而不引起酶蛋白变性的物质称酶的抑制剂。抑制剂与酶活性中心内、外的必需基团结合而抑制酶的活性。除去抑制剂可使酶的活性恢复。抑制剂只能使酶的催化活性降低或丧失,而不引起酶蛋白变性的作用称为抑制作用。酶蛋白变性而引起酶活力丧失的作用称为变性作用,又称失活作用。所以抑制作用与变性作用是不同的。根据抑制剂与酶结合牢固或疏松,分为可逆性抑制与不可逆性抑制。

1. 不可逆的抑制作用 抑制剂与酶分子活性中心的某些必需基团以共价键相结合,使酶失活,这种抑制作用称为不可逆抑制作用。这种结合不能用简单的透析、超滤等物理方法解除抑制剂而恢复酶活性。

常见的不可逆抑制剂有:有机磷农药;如 1605、美曲膦酯(敌百虫)等,它们都能与乙酰胆碱酯酶活性中心处的丝氨酸残基上的羟基以共价键牢固结合,因而抑制酶活性。有机磷化合物能强烈地抑制与中枢神经系统有关的乙酰胆碱酯酶的活性,引起一系列的神经中毒症状。解磷定可解除有机磷农药对羟基酶的抑制作用。重金属离子,如 Hg^{2+}、Ag^{+}及 As^{3+}可与酶分子的巯基共价结合,使酶失活。二巯基丙醇(BAL)可解重金属盐引起的巯基酶中毒。

案例 5-3

患者,女性,42 岁,因与家人争吵晚上自服美曲膦酯(敌百虫)约 100ml。服毒后自觉头晕、恶心,并伴有呕吐、呕吐物有刺鼻农药味。服毒后家属发现并立即送医院就诊。体格检查:体温 37.1℃,呼吸 30 次/分,血压 115/65mmHg,神志模糊,急性病容,瞳孔直径 2mm,关敏,唇无发绀,呼吸急促,口吐白沫,呼出气有刺鼻农药味。双肺湿性啰音。心率 85 次/分,律齐,未闻及杂音。予以催吐洗胃,硫酸镁导泻,阿托品、解磷定静脉注射,反复给药补液、利尿等对症支持治疗,患者腹痛有好转,但又出现口干、心慌、烦躁不安、胡言乱语等症状。

问题

1. 有机磷化合物对酶的抑制作用属于哪种类型？有何特点？
2. 有机磷农药中毒的生化机制是什么？
3. 解磷定解毒的生化机制是什么？

2. 可逆的抑制作用 抑制剂是以非共价键与酶可逆性结合，使酶活性降低或消失，可用透析、过滤等物理方法除去抑制剂而恢复酶的活力，这种抑制作用叫做可逆的抑制作用。根据抑制剂与底物的关系，可逆抑制作用分为三种类型。

（1）竞争性抑制作用：抑制剂分子的结构与底物分子的结构相似。因此，可与底物竞争结合酶的活性中心抑制酶活性，故称为竞争性抑制。竞争性抑制作用可用下式表示：

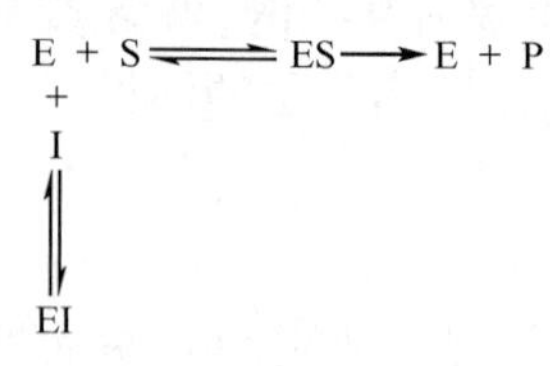

丙二酸、草酰乙酸、苹果酸对琥珀酸脱氢酶的抑制作用是最典型的竞争性抑制的例子。竞争性抑制剂的作用机理，在于它占据了酶分子的活性中心，使酶的活性中心无法与底物分子结合，因而也就无法催化底物发生反应。这时，抑制剂并没有破坏酶分子的特定构象，也没有使酶分子的活性中心解体。由于竞争性抑制剂与酶的结合是可逆的，所以竞争性抑制剂的抑制作用特点是增加底物浓度，可减弱竞争性抑制剂的抑制作用。

竞争性抑制剂的作用原理可用来阐明某些药物的作用机制和指导探索合成控制代谢的新药物。细菌生长有赖于核苷酸及核酸的合成。核苷酸的合成需 FH_4，FH_4 由 FH_2 还原生成。FH_2 可在二氢叶酸合成酶作用下以对氨基苯甲酸、蝶呤、谷氨酸为底物合成。磺胺类药物与对氨基苯甲酸结构相似，能作为二氢叶酸合成酶的竞争性抑制剂，阻断 FH_2 合成。细菌因核苷酸与核酸的合成受阻而生长繁殖减弱。服用磺胺类药物时必须保持血液中的高浓度，以发挥其有效的竞争性抑菌作用。

（2）非竞争性抑制：抑制剂结合酶活性中心外必需基团，与底物无竞争关系，最终形成的酶-底物-抑制剂复合物不能释放出产物而抑制酶的活性。其特点是不能用增加底物浓度的方法来消除这种抑制作用。非竞争性的抑制作用可用下式表示：

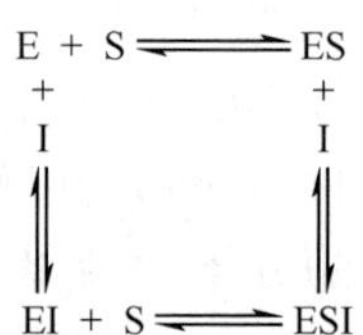

$$E + S \underset{k_{-1}}{\overset{k_1}{\rightleftharpoons}} ES \xrightarrow{k_2} E + P$$

$$ES + I \underset{k_{-1}}{\overset{k_1}{\rightleftharpoons}} ESI$$

（3）反竞争性抑制作用：抑制剂与酶-底物中间复合物（ES）结合成难以解离的 ESI 复合物，ES 的量、产物生成的量都相应减少，使酶促反应速度下降。如叠氮化合物离子对氧化型细胞色素氧化酶的抑制作用就属于这类抑制。其特点是抑制程度既与抑制剂浓度成正比，也和底物浓度成正比，可用下式表示。

现将三种可逆性抑制作用的动力学总结于图 5-12。

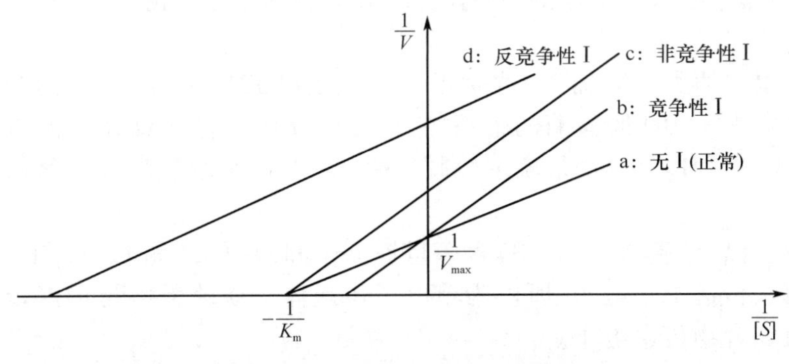

图 5-12 三种抑制作用动力学图

第 4 节 生物氧化与能量代谢

生物氧化指物质在生物体内的氧化过程,主要指糖、脂肪、蛋白质在体内分解时逐步释放能量,最终生成二氧化碳和水的过程,生物氧化又称组织呼吸或细胞呼吸。生物氧化包括细胞呼吸作用中的一系列氧化还原反应。生物氧化特点:①生物氧化是在机体中 pH 近中性、37℃、温和的水溶液环境中,由酶催化而逐步进行的过程。②体内 CO_2 来自有机酸脱羧反应,而底物脱下的氢原子经电子传递过程最后与氧结合生成 H_2O。③氧化时能量逐步释放,有利于捕获大部分能量用于 ATP 生成。ATP 是机体生命活动最重要提供能量的分子。线粒体是细胞的"能量工厂",营养物质的共同终末氧化途径在线粒体内进行,而线粒体能将营养物质氧化所释放的大部分自由能捕获,使 ADP 磷酸化生成 ATP,其余能量以热能形式释放。线粒体内生物氧化对机体能量供应十分重要,

生物氧化的方式:加氧反应、脱氢反应和失电子反应。氧化和还原反应总是偶联进行的。被氧化的物质失去电子或氢原子,必有物质得到电子或氢原子而被还原。被氧化的物质是还原剂,是电子或氢的供体,被还原的物质则是氧化剂,是电子或氢的受体。在生物氧化中,既能接受氢(或电子),又能供给氢(或电子)的物质,起传递氢(或电子)的作用,称为传递氢载体(或电子载体)。

一、线粒体氧化体系

呼吸链 在真核细胞的线粒体内膜或原核细胞的质膜上,代谢物在酶的作用下所脱的氢,经过一系列氧化还原酶和辅酶逐步传递,最终与氧结合生成水的过程称为呼吸链或称电子传递链。它们的辅酶或辅基起到传递氢或电子的作用。传递氢的辅酶或辅基称为递氢体,传递电子的辅酶或辅基称为递电子体。

1. 电子传递链的组成及其功能 呼吸链组成成分主要有 5 种。

(1) 烟酰胺脱氢酶类及其辅酶:烟酰胺脱氢酶类以 NAD^+ 和 $NADP^+$ 为辅酶。代谢物脱下的一对氢原子时,就由氧化型 NAD^+ 或 $NADP^+$ 变为还原型 $NADH+H^+$ 或 $NADPH+H^+$,NAD^+ 的主要功能是作为递氢体接受代谢物脱下的 2H,然后传给邻近的黄素蛋白。在糖代谢中,许多底物脱氢是由以 NAD^+ 或 $NADP^+$ 为辅酶的脱氢酶催化的,如异柠檬酸脱氢

酶、苹果酸脱氢酶、丙酮酸脱氢酶、α-酮戊二酸脱氢酶、乳酸脱氢酶、3-磷酸甘油醛脱氢酶等。

（2）黄素蛋白酶类及其辅基：黄素蛋白酶类是以 FMN 或 FAD 作为辅基。在电子传递链中，FMN 是 NADH 脱氢酶的辅基，它催化的反应是将 NADH 上的氢原子直接传递给 FMN 形成 $FMNH_2$。FAD 是琥珀酸脱氢酶、酰基-CoA 脱氢酶和二氢硫辛酸脱氢酶等的辅基。

（3）铁硫蛋白：铁硫蛋白（Fe-S）含等量铁原子和硫原子（如 Fe_2S_2，Fe_4S_4），故称为铁硫中心。每次传递 1 个电子，所以为单电子传递体。铁硫蛋白与黄素蛋白辅基及细胞色素 b 形成复合物传递电子。

（4）泛醌（ubiquinone，UQ 或 Q）是一种脂溶性醌类化合物。它有较长的多个异戊间二烯构成的侧链，因侧链的疏水作用，它能在线粒体内膜中迅速扩散，能可逆结合 2 个质子和 2 个电子还原成二氢泛醌（还原型）。

（5）细胞色素类：细胞色素是一类以铁卟啉衍生物为辅基的结合蛋白质，因有颜色，所以称为细胞色素（Cyt）。细胞色素的种类较多，参与线粒体电子传递链中的细胞色素有 b、c_1、c、a 和 a_3。其中细胞色素 c 为线粒体内膜外侧的外周蛋白，其余的均为内膜的整合蛋白。细胞色素 c 容易从线粒体内膜上溶解出来（图 5-13）。不同种类的细胞色素的辅基结构与蛋白质的连接方式是不同的。在线粒体呼吸链中，细胞色素的排列顺序依次是：$b \rightarrow c_1 \rightarrow c \rightarrow aa_3 \rightarrow O_2$，其中仅 a_3 可激活氧原子，但现在还不能把 a 和 a_3 分开，故把 a 和 a_3 合称为细胞色素氧化酶，由于它是有氧条件下电子传递链中最末端的载体，故又称末端氧化酶（terminal oxidase）。在 aa_3 分子中除铁卟啉外，尚含有两个铜原子，依靠其化合价的变化，把电子从 a_3 传到氧，故在细胞色素体系中也呈复合体的排列，细胞色素通过辅基中 $Fe^{2+} \leftrightarrow Fe^{3+} + e$ 可逆改变传递电子，为单电子传递体，所以细胞色素在电子传递中起着载体的作用，一个还原态的泛醌分子能给出两个电子而与两分子的细胞色素作用，生成的两个质子释放到介质中，最后把电子传递给氧，使氧变为氧离子（O^{2-}）。氧离子的活性较强，可以和介质中的 $2H^+$ 结合成水。

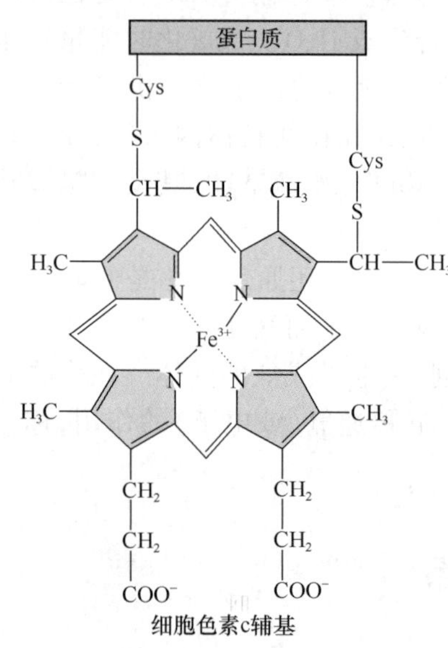

图 5-13 细胞色素 c 的辅基与酶蛋白的联接方式

除 aa_3 外，其余细胞色素中的铁原子均与卟啉环和蛋白质形成六个共价键或配位键，除卟啉环四个配位键外，另两个是蛋白质上的组氨酸与蛋氨酸支链。因此，不能与 CO、CN^-、H_2S 等结合，唯有 aa_3 的铁原子形成五个配位键，还保留一个配位键，可以与 O_2、CO、CN^-、N_{3-}、H_2S 等结合形成复合物，其正常功能是与氧结合，但当有 CO、CN^- 和 N_3^- 存在时，它们就和 O_2 竞争与细胞色素 aa_3 结合，所以这些物质是有毒的。其中，CN^- 与氧化型的细胞色素 aa_3 有高度的亲和力，因此对需氧生物的毒性极高。

2. 电子传递链中传递体的排列顺序　电子传递链(呼吸链)中氢和电子的传递有着严格的顺序和方向。这些顺序和方向,是根据各种电子传递体标准氧化还原电位(E_0')的数值测定的,并利用某种特异的抑制剂切断其中的电子流后,再测定电子传递链中各组分的氧化还原状态,以及在体外将电子传递体重新组成呼吸链等实验而得到的结论。

电子传递链各组分在链中的位置、排列次序与其得失电子趋势的大小有关。电子总是从对电子亲和力小的低氧化还原电位流向对电子亲和力大的高氧化还原电位。氧化还原电位 E_0'的数值越低,即失电子的倾向越大,越易成为还原剂,处在呼吸链的前面(标准氧化还原电位 E_0在 pH7.0 时用 E_0'表示)。因此,电子传递链中的传递体的排列顺序和方向是按各组分的 E_0'由小到大依次排列的。应该说明的是,氧化还原电位值与电子传递链组分排列顺序有时不完全一致。如上所述,按 E_0'数值,Cyt b 应在 CoQ 之前,但实验测定结果证明 Cyt b 在 CoQ 之后。

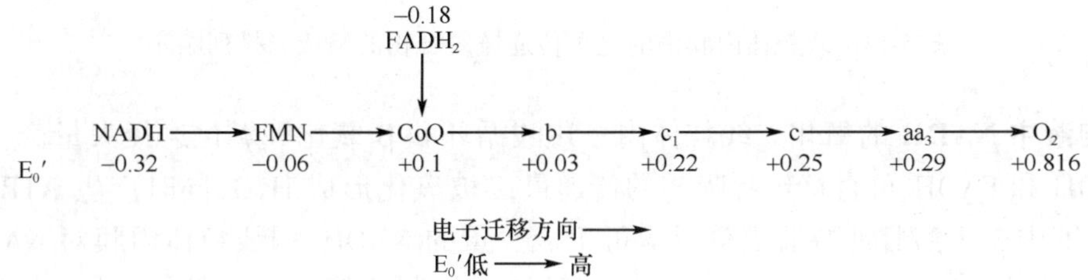

3. 组成呼吸链的四种酶复合体

(1) 复合体Ⅰ:NADH-泛醌还原酶。将电子从 NADH 传递给泛醌。复合体中含有辅基 FMN 和 Fe-S。

(2) 复合体Ⅱ:琥珀酸-泛醌还原酶。将电子从琥珀酸传递给泛醌。人复合体Ⅱ中含以 FAD 为辅基的黄素蛋白、铁硫蛋白和细胞色素 b。

(3) 复合体Ⅲ:泛醌-细胞色素 c 还原酶。复合体Ⅲ将电子从泛醌传递给细胞色素 c。复合体Ⅲ中含有 Cyt b 和铁硫蛋白。

(4) 复合体Ⅳ:细胞色素 c 氧化酶。复合体Ⅳ将电子从细胞色素 c 传递给氧。人复合体Ⅳ中含有 Cyt a 和 Cyt a_3。由于两者结合紧密,很难分离,故称之为 Cyt aa_3。Cyt aa_3中含有 2 个铁卟啉辅基和 2 个铜原子。2 个铜原子分别与 2 个铁卟啉辅基相连。铜原子可通过反应 $Cu^+ \leftrightarrow Cu^{2+} + e$ 传递电子(图 5-14)。

4. 体内重要的呼吸链　呼吸链有两条,即 NADH 呼吸链和 $FADH_2$呼吸链。这是根据接受代谢物上脱下的氢的初始受体不同区分的。

(1) NADH 呼吸链:代谢物在相应脱氢酶催化下,脱下两个氢原子交给辅酶 NAD^+,使 NAD^+还原成为 $NADH+H^+$,$NADH+H^+$脱下的 2H 经复合体Ⅰ(FMN、Fe-S)、泛醌,复合体Ⅲ(Cyt b、Fe-S、Cyt c)、Cyt c、复合体Ⅳ(Cyt aa_3)顺序传递,最后将 2e 激活氧与介质中质子形成水。体内多种代谢物如苹果酸、乳酸等脱下的氢,均是通过 NADH 呼吸链传递给氧生成水。

(2) $FADH_2$呼吸链:有些代谢物,如脂酰 CoA 脱氢酶、琥珀酸脱氢酶,脱下的 2H 经复合体Ⅱ(FAD、Fe-S)、泛醌、复合体Ⅲ(Cyt b、Fe-S、Cyt c_1)、Cyt c,复合体Ⅳ(Cyt aa_3)顺序传递,最后将 2e 激活氧与介质中质子形成水,$FADH_2$呼吸链又称为琥珀酸氧化呼吸链。

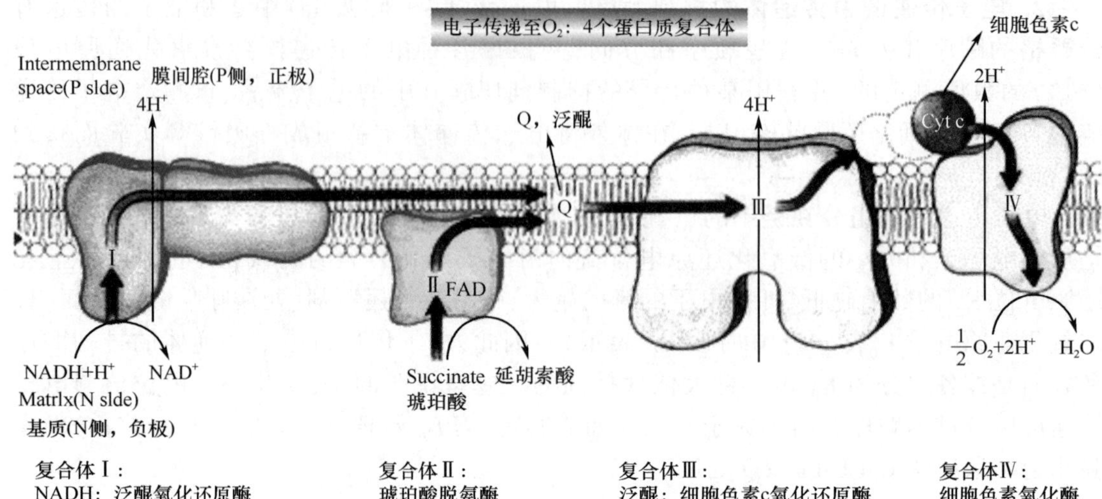

图 5-14 线粒体内膜中的电子传递链复合物的组成与排列顺序

5. 胞液中 NADH 的氧化 线粒体内三羧酸循环和 β 氧化等氧化途径大量产生的还原当量 NADH 和 $FADH_2$可直接经呼吸链的传递最终被氧化形成 H_2O，同时产生 ATP，而胞液中如糖酵解中 3-磷酸甘油醛脱氢等反应可生成少量的 NADH，因线粒体内膜对 NADH 不能自由通透，胞液中生成的 NADH 必须经过某种转运机制才能进入线粒体，进而由呼吸链氧化成 H_2O，同时产生 ATP。这种转运机制主要有 α-磷酸甘油穿梭作用和苹果酸-天冬氨酸穿梭作用。

（1）α-磷酸甘油穿梭作用：胞液 NADH 中的一对氢原子通过胞液中磷酸甘油脱氢酶（辅酶为 NAD^+）催化，转移到 α-磷酸甘油，后者经内膜外侧的磷酸甘油脱氢酶（辅酶 FAD）作用，生成的磷酸二羟丙酮进入胞液继续穿梭，而 $FADH_2$则进入 $FADH_2$氧化呼吸链被氧化，并产生 2 分子的 ATP。这种穿梭主要在脑、骨骼肌和肝等组织。

（2）苹果酸-天冬氨酸穿梭：在胞液和线粒体内苹果酸脱氢酶（均以 NAD^+为辅酶）的作用下，胞液中 NADH 的氢先被苹果酸携带并进入线粒体，被线粒体内的苹果酸脱氢酶催化转移给辅酶 NAD^+生成 NADH，经 NADH 氧化呼吸链被氧化形成水，同时产生 3 分子 ATP。而生成的草酰乙酸经天冬氨酸转氨酶作用生成天冬氨酸，通过载体运出线粒体，再转变为草酰乙酸，继续穿梭作用。心肌中存在这种穿梭机制。由于糖酵解中 3-磷酸甘油醛脱氢产生的 NADH+H^+可经上述两种不同穿梭进入线粒体内经呼吸链氧化，因此 1 分子葡萄糖彻底氧化产生 36 或 38 分子 ATP。

二、生物氧化过程中 ATP 的生成

糖、蛋白质、脂肪等代谢物的分子结构中蕴藏着大量的化学能，在细胞代谢中，这些物质逐渐分解，经生物氧化逐步释放能量，释出的能量一部分以热能形式散发，而很大部分能量以 ATP 分子的化学能形式储存，作为机体各种生命活动的能源。在体内能量储存和利用均以 ATP 为中心。

生物化学中把磷酸酯键水解时，每摩尔释放的自由能大于 30.5kJ 者称为高能磷酸键，

含有高能磷酸键的化合物则称为高能化合物。高能磷酸键常用“~P”符号表示。生物体还有一类高能化合物是由酰基和硫醇基构成,称为高能硫酯化合物,如乙酰 CoA、脂酰 CoA 和琥珀酰 CoA 等。

(一) ATP 的生成

1. 底物水平磷酸化 代谢底物在分解代谢中经脱氢或脱水等反应,引起代谢物分子内部能量重新分布,直接使 ADP(GDP)磷酸化生成 ATP(GTP),这种作用称为底物水平磷酸化。在糖分解代谢中,由糖酵解途径生成的 1,3-二磷酸甘油酸、磷酸烯醇式丙酮酸和三羧酸循环中的琥珀酸 CoA 经底物磷酸化生成 ATP(GTP)。

2. 氧化磷酸化(电子传递链磷酸化) 电子传递链磷酸化是指利用代谢物脱下的 2H($NADH+H^+$或 $FADH_2$)经过电子传递链(呼吸链)传递到分子氧形成水的过程中,所释放出的能量,使 ADP 磷酸化生成 ATP 的作用。简言之,呼吸链氧化与 ATP 磷酸化反应的偶联如图 5-15 所示。

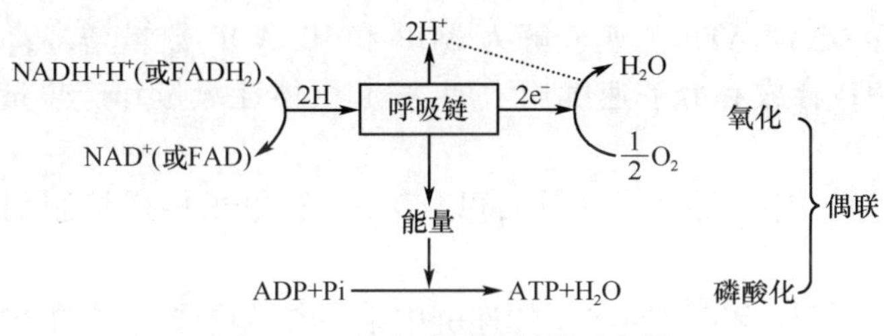

图 5-15 氧化磷酸化偶联示意图

(二) 氧化磷酸化

1. P/O 比值及氧化磷酸化偶联部位 P/O 比值是指每消耗 1 摩尔氧原子所消耗的无机磷酸的摩尔数。1 摩尔氧原子氧化生成 1 摩尔水的氧化磷酸化过程中,ADP 磷酸化产生 ATP 时消耗无机磷酸,无机磷的消耗量可反映 ATP 的生成数。氧化磷酸化偶联部位:偶联部位有 3 个:NADH→CoQ,CoQ→Cyt c 及 Cyt aa_3→O_2。氧化磷酸化的偶联部位可通过计算自由能变化和 P/O 比值来确定(图 5-16)。

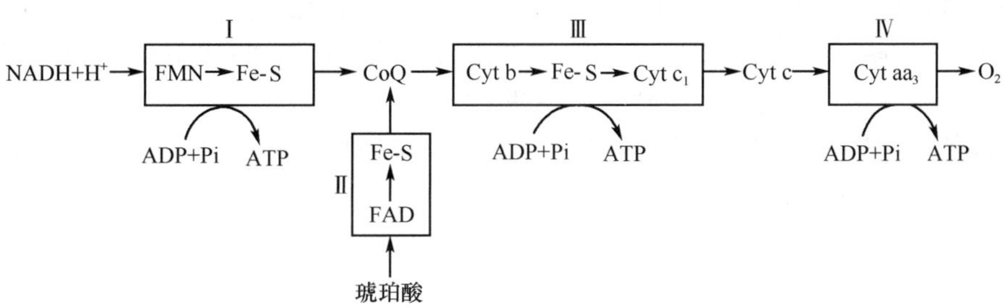

图 5-16 氧化磷酸化偶联部位

2. 氧化磷酸化偶联机制——化学渗透学说 呼吸链中复合体Ⅰ、Ⅲ、Ⅳ具有质子泵功能，将质子从线粒体内膜的基质侧泵到胞浆侧，由于内膜对质子的不通透特性，造成膜内、外质子电化学梯度，从而储存呼吸链氧化释出的能量。当质子顺梯度回流时，其所含能量驱动位于线粒体基质的 ATP 合酶催化 ADP 与 Pi 生成 ATP。ATP 合酶是线粒体内膜蛋白复合体，由嵌入内膜中疏水的 F_0部分和突出于线粒体基质中亲水的 F_1部分组成，因此又称为 F_0F_1复合体。F_1的功能是催化 ATP 生成，其中的 β 亚基为催化亚基。F_0是嵌在线粒体内膜中的质子通道。当质子顺梯度经 F_0回流时，F_1催化 ADP 和 Pi 生成 ATP。此外，在 F_0和 F_1之间的柄部还有寡霉素敏感蛋白(oligomycin sensitivity conferring protein，OSCP)，OSCP 与寡霉素结合后可抑制 ATP 合酶活性。

3. 影响氧化磷酸化的因素

(1) ADP 的调节作用：ADP 的调节是氧化磷酸化速率的主要因素。当机体利用 ATP 增多时，ADP 浓度增高，转运入线粒体后，使氧化酸酸化速度加快；反之，ADP 不足，氧化磷酸化速度减慢。

(2) 甲状腺激素：甲状腺激素是调节机体能量代谢的重要激素，它可诱导细胞膜上 Na^+,K^+-ATP 酶的生成，使 ATP 加速分解为 ADP 和 Pi，ADP 数量增多，促进氧化磷酸化反应。甲亢患者因 ATP 合成和分解速度均增加，引起机体耗氧量和产热量增加，基础代谢率增加。

(3) 抑制剂：根据其作用部位的不同，可分为三类：电子传递抑制剂、氧化磷酸化抑制剂及解偶联剂。

1) 电子传递抑制剂：能够阻断电子传递链中某一部位电子传递的物质称为电子传递抑制剂，抑制剂有以下几种：鱼藤酮是一种极毒的植物物质，可用作杀虫剂，其作用是阻断电子从 NADH 向 CoQ 的传递，从而抑制 NADH 脱氢酶，即抑制复合物Ⅰ。与鱼藤酮抑制部位相同的抑制剂还有安密妥、杀粉蝶菌素 A 等。抗霉素 A(antimycin A)是由淡灰链霉菌分离出的抗生素，抑制电子从细胞色素 b 到细胞色素 c_1传递的作用，即抑制复合物Ⅲ。氰化物、硫化氢、一氧化碳和叠氮化物等，抑制细胞色素氧化酶的活力，阻断电子由细胞色素 aa_3向分子氧的传递。氰化物抑制氧化细胞色素氧化酶，使机体不能利用氧而窒息，临床抢救氰化物中毒时，使用亚硝酸钠和硫代硫酸钠解毒。图 5-17 表示出电子传递链中被上述抑制剂所阻断的部位。

2) 氧化磷酸化抑制剂：此类抑制剂可同时抑制电子传递和 ADP 磷酸化。如寡霉素可与 ATP 合酶柄部 OSCP 结合，阻断质子通道回流，抑制 ATP 生成；H^+在线粒体内膜外积累，影响呼吸链质子泵的功能，从而抑制电子传递。

3) 解偶联剂：抑制剂破坏内膜两侧的电化学梯度，而使氧化与磷酸化偶联脱离。最常见的解偶联剂是二硝基苯酚。

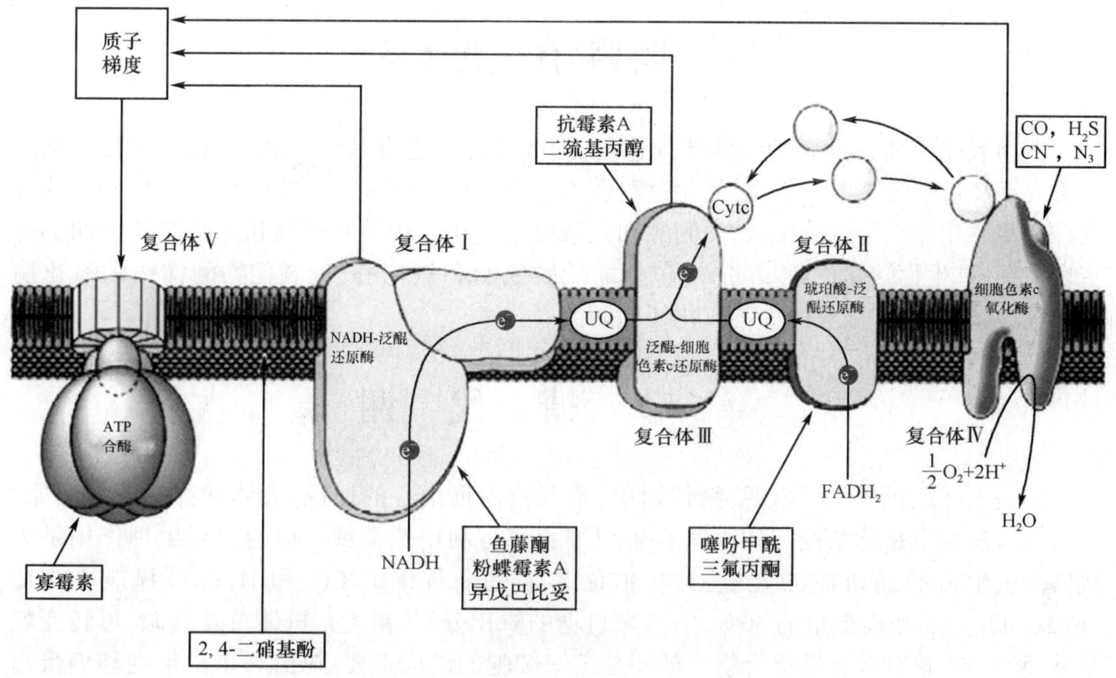

图 5-17 电子传递抑制剂的作用部位

案例 5-4

患者，男性，5 岁，患儿误食杏仁 2 小时后出现恶心、呕吐、流涎、水样腹泻，伴头痛、头晕、呼吸急促、意识不清入院。体格检查：体温 38℃，脉搏触不到，呼吸 10 次/分，呼气有苦杏仁味。血压测不到，瞪目昏迷，瞳孔散大，对光散射消失。皮肤发红，口唇发绀，牙关紧闭，心音低钝。

诊断：苦杏仁中毒。

问题

1. 氰化物中毒的生化原理是什么？
2. 氰化物中毒的解救原理是什么？

（4）线粒体 DNA 突变：线粒体 DNA 因缺乏蛋白质的保护和损伤修复系统，容易受到氧化磷酸化过程中产生的氧自由基的损伤而发生突变，线粒体 DNA 有编码呼吸链氧化磷酸化复合体中某些多肽链的基因及其他相关 tRNA 和 rRNA 的基因，因此线粒体 DNA 突变将影响氧化磷酸化的功能。

（三）ATP 的利用和储存

在体内，ATP 可通过高能磷酸基团的转移生成 UTP、CTP、GTP 等，它们分别在糖原合成、磷脂合成、蛋白质的生物合成中起重要作用。ATP 还可将高能磷酸基团转移给肌酸生成磷酸肌酸，磷酸肌酸是肌肉及脑组织中能量的储存形式。

三、非线粒体氧化体系

生物氧化主要在细胞的线粒体内进行,但线粒体外也有其他的氧化系统,其特点是水的生成不经过呼吸链电子传递,氧化过程也不伴有 ATP 的磷酸化,因此不是产生 ATP 的方式。这些氧化体系与过氧化氢、类固醇和儿茶酚胺类化合物及其药物和毒物等的代谢都有密切关系,是生物转化的重要方式,包括需氧脱氢酶和氧化酶、过氧化物酶体中的氧化酶类、超氧物歧化酶和微粒体中的氧化还原酶类。

第 5 节　糖　代　谢

糖是人体能量的主要来源,糖代谢中,葡萄糖占据中心的地位,人体储存的糖是糖原;血液中运输的也是葡萄糖。体内所有组织细胞都可利用葡萄糖。糖的主要生理作用是为机体提供生命活动所需的能量,1 摩尔葡萄糖完全氧化成 CO_2 和 H_2O 可释能 2840kJ (679kcal),人类所需能量的 50%~70% 来自糖的氧化分解;糖类是机体重要碳源,可转变氨基酸、脂肪酸、核苷等含碳化合物。糖还是组织细胞的结构重要成分,如蛋白聚糖和糖蛋白参与结缔组织、软骨、骨基质的构成,糖蛋白、糖脂是细胞膜的重要组分,还有多种糖蛋白,如激素、酶、抗体、受体、血浆蛋白等,具有特殊生理功能。葡萄糖是体内糖利用、代谢最重要的功能形式,而葡萄糖的多聚体糖原是体内糖的储存形式。

一、糖的分解代谢

生物体中糖的分解主要有三条途径:糖的无氧分解、糖的有氧氧化和磷酸戊糖途径。在供氧不足的缺氧情况下,葡萄糖进行无氧分解生成乳酸。在氧供应充足时,葡萄糖彻底氧化成二氧化碳和水。磷酸戊糖途径是另一个重要途径,葡萄糖可经此途径生成磷酸戊糖和 NADPH。

(一) 糖的无氧分解

糖的无氧分解又称糖酵解,糖酵解是机体在缺氧情况下,葡萄糖转变为乳酸的过程。糖酵解的全部反应在细胞液中进行。

1. 糖酵解的过程　糖酵解全部过程从葡萄糖开始,可划分为两个阶段:第一阶段是一分子葡萄糖分解二分子丙酮酸的过程,称为糖酵解途径;第二阶段为丙酮酸在缺氧条件下转变乳酸的过程。糖酵解途径:在这一阶段中,通过两次磷酸化反应,将葡萄糖活化为 1,6-双磷酸果糖,1,6-双磷酸果糖在醛缩酶催化下分解为 2 分子磷酸丙糖,磷酸二羟丙酮经异构酶作用可变成 3-磷酸甘油醛。相当于一分子葡萄糖生成 2 分子 3-磷酸甘油醛。这一阶段共消耗 2 分子 ATP,可称为耗能的糖活化阶段,包括 5 步反应:

(1) 反应 1　葡萄糖的磷酸化:葡萄糖被 ATP 磷酸化形成 6-磷酸葡萄糖(6-P-G),即第一个磷酸化反应,这个反应由己糖激酶(hexokinase)催化。己糖激酶是从 ATP 转移磷酸基团到各种六碳糖上去的酶,该酶是糖酵解过程中的第一个调节酶,催化的这个反应是不可逆的。肝中有己糖激酶的同工酶葡萄糖激酶,后者对葡萄糖底物专一性强,而亲和力低,K_m值高,且活性受激素调控,在调节糖代谢中有重要作用。

(2) 反应2 6-磷酸果糖的生成:这是磷酸己糖的同分异构化反应,由磷酸葡萄糖异构酶催化6-磷酸葡萄糖异构化为6-磷酸果糖(6-P-F),即醛糖转变为酮糖。

(3) 反应3 1,6-双磷酸果糖的生成:6-磷酸果糖被ATP磷酸化为1,6-双磷酸果糖,即第二个磷酸化反应,这个反应由磷酸果糖激酶(phosphofructokinase)催化,是糖酵解过程中的第二个不可逆反应。磷酸果糖激酶是一种变构酶,此酶的活力水平严格地控制着糖酵解的速率。

(4) 反应4 磷酸己糖的裂解成两个磷酸丙糖:1,6-双磷酸果糖裂解为3-磷酸甘油醛和磷酸二羟丙酮,反应由醛缩酶催化。

(5) 反应5 磷酸丙糖的同分异构体:磷酸二羟丙酮不能继续进入糖酵解途径,但它可以在磷酸丙糖异构酶的催化下迅速异构化为3-磷酸甘油醛,3-磷酸甘油醛可以继续进行糖酵解的反应。相当于一分子葡萄糖生成2分子3-磷酸甘油醛,继续进行酵解。

(6) 反应6 1,3-二磷酸甘油酸的生成:在有NAD^+和H_3PO_4时,3-磷酸甘油醛被3-磷酸甘油醛脱氢酶催化,进行氧化脱氢,生成1,3-二磷酸甘油酸。该反应是糖酵解中唯一的一次氧化还原反应,同时又是磷酸化反应。在这步反应中产生了一个高能磷酸化合物,NAD^+被还原为NADH。碘乙酸可与3-磷酸甘油醛脱氢酶的-SH基反应,因此能抑制3-磷酸甘油醛脱氢酶的活性,是一种强的糖酵解抑制剂。

(7) 反应7 3-磷酸甘油酸和第一次ATP的生成:磷酸甘油酸激酶催化1,3-二磷酸甘油酸分子C_1上高能磷酸基团到ADP上,生成3-磷酸甘油酸和ATP。3-磷酸甘油醛氧化产生的高能中间物将其高能磷酸基团直接转移给ADP生成ATP,这是糖酵解中第一次产生能量ATP的反应,而且这种ATP的生成方式是底物水平的磷酸化。因为1分子葡萄糖分解为2分子的丙糖,实际产生2分子ATP。

(8) 反应8 3-磷酸甘油酸异构化为2-磷酸甘油酸:磷酸甘油酸变位酶催化3-磷酸甘油酸C_3上的磷酸基团转移到分子内的C_2原子上,生成2-磷酸甘油酸。该反应实际是分子内的重排,磷酸基团位置的移动。

(9) 反应9 磷酸烯醇式丙酮酸的生成:在有Mg^{2+}或Mn^{2+}存在的条件下,由烯醇化酶催化2-磷酸甘油酸脱去一分子水,生成磷酸烯醇式丙酮酸(phosphoenolpyruvate, PEP)。这一脱水反应使分子内部能量重新分布,C_2上的磷酸基团转变为高能磷酸基团,因此,磷酸烯醇式丙酮酸是高能磷酸化合物,而且非常不稳定。

(10) 反应10 丙酮酸和第二个ATP的生成:在Mg^{2+}或Mn^{2+}的参与下,丙酮酸激酶催化磷酸烯醇式丙酮酸的磷酸基团转移到ADP上,生成烯醇式丙酮酸和ATP。而烯醇式丙酮酸很不稳定,迅速重排形成丙酮酸。这是糖酵解过程中第二次产生能量ATP的反应,ATP的生成方式也是底物水平的磷酸化。而且这步反应是细胞质中进行糖酵解的第三个不可逆反应。

从磷酸丙糖转变为丙酮酸阶段中,3-磷酸甘油醛经五步反应释放能量,总共生成4分子ATP。

(11) 反应11 乳酸的生成:氧供应不足时,糖酵解途径生成的丙酮酸在乳酸脱氢酶催化下,由$NADH+H^+$提供氢,还原成乳酸。反应产生的氧化型NAD^+为上游的3-磷酸甘油醛脱氢酶催化的反应提供辅酶,使整个途径能在无氧条件下不断运转。1mol葡萄糖经糖酵解途径氧化成 2mol 乳酸，净生成 2molATP。糖酵解的全部反应可归纳如图 5-18。

糖酵解整个过程的总反应可表示为：

$$葡萄糖+2ADP+2Pi+2NAD^+ \longrightarrow 2\ 丙酮酸+2ATP+2NADH+2H^+ +2H_2O$$

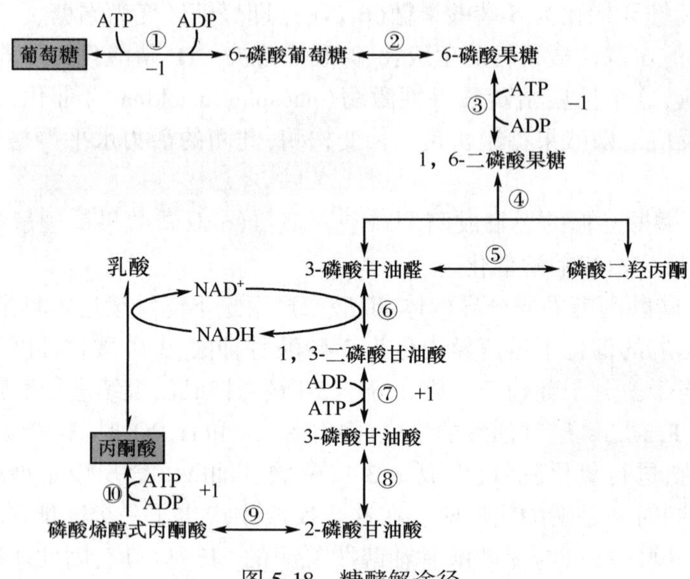

图 5-18 糖酵解途径

2. 糖酵解的生理功能 糖酵解可在无氧、缺氧条件下为机体迅速提供能量，糖酵解过程净产生 2 分子 ATP，在剧烈运动时，肌肉局部血流不足，肌肉收缩时相对缺氧，葡萄糖有氧氧化过程较长，供能较慢，可由糖酵解迅速提供能量。在缺氧、缺血性疾病时，机体供氧不足，也需由糖酵解迅速供能；成熟红细胞没有线粒体，不能进行有氧氧化，完全依赖糖酵解供应能量；神经、白细胞、骨髓等代谢活跃组织，即使不缺氧也由糖酵解提供部分能量。

3. 糖酵解的调节 在糖酵解中，除己糖激酶，磷酸果糖激酶(phosphate fructose kinase，PFK)和丙酮酸激酶所催化的反应是不可逆反应外，其余反应都是可逆反应，这三种酶是糖酵解过程中的关键酶，受到代谢物和激素的调控。如 6-磷酸果糖激酶-1 可被 AMP、ADP、1，6-双磷酸果糖、2，6-双磷酸果糖激活，而被 ATP 和柠檬酸别构抑制；2，6-双磷酸果糖是 6-磷酸果糖激酶-1 最强的激活剂，6-磷酸果糖激酶-2 和果糖双磷酸酶-2 为双功能酶，分别催化其合成和分解。丙酮酸激酶受 1，6-双磷酸果糖的别构激活，而被 ATP 别构抑制；己糖激酶可被 6-磷酸葡萄糖别构抑制，而葡萄糖激酶被长链脂酰辅酶 A 别构抑制。

（二）糖的有氧氧化

糖酵解途径产生的丙酮酸在缺氧下被还原为乳酸，而在有氧状态下，丙酮酸进入线粒体被氧化脱羧生成乙酰 CoA 并进入三羧酸循环氧化成二氧化碳，水和释放能量。葡萄糖在有氧条件下彻底氧化成水和二氧化碳的反应过程称为有氧氧化。葡萄糖分解途径中，将葡萄糖转变到丙酮酸的阶段，为糖有氧氧化和糖酵解共有的过程，这一代谢过程称糖酵解途径。

1. 糖的有氧氧化的反应过程　有氧氧化大致可分为三个阶段，反应过程在胞液和线粒体中进行。

（1）糖酵解途径：葡萄糖转变成2分子丙酮酸过程，在胞液中进行。但3-磷酸甘油醛脱氢产生的 $NADH+H^+$ 不再用于将丙酮酸还原成乳酸，而是进入线粒体经呼吸链氧化成 H_2O 并产生 ATP。每分子葡萄糖经糖酵解可净生成 2 分子 ATP。另外，生成的 2 分子 NADH 进入呼吸链氧化可产生 6 分子或 4 分子 ATP。所有一分子葡萄糖经糖酵解途径可产生 8 分子或 6 分子 ATP。

（2）丙酮酸氧化脱羧生成乙酰辅酶 A：在有氧条件下，丙酮酸进入线粒体内氧化脱羧生成乙酰 CoA，催化此反应的酶是丙酮酸脱氢酶复合体。丙酮酸脱氢酶复合体由 3 个酶和 5 个辅酶组成，三个酶是丙酮酸脱氢酶、转乙酰化酶、二氢硫辛酸脱氢酶。5 种辅酶是 TPP、CoASH、硫辛酸、FAD 及 NAD^+。反应结果：丙酮酸脱氢并脱羧，生成 CO_2、$NADH+H^+$ 和乙酰 CoA，该反应是不可逆的。

（3）三羧酸循环：三羧酸循环是 1937 年 Krebs 提出，故又称 Krebs 循环。在线粒体基质中，乙酰 CoA 和草酰乙酸缩合成三个羧基的柠檬酸开始，经过一系列反应，最后又生成草酰乙酸而形成一个循环的反应过程，故称为三羧酸循环（tricarboxylic acid cycle，简称 TCAC 循环），又称柠檬酸循环。三羧酸循环的反应过程：

1）反应 1　乙酰 CoA 与草酰乙酸缩合生成柠檬酸：在柠檬酸合酶（citrate synthetase）的催化下，乙酰 CoA 与草酰乙酸缩合生成柠檬酸。缩合反应所需能量来自乙酰 CoA 高能硫酯键的水解，反应不可逆。

2）反应 2　柠檬酸异构化生成异柠檬酸：柠檬酸先脱水生成顺乌头酸，然后再加水生成异柠檬酸。反应由顺乌头酸酶催化。

3）反应 3　异柠檬酸氧化脱羧生成 α-酮戊二酸：在异柠檬酸脱氢酶（NAD^+ 为辅酶）的催化下，异柠檬酸被氧化脱羧，生成草酰琥珀酸的中间产物，这是三羧酸循环的第一次氧化还原反应。草酰琥珀酸脱羧生成 α-酮戊二酸，中间物草酰琥珀酸是一个不稳定的 α-酮酸，迅速脱羧生成 α-酮戊二酸。反应不可逆。

4）反应 4　α-酮戊二酸氧化脱羧生成琥珀酰 CoA：这是三羧酸循环中第二个氧化脱羧反应，由 α-酮戊二酸脱氢酶系催化，该反应为不可逆反应，产生 1 分子 $NADH+H^+$ 和 1 分子 CO_2。α-酮戊二酸脱氢酶复合体与丙酮酸脱氢酶复合体的结构和催化机制相似。受产物 NADH、琥珀酰-CoA 及 ATP、GTP 的反馈抑制。

5）反应 5　琥珀酰 CoA 生成琥珀酸–底物水平磷酸：琥珀酰 CoA 含有一个高能硫酯键，是高能化合物，在琥珀酸硫激酶催化下，高能硫酯键水解释放的能量使 GDP 磷酸化生成 GTP，同时生成琥珀酸。GTP 很容易将磷酸基团转移给 ADP 形成 ATP。这是三羧酸循环中唯一的底物水平磷酸化直接产生高能磷酸化合物的反应。

6）反应 6　琥珀酸氧化生成延胡索酸：在琥珀酸脱氢酶的催化下，琥珀酸被氧化脱氢生成延胡索酸，该酶的辅基 FAD 是氢受体，这是三羧酸循环中的第三次氧化还原反应。该反应产物为延胡索酸（反丁烯二酸）。丙二酸、戊二酸等是琥珀酸脱氢酶的竞争性抑制剂。

7）反应 7　延胡索酸加水生成苹果酸：在延胡索酸酶的催化下，延胡索酸水化生成苹果酸。

8）反应 8　苹果酸氧化生成草酰乙酸：在苹果酸脱氢酶的催化下，苹果酸氧化脱氢生成草酰乙酸，NAD^+ 是氢受体，这是三羧酸循环中的第四次氧化还原反应，也是循环的最后一步反应。至此,草酰乙酸得以再生,又可接受进入循环的乙酰 CoA 分子,进行下一轮三羧酸循环反应。三羧酸循环的整个反应历程如图 5-19 所示。

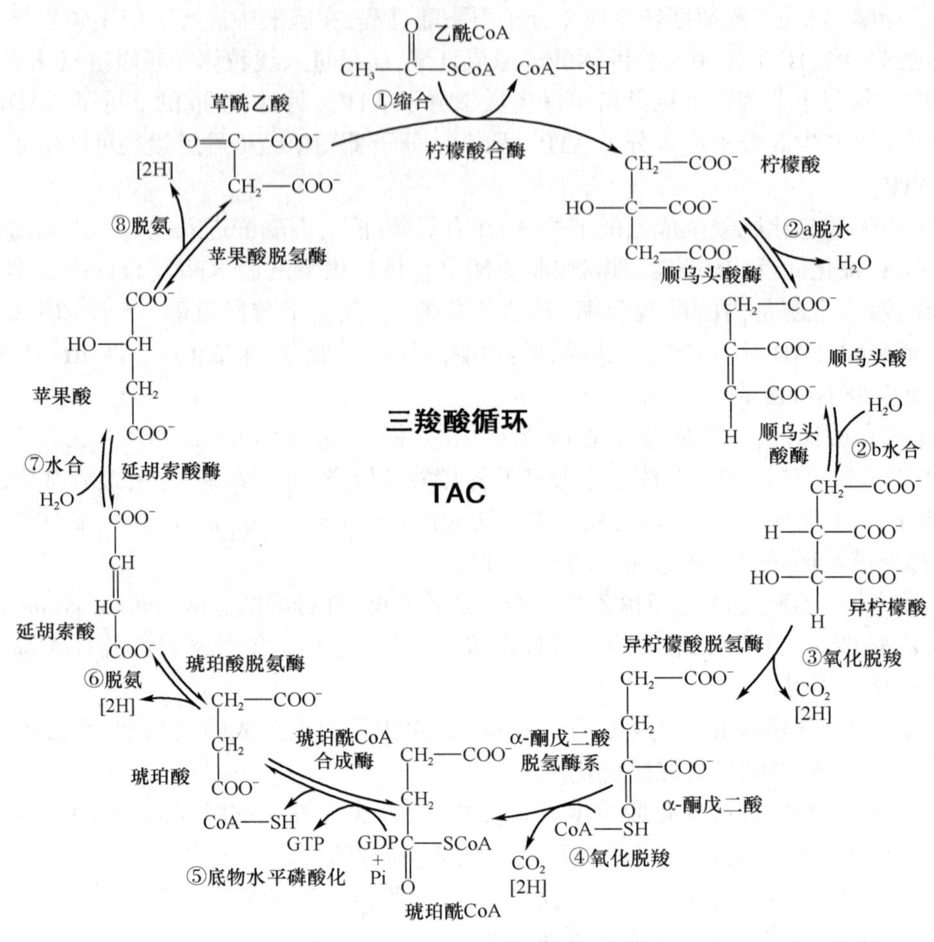

图 5-19　三羧酸循环

整个反应过程可概括总结出如下特点:

乙酰 CoA 进入三羧酸循环后,两个碳原子被氧化成 CO_2 离开循环,在整个循环中消耗了 2 分子水,1 分子用于合成柠檬酸,另 1 分子用于延胡索酸的水合作用;在三羧酸循环过程中有四步氧化反应,生成 3 分子 NADH+H^+ 和一分子 $FADH_2$,在琥珀酰 CoA 生成琥珀酸时,偶联底物水平磷酸化生成 1 分子 GTP,NADH+H^+ 和 $FADH_2$ 在电子传递链中被氧化,所以 1 分子乙酰 CoA 通过三羧酸循环被氧化共产生 12 个 ATP。

(4) 三羧酸循环的生理意义:1mol 乙酰 CoA 通过三羧酸循环彻底氧化可推动 12molATP 的生成,是三大营养物质彻底氧化分解的共同途径:糖、脂肪及蛋白质经氧化分解都能最转变为乙酰 CoA,而各种来源的乙酰 CoA 最终都需通过三羧酸循环完成彻底氧化。三羧酸循环又是三大物质代谢的互相联系通路;如糖代谢中间物 α-酮戊二酸和草酸乙酸可分别与谷氨酸和天冬氨酸互相转换。脂肪酸氧化生成的乙酰 CoA 可经三羧酸循环分解,糖代谢产生的乙酰 CoA 又是合成脂肪酸的原料。三羧酸循环为其他合成代谢提供小分子前体;如琥珀酰 CoA 为血红素合成前体,柠檬酸透出线粒体裂解出乙酰 CoA 作为脂肪酸、胆固醇合成的前体。

2. 糖有氧氧化的生理意义 1mol 葡萄糖有氧氧化三阶段中产生的 $NADH+H^+$ 和 $FADH_2$携带的氢原子将通过电子传递链氧化成 H_2O,并与 ADP 生成 ATP 的磷酸化过程偶联产生 ATP。因此,1mol 葡萄糖经有氧氧化全过程,通过上述三个阶段,彻底氧化成 CO_2 和 H_2O,总共生成 36 或 38molATP。在肌肉等中生成 36 molATP ,在肝脏等中生成38molATP。葡萄糖氧化成 CO_2 和 H_2O 时,$\triangle G^{0\prime}$ 为 -2840kJ/mol,生成 38molATP ,共贮能 $30.5\times38=1159$kJ/mol ,效率为 40% 左右,远超过一般机械能的效率。

3. 糖有氧氧化的调节 丙酮酸脱氢酶复合体的调节和三羧酸循环关键酶调节。丙酮酸氧化为乙酰 CoA,由丙酮酸脱氢酶复合体催化,TPP,硫辛酸,CoASH,FAD 和 NAD+为辅酶,进行氧化脱羧反应。乙酰 CoA/CoASH 及 NADH/NAD+的比例升高,可抑制丙酮酸脱氢酶复合体,丙酮酸脱氢酶复合体磷酸化失活。

三羧酸循环的速率受到精细的调节控制以适应细胞对 ATP 的需要。循环过程的多个反应是可逆的,但柠檬酸的合成及 α-酮戊二酸的氧化脱羧这两步反应不可逆,因此整个循环只能单方向进行。三羧酸循环中,主要有三个控制部位:

(1) 第一个控制部位是柠檬酸合酶:柠檬酸合酶是三羧酸循环途径的关键限速酶,该酶催化乙酰 CoA 和草酰乙酸生成柠檬酸。ATP 是此酶的变构抑制剂,它能提高柠檬酸合酶对其底物乙酰-CoA 的 K_m 值,即当 ATP 水平高时,有较少的酶被乙酰 CoA 所饱和,因而合成的柠檬酸就少。而作为底物的草酰乙酸和乙酰 CoA 浓度高时,可激活柠檬酸合成酶。

(2) 第二个控制部位是异柠檬酸脱氢酶:ATP、琥珀酸-CoA 和 NADH 抑制异柠檬酸脱氢酶的活性;而 ADP 是该酶的变构激活剂,能增大此酶对底物的亲和力。

(3) 第三个控制部位是 α-酮戊二酸脱氢酶系:该酶受 ATP 及其所催化的反应产物琥珀酰 CoA、NADH 的抑制。

(三) 磷酸戊糖途径

糖的无氧酵解和有氧氧化过程是生物体内糖分解代谢的主要途径,但并非唯一途径。此外尚存在其他代谢途径,磷酸戊糖途径就是另一个重要途径。磷酸戊糖途径的主要特点是葡萄糖不必经过糖酵解和三羧酸循环,脱氢酶的辅酶不是 NAD^+ 而是 $NADP^+$,产生的 NADPH 作为还原力以供生物合成用,而不是传递给 O_2,产生 5-磷酸核糖和 CO_2,无 ATP 的产生与消耗。

1. 磷酸戊糖途径的过程 戊糖途径在细胞液进行,磷酸戊糖途径包括第一阶段的氧化反应和第二阶段的基团转移反应。第一阶段,葡萄糖转变成的 6-磷酸葡萄糖,后者在 6-磷酸葡萄糖脱氢酶催化下,以 NADP+为辅酶,脱氢再加水生成 6-磷酸葡萄糖酸及 $NADPH+H^+$。6-磷酸葡萄糖酸在 6-磷酸葡萄糖酸脱氢酶催化下,以 NADP+为辅酶,再次脱氢并自发脱羧生成 CO_2、$NADPH+H^+$ 和 5-磷酸核酮糖。第二阶段,通过一系列基团转移反应,5-磷酸核酮糖转变为 5-磷酸核糖,途径最终生成 3-磷酸甘油醛及 6-磷酸果糖。此途径的两种重要生成物为 5-磷酸核糖和 $NADPH+H^+$。6-磷酸葡萄糖脱氢酶是途径的限速酶。

2. 磷酸戊糖途径的生理意义 戊糖途径的生理意义在于为机体提供 5-磷酸核糖和 NADPH。糖代谢生成的 5-磷酸核糖是人体合成各类核苷酸和核酸的基本原料;NADH 的作用是参与多种代谢过程。

（1）$NADPH+H^+$是体内许多合成代谢氢原子的来源，如从乙酰 CoA 合成脂肪酸或胆固醇，由 α-酮戊二酸还原并氨基化生成谷氨酸等。

（2）体内某些物质的生物合成和肝脏生物转化过程有一些羟化反应，如由胆固醇合成胆汁酸和类固醇激素；药物、毒物在生物转化中的羟化。羟基化反应由加单氧酶催化，需要O_2、$NADPH+H^+$，将一个氧原子还原成 H_2O，另一个氧原子加入底物形成羟基，加单氧酶还需要细胞色素 P450 及黄素蛋白。

（3）还原型谷胱甘肽（G-SH）通过自身的氧化可以保护一些含-SH 基的重要酶与蛋白质免受氧化剂，尤其是 H_2O_2的破坏，维持红细胞膜的完整性，而谷胱甘肽则转变成为氧化型（GS-SG）。在谷胱甘肽还原酶催化下，以 NADH+H+为供氢体，是氧化型谷胱甘肽重新转变成还原型，保持足够的还原型 G-SH，以对抗体内产生或体外进入的氧化剂，保持红细胞膜的完整性。

二、糖原的合成和分解及糖异生

糖原是体内糖的储存形式。摄入的糖类大部分转变成脂肪后储存于脂肪组织内，只有一小部分以糖原形式储存。糖原作为葡萄糖储备的生物学意义在于当机体需要葡萄糖时它可以迅速被动用以供急需；而脂肪则不能。肝和肌肉是储存糖原的主要组织器官，人体肝糖原总量约 70～100g，肌糖原约 180～300g。肌糖原主要供肌肉收缩时能量的需要；肝糖原则是血糖的重要来源。

（一）糖原的合成代谢

体内由葡萄糖合成糖原的过程为糖原合成作用。糖原是有多个葡萄糖分子聚合成的高度分支的多糖。各葡萄糖单位通过 1，4-糖苷键连接成糖链，由 1，6-糖苷键连接分支点糖基。糖原合成包括下列几步反应：

1. 反应 1　葡萄糖磷酸化　葡萄糖由葡萄糖激酶催化，ATP 提供磷酸，生成 6-磷酸葡萄糖。

2. 反应 2　6-磷酸葡萄糖转化成 1-磷酸葡萄糖　催化这步反应的是磷酸葡萄糖变位酶。

3. 反应 3　UDP-葡萄糖（UDPG）的生成　1-磷酸葡萄糖在 UDPG 焦磷酸化酶催化下，消耗 UTP，转化成 UDP-葡萄糖（UDPG）和焦磷酸（Ppi）。

4. 反应 4　糖原的生成　UDPG 为合成糖原的活性葡萄糖。在糖原合酶催化下，UDPG 将葡萄糖基转移给小分子的糖原引物，提供的糖基通过 α-1，4-糖苷键逐个连接在糖原引物非还原端，从而使糖链延长，而分支酶则可催化 α-1，6-糖苷键分支的形成。在糖原合成过程中，每增加 1 个糖基消耗 2 个 ATP，糖原合酶为糖原合成的关键酶。

（二）糖原的分解代谢

糖原分解是指肝糖原分解成为葡萄糖，肌糖原分解为乳酸。分解过程经过以下反应：

1. 反应 1　糖原分解为 1-磷酸葡萄糖　在糖原磷酸化酶催化下，糖原的绝大部分葡萄糖基自糖原各支链的非还原端加磷酸分解，生成 1-磷酸葡萄糖。糖原磷酸化酶只能分解 1，4-糖苷键连接成的糖链，对 α-1，6-糖苷键无作用。脱支酶是一种双功能酶：葡萄糖基转移酶活性将支链上约4个葡萄糖基时转移3个葡萄糖基到临近直链末端,仍以1,4-糖苷键相连,剩下1个以1,6-糖苷键与糖链形成分支的葡萄糖基被脱支酶水解成游离的葡萄糖。除去分支后,糖原磷酸化酶即可继续将糖原水解。

2. 反应2 6-磷酸葡萄糖生成 1-磷酸葡萄糖由变位酶催化成6-磷酸葡萄糖。

3. 反应3 葡萄糖生成 糖原分解生成的6-磷酸葡萄糖在葡萄糖-6-磷酸酶作用下脱磷酸生成葡萄糖。葡萄糖-6-磷酸酶只存在于肝、肾中,因此只有肝糖原可直接分解为葡萄糖以补充血糖,肌糖原只能经糖酵解成乳酸,后者再间接转变成葡萄糖。糖原分解的关键酶是磷酸化酶。

(三) 糖异生

葡萄糖异生作用由非糖物质(如乳酸、丙酮酸、甘油、成糖氨基酸等)转变成葡萄糖或糖原的过程称糖异生。机体内进行糖异生补充血糖的主要器官是肝,肾在正常情况下糖异生能力只有肝的1/10,长期饥饿时肾脏糖异生能力则大大增强。

葡萄糖异生并不是糖酵解的简单逆转。因为在糖酵解中,由己糖激酶、磷酸果糖激酶和丙酮酸激酶催化的三步反应释放大量的自由能,是不可逆反应,所以必须通过另一些酶催化三个相应反应饶过能障和线粒体膜障碍,葡萄糖异生作用才能顺利进行,如图5-13。

1. 反应过程

(1) 反应1 丙酮酸生成磷酸烯醇式丙酮酸:反应通过两步完成:

1) 丙酮酸羧化酶催化丙酮酸羧化成草酰乙酸:丙酮酸羧化酶(pyruvate carboxylase)是一个生物素蛋白,以生物素为辅酶,反应消耗一分子ATP。丙酮酸羧化酶存在于线粒体内,而糖酵解是在细胞质中进行的,因此,丙酮酸需从细胞质转移到线粒体内才能羧化成草酰乙酸,后者只有在转变为苹果酸后才能再进入细胞质。苹果酸再经细胞质中的苹果酸脱氢酶转变成草酰乙酸。乳酸以天冬氨酸进入胞液。

2) 磷酸烯醇式丙酮酸羧激酶催化草酰乙酸形成PEP 草酰乙酸在磷酸烯醇式丙酮酸羧激酶(PEP)的催化下由GTP提供磷酸基,脱羧生成磷酸烯醇式丙酮酸(phosphoenolpyruvate, PEP)。

(2)反应2 1,6-二磷酸果糖生成6-磷酸果糖 该反应由二磷酸果糖磷酸酶(fructose-1,6-diphosphatase)催化,水解C_1上的磷酸酯键,生成6-磷酸果糖。

(3) 反应3 6-磷酸葡萄糖生成葡萄糖:该反应由6-磷酸葡萄糖磷酸酶(glucose 6-phosphatase)催化,将6-磷酸葡萄糖的磷酸酯键水解,生成葡萄糖。在葡萄糖异生中,2mol乳酸异生为1mol葡萄糖消耗6molATP。丙酮酸羧化酶及PEP羧激酶,果糖二磷酸酶、葡萄糖6磷酶为糖异生关键酶。糖异生羧化支路如图5-20。

2. 糖异生的生理意义

(1) 维持血糖水平:糖异生的功用是补充及维持血糖,特别在肝糖原接近耗竭时更为重要。糖异生的原料主要是乳酸、氨基酸及甘油,饥饿时糖异生的原料主要是氨基酸和甘油。在空腹或饥饿时,脂肪动员增加,生成的甘油运输至肝脏异生成葡萄糖;组织蛋白分解加强,以丙氨酸、谷氨酰胺的形式运送到肝异生成葡萄糖。由于糖异生原料增多,糖异生增加,使血糖水平维持恒定。这对依赖葡萄糖供能的大脑等组织的正常活动有重要意义。

(2) 肝糖原储备的恢复:虽然肝葡萄糖激酶与葡萄糖亲和力小,肝摄取葡萄糖能力较

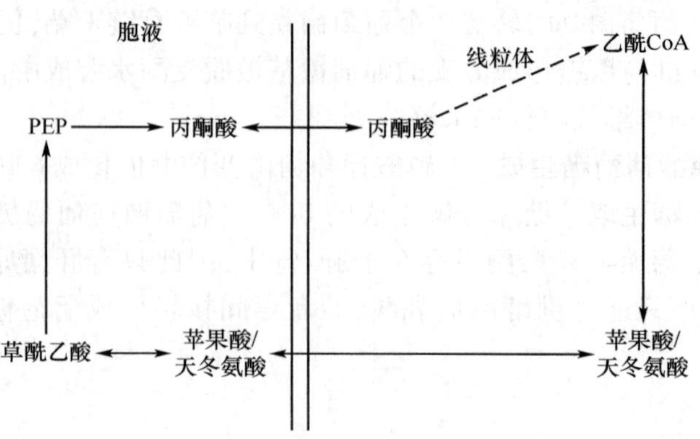

图 5-20 糖异生羧化支路途径

低，当饥饿后再进食时，肝糖原仍可迅速合成。因为一部分摄入的葡萄糖先在小肠、肝、肌中分解成丙酮酸、乳酸等三个碳化合物，这些三个碳化合物转运到肝中可以异生成糖原，优先增加肝糖原储备。合成肝糖原这条途径称为三个碳途径。肾糖异生促进泌氨排酸维持酸碱平衡。

3. 乳酸循环 肌肉组织肌糖原可经酵解产生乳酸，乳酸通过血液运到肝脏，在肝内乳酸经糖异生转化成葡萄糖，葡萄糖进入血液又可被肌肉摄取利用，此过程称乳酸循环，也称 Cori 循环。乳酸循环的意义包括两个方面：一方面使机体可利用乳酸分子的能量，避免乳酸的损失；另一方面，因乳酸是酸性物质，乳酸循环能及时转化乳酸，防止乳酸在组织堆积引起酸中毒。乳酸循环是耗能的过程，2 分子乳酸异生成葡萄糖需消耗 6 分子 ATP（图 5-21）。

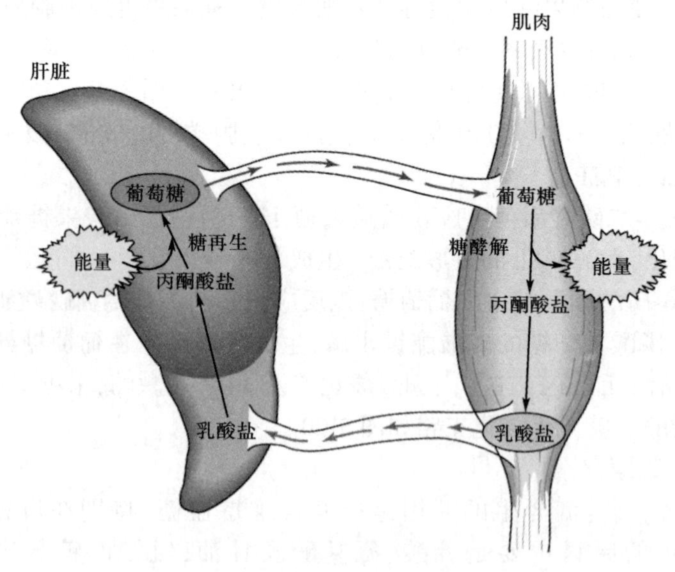

图 5-21 乳酸循环

三、血糖水平的调节

(一) 血糖的来源和去路

血糖指血液中的葡萄糖,正常值为3.89~6.11mmol/L。血糖的来源有:食物经肠道的消化和吸收;肝糖原分解;非糖物质的糖异生。血糖去路有:糖主要经氧化途径氧化分解为机体供能;肝、肌肉等组织合成糖原;转化成脂肪及氨基酸等。

(二) 血糖水平的调节

血糖升高时,糖原储存加强。血糖降低时,肝糖原加速分解,直接生成葡萄糖补充血糖。肝脏是糖异生的主要器官,不断将非糖物质转变为葡萄糖,补充血糖。肝是其他单糖(果糖、半乳糖等)代谢和转变为葡萄糖的主要部位。在维持血糖水平稳定方面有重要作用。机体的各种代谢以及各器官之间能这样精确协调,以适应能量、燃料供求的变化,主要依赖激素的调节。调节血糖最重要的激素是胰岛素和胰高血糖素。

1. 胰岛素 胰岛素由胰岛B细胞分泌,含51个氨基酸残基的蛋白质,有降低血糖作用,血糖升高时胰岛素分泌增加。胰岛素降低血糖的机制包括:

(1) 可通过调节细胞膜葡萄糖转运载体的数量,促进葡萄糖进入肌肉、脂肪组织等,有利于糖的利用。

(2) 可通过增强磷酸二酯酶活性,降低cAMP水平,从而使糖原合酶活性增强,磷酸化酶活性降低,加速糖原合成,抑制糖原分解。

(3) 可通过诱导糖酵解途径的关键酶,激活丙酮酸脱氢酶而加快糖的氧化分解过程。

(4) 可抑制糖异生关键酶合成,促进氨基酸进入组织合成蛋白,减少异生原料,抑制糖异生作用。

(5) 抑制脂肪动员,增加葡萄糖利用,促进葡萄糖转变成脂肪。

2. 胰高血糖素 胰高血糖素由胰岛A细胞合成,29个氨基酸残基组成的肽类激素,主要升高血糖作用,其升高血糖的机制包括:

(1) 通过调节糖原代谢的关键酶,抑制糖原合成,促进糖原分解。

(2) 通过抑制关键酶活性,抑制糖分解的糖酵解途径,减少糖的氧化。

(3) 促进磷酸烯醇型丙酮酸羧激酶合成,并加速肝摄取氨基酸原料,加强糖异生。

(4) 通过加速脂肪动员,生成的大量脂肪酸可抑制周围组织摄取利用葡萄糖。

3. 糖皮质激素 糖皮质激素为肾上腺皮质分泌的类固醇激素,有升高血糖的作用,其机制为:

(1) 促进肌肉蛋白分解成氨基酸,并使之转移肝中,增加糖异生原料。

(2) 促进糖异生途径关键酶合成。

(3) 抑制肝外组织摄取、利用葡萄糖,抑制葡萄糖的氧化。

4. 肾上腺素 肾上腺素可增高血糖和血乳酸,主要通过cAMP-PKA级联抑制糖原合成促进肝糖原分解,肌糖原酵解。增加糖异生原料乳酸及激活果糖双磷酸酶-1增加糖异生,而增高血糖。

（三）血糖水平异常

1. 高血糖及糖尿病 空腹时血糖浓度高于 7.25mmol/L 称为高血糖。如果血糖值超过肾糖阈值 8.96mmol/L，尿中还可出现糖，就称为糖尿病。

2. 低血糖与低血糖昏迷 血糖浓度低于 3.92mmol/L 时，可出现低血糖。血糖浓度继续下降于 2.52mmol/L 时，出现低血糖昏迷。

第 6 节 脂类代谢

脂类是脂肪和类脂的总称，是一类不溶于水而易溶于有机溶剂，并能被机体利用的有机物质。脂肪又称三酰甘油或甘油三酯，主要生理功能是储存及氧化供能。类脂包括胆固醇及其酯、磷脂、糖脂等，类脂是生物膜的重要组分，参与细胞识别及信息传递。构成脂类的一些脂酸，特别是某些多不饱和脂酸，动物机体自身不能合成，需从植物油摄取，称为必需脂肪酸（亚油酸、亚麻酸和花生四烯酸）。

一、血浆脂蛋白代谢

（一）血脂与血浆脂蛋白

血浆所含脂类统称血脂，主要包括三酰甘油、磷脂、胆固醇及其酯、游离脂酸等。血脂的来源包括外源性（食物脂类的消化吸收）以及内源性（各组织合成后释放入血），其含量不如血糖恒定，受膳食等因素的影响，波动较大。故测定血脂，需在空腹 12～14 小时采血，才能比较可靠的反映被检查血脂水平的实况。脂类不溶于水，因此血浆中的脂类是与蛋白质结合成脂蛋白的形式运输。血浆脂蛋白中的蛋白质部分称为载脂蛋白。

（二）血浆脂蛋白的分类、组成及结构

1. 分类 一般用电泳及超速离心法可将血浆脂蛋白分为四类。

（1）电泳法：根据脂蛋白的表面电荷不同，在电场中迁移率不同，按其在电场中移动的快慢，可将将脂蛋白分为 α、前 β、β 及乳糜微粒（CM）四类。

（2）超速离心法：脂蛋白中脂类和蛋白质含量各不相同，其密度也不相同。血浆在一定的盐溶液中进行超速离心时，其所含脂蛋白即因密度不同而漂浮或沉降，据此分为乳糜微粒（CM）、极低密度脂蛋白（VLDL）、低密度脂蛋白（LDL）、高密度脂蛋白（HDL）四类。

2. 组成 各类血浆脂蛋白其组成比例及含量却不同。其中 CM 颗粒最大，含 TG 可达 80%～95%，密度最小。VLDL 含 TG 达 50%～70%，蛋白质含量高于 CM，密度较 CM 大；LDL 含 Ch 及 CE 最多，达 40%～50%，其蛋白质几乎只含 apoB100；HDL 含蛋白质最多，可达 50%，密度最高，颗粒最小。

3. 载脂蛋白 血浆脂蛋白中的蛋白质部分称载脂蛋白（apo），至今已从人血浆中分离出 18 种 apo，主要包括 apoA、B、C、D、E 等 5 类。其中 apoA 又分为 AⅠ、AⅡ、AⅣ；apoB 又分为 B100 及 B48；apoC 分为 CⅠ、CⅡ、CⅢ、CⅣ等。

（三）血浆脂蛋白代谢

1. CM的代谢 CM是运输外源性TG及CE的主要形式。正常人CM在血浆中代谢迅速，其在血浆中的半衰期为5～15分钟，故空腹血浆中不含CM。

2. VLDL的代谢 肝细胞内合成的TG、PL、CE及Ch，加上$apoB_{100}$、E等形成VLDL并释放入血，在LPL的作用下VLDL中TG逐步水解转变为中间密度脂蛋白（IDL），VLDL是运输内源性TG的主要形式。

3. LDL的代谢 肝脏是降解LDL的主要器官。LDL在血浆中的半衰期为2～4天。运输内源性胆固醇。

4. HDL的代谢 HDL主要由肝脏合成，小肠也可合成，将胆固醇从肝外组织转运到肝脏进行代谢。此过程称为胆固醇的逆向转运。机体通过这种机制，可将外周组织衰老细胞膜中的胆固醇转运至肝脏代谢并排出体外（表5-7）。

表5-7 血浆脂蛋白的分类、组成及功能

离心法		CM	VLDL	LDL	HDL
密度		<0.95	0.95～1.006	1.006～1.063	1.063～1.210
组成	脂类	含TG最多，80%～90%	含TG50%～70%	含胆固醇及其酯最多，40%～50%	含脂类50%
	蛋白质	最少，1%	5%～10%	20%～25%	最多，约50%
生理功能		转运外源性TG	转运内源性TG	转运胆固醇	逆向转运胆固醇

（四）血浆脂蛋白代谢异常

异常脂蛋白血症主要是指高脂血症，血脂浓度高于正常人的上限即为高脂血症，血脂升高实际上是血浆中某一类或某几类脂蛋白水平升高的表现，应称为高脂蛋白血症。此外，存在一些罕见的异常脂蛋白血症，表现为某些脂蛋白的减少或缺乏。

二、脂肪的中间代谢

（一）脂肪的分解代谢

1. 脂肪的水解 储存在脂肪细胞中的脂肪，被脂肪酶逐步水解为游离脂酸（FFA）和甘油并释放入血以供其他组织氧化利用，此过程称为脂肪水解（脂肪动员）。脂肪酶又称激素敏感性三酰甘油脂肪酶（HSL）。是脂肪水解的限速酶，受多种激素调节，肾上腺素、胰高血糖素等可激活该酶，促进脂肪动员，为脂解激素；而胰岛素等则为抗脂解激素。在血浆中FFA与清蛋白以10∶1分子的比例结合而运输，主要由心、肝、骨骼肌等摄取利用。而甘油则可直接通过血液运输至全身各组织进行氧化。

2. 甘油的氧化分解 甘油在肝、肾、肠等组织在甘油激酶催化下生成α-磷酸甘油。然后再被氧化生成磷酸二羟丙酮，再经异构化，生成3-磷酸甘油醛，然后可经糖酵解途径转化成乳酸，进入三羧酸循环而彻底氧化，或经过糖异生途径合成糖原。因此，甘油代谢和糖代谢的关系极为密切。脂肪组织及骨骼肌因甘油激酶活性很低，故这些组织不能很好利用甘油。

3. 肪酸的氧化分解

（1）饱和脂肪酸的氧化：除脑组织外，大多数组织均可氧化利用脂肪酸，以肝脏和肌肉组织最为活跃。脂酸的氧化可概括为脂酸的活化、脂酰基转运线粒体，β-氧化及最后经三羧酸循环彻底氧化四个反应阶段。

1）反应 1　脂肪酸的活化：脂肪酸在进行 β-氧化降解前，在细胞质内必须先活化成脂酰 CoA，该反应由脂酰 CoA 合成酶催化，需要 ATP 和 CoA 参与，由于体内焦磷酸酶可迅速将产物焦磷酸水解为无机磷，从而使活化反应从左向右几乎不可逆，形成一个活化的脂酰 CoA 需消耗 2 个高能磷酸键的能量。脂酸活化后不仅含有高能硫酯键，而且增加了水溶性，从而提高了脂酸的代谢活性。

2）反应 2　脂酰基进入线粒体：由于脂肪酸活化是在内质网或线粒体膜外，反应产物必须被转运线粒体基质中氧化，而长链脂酰 CoA 不能直接穿过线粒体内膜，因此需要一个转运系统。转运脂酰 CoA 的载体是肉毒碱（L-β 羟基-γ-三甲基铵基丁酸），其转运机制如下：在线粒体内膜外侧肉毒碱与脂酰 CoA 结合生成脂酰肉碱，该反应由肉碱脂酰转移酶 I（CATase I）催化，脂酰肉毒碱通过线粒体内膜内侧，肉碱脂酰转位酶Ⅱ（CATase Ⅱ）催化脂酰基与线粒体基质中的辅酶 A 结合，重新产生脂酰 CoA。肉碱脂酰转移酶 I 是脂肪酸 β-氧化的限速酶，控制脂酸进入线粒体氧化的速度。当饥饿、高脂低糖饮食或糖尿病时，机体不能利用糖，需脂酸氧化供能，此时 CATase I 活性增加，促进脂酸的氧化；而饱食后，脂肪合成及丙二酰 CoA 增加，后者抑制 CATase I 的活性，因而脂酸的氧化被抑制。

3）反应 3　脂肪酸 β-氧化作用的步骤：1904 年，Knoop 认为脂肪酸在体内氧化时每次都断下 1 个二碳物。提出 β-氧化学说。脂肪酸的 β-氧化作用是指脂肪酸在一系列酶的作用下，在 α，β-碳原子之间断裂，β-碳原子氧化成羧基，生成含 2 个碳原子的乙酰-CoA 和较原来少 2 个碳原子的脂肪酸。脂肪酸的 β-氧化过程是在线粒体中进行的脂酰-CoA 进入线粒体后，在基质中进行 β-氧化作用，包括 4 个循环步骤：

A. 脱氢：脂酰 CoA 在脂酰 CoA 脱氢酶的催化下，在 C_2 和 C_3（即 α、β 位）之间脱氢，形成的产物是 Δ^2 反烯脂酰-CoA。在线粒体基质中发现有三种脂酰-CoA 脱氢酶，分别对短、中、长链的脂肪酸起专一反应。这 3 种酶均为黄素蛋白，可与 FAD 紧密结合，但只催化反式异构体的生成。

B. 水合：Δ^2-反烯脂酰 CoA 在烯脂酰 CoA 水合酶催化下，在双键上加水生成 L(+)-β-羟脂酰 CoA，此酶具立体化学专一性，只催化 L-异构体的生成。

C. 再脱氢：在 β-羟脂酰 CoA 脱氢酶催化下，在 L-β-羟脂酰 CoA 的 C_3 羟基上脱氢氧化成 β-酮脂酰辅酶 A，反应以 NAD^+ 为辅酶。

D. 硫解：在硫解酶即酮脂酰硫解酶催化下 β-酮脂酰-CoA 被第二个 CoA-SH 分子硫解，产生乙酰 CoA 和比原来脂酰 CoA 少 2 个碳原子的脂酰 CoA 。β-氧化的整个过程见图 5-22。

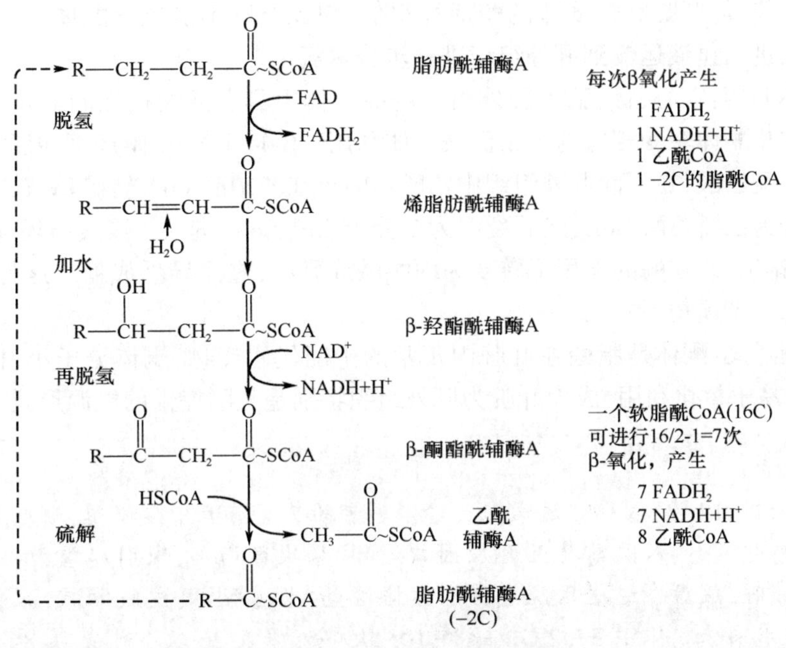

图 5-22 脂肪酸的 β-氧化作用

尽管 β-氧化作用中 4 个反应步骤都是可逆的，但是由于 β-酮脂酰 CoA 硫解酶催化的硫解作用是高度的放能反应（$\Delta G^{0\prime}=-28.03$kJ/mol），整个反应平衡点趋于裂解方向，难以进行逆向反应，所以使脂肪酸氧化继续进行。

经上述 4 步反应，原脂肪酸脱掉 2 个碳单位，新形成的脂酰辅酶 A 又可经脱氢、加水、再脱氢和硫解四步反应进行再一次 β-氧化作用。如此重复多次，1 分子长链脂肪酸即可分解成许多分子的乙酰 CoA。最终含偶数碳原子的脂酸全部产生乙酰 CoA，而少数含奇数碳原子的脂肪酸则余下 1 分子丙酰 CoA，从而完成脂肪酸的 β 氧化。乙酰 CoA 可进一步通过三羧酸循环和电子传递链彻底氧化。脂酸氧化是体内能量的重要来源。以 16C 的软脂酸为例，经过 7 次上述的 β-氧化循环，即可将软脂酰-CoA 转变为 8 分子的乙酰-CoA。最终产生 131 分子 ATP，由于软脂酸转化为软脂酰-CoA 消耗 1 分子 ATP 中的两个高能磷酸键的能量，因此净生成 131－2＝129 个 ATP。以重量计脂酸产生的能量比葡萄糖多。

（2）不饱和脂酸的氧化：不饱和脂酸可在线粒体内进行 β-氧化，但需要另外两种特异酶将其双键位置产生的中间物转变为 β-氧化酶系所需底物形式，才可继续进行。即异构酶合差向异构酶。

4. 酮体生成及利用 脂肪酸在肌肉等组织中，能彻底氧化生成二氧化碳和水。但在肝脏中，脂肪酸的氧化不完全，因而体内经常出现一些脂肪酸分解的中间产物，脂酸在肝脏中代谢的正常中间产物乙酰乙酸、β-羟丁酸及丙酮三者通称酮体，酮体是肝脏输出能源的一种形式。

（1）酮体生成：脂酸 β 氧化产生的乙酰 CoA 是合成酮体的原料。在肝细胞线粒体乙酰乙酰 CoA 硫解酶的催化下，2 分子乙酰 CoA 缩合为乙酰乙酰 CoA，后者在 HMGCoA 合酶催化下与另 1 分子乙酰 CoA 缩合生成羟甲基戊二酸单酰 CoA（HMGCoA），并释放 1 分子 HSCoA。HMGCoA 在 HMGCoA 裂解酶的作用下，裂解生成乙酰乙酸和乙酰 CoA，乙酰乙酸在 β-羟丁酸脱氢酶催化下，由 NADH 供氢，还原生成 β-羟丁酸，或脱羧生成丙酮。生成酮体是肝脏特有的功能，但肝脏氧化酮体的酶活性很低，因此肝脏不能氧化酮体。肝脏生成的酮体透过细胞膜进入血液运输到肝外组织进一步分解氧化。

（2）酮体利用：在心、肾、脑等肝外组织的线粒体中具有活性很强的氧化酮体的酶类。它们都可以催化酮体转变相应的产物而被机体利用。β-羟丁酸由β-羟丁酸脱氢酶催化，重新脱氢生成乙酰乙酸，在不同肝外组织中乙酰乙酸可在琥珀酰 CoA 转硫酶或乙酰乙酸硫激酶作用下转变为乙酰乙酰 CoA，然后裂解为 2 分子乙酰 CoA，进入三羧酸循环彻底氧化。丙酮可经肾、肺排出，或在酶的作用下转变为丙酮酸或乳酸，进而异生成糖。这是脂酸的碳原子转变成糖的一个途径。

（3）生理意义：酮体是脂酸在肝脏内正常的中间代谢产物，酮体分子小、极性强、能透过血-脑屏障、易于氧化利用，成为肝脏为肝外组织特别是大脑提供的能源形式。

案例 5-5

患者，女性，14 岁，因昏迷送医院就诊。患者约 2 周前有中度发热，咽喉疼痛，食欲下降，全身感觉不舒，入院前几天无原因口渴，夜尿次数增加，未引起重视。入院当天开始呕吐，嗜睡，最后昏迷送医院急诊。体格检查：患者脱水，皮肤冰凉，深叹息呼吸，呼出气味有水果味。体温 37.2℃. 脉搏 105 次/分，呼吸 26 次/分，血压 84/60mmHg，昏迷。实验室检查：血糖 35mmol/L；β-羟丁酸 13.0 mmol/L；乙酰乙酸 5 mmol/L；二氧化碳结合力 5 mmol/L；尿素氮 12mmol/L；动脉血 H^+ 89nmol/L；K^+ 5.8mmol/L；肌酐 160μmol/L。尿糖++++；酮体++++。

诊断：重症Ⅰ型糖尿病伴酮症酸中毒。

治疗：静脉内注射加胰岛素盐溶液。经胰岛素治疗，病情得到控制，实验室检查的生化指标基本恢复参考值范围。

问题

1. 诊断患者Ⅰ型糖尿病的依据是什么？
2. 从生化角度解释胰岛素缺乏与酮症酸中毒之间的关系。
3. 试述糖尿病与高血钾的关系。

（二）脂肪的合成代谢

在肝、肾、小肠及脂肪组织等胞浆中合成脂肪，肝脏是主要合成器官。合成脂肪的原料是磷酸甘油和脂肪酸。

1. α-磷酸甘油的合成 糖酵解代谢中间产物磷酸二羟丙酮在α-磷酸甘油脱氢酶催化还原成α-磷酸甘油，也可在肝脏中由甘油在甘油激酶催化下磷酸化生成。因脂肪及肌肉组织缺乏甘油激酶，故不能利用游离的甘油。

2. 脂肪酸的生物合成

（1）合成的部位和原料：机体许多组织（肝、肾、脑、肺、乳腺及脂肪）主要利用葡萄糖代谢所提供的乙酰 CoA 及 NADPH 等来合成脂肪酸。细胞内的乙酰 CoA 全部在线粒体中产生，而合成脂肪酸的酶系存在于胞浆，因此乙酰 CoA 须通过柠檬酸-丙酮酸循环机制转运至胞质中，即乙酰 CoA 与草酰乙酸缩合成柠檬酸转运至胞液再裂解生成乙酰 CoA 参与脂肪酸的合成。NADPH 主要来自磷酸戊糖途径，亦可来自胞浆中苹果酸酶及异柠檬酸脱氢酶所催化的反应。

（2）合成过程：在胞液内脂肪酸的合成分两步进行：首先由乙酰 CoA 在乙酰 CoA 羧化酶的催化下消耗 ATP 羧化成丙二酰 CoA。乙酰 CoA 羧化酶是脂酸合成的限速酶，辅基为生物素，受到别构调节和共价修饰调节。柠檬酸、异柠檬酸为别构激活剂；而长链脂酰 CoA 则为别构抑制剂。胰高血糖素等可通过依赖于 AMP 的蛋白激酶使乙酰 CoA 羧化酶磷酸化而失活；胰岛素的作用则相反。然后，在脂酸合成酶系的作用下，从乙酰 CoA 及丙二酰 CoA 开始，经过缩合、加氢、脱水、再加氢不断重复进行的加成过程，由 NADPH 提供还原当量，每次延长两个碳原子，最终生成 16 碳的软脂酸。哺乳动物胞浆中的脂肪酸合成酶是由 7 种酶活性的多功能酶和一种脂酰载体蛋白组成的聚合体。软脂酸可在内质网或线粒体内酶的作用下进行碳链延长。

综上所述，软脂酸的氧化和合成途径概括有下列几点区别：胞内部位不同；酰基载体不同；二碳单位加入和脱去的方式不同；氧化还原反应中递氢体不同；酶体系不同；能量需求不同；β-羟酰基中间物立体构象不同；对柠檬酸和 HCO_3地需求不同等。

3. 脂肪的生物合成 脂肪的生物合成主要在肝脏和脂肪组织中进行，其合成并非是其水解的逆过程，而是 2 分子脂酰 CoA 经过磷酸甘油转酰基酶催化，将酰基转移到磷酸甘油分子上，生成磷酸甘油二酯，又称磷脂酸。然后经水解脱去磷酸，再与另一个分子脂酰 CoA 作用，结果生成脂肪。

三、磷脂的代谢

含磷脂的脂类称磷脂，由甘油为骨架的磷脂统称甘油磷脂，由鞘氨醇构成的磷脂为鞘磷脂。甘油磷脂体内含量最多的是磷脂酰胆碱（卵磷脂，PC），其次为磷脂酰乙醇胺（脑磷脂，PE）等。磷脂的生物功能包括，作为构成生物膜脂双层的基本组分，参与促进脂类的消化吸收及转运，作为肺表面活性物质以及在细胞信息传递中起作用。

（一）甘油磷脂分解代谢

参与甘油磷脂分解代谢的酶有磷脂酶 A、A_2、B、C 及 D 等，磷脂酶类各作用于磷脂分子内特定的酯键，从而在体内发挥不同的作用。磷脂酶 A_1 与磷脂酶 A_2 作用分别水解甘油磷脂第 1、2 位酯键，生成相应当溶血磷脂 2 和溶血磷脂 1。溶血磷脂是很强的去垢剂，能使红细胞及其他细胞膜破裂，引起溶血或细胞坏死。蛇毒和蜂毒中磷脂酶 A_2 含量特别丰富，当毒蛇咬人或毒蜂蛰人后，进入人体内的毒液中磷脂酶 A_2，催化卵磷脂脱去一个脂肪酸分子而生成会引起溶血的溶血卵磷脂，使红细胞膜破裂而发生溶血。不过被毒蛇咬伤后致命并不只是由于溶血，而主要是由于蛇毒中含有多种神经麻痹的蛇毒蛋白。磷脂酶 C 存在于动物脑及蛇毒分泌的毒素中，能专一地水解卵磷脂第 3 位磷酸酯键，生成二酰甘油和磷酸胆碱。磷脂酶 D 能专一地水解卵磷脂第 4 位酯键，生成磷脂酸和胆碱。

（二）甘油磷脂的生物合成

1. 合成的部位 全身各组织细胞内质网均有合成磷脂的酶系，因此均能合成甘油磷脂，但以肝、肾及肠等组织最为活跃。

2. 合成的原料 甘油磷脂合成的原料为脂肪酸、甘油、磷酸盐、胆碱、丝氨酸、肌醇、

ATP、CTP 等。脂肪酸主要由葡萄糖转化而来,但分子中与甘油第二位羟基成酯的一般是多不饱和脂肪酸,主要是必需脂肪酸,需要由食物供应,胆碱、乙醇胺可由丝氨酸及甲硫氨酸在体内转变生成,亦可从食物摄取。

3. 合成过程 其合成方式包括两种:

(1) CDP-乙醇胺途径或CDP-胆碱途径:乙醇胺可由丝氨酸脱羧后生成,然后从 SAM 获得 3 个甲基即可合成胆碱。乙醇胺或胆碱在激酶催化下由 ATP 提供能量发生磷酸化生成磷酸乙醇胺或磷酸胆碱,然后在转胞苷酶的催化下与胞苷三磷酸(CTP)作用生成胞苷二磷酸乙醇胺(CDP-乙醇胺)或胞苷二磷酸胆碱(CDP-胆碱),它们再与甘油二酯作用生成磷脂酰乙醇胺(脑磷脂)或磷脂酰胆碱(卵磷脂)磷脂酰乙醇胺也可从 S-腺苷蛋氨酸(SAM)获得 3 个甲基而生成磷脂酰胆碱。

(2) CDP-DG 途径:磷脂酰肌醇、磷脂酰丝氨酸及二磷脂酰甘油(心磷脂)由此途径合成。首先生成磷脂酸与上述途径相同,不同的是磷脂酸不被磷酸酶水解,而由 CTP 提供能量,在磷脂酰胞苷转移酶的催化下,生成活化的 CDP-DG,然后在相应合成酶的催化下,分别与丝氨酸、肌醇或磷脂酰甘油缩合,即生成磷脂酰丝氨酸(PS)、磷脂酰肌醇(PI)或心磷脂等。磷脂生物合成的两条途径中,有一个共同的关键化合物,就是 CDP,他既是合成的中间产物的必要组成,又为合成反应提供所需的能量。

必需脂肪酸或胆碱等原料缺乏可引起的脂肪肝,临床应用胆碱、蛋氨酸及其他辅助因子制成复方制剂,增加磷脂的合成。肌醇促进脂蛋白的合成和脂类的运输,因而起到抗脂肪肝的作用。

四、胆固醇的代谢

胆固醇是构成生物膜的重要成分,可调节生物膜的流动性,同时它是合成胆汁酸、类固醇激素及维生素 D 等生理活性物质的前体。机体所需胆固醇主要通过自身合成,仅从食物摄取少量。

(一) 胆固醇的合成

1. 合成部位 除脑组织和成熟红细胞外,几乎全身各组织细胞的胞浆及滑面内质网膜上存在胆固醇合成酶系,可催化合成胆固醇,体内的胆固醇 70% ~ 80% 由肝脏合成。10% 由小肠合成。

2. 原料 以乙酰 CoA、NADPH 等为原料合成胆固醇。乙酰 CoA 须通过柠檬酸-丙酮酸循环机制转运至胞浆中进行合成。每转运 1 分子乙酰 CoA 要消耗 1 分子 ATP。

3. 过程 胆固醇合成复杂,大致可分为三个阶段:

(1) 甲羟戊酸的合成:在胞液中,首先由 2 分子乙酰 CoA 缩合为乙酰乙酰 CoA,然后再与另一分子乙酰 CoA 缩合生成 HMGCoA,后者在内质网膜 HMGCoA 还原酶的催化下,由 NADPH 供氢,还原生成甲羟戊酸(MVA)。HMGCoA 是合成胆固醇及酮体的重要中间产物,在线粒体中裂解生成酮体,在胞液中则还原为 MVA。

(2) 鲨烯的合成:MVA 由 ATP 提供能量,在胞浆内一系列酶的催化下,经过脱羧、磷酸化、缩合、还原等过程,即生成 30 碳的鲨烯。

(3) 胆固醇的合成:鲨烯经环化、氧化、脱羧、还原等反应,脱去 3 个甲基最终生成 27 碳的胆固醇。每合成1分子胆固醇需要18分子乙酰CoA、36分子ATP及16分子NADPH。

4. 调节 HMGCoA还原酶是胆固醇合成的限速酶,各种因素对胆固醇合成的调节主要是通过对HMGCoA还原酶活性的影响来实现的。胆固醇可反馈抑制HMGCoA还原酶活性;饥饿可使HMGCoA还原酶活性降低,合成原料减少,相反,摄取高糖、高脂等膳食后,肝HMGCoA还原酶活性增加;甲状腺素除能促进HMGCoA还原酶的合成外,还能促进胆固醇转变为胆汁酸,此作用较前者强。因此,甲亢患者血清胆固醇含量反而降低。

(二) 胆固醇在体内的代谢转化

胆固醇在体内的代谢去路包括转变为胆汁酸、类固醇激素及维生素D等。

1. 转变为胆汁酸 在肝中转变为胆汁酸是胆固醇在体内代谢的主要去路。

2. 转化为类固醇激素 在肾上腺皮质、睾丸、卵巢等内分泌腺可以胆固醇为原料合成肾上腺皮质激素、性激素等。

3. 转变为维生素D 胆固醇在肝脏转化为7-脱氢胆固醇,通过血液运输至皮下储存,经阳光中紫外线的照射,7-脱氢胆固醇即转变为维生素D_3,后者经肝、肾羟化酶的作用最终生成具有活性的1,25-$(OH)_2VD_3$。

第7节 蛋白质的代谢

蛋白质在体内首先水解成为氨基酸,再进一步代谢。所以氨基酸代谢是蛋白质分解代谢的中心内容。氨基酸代谢包括合成代谢和分解代谢,本节的重点是氨基酸在体内的分解代谢。

一、蛋白质的营养作用

(一) 蛋白质的生理功能

蛋白质是组织细胞的主要成分,因此维持细胞、组织的生长、发育、更新、修补;以及运输、代谢调节、催化作用等功能;蛋白质也是能源物质,供给能量。

(二) 氮平衡

蛋白质的含氮量平均约16%,食物中的含氮物质绝大多数是蛋白质,因此机体内蛋白质代谢的概况可根据氮平衡实验来确定。即测定尿与粪中的含氮量(排出氮)及摄入食物的含氮量(摄入氮)之间的关系,它反映人体蛋白质的合成与分解代谢概况。氮平衡有三种关系。

1. 氮总平衡 摄入氮=排出氮,称为氮总平衡。它反映正常成人的蛋白质代谢情况,即氮的“收支”平衡。

2. 氮正平衡 摄入氮>排出氮,称为氮正平衡。它表示部分摄入的氮用于合成体内蛋白质。儿童、孕妇及恢复期病人属于此种情况。

3. 氮负平衡 摄入氮<排出氮,称氮负平衡。例如,长期饥饿或消耗性疾病患者等。

（三）蛋白质的营养价值

人体内有 8 种氨基酸不能合成，必须由食物供给，称营养必需氨基酸，含有必需氨基酸种类多和数量足的蛋白质营养价值高，反之营养价值低。人体内有 8 种必需氨基酸即：缬氨酸、亮氨酸、异亮氨酸、苏氨酸、赖氨酸、色氨酸、苯丙氨酸和蛋氨酸（甲硫氨酸）。蛋白质的互补作用是指几种营养价值较低的食物蛋白质混合食用，相互补充必需氨基酸的种类和数量，从而提高蛋白质在体内的利用率。

二、氨基酸的一般代谢

体内蛋白质处于不断降解和合成的动态平衡。食物蛋白质经消化而被吸收的氨基酸（外源氨基酸）与体内组织蛋白质降解产生的氨基酸（内源氨基酸）以及体内其他各种来源的氨基酸，通过血液循环在各组织之间转运参与代谢，外源性与内源性的氨基酸共同构成“氨基酸代谢库”参与体内代谢。正常情况下，氨基酸来源和去路处于动态平衡。

（一）氨基酸的脱氨基作用

脱氨基作用是氨基酸分解代谢的主要途径。体内的氨基酸可通过多种方式脱去氨基，包括氧化脱氨基作用、转氨基作用、联合脱氨基作用及嘌呤核苷酸循环，其中联合脱氨基作用是氨基酸脱氨基的主要方式。

1. 氧化脱氨基 α-氨基酸脱氨伴有氧化反应的过程，称为氧化脱氨基作用。催化氨基酸脱氨氧化的酶有两类：氨基酸氧化酶；即对 L-氨基酸有专一性的 L-氨基酸氧化酶和对 D-氨基酸有专一性的 D-氨基酸氧化酶，它们都是以 FAD 为辅酶的氧化脱氨酶。在有分子氧存在的情况下，氨基酸氧化酶也能催化辅酶的氧化，反应产生有毒性的过氧化氢（H_2O_2），可被过氧化氢酶降解。由于L-氨基酸氧化酶在体内分布不广泛，活性也不高，D-氨基酸氧化酶活性虽高，但体内缺少 D-氨基酸，所以这两种氨基酸氧化酶在体内都不起主要作用。L-谷氨酸脱氢酶：它催化 L-谷氨酸脱氨生成 α-酮戊二酸，其辅酶是 NAD^+ 或 $NADP^+$。谷氨酸脱氢酶是由 6 个亚基组成的变构调节酶，GTP 和 ATP 是它的变构抑制剂，GDP 和 ADP 是它的变构激活剂，所以当机体能量水平低时，氨基酸的氧化分解速度增加。此酶分布广，特别是在肝、肾和脑中活性较强，肌肉中活性较低，其最适 pH 为 7.6~8.0 故在生理条件下可发挥较大的作用。

2. 转氨作用 氨基酸的转氨基作用是指在转氨酶的催化下，α-氨基酸和 α-酮酸之间发生的氨基转移反应。使原来的氨基酸转变成相应的酮酸，而原来的酮酸转变成相应的氨基酸。

转氨酶种类很多，在体内广泛分布，不同的氨基酸各有特异的转氨酶催化其转氨反应，其中较为重要并且分布最广泛的是天冬氨酸氨基转移酶（也称谷草转氨酶，GOT）和丙氨酸氨基转移酶（也称谷丙转氨酶，GPT）。

转氨酶催化可逆反应，平衡常数约为 1.0 左右，说明催化反应可以向两个方向进行，所以，转氨基作用既参与氨基酸的分解代谢，也是体内非必需氨基酸合成的重要途径。转氨酶以磷酸吡哆醛（维生素 B_6）为辅酶，氨基酸和磷酸吡哆醛形成醛亚胺，经双键移位、水解放出相应的酮酸和磷酸吡哆胺；磷酸吡哆胺和酮酸反应形成醛亚胺，再经双键移位、水解放出磷酸吡哆醛,并形成相应的氨基酸。

体内各组织器官中转氨酶的活性差异大,正常时转氨酶主要分布在细胞内,特别是肝脏和心肌,而血清中上述两种酶活性低。若因疾病使细胞膜通透性增加、组织坏死或细胞破裂等。可有大量转氨酶从细胞内释放入血,结果使血清转氨酶活性增高。如心肌梗死患者,血清异常 GOT 增高;肝脏病患者,尤其是急性传染性肝炎、血清 GOT 和 GPT 异常的升高。故转氨酶活性测定可作为临床的辅助诊断和预后的参考指标,新药研究中,有关治疗肝脏疾病的药物,或涉及在肝脏解毒的药物等,也常测定转氨酶的活性作为重要的观察指标。

3. 联合脱氨基作用 由两种(以上)酶的联合催化作用,使氨基酸的α-氨基脱下并产生游离 NH_3 和相应α-酮酸的过程,称为联合脱氨作用。这是体内氨基酸的脱氨基地主要方式。联合脱氨作用有以下两种类型:转氨作用偶联氧化脱氨;在肝、肾等组织中,氨基酸首先与α-酮戊二酸在转氨酶催化下生成相应的α-酮酸和谷氨酸,谷氨酸在L-谷氨酸脱氢酶作用下生成α-酮戊二酸和 NH_3,大多数氨基酸都可以进行脱氨基作用。上述联合脱氨基作用是可逆的,所以也是体内合成非必需氨基酸的主要途径。嘌呤核苷酸循环;由于骨骼肌和心肌中L-谷氨酸脱氢酶的活性弱,难以进行联合脱氨基作用,在肌肉中氨基酸可以通过嘌呤核苷酸循环进行脱氨基作用。即氨基酸首先通过连续的转氨基作用,将氨基转移给草酰乙酸,生成天冬氨酸,天冬氨酸与次黄嘌呤核苷酸生成腺苷酸代琥珀酸,后者经裂解生成 AMP 并释放延胡索酸。AMP 在腺苷酸脱氨酶催化下脱去氨基生成次黄嘌呤核苷酸。次黄嘌呤核苷酸再参加第二次循环,故将此中联合脱氨基作用称为嘌呤核苷酸循环。

(二) α-酮酸代谢

氨基酸脱氨基后生成的α-酮酸主要代谢途径有三:①通过转氨基作用合成非必需氨基酸。②转变成糖、脂类。体内能转变成糖的氨基酸称生糖氨基酸;能转变成酮体的称生酮氨基酸;二者兼备的称生糖兼生酮氨基酸。大多数氨基酸为生糖氨基酸。③氧化供能。

(三) 氨的代谢

正常情况下血氨的来源与去路保持动态平衡,但氨是一种有毒物质,实验证明氨是强烈的神经毒物。正常人血浆中氨的浓度不超过0.1mg/100ml,某些原因使血氨增高,可引起脑功能紊乱。体内氨的来源:组织中氨基酸脱氨基作用,是体内氨的主要来源;肠道吸收的氨;有两个来源,腐败作用产生的氨,肠道尿素经肠道细菌尿素酶水解产生的氨。NH_3 比 NH_4^+ 易吸收,临床上对高血氨病人采用弱酸性液做结肠透析,禁止用碱性液灌肠,是为了减少氨的吸收。肾小管上皮细胞分泌的氨,主要来自谷氨酰胺的水解;胺类、嘌呤、嘧啶等含氮物质的分解亦可以产生小部分氨。氨的去路:尿素合成;谷氨酰胺的生成;参与合成某些重要的含氮化合物及以铵盐形式由尿排出。

1. 氨的运输 氨对机体是有毒的,在血液中主要以无毒的丙氨酸及谷氨酰胺两种形式运输:丙氨酸-葡萄糖循环;肌肉中的氨基酸经转氨基将氨基转移给丙酮酸生成丙氨酸,经血液到肝脏。在肝中脱去氨基,用于合成尿素。生成的酮酸可转成葡萄糖随血液到达肌肉组织,经糖分解途径生成丙酮酸,再加氨基生成丙氨酸,称为丙氨酸-葡萄糖循环。该循环使肌肉中氨以无毒的丙氨酸形式运输到肝脏，以进行进一步代谢，肝又为肌肉提供了生成丙酮酸的葡萄糖，供肌肉活动能量的需要。谷氨酰胺的运氨作用；谷氨酰胺是脑、肌肉等组织向肝脏或肾脏运输氨的另一种形式。氨与谷氨酸在谷氨酰胺合成酶的作用下合成谷氨酰胺，进血液输送到肝或肾，再经谷氨酰胺酶水解为谷氨酸及氨，在肝可合成尿素，在肾则以铵盐形式由尿排出。谷氨酰胺的生成不仅是氨的解毒重要方式，也是氨的运输和储存形式。故临床上对肝性脑病患者服用或输入谷氨酸盐以降低血氨的浓度。

2. 尿素的生成 正常情况下，氨在体内主要的去路是在肝脏合成尿素，只有少部分在肾以铵盐形式由尿排出。尿素在肝细胞经鸟氨酸循环合成。使有毒的氨合成无毒的尿素，随尿液排出体外。尿素合成可分为以下四步反应：

（1）氨基甲酰磷酸的合成：氨与 CO_2在氨基甲酰磷酸合成酶Ⅰ（CPS-Ⅰ）催化下生成氨基甲酰磷酸，反应在线粒体内进行，消耗 2 分子 ATP，氨基甲酰磷酸合成酶的变构激活剂是 *N*-乙酰谷氨酸。

（2）瓜氨酸合成：氨基甲酰磷酸和鸟氨酸缩合成瓜氨酸，瓜氨酸通过线粒体膜到达胞液。

（3）精氨酸的生成：在胞液中，瓜氨酸与天冬氨酸在精氨酸代琥珀酸合成酶催化下，缩合成精氨酸代琥珀酸，后者裂解为精氨酸和延胡索酸；消耗 1 分子 ATP（2 个高能磷酸）。精氨酸胍基中的一个氮原子由天冬氨酸提供，生成的延胡索酸转变草酰乙酸，后者又与谷氨酸经转氨基反应生成天冬氨酸。谷氨酸的氨基可来自体内多种氨基酸，由此可见，多种氨基酸的氨基也可通过天冬氨酸的形式直接参与尿素的合成。

（4）尿素的生成；精氨酸在胞液中由精氨酸酶催化，水解生成尿素和鸟氨酸，鸟氨酸再进入线粒体参与瓜氨酸的合成，如此反复循环，尿素不断合成，所以尿素合成又称鸟氨酸循环（图 5-23）。

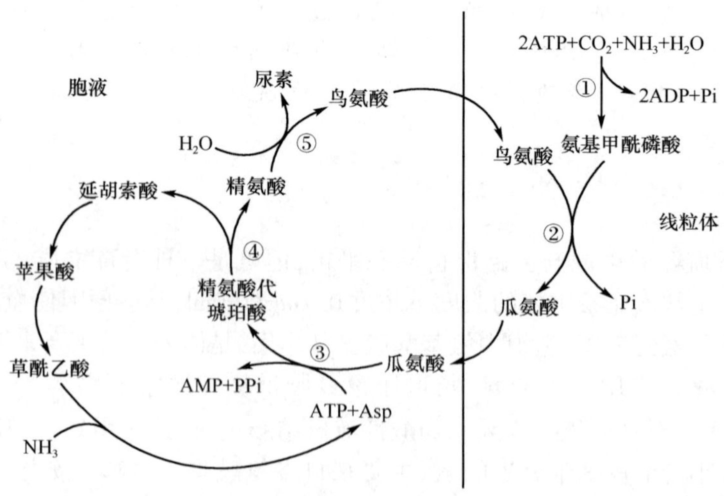

图 5-23 尿素合成途径

尿素生成受多种因素的调节，以保证及时、充分地解除氨毒。氨基甲酰磷酸的生成是尿素合成的重要步骤，*N*-乙酰谷氨酸是 CPS-Ⅰ的别构激活剂，它由乙酰辅酶 A 和谷氨酸通过 *N*-乙酰谷氨酸合成酶催化而生成，精氨酸是 *N*-乙酰谷氨酸合成酶的激活剂。2 分子的 NH_3和 1 分子 CO_2通过鸟氨酸循环生成 1 分子的尿素，其中第二分子的 NH_3以天冬氨酸的形式参与合成。尿素合成是一个耗能过程,合成1分子尿素需消耗4个高能键。

肝脏受损时血氨浓度升高称高氨血症。高氨血症引起脑功能障碍称肝性脑病。临床上,应用谷氨酸、精氨酸和鸟氨酸等,增加尿素合成,或用抗生素药物抑制氨的来源。

案例 5-6

患者,女性,47岁,农民。患慢性肝炎10余年,近半年食欲不振加剧,厌油腻,腹胀,乏力服保肝药治疗,三天前呕血约150ml,黑便3次而后精神异常,烦躁不安,尿少,今晨意识不清入院。体检检查:体温37.4℃,脉搏106次/分,呼吸20次/分,血压14/9kPa,神志不清、幻觉,巩膜轻度黄疸,双瞳孔正常大小,腱反射减弱,心电检测无异常,立即使用甘露醇250ml静脉滴注及输液,约3小时后患者清醒。醒后检查其记忆力、判断力和计算力等均为正常。实验室检查:血清胆红素42μmol/L,ALT140U/L,血氨150μmol/,BUN12.5mmol/L,血清总蛋白54g/L,A24g/L,G30g/L,A/G<1。

诊断:肝硬化并发肝性脑病。

问题

1. 该病的发病机制是什么?
2. 从生化角度探讨肝昏迷治疗的原则。

(四) 氨基酸脱羧基作用

体内部分氨基酸可进行脱羧基作用,生成相应的胺类。催化这些反应的是氨基酸脱羧酶,其辅酶是磷酸吡哆醛。

1. 谷氨酸脱羧生成γ-氨基丁酸 谷氨酸在谷氨酸脱羧酶催化生成γ-氨基丁酸。

2. 组氨酸脱羧生成组胺 组氨酸在组氨酸脱羧酶催化生成组胺。

3. 色氨酸脱羧生成5-羟色胺 色氨酸在色氨酸脱羧酶催化生成5-羟色胺。

4. 多胺生成 鸟氨酸在脱羧酶催化下,生成精脒和精胺,它们是多胺化合物。多胺化合物是调节细胞生长的重要物质。

人体内有20多种氨基酸,由于化学结构上的共性表现出共同的代谢规律。但是氨基酸R基各异,每种氨基酸又各有其代谢特点,这些氨基酸通过某些特殊途径生成一些具有生理意义含氮化合物。

(安徽中医药大学 汪远金)

第6章　医学分子生物学基础

分子生物学是研究核酸、蛋白质等生物大分子的结构、功能及其相互关系，从而阐明生命现象本质的学科，是医学科学中的一门重要基础课程。分子生物学的发展为人类认识生命现象带来了前所未有的机会，也为人类利用和改造生物创造了极为广阔的前景。

第1节　医学分子生物学的进展与研究内容

一、分子生物学的发展简史

分子生物学的发展大致可分为两个阶段。

（一）准备和酝酿阶段

从19世纪后期到20世纪50年代初，是现代分子生物学诞生的准备和酝酿阶段。在这一阶段，人们对生命本质的认识取得了两个重大突破：

1. 确定了蛋白质是生命的主要基础物质　19世纪中期，法国微生物学家Pasteur通过对酵母发酵研究，认为酒精发酵是酵母细胞活动的结果，没有生物则没有发酵。而德国化学家Liebig则认为发酵是由化学物质引起的。1878年，德国科学家Kühne首次提出“Enzyme”，意思是“在酵母中”（希腊文），确立了“酶”这个名称。1897年，E. Buchner证明发酵是由酶，而不是活酵母细胞引起的，并推测酶的化学本质是蛋白质。1926年，J. Sumner证明酶具有蛋白质性质，明确提出酶的化学本质是蛋白质。随后，Northrop等又提纯和结晶了一些酶（包括尿素酶、胃蛋白酶、胰蛋白酶、细胞色素C、肌动蛋白等），证明酶的本质是蛋白质。后续研究发现生命的许多基本现象（物质代谢、能量代谢、消化、呼吸、运动等）都与酶和蛋白质相联系，可以用提纯的酶或蛋白质在体外实验中重复出来。

2. 确定了生物遗传的物质基础是DNA　1868年，瑞士科学家F. Miescher从细胞中分离出一种含磷很高的物质，称为核素（nuclein，实际是核蛋白）。同期，奥地利的学者孟德尔提出遗传因子（hereditary factor）的概念。1889年，生物化学家Altmann首先制备了不含蛋白的核酸制品并引入“核酸”这一名词。1909年，丹麦生物学家W.Johannsen根据希腊文“给予生命”之义，创造了基因（gene）一词，并以此代替孟德尔的“遗传因子”。随后，美国遗传学家摩尔根（T.H.Morgan）以果蝇作为实验材料，首次将性状与基因联系起来，创立了遗传的染色体理论，奠定了现代遗传学的基石。20世纪20~30年代已确认自然界有两大类核酸即脱氧核糖核酸（DNA）和核糖核酸（RNA），并阐明了核苷酸的组成。1943年，E.Chargaff的研究发现四种碱基之间的比例嘌呤：嘧啶总是为1，由此提出碱基配对理论。1944年O. T. Avery等证明了肺炎球菌转化因子是DNA；1952年A. D. Hershey和M. Chase用^{35}S和^{32}P分别标记T_2噬菌体的蛋白质和核酸，经大肠埃希菌转染实验进一步证明了DNA是遗传物质。

（二）现代分子生物学的建立和发展阶段

从50年代初到70年代初，以1953年Watson和Crick（图6-1）提出的DNA反向平行双螺旋结构模型作为现代分子生物学诞生的里程碑，开创了分子遗传学基本理论建立和发展的黄金时代。DNA双螺旋发现的最深刻意义在于：确立了核酸作为信息分子的结构基础，提出了碱基配对是核酸复制、遗传信息传递的基本方式；从而最后确定了核酸是遗传的物质基础，为认识核酸与蛋白质的关系及其在生命中的作用打下了最重要的基础。在此期间的主要进展包括：

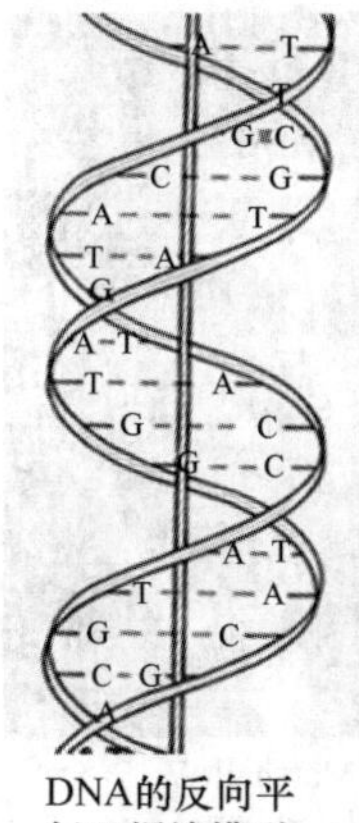
DNA的反向平行双螺旋模型

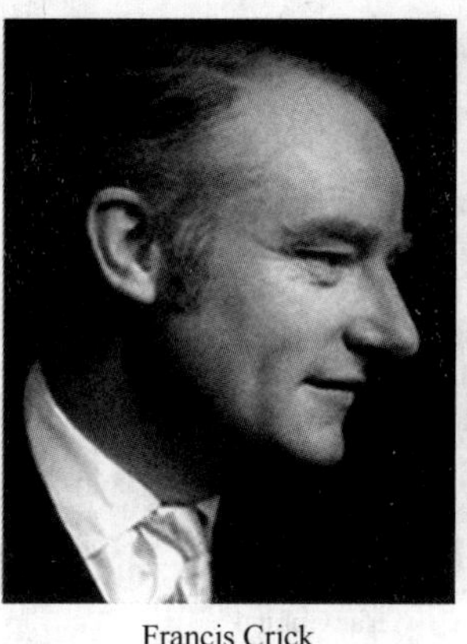
Francis Crick

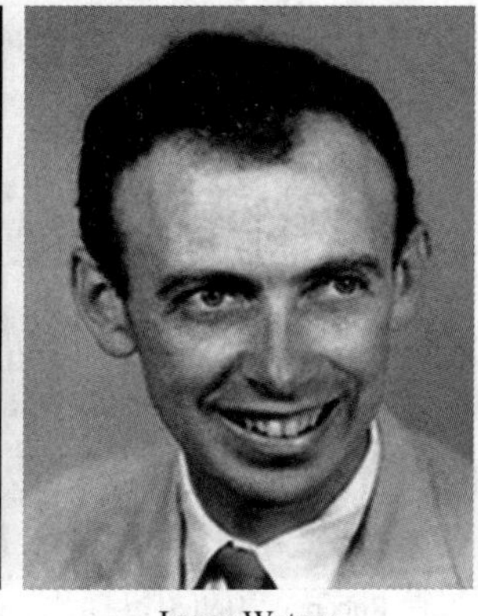
James Watson

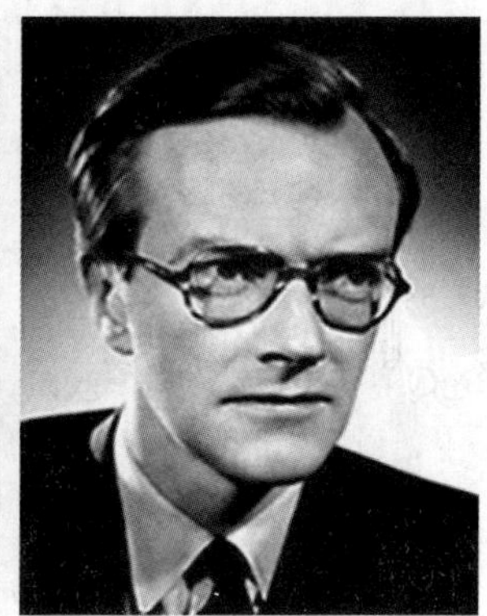
Maurice Wilkins

图6-1　1953年，Watson和Crick提出了DNA的反向平行双螺旋模型，随后Wilkins通过对DNA分子的X射线衍射研究证实了这一模型。他们因此共享1962年的诺贝尔生理医学奖

1. 遗传信息传递中心法则的建立　在发现DNA双螺旋结构同时，Watson和Crick就提出DNA复制的可能模型。其后在1956年A. Kornbery首先发现DNA聚合酶；1958年Meselson及Stahl用同位素标记和超速离心分离实验为DNA半保留模型提出了证明。1965年，法国科学家Jacob和Monod提出并证实了操纵子（Operon）作为调节细菌细胞代谢的分子机制，同时他们还预言了mRNA分子的存在。1968年Okazaki（冈崎）提出DNA不连续复制模型；1972年，Paul Berg首次完成了体外DNA重组；同期的研究还发现DNA复制开始需要RNA作为引物，并获得了DNA拓扑异构酶；对真核DNA聚合酶特性做了分析研究，这些都逐渐完善了对DNA复制机制的认识（图6-2）。

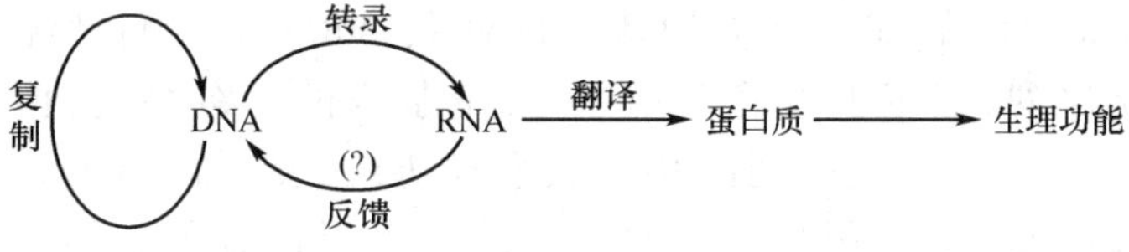

图6-2　遗传信息传递的中心法则

在研究DNA复制将遗传信息传给子代的同时，提出了RNA在遗传信息传到蛋白质过程中起着中介作用的假说。1958年Weiss及Hurwitz等发现依赖于DNA的RNA聚合酶；1961年Hall和Spiege-lman用RNA-DNA杂交证明mRNA与DNA序列互补，逐步阐明了RNA转录合成的机理。

2. 认识到蛋白质是接受 RNA 的遗传信息而合成 20 世纪 50 年代初 Zamecnik 等在形态学和分离的亚细胞组分实验中已发现微粒体(microsome)是细胞内蛋白质合成的部位;1957 年 Hoagland、Zamecnik 及 Stephenson 等分离出 tRNA 并对它们在合成蛋白质中转运氨基酸的功能提出了假设;1961 年 Brenner 及 Gross 等观察了在蛋白质合成过程中 mRNA 与核糖体的结合;1965 年 Holley(图 6-3)首次测出了酵母丙氨酸 tRNA 的一级结构;特别是在 60 年代 Nirenberg、Ochoa 以及 Khorana 等几组科学家的共同努力破译了 RNA 上编码合成蛋白质的遗传密码,随后研究表明这套遗传密码在生物界具有通用性,从而认识了蛋白质翻译合成的基本过程。

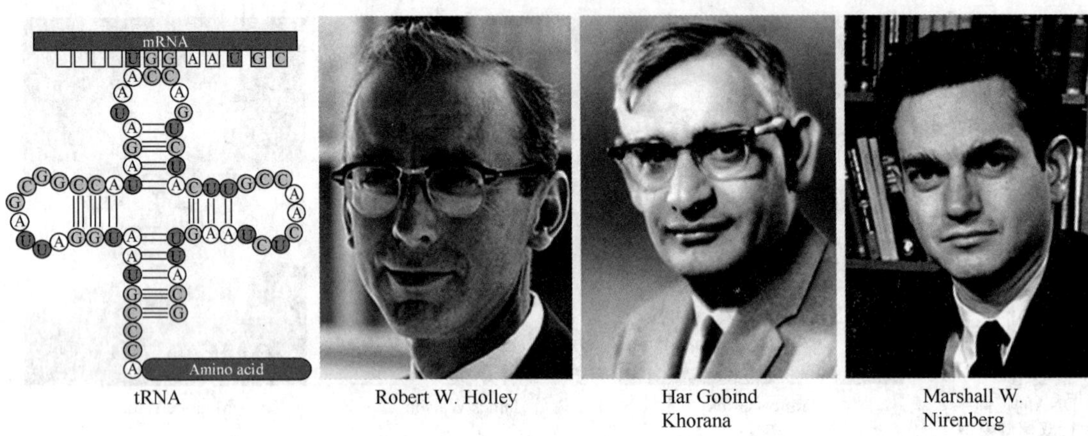

图 6-3 1968 年的诺贝尔生理学与医学奖由 Holly、Khorana 和 Nirenberg 三人分享。他们的主要贡献:Holly 首次阐明了酵母丙氨酸 tRNA 的核苷酸序列,并证实所有 tRNA 在结构上具有相似性;Khorana 第一个合成了核酸分子,并且人工复制了酵母基因; Nirenberg 阐明了遗传密码及其在蛋白质合成中的作用

上述重要发现共同建立了以中心法则为基础的分子遗传学基本理论体系。1970 年 Temin 和 Baltimore 又同时从鸡肉瘤病毒颗粒中发现以 RNA 为模板合成 DNA 的反转录酶,又进一步补充和完善了遗传信息传递的中心法则。

以上简要介绍了分子生物学的发展过程,从 20 世纪 70 年代开始,分子生物学逐步形成,近 40 年来,前沿的分子生物学和基础的生物化学出现了惊人的进展,并影响到整个生命科学,成为自然科学领域的带头学科。至今分子生物学仍在迅速发展中,新成果、新技术不断涌现,这也从另一方面说明分子生物学发展还处在初级阶段。我们对地球上千姿万态的生物携带庞大的生命信息的了解,还只是极少的一部分;还未认识核酸、蛋白质组成生命的许多基本规律。即使到 2005 年我们已经获得人类基因组 DNA3×10^9bp 的全序列,确定了人的 3 万~4 万个基因的一级结构,但是要彻底搞清楚这些基因产物的功能、调控、基因间的相互关系和协调,要理解 80% 以上非蛋白质编码的基因序列的功能,都还要经历漫长的研究道路。可以说分子生物学的发展前景光辉灿烂,道路还会艰难曲折。

二、分子生物学的主要研究内容

分子生物学的研究内容主要包含以下四部分：

（一）DNA 重组技术

DNA 重组技术（又称基因工程）是 20 世纪 70 年代初兴起的技术科学，目的是将不同 DNA 片段（如某个基因或基因的一部分）按照人们的设计定向连接起来，在特定的受体细胞中与载体同时复制并得到表达，产生影响受体细胞的新的遗传性状。限制性内切酶、DNA 连接酶及其他工具酶的发现与应用则是这一技术得以建立的关键。

（二）基因表达调控研究

基因表达调控主要表现在信号传导研究、转录因子研究及 RNA 剪辑 3 个方面。因为蛋白质分子参与并控制了细胞的一切代谢活动，而决定蛋白质结构和合成时序的信息都由核酸（主要是脱氧核糖核酸）分子编码，表现为特定的核苷酸序列，所以基因表达实质上就是遗传信息的转录和翻译。

（三）生物大分子的结构功能研究

生物大分子的结构功能研究（又称结构分子生物学）就是研究生物大分子特定的空间结构及结构的运动变化与其生物学功能关系的科学。它包括结构的测定、结构运动变化规律的探索及结构与功能相互关系的建立 3 个主要研究方向。最常见的研究三维结构及其运动规律的手段是 X 射线衍射的晶体学（又称蛋白质晶体学），其次是用二维核磁共振和多维核磁研究液相结构，也有人用电镜三维重组、电子衍射、中子衍射和各种频谱学方法研究生物高分子的空间结构。

（四）基因组、功能基因组与生物信息学研究

自 1990 年人类基因组计划在美国正式启动以来，不仅是人类，而且包括了现存的多种动物，植物，甚至一些已经灭绝的动物如猛犸象、尼安德特人的基因组也被相继破译。然而完成基因组的计划只是了解基因的第一步，因为基因组计划不可能直接阐明基因的功能，更不能预测该基因所编码蛋白质的功能与活性，于是提出了“蛋白质组计划”（又称“后基因组计划”或“功能基因组计划”），旨在快速、高效、大规模鉴定基因的产物和功能。巨大的基因组信息必须依靠计算机快速高效运算进行统计分类和结构功能预测，这也带动了生物信息学的发展。

第 2 节　基因与基因工程

一、基因、基因组

早在 19 世纪就已提出了基因（gene）的概念，但一直到 1944 年，Avery 的研究才证实基因是由 DNA 组成的。现代对基因的定义是：基因是 DNA 分子中含有特定遗传信息的一段

核苷酸序列,是遗传物质的最小功能单位。对于编码蛋白质的结构基因来说,基因是决定一条多肽链的 DNA 片段。DNA 是由数量众多的脱氧核苷酸连接而成的生物大分子,4 种核苷酸,即腺嘌呤(A)、胸腺嘧啶(T)、鸟嘌呤(G)和胞嘧啶(C)的连接及其排列顺序,形成了各种特异性的 DNA 片段。DNA 不仅具有严格的化学组成,还具有特殊的高级结构,它主要以有规则的双螺旋形式存在(图 6-4),其基本特点是:

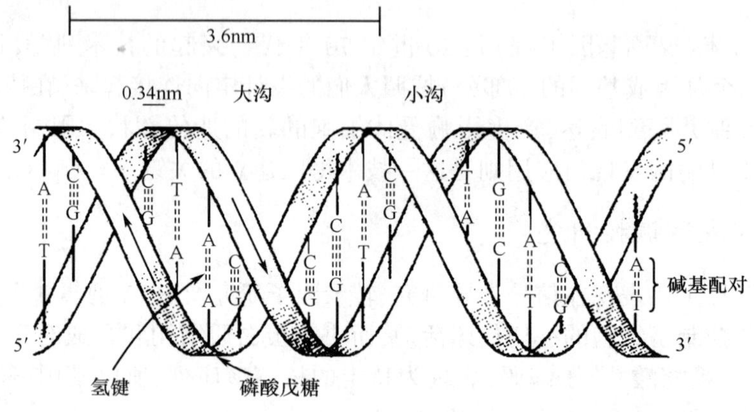

图 6-4　DNA 的反向平行双螺旋结构

(1) DNA 分子是由两条互相平行的脱氧核苷酸长链盘绕而成的。

(2) DNA 分子中的脱氧核糖和磷酸交替连接,排在外侧,构成基本骨架,碱基排列在内侧。

(3) 两条链上的碱基遵循碱基互补配对原则形成碱基对,即 A 只能与 T 配对,G 只能与 C 配对。由于碱基可以任何顺序排列,构成了 DNA 分子的多样性。例如,某 DNA 分子的一条多核苷酸链有 100 个不同的碱基组成,它们的可能排列方式就是 4100。

DNA 的复制是指遗传物质的传代,它以母链 DNA 为模板,按碱基配对原则合成子链,复制除严格按照碱基配对规律进行外,还依赖于酶学的机制比如 DNA 聚合酶对模板的识别、即时校读功能以及 DNA 的修复系统来保证复制的高度保真性。但很多因素如紫外线、电离辐射及烷化剂等能导致 DNA 损伤,引起分子结构改变,如碱基错配、缺失、插入,甚至 DNA 分子重排等,往往导致多种疾病。

案例 6-1

患者,男性,12 岁,因手足反复出水疱 12 年来院就诊。患儿出生后不久即见手足出现水疱,以关节和摩擦部位为著,皮损疼痛明显,夏季重,冬季稍缓解,愈后无瘢痕。体格检查:患儿营养发育好。心肺正常,肝脾未及肿大。皮肤科情况:肘膝关节外侧、掌趾关节背侧见多个厚壁清亮水疱,尼氏征阴性。组织病理:基底细胞空泡变性,表皮真皮间水疱形成。透射电镜显示表皮基底细胞层出现裂隙。家族史:家系四代中共有患者 7 人,每代均有患者。

诊断:单纯性大疱性表皮松解症(EBS)。

问题

1. 单纯性大疱性表皮松解症发病的分子机制？
2. 该病确诊的依据？

基因分子位于染色体上，它可通过复制把遗传信息传递给下一代，从而使后代表现出与亲代相似的性状。染色体位于细胞核内，是以 DNA-蛋白质的纤丝存在于间期核内的遗传物质，因可被碱性染料着色而得名。分为常染色体和性染色体两类。正常人体细胞内有 24 条染色体，它们当中染色体 XY 是决定性别的。一个人体内所有细胞的染色体的长度加起来，足足有 1600 亿公里长。

基因组是指细胞或生物体一条完整单体的全部染色体遗传物质的总和。包括全部基因与调控元件。具体来说，基因组主要指不同的 DNA 功能区域在整个 DNA 分子中的分布情况，既总体 DNA 核苷酸顺序。有时基因组也可以指一大组基因，一个染色体或几个染色体的基因，人类细胞基因组通常指包括 X、Y 染色体在内的 24 条染色体中的所有基因。

人类基因组计划（human genome project，HGP）是美国科学家 T. H. Roderick 于 1986 年率先提出的，旨在阐明人类基因组 30 亿个碱基对的序列，发现所有人类基因并搞清其在染色体上的位置，破译人类全部遗传信息，使人类第一次在分子水平上全面地认识自我。计划于 1990 年正式启动，这一价值 30 亿美元的计划的目标是，为 30 亿个碱基对构成的人类基因组精确测序，从而最终弄清楚每种基因制造的蛋白质及其作用。

从 1996 年起，HGP 研究的重心逐步由“结构”向“功能”转移，这就是“后基因组学”，内容包括功能基因组学和蛋白质组学，另外，基因组与生命形式和生物形态进化的关系研究也将是 21 世纪“后基因组学”开展研究的主要问题。后基因组研究的进展将为医学发展提供更多的线索和机遇。从基因表达谱的变化、细胞内信号转导过程异常等角度认识疾病将是医学发展中的重要变化。后基因组研究将对各种疾病的发生机制做出最终的解释，也将在各个层次和水平上为疾病的诊断和治疗提供新的线索。相信在不久的将来，我们可以利用基因组全序列所提供的信息来进行各种疾病的基因定位研究和治疗。

二、基因工程

1973 年，美国斯坦福大学教授的科恩，从大肠埃希菌里取出了两种不同的质粒，它们各自具有一个抗药的基因。科恩把两种质粒上不同的抗药基因“裁剪”下来，再把这两种基因拼接在同一个质粒中。当这种杂合质粒进入大肠埃希菌体后，这些大肠埃希菌就能抵抗两种药物，而且这种大肠埃希菌的后代都具备双重抗菌性，拉开了基因工程时代的大幕。科恩本人也以 DNA 重组技术发明人的身份向美国专利局申报了世界上第一个基因工程的技术专利。

基因工程能通过人们的意愿对不同生物的遗传基因，进行切割、拼接和重新组合，再转入生物体内，产生出人们期望的产物，或创造出具有新的遗传特征的生物类型。

基因工程的核心技术是 DNA 的重组技术，重组即利用供体生物的遗传物质或人工合成的基因，经过体外或离体的限制酶切割后与适当的载体连接起来形成重组 DNA 分子，然后在将重组 DNA 分子导入到受体细胞或受体生物构建转基因生物，该种生物

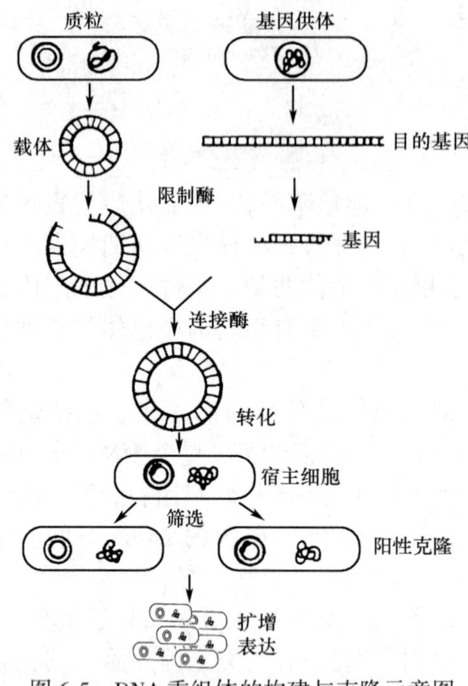

图 6-5 DNA 重组体的构建与克隆示意图

就可以按人类事先设计好的蓝图表现出另外一种生物的某种性状。除 DNA 重组技术外，基因工程还应包括基因的表达技术，基因的突变技术，基因的导入技术等。基因工程一般分为 6 个步骤：①制备目的基因和相关载体；②用特异的限制性内切酶切割目的基因和载体 DNA；③将目的基因与载体 DNA 连接成重组 DNA；④把重组 DNA 导入受体细胞；⑤DNA重组体的筛选和鉴定；⑥DNA重组体的扩增和表达（图 6-5）。

从 20 世纪 80 年代开始，基因工程药品的研制开发和产业化进程迅速，如治疗糖尿病的重组胰岛素，用于抗病毒、抗肿瘤的干扰素等，被广泛应用在医药保健、农牧业、生态环保等领域，基因工程在农、林、牧、渔业也大显身手，已培育出许多高产、优质、抗性强的转基因动植物新品系。大大地促进了人类社会的进步和发展。

案例 6-2

患者，女性，71 岁，因突然言语不清，右侧肢体不能活动 2 小时入院。既往有高血压病、糖尿病，自行服药治疗，但控制欠佳。体格检查：血压 160/90mmHg，神志清楚，运动性失语，右侧巴氏征阳性。急诊颅脑 CT：排除脑出血，左侧大脑中动脉可疑高密度征。

诊断：脑血栓形成。

治疗：因发病在 3 小时以内，经与静脉滴注重组组织型纤溶酶原激活物（rtPA）溶栓，0.9mg/kg，治疗 2 小时后，查体发现右侧肢体肌力恢复到 4 级，复查 CT 颅脑未见脑出血。

问题

1. 动脉粥样硬化血栓形成的分子生物学机制是什么？
2. rtPA 溶栓的分子生物学机制是什么？

第 3 节　蛋白质与蛋白质组学

蛋白质是生命的物质基础，是生物体中含量最丰富、功能最复杂的一类高分子物质。生物体结构越复杂，其蛋白质种类和功能也越繁多。人体中约有十万余种不同的蛋白质，它们不仅作为细胞和组织的结构成分，而且参与生物体的几乎所有生理生化过程，如物质代谢与调节、血液凝固、物质的运输、肌肉收缩、机体防御、细胞信号转导、基因的表达与调控等各种重要的生命过程。

一、蛋白质的合成与加工

蛋白质生物合成是指DNA结构基因中储存的遗传信息通过转录(transcription)生成mRNA,再指导多肽链合成的过程,也称为翻译(translation)。核糖体是蛋白质合成的场所,mRNA是指导多肽链合成的模板,mRNA上每3个核苷酸翻译成蛋白质多肽链上的一个氨基酸,这3个核苷酸就称为一个密码,也叫三联子密码。翻译时从起始密码子AUG开始,沿mRNA5′→3′的方向连续阅读,由tRNA运载各种所需氨基酸,直到终止密码子,生成一条具有特定序列的多肽链。此外,蛋白质的合成还需多种蛋白质因子、其他蛋白质、酶类以及ATP、GTP等供能物质与必要的无机离子等。

从核糖体刚合成释放出的新生多肽链一般不具备蛋白质生物活性,必须经过分子折叠及不同的加工修饰过程才转变为具有天然构象的成熟蛋白,该过程称为翻译后加工(post-translation processing)。蛋白质的空间构象由一级结构所决定,虽然线性多肽链折叠成天然空间构象是自发过程,但实际细胞中大多数天数蛋白质可折叠都是需要其他酶和蛋白质的协助,如分子伴侣、蛋白质二硫键异构酶、肽-脯氨酰顺反异构酶等。蛋白质一级结构的修饰主要包括肽链N端Met或fMet的切除、个别氨基酸的共价修饰、多蛋白的加工以及不必要肽段的切除等。此外还需要经过某些其他的空间结构的修饰,如亚基聚合、辅基连接以及脂酰化等。

成熟的蛋白质被定向输送到最终发挥生物学功能的目标地点。真核生物蛋白不外有三种去向:保留在胞液;进入细胞核、线粒体或其他细胞器;分泌到体液。研究表明,所有靶向输送的蛋白质结构中均存在分选信号,主要为N末端特异的氨基酸序列,可引导蛋白质转移到细胞的特定靶部位发挥功能。

案例 6-3

1985年4月,医学家们在英国首先发现了牛患的一种新病,初期表现行为反常,烦躁不安,步态不稳,经常乱踢以至摔倒、抽搐等中枢神经系统错乱的变化。后期出现强直性痉挛,两耳对称性活动困难,体重下降,极度消瘦,痴呆,不久牛即死亡。然后,专家们对这一世界始发病例进行组织病理学检查,发现病牛中枢神经系统的脑灰质部分形成海绵状空泡,脑干灰质两侧呈对称性病变,神经纤维网有中等数量的不连续的卵形和球形空洞,神经细胞肿胀成气球状。另外,还有明显的神经细胞变性、坏死及淀粉样沉积物。因此,于1986年11月,科学家们将该病定名为牛海绵状脑病(bovine spongiform encephalopathy,BSE),又称“疯牛病”,并首次在英国报刊上报道。十多年来,这种病迅速蔓延,不仅在英国,世界上许多国家如法国、爱尔兰、加拿大、丹麦、葡萄牙、瑞士、德国和美国等先后都有BSE病例发现。对病牛进行免疫组织化学及免疫印迹法检查Prp^{sc}均为阳性。

问题

1. 何谓BSE?是由什么原因引起的?
2. 何谓Prp?其组成、空间结构特征及性质如何?
3. Prp致病的分子机制如何?

二、蛋白质组学

蛋白质组(proteome)的概念是由澳大利亚学者 M. Wilkins 和 K. Williams 于 1994 年首先提出的。是指一个细胞或一个组织或一种生物体的基因组所表达的全部蛋白质。需要指出的是,一个生物体的基因组是相对稳定的,而蛋白质组则是一个动态的概念,即蛋白质组具有时、空差别。

基因是遗传信息的携带者,而基因的表达产物蛋白质才是各种生物功能的执行者。因此功能基因组学的研究如果仅从基因的角度出发是远远不够的,必须从基因转录和蛋白质翻译的全过程着手,才能真正提示基因的功能与生命的活动规律。蛋白质鉴定技术的发展和 HGP 的实施与相继完成,使得"蛋白质学"(proteomics)这一全新的研究领域得以诞生和发展。2001 年,国际人类蛋白质组组织成立,同时提出了人类蛋白质组计划,并相继启动了人类血浆蛋白质组计划、人类肝脏蛋白质组计划、人类脑蛋白质组计划等几个重大国际合作项目上。

蛋白质组学是研究和阐述在不同条件下,一个细胞或生物体中全部蛋白质的组成、结构、性质、与功能及其活动规律的科学。研究内容包括以下几个方面:①蛋白质组作用、成分鉴定、数据库构建、新型蛋白质的发现、同源蛋白持比较、蛋白质加工和修饰分析。②基因产物识别、基因功能鉴定、基因调控机制分析。此外,对蛋白质表达后在细胞内的定位研究也是了解蛋白质功能的重要方面。③重要生命活动的分子机制研究。如细胞周期、细胞分化、与发育、环境反应与调节等。④对人类而言,蛋白质组学的研究最终要服务于人类健康,主要促进分子医学的发展。如医药靶分子的寻找和分析,包括新药靶分子、肿瘤分子标记、人体病理介导分子等。

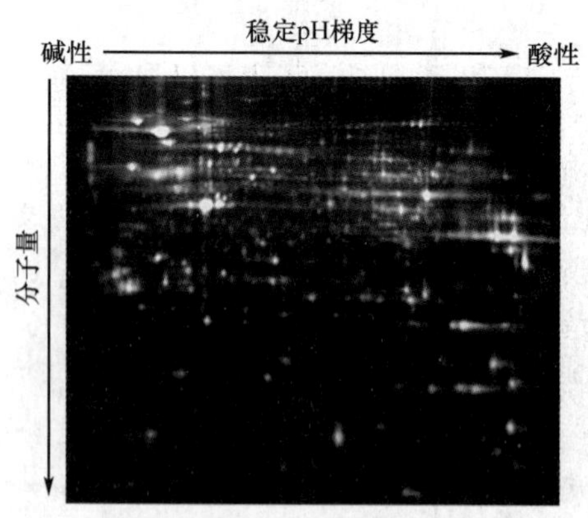

图 6-6　HepG2 细胞所有蛋白质的双向聚丙烯酰胺凝胶电泳(2DGE)

蛋白质组学的研究程序主要包括:蛋白质分离;蛋白质鉴定;鉴定结果的存储、处理、对比和分析。其研究的技术方法有:样品制备;双向凝胶电泳;蛋白质染色;凝胶图像分析;蛋白质分析;蛋白质数据库等。其中双向凝胶电泳技术(图 6-6)、质谱技术、计算机图像分析数据处理与蛋白质数据库是三大基本支撑技术。

现阶段蛋白质学的研究主要用于疾病诊断、研究发病机制,以及药物开发研究等方面。随着功能基因组学研究的进一步拓展,蛋白质研究数据的不断积累,新方法、新技术的突破和生物信息学工具的完善,蛋白质组学的研究一定能在医学及生命科学的各个领域发挥越来越重要的作用,并为人类疾病的研究、防治带来新的思维方式和技术革命。

第4节　基因与疾病

一、基因结构变异

（一）基因突变的定义

突变是指遗传物质发生的可遗传的变异。广义的突变可以分两类：①染色体畸变即染色体数目和结构的改变；②基因突变。狭义的突变，即一般所指的突变仅指基因突变。基因突变是指基因的核苷酸碱基或顺序发生改变。仅涉及DNA分子中单个碱基改变者称点突变。涉及多个碱基的还有缺失、重复和插入等。

（二）基因突变的种类

从DNA碱基顺序改变来分，突变一般可分为碱基置换突变、移码突变、整码突变及染色体错误配对和不等交换4种。

1. 碱基置换突变　一个碱基被另一碱基取代而造成的突变称为碱基置换突变（图6-7）。凡是一个嘌呤被另一个嘌呤所取代，或者一个嘧啶被另一个嘧啶所取代的置换称为转换；一个嘌呤被另一个嘧啶所取代或一个嘧啶被另一个嘌呤所替代的置换称为颠换。由此可产生4种不同的转换和8种不同的颠换。但自然界的突变，转换多于颠换。碱基置换会导致蛋白一级结构氨基酸组成的改变而影响蛋白质生物酶的功能。

由于碱基置换导致核苷酸顺序的改变，对多肽链中氨基酸顺序的影响，有下列几种类型：

（1）同义突变：由于密码子具有兼并性，因此，单个碱基置换后使mRNA上改变后的密码子与改变前所编码的氨基酸一样，肽链中出现同一氨基酸。例如DNA分子模板链中GCG的第三位G被A取代而成GCA，则mRNA中相应的密码子CGC就被转录为CGU，CGC和CGU都是精氨酸的密码子，翻译成的多肽链没有变化，这种突变称为同义突变。同义突变不易检出。据估计，自然界中这样的突变频度占相当高比例。

（2）错义突变：是指DNA分子中的核苷酸置换后改变了mRNA上遗传密码，从而导致合成的多肽链中一个氨基酸被另一氨基酸所取代，这种情况称为错义突变。此时，在该氨基酸前后的氨基酸不改变。例如mRNA分子正常编码顺序为：UAU（酪）GCC（丙）AAA（赖）UUG（亮）AAA（赖）CCA（脯），当第三密码子A颠换为C时，则AAA（赖）→ACA（苏），即上述顺序改变为UAU（酪）GCC（丙）ACA（苏）UUG（亮）AAA（赖）CCA（脯）。错义突变结果产生异常蛋白质和酶。但也有不少基因由于错义突变而产生部分降低活性和异质组分的酶，从而不完全抑制了催化反应，这种基因称为漏出基因。如果由于基因错义突变置换了酶活性中心的氨基酸，因此合成了没有活性的酶蛋白，虽不具有酶活性但有时还具有蛋白质抗原性，其所产生的抗体可与正常蛋白质发生交叉反应。有些错义突变不影响蛋白质或酶的生物活性，因而不表现出明显的表型效应，这种突变可称为中性突变。

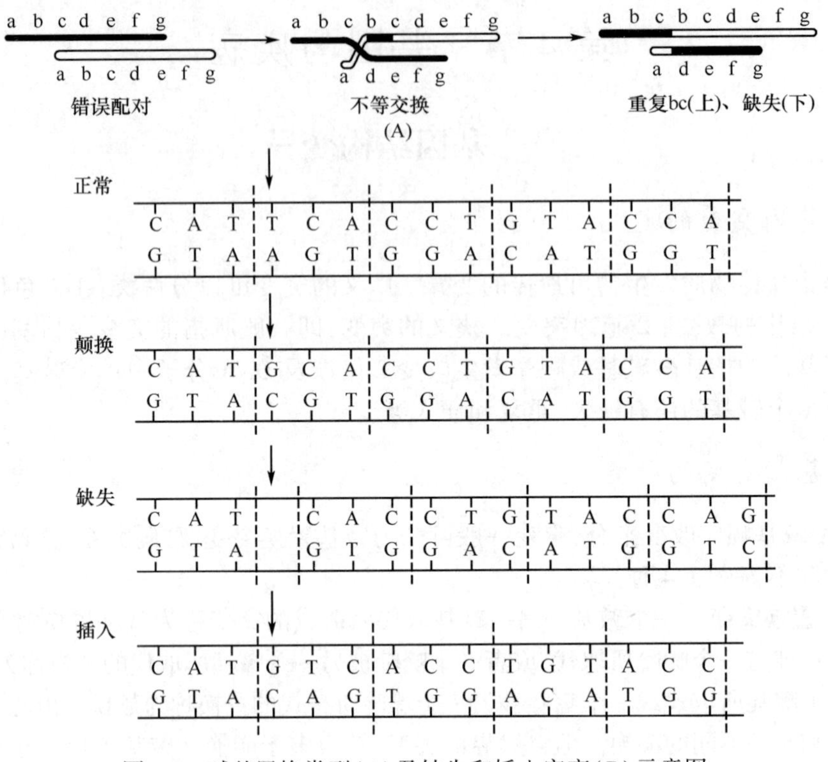

图 6-7　碱基置换类型(A)及缺失和插入突变(B)示意图

(3) 无义突变:当单个碱基置换导致出现终止密码子(UAG、UAA、UGA)时,多肽链将提前终止合成,所产生的蛋白质(或酶)大都失去活性或丧失正常功能,此种突变称为无义突变。例如,DNA 分子模板链中 ATG 的 G 被 T 代替时,相应的 mRNA 上的密码子便从 UAC 变成终止信号 UAA,因此翻译便到此为止,使肽链缩短。无义突变如果发生在靠近 3'末端处,它所产生的多肽链常有一定的活性,表现为渗漏型,这类多肽多半具有野生型多肽链的抗原特异性。

(4) 终止密码突变:当 DNA 分子中一个终止密码发生突变,成为编码氨基酸的密码子时,多肽链的合成将继续进行下去,肽链延长直到遇到下一个终止密码子时方停止,因而形成了延长的异常肽链,这种突变称为终止密码突变,这也是种延长突变。

(5) 抑制基因突变:当基因内部不同位置上的不同碱基发生了两次突变,其中一次抑制了另一次突变的遗传效应,这种突变称为抑制基因突变。例如 Hb Harlem 是 β 链第 6 位谷氨酸变成缬氨酸,第 73 位天冬氨酸变成天冬酰胺;如果单纯 β6 谷氨酸→缬氨酸,则可产生 HbS 病,往往造成死亡。但 Hb Harlem 临床表现却较轻,即 β73 的突变抑制了 β6 突变的有害效应。

2. 移码突变　移码突变是指 DNA 链上插入或丢失 1 个、2 个甚至多个碱基(但不是三联体密码子及其倍数),在读码时,由于原来的密码子移位,导致在插入或丢失碱基部位以后的编码都发生了相应改变。移码突变造成的肽链延长或缩短,取决于移码终止密码子推后或提前出现。

3. 整码突变 如果在DNA链的密码子之间插入或丢失一个或几个密码子,则合成的肽链将增加或减少一个或几个氨基酸,但插入或丢失部位的前后氨基酸顺序不变,称为整码突变或密码子插入或丢失。

4. 染色体错误配对不等交换 染色体错误配对不等交换减数分裂期间,同源染色体间的同源部分发生联会和交换,如果联会时配对不精确,会发生不等交换,造成一部分基因缺失和部分基因重复。这种突变常用于解释大段多核苷酸的丢失和重复。

案例 6-4

Huntington 舞蹈症是一种延迟显性遗传病。患者有大脑基底核变性,主要表现为进行性不自主的舞蹈样症状,常累及躯干和四肢肌肉,并可合并肌肉僵直。随着病情加重,可出现智力衰退,最终形成痴呆。

问题

Huntington 舞蹈症的主要分子生物学机制?

二、原癌基因与抑癌基因

肿瘤的发生与体内基因功能发生改变密切相关,研究表明正常细胞的癌变与多种基因的作用有关。根据这些基因在肿瘤的发生和发展中的生物学作用,按其功能可分为原癌基因、抑癌基因两大类。这两大类基因形成一对既相互对立,又互相制约的关系,从而维持着机体细胞的精细平衡。

(一)原癌基因

1. 原癌基因的定义及特点 原癌基因又称为细胞癌基因,是细胞内与细胞增殖相关的基因,是维持机体正常生命活动所必需的,在进化上高度保守。当原癌基因的结构或调控区发生变异,基因产物增多或活性增强时,细胞过度增殖从而形成肿瘤。原癌基因的特点可概括如下:

(1)广泛存在于生物界中,从酵母到人的细胞普遍存在。

(2)在进化进程中,基因序列呈高度保守性。

(3)它的作用是通过其表达产物蛋白质来体现的;它们的存在对正常细胞不仅无害,而且对维持正常生理功能、调控细胞生长和分化起重要作用,是细胞发育、组织再生、创伤愈合等所必需。

(4)在某些因素(如放射线、某些化学物质等)作用下,原癌基因可发生数量上或结构上的变化而被激活,就会形成癌性的细胞转化基因。

2. 原癌基因的分类 细胞癌基因可按其表达产物的功能和定位分为四类如表6-1。

表 6-1　人类肿瘤的代表性癌基因及其分类

原癌基因作用	癌基因	亚细胞定位	相关人类的肿瘤
生长因子			
PDGF-β 链	*sis*	细胞外	星形细胞瘤，骨肉瘤，乳腺癌等
FGF	*hst*-1	细胞外	胃癌，胶质母细胞瘤
	int-2		膀胱癌，乳腺癌，黑色素瘤
生长因子受体			
具有蛋白激酶活性			
EGFR 家族	*erb-B*1	细胞膜	肺鳞癌，脑膜瘤，卵巢癌等
	*erb-B*2	细胞膜	乳腺癌，卵巢癌，肺部，胃癌等
	*erb-B*3	细胞膜	乳腺癌
csf-1 受体	*fms*	细胞膜	白血病
细胞内信号蛋白			
结合 GTP	*H-ras*	细胞质	甲状腺癌，膀胱癌等
	K-ras	细胞质	结肠癌，肺癌，胰腺癌等
	N-ras	细胞质	白血病，甲状腺癌
非受体酪氨酸激酶	*abl*	细胞质	慢性髓性及急性淋巴细胞性白血病
转录因子			
DNA 结合蛋白	*G-myc*	核内	Burkitt 淋巴瘤
	N-myc	核内	神经母细胞癌，肺小细胞癌
	L-myc	核内	肺小细胞癌

（1）细胞外的生长因子：细胞外信号包括生长因子、激素、神经递质、药物等，它们作用于细胞膜上的受体系统或直接被传递至细胞内，再通过多种蛋白激酶活化，对转录因子进行磷酸化修饰，引发一系列基因的转录激活。例如，sis 基因编码产物。

（2）跨膜的生长因子受体：另一类原癌基因的产物为跨膜受体，它能接受细胞外的生长信号并将其传入胞内。跨膜生长因子受体有胞质结构区域，并具有酪氨酸特异的蛋白激酶活性。例如，C-Src、C-abl。另一些癌基因所编码的激酶不是在酪氨酸上磷酸化，而是使丝氨酸和苏氨酸残基磷酸化。通过这种磷酸化作用，使其结构发生改变，增加激酶对底物的活性，加速生长信号在胞内的传递。

（3）信号传递因子：细胞内信号传导体生长信号到达细胞后，借助一系列胞内信息传递体系，将接受的生长信号由胞内传至核内，促进细胞生长。胞内信号传递体系成员多是原癌基因的成员，或通过这些基因产物的作用影响第二信使。例如，非受体酪氨酸激酶（c-crl、c-bal 等），丝/苏氨酸激酶（c-ras，c-mas），ras 蛋白（H-ras、K-ras 和 N-ras 等）及磷脂酶（crk 产物）。

（4）核内转录因子：已知某些癌基因表达蛋白（如 myc、fos 等）定位于细胞核内，它们能与靶基因的调控元件结合直接调节转录活性起转录因子作用。这些蛋白通常在细胞受到生长因子刺激时迅速表达，促进细胞的生长与分裂过程。c-fos 是一种即刻早期反应（立早）基因。在生长因子、佛波酯、神经递质等作用下，c-fos 能即刻、短暂表达，作为传递信息的第三信使。

3. 癌基因活化的机制

（1）获得启动子与增强子：当逆转录病毒的长末端重复序列（含强启动子和增强子）插入原癌基因附近或内部时，启动下游基因的转录，导致癌变。

(2) 基因易位—染色体易位重排:导致原来无活性的原癌基因移至强启动子或增强子附近而活化。

(3) 原癌基因扩增:原癌基因扩增是原癌基因数量的增加或表达活性的增加,产生过量的表达蛋白也会导致肿瘤的发生。

(4) 点突变:原癌基因在射线或化学致癌剂作用下,可能发生单个碱基的替换——点突变,从而改变了表达蛋白的氨基酸组成,造成蛋白质结构的变异。

(二) 抑癌基因

抑癌基因也称为肿瘤抑制基因,是正常细胞内抑制细胞生长、增殖,促进细胞分化,具有潜在抑癌作用的基因,起负调控,通常认为抑癌基因的突变是隐性的。此类基因突变、缺失或失活,引起细胞恶性转化,导致肿瘤。

1. 抑癌基因失活的途径 抑癌基因失活的途径有:

(1) 等位基因隐性作用:失活的抑癌基因之等位基因在细胞中起隐性作用,即一个拷贝仍以野生型存在,细胞呈正常表型。只有当另一个拷贝失活后才导致肿瘤发生,如Rb基因。

(2) 抑癌基因的显性负性作用:抑癌基因突变的拷贝在另一野生型拷贝存在并表达的情况下,仍可使细胞出现恶性表型和癌变,并使野生型拷贝功能失活,如突变型P53和APC蛋白分别能与野生型蛋白结合而使其失活,进而转化细胞。

(3) 单倍体不足假说:某些抑癌基因的表达水平十分重要,如果一个拷贝失活,另一个拷贝就可能不足以维持正常的细胞功能,从而导致肿瘤发生。如DCC基因一个拷贝缺失就可能使细胞黏附功能明显降低,进而丧失细胞接触抑制,使细胞克隆扩展或呈恶性表型。

抑癌基因的表达产物包括转录调节因子,负调控转录因子,周期蛋白依赖性激酶抑制因子,信号通路的抑制因子,DNA修复因子,与发育和干细胞增殖相关的信号途径组分等(表6-2)。

表6-2 常见抑癌基因的功能

抑癌基因	功能	相关肿瘤
rb	转录调节因子	RB、成骨肉瘤、胃癌、SCLC、乳癌、结肠癌
p53	转录调节因子	星状细胞瘤、胶质母细胞瘤、结肠癌、乳癌、成骨肉瘤、SCLC、胃癌、鳞状细胞肺癌
APC	WNT信号转导组分	结肠腺瘤性息肉、结/直肠癌
WT	负调控转录因子	WT、横纹肌肉瘤、肺癌、膀胱癌、乳癌、肝母细胞瘤
NF-1	GTP酶激活因子	神经纤维瘤、嗜铬细胞瘤、施万细胞瘤、神经纤维瘤
DCC	细胞黏附分子	直肠癌、胃癌
p21	CDK抑制因子	前列腺癌
p15	CDK4、CDK6抑制因子	成胶质细胞瘤
BRCA1	DNA修复因子,与RAD51作用	乳腺癌、卵巢癌
BRCA2	DNA修复因子,与RAD51作用	乳腺癌、胰腺癌
PTEN	磷酯酶	成胶质细胞瘤

2. 常见抑癌基因的作用机制 目前定论的抑癌基因有10余种，必须指出，最初在某种肿瘤中发现的抑癌基因，并不意味其与别的肿瘤无关，恰恰相反，在多种组织来源的肿瘤细胞中往往可检测出同一抑癌基因的突变、缺失、重排、表达异常等，这正说明抑癌基因的变异构成某些共同的致癌途径。由于抑癌基因的分离鉴定研究晚于原癌基因，目前仅对p53和Rb两种抑癌基因的作用机制了解比较充分。

(1) 视网膜母细胞瘤基因(Rb基因)：Rb基因是最早发现的肿瘤抑制基因，最早发现于儿童的视网膜母细胞瘤，因此称为Rb基因。当Rb基因一旦丧失功能或先天性缺乏，视网膜母细胞则出现异常增殖，形成视网膜母细胞瘤。Rb基因失活还见于多种肿瘤，具有一定的广泛性。Rb基因比较大，位于人13号染色体q14，含有27个外显子，转录4.7kb的mRNA，编码蛋白质约为105kb，定位于核内，有磷酸化和非磷酸化两种形式，非磷酸化形式称活性型，能促进细胞分化，抑制细胞增殖。Rb基因对肿瘤的抑制作用与转录因子(E2F)有关。E2F是一类激活转录作用的活性蛋白，在G0、G1期，低磷酸化型的Rb蛋白与E2F结合成复合物，使E2F处于非活化状态；在S期，Rb蛋白被磷酸化而与E2F解离，结合状态的E2F变成游离状态，细胞立即进入增殖阶段。当Rb基因发生缺失或突变，丧失结合、抑制E2F的能力，于是细胞增殖活跃，导致肿瘤发生。在正常情况下，视网膜细胞含活性Rb基因，控制着成视网膜细胞的生长发育以及视觉细胞的分化，当Rb基因一旦丧失功能或先天性缺失，视网膜细胞则出现异常增殖，引发视网膜母细胞瘤。

(2) p53基因：人类p53基因定位于17p13，全长16~20kb，含有11个外显子，转录2.8kb的mRNA，编码蛋白质为p53蛋白，是一种核内磷酸化蛋白。p53基因是迄今为止发现的与人类肿瘤相关性最高的基因。过去一直把它当成一种癌基因，直至1989年才知道起癌基因作用的是突变p53，后来证实野生型p53是一种抑癌基因。

p53基因表达产物p53蛋白由393个氨基酸残基构成，在体内以四聚体形式存在，半衰期为20~30min。按照氨基酸序列将p53蛋白分为三个区：①核心区，位于p53蛋白分子中心，由102~290位氨基酸残基组成，在进化上高度保守，在功能上十分重要，包含有结合DNA的特异性氨基酸序列。②酸性区，由N端1~80位氨基酸残基组成，易被蛋白酶水解，半寿期短与此有关。含有一些特殊的磷酸化位点。③碱性区，位于C端，由319~393位氨基酸残基组成。p53蛋白通过这一片段可形成四聚体。C端可以单独具备转化活性，起癌基因作用，且有多个磷酸化位点，为多种蛋白激酶识别。正常情况下，细胞中p53蛋白含量很低，因其半寿期短，所以很难检测出来，但在生长增殖的细胞中，可升高5~100倍以上。

野生型p53蛋白在维持细胞正常生长、抑制恶性增殖中起着重要作用。当p53发生突变后，不单失去野生型p53抑制肿瘤增殖的作用，而且突变本身又使该基因具备癌基因功能。

案例 6-5

1910 年，美国人 Peyton Rous 发现，鸡肉瘤（一种癌）细胞裂解物在通过除菌滤器以后（即病毒），注射到正常鸡体内，可以引起肉瘤，首次提出鸡肉瘤可能是由病毒引起的（后称劳斯肉瘤病毒，Rous' s sarcoma virus，RSV），认为病毒引起癌症的病因。1966 年，Rous 获得诺贝尔生理医学奖。美国人 Howard Martin Temin 发现 RSV 是一种 RNA 病毒，David Baltimore 证明了逆转录酶的存在。逆转录现象的发现，是分子生物学理论上的一个改变了观念的重大突破。他们因此共享了 1975 年诺贝尔生理医学奖。美国人 J. Michael Bishop 和 Harold E. Varmus 发现病毒癌基因来源于正常细胞的细胞癌基因（原癌基因），创立了癌症发生的癌基因理论。1989 年，两人获得诺贝尔生理医学奖。

问题

1. 病毒癌基因的来源怎样？原癌基因是怎样被激活的？
2. 与癌基因相拮抗作用的基因即抑癌基因是如何保护人体健康的？

三、基因诊断

（一）基因诊断的概念

利用基因探针、PCR 等技术直接探查基因的存在和缺陷，对人体状态和疾病做出诊断，称为基因诊断或 DNA 诊断。基因诊断技术主要包括核酸分子杂交、聚合酶链式反应（PCR）、限制酶酶谱分析、单链构象多态性分析以及 DNA 序列测定、差异显示等技术。

（二）基因诊断中常用的技术

1. 核酸分子杂交　常可用 Southern 印迹杂交法对基因进行分析，用此法不但能检出特异的 DNA 片段，而且能定位和测定分子量，可用于基因的酶切图谱分析、基因突变分析等。此外还可用 Northern 印迹法对组织细胞中总 RNA 或 mRNA 进行定性和定量分析。

2. 聚合酶链式反应（PCR）　聚合酶链反应（polymerase chain reaction，PCR）或称体外扩增，是一个使用两个特异的寡聚核苷酸引物在体外酶促合成特异 DNA 的方法。PCR 技术在基因诊断中已得到广泛应用。在应用中，PCR 常与其他技术例如分子杂交、单链构象多态性检测、限制酶酶谱分析、DNA 序列测定等联合应用。

3. 单链构象多态性分析　单链构象多态性（SSCP）分析是一种基于单链 DNA 构象差别来检测点突变的方法。SSCP 常与 PCR 联合应用，称为 PCR-SSCP 技术。具体作法就是把 PCR 后获得的双股 DNA 加热变性后形成单链 DNA，相同长度的 DNA 单链由于碱基顺序不同，它们在中性聚丙烯酰胺凝胶中可有不同的构象而导致电泳速度的不同。利用SSCP分析，可能有效的检出 DNA 顺序变异。不过，并非所有的核苷酸序列改变都引起单链构象的改变，因此 SSCP 分析并不能鉴别所有的突变。

4. 限制酶酶谱分析法　基因突变可能导致基因上某一限制性内切酶识别位点的丢失或其相对位置发生改变，用此酶消化待测 DNA 和野生型对照 DNA，通过比较二者的酶切片段的长度、数量上的差异就可判断待测 DNA 的突变情况。

5. DNA 序列测定 DNA 序列测定是进行基因突变检测的最直接、最准确的方法。不仅可确定突变的部位,而且可确定突变的性质。

(三) 基因诊断的途径和方法

基因诊断的主要途径包括异常基因的直接检测和间接检测(基因连锁分析)两类。

1. 异常基因的直接检测

(1) 缺失、插入、重排的诊断:在这些情况下,DNA 的变化较大,常可用 Southern 印迹杂交法或 PCR 方法进行检测。Southern 印迹杂交常用于探测 DNA 的限制性内切酶图谱。通过检测某个体特定基因及旁侧区域限制性内切酶图谱的变化,可判断是否发生了明显的 DNA 重排。

(2) 点突变的检测:可采用 PCR 扩增 DNA 片段后直接和相应寡核苷酸探针杂交,即可明确诊断是否有突变以及突变是纯合子还是杂合子。目前还可利用 DNA 芯片技术对点突变进行诊断。

2. 间接的基因诊断——多态性连锁分析 在一些情况下,直接检测基因突变具有一定困难。如:某些遗传病具有多种突变类型;一些疾病相关基因只知其在染色体上的位置,但尚未克隆分离,对基因结构和导致疾病的分子机制尚不清楚;致病基因尚未确定。这时可采用连锁分析进行间接的基因诊断。

连锁是指一个基因(或一段 DNA 顺序)与另一基因在同一染色体上并且位置接近,因此两者可在一起被遗传,前者可作为后者的遗传标志。DNA 多态性是进行基因诊断和疾病相关基因定位时最常使用的遗传标志。

(1) 限制性片段长度多态性分析:如果 DNA 的多态性涉及某个限制性内切酶的识别位点,用此酶酶解 DNA 时便产生不同长度的 DNA 片段,称为限制性内切酶片段长度多态性(RFLP)。

进行 RFLP 分析常用的方法有:

DNA ——→限制性内切酶酶解——→Southern 印迹杂交分析

DNA ——→PCR 扩增包含多态性位点的顺序——→限制性内切酶酶解——→电泳分析

(2) DNA 重复序列多态性分析:在基因内或旁侧序列中存在许多首尾相连的串联重复(TR)序列,又称卫星 DNA 序列,由于重复单位的数目不同而形成多态性。目前已发现一些基因结构或表达异常与这些重复序列相关。对这些重复序列的多态性分析也成为基因诊断的重要依据。

基因诊断检测的疾病主要有三大类:感染性疾病的病原诊断、各种肿瘤的生物学特性的判断、遗传病的基因异常分析。例如肿瘤的形成是遗传因素与环境因素相互作用的结果,随着分子生物学的迅速发展,人们对肿瘤的认识已经发展到基因水平,发现了许多肿瘤相关基因,并从基因水平对癌症进行诊断,也可以通过检测与癌变有关的基因标记物来判定组织学的良恶性程度,或者检测癌症的进展、恶性化程度以及抗癌药的耐药性等。检测这些基因序列或表达情况的改变,将有利于肿瘤的早期发现和早期治疗,提高生存率,并日益成为临床医生诊断肿瘤分型、提供治疗方案、分析预后的一种重要的辅助手段。

案例 6-6

患者，女性，47岁，间断性咳嗽45年，高热，咳脓痰5天，入呼吸内科。45年前患麻疹后肺炎而出现间断性咳嗽，咳白色黏痰，经X线胸片及碘油造影诊断左下支气管扩张，长期使用抗生素治疗，病情时好时坏，冬重夏轻，2年前开始呈经常性咳嗽、黄痰、喘息，自行静滴抗生素治疗好转。入院前5天症状加重并出现高热（39°C）、胸痛、气短、咳黄色脓性臭痰，静滴抗生素和地塞米松无好转而入院。X线胸片示：左肺中下野大片致密阴影，上缘弧形突出且不清，侧位阴影致密，内有多发小透光区。

诊断：左下肺下叶支气管扩张合并急性感染。

治疗：通过基因检测确定致病菌，给予包括泰能在内的多种抗生素治疗2.5个月病情稳定。

问题

如何通过基因检测确定致病菌以达到更好的治疗效果？

（四）DNA 芯片技术

DNA 芯片技术是一门物理学、微电子学与生命科学交叉综合的高新科技。在21世纪，DNA 芯片对人类生活的影响将是极其深远和广泛的，并将成为引导人们一生平安健康的指南。DNA 芯片技术是一种大规模集成的固相杂交，即在固相支持物上原位合成寡核苷酸或直接将多种预先制备 DNA 探针以显微打印的方式有序地固化于支持物表面，然后与标记的样品杂交。通过对杂交信号的检测分析，得出样品的遗传信息（基因序列及表达的信息）。由于常用计算机硅芯片作为固相支持物，所以称为 DNA 芯片。根据芯片的制备方式又将其分为两大类：原位合成芯片和 DNA 微阵列。芯片上固定的探针除了 DNA，也可以是cDNA、寡核苷酸或来自基因组的基因片段，且这些探针固化于芯片上形成基因探针阵列。因此，DNA 芯片又被称为基因芯片、cDNA 芯片、寡核苷酸阵列等。

新兴的基因芯片技术在疾病的诊断方面发挥了重要作用，它与传统杂交法相比，具有操作简单、自动化程度高、检测靶分子种类多、成本低、效率高、结果客观性强等突出优点。基因芯片检测基因突变，快速高效。从正常人基因组分离出 DNA 与基因芯片杂交，得标准图谱，从患者基因组中分离 DNA 与芯片杂交得病变图谱，比较分析两种图谱，即可得出病变的 DNA 信息。

作为新一代基因诊断技术与传统基因诊断相比，DNA 芯片技术具有明显的优势：

（1）基因诊断的速度显著加快，一般可于30min 内完成。若采用控制电场的方式，杂交时间可缩至1min 甚至数秒钟。

（2）检测效率高，每次可同时检测成百上千个基因序列，使检测过程平行化。

（3）基因诊断成本降低。

（4）芯片的自动化程度显著提高，通过显微加工技术，将核酸样品的分离、扩增、标记及杂交检测等过程微型化于同一块芯片内部，构建成缩微芯片实验室。

（5）由于是全封闭，避免了交叉感染，且通过控制分子杂交的严谨度，使基因诊断的假阳性率、假阴性率显著降低。

此外,利用DNA芯片技术还可以寻找基因与疾病(癌、传染病、常见病和遗传病)的相关性,进而发展相应的药物的治疗。DNA芯片技术既是人类基因组研究成果的重要应用,又是促进人类基因组学、后基因组学和功能基因组学研究的革新手段。它使生命科学研究从单个基因、孤立地研究发展到多基因、基因组整体上研究的崭新阶段。

虽然DNA芯片技术仍在不断改进,但其基本方法已经确立,主要问题是数据的分析和处理。目前已有多篇文献对微阵列数据的分析方法进行了阐述。完全发挥该技术的作用,需要能够储存微阵列表达数据和管理来自各种来源信息的集中的数据库,这些信息资源正在发展之中。我们相信,随着芯片技术的进一步成熟和成品芯片的大量上市,它在疾病的基因诊断中将会发挥越来越重要的作用。

四、基因治疗

(一)基因治疗的概念

基因治疗是当代医学和生物学的一个新的研究领域,试图从基因水平调控细胞中缺陷基因的表达,或以正常基因矫正、替代缺陷的基因,达到治疗基因缺陷所致的遗传病、免疫缺陷、或治疗由于癌基因的激活和/或抑癌基因的失活所致的肿瘤等疾病。要实现基因治疗必须已知该病在DNA水平上的发病机制,并能获得用于弥补缺陷基因的外源正常基因(或称目的基因),然后以适当的方式将目的基因转移入体内,并能在体内有效地适度表达,产生目的基因的表达产物RNA或蛋白质,以替代缺损基因的表达产物,或调控缺损基因的表达。因此,目的基因的制备、基因转移方式、目的基因表达的调控机制等都直接影响基因治疗的效果。

(二)基因治疗的类型

案例 6-7

患者,男性,16岁,因剧烈运动后,双膝关节肿疼,行走困难就诊。查体:贫血貌,心、肺无异常,双膝关节肿胀,左膝关节畸形。患者自幼常有自发性牙龈及鼻出血现象,其舅舅亦有类似症状(未诊断)。实验室检查:Hb 83g/L,RBC 2.45×10^{12}/L, WBC 11.6×10^{9}/L, PLT 220×10^{9}/L;APTT 86s(33s), PT 14s (13s), TT 19s (18s),Fg 2.6g/L, FⅧ:C 2.2%, vWF:Ag 92%;FⅧ基因检查为22号内含子倒位。

诊断:血友病A

治疗:目前血友病A的治疗仍以替代疗法为主,主要采用血浆制品(新鲜血浆、新鲜冰冻血浆及冷沉淀)或重组FⅧ,将患者血浆FⅧ提高到止血水平。其次考虑药物(抗纤溶药物和肾上腺皮质激素)的辅助治疗。血友病B患者目前已开展了基因治疗。

问题

1. 血友病发病可能的分子机制是什么?
2. 血友病的基因诊断和血友病的基因治疗情况怎样?

目前基因疗法主要有两种:体细胞基因治疗和种系基因治疗。在体细胞基因治疗中,健康基因被植入有特殊缺损基因的人体中,目的是修复缺损和提高生活质量;在种系基因治疗中,基因被引入能传递遗传特征给后代的特殊细胞中。种系基因治疗引起了关于会操纵未来人种特征的伦理问题,目前开展的基因治疗只限于体细胞。基因治疗的方案主要有以下一些:

1. 基因置换或基因矫正 即用正常的基因转换DNA上的突变(或错误)基因。

2. 基因添加或称基因增补 不删除突变的致病基因,而在基因组内某一位点上额外插入致病基因的正常基因,在体内表达出功能正常的蛋白质,弥补致病的突变基因表达缺陷,从而达到治病目的。

3. 抑制有害基因表达或过度表达的基因 即导入有抑制作用的核酸抑制过度表达的基因或降解对应的mRNA,从而达到治疗疾病的目的。

4. 增强机体免疫能力的基因治疗 将肿瘤抗原的抗体、细胞因子等的基因导入体内,以激活体内免疫细胞的活力,作为抗肿瘤治疗中的辅助治疗而达到治疗肿瘤的目的。

基因治疗的范围很广:①遗传性病变,即遗传物质缺陷所致疾病,通过基因治疗可以修正、补充或取消致病基因。②肿瘤性疾病,肿瘤细胞常常会有多种基因的改变,因此,目前将一些涉及肿瘤的主要基因进行基因治疗,如P53抑癌基因,ras癌基因等等。③多基因遗传性疾病,如糖尿病、高血压、动脉硬化。④基因疫苗,即导入一些病原体基因,以刺激机体产生特异的免疫力,以抵抗这些病菌的侵袭。

基因治疗目前都处于初期的临床试验阶段,均没有稳定的疗效和完全的安全性,这是当前基因治疗的研究现状。可以说,在没有完全解释人类基因组的运转机制,充分了解基因调控机制和疾病的分子机理之前进行基因治疗是相当危险的。增强基因治疗的安全性,提高临床试验的严密性及合理性尤为重要。

(复旦大学药学院 沈晓燕)

第7章 医学微生物学

微生物(microorganism)是一群肉眼看不见,必须借助光学显微镜或电子显微镜放大数百倍、数千倍甚至数万倍才能观察到的微小生物的总称。它们具有体形微小、结构简单、繁殖迅速、容易变异等特点。微生物按其结构及组成差异可分成三大类:

1. 真核细胞型微生物 细胞核的分化程度较高,有核膜、核仁和染色体,胞质内有完整的细胞器。真菌属于此类型微生物。

2. 原核细胞型微生物 细胞核分化程度低,原始核呈环状裸DNA团块结构,无核膜、核仁,细胞器不完善。这类微生物种类多,有细菌、螺旋体、支原体、立克次体、衣原体和放线菌。

3. 非细胞型微生物 没有典型的细胞结构,亦无产生能量的酶系统,只能在活细胞内生长繁殖,如病毒。

微生物在自然界的分布极为广泛,江河、湖泊、海洋、土壤、矿层、空气等都有微生物存在。绝大多数微生物对人类和动、植物是有益的,而且有些是必需的。有少数微生物能引起人类和动物、植物的病害,这些具有致病性的微生物称为致病微生物或病原微生物。

微生物学(microbiology)是研究微生物的类型、分布、结构、代谢、生长繁殖、遗传、进化以及与人类、动物、植物等相互关系的一门科学。

医学微生物学(medical microbiology)是一门基础医学学科,主要研究与医学有关病原微生物的生物学特性、致病与免疫机制以及诊断、防治方法,以控制和消灭感染性疾病。学习和掌握了医学微生物学的基础理论、基本知识和基本技能,可为学习基础医学及临床医学的有关学科打下基础,并有助于控制和消灭感染性疾病。

第1节 细菌的生物学特性

细菌(bacterium)是属于原核生物界的一种单细胞微生物,它们形体微小,结构简单,具有细胞壁和原始核质,无核仁和核膜,除核糖体外无其他细胞器。

掌握细菌的形态和结构对研究细菌的生理、细菌致病性和机体抗细菌感染免疫、细菌鉴别以及疾病诊断和防治等均有重要的理论和实践意义。

一、细菌的形态与结构

(一) 细菌的大小与形态

细菌形体微小,肉眼不能直接看到,必须借助显微镜放大后才能观察,通常以微米(μm)作为测量它们大小的单位。不同种类的细菌大小不一,同一种细菌也因菌龄和环境因素等影响而有差别。细菌按其基本形态分为三类:球菌、杆菌、螺形菌(图7-1)。

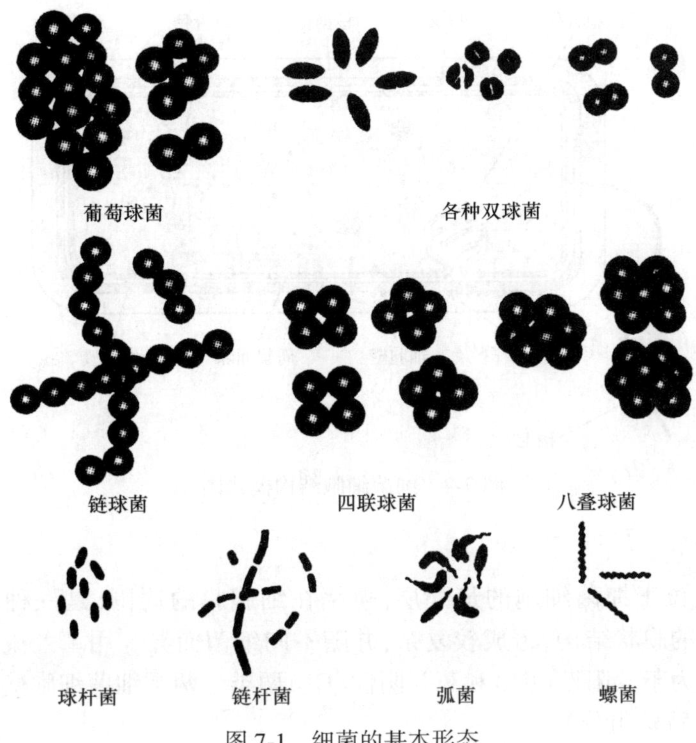

图7-1　细菌的基本形态

1. 球菌　呈圆球形或近似圆球形，有的呈矛头状或肾状。单个球菌的直径约在0.8～1.2μm左右。由于繁殖时细菌分裂平面不同和分裂后菌体之间相互黏附程度不一，可形成不同的排列方式，这对一些球菌的鉴别颇有意义。球菌可分为双球菌、链球菌、葡萄球菌、四联球菌和八叠球菌。

2. 杆菌　不同杆菌的大小、长短、粗细很不一致。菌体的形态多数呈直杆状，也有的菌体微弯。大多数杆菌中等大小，如大肠埃希菌长2～5μm，宽0.3～1μm；大的杆菌如炭疽杆菌长3～5μm，宽1.0～1.3μm；小的如野兔热杆菌长仅0.3～0.7μm，宽0.2μm。菌体两端多呈钝圆形，少数两端平齐（如炭疽杆菌），也有两端尖细（如梭杆菌）或末端膨大呈棒状（如白喉杆菌）。杆菌末端膨大成棒状，称为棒状杆菌；菌体短小，近似椭圆形，称为球杆菌；菌体常呈分枝生长趋势，称为分枝杆菌；菌体末端常呈分叉状，称为双歧杆菌。

3. 螺形菌　菌体弯曲或扭转，可分为弧菌和螺菌两类。弧菌菌体只有一个弯曲，呈弧状或逗点状，如霍乱弧菌。螺菌菌体稍长，有数个连续弯曲，如鼠咬热螺菌。

细菌的形态受温度、pH、培养基成分和培养时间等因素影响很大。一般是细菌在适宜的生长条件下培养8～18小时时形态比较典型，在不利环境或菌龄老时常出现梨形、气球状和丝状等不规则的多形性，称为衰退型。因此，观察细菌的大小和形态，应选择其适宜生长条件下的对数期为宜，注意来自机体或环境中各种因素所导致的细菌形态变化。

（二）细菌的结构

细菌的结构可分为基本结构和特殊结构。前者为一般细菌通常具有的结构，如细胞壁、细胞膜、细胞质和核质等；后者指某些细菌在一定条件下所形成的特有结构，如鞭毛、菌毛、荚膜和芽孢等（图7-2）。

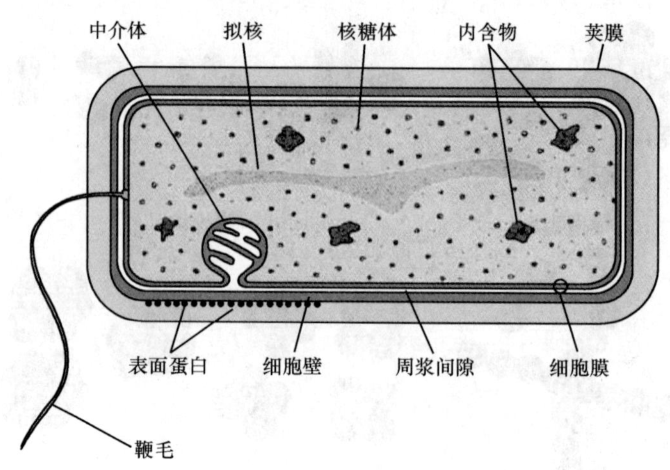

图 7-2 细菌细胞结构模式图

1. 基本结构

(1) 细胞壁:位于细菌细胞的最外层,包绕在细胞膜的周围,是一种较厚(平均 12~30nm)、质量均匀的膜状结构,组成较复杂,并随不同细菌而异。用革兰染色法(Gram staining)可将细菌分为革兰阳性(G^+)和革兰阴性(G^-)两类。两类细菌细胞壁的共有组分为肽聚糖,但各自有其特殊组分。

1) 肽聚糖:肽聚糖是一类复杂的多聚体,是细菌细胞壁中的主要组分,为原核细胞所特有,又称为黏肽、糖肽或胞壁质。聚糖骨架由 *N*-乙酰葡萄糖胺(G)和 *N*-乙酰胞壁酸(M)交替间隔排列,经 β-1,4 糖苷键连结而成。在 *N*-乙酰胞壁酸分子上连接四肽侧链。各种细菌细胞壁的聚糖骨架均相同,在四肽侧链的组成及其连接方式随菌种而异。如葡萄球菌(革兰阳性菌)细胞壁的四肽侧链的氨基酸依次为 *L*-丙氨酸、*D*-谷氨酸、*L*-赖氨酸和 *D*-丙氨酸;第三位的 *L*-赖氨酸通过由五个甘氨酸组成的交联桥连接到相邻聚糖骨架四肽侧链末端的 *D*-丙氨酸上,从而构成机械强度十分坚韧的三维立体结构。在大肠埃希菌(革兰阴性菌)的四肽侧链中,第三位氨基酸是二氨基庚二酸(diaminopimelic acid,DAP),并由 DAP 与相邻四肽侧链末端的 *D*-丙氨酸直接连接,没有五肽交联桥,因而只形成单层平面网络的二维结构。其他细菌的四肽侧链中第三位氨基酸变化最大,大多数革兰阴性菌为 DAP,而革兰阳性菌可以是 DAP、*L*-赖氨酸或者其他 *L*-氨基酸。

凡是能破坏肽聚糖结构或抑制其合成的物质,都能损伤细胞壁而使细菌变形或杀伤细菌,例如溶菌酶能切断肽聚糖中 *N*-乙酰葡萄糖胺和 *N*-乙酰胞壁酸之间的 β-1,4 糖苷键之间的连结,破坏肽聚糖骨架,引起细菌裂解。青霉素和头孢菌素能抑制四肽侧链上 *D*-丙氨酸与五肽桥之间的联结,使细菌不能合成完整的细胞壁,可导致细菌死亡。人和动物细胞无细胞壁结构,亦无肽聚糖,故溶菌酶和青霉素对人体细胞均无毒性作用。除肽聚糖这一基本成分以外,G^+菌和 G^-菌还各有其特殊的结构成分(图 7-3、图 7-4)。

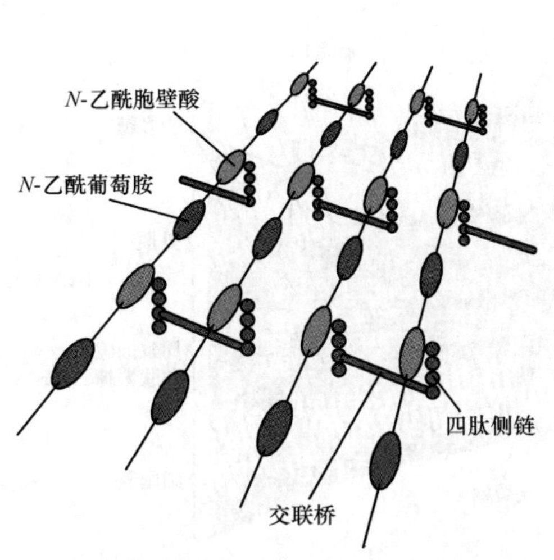

图 7-3　葡萄球菌（G^+）细胞壁肽聚糖结构

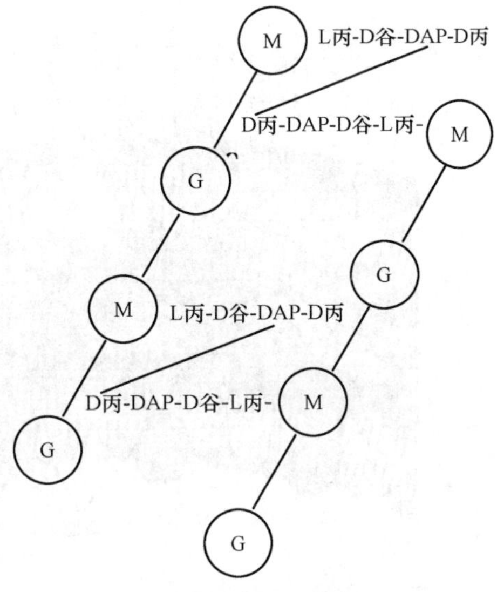

图 7-4　大肠埃希菌（G^-）细胞壁肽聚糖结构

2）G^+菌细胞壁特殊组分：G^+菌细胞壁较厚，约 20～80nm。肽聚糖含量丰富，有 15～50 层，约占细胞壁干重的 50%～80%。此外，尚有大量特殊组分磷壁酸（图 7-5）。磷壁酸是由核糖醇或甘油残基经磷酸二酯键互相连接而成的多聚物，其结构中少数基团被氨基酸或糖所取代，多个磷壁酸分子组成长链穿插于肽聚糖层中。按其结合部位不同，分为壁磷壁酸和膜磷壁酸两种。前者和细胞壁中肽聚糖的 *N*-乙酰胞壁酸连结，膜磷壁酸又称脂磷壁酸，和细胞膜外层上的糖脂共价结合，两者另一端均伸出细胞壁表面呈游离状态。磷壁醛酸与磷壁酸相似，仅其结构中以糖醛酸代替磷酸。磷壁酸抗原性很强，是 G^+菌的重要表面抗原，在调节离子通过黏肽层中起作用，也可能与某些酶的活性有关，某些细菌（如 A 族链球菌）的磷壁酸，能粘附在人类细胞表面，其作用类似菌毛，可能与致病性有关。

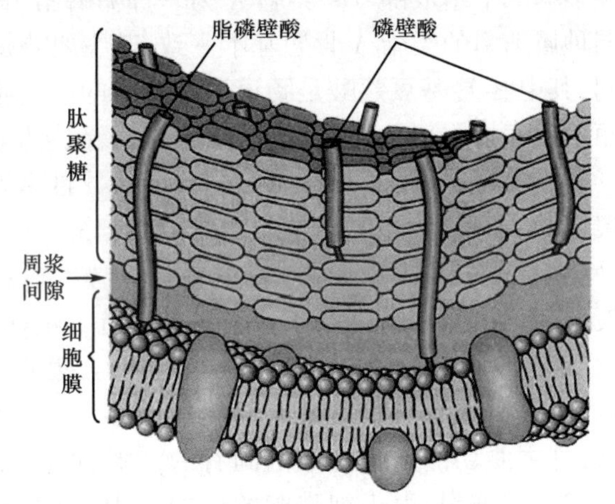

图 7-5　G^+菌细胞壁结构模式图

3）G^-菌细胞壁特殊组分：G^-菌细胞壁较薄（10～15nm），但结构较复杂，除含有 1～2 层的肽聚糖结构外，尚有其特殊组分外膜，约占细胞壁干重的 80%。外膜由脂蛋白、脂质双层和脂多糖三部分组成（图 7-6）。

A. 脂蛋白：位于肽聚糖层和脂质双层之间，其蛋白质部分与肽聚糖侧链的二氨基庚二酸相连，其脂质成分与脂质双层非共价结合，使外膜和肽聚糖层构成一个整体。

B. 脂质双层：结构类似细胞膜，为液态的脂质双层，中间镶嵌有特殊蛋白质，称为外膜蛋白。外膜蛋白与细菌细胞内外物质交换有关，还有通透性屏障作用，有的还是噬菌体、细菌素和性菌毛的受体。

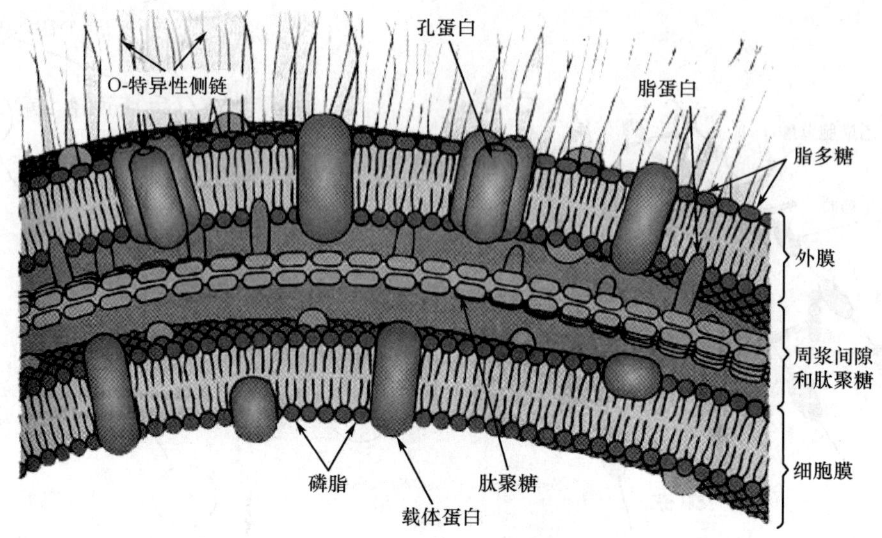

图 7-6　G⁻菌细胞壁结构模式图

C. 脂多糖:为 G⁻细菌内毒素。由脂质双层向细胞外伸出,包括类脂 A、核心多糖、特异性多糖三个组成部分。类脂 A 为一种糖磷脂,其上结合有各种长链脂肪酸和磷酸基团。不同种属细菌的类脂 A 骨架基本一致,其主要差别是脂肪酸的种类和磷酸基团的取代不尽相同,其中 β-羟基豆蔻酸是肠道菌所共有的。类脂 A 是脂多糖的毒性部分及主要成分,为 G⁻菌的致病物质。无种属特异性,各种 G⁻菌内毒素引起的毒性作用都大致相同。核心多糖位于类脂 A 的外层,具有种属特异性。特异性多糖在脂多糖的最外层,是由数个至数十个低聚糖(3~5 单糖)重复单位所构成的多糖链。G⁻菌的菌体抗原(O 抗原)就是特异多糖,具有种属特异性,因其多糖中单糖的种类、位置、排列和空间构型各不相同所致。特异多糖的缺失,细菌从光滑（smooth,S）型变为粗糙（rough,R）型。

4）细胞壁的功能与意义:G⁺菌和 G⁻菌的细胞壁结构显著不同,导致这两类细菌在染色性、抗原性、毒性、对某些药物的敏感性等方面的很大差异。细菌细胞壁坚韧而富有弹性,其主要功能是维持细菌固有的外形;保护细菌抵抗低渗环境,使细菌在低渗的环境下细胞不易破裂;由于细胞壁的保护作用,使细菌能承受内部 5~25 个大气压的渗透压;细胞壁上有许多小孔,参与菌体内外的物质交换;菌体表面带有多种抗原表位,可以诱发机体的免疫应答。

G⁺菌的磷壁酸是重要表面抗原,与血清型分类有关。它带有较多的负电荷,能与 Mg^{2+} 等双价离子结合,有助于维持菌体内离子的平衡;磷壁酸还可起到稳定和加强细胞壁的作用。

G⁻菌的外膜是一种有效的屏障结构,能使细菌不易受到机体的体液杀菌物质、肠道的胆盐及消化酶等的作用;还可阻止某些抗生素的进入,成为细菌耐药的机制之一。LPS（内毒素)是 G⁻菌重要的致病物质,使机体发热,白细胞增多,直至休克死亡。另一方面 LPS 也可增强机体非特异性抵抗力,并有抗肿瘤等作用。

（2）细胞膜:细胞膜位于细胞壁内侧,包绕在细菌胞质外的具有弹性的半渗透性脂质双层生物膜,主要由磷脂及蛋白质构成,不含胆固醇是与真核细胞膜的区别点。细菌细胞膜可形成一种特有的结构,称为中介体,是部分细胞膜内陷、折叠、卷曲形成的囊状物,用电子显微镜可观察到。中介体与细胞的分裂、呼吸、胞壁合成和芽孢形成有关。中介体多见于G^+菌。

细胞膜有选择性通透作用,与细胞壁共同完成菌体内外的物质交换;膜上有多种呼吸酶,参与细胞的呼吸过程;膜上有多种合成酶,参与生物合成过程。

(3) 细胞质:细胞质是细胞膜所包绕的无色透明胶状物,基本成分是水、蛋白质、脂类、核酸及少量无机盐。细胞质是细胞新陈代谢的主要场所。细胞质中还存在一些胞质颗粒。

1) 核糖体:其化学组成70%为RNA,30%为蛋白质。核糖体为合成蛋白质的场所。细菌的70S核糖体由50S和30S两个亚基组成。链霉素能与细菌核糖体的30S亚基结合,红霉素能与50S亚基结合,从而干扰细菌蛋白质的合成而导致细菌的死亡;真核细胞的核糖体为80S,因此链霉素和红霉素对人体细胞无影响。

2) 质粒:是染色体外的遗传物质,存在于细胞质中,为闭合环状的双链DNA,带有遗传信息,控制细菌某些特定的遗传性状。质粒能进行独立复制,随细菌分裂转移到子代细胞中,失去质粒的细菌仍能正常存活。质粒除决定该菌自身的某些性状外,还可通过接合或转导作用等将有关性状传递给另一细菌。质粒编码的细菌性状有菌毛、细菌素、毒素和耐药性的产生等。

3) 胞质颗粒:大多数为营养储藏物,较为常见的是储藏高能磷酸盐的异染颗粒,嗜碱性较强,用特殊染色法可以看得更清晰。根据异染颗粒的形态及位置,可以鉴别细菌。

4) 核质:是细菌的染色体,决定细菌的遗传特征。它与真核细胞的细胞核不同点在于四周无核膜,故不成形,也无组蛋白包绕,是裸露的DNA,故又称为拟核(nucleoid)。

2. 特殊结构 细菌的特殊结构包括荚膜、鞭毛、菌毛和芽孢。

(1) 荚膜:许多细菌胞壁外围绕一层较厚的黏性、胶胨样物质,成分多为多糖,称为荚膜。荚膜对一般碱性染料亲和力低,不易着色,普通染色只能见到菌体周围有未着色的透明圈。如用墨汁作负染色,则荚膜显现更为清楚。用特殊染色法可将荚膜染成与菌体不同的颜色(图7-7)。光镜下表现为菌体外与四周有明显界限的无色透明圈。

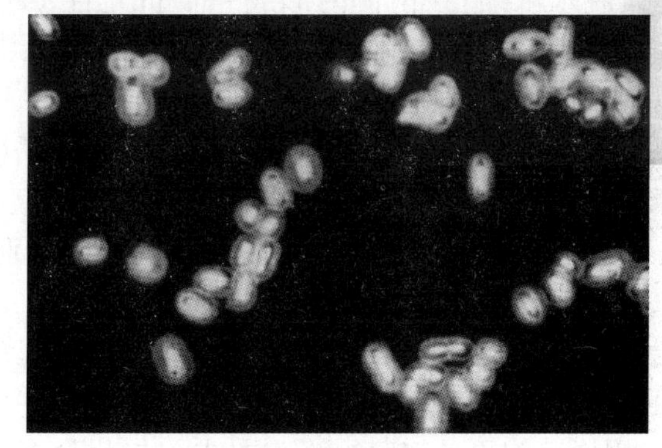

图7-7 细菌的荚膜

荚膜的形成需要能量,与环境条件有密切关系。一般在动物体内或含有血清或糖的培养基中容易形成荚膜,在普通培养基上或连续传代则易消失。荚膜并非细菌生存所必需,如荚膜丢失,细菌仍可存活,但在固体培养基上菌落类型由光滑型(S型)变为粗糙型(R型)。

荚膜除对鉴别细菌有帮助外,还能保护细菌免遭吞噬细胞的吞噬和消化,因而与细菌的毒力有关。荚膜能储留水分使细菌能抗干燥,并对其他因子(如溶菌酶、补体、抗体、抗菌药物等)的侵害有一定抵抗力。

(2) 鞭毛:在很多细菌菌体上附有细长而弯曲的丝状物,称为鞭毛。化学成分为蛋白质。鞭毛的长度常超过菌体若干倍,但直径很纤细,需用电子显微镜观察。经特殊染色后在普通光学显微镜下可看到。不同细菌的鞭毛数目、位置和排列不同,可分为单毛菌、双毛菌、丛毛菌、周毛菌(图7-8)。

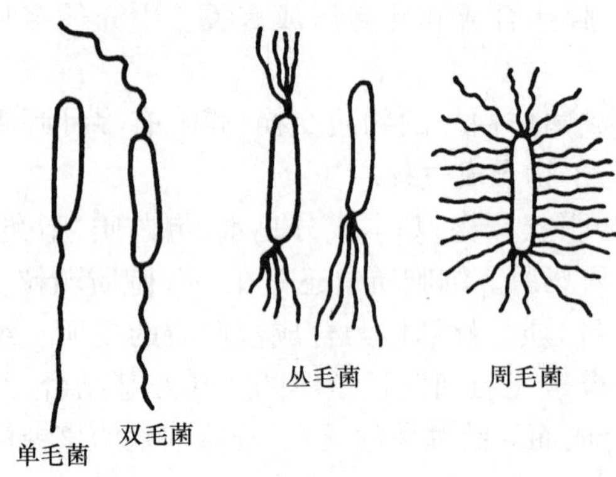

图 7-8 细菌的鞭毛类型

鞭毛是细菌的运动器官，鞭毛的数量、分布可用以鉴别细菌。鞭毛抗原有很强的抗原性，对某些细菌的鉴定、分型及分类具有重要意义。

(3) 菌毛：许多 G^- 菌和少数 G^+ 菌体表面遍布的比鞭毛更为细、短、直、硬、多的丝状附属物，称为菌毛。其化学组成是菌毛蛋白。菌毛与运动无关，在光镜下看不见，使用电镜才能观察到(图 7-9)。

菌毛可分为普通菌毛和性菌毛两种。普通菌毛数量多，遍布菌体表面，具有粘着细胞(红细胞、上皮细胞)和定居各种细胞表面的能力，它与某些细菌的致病性有关。性菌毛仅见于少数 G^- 菌，数量少，一个细菌只有 1～4 根。性菌毛比普通菌毛长而粗，中空呈管状，能在细菌之间传递 DNA，细菌的毒性及耐药性即可通过这种方式传递，这是某些细菌容易产生耐药性的原因之一。

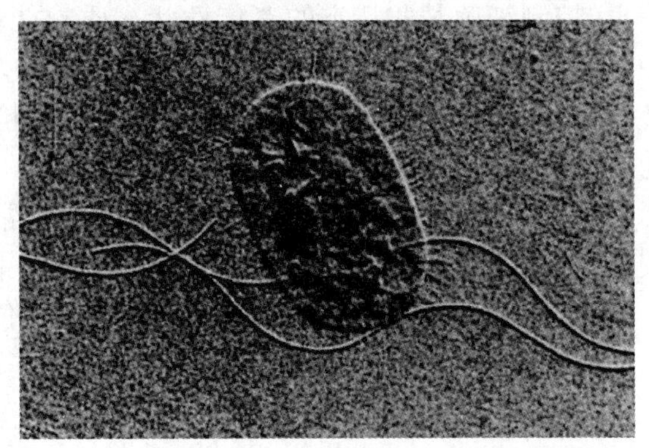

图 7-9 细菌的鞭毛和菌毛，普通变形杆菌的电镜图，见长的鞭毛和短的菌毛

(4) 芽孢：某些细菌在一定条件下，胞质脱水浓缩，在菌体内形成一个折光性很强的不易着色小体，称为芽孢。芽孢不同于真菌在菌体外部形成的孢子。产生芽孢的细菌都是 G^+ 菌，重要的有芽孢杆菌属(炭疽芽孢杆菌等)和梭菌属(破伤风梭菌等)。芽孢经特殊染色后，在普通光学显微镜下可观察到。

芽孢的形成受环境影响。当营养缺乏，特别是碳源、氮源或磷酸盐缺乏时，容易形成芽孢。一般认为，芽孢是细菌的休眠状态，带有完整的核质、酶系统和合成菌体组分的结构，能保存细菌全部生命活动的物质，不直接引起疾病。当环境适宜时，芽孢又能发育成细菌的繁殖体。一个细菌只形成一个芽孢，一个芽孢发芽也只生成一个菌体，细菌数量并未增加，因而芽孢不是细菌的繁殖方式。与芽孢相比，未形成芽孢而具有繁殖能力的菌体可称为繁殖体。芽孢的大小、形状和在菌体内的位置有菌种特异性，对鉴别细菌有重要意义(图 7-10)。

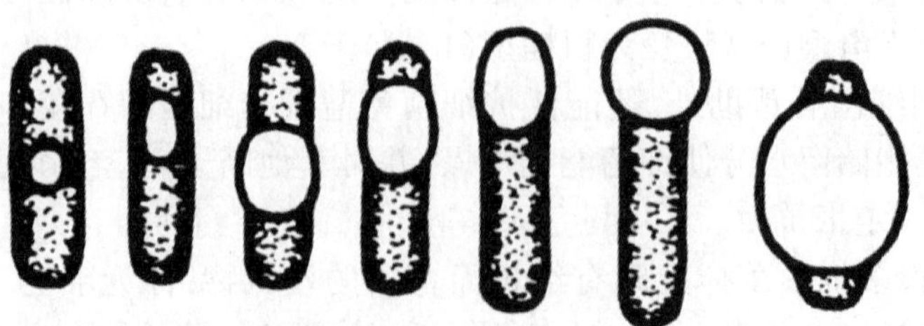

图 7-10 细菌芽孢的形态、大小和位置

芽孢具有多层厚而致密的膜结构(图7-11),通透性低,含水量少(约40%),且核心和皮质层含有大量吡啶二羧酸,对热、干燥、辐射及消毒剂有很强的抵抗力。一般细菌繁殖体在80℃水中迅速死亡,而有的细菌芽孢可耐100℃沸水数小时。被炭疽芽孢杆菌芽孢污染的草原,传染性可保持20~30年。用一般的方法不易将其杀死。杀灭芽孢最可靠的方法是高压蒸汽灭菌。当进行消毒灭菌时往往以芽孢是否被杀死作为判断灭菌效果的指标。

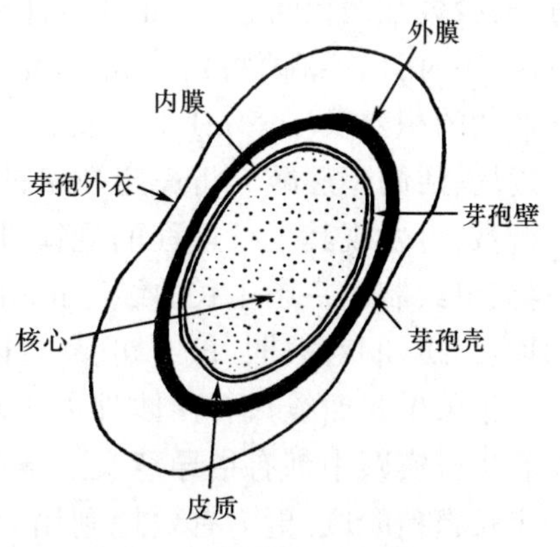

图7-11　细菌芽孢的结构模式图

(三)细菌形态学检查法

1. 不染色标本检查法　细菌标本不经染色,直接滴于载玻片上置显微镜下观察,可观察到细菌的形态轮廓和运动情况。

2. 染色标本检查法　细菌标本经涂片制作后,用碱性染料使菌体着色,便于观察菌体形态,有时还能观察到菌体内部结构特征。细菌染色法多种,常用有革兰染色法和抗酸染色法。

二、细菌的生长繁殖

(一)细菌生长繁殖的条件

1. 充足的营养　细菌的营养物质有两方面作用:①用于组成细菌细胞的各种成分;②供给细菌新陈代谢中所需能量。细菌的营养物质包括水、碳源、氮源、无机盐和生长因子等,但各类细菌对营养物质的要求差别很大。

2. 适宜的温度　各类细菌对温度的要求不同,可分为嗜冷菌,最适生长温度为10~20℃;嗜温菌,20~40℃;嗜热菌,在高至56~60℃生长最好。病原菌均为嗜温菌,最适温度为人体的体温即37℃,故实验室一般采用37℃培养细菌。当细菌突然暴露于高出适宜生长温度的环境时,可暂时合成热休克蛋白(heat-shock proteins)。这种蛋白对热有抵抗性,并可稳定菌体内热敏感的蛋白质。

3. 合适的酸碱度　多数病原菌最适pH为7.2~7.6,在宿主体内极易生存;个别细菌如霍乱弧菌在pH8.4~9.2生长最好,结核分枝杆菌生长的最适pH为6.5~6.8。细菌依靠细胞膜上的质子转运系统调节菌体内的pH,使其保持稳定。

4. 必要的气体环境　主要是对氧和CO_2的要求。有些细菌仅能在有氧条件下生长,称为专性需氧菌,如结核杆菌;有的只能在无氧环境下生长,称为专性厌氧菌,如破伤风杆菌;而大多数病原菌在有氧及无氧的条件下均能生存,称为兼性厌氧菌。一般细菌代谢中都需CO_2,但大多数细菌自身代谢所产生的CO_2即可满足需要。有些细菌,如脑膜炎双球菌在初次分离时需要较高浓度的CO_2(5%~10%),否则生长很差甚至不能生长。

(二)细菌生长繁殖的方式与速度

细菌一般以简单的二分裂法进行无性繁殖,即1个分裂成2个,2个分裂成4个,依次类推。繁殖一代所需时间叫代时。在适宜条件下,多数细菌繁殖速度极快,代时约20~30

分钟,少数细菌代时较长,如结核杆菌的代时约为18小时。若以20分钟分裂1次计算,经过10小时,1个细菌将繁殖成10亿个以上。实际上,由于细菌繁殖中营养物质的消耗、毒性产物的积聚及环境pH的改变,经过一定时间后,细菌活跃增殖的速度逐渐减慢,死亡细菌逐增、活菌率逐减。将一定数量的细菌接种于适宜的液体培养基中,连续定时取样检查活菌数,可发现其生长过程的规律性。以培养时间为横坐标,培养物中活菌数的对数为纵坐标,可绘制出一条生长曲线(growth curve)。根据生长曲线,细菌的群体生长繁殖可分为四期:迟缓期、对数期、稳定期、衰亡期。

细菌生长曲线只有在体外人工培养的条件下才能观察到。细菌的生长曲线在研究工作和生产实践中都有指导意义。掌握细菌生长规律,可以人为地改变培养条件,调整细菌的生长繁殖阶段,更为有效地利用对人类有益的细菌。例如在培养过程中,不断地更新培养液和对需氧菌进行通气,使细菌长时间地处于生长旺盛的对数期,这种培养称为连续培养。

三、细菌的代谢产物

(一)分解代谢产物

各种细菌所具有的酶系统不同,对物质的分解利用和代谢途径不一样。如大肠埃希菌能分解乳糖葡萄糖,产酸产气,而伤寒杆菌则不能分解乳糖,分解葡萄糖只产酸不产气;变形杆菌能分解尿素而使培养基变碱;乙型伤寒杆菌能分解含硫的氨基酸(胱氨酸)。通过细菌对糖、蛋白质等营养物质的分解代谢产物的不同,可鉴别不同细菌。

(二)合成代谢产物

细菌通过新陈代谢除合成菌体成分外,还能合成很多在医学上具有重要意义的物质。

1. 热原质 或称致热原。是细菌合成的一种注入人体或动物体内能引起发热反应的物质。产生热原质的细菌大多是革兰阴性菌,热原质即其细胞壁脂多糖。

热原质耐高温,高压蒸气灭菌(121℃、20分钟)亦不被破坏,250℃高温干烤才能破坏热原质。药液、水等被细菌污染后,即使高压灭菌或经滤过除菌仍可有热原质存在,输注机体后可引起严重发热反应。用吸附剂和特殊石棉滤板可除去液体中大部分热原质,蒸馏法效果最好。因此,在制备和使用注射药品过程中应严格遵守无菌操作,防止细菌污染。

2. 毒素与酶 细菌可产生内、外毒素及侵袭性酶,与细菌的致病性密切相关。

3. 色素 有些细菌能产生色素,对细菌的鉴别有一定意义。如绿脓杆菌产生的绿脓色素使培养基或脓汁呈绿色。

4. 抗生素 某些微生物代谢过程中可产生一种能抑制或杀死某些其他微生物或癌细胞的物质,称抗生素。抗生素大多由放线菌和真菌产生,细菌产生抗生素种类少,仅多黏菌素、杆菌肽等。

5. 维生素 人类肠道中的某些细菌,如大肠埃希菌,可合成维生素B族和维生素K,可供人体利用。

6. 细菌素 某些细菌能产生一种仅作用于有近缘关系的细菌的抗菌物质,称细菌素,如大肠菌素。细菌素具有种型特异性,可用于细菌分型和流行病学调查。

四、细菌的遗传与变异

细菌和其他微生物一样,具有遗传性和变异性。在一定的条件下,细菌性状在亲代与子代间表现为相同,为遗传性。细菌为单细胞微生物,很容易发生亲代与子代间的性状差异,为变异性。常见的细菌变异现象有以下几种。

1. 形态结构变异　细菌的大小和形态可受菌龄和各种理化因素的影响,有时细菌可失去荚膜、芽孢或鞭毛。在临床实践中,应注意细菌的非典型形态结构,以免误判。

2. 毒力变异　细菌的毒力变异可表现为毒力增强或减弱。如 Calmette 和 Guerin 二人将有毒的结核杆菌在含有胆汁、甘油、马铃薯的培养基上连续传代,经 13 年 230 代获得了减毒但保持免疫原性的菌株,用于制备预防结核病的卡介苗(BCG)。

3. 耐药性变异　细菌对某种抗菌药物由敏感变成耐药的变异称耐药性变异。从抗生素广泛应用以来,细菌对抗生素耐药的不断增长是世界范围内的普遍趋势。金黄色葡萄球菌耐青霉素的菌株已从 1946 年的 14% 上升至目前的 80% 以上。耐甲氧西林金黄色葡萄球菌(methicillin resistant Staphylococcus, MRSA)逐年上升,我国于 1980 年前仅为 5%,1985 年上升至 24%,1992 年以后达 70%。耐青霉素的肺炎链球菌也达 50% 以上,1998 年首次报道粪肠球菌耐万古霉素。有些细菌还表现为同时耐受多种抗菌药物,即多重耐药性(multiple resistance)。甚至还有的细菌变异后产生对药物的依赖性,如痢疾志贺菌赖链霉素株,离开链霉素则不能生长。细菌的耐药性变异给临床治疗带来很大的困难,并成为当今医学上的重要问题。

五、细菌的致病性和机体抗菌免疫

(一) 细菌的致病性

细菌在人体内寄生、繁殖并引起疾病的特性称为细菌的致病性。病原菌的致病作用与其毒力、侵入机体的数量、侵入途径及机体的免疫状态密切相关。

1. 细菌的毒力　细菌毒力指细菌致病能力的强弱程度,构成的主要因素是侵袭力和毒素。

(1) 侵袭力:侵袭力是指细菌突破机体的防御机能,在体内定居、繁殖及扩散、蔓延的能力。构成侵袭力的主要物质有细菌表面结构物质和细菌的侵袭性酶。

1) 细菌表面结构物质:细菌的荚膜具有抵抗吞噬及体液中杀菌物质的作用;革兰阴性菌的菌毛,革兰阳性菌的膜磷壁酸具有粘附作用,在细菌感染中起重要作用。

2) 细菌侵袭性酶:细菌所产生的具有侵袭作用的酶类。常见的有:大多数金黄色葡萄球菌能产生血浆凝固酶,能导致人或兔血浆的凝固,保护病原菌不被吞噬或免受抗体等作用;化脓性链球菌具有透明质酸酶,可溶解机体结缔组织中的透明质酸,使结缔组织疏松,通透性增加,利于细菌在组织中扩散,易造成全身性感染;A 族链球菌产生的脱氧核糖核酸酶,能分解脓液中的 DNA,因此该菌感染的脓液稀薄而不黏稠。

(2) 毒素:细菌毒素可分为外毒素和内毒素两大类。

1) 外毒素:为细菌在生长过程产生,并可从菌体扩散到环境中。外毒素毒性强,小剂量即能使易感机体致死。纯化的肉毒杆菌外毒素毒性最强,1mg 可杀死 2000 万只小白鼠。

大多数外毒素是在菌细胞内合成后分泌至细胞外；也有存在于菌体内，待菌体溶溃后才释放出来的，痢疾志贺菌和肠产毒型大肠埃希菌的外毒素属于此类型。产生外毒素的细菌主要是某些革兰阳性菌，也有少数是革兰阴性菌，如痢疾志贺杆菌的神经毒素、霍乱弧菌的肠毒素等。外毒素具亲组织性，选择性地作用于某些组织和器官，引起特殊病变。例如破伤风杆菌、肉毒杆菌及白喉杆菌所产生的外毒素，虽对神经系统都有作用，但作用部位不同，临床症状亦不相同。

外毒素的化学成分为蛋白质，性质不稳定，易被热、酸和消化酶破坏。大多数外毒素是蛋白质，具有良好的抗原性。在 0.3% ~0.4% 甲醛溶液作用下，经一定时间，可以脱去毒性，但仍保有免疫原性，是为类毒素（toxoid）。类毒素注入机体后，可刺激机体产生具有中和外毒素作用的抗毒素抗体。类毒素和抗毒素对于防治一些传染病有实际意义，前者主要用于人工主动免疫，后者常用于治疗和紧急预防。

2）内毒素：内毒素存在于菌体内，是菌体细胞壁的外层结构成分，化学成分主要为脂多糖。细菌在存活状态时内毒素不释放出来，只有当菌体自溶或用人工方法使细菌裂解后才释放。内毒素是大多数革兰阴性菌的主要毒力因子。螺旋体、衣原体、支原体、立克次体亦有类似的 LPS，有内毒素活性。

内毒素耐热，必须加热 160℃，经 2~4 小时或用强碱、强酸或强氧化剂煮沸 30 分钟才能灭活。内毒素抗原性弱，不能用甲醛脱毒制成类毒素。内毒素注射机体可产生相应抗体，但中和作用较弱。毒性作用相对弱，且对组织细胞无选择性，不同革兰阴性细菌的内毒素的致病作用大致相同，主要表现为发热反应、白细胞反应、弥漫性血管内凝血和内毒素血症与休克等。

外毒素与内毒素的比较见表 7-1。

表 7-1　外毒素与内毒素的主要区别

区别要点	外毒素	内毒素
来源	革兰阳性菌多见	革兰阴性菌
存在部位	由活菌释放至菌体外	为细胞壁组分，菌体裂解后释出
化学组成	蛋白质	脂多糖
稳定性	不稳定，60℃以上能迅速破坏	耐热，160℃、2~4 小时才被破坏
毒性作用	强，各种外毒素有组织器官选择性毒害作用，引起特殊病变	弱，各种细菌内毒素的毒性作用大致相同
抗原性	强，可刺激机体产生高效价的抗毒素。经甲醛处理可脱毒成为类毒素	弱，不形成抗毒素，不能经甲醛处理成为类毒素

2. 细菌侵入的数量和适当的侵入部位　感染的发生，除致病菌必须具有一定的毒力物质外，还需有足够的数量。菌量的多少，一方面与致病菌毒力强弱有关，另一方面取决于宿主免疫力的高低。因为机体绝不是像装有培养基的器皿，可以允许致病菌任意繁殖。一般是细菌毒力愈强，引起感染所需的菌量愈小；反之则菌量愈大。例如毒力强大的鼠疫耶氏菌，在无特异性免疫力的机体中，有数个菌侵入就可发生感染；而毒力弱的某些引起食物中毒的沙门菌，常需摄入数亿个菌才引起急性胃肠炎。

病原菌的侵入部位也与感染发生有密切关系。如痢疾志贺菌必须经口侵入，定居于结肠内,才能引起疾病。而破伤风杆菌,只有经伤口侵入才引发疾病,若随食物吃下则不能引起感染。

(二) 细菌感染的方式和类型

细菌感染是指细菌侵入机体后与宿主防御功能相互作用引起不同程度的病理过程。细菌来源于机体外的传染源,如患者、带菌者或动物,称为外源性感染。外源性感染常见传播途径有呼吸道感染、消化道感染、直接接触、创伤感染和节肢动物媒介感染。机体自身体内的微生物在一定条件下引起的感染称为内源性感染。细菌感染类型多种,后果不同。

1. 隐性感染　当宿主体内的免疫力较强,或侵入的病菌数量不多、毒力较弱,感染后对机体损害较轻,不出现或出现不明显的临床症状,是为隐性感染,或称亚临床感染。隐性感染后,机体常可获得足够的特异免疫力,能抗御相同致病菌的再次感染。在每次传染病流行中,隐性感染者一般约占人群的90%或更多。结核、白喉、伤寒等常有隐性感染。机体通常获得特异性免疫力。

2. 显性感染　机体免疫力较弱或侵入的细菌毒力较强、数量较多,引起严重的病理损害,出现明显的临床症状称为显性感染。

显性感染根据病情缓急可分为急性感染和慢性感染。

(1) 急性感染:发病急,病程较短,只有数日至数周,如霍乱、伤寒病。

(2) 慢性感染:发病慢,病程较长,常持续数月至数年,如结核、麻风病。

显性感染根据感染部位及性质可分为局部感染和全身感染。

(1) 局部感染:病原体局限于机体某一部位,引起局部病变,如化脓性球菌引起的疖。

(2) 全身感染:病原菌或其毒性代谢产物向全身扩散,引起全身症状。临床上有以下几种类型。

1) 菌血症:病原菌进入血流,但不在其中繁殖,无明显中毒症状,如伤寒早期的菌血症。

2) 败血症:病原菌进入血流并在其中大量繁殖,产生毒素,引起明显全身中毒症状,如炭疽杆菌引起的败血症。

3) 毒血症:病原体局限于机体某一部位繁殖,但释放的毒素进入血流,引起全身特殊的中毒症状,如白喉、破伤风。

4) 脓毒血症:化脓性球菌在引起败血症的同时,通过血液扩散至身体其他组织和器官,引起新的多发性化脓性病灶,如金黄色葡萄球菌所致的脓毒血症,常导致肝脓肿、肾脓肿。

3. 带菌状态　感染后病原菌未被及时清除,而在体内持续存在一定时间,并经常或间歇性向体外排菌,称为带菌状态。处于带菌状态的人称为带菌者。带菌者是重要传染源。

(三) 抗细菌感染的免疫

机体抗细菌感染的免疫是由机体的非特异性免疫和特异性免疫共同协调来完成的。先天具有的非特异性免疫包括机体的屏障结构、吞噬细胞的吞噬功能和正常组织及体液中的抗菌物质;后天获得的特异性免疫包括以抗体作用为中心的体液免疫和致敏淋巴细胞及其产生的淋巴因子为中心的细胞免疫。致病菌侵入人体后,首先遇到的是天然免疫功能的抵御。一般经7~10天后,产生了获得性免疫;然后两者配合,共同杀灭致病菌。

1. 非特异性抗菌免疫

(1) 机体的屏障结构:健康和完整的皮肤与黏膜能通过机械清除作用,如呼吸道黏膜表面的黏液和纤毛运动、分泌杀菌物质。汗腺分泌乳酸,胃液中的胃酸以及人的体表和与外界相通的腔道中存在的正常菌群对病原微生物的拮抗作用。血-脑屏障阻止病原微生物及其毒性产物进入脑组织或脑脊液,保护中枢神经系统。胎盘屏障使病原菌不易进入胎儿体内,保证胎儿正常发育。

(2)吞噬作用:机体吞噬细胞分为两类,一类是以血液中性粒细胞为主的小吞噬细胞,另一类是大吞噬细胞包括血液中的单核细胞和组织器官中的巨噬细胞。体内吞噬细胞与病原菌直接相遇,通过趋化因子诱导吞噬细胞向感染部位移行和集中,与细菌相遇后,将病原菌吞入胞内,形成吞噬小体或吞饮小泡,然后在细胞内蛋白水解酶、溶菌酶、过氧化酶等多种酶类作用下,将细菌或其他异物消化、分解。

致病菌被吞噬细胞吞噬后,其后果随细菌种类、毒力和人体免疫力不同而异。化脓性球菌被吞噬后,一般在5~10分钟死亡,30~60分钟被破坏,此为完全吞噬。结核分枝杆菌、布鲁菌、伤寒沙门菌、军团菌等胞内寄生菌,在免疫力缺乏或低下的机体中,虽被吞噬却未被杀死,是为不完全吞噬。不完全吞噬可使这些致病菌在吞噬细胞内得到保护,免受机体体液中非特异抗菌物质、特异抗体或抗菌药物等的作用。有的致病菌甚至能在吞噬细胞内生长繁殖,导致吞噬细胞死亡,或随游走的带菌吞噬细胞经淋巴液或血液扩散到人体其他部位。造成广泛病变。此外,吞噬细胞在吞噬过程中,溶酶体释放出的多种水解酶也能破坏邻近的正常组织细胞,造成组织的免疫病理性损伤。

(3)体液中的抗菌物质:正常体液如血液、淋巴液中,含有多种抗菌物质,主要包括补体、溶菌酶、乙型溶素等,能溶解、杀灭病原微生物。

2. 特异性抗菌免疫

(1)机体抗毒素免疫:许多以外毒素致病的病原菌造成的感染,如白喉、破伤风、气性坏疽及肉毒中毒等,机体的免疫应答主要表现为抗毒素(IgG)中和毒素的作用。但抗毒素不能对已与组织结合的毒素起中和作用。

(2)机体的抗菌性免疫:有些抗体与细菌结合后,能抑制细菌的重要酶系统或代谢途径,而抑制细菌繁殖。黏膜表面的SIgA抗体可阻断细菌对黏膜细胞的吸附。另外,抗体的调理作用可以促进吞噬细胞对细菌的吞噬作用。对于如结核杆菌、麻风杆菌、布鲁菌等侵入人体后主要在宿主细胞内繁殖的胞内寄生菌感染,防御功能主要靠细胞免疫。在感染过程中,机体在病原菌的刺激下逐渐形成细胞免疫,特异性T细胞(CTL)识别细菌感染的靶细胞并直接杀伤靶细胞。活化的Th1细胞释放的各种淋巴因子,能够激活吞噬细胞,可大大增强其吞噬消化能力,抑制病原菌在吞噬细胞内生存,从而获得防御同种病菌再感染的能力。

第2节　常见病原性细菌

一、球　　菌

球菌是细菌中的一大类。对人类有致病性的病原性球菌主要引起化脓性炎症,又称为化脓性球菌,其中革兰阳性菌主要包括葡萄球菌、链球菌、肺炎球菌等;革兰阴性菌包括脑膜炎球菌和淋球菌等。

（一）葡萄球菌

案例 7-1

某大学20名学生在早餐时食用了香肠3小时后，先后出现恶心、呕吐、腹痛、腹泻、头晕、头疼等症状，呕吐较重。多数学生有低热，大部分患病学生白细胞升高，经用抗感染及补液和对症治疗后，病情迅速好转，所有患者于2天内痊愈，无死亡病例。采集呕吐物样品15份，革兰染色见G^+球菌、排列成葡萄状；普通培养基培养见圆形，1～2mm，金黄色、凸起、不透明、表面光滑的菌落。在血琼脂平板上，菌落周围形成明显的全透明溶血环。

问题

1. 应诊断为什么疾病？为什么？
2. 我们应吸取什么教训？防治方法。

葡萄球菌是最常见的化脓性球菌，是医院交叉感染的重要致病菌。

1. 生物学性状

（1）形态染色：球形或稍呈椭圆形，排列成葡萄状。无鞭毛，无芽孢，除少数菌株外一般不形成荚膜。易被常用的碱性染料着色，革兰染色为阳性（图7-12）。

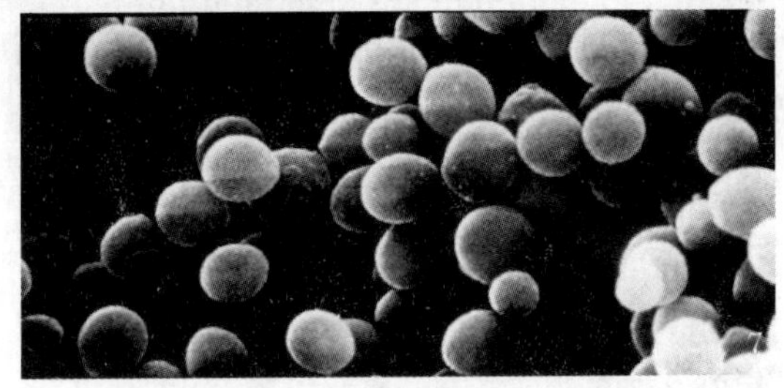

图7-12 黄色葡萄球菌电镜图

（2）培养特性：营养要求不高，在普通培养基上生长良好，在含有血液和葡萄糖的培养基中生长更佳。需氧或兼性厌氧，少数专性厌氧。葡萄球菌有的菌株在血琼脂平板上的菌落周围形成明显的透明溶血环（β溶血），也有不发生溶血者。溶血性菌株大多具有致病性。致病性菌株在20%～30% CO_2 的气体中孵育，产生毒素最佳。

（3）分类：根据生化反应和产生色素不同，可分为金黄色葡萄球菌、表皮葡萄球菌和腐生葡萄球菌三种。其中金黄色葡萄球菌多为致病菌，表皮葡萄球菌偶尔致病，腐生葡萄球菌一般不致病。此外，根据有无凝固酶，也可将葡萄球菌分为凝固酶阳性菌株和凝固酶阴性菌株两大类。过去认为凝固酶阳性株有致病性，阴性株不致病；但近年来发现后者亦可致病。

（4）抵抗力：是无芽孢菌中抵抗力最强的一种。加热80℃、30分钟才被杀死。耐干燥。对青霉素、红霉素敏感，但目前该菌耐药现象非常严重，给临床治疗带来一定困难。

2. 致病性与免疫性 金黄色葡萄球菌能产生多种毒素与酶，如血浆凝固酶、葡萄球菌溶血素、杀白细胞素等。临床分离的金黄色葡萄球菌，近50%产生肠毒素。这些因素与其致病性相关。所致疾病主要包括以下几种。

（1）化脓性炎症：如毛囊炎、疏松结缔组织炎、伤口化脓、肺炎、脑膜炎等皮肤软组织和内脏器官的局部感染。葡萄球菌进入血流，可导致全身感染，如败血症、脓毒血症等。

（2）食物中毒：进食含肠毒素的食物后1～6小时即可出现症状，先有恶心、呕吐、上腹痛，继以腹泻，呕吐最为突出。大多数患者于数小时至1日内恢复。

(3) 假膜性肠炎:本质是一种菌群失调性肠炎,病理特点是肠黏膜被一层炎性假膜所覆盖,该假膜由炎性渗出物、肠黏膜坏死块和细菌组成。人群中约 10%~15% 有少量金葡菌寄居于肠道,当优势菌如脆弱类杆菌、大肠埃希菌等因抗菌药物的应用而被抑制或杀灭后,耐药的金葡菌就乘机繁殖而产生毒素,引起以腹泻为主的临床症状。

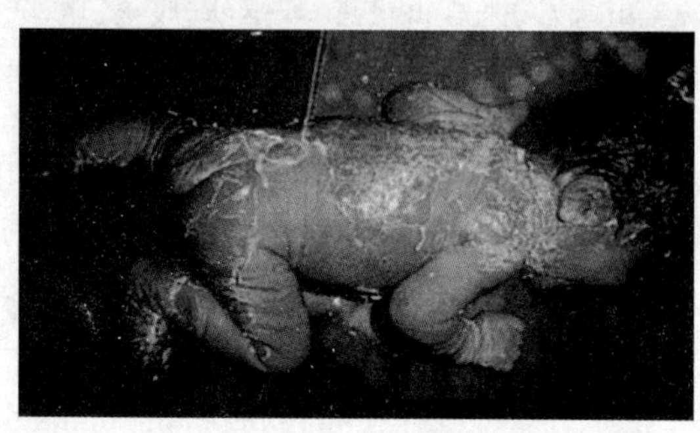

图 7-13 金黄色葡萄球菌引起的烫伤样皮肤综合征

(4) 烫伤样皮肤综合征:由表皮剥脱毒素引起。开始皮肤有红斑,1~2 天表皮起皱继而出现大疱,最后表皮上层脱落(图 7-13)。

(5) 毒性休克综合征:主要由 TSST-1 引起。主要表现为急性高热、低血压、猩红热样皮疹伴脱屑,严重时出现休克,有些患者还出现呕吐、腹泻、肌痛等症状。

人类对致病性葡萄球菌有一定的天然免疫力。只有当皮肤黏膜受创伤后,或机体免疫力降低时,才易引起感染。患病后所获免疫力不强,难以防止再次感染。

3. 防治原则 加强卫生宣传教育,保持个人卫生,皮肤创伤应及时处理,合理用药,避免滥用抗生素。目前由于抗生素的广泛应用,耐药株日益增多。因此,及时选用适当的抗生素非常重要,必须根据药物敏感试验结果,选用敏感抗菌药物。

(二) 链球菌

案例 7-2

患者,男性,13 岁。因发热、水肿、血尿入院。自幼时常咽喉痛、发热。入院前 4 周因咽痛、发热而注射青霉素数日,症状消失,入院前 3 日又突发高热、血尿、眼睑水肿。查体:体温 39℃,血压稍高。实验室检查:尿 RBC(+++),颗粒管型 3~5 个/HP;ASO 抗体 800U,可疑疾病是急性肾小球肾炎。

问题

1. 引起本病最可能的病菌是什么?还需做哪些微生物学检查以确定诊断?
2. 该菌是如何传播?患儿的这次临床表现与 3 周前咽痛发热是否有联系?

链球菌属(streptococcus)细菌是化脓性球菌中的另一大类常见细菌,为链状或个别种成双排列的革兰阳性球菌。广泛分布于自然界、人及动物粪便和健康人鼻咽部,大多数不致病。链球菌引起的人类疾病主要有各种化脓性炎症、猩红热、新生儿败血症、细菌性心内膜炎以及风湿热、肾小球肾炎等变态反应性疾病。

1. 生物学性状

(1) 形态染色:球形或卵圆形,呈链状排列,链的长短与菌种和生长环境有关,在液体培养基中形成的链状排列常比取材于固体培养基上者长。幼龄培养物大多可见到透明质酸形成的荚膜。无芽孢,无鞭毛,革兰染色阳性(图 7-14)。

（2）培养特性：需氧或兼性厌氧，有些为厌氧菌。营养要求较高。普通培养基中需加有血液、血清、葡萄糖等才能生长。在血琼脂平板上，形成灰白色、表面光滑、边缘整齐、直径0.5～0.75mm的细小菌落。不同菌株溶血不一。

（3）分类：主要有三种分类方法。

1）根据溶血现象分类：分甲型溶血性链球菌、乙型溶血性链球菌和丙型链球菌三类。

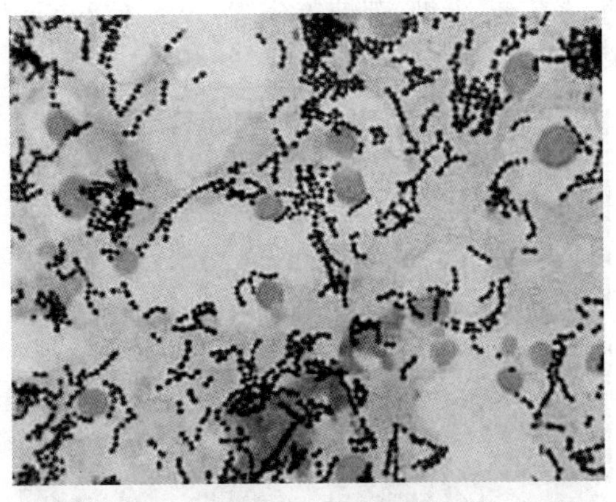

图7-14　链球菌的排列

2）根据抗原结构分类：按多糖抗原（C抗原）不同可分类A、B、C、D、E、F、G、H、K、L、M、N、O、P、Q、R、S、T等，近年又增加U、V族。对人致病的90%属于A族。

3）根据对氧需求分类：可分为需氧、兼性厌氧和厌氧三大类链球菌。

（4）抵抗力：抵抗力不强，55℃可杀死大部分链球菌，对一般消毒剂敏感，对青霉素、红霉素、氯霉素、四环素等均敏感，耐药性低。

2. 致疾性与免疫性　A族链球菌有较强的侵袭力，可产生多种侵袭酶和外毒素，如M蛋白、脂磷壁酸（LTA）、透明质酸酶、链激酶、链道酶、链球菌溶血素及致热外毒素等。

链球菌所致疾病可分为化脓性、中毒性和变态反应三类。

（1）化脓性炎症：如疖痈、疏松结缔组织炎、丹毒、淋巴管炎、淋巴腺炎等皮肤及皮下组织化脓性炎症，急性扁桃体炎、咽峡炎、气管炎、肺炎等呼吸道感染，以及败血症等全身感染。

（2）猩红热：由产生致热外毒素的A族链球菌所致的急性呼吸道传染病，常见于儿童。

（3）变态反应性疾病：某些A族链球菌感染后患者可发生风湿热或急性肾小球肾炎等变态反应性疾病。

A族链球菌感染后，可产生特异性免疫，主要是M蛋白的抗体。猩红热病后可产生对同型红疹毒素的抗体，建立同型抗毒素免疫。

3. 防治原则　链球菌主要通过飞沫传染，应对患者和带菌者及时治疗，以减少传染源。空气、器械、敷料等注意消毒。对急性咽峡炎和扁桃体炎患者，尤其是儿童，须治疗彻底，防止变态反应性疾病的发生。治疗药物首选青霉素G，并做好药物敏感试验。预防感冒，避免链球菌感染，对减少风湿热和肾小球肾炎等变态反应性疾病的发生有较好效果。

（三）肺炎链球菌

肺炎链球菌（S.pneumoniae），俗称肺炎球菌（pneumococcus）。经常寄居于正常人的鼻咽腔中，多数不致病或致病力弱，仅少数有致病力，是细菌性肺炎的主要病原菌。

1. 生物学性状　肺炎链球菌为革兰阳性球菌，菌体呈矛头状，多成双排列，宽端相对，尖端向外（图7-15）。无鞭毛、无芽孢。在机体内或含血清培养基中能形成荚膜（图7-16）。营养要求较高，在含有血液或血清的培养基中才能生长。在血平板上的菌落细小、灰白色、圆形略扁、半透明，有草绿色α溶血环。与甲型溶血性链球菌很相似。肺炎链球菌对葡萄糖、麦芽糖、乳糖、蔗糖等分解，产酸不产气。胆汁溶菌阳性。甲型溶血性链球菌的胆汁溶菌试验为阴性。

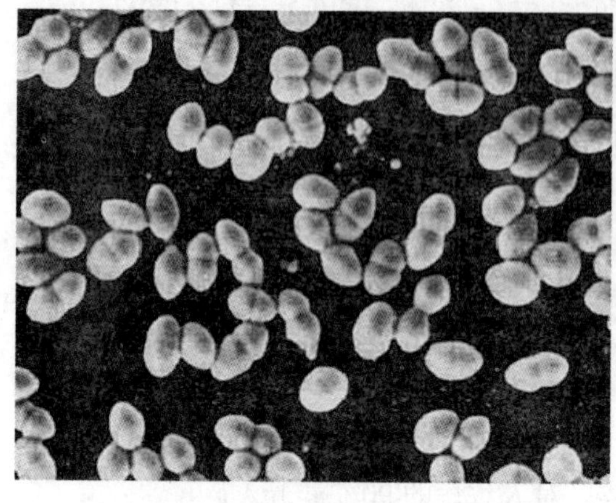
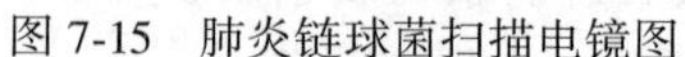

图 7-15 肺炎链球菌扫描电镜图

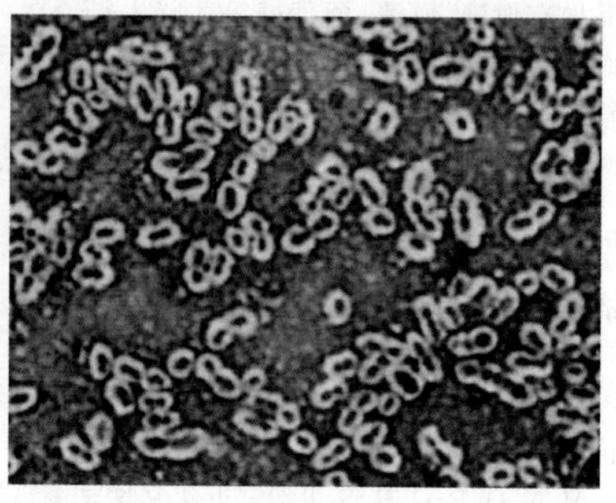

图 7-16 肺炎链球菌的荚膜

2. 致病性与免疫性 肺炎链球菌致病物质有：①荚膜；②肺炎链球菌溶素 O；③脂磷壁酸；④神经氨酸酶。肺炎链球菌主要引起人类大叶性肺炎。肺炎链球菌感染后，可以建立较牢固的特异性免疫，故同型病菌的二次感染少见。

3. 微生物学检查 痰、脓或脑脊液沉淀物，可作涂片并革兰染色后镜检。如发现典型的革兰阳性具有荚膜的双球菌存在，即可作初步诊断。痰或脓液直接划种于血琼脂平板上，37℃孵育 24 小时后，挑取溶血的可疑菌落作鉴定。肺炎链球菌的鉴定，主要应与甲型溶血性链球菌鉴别。其中以胆汁溶菌试验、菊糖发酵和奥普托辛试验最为常用。

4. 防治原则 近年来，国外研制多价肺炎链球菌荚膜多糖疫苗以预防儿童、老人和慢性病患者等肺炎链球菌性肺炎、败血症、脑膜炎等，有较好效果。

（四）脑膜炎球菌

案例 7-3

患儿，6 岁。因发热伴头痛、呕吐两天，服退热及消炎药后，症状无改善，头痛加剧，诉颈部痛，烦躁。入院时体温 39℃，呕吐两次，呈喷射状，神志尚清。右眼结膜及全身皮肤有针头至绿豆大小不等的红色出血点，咽微红，颈硬。脑脊液检查：外观浑浊，白细胞总数 22×10^9/L，中性粒细胞 0. 96，淋巴细胞 0. 04。将脑脊液离心沉淀后取沉渣涂片，见位于中性粒细胞内革兰染色阴性双球菌。

问题

1. 引起本病最可能的病菌是什么？需做哪些微生物学检查以确定诊断？进行微生物学检查时应注意什么问题？

2. 所致疾病怎样进行特异性预防？

脑膜炎球菌（meningococcus），是流行性脑脊膜炎（流脑）的病原菌。

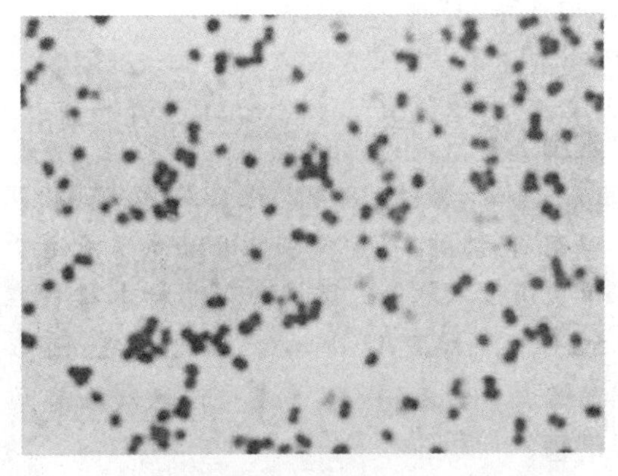

图7-17　脑膜炎球菌的显微镜下形态

1. 生物学性状　脑膜炎球菌为革兰阴性双球菌(图7-17)。培养条件要求较高，需在含有血清或血液的培养基上方能生长，如经加热80℃以上的血琼脂培养基(称为巧克力血液培养基)。本菌为专性需氧菌，但初次培养时，在5%～10% CO_2环境中生长最旺盛，37℃孵育24小时后，形成直径1.0～1.5mm的无色、圆形、光滑、透明，似露滴状的菌落。在血琼脂平板上不溶血。在血清肉汤中呈混浊生长。产生自溶，人工培养物如不及时转种，超过48小时常死亡。

本菌抵抗力弱，对寒冷、日光、热力、干燥、紫外线及一般消毒剂均敏感。对磺胺、青霉素、链霉素、金霉素均敏感，但容易产生耐药性。

2. 致病性与免疫性　脑膜炎球菌的主要致病物质为荚膜、菌毛、内毒素。本菌经飞沫传染，也可通过接触患者呼吸道分泌物污染的物品而感染。本菌通常寄居于正常人鼻咽腔，但带菌者90%并不发病，少数引起鼻咽炎，严重者造成菌血症，仅1%～2%的人，经血流或淋巴到达脑脊髓膜而引起化脓性脑脊髓膜炎。带菌者和患者是传染源。

成人对脑膜炎球菌有较强免疫力，感染后仅1%～2%的表现脑膜炎。儿童免疫力较弱，感染后发病率较高。病后可获得较牢固免疫力，很少再感染。

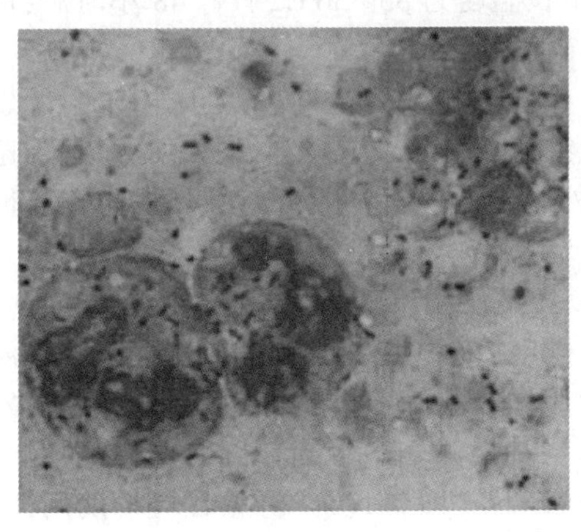

图7-18　脑脊液中见革兰阴性肾形双球菌，提示为脑膜炎球菌

3. 微生物学检查　可采取淤血斑中血液、外周血液或脑脊液送检。标本要注意保温，防日光照射，及时送检。

(1) 直接染色镜检：取脑脊液标本，离心取沉淀物制备涂片，用革兰染色或美蓝染色，镜检，在多形核细胞中找到革兰阴性肾形双球菌，结合临床症状即可确诊(图7-18)。

(2) 分离培养：对无菌采取的淤血斑、脑脊液或带菌者的鼻咽拭子接种于巧克力血平板，于5%～10% CO_2环境下，培养18～24小时，观察结果。

4. 防治原则　对易感儿童注射纯化流脑群特异性多糖菌苗，进行特异预防。流行期间可口服磺胺药物预防。治疗流脑首选磺胺，也可用青霉素、氯霉素或氨苄西林。

（五）淋球菌

案例 7-4

患者，男性，38 岁。近日尿急、尿频、尿痛，尿道口有脓性分泌物。门诊检查，尿道口充血，红肿、有黄白脓性分泌物。尿道口脓性分泌物涂片可在多形核白细胞内找到革兰阴性双球菌。脓性分泌物标本接种在预温的巧克力（色）血琼脂平板，在 36℃、5% CO_2 下孵育 48 小时后，看见凸起、圆形、灰白色、直径 0.5～1.0mm 的光滑型菌落。菌落涂片染色镜检呈现革兰阴性双球菌，氧化酶试验阳性。

问题

1. 该患者感染的病原菌是什么？
2. 诊断的主要依据是什么？
3. 患者应该怎样防治这种感染？

淋球菌（gonococcus），是人类淋病的病原菌，主要引起人类泌尿生殖系统黏膜的急性或慢性化脓性感染。淋球菌为严格的人体寄生菌，常存在于急性尿道炎与阴道炎的脓性分泌物的白细胞中，生物学性状类似于脑膜炎球菌。

淋球菌形态与脑膜炎奈瑟菌相似，直径 0.6～0.8μm。常成双排列，两菌接触面平坦，似一对咖啡豆。脓汁标本中，大多数淋病奈瑟菌常位于中性粒细胞内。但慢性淋病患者的淋病奈瑟菌多分布在细胞外。无芽孢，无鞭毛，有荚膜和菌毛。革兰染色呈阴性，用碱性美蓝染色时，菌体呈深蓝色。淋球菌培养专性需氧，初次分离培养时须供给 5% CO_2。营养要求高，巧克力（色）血琼脂平板是适宜培养基。最适生长温度为 35～36℃，孵育 48 小时后，形成凸起、圆形、灰白色、直径 0.5～1.0mm 的光滑型菌落。

人类是淋球菌唯一的自然宿主。淋球菌主要由性接触而传播，侵入泌尿生殖系统繁殖，引起化脓性感染，称为淋病。男性表现为尿道炎，女性引起尿道炎和子宫颈炎。淋球菌的致病机制复杂，其毒力与菌毛、荚膜、脂多糖和外膜蛋白的某些成分有关。如治疗不彻底，可扩散至生殖系统。胎儿可经产道感染造成新生儿淋病性急性结膜炎，又称为脓漏眼。

人类对淋球菌无自然免疫力，均易感，病后免疫力不强，不能防止再感染。

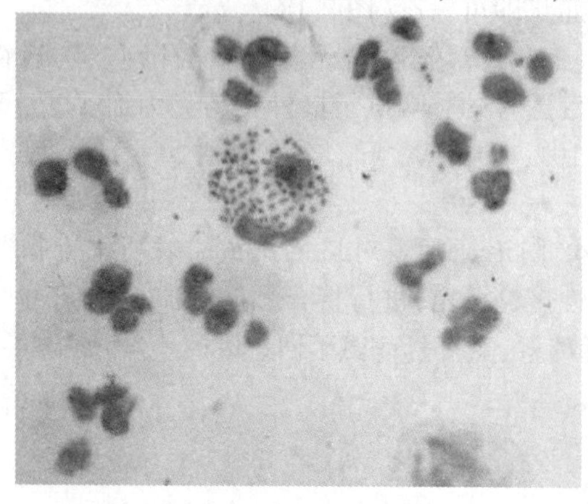

图 7-19 淋病患者尿道脓性分泌物涂片、镜检、中性粒细胞中发现革兰阴性双球菌

微生物学检查主要是采取尿道脓性分泌物涂片，革兰染色镜检，如在中性粒细胞中发现革兰阴性双球菌，就有诊断价值，必要时进行分离培养（图 7-19）。对患者应早期用药，彻底治疗。淋病是一种性传播疾病，因而是一个社会问题。成人淋病基本上是通过性交传染，污染的毛巾、衣裤、被褥等也起一定传播作用。开展防治性病的知识教育以及防止不正当的两性关系是非常重要的环节。

二、肠道杆菌

肠道杆菌是指一大群主要寄居在人和动物肠道的革兰阴性杆菌，大多数为肠道正常菌群成分，少数为病原菌，如伤寒沙门菌、痢疾志贺菌等。肠道杆菌均为革兰阴性短小杆菌，形态染色无法区别。但肠道杆菌对糖和蛋白质的分解能力差异较大，可用来鉴别细菌，如大肠埃希菌等可发酵乳糖产气产酸，而伤寒沙门菌、痢疾志贺菌等致病菌不发酵乳糖。乳糖发酵实验常用来区别肠道致病菌和非致病菌。

（一）埃希菌属

埃希菌属(*Escherichia*)有5个种，其中大肠埃希菌（*E.coli*）是最常见的临床分离菌。大肠埃希菌，俗称大肠杆菌。大肠埃希菌为人和动物肠道中的正常菌群，寄居在肠道中，对机体有益，因其能合成维生素B和K，供机体利用，在正常情况下能阻止外来致病菌（如痢疾志贺菌）及腐生菌的繁殖，减少对机体的危害。婴儿出生后数小时就进入肠道，并终生伴随。当宿主免疫力下降或菌侵入肠外组织或器官，可引起肠外感染。有些特殊菌株能导致腹泻。

大肠埃希菌在环境卫生和食品卫生学中，常用作被粪便污染的检测指标。在分子生物学和基因工程研究中，大肠埃希菌是重要的实验材料。

1. 生物学性状 大小0.4~0.7μm×1~3μm（图7-20）。多数菌株有周身鞭毛。有普通菌毛和性菌毛。肠外感染菌株常有多糖包膜（微荚膜）。有些菌株在血琼脂平板上呈β溶血。能发酵葡萄糖等多种糖类，产酸并产气。发酵乳糖，可同沙门菌、志贺菌等区别。大肠埃希菌抗原主要有O、H和K三种。

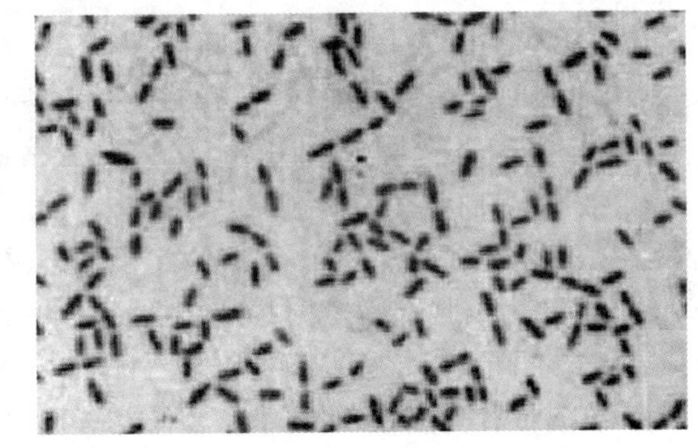

图7-20 大肠埃希菌，革兰阴性杆菌

2. 致病性和免疫性 但当机体抵抗力下降或易位侵入肠外组织时，大肠埃希菌便成为条件致病菌，引起化脓性炎症，如腹膜炎、肾盂肾炎、膀胱炎、阑尾炎等，严重者引起败血症．某些血清型可引起人类腹泻。

3. 微生物学检查 肠外感染采取中段尿、血液、脓液、脑脊液等；腹泻则取粪便。我国卫生标准规定，每毫升饮用水中所含细菌总数不超过100个，每升饮用水中所含大肠菌群数不超过3个。

（1）肠外感染

1）涂片染色检查：除血液标本外，均需作涂片染色检查。脓、痰、分泌物可直接涂片，革兰染色后镜检。尿液和其他液体先低速离心，再取沉淀物作涂片。

2）分离培养：血液接种肉汤增菌，待生长后再移种血琼脂平板。体液标本的离心沉淀物和其他标本直接划线分离于血琼脂平板。35~37℃孵育18~24小时后观察菌落形态。

3）鉴定：最后鉴定根据系列生化反应。尿路感染尚需计数菌落量，每毫升≥10 万才有诊断价值。

（2）肠内感染：将粪便标本接种于鉴别培养基，挑选可疑菌落并鉴定为大肠埃希菌后，再分别检测不同类型致腹泻大肠埃希菌的肠毒素、毒力因子和血清型等特征。

4. 防治原则 在家畜中，用菌毛疫苗防治新生畜崽腹泻已获得成功。食用加热不彻底而被牛粪污染的牛肉、牛奶、果汁等都可能罹患出血性结肠炎。

（二）沙门菌属

案例 7-5

患者，男性，23 岁，发热 6 天入院。食欲不振、乏力、腹胀，并一直排黏液样稀便，每天 4~5 次。体检：体温 40℃，相对缓脉，肝、脾略肿大，腹部见玫瑰疹。白细胞 4.2×10^9/L，中性粒细胞 0.70，淋巴细胞 0.40。便中查到少量脓细胞和白细胞，但 2 次血和粪便培养均未发现致病菌。2 次取血做肥达实验，其结果如下：入院时 TH 1∶80，TO 1∶80，PA 1∶40，PB 1∶40；入院 12 天 TH 1∶320，TO 1∶320，PA 1∶40，PB 1∶20。

问题

1. 根据此结果可初步诊断为什么疾病？
2. 为进一步确诊，应首先做什么检查？

沙门菌属细菌的血清型在 2000 种以上，但对人致病的只是少数，例如引起肠热症的伤寒、副伤寒的沙门菌。其他对动物的致病，有些沙门菌偶可传染给人，引起食物中毒或败血症，如鼠伤寒沙门菌、肠炎沙门菌、鸭沙门菌、猪霍乱沙门菌等 10 余种。

1. 生物学性状 沙门菌多有鞭毛和菌毛，无荚膜。营养要求不高，生化反应活跃，对本菌属细菌的鉴定有重要意义。抗原结构复杂，主要有菌体抗原（O 抗原）和鞭毛抗原（H 抗原）。O 抗原为细胞壁脂多糖，特异性低，有的 O 抗原成分为某些细菌所共有。H 抗原为蛋白质，特异性高。O 抗原刺激机体产生 IgM 抗体，H 抗原刺激机体主要产生 IgG 抗体。

2. 致病性和免疫性 沙门菌的致病物质主要是侵袭力和内毒素，少数可产生肠毒素。人类沙门菌感染主要有 3 种类型：

（1）肠热症：是伤寒病和副伤寒病的总称，主要由伤寒杆菌和甲、乙、丙型副伤寒杆菌引起。伤寒杆菌随食物经口感染并进入血流，形成菌血症。患者持续高热，相对缓脉，肝脾肿大及全身中毒症状，部分病例皮肤出现玫瑰疹。在疾病晚期，可在肠壁组织引发Ⅳ型变态反应。

典型伤寒病病程较长（3~4 周），副伤寒病与伤寒病症状相似，但一般较轻，病程较短，约 1~3 周即愈。伤寒或副伤寒病后有牢固的细胞免疫，很少再感染。血循环中 IgM、IgG 抗体对胞内寄生菌无免疫作用。

（2）急性肠炎（食物中毒）：是最常见的沙门菌感染，多由鼠伤寒杆菌、猪霍乱杆菌、肠炎杆菌等引起。

（3）败血症：常由猪霍乱杆菌、丙型副伤寒杆菌、鼠伤寒杆菌、肠炎杆菌等引起。

（4）无症状带菌者：约有 1%~5% 伤寒或副伤寒患者，在症状消失后 1 年仍可在其粪便中检出有相应沙门菌。这些菌留在胆囊中，成为人类伤寒和副伤寒病原菌的储存场所。其他沙门菌的带菌者很少，不到1%，故在人类的感染中不是主要的传染源。

3. 微生物学检查　根据伤寒病的病程采取不同标本，通常第1~2周取血液，第2~3周取粪便或尿液。急性肠炎取患者吐泻物和剩余食物。败血症取血液作培养。主要检查方法有以下几种。

（1）分离培养与鉴定：血液和骨髓液需要增菌，然后再划种于血琼脂平板；粪便和经离心的尿沉淀物等直接接种于肠道鉴别培养基或SS（Salmonella-Shigella）选择培养基。37℃孵育24小时后，挑取无色半透明的乳糖不发酵菌落接种至双糖或三糖铁培养基。若疑为沙门菌，再继续作系列生化反应，并用沙门菌多价抗血清作玻片凝集试验予以确定。

（2）血清学试验（肥达反应）：肥达试验是用已知伤寒沙门菌菌体（O）抗原和鞭毛（H）抗原，以及引起副伤寒的甲型副伤寒沙门菌、肖氏沙门菌和希氏沙门菌H抗原的诊断菌液与受检血清作试管或微孔板凝集试验，测定受检血清中有无相应抗体及其效价的试验。肥达试验结果判断。

1）正常值：人们因沙门菌隐性感染或预防接种，血清中可含有一定量的有关抗体，且其效价随地区而有差异。一般是伤寒沙门菌O凝集效价≥1∶80，H凝集效价≥1∶160，引起副伤寒的沙门菌H凝集效价≥1∶80时才有诊断价值。

2）动态观察：有时单次效价增高不能定论，可在病程中逐周复查。若效价逐次递增或恢复期效价比初次≥4倍者始有意义。

3）O与H抗体的诊断意义：患伤寒或副伤寒后，O与H在体内的消长情况不同。IgM类O抗体出现较早，持续约半年，消退后不易受非伤寒沙门菌等病原体的非特异刺激而重现。IgG类H抗体则出现较晚，持续时间长达数年，消失后易受非特异性病原刺激而能短暂地重新出现。因此，O、H凝集效价均超过正常值，则肠热症的可能性大；如两者均低，患病可能性小；若O不高H高，有可能是预防接种或非特异性回忆反应；如O高H不高，则可能是感染早期或与伤寒沙门菌O抗原有交叉反应的其他沙门菌（如肠炎沙门菌）感染。用已知的伤寒杆菌O、H抗原和甲、乙型副伤寒杆菌的H抗原与待检血作定量凝集试验。根据抗体含量多少及其增长情况，辅助临床诊断肠热症。

4. 防治原则　现已有口服减毒活疫苗，免疫效果显著。治疗药物首选氯霉素，对氯霉素耐药者可用氨苄西林。

（三）志贺菌属

案例7-6

患者，男性，23岁。急性腹痛2天，每天10次左右，水样便，有明显里急后重感，肠鸣音亢进，体温38℃，血压正常，白细胞数17×10^9/L，中性粒细胞0.78，淋巴细胞0.15。取黏液便镜检红细胞3个，白细胞8个，未见阿米巴原虫。

问题

1. 可初步诊断为哪种疾病?
2. 采用哪种方法能进行快速诊断?

志贺菌属(shigella)是人类细菌性痢疾最为常见的病原菌,俗称痢疾杆菌(dysentery bacterium)。痢疾杆菌无鞭毛和荚膜,有菌毛。根据菌体 O 抗原和生化反应不同,志贺菌属分为 4 群、40 多个血清型。

本属菌抵抗力较其他肠道杆菌弱。56℃10 分钟即被杀死。对酸敏感,在粪便中数小时内死亡,故采集痢疾患者粪便标本作分离培养时,应立即送检。

细菌性痢疾传染源为患者和带菌者,经消化道感染。致病因素主要是菌毛和内毒素。有些痢疾杆菌可产生外毒素。志贺菌感染有急性和慢性两种类型,病程在 2 个月以上者属慢性。急性细菌性痢疾常有发热、腹痛、里急后重等症状,并脓血黏液便。若治疗及时,预后良好;如治疗不彻底,可转为慢性。症状不典型者,易被误诊,影响治疗而造成转化和带菌。急性感染中有一种中毒性痢疾,以小儿为多见。无明显的消化道症状,主要表现为全身中毒状。此因其内毒素致使微血管痉挛、缺血和缺氧,导致 DIC、多器官功能衰竭、脑水肿,死亡率高。各型志贺菌都有可能引起。

痢疾病后免疫力弱,各型间无交叉免疫,故常有再感染发生。

三、弧　　菌

案例 7-7

患者,男性,43 岁。1 周前去国外旅游,昨日回国后现头昏,腹胀,剧烈腹泻米泔水样便,伴呕吐。无腹痛、无里急后重。查体:疲倦面容,皮肤、唇舌干燥,眼窝内陷。血压 80/60mmHg(1mmHg=0.133kPa)。急诊入院。

问题

1. 本病例最可能的诊断是什么?
2. 应首先进行何种检查来进行初步诊断?确定诊断需做哪些检查?
3. 如何进行特异性预防?

弧菌属广泛分布于自然界,尤以水中为多,有 100 多种。主要致病菌为霍乱弧菌和副溶血弧菌。前者引起霍乱;后者引起食物中毒,常由进食被该菌污染的海产品及盐渍食物引起。

霍乱为烈性肠道传染病,在人类历史上共发生过 7 次世界性大流行,属于国际检疫传染病。

1. 生物学性状　霍乱弧菌为革兰阴性菌,菌体弯曲呈弧状或逗点状,一端有单根鞭毛和菌毛,无荚膜与芽孢(图 7-21)。取霍乱患者米泔水样粪便做活菌悬滴观察,可见细菌运动极为活泼,呈流星穿梭运动。营养要求不高,在 pH8.8~9.0 的碱性蛋白胨水或平板中生长良好,常用碱性蛋白胨水作为选择性增殖霍乱弧菌的培养基。

2. 致病性和免疫性　人类在自然情况下是霍乱弧菌的唯一易感者,主要通过污染的水源或饮食物经口传染。霍乱弧菌进入小肠后,在肠黏膜表面迅速繁殖,经过短暂的潜伏期后便急骤发病。该菌不侵入肠上皮细胞和肠腺,也不侵入血流,仅在局部繁殖和产生霍乱肠毒素,作用于黏膜上皮细胞与肠腺,使肠液过度分泌,从而患者出现上吐下泻,泻出物呈“米泔水”样并含大量病菌。由于大量脱水和失盐,可发生代谢性酸中毒,血循环衰竭,甚至休克或死亡(图 7-22)。病后可获得牢固的免疫力,再感染者少见。

图 7-21　霍乱弧菌,革兰染色,革兰阴性菌,菌体弯曲呈弧状或逗点状

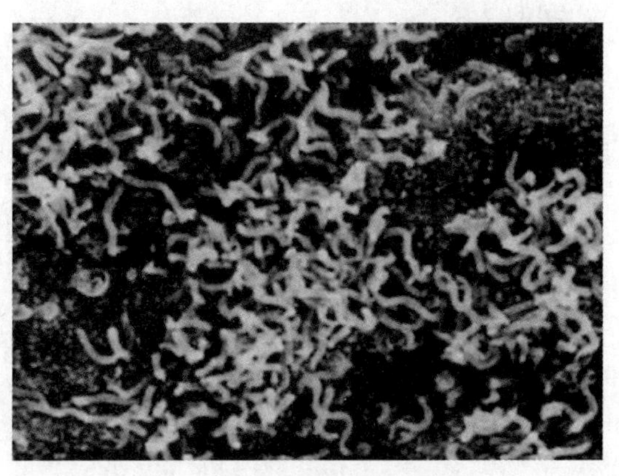

图 7-22　霍乱弧菌附着在肠上皮上的扫描电镜图

3. 微生物学检查　霍乱流行迅速,死亡率高,危害极大,因此早期迅速和正确的诊断,对治疗和预防本病的蔓延有重大意义。

主要方法是采取患者"米泔水"样大便或呕吐物直接镜检(涂片染色及悬滴法检查),观察细菌形态、动力特征。同时可将标本接种至碱性蛋白胨水,37℃培养 6~8 小时后,取生长物作形态观察,并转种于碱性蛋白胨平板作分离培养,取可疑菌落作生化反应及型别鉴定。

4. 防治原则　做好检疫工作,严防本菌传入;加强水、粪管理,注意饮食卫生;对患者及时、足量补充液体和电解质是治疗霍乱的关键,同时使用抗菌药物,如氯霉素、链霉素、复方 SMZ-TMP 等。

四、厌氧性细菌

厌氧性细菌种类繁多、专性厌氧,必须在无氧环境中才能生长。

(一) 厌氧芽孢杆菌

厌氧芽孢杆菌只有一个属,称梭状芽孢杆菌属。革兰染色阳性,都能产生芽孢,芽孢直径大多比菌体宽,使菌体膨大成梭形,故得名。芽孢的形状和位置在鉴别上有意义。

1. 破伤风梭菌　破伤风梭菌(*C.tetani*)是破伤风的病原菌,为外源性感染。当机体受到外伤,创口被污染,或分娩时使用不洁器械剪断脐带等,本菌均可侵入,发芽繁殖,释放毒素。发病后机体呈强直性痉挛、抽搐,可因窒息或呼吸衰竭死亡。

案例 7-8

患儿,男性,8 天。因阵发性哭闹、面色发青伴吮乳困难 1 天收入院。入院查体:易激惹,哭声紧,呼吸尚平稳,双眼紧闭。双侧瞳孔等大等圆,对光反射存在。牙关紧闭,颈部略有抵抗感,腹肌紧张。脐带未脱,脐窝内有脓性分泌物。询问病史,在家中接生。入院后抽搐频繁,第 3 天出现急性呼吸衰竭,处于昏迷状态,重症监护,给予镇静剂抗感染等治疗。抽搐发作减少,并逐渐清醒,能自行吸吮奶液。

问题

1. 该患儿应诊断为什么疾病?依据是什么?
2. 该病如何进行防治?

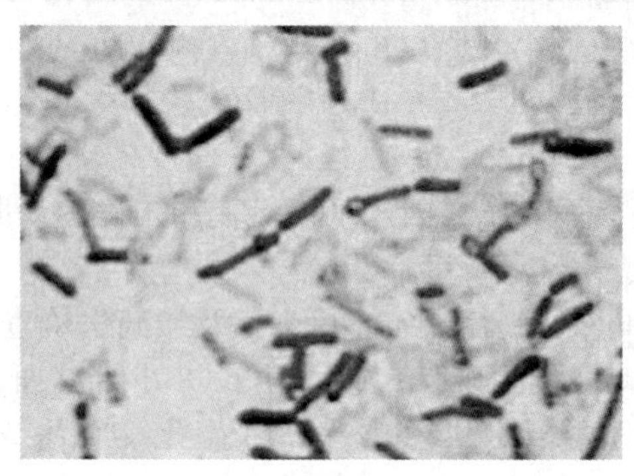

图 7-23 破伤风梭菌芽孢,透视电镜(×21 000)

(1) 生物学性状:破伤风梭菌菌体细长,芽孢呈圆形,位于菌体顶端,直径比菌体宽大,似鼓槌状,是本菌形态上的特征(图 7-23)。本菌繁殖体抵抗力与其他细菌相似,但芽孢抵抗力强大,在土壤中可存活数十年。对青霉素敏感,磺胺类有抑菌作用。

(2) 致病性:破伤风梭菌芽孢广泛分布于自然界中,可由伤口侵入人体。但破伤风梭菌是厌氧菌,在一般伤口中不能生长,伤口的厌氧环境是破伤风梭菌感染的重要条件。窄而深的伤口(如刺伤),有泥土或异物污染,或大面积创伤、烧伤、坏死组织多,局部组织缺血或同时有需氧菌或兼性厌氧菌混合感染,均易造成厌氧环境,有利于破伤风杆菌生长。

破伤风梭菌的致病物质为外毒素,即破伤风痉挛毒素。该毒素的毒性非常强烈,仅次于肉毒毒素。破伤风痉挛毒素在局部产生后,通过运动终板吸收进入神经组织。毒素能与神经组织中的神经节苷脂结合,封闭脊髓抑制性突触末端,阻止释放抑制性介质(甘氨酸和 γ 氨基丁酸),从而破坏上下神经元间的正常抑制性冲动的传递,受刺激时伸肌和屈肌同时强烈收缩,肌肉强直痉挛,造成牙关紧闭、角弓反张等特殊症状。患者可因窒息而死(图 7-24、图 7-25)。

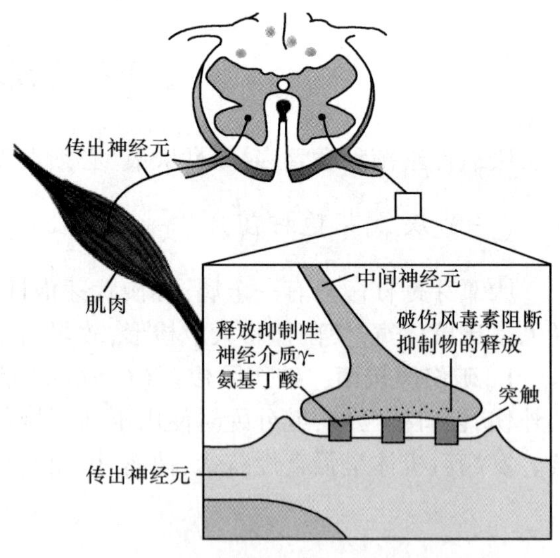

图 7-24 破伤风痉挛毒素的作用机制

(3) 微生物学检查法:伤口直接涂片镜检和病菌分离培养阳性率很低,故一般不进行。典型的症状和病史即可做出诊断。

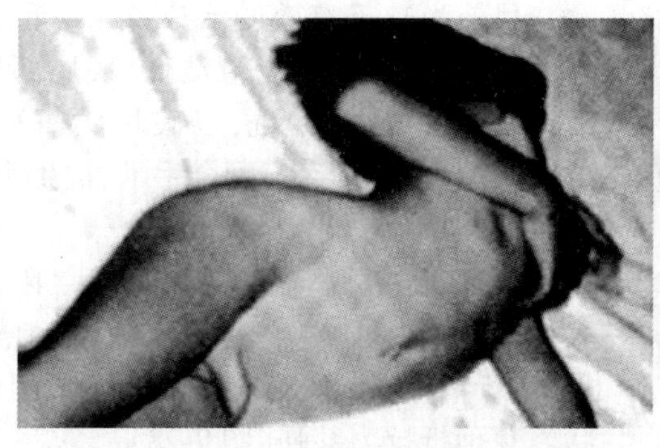
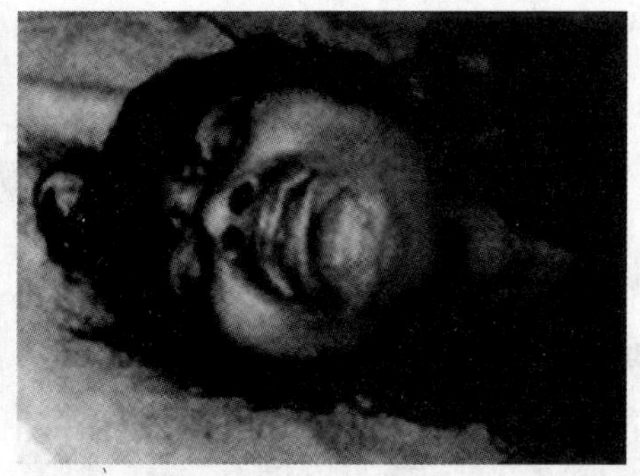

图 7-25　破伤风的体征:牙关紧闭、角弓反张

(4) 防治原则:接种精制破伤风类毒素,儿童则注射百白破混合疫苗,建立基础免疫;感染后注射破伤风抗毒素(TAT)紧急预防,同时注射类毒素加强免疫;对患者应早期足量注射破伤风抗毒素,如果应用的 TAT 是经免疫马匹所获得的马血清纯化制剂,注射前必须作皮肤试验,防止马抗毒素血清过敏性休克的发生。同时使用大剂量的青霉素抑制破伤风梭菌在局部病灶中繁殖,并且对混合感染的其他细菌也有作用。

2. 产气荚膜梭菌　产气荚膜梭菌为革兰阳性粗大梭菌,芽孢呈卵圆形,芽孢宽度不比菌体大,位于中央或末端(图 7-26)。有荚膜,无鞭毛,不能运动。在牛乳培养基中能分解乳糖产酸,使酪蛋白凝固,同时生成大量气体,管内气体常将覆盖在液体上的凡士林层向上推挤,称为"汹涌发酵",是本菌的特点(图 7-27)。

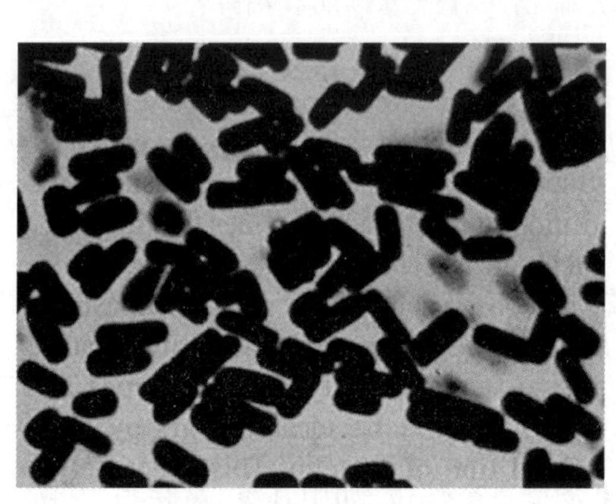

图 7-26　产气荚膜梭菌(×800)

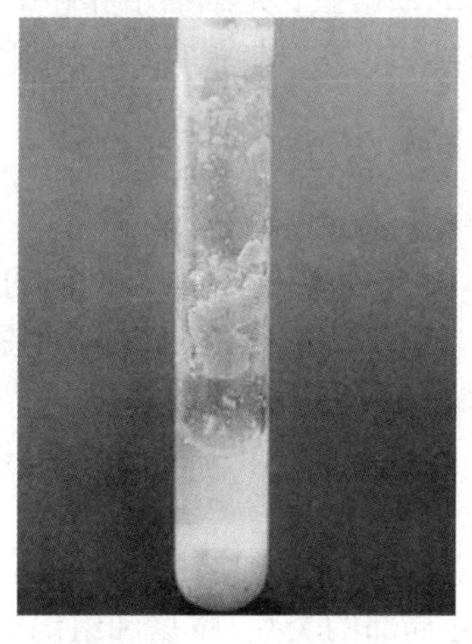

图 7-27　产气荚膜梭菌在牛乳培养基中"汹涌发酵"

产气荚膜梭菌既能产生多种毒性强烈的外毒素,又有多种侵袭性酶,如卵磷脂酶、纤维蛋白酶、透明质酸酶、胶原酶和 DNA 酶等,并有荚膜,构成强大的侵袭力,引起感染致病。

气性坏疽为本菌所引起主要疾病。气性坏疽常为混合感染,以产气荚膜梭菌为最多见。某些菌株能产生肠毒素,进食其污染的食物后,可引起食物中毒。有的产气荚膜梭菌可引起急性坏死性肠炎。

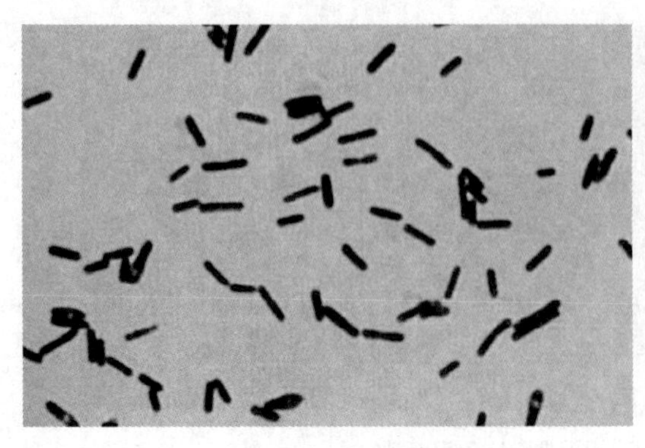

图 7-28　肉毒梭菌革兰染色

目前尚缺乏有效的治疗方法。预防的办法主要是早期扩创、清洁伤口，局部用过氧化氢（双氧水）冲洗，以破坏厌氧环境。早期应用多价抗毒素，配合手术、抗生素、高压氧及支持疗法等。

3. 肉毒梭菌　肉毒梭菌为革兰阳性粗大杆菌。有周身鞭毛，无荚膜。芽孢椭圆形，大于菌体，位于次极端，使菌体似网球拍状。芽孢抵抗力甚强（图 7-28）。

肉毒梭菌的外毒素是已知毒素中毒力最强的一种，纯化的肉毒毒素 1mg 能杀死 2000 万只小鼠。根据毒素抗原性不同，可分为 7 个型，各型毒性只能被相应的抗毒素所中和。人类发生肉毒中毒，主要由于豆类、肉类、腊肠及罐头食品等被肉毒梭菌或芽孢污染，在厌氧条件下繁殖产生外毒素，被人食入所引起。肉毒毒素是一种嗜神经毒素，肉毒中毒表现为全身无力、视力模糊不清、吞咽及呼吸困难，严重者可因呼吸衰竭或心力衰竭而死亡。

1 岁以下儿童食用被肉毒梭菌污染的食品（如蜂蜜）后，可引起婴儿食物中毒（婴儿肉毒病），表现为便秘、吮乳无力、吞咽困难，眼睑下垂，全身肌张力减退。严重者因呼吸肌麻痹而造成婴儿猝死。

诊断的依据主要是细菌培养和小白鼠试验检测毒素，标本为食物和呕吐物。

预防本病主要是加强食品卫生管理，多价抗毒素血清可作紧急预防和治疗。

（二）无芽孢厌氧菌

无芽孢厌氧菌种类繁多，包括革兰染色阳性及阴性的杆菌和球菌。主要存在于人体及动物体内，在正常菌群中厌氧菌通常占有绝对的优势。正常情况下，菌群保护相对平衡，但在下述条件下可引起内源性感染：①因手术、拔牙、肠穿孔等原因，使屏障作用受损，致细菌侵入非正常寄居部位。②长期应用抗生素治疗使正常菌群失调。③机体免疫力减退。④局部组织供血不足、组织坏死或有异物及需氧菌混合感染，形成局部组织厌氧微环境。

无芽孢厌氧菌因细菌的种类不同其致病物质也不完全相同，且感染往往无特定的病型，常引起局部的炎症、脓疡和组织坏死等，并可累及全身个部位，如中耳炎、鼻窦炎、牙周脓肿、坏死性肺炎、肺脓疡、腹膜炎、阑尾炎、盆腔脓肿、子宫内膜炎、骨髓炎、败血症、脑脓疡等。在此类感染中，往往同时存在有几种厌氧菌，亦还可能在需氧或兼性厌氧菌。应结合病情和标本中出现的优势菌做出厌氧感染的判断。

对无芽孢厌氧菌感染，尚无特异有效的预防方法。外科清创引流是预防厌氧菌感染的一个重要措施。

五、结核杆菌

案例 7-9

患者，男性，20 岁。从边远山区到广州做工，约半年前开始感到疲乏，午后潮热，夜间咳嗽，咳白色痰，近一周来咳嗽加剧，且痰中带血丝，明显消瘦，患者不吸烟，无接触过工业呼吸道污染物，未接种过卡介苗。

体检：患者呈慢性病容，右上肺可闻啰音，其余未见异常。

实验室检查：胸部 X 线片显示右上肺有空洞，血、尿常规检未见异常。

问题

1. 患者最可能正在患什么病？
2. 该病的病原体能否在实验室中分离培养？如果能请简述其方法。
3. 该菌是如何传播？所致疾病怎样进行特异性预防？

结核分枝杆菌（*M. tuberculosis*），俗称结核杆菌，是引起结核病的病原菌。可侵犯全身各器官，但以肺结核为最多见。结核病至今仍为重要的传染病。估计世界人口中1/3感染结核分枝杆菌。

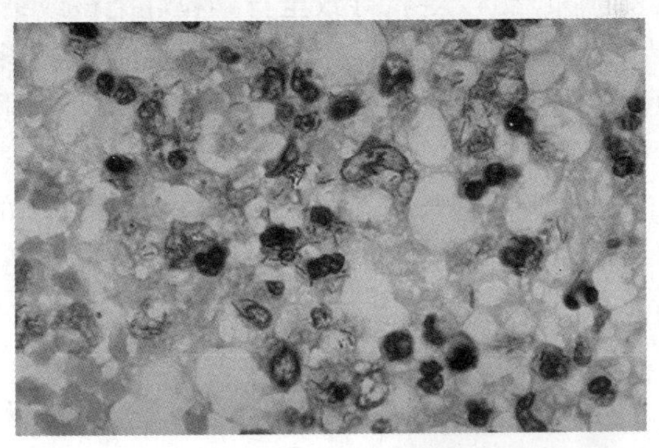
图 7-29 结核杆菌，齐尼抗酸染色

1. 生物学性状

（1）形态染色：结核杆菌细长略弯曲，呈单个或分枝状排列，无荚膜、无鞭毛、无芽孢。分枝杆菌一般用齐尼（Ziehl-Neelsen）抗酸染色法，以 5% 苯酚复红加温染色后可以染上，但用 3% 盐酸乙醇不易脱色。若再加用美蓝复染，则分枝杆菌呈红色，而其他细菌和背景中的物质为蓝色（图 7-29）。

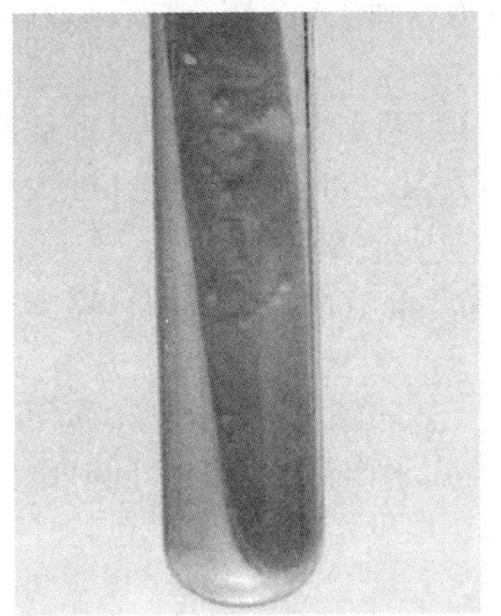
图 7-30 结核杆菌在罗氏培养基培养生长特征

（2）培养特性：专性需氧，营养要求高，常用罗氏培养基培养，内含蛋黄、马铃薯、甘油和天门冬素等。孔雀绿可抑制杂菌生长，便于分离和长期培养。蛋黄含脂质生长因子，能刺激生长。最适 pH 6.5～6.8，最适温度为 37℃，生长缓慢，接种后培养 3～4 周才出现肉眼可见的菌落。菌落呈颗粒、结节或菜花状，乳白色或米黄色，不透明。在液体培养基中可能由于接触营养面大，细菌生长较为迅速。一般 1～2 周即可生长。临床标本检查液体培养比固体培养的附性率高数倍（图 7-30）。

（3）抵抗力：结核杆菌对某些理化因子的抵抗力较强。在干痰中存活 6～8 个月，若黏附于尘埃上，保持传染性8～10 天。在 3% HCl 或 4% NaOH 溶液中能耐受 30 分钟，因而常以酸碱中和处理严重污染的检材，杀死杂菌和消化黏稠物质,提高检出率。但对湿热、紫外线、酒精的抵抗力弱。在液体中加热62~63℃15分钟,直射日光下2~3小时,75%乙醇溶液数分钟即死亡。

2. 致病性与免疫性

(1)致病性:结核杆菌无内毒素,也不产生外毒素和侵袭性酶类,其致病作用主要靠菌体成分,特别是胞壁中所含的大量脂质,主要是磷脂、脂肪酸和蜡质。脂质含量与结核杆菌的毒力呈平行关系,含量愈高毒力愈强。此外,菌体内都含有数种蛋白质(如结核菌素)、多糖等成分也与其致病性相关。结核杆菌的致病作用可能是细菌在组织细胞内顽强增殖引起炎症反应,以及诱导机体产生迟发型变态反应性损伤有关。

结核杆菌可通过呼吸道、消化道和破损的皮肤黏膜进入机体,侵犯多种组织器官,引起相应器官结核病,其中以肺结核最常见。人类肺结核有两种表现类型。

1)原发感染:原发感染指首次感染结核杆菌,多见于儿童。机体对结核尚未建立特异性免疫力,多在肺部形成原发病灶。随着机体抗结核免疫力的建立,原发灶大多可纤维化和钙化而自愈。但原发灶内可长期潜伏少量结核杆菌,不断刺激机体强化已建立起的抗结核免疫力,也可作为以后内源性感染的来源。只有极少数免疫力低下者,结核杆菌可经淋巴、血流扩散至全身,导致全身粟粒性结核或结核性脑膜炎。

2)继发感染:继发感染也称原发后感染,多见于成年人。大多为内源性感染,极少由外源性感染所致。继发性感染的特点是病灶局限,一般不累及邻近的淋巴结,主要表现为慢性肉芽肿性炎症,形成结核结节,发生纤维化或干酪样坏死。病变常发生在肺尖部位。

(2)免疫性与变态反应:人类对结核杆菌的感染率很高,但发病率却较低,这表明人体有一定的抗结核免疫力。机体抗结核特异性免疫主要是细胞免疫,包括致敏的T淋巴细胞和被激活的巨噬细胞。在结核杆菌感染时,机体形成特异性细胞免疫的同时,也形成了对结核杆菌的迟发型变态反应。

(3)结核菌素试验:结核菌素试验是应用结核菌素进行皮肤试验来测定机体对结核分枝杆菌是否能引起超敏反应的一种试验。

1)结核菌素试剂:以往用旧结核菌素(old tuberculin,OT)。系将结核分枝杆菌接种于甘油肉汤培养基,培养4~8周后加热浓缩过滤制成。稀释2000倍,每0.1ml含5单位。目前都用纯蛋白衍化物(purified protein derivative,PPD)。PPD有2种,人结核分枝杆菌制成的PPD-C和卡介苗制成的BCG-PPD。每0.1ml含5单位。

2)试验方法与意义:常规试验分别取2种PPD 5个单位注射两前臂皮内,48~72h后红肿硬结超过5mm者为阳性,>15mm为强阳性,对临床诊断有意义。若PPD-C侧红肿大于BCG-PPD侧为感染。反之,BCG-PPD侧大于PPD-C侧,可能系卡介苗接种所致。

此法可用于检测可疑患者曾否感染结核菌,接种卡介苗后是否阳转以及检测机体细胞免疫功能。

3. 微生物学检查 根据结核菌感染的类型采取适当标本,如痰液、脑脊液、尿、粪便和脓汁等。标本直接或浓缩集菌后,涂片作抗酸染色、镜检,结合临床作初步诊断。同时将标本处理后接种于固体培养基上,37℃培养4~6周后检查结果。根据培养特征、染色特性再作生化反应鉴定。必要时,做动物实验测定毒力。

4. 防治原则　特异性预防结核病的有效措施是接种卡介苗（结核杆菌减毒活疫苗）。婴儿因免疫力低，为卡介苗接种的主要对象。6 个月以内健康儿童可直接接种，较大儿童须作结核菌素试验，阴性者接种。结核病的治疗常用的药物有异烟肼（INH）、链霉素、利福平等。

六、炭疽杆菌

炭疽杆菌为专性需氧的革兰阳性粗大杆菌，长 4～10μm，宽 1～1.5μm，两端平切，呈链状排列似竹节状。在机体内形成荚膜，无鞭毛。能产生卵圆形芽孢，位于菌体中央，比菌体宽度小。芽孢抵抗力强，在干燥皮革中可存活数年，若污染牧场可保持传染性数十年之久。

该菌的致病因素是荚膜和外毒素。人类炭疽病由病畜传染，可通过直接接触、呼吸道和消化道途径分别导致皮肤炭疽、肺炭疽和肠炭疽三种临床类型。均可并发败血症，死亡率高。

本病的预防主要是防止在动物间传播，可用炭疽活疫苗对家畜接种。对病畜尸体要焚毁或深埋，严禁解剖。

第 3 节　病毒的基本特性

病毒是一类个体微小，结构简单，仅具有一种类型的核酸（DNA 或 RNA），严格的活细胞内寄生的非细胞型的微生物。病毒性疾病发病率高，传染性强，危害严重。病毒在医学微生物中占有十分重要的地位。在微生物引起的疾病中，由病毒引起的约占 75%。常见的病毒性疾病有肝炎、流行性感冒、腹泻、艾滋病等，不仅传染性强、流行广泛，而且很少有特效药物。除急性传染病外，病毒还可引起持续性感染，有的病毒还与肿瘤及自身免疫疾病的发生密切相关，因此病毒已成为关注的热点。

一、病毒的形态与结构

1. 病毒的大小与形态　病毒个体微小，测量病毒大小的单位是纳米（nm）。大型病毒约 200～300nm，如痘类病毒，在光学显微镜下勉强可见；中型病毒约 80～150nm，如流感病毒；小型病毒仅 20～30nm，如脊髓灰质炎病毒。绝大多数病毒小于 150nm，必须用电子显微镜放大数千倍或数万倍才能看到。

具有完整形态结构和成熟的有感染性的病毒颗粒称病毒体。病毒体形态大致分五类：球状（如脊髓灰质炎病毒、疱疹病毒及腺病毒等）、丝状（如烟草花叶病病毒、新分离的流感病毒）、弹状（如狂犬病病毒）、砖状（如痘病毒）和蝌蚪状（如噬菌体）（图 7-31）。大多数病毒呈球形或近球形（图 7-32）。

2. 病毒的结构与化学组成　病毒的基本结构包括核心和衣壳，二者共同构成核衣壳。有些病毒在衣壳外尚有包膜或衣壳外镶有突出物等（图 7-33）。

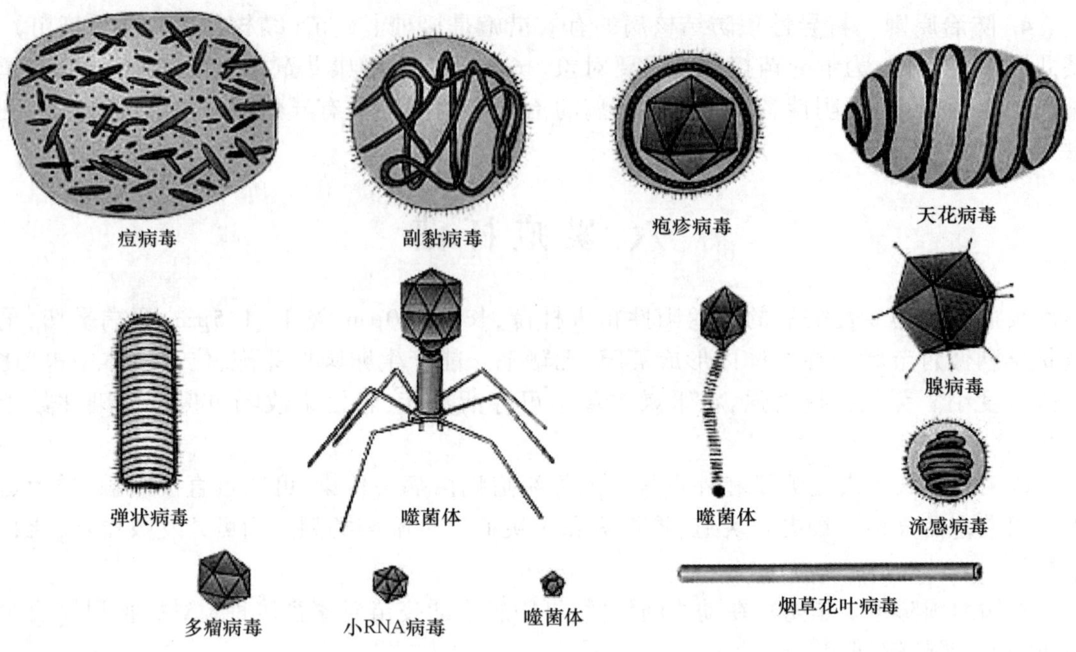

图 7-31 常见病毒形态、大小、结构模式图

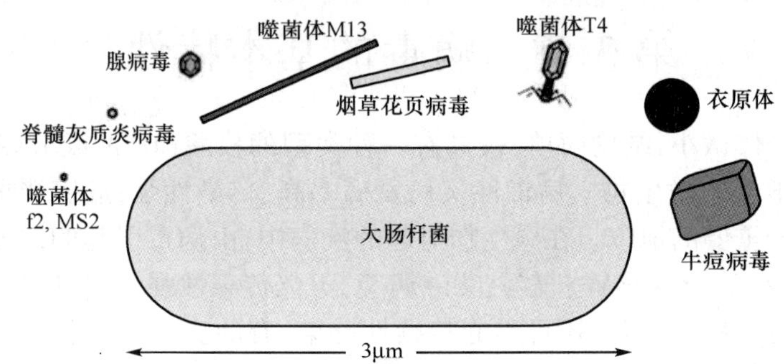

图 7-32 细菌与病毒大小的比较

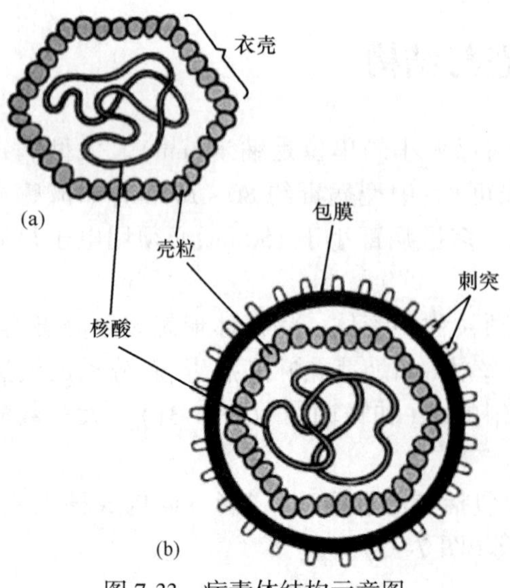

图 7-33 病毒体结构示意图

（1）核心：位于病毒体的中心，由单一类型的核酸（DNA 或 RNA）构成，少数病毒还含有少量病毒非结构蛋白。含 DNA 的称为 DNA 病毒，含 RNA 的称为 RNA 病毒。

病毒核酸基因组小，最大的痘病毒含有数百个基因，最小的微小病毒仅有 3～4 个基因。根据核酸构型及极性可分为双股、单股、环状、线状、分节段以及正链、负链等不同类型，对进一步阐明病毒的复制机制和病毒分类有重要意义。

病毒核酸是病毒的遗传物质，是病毒的感染、增殖、遗传、变异等生命活动的物质基础。

（2）衣壳：是紧密包绕在核酸的外面的一层蛋白质外衣。衣壳是由一定数量的壳粒按一定规律集结而成,壳粒是由一至数条多肽组成。

蛋白质衣壳的功能是:①保护内部核酸免遭外界因素的破坏;②具抗原性,可刺激机体产生免疫应答;③参与感染过程,病毒衣壳表面蛋白与细胞表面相应受体结合,介导病毒核酸进入宿主细胞,引起感染。

(3) 包膜:某些病毒在核衣壳外包绕着一层含脂蛋白的外膜,称为包膜。包膜含有双层脂质、多糖和蛋白质,其中蛋白质具有病毒特异性,常与多糖构成糖蛋白亚单位,嵌合在脂质层,表面呈棘状突起,称为刺突,常能选择性地与宿主细胞受体结合,促使病毒包膜与宿主细胞膜融合,感染性核衣壳进入胞内而导致感染。有包膜病毒对脂溶剂和其他有机溶剂敏感,失去包膜后便丧失了感染性。包膜中的脂类物质还与病毒感染导致机体中毒症状有关。

二、病毒的遗传与变异

对病毒遗传与变异的研究经历了两个阶段,即传统的遗传学和分子遗传学阶段。由于病毒基因组较简单,其基因数在3~10个之间,每种病毒只有一种DNA或RNA,增殖速度极快,因此最早即用病毒作为研究分子遗传学的工具。

1. 传统的遗传　病毒传统遗传学的研究主要是用不同表型的病毒变异株之间遗传物质的交换来分析各种病毒基因所编码的生物学功能。常用的病毒为腺病毒、流感病毒和辛德毕斯病毒等。采用的突变株是从自然界分离,或是用紫外线、亚硝酸等理化因子诱发而获得的变异株。

2. 分子遗传学　20世纪70年代末开始用分子遗传学及克隆技术研究病毒的基因,从而将病毒遗传学推进到分子遗传学阶段。随后开展了对病毒基因组的全面研究,即对病毒的全长基因组分别作克隆与核苷酸测序。我国学者已完成对天坛株痘苗病毒(约0.2Mb)的全基因测序,结果发现与国外痘苗毒株有明显的差异。此外,还完成了我国甲、乙、丙、戊、庚型肝炎病毒株的全基因测序。核苷酸序列分析仅从结构上了解了病毒基因组,因此还需从病毒基因组的开放读框推导其中编码蛋白的基因,并分别将基因克隆入表达载体,获纯化蛋白后进行功能研究。由此,可更直接、快速地研究表达基因的结构与功能。应用基因点突变、基因片段缺失、基因片段互换等技术,可更精确地了解基因片段,甚至是单一核苷酸改变的意义。此外,通过对自然界分离的各种病毒科、属、株的一些基因片段的分析和比较,可以了解基因变异的生物学意义。对病毒基因结构与功能的分子生物学研究,已从理论及应用上促进了病毒学的发展。

三、病毒的感染与免疫

1. 病毒的感染方式

(1) 水平传播:大多数病毒是经呼吸道、消化道、泌尿生殖道等途径进入人体,这种病毒在不同个体间传播方式称为水平传播。水平传播也包括以媒介动物为中间环节的传播方式,如经昆虫叮咬或动物咬伤途径。

(2) 垂直传播:指病毒从母亲经胎盘、产道感染胎儿或新生儿。垂直传播是病毒感染的特点之一,往往导致胎儿发育异常,造成严重后果。

2. 病毒的致病机制 病毒在易感细胞中增殖,可以通过干扰细胞的正常代谢、病毒蛋白对宿主细胞的毒性损伤、破坏细胞正常结构、通过病毒基因表达或改变细胞基因的表达的方式导致细胞转化或细胞凋亡等途径直接损伤细胞,还可以通过病毒抗原或病毒感染导致机体自身抗原的表达诱发免疫病理反应,有些病毒(如人类免疫缺陷病毒)还可直接侵犯免疫细胞或免疫器官,使机体产生免疫功能紊乱和病理损伤。

3. 病毒感染的类型 病毒感染因病毒种类、毒力和机体免疫力等不同而呈现多种类型。

(1) 隐性感染:机体感染后不出现临床症状,但可刺激机体产生免疫反应,获得免疫力。

(2) 急性感染:绝大多数病毒感染后临床症状明显,但病程短,病愈后病原体被清除。如流感、甲型肝炎、麻疹等。

(3) 持续性感染:病程较长,病毒持续存在于体内。包括三种类型:①慢性感染,病毒处于持续的增殖状态,机体长期排毒,病程长,症状长期迁延,如慢性乙型肝炎;②潜伏感染,病毒潜伏于细胞中,无症状期查不到完整病毒,当机体免疫功能低下时病毒基因活化并复制完整病毒,发生一次或多次复发感染,如单纯疱疹病毒感染导致的唇疱疹等;③慢发病毒感染,其特点是潜伏期很长,通常在数月或数年,而后出现慢性进行性加重临床症状,直至死亡。如麻疹病毒急性感染后,经若干年后出现亚急性硬化性全脑炎(SSPE)。

4. 机体抗病毒免疫 病毒是严格细胞内寄生的微生物,机体抗病毒免疫除具有抗菌免疫的共性外,也具有其特殊性。病毒感染后,机体可产生获得性非特异性免疫和特异性免疫。

(1) 干扰素(interferon,IFN):IFN 是病毒或其他干扰素诱生剂刺激人或动物细胞所产生的一组蛋白质,具有抗病毒、抗肿瘤和免疫调节等多种生物学活性。

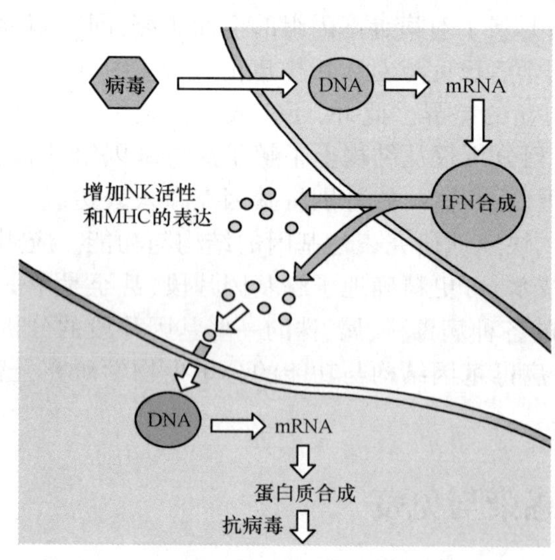

图 7-34 干扰素抗病毒作用

干扰素与细胞表面的受体结合,诱导细胞合成抗病毒蛋白,通过降解病毒 mRNA 和抑制病毒蛋白质合成等途径使病毒复制终止(图 7-34)。干扰素抗病毒作用具有广谱性,一种病毒诱生的干扰素对其他病毒也有效,并且干扰素发挥作用迅速,合成后很快就释放到细胞外,扩散至邻近细胞而发挥抗病毒作用。在感染的初试阶段体液免疫和细胞免疫发生作用之前,干扰素发挥重要作用。

(2) 体液免疫:病毒外表的衣壳或包膜蛋白抗原可刺激机体产生中和抗体,主要是血液中的 IgM、IgG 和黏膜表面 sIgA。中和抗体与活病毒结合,可中和病毒的感染性,同时还能调理巨噬细胞对病毒的吞噬作用。病毒颗粒内部抗原和病毒表面非中和抗原所诱生的抗体,不能中和病毒的感染性,但也可通过调理作用增强巨噬细胞对病毒的吞噬作用。检测中和抗体和非中和抗体均可协助诊断某些病毒性疾病。

(3) 细胞免疫:感染细胞内病毒的清除,主要依赖于细胞免疫。特异性细胞免疫效应方式主要包括两方面:①特异性 T 细胞(CTL)识别病毒感染的靶细胞,通过细胞裂解和细胞凋亡两种机制，直接杀伤靶细胞；②活化的Th1细胞释放IFN-γ、TFN等细胞因子，激活巨噬细胞和NK细胞，诱发炎症反应等途径发挥抗病毒作用。

第4节 常见的致病性病毒

一、呼吸道病毒

呼吸道病毒指主要以呼吸道为侵入门户，引起呼吸道或全身感染，造成呼吸道或其他器官损害的病毒的总称。临床上的急性呼吸道感染，大约有90%~95%是由病毒引起。

（一）流行性感冒病毒（流感病毒）

案例 7-10

患者，男性，29岁，突然发病，有畏寒、发热、头疼、肌痛、厌食、乏力、鼻塞、流涕、咽痛和咳嗽等症状。体温39℃，持续3天。实验室检查：血WBC总数不高或偏低。经PCR检测为流感病毒感染。

问题

1. 流感的病原体是什么？该病原体结构有哪些特征？和流感的流行有何关系。
2. 如何控制感染，阻止新病例发生？

1. 生物学性状

（1）形态与结构：流感病毒具有多形态，有的呈丝状，有的呈杆状，但多呈球形。流感病毒的结构从内到外分三层（图7-35）。

1）核心：由核蛋白、RNA多聚酶卷曲盘旋包绕螺旋形RNA组成，其核酸为单股负链RNA，分节段。甲、乙型流感病毒为8个节段，丙型为7个节段。

2）基质蛋白（M蛋白）：具有保护核酸和维持病毒外形的作用。

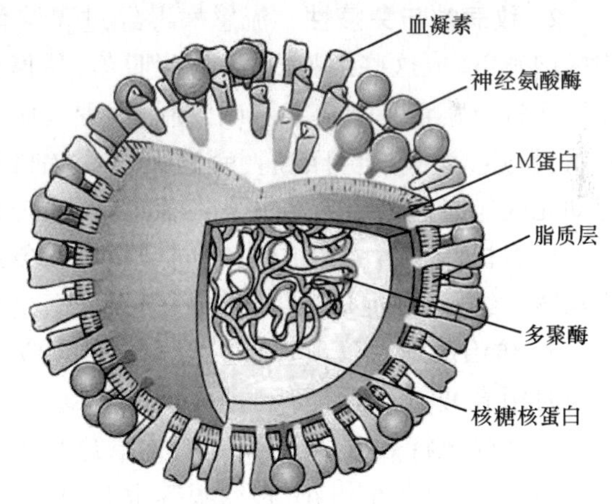

图7-35 甲型流感病毒结构示意图

3）包膜：来自宿主细胞膜或核膜，为脂质双层。其中镶嵌两种糖蛋白刺突：一种是血凝素，与病毒的吸附、传入有关；另一种是神经氨酸酶，与病毒的释放与扩散传入有关（图7-36）。

（2）分型、变异与流行：根据核蛋白和M蛋白抗原的不同，流感病毒被分为甲（A）、乙（B）和丙（C）三型；各型流感病毒又根据其表面HA及NA抗原性的不同再分为若干亚型。乙型和丙型流感病毒抗原性比较稳定；甲型的表面抗原HA、NA最易变异，二者可同时变异，也可分别发生。流感病毒抗原性变异有两种形式。

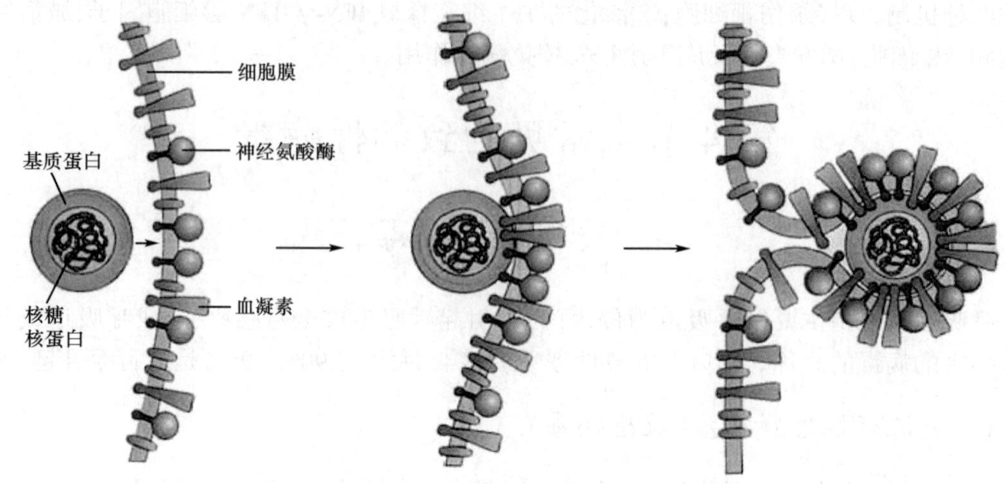

图 7-36 流感病毒通过细胞膜出芽方式释放

1）抗原漂移：核酸序列点突变，致使 HA 或 HA 抗原性发生小幅度变异，属于量变，可引起流感的中小范围流行。

2）抗原转变：核酸序列不断的突变积累或基因片段重组导致变异幅度大，新毒株的 HA 和（或）NA 形成新的亚型，系质变，可以引起大规模甚至世界性的流感流行。

3）抵抗力：流感病毒抵抗力较弱，不耐热，56℃ 30 分钟即被灭活；对干燥、日光、紫外线及乙醚、甲醛等敏感；但在-70℃或冷冻干燥后活性可长期保存。

2. 致病性与免疫性 流感病毒经过飞沫传播，侵入呼吸道，病毒在呼吸道黏膜上皮细胞内增殖，造成这些细胞变性，坏死脱落，黏膜充血水肿，腺体分泌增加；出现喷嚏、鼻塞、咳嗽等症状。病毒在上皮细胞内复制，很少入血，但可释放内毒素样物质入血，引起全身中毒症状：发热、头痛、全身酸痛、疲乏无力、白细胞数下降等。流感病毒感染一般数日内自愈，但幼儿或年老体弱患者易继发细菌感染，如合并肺炎等，病死率高。

病后机体产生中和抗体，对同型病毒有免疫力，可维持 1～2 年。此外 CTL 可杀伤流感病毒感染细胞，在促进受染机体的康复方面也起重要作用。

3. 防治原则 以预防为主。流行期间应尽量避免人群聚集，公共场所应常通风换气，必要时用乳酸空气消毒。目前多用灭活疫苗和流感病毒亚单位疫苗接种免疫预防。

治疗尚无特效方法，主要是对症治疗及预防继发细菌感染。金刚烷胺可用于甲型流感病毒防治，中草药金银花、板蓝根等也有一定疗效。

（二）麻疹病毒

麻疹病毒生物学性状与流感病毒相似，但颗粒较大。基因组为单股负链 RNA，不分节段。抗原性稳定，不易变异，只有一个血清型。

麻疹病毒是麻疹的病原体。麻疹病毒的传染性强，发病率高，儿童接触病毒后几乎 100% 发病。感染后麻疹病毒进入血流，形成病毒血症。感染早期可有发热、畏光、眼结膜炎、鼻炎、咳嗽，多数患儿口颊黏膜处出现灰白色外绕红晕的柯氏斑；继而患儿全身皮肤出现红色斑丘疹。抵抗力低下者，易继发细菌性感染，引起支气管炎、肺炎、中耳炎，极个别患者病后数年出现亚急性硬化性全脑炎（SSPE）。

麻疹病后一般可获得牢固免疫，不会出现二次感染。接种麻疹病毒减毒活疫苗可获得极好的免疫预防效果。主要接种对象是6个月~1岁婴儿。对接触麻疹患者的易感者，可紧急肌肉注射胎盘球蛋白和丙种球蛋白，有较好的预防效果。

（三）腮腺炎病毒

腮腺炎病毒生物学性状与麻疹病毒相似，只有一个血清型，人为唯一宿主。主要引起流行性腮腺炎。病毒经飞沫或直接接触传播，先在呼吸道内增殖，随后通过引流的淋巴结入血，引起病毒血症，经血流侵犯靶器官，引起两侧腮腺发炎、肿胀，一般经7~10天消肿而痊愈。儿童感染一般较轻，青壮年感染一般较重，易并发睾丸炎或副睾炎，有时还可引起无菌性脑膜炎。病后可获得牢固的免疫力。接种减毒活疫苗有较好的预防效果。胎盘球蛋白和丙种球蛋白有防止发病或减轻症状的作用。

（四）风疹病毒

风疹病毒基因组为单股正链RNA，抗原性稳定，只有一个血清型。风疹病毒是风疹的病原体。病毒经呼吸道传播，先在呼吸道黏膜上皮细胞增殖，然后进入血流，继而扩散至全身。临床表现类似麻疹，症状一般较轻。人群对风疹病毒普遍易感，妊娠4个月以内感染风疹病毒易引起垂直传播，引起胎儿先天性风疹综合征，造成胎儿发育畸形、流产、死胎。病后可获得持久免疫力。

风疹的预防是接种减毒活疫苗。接种对象是风疹抗体阴性的育龄妇女。抗体阴性的孕妇，接触风疹患者后应立即注射大剂量的丙种球蛋白紧急预防。

（五）SARS冠状病毒

SARS冠状病毒基因组为单股正链RNA，分类上为新的冠状病毒种。SARS冠状病毒是严重急性呼吸综合征（sever acute respiratory syndrome，SARS）的病原体。SARS是2002年底至2003年上半年在世界流行的一种急性呼吸道传染病，又称为传染性非典型肺炎。SARS的传染源主要是SARS患者，病毒以近距离飞沫传播为主。SARS临床以发热为首发症状，可伴有头痛乏力，关节痛，继而肺部病理变化明显，全身症状严重。该病传染性强，死亡率高。

人群对SARS普遍易感，与SARS患者密切接触者为本病高危人群。机体病后可产生有保护作用的特异性抗体和细胞免疫。

用于SARS特异性预防的疫苗正在研制中。目前对SARS的预防措施主要是隔离患者、切断传播途径和提高机体免疫力。对患者主要采取支持疗法，如早期氧疗及适量激素等。

二、肠道病毒

肠道病毒是指一群主要经消化道途径传播，在肠道上皮细胞增殖，然后通过血液侵犯其他器官，引起各种临床病症的微小RNA病毒。该类病毒基因组均为单股正链RNA，无包膜，耐酸、耐乙醚，在pH3~5条件下稳定。

人类肠道病毒包括脊髓灰质炎病毒、柯萨奇病毒、埃可病毒和新型肠道病毒。

脊髓灰质炎病毒是脊髓灰质炎的病原体。脊髓灰质炎多见于儿童,故亦称为小儿麻痹症。患者或无症状的带毒者为传染源;多数人呈隐性感染,病毒局限于肠道,不出现症状或仅有轻微发热、咽痛、腹部不适等。少数感染者,在肠道局部增殖的病毒可入血,形成第一次病毒血症,出现发热、头痛、恶心等症状。病毒经血流扩散至全身淋巴组织或其他易感的神经外组织中增殖后,大量入血引起第二次病毒血症,导致全身症状加重。仅1‰患者,病毒可侵入中枢神经系统,在脊髓前角运动神经细胞增殖,轻者引起暂时性肌肉麻痹,以下肢多见,重者可造成肢体弛缓性麻痹后遗症,极个别发生延髓麻痹肌肉麻痹而导致呼吸,循环衰竭而死亡。

预防脊髓灰质炎的方法主要采取口服脊髓灰质减毒活疫苗糖丸,对儿童进行人工自动免疫,对未服疫苗又与患儿密切接触的易感儿童,可注射丙种球蛋白进行人工被动免疫,以防疾病的发生或减轻症状。

柯萨奇病毒、埃可病毒与脊髓灰质炎病感染相似,幼儿发病多见,其致病特点是病毒在肠道中增殖,但很少引起肠道疾病,病毒在机体内的受体分布广泛,包括中枢神经系统、心、肺或皮肤黏膜等组织,引起复杂的疾病谱。柯萨奇病毒主要引起疱疹性咽峡炎、手足口综合征、流行性胸痛、类脊髓灰质炎、普通感冒等疾病,埃可病毒主要引起病毒脑膜炎、婴幼儿腹泻、儿童皮疹等。

三、肝炎病毒

肝炎病毒是引起病毒性肝炎的病原体。病毒性肝炎是人类的一种常见病、多发病,它是当前严重危害人类健康的疾病之一。目前公认的人类肝炎病毒包括甲型肝炎病毒、乙型肝炎病毒、丙型肝炎病毒、丁型肝炎病毒和戊型肝炎病毒等。

(一) 甲型肝炎病毒

案例 7-11

患者,男性,22岁,喜食毛蚶。6天前突然发病,有畏寒、发热、全身乏力、食欲不振、厌油腻、巩膜黄染伴肝区疼痛,尿色渐加深至浓茶状,今日皮肤出现黄染就诊。

问题

1. 最可能的诊断是什么?该病主要传播途径是什么?
2. 进一步需做哪些检查?

1. 生物学特性 甲型肝炎病毒(hepatitis A virus, HAV)属肠道病毒72型。呈球形,直径27nm,无包膜,为RNA型病毒。只有一个血清型。HAV比肠道病毒抵抗力更强,对乙醚、酸处理(pH3.0)、加热60℃ 1小时有较强的抵抗力,加热100℃ 5分钟、3%~8%甲醛溶液、70%乙醇溶液可使病毒灭活。

2. 致病性与免疫性 HAV是甲型肝炎的病原体。传染源是患者和隐性感染者,主要经粪-口途径传播。病毒随患者的粪便排出,污染水源或食物、用具等,可造成散发或大流行。病毒侵入人体后,先在肠黏膜和局部淋巴结中增殖,经血流到肝细胞内增殖而致病。患者有全身不适、乏力、厌食、厌油、发热、肝肿大、压痛和肝功能损害等表现。部分患者出现黄疸。人类感染 HAV 后,大多表现为亚临床或隐性感染,仅少数人表现为急性甲型肝炎。一般可完全恢复,不转为慢性肝炎,亦无慢性携带者。病后产生抗 HAV 的 IgM 和 IgG,对病毒的再感染有免疫力。

3. 微生物学检查 甲型肝炎患者一般不进行病原学分离检查,微生物学检查以测定病毒抗原或抗体为主。感染早期可检测患者血清中抗-HAV IgM(ELISA 法),它出现早,消失快,是 HAV 新近感染的重要指标。对了解既往感染史或进行流行病学调查、检测群体中抗-HAV 阳性率,分析人群的免疫力,则需检测抗-HAV IgG。也可检测 HAV 抗原,或用核酸杂交法、PCR 法检测 HAV RNA。

4. 防治原则 搞好饮食卫生,保护水源,加强粪便管理。应用灭活疫苗或减毒活疫苗进行特异性预防,注射丙种球蛋白或胎盘球蛋白进行被动免疫,以紧急预防甲型肝炎有一定效果。

(二)乙型肝炎病毒

案例 7-12

患者,男性,29 岁。因畏寒、发热、食欲不振、乏力、恶心、腹胀入院。入院后黄疸迅速加深。实验室检查肝功能有改变;血清学检测:抗-HAV IgM(-);HBsAg(+)、HBeAg(+)、抗-HBc IgM(+);抗-HCV(-);HDVAg(-);抗-HDV(-)。

问题

1. 根据以上描述,可能感染了哪种病原体?患者血清中能否检出该病原体?
2. 诊断的依据是什么?
3. 试分析其感染途径和致病机制。
4. 如何防治该病原体感染?如何判断预后?

乙型肝炎病毒(hepatitis B virus, HBV)是乙型肝炎的病原体。HBV 在世界范围传播,我国乙肝患者和无症状 HBV 携带者约占人口总数的 10%。

1. 形态与结构 电镜下可见 HBV 感染者的血清中有三种不同形态的颗粒。

(1)大球形颗粒(Dane 颗粒):球形,直径 42nm,具双层衣壳,外衣壳相当于一般病毒的包膜,其上有乙型肝炎病毒表面抗原(HBsAg)和前 S 抗原。外衣壳内部包裹有直径约为 27nm 的内核,内核表面为内衣壳,其上有乙型肝炎核心抗原(HBcAg)和乙型肝炎病毒 e 抗原(HBeAg)。核心含有环状双股 DNA 和 DNA 多聚酶。Dane 颗粒是完整的病毒颗粒,具有传染性。

(2)小球形颗粒:直径约 22nm,为病毒合成的过剩的外衣壳,成分为 HBsAg,是不完整的病毒颗粒,无传染性。

(3)管形颗粒:由小球形颗粒串联而成,长 100~500nm 不等(图 7-37、图 7-38)。

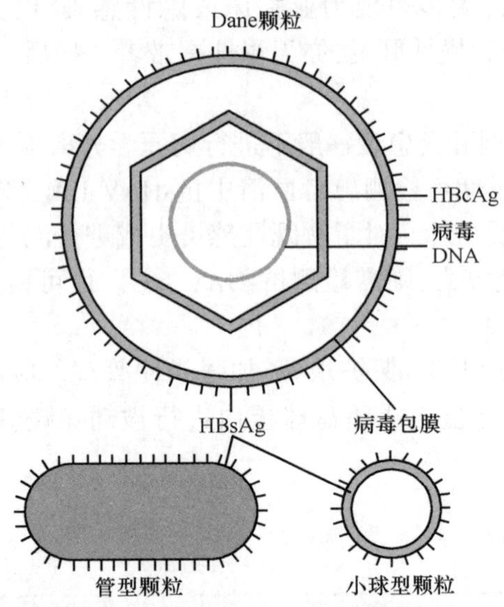

图 7-37 HBV 三种不同形态的颗粒模式图

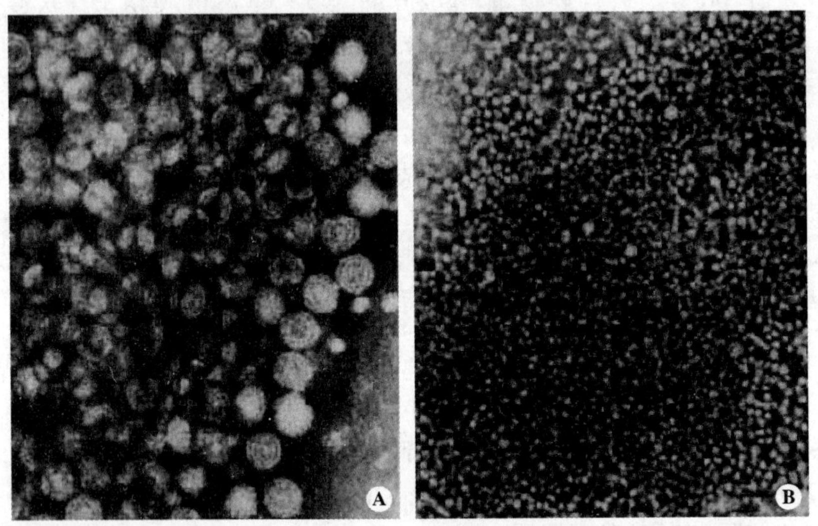

图 7-38 乙型肝炎病毒(HBV)

A. 人血清中的 Dane 颗粒(×155 000);B. 小球形颗粒、管形颗粒、Dane 颗粒(×60 000)

2. 抗原组成 HBV 具有外衣壳抗原和内衣壳抗原。

(1) 表面抗原(HBsAg):大量存在感染者的血清中,是 HBV 感染的标志之一。HBsAg 能刺激机体产生相应的抗体(抗-HBs),此抗体对机体有保护作用。因此,HBsAg 是制备疫苗的最主要成分。

(2) 核心抗原(HBcAg):存在于 Dane 颗粒内衣壳上,其外被 HBsAg 覆盖,因而外周血中不易检出。HBcAg 能刺激机体产生抗-HBc,为非保护性抗体。检测到抗-HBc IgM,提示 HBV 处于复制状态。

(3) HBeAg(e 抗原):存在于病毒体核心结构的表面,当 HBV 裂解时,可释入血中游离存在。HBeAg 的消长与病毒体及 DNA 多聚酶的消长基本一致,可作为 HBV 复制及血清具有传染性的指标。HBeAg 能刺激机体产生抗-HBe,对 HBV 感染有一定保护作用。

(4) Pre-S(前S抗原):可增强HBsAg的免疫原性,也有助于HBV吸附到肝细胞表面,Pre-S可刺激机体产生抗Pre-S,能阻止病毒的吸附,它的出现表明HBV被清除和疾病恢复。

3. 抵抗力　HBV抵抗力较强,对低温、干燥、紫外线均有耐受性。70%乙醇溶液常规消毒方法不能灭活病毒。高压灭菌、0.5%过氧乙酸、3%含氯石灰(漂白粉)溶液、5%次氧酸钠可灭活病毒。

4. 致病性与免疫性　HBV传染源主要是患者和无症状带毒者。在疾病的潜伏期、急性期和慢性活动期,患者血清均有传染性。HBV通过直接接触带有HBV的血体液传播,主要途径有:①经血液及血制品传播,如输血、注射、外科手术、共用剃刀;②性行为;③垂直传播。

HBV致病机制目前尚未完全清楚。目前认为,HBV感染导致的免疫病理反应是致肝细胞损伤的主要因素。乙型肝炎临床表现多样,如急性肝炎、慢性活动性肝炎、慢性迁延性肝炎、重症肝炎及HBsAg无症状携带者,甚至转化为肝硬化,有的可诱发肝癌,取决于病毒的数量、毒力和机体的免疫应答能力。HBV感染使机体产生自身免疫反应,HBV抗原与相应抗体结合形成复合物,沉积于肝脏,通过Ⅲ型变态反应引起大量肝细胞坏死,通过细胞免疫病理反应,出现重症肝炎,免疫复合物沉积于肝外组织,引起肾小球肾炎、关节炎等。

病后机体对同型病毒可产生免疫力,干扰素、NK细胞、CTL细胞有助于胞内HBV的清除。

5. 微生物学检查　主要靠血清学检查,常用ELISA和放射免疫法来检测HBsAg、抗-HBs、HBeAg、抗-HBe及抗-HBc(俗称"两对半")。该检测结果与临床关系较为复杂,必须对几项指标同时分析,方能做出临床判断(表7-2)。

表7-2　HBV抗原、抗体检测结果的临床分析

HBsAg	HBeAg	抗-HBs	抗-HBe	抗-HBc	结果分析
+	-	-	-	-	HBV感染与无症状携带者
+	+	-	-	-	急性或慢性乙型肝炎,或无症状携带者
+	+	-	-	+	急性或慢性肝炎(传染性强,"大三阳")
+	-	-	+	+	急性感染趋向恢复或慢性肝炎("小三阳")
-	-	+	+	-/+	感染恢复期
-	-	+	-	-	既往感染或接种过疫苗,有免疫力

6. 防治原则　严格筛选献血员,确保血源无传染性。严格消毒医疗器械、患者血液、分泌液及排泄物,提倡使用一次性注射器具。

注射乙型肝炎疫苗是最有效的特异性预防措施。新生儿使用该疫苗可有效阻断母婴传播。含高价抗-HBs的人血清免疫球蛋白(HBIG)可用于紧急预防。

目前尚未特效方法治疗,一般用广谱抗病毒药、中草药和调节机体免疫功能的药物进行综合治疗。拉米夫啶、干扰素等对部分病例有一定疗效。

（三）丙型肝炎病毒

丙型肝炎病毒(hepatitis C virus, HCV)病毒体呈球形,有包膜,为单股正链 RNA 病毒,变易程度高,不同地方分离到的毒株具有显著异源性。

丙型肝炎的传染源主要为急性、慢性患者和病毒携带者。传播途径与 HBV 相同。HCV 为输血后肝炎的主要病因。丙型肝炎急性期临床症状一般轻微,但 HCV 感染极易慢性化,60%～80%的丙肝患者可转变为慢性感染。约 20%慢性感染者可发展成肝硬化,并与肝癌的发生关系密切。

HCV 感染后不能诱导机体形成有效的免疫保护作用,因而目前尚无疫苗。目前主要通过检测 HCV-RNA 和抗 HCV 来协助临床诊断。

（四）丁型肝炎病毒和戊型肝炎病毒

丁型肝炎病毒(hepatitis D virus, HDV)球形,有包膜,直径 35～37nm, 基因组 RNA 长约 1.7kb, 为已知动物病毒中最小的基因组。HDV 为缺陷病毒,必须在 HBV 辅助下增殖。

HDV 传染源、传播途径和致病特点与 HBV 相同。急性 HDV 感染有两种方式:一是联合感染,即 HDV 和 HBV 同时感染;另一为重叠感染,即慢性乙肝患者或 HBV 携带者发生 HDV 感染,使临床症状恶化。

由于 HDV 必须与 HBV 同时感染,对 HBV 的预防措施同样适用于 HDV 感染的预防。

戊型肝炎病毒(hepatitis E virus, HEV)呈球形,无包膜,基因组为单股正链 RNA。传染源、传播途径和致病特点与 HAV 相似。戊型肝炎为一种自限性疾病,不发展为慢性肝炎、也无慢性携带者。

四、人类免疫缺陷病毒

案例 7-13

患者,男性,24 岁,有一同性伴侣 3 年。最近半年疲倦,持久性腹泻,体重明显减轻,持续淋巴结肿大、盗汗和多汗,近 2 周出现全身肌痛,低热,体温 37.4～38.7℃,关节痛,口腔毛样白斑,皮肤散在疱疹,未进行过任何治疗。血常规检查,WBC 4×10^9/L。中性粒细胞(NEU)65%,淋巴细胞(LEM)25%,$CD4^+$T 250×10^{-6}/L,X 线肺部检查可见间质性肺纹理增强,未见明显结核病灶。

问题

1. 本例可能是什么疾病？为什么？
2. 应做哪些病原学检查进一步确立诊断？
3. 根据 HIV 表面结构如何防治其病毒颗粒进入靶细胞？
4. 如何防治疾病传播？

人类免疫缺陷病毒(human immunodeficiency virus, HIV)是获得性免疫缺陷综合征(acquired immunodeficiency syndrome , AIDS)(艾滋病)的病原体。

1. 生物学特性　HIV 呈球形,直径约 100~120nm。内部呈圆锥形,核心含两条相同单股 RNA、逆转录酶、核酸内切酶、整合酶等(图 7-39)。病毒外层为双层脂蛋白包膜,其中镶嵌有 gp120 和 gp41 两种病毒特异性糖蛋白,前者构成包膜表面的刺突,后者为跨膜蛋白。gp120 仅与表面有 CD4 分子的细胞结合,故与该病毒的特异性吸附、穿入有关。包膜内面为 P17 蛋白构成的衣壳,其内有核心蛋白(P24)包裹 RNA。

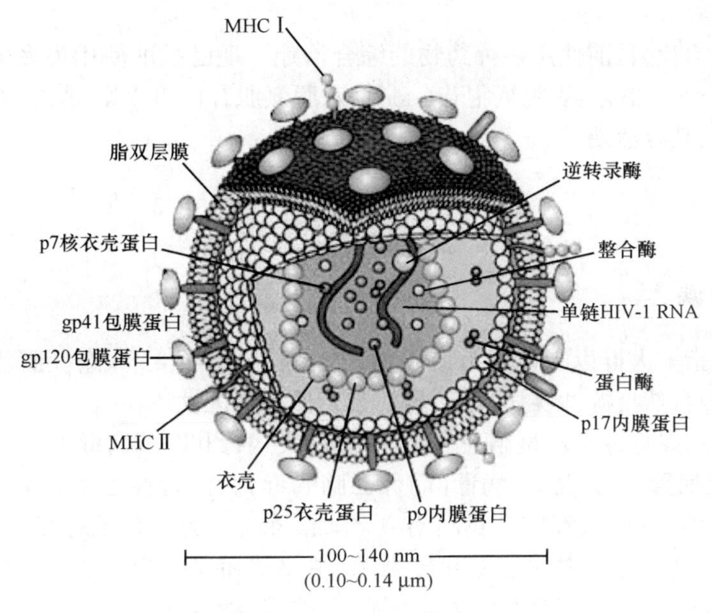

图 7-39　HIV 结构模式图

HIV 对理化因素的抵抗力较弱。56℃ 30 分钟可被灭活,但在室温(20~22℃)可保存活力达 7 天。对消毒剂和去污剂亦敏感,0. 2% 次氯酸钠、0. 1% 含氯石灰溶液(漂白粉)、70% 乙醇或乙醚溶液、0. 3% H_2O_2 或 0. 5% 来苏水处理 5min,对病毒均有灭活作用。

2. 致病性与免疫性　艾滋病的传染源是 HIV 无症状携带者和艾滋病患者。主要传播方式有 3 种:①性接触;②输入带有 HIV 的血液或血制品、器官或骨髓移植、人工授精、静脉药瘾者共用污染的注射器或针头;③垂直传播。

HIV 进入机体后选择性地侵入 $CD4^+$T 细胞、单核-巨噬细胞等。因糖蛋白极易变异,HIV 容易逃避免疫系统的识别清除而潜伏体内。HIV 感染人体后,往往经历很长潜伏期(3~5 年或长至 8 年)才发病,表明 HIV 在感染机体中,以潜伏或低水平的慢性感染方式持续存在。当 HIV 潜伏细胞受到某些因素刺激,使潜伏的 HIV 激活大量增殖而致病毒潜伏于细胞内以较低水平增殖形成慢性或持续感染状态。当机体受到某些刺激,则激发潜伏的病毒大量增殖,通过直接损伤、诱发免疫病理反应和激活细胞凋亡等途径引起 $CD4^+$ T 细胞、单核-巨噬细胞大量死亡,功能受损,造成机体免疫功能全面低下,从而导致一系列综合征,如淋巴结肿大、发热、肌痛、关节痛、乏力、腹泻和神经症状,并且继发细菌、病毒、真菌、原虫的致死性感染。部分患者可并发肿瘤,如 Kaposi 肉瘤和恶性淋巴瘤。一旦发病,病死率极高。

3. 微生物学检查 主要检测 HIV 抗体。用 ELISA 法作为 HIV 感染初筛方法,如连续两次检测阳性,再经免疫印迹法检测 HIV 特异性抗体确认。

4. 防治原则 因糖蛋白极易变异,为疫苗的研制带来困难,迄今尚缺特异预防疫苗。本病的有效预防是采用综合措施,主要有:①大力加强宣传教育,普及预防知识,认识本病传染源、传播方式及结局;②建立和健全艾滋病防治机构,加强重点人群的医学监督;③加强国境检疫,严防传入;④切断传播途径,对血液及血制品严格检测,严格消毒医疗器械,推广一次性注射器,防止医源性感染;⑤阻断垂直传播, 对 HIV 抗体阳性的妇女,应避免怀孕或避免用母乳喂养等。

目前艾滋病治疗,目前使用多种药物的综合治疗。现已批准使用最多的是叠氮脱氧胸苷(AZT)、拉米夫啶(3TC)、双脱氧胞苷(ddc)、双脱氧肌苷(ddl)等,能缓解艾滋病症状,减少机会感染,延长其存活期。

五、其他病毒

(一) 虫媒病毒

虫媒病毒是指一大群以吸血的节肢动物(蚊、蜱等)叮咬人、家畜及野生动物而传播的病毒,所致疾病为自然疫源性疾病,有明显的季节性和地区性。

我国常见的虫媒病毒有乙型脑炎病毒、森林脑炎病毒和登革病毒等。

1. 乙型脑炎病毒 乙型脑炎病毒(简称乙脑病毒)为流行性乙型脑炎的病原体。该病毒只有一个血清型,抗原型稳定。我国南方、华北、东北等地区均有乙脑流行,家畜、家禽,特别是幼猪,是乙脑病毒的中间宿主和传染源,主要传播媒介为三节喙库蚊。病毒在自然界中形成蚊→动物(家畜或家禽)→蚊的传播,人被带毒蚊叮咬时引起感染,多数表现为隐性感染或轻症感染,少数引起中枢神经系统症状,表现为高热、惊厥或昏迷等。病后机体产生中和抗体,可获得稳定持久的免疫。

防蚊、灭蚊是预防乙脑的关键。用灭活疫苗或减毒活疫苗对 10 岁以下儿童进行接种,是预防乙脑的重要环节。对疫区的幼猪接种疫苗,可有效地控制乙脑的传播和流行。

2. 森林脑炎病毒 森林脑炎病毒是森林脑炎的病原体。该病主要流行于俄罗斯东部、中欧、我国东北及西北某些地区。病毒在自然界由硬蜱为媒介在兽类和野鸟中传播,当蜱叮咬人时引起感染,出现高热、头痛、昏睡、外周神经弛缓性麻痹等症状。病后可获持久免疫力。灭蜱、防蜱叮咬为预防该病重点措施,灭活疫苗预防效果较好,减毒活疫苗正在研制中。

3. 登革病毒 登革病毒是登革热的病原体。登革热主要传播媒介为伊蚊,流行于热带、亚热带地区,我国广东、海南、广西等地有病例报道。病毒在人-蚊之间传播,人感染病毒后,可出现发热、肌肉和关节酸痛、淋巴结肿胀等,当再次感染时可出现登革出血热(或)登革休克综合征。防蚊、灭蚊是预防登革热的主要措施。登革病毒疫苗研制和试用尚未成功。

(二) 疱疹病毒

疱疹病毒是一群中等大小、结构相似、有包膜的 DNA 病毒。有 100 个以上成员,引起人类疾病的疱疹病毒主要有单纯疱疹病毒、水痘-带状疱疹病毒、巨细胞病毒、 EB 病毒等。

疱疹病毒在人群中传播方式多种,感染率高,主要侵犯外胚层来源的组织,包括皮肤、黏膜和神经组织,引起的疾病多种多样,感染类型多种,可表现为增殖性感染和潜伏感染。

人类常见的疱疹病毒及致病性见表7-3。

表7-3 人类常见的疱疹病毒及致病性

病毒	所致主要疾病	潜伏感染部位	防治原则
单纯疱疹病毒1型	生殖器以外皮肤、黏膜和器官感染,如唇疱疹、疱疹性脑炎、角膜炎、先天性畸形等。有复发性局部疱疹倾向	三叉神经节和颈上神经节	无特异预防。治疗用碘苷、阿糖胞苷、阿昔洛韦、干扰素,但不能清除潜伏病毒
单纯疱疹病毒2型	生殖器疱疹、新生儿疱疹。与宫颈癌关系密切	骶神经节	同单纯疱疹病毒1型的防治原则
EB病毒	传染性单核细胞增多症、非洲儿童恶性淋巴瘤、鼻咽癌	B淋巴细胞	亚单位疫苗和基因工程疫苗,正研制中
水痘-带状疱疹病毒	原发:水痘(儿童),多分布于躯干,出现斑丘疹、水疱疹,可发展成脓疱疹复发:带状疱疹(成人),沿神经走向分布,串联成带状的疱疹	脊髓后根神经节或颅神经的感觉神经节	减毒活疫苗预防。治疗用阿昔洛韦、阿糖胞苷、干扰素
巨细胞病毒	巨细胞包涵体病,输血后传染性单核细胞增多症和肝炎、先天畸形等	涎腺、乳腺、肾、白细胞或其他腺体	减毒活疫苗已研制成功,正在试用

(三)出血热病毒

出血热可由多种不同的病毒引起,疾病的特征是以发热、出血为主要临床症状。我国已发现的有汉坦病毒、新疆出血热病毒和登革病毒。

汉坦病毒为流行性出血热的病原体。该病为由鼠类等传播的自然疫源性急性病毒性传染病,呈世界范围分布,我国是疫情最严重的国家。黑线姬鼠和褐家鼠是我国各疫区汉坦病毒的主要宿主动物和传染源。携带病毒的动物通过唾液、尿、粪排出病毒污染环境,人或动物通过呼吸道、消化道摄入或直接接触感染动物受到传染。人感染后表现为高热、出血和肾损害。常伴有三痛(头痛、眼眶痛、腰痛)及三红(面、颈、上胸部潮红)、眼结膜、咽部及软腭充血。软腭、腋下、前胸等处有出血点。临床经过可分为发热期、低血压期、少尿期、多尿期和恢复期。某些血清型引起汉坦病毒肺综合征,表现为发热、肌痛、呼吸道缺氧和急性进行性呼吸衰竭,病死率较高。病后可获持久免疫。

灭鼠、防鼠是预防流行性出血热的关键。我国研制的灭活疫苗,已取得良好免疫效果。治疗主要是及时对症与支持疗法。

新疆出血热病毒引起新疆出血热,发生于我国新疆局部地区。该病是荒漠牧场的自然疫源性疾病。传播媒介为亚洲璃眼蜱。临床表现为发热、全身疼痛、中毒症状和出血,无肾损害。病后可获牢固免疫。预防措施是防蜱叮咬,在进入荒漠牧场或林区时,应扎紧袖口和领口,最后穿长筒袜、戴帽子和手套。我国已研制成功灭活疫苗,免疫效果较好。

(四)狂犬病毒

狂犬病毒是狂犬病的病原体,为弹头状、有包膜的RNA病毒。病毒在神经细胞质内形成卵圆形的嗜酸性包涵体,称内基小体,具有诊断意义(图7-40)。

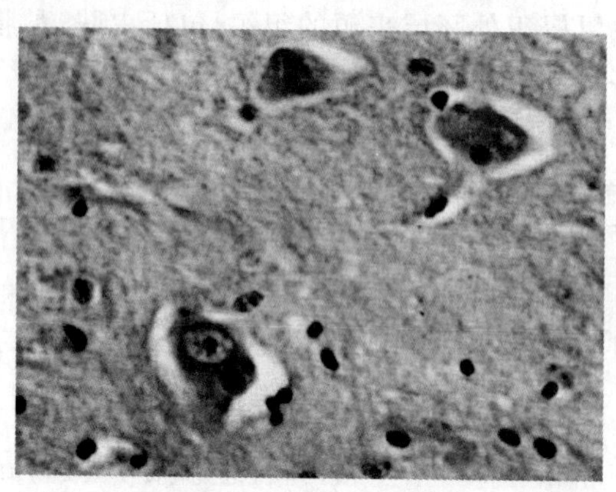

图 7-40 狂犬病毒在神经细胞质内形成卵圆形的嗜酸性包涵体，称内基小体

人患狂犬病主要是被患病的动物咬伤所致，亦可因破损皮肤、黏膜接触含病毒的材料而感染。在动物发病前 5 天，其唾液中可带病毒，人被其咬伤后，病毒经伤口进入体内，在肌纤维细胞增殖，进而沿神经末梢上行至中枢神经系统，在神经细胞内增殖并引起脑和脊髓广泛性病理损伤，然后病毒又沿传出神经扩散至唾液腺及其他组织。

狂犬病潜伏期一般为 1～3 个月，也有短至几天或长达数年才出现症状者，其长短取决于被咬伤的部位距头部的远近及伤口感染的病毒量。发病早期症状为发热、头痛、焦急不安、流涎、咬伤部位有蚁行感等。发作期典型的临床表现为神经兴奋性增高、躁动不安、吞咽或饮水时喉头肌发生痉挛，甚至闻水声或其他轻微刺激均可引起痉挛发作，故又称恐水病。兴奋期持续 3～5 天后，转入麻痹期，最后因昏迷、呼吸循环衰竭而死亡。病死率几乎达 100%。

对本病的一般性预防措施为捕杀野犬，加强家犬管理，注射犬用疫苗。人被病犬咬伤，应立即用 20% 的肥皂水反复冲洗伤口，再用 70% 乙醇溶液及 2% 碘液涂擦，必要时用高效价狂犬病病毒免疫血清做伤口周围与底部浸润注射。特异性预防是被咬伤后及早接种狂犬疫苗，于伤后第 1、3、7、14、28 天各肌注一次，免疫效果好，不良反应少。

第 5 节　其他微生物

一、螺　旋　体

螺旋体为一类细长、柔软、弯曲呈螺旋状、运动活泼的原核细胞型微生物。生物学地位介于细菌与原虫之间，基本结构与细菌类似，具有与细菌相似的细胞壁，以二分裂方式繁殖，对抗生素敏感。

螺旋体种类多，并广泛存在于自然界和动物体内，对人致病的主要有：钩端螺旋体、梅毒螺旋体和回归热螺旋体等。

（一）钩端螺旋体

钩端螺旋体简称钩体，是引起人和动物钩端螺旋体病（钩体病）的病原体。钩体病在我国绝大多数地区都有不同程度的流行，尤以南方各省最为严重，对人民健康危害很大，是我国重点防治的传染病之一。

1. 生物学特性　钩体纤细，螺旋细密且规则，一端或两端弯曲成钩状，菌体常呈 C、S 形，运动活泼。钩端螺旋体的最外层为外膜，其内为螺旋状的肽聚糖层和细胞膜包绕的圆柱状原生质。在外膜与肽聚糖层间有两根周浆鞭毛，每根各自菌体一端伸展至中央但不重叠。革兰染色阴性，但不易着染。常用 Fontana 镀银染色法，钩端螺旋体被染成棕褐色（图 7-41）。营养要求不高，在柯氏培养基中培养生长良好。抵抗力较强，耐冷不耐热，在4℃冰箱、湿土、水中可存活数周或数月。对青霉素等抗生素敏感。

2. 致病性与免疫性 钩体病是一种人畜共患的传染病，鼠类和猪是主要储存宿主。动物感染后大多呈带菌状态。钩体长期在动物肾中繁殖，并不断随尿排出，污染周围的水源、土壤，人接触疫水或疫土，钩体可经皮肤黏膜侵入机体使人受感染，也可垂直感染胎儿引起流产。

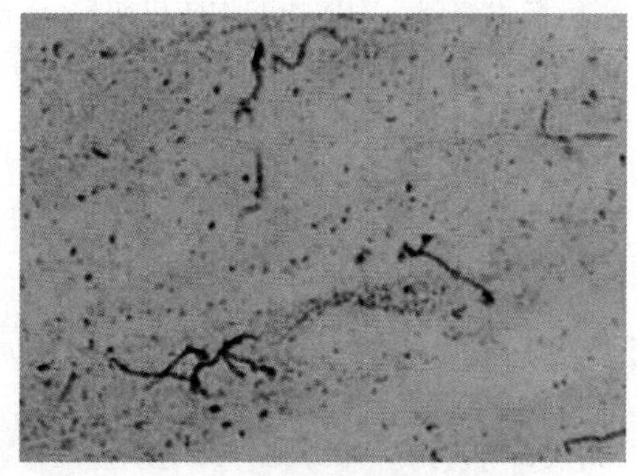

图7-41 钩端螺旋体镀银染色

钩体能穿透完整的皮肤黏膜而侵入人体后，在局部繁殖，经血流扩散至肝、肾、脾、肺、肌肉等处繁殖，约1~2周后发生钩体血症。早期表现为发热、全身酸痛、头痛、结膜充血、腓肠肌酸痛、淋巴结肿大等症状。重者可有肝、肾或中枢神经系统损害，患者可出现黄疸、肝肾功能不全、出血、脑膜炎等，以肺大出血最为凶险，常导致患者死亡。

钩体病病后可获得对同型菌株的持久免疫，以体液免疫为主。可通过直接涂片，分离培养及免疫学检查加以诊断。

3. 微生物学检查法

（1）病原体检测：发病10天内取血液；1周后取尿液，有脑膜刺激者取脑脊液。

1）直接镜检：将标本行差速离心集菌后作暗视野检查，或用Fontana镀银法染色后镜检。也可用免疫荧光法或免疫酶染色法检查。

2）分离与鉴定：将标本接种至Korthof培养基，置28℃孵育。多数阳性标本在2周内可见培养液呈轻度混浊，然后以暗视野显微镜检查有无钩端螺旋体存在。若有，则用已知诊断血清诊断鉴定其血清群和血清型。

3）动物接种：是分离钩端螺旋体的敏感方法，尤其适用于有杂菌污染的标本。方法是将标本接种于幼龄豚鼠或金地鼠腹腔。接种3~5天后，可用暗视野显微镜检查腹腔液；亦可在接种后3~6天取心血检查并作分离培养。

4）分子生物学方法：采用同位素或生物素、地高辛标记的特异DNA探针法，其检出标本中钩端螺旋体的特异性、敏感性均优于培养法，且得出结果快速。

（2）血清学诊断：应采取病程早、晚期双份血清，一般在病初和发病后第3~4周各采一次。有脑膜刺激症状者采取脑脊液检测特异抗体。

1）显微镜凝集试验（MAT）或称凝溶试验：钩端螺旋体与相应的特异性抗体结合，可发生凝集现象，在暗视野显微镜下明显可见。但当补体效价高时，则在补体的参与下，出现溶解反应。MAT有较高的特异性和敏感性，但需用不同血清型别的活钩端螺旋体来作为已知抗原进行检测。

2）间接凝集试验：以乳胶（聚苯乙烯）或活性炭微粒为载体，吸附钩端螺旋体可溶性抗原作为指示物。当这些以特异抗原致敏的载体与患者血清中的相应抗体结合后，就出现凝集现象，是为阳性反应。

以上各项血清学试验有助于钩端螺旋体病的诊断。MAT抗体效价>1∶300，炭粒凝集效价>1∶8、乳胶凝集效价>1∶2，可判为阳性。但若第2次采血测定效价呈4倍或以上增长者，临床意义更大。

4. 防治原则 钩体病的预防以防鼠、灭鼠为主,加强对带菌家畜的管理;对疫区易感人群用钩体多价疫苗预防接种。治疗首选青霉素。

(二) 梅毒螺旋体

案例 7-14

患者,男性,42 岁,曾有不洁性生活史。主诉:低热,眩晕,全身不适,食欲不振,胃痛,关节酸痛。伴全身淋巴肿大,质软,无压痛,皮肤出现斑疹,椭圆形,境界清楚,初为红色后为蔷薇色,持续 2~3 周后自然消退,不留痕迹,双侧手掌和足底出现圆形暗红色斑,表面有鳞屑。外阴及肛门皮疹为湿疹,扁平湿疣,不痛但瘙痒,头部出现蛀虫样脱发。硬下疳,腹股沟淋巴结肿大,暗视野显微镜检查淋巴结穿刺液可见运动活泼的苍白螺旋体(+)。血清学检查:RPR 试验阳性。

问题

1. 本病例应诊断为什么疾病? 为什么?
2. 患者血清学检查与诊断有什么关系?

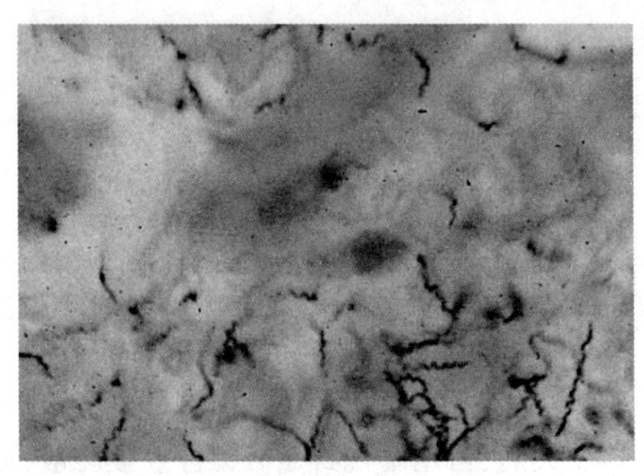

图 7-42 梅毒螺旋体形态结构

1. 生物学特性 梅毒螺旋体形态纤细,螺旋排列整齐、致密,两端尖直,运动活泼。经镀银染色后呈棕褐色(图 7-42)。至今人工培养尚未成功。梅毒螺旋体对温度、干燥均特别敏感,离体干燥 1~2 小时死亡,41℃中 1 小时死亡,对化学消毒剂敏感,1%~2%苯酚中数分钟死亡,对青霉素、四环素、砷剂等敏感。

2. 致病性与免疫性 梅毒螺旋体是引起性病梅毒的病原体。梅毒患者是唯一的传染源,由于感染方式不同可分先天性梅毒和后天获得性梅毒。前者指患梅毒的孕妇经胎盘传染给胎儿,导致流产、早产、死胎或引起婴儿先天性梅毒;后者是出生后感染的,其中 95% 是由性接触直接感染,少数通过输血等间接途径感染。

获得性梅毒,临床上分为三期。

(1) Ⅰ期(初期)梅毒:感染后 3 周左右局部出现无痛性硬下疳。多见于外生殖器,其溃疡渗出液中有大量苍白亚种螺旋体,感染性极强。一般 4~8 周后,硬下疳常自愈。

(2) Ⅱ期梅毒:发生于硬下疳出现后 2~8 周。全身皮肤、黏膜常有梅毒疹,全身淋巴结肿大,有时亦累及骨、关节、眼及其他脏器。在梅毒疹和淋巴结中,存在有大量苍白亚种螺旋体。初次出现的梅毒疹经过一定时期后会自行消退,但隐伏一段时间后重又出现新的皮疹。Ⅰ、Ⅱ期传染性强,但破坏性较小。

(3) Ⅲ期 (晚期) 梅毒:发生于感染 2 年以后,亦可长达 10~15 年的。病变可波及全身组织和器官。基本损害为慢性肉芽肿,局部因动脉内膜炎所引起的缺血而使组织坏死。Ⅲ期梅毒损害也常进展和消退交替出现。皮肤、肝、脾和骨骼常被累及,病损内螺旋体少但破坏性大。若侵害中枢神经系统和心血管,可危及生命。

先天性梅毒,又称胎传梅毒。系母体苍白亚种螺旋体通过胎盘进入胎儿所致,多发生于妊娠4个月之后。苍白亚种螺旋体经胎盘进入胎儿血流,并扩散至肝、脾、肾上腺等大量繁殖,引起胎儿的全身性感染,导致流产、早产或死胎;或出生梅毒儿,呈现马鞍鼻、锯齿形牙、间质性角膜炎、先天性耳聋等特殊体征。

梅毒的免疫力属传染性免疫,即有梅毒螺旋体感染时才有免疫力,以细胞免疫为主。

3. 防治原则 预防的主要措施是加强卫生宣传教育和社会管理,严禁卖淫嫖娼。治疗首选青霉素。

二、支 原 体

支原体是一类缺乏细胞壁、高度多形性、能通过滤菌器并能在无生命培养基中独立生长繁殖的最小的原核细胞型微生物。

支原体个体微小,形态多呈球形、丝状。营养要求高,生长缓慢,菌落微小,呈“油煎蛋”样,繁殖以二分裂方式为主。对干燥及抗生素敏感。

支原体广泛分布于自然界及哺乳动物、禽类体内,少数可致病。对人致病的支原体主要有以下两种。

(一) 肺炎支原体

主要引起人的原发性非典型性肺炎(亦称为支原体肺炎)。传染源是患者或带菌者,主要经飞沫通过呼吸道传播。常发生于夏末秋初,青少年多见。临床表现为头痛、发热、咳嗽、胸痛、淋巴结肿大等,重者还可出现心血管症状、中枢神经系统症状。肺炎支原体与人的心、肺、脑等组织有部分共同抗原,故感染后还可引起免疫复合物性疾病。病后免疫力不强,可重复感染。

对支原体肺炎的可疑患者取其痰或咽拭子做分离培养,典型菌落呈“油煎蛋”样,通过PCR技术从患者痰中检测肺炎支原体DNA及检测冷凝集素对支原体肺炎有辅助诊断意义。治疗可用红霉素、氯霉素等。

(二) 溶脲脲原体

通过性接触传播,是引起非淋病性尿道炎的一种很重要的病原体。此外还可引起阴道炎、盆腔炎、宫颈炎、输卵管炎、慢性前列腺炎等;也可通过胎盘感染胎儿引起早产、死胎,或经产道感染新生儿引起新生儿呼吸道感染。该病原体还与不孕症有关。

三、立 克 次 体

立克次体是一类以节肢动物为传播媒介或储存宿主,严格细胞内寄生的原核细胞型微生物。其生物学性状与细菌类似,形态多为球杆状,大小介于细菌与病毒之间,以二分裂方式繁殖。大多数立克次体对外界抵抗力较弱,56℃ 30分钟及过氧化氢、来苏等消毒剂均可使之灭活;对四环素、氯霉素等抗生素敏感;耐干燥、寒冷,在干虱粪中能保持传染性一年半以上。

立克次体种类很多,在我国对人致病的主要有普氏立克次体、莫氏立克次体和恙虫病立克次体,分别引起引流行性起斑疹伤寒、地方性斑疹伤寒和恙虫病。

立克次体寄生于节肢动物如虱、蚤、蜱、螨等体内。人类感染立克次体主要通过上述吸血节肢动物的叮咬或其粪便污染伤口,或经眼结膜、呼吸道侵入人体,先在局部淋巴组织或小血管内皮细胞内增殖,引起细胞坏死,可产生立克次体血症,病原体死亡裂解时释放出大量的内毒素等毒性物质也随血流扩散至全身,引起毒血症,损害血管内皮细胞。出现发热、皮疹、实质器官损害等多种中毒症状。

由立克次体引起的疾病统称为立克次体病。不同的立克次体致病特点各有不同(见表 7-4)。病后可获得较强的免疫力,以细胞免疫为主。

表 7-4 立克次体所致疾病及媒介昆虫

病原体	所致疾病	媒介昆虫	储存宿主
普氏立克次体	流行性斑疹伤寒	人虱	人
莫氏立克次体	地方性斑疹伤寒	鼠蚤、鼠虱	鼠
恙虫病立克次体	恙虫病	恙螨	鼠

对立克次体病的微生物学检查可取患者血标本进行动物接种、分离培养及用外-斐反应检测病毒人血清中立克次体抗体。预防立克次体感染的重点是灭虱、灭蚤、灭螨、灭鼠等,注意个人卫生,加强个人防护。特异性预防可用灭活疫苗。用氯霉素、环丙沙星、四环素等抗生素治疗,可缩短病程,降低病死率。

四、衣 原 体

衣原体是一类能通过细菌滤器、有独特发育周期、严格细胞内寄生的原核细胞型微生物。

(一) 生物学性状

1. 发育周期与形态染色 衣原体在宿主细胞内生长繁殖,具有特殊的发育周期。可观察到两种不同的颗粒结构:一种是小而致密,称为原体(elementary body,EB);另一种是大而疏松,称为始体(initial body),也称为网状体(reticulate body,RB)。

原体呈球形、椭圆形或梨形,直径 0.2~0.4μm。普通光学显微镜下勉强可见;电镜下中央有致密的类核结构,有胞壁,是发育成熟的衣原体。Giemsa 染色呈紫色,Macchiavello 染色呈红色。原体具有高度感染性,在宿主细胞外较为稳定,无繁殖能力。当进入宿主易感细胞后,细胞膜围于原体外形成空泡。原体在空泡中逐渐发育、增大成为始体。

始体呈圆形或椭圆形,体大,直径 0.5~1μm,电子致密度较低,无胞壁,代谢活泼,以二分裂方式繁殖,在空泡内发育成许多子代原体。最后,成熟的子代原体从破坏的感染细胞中释出;再感染新的易感细胞,开始新的发育周期。每个发育周期约为 48~72 小时。始体是衣原体发育周期中的繁殖型,不具感染性。

包涵体系指在易感细胞内含繁殖的始体和子代原体的空泡。由于发育时期不同,包涵体的形态和大小都有差别。成熟的包涵体含大量的原体(图 7-43)。

2. 培养特性 衣原体营专性细胞内寄生。绝大多数能在 6~8 天龄鸡胚或鸭胚卵黄囊中生长繁殖,并可在卵黄囊膜内找到包涵体、原体和始体颗粒。某些衣原体可使小鼠感染,如鹦鹉热衣原体接种小鼠腹腔;性病淋巴肉芽肿衣原体接种小鼠脑内。

衣原体可在某些原代或传代细胞株中生长,如 HeLa-299、BHK-21、McCoy 细胞株,比鸡胚培养更敏感。

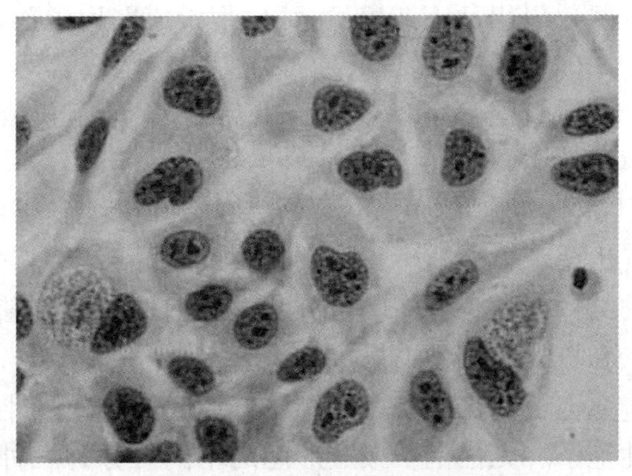
图 7-43 沙眼衣原体包涵体

(二) 致病性

衣原体广泛寄生在人类、鸟及哺乳动物的体内,仅少数对人有致病作用,其中最常见的是沙眼衣原体、肺炎衣原体和鹦鹉热衣原体。引起的疾病有以下几种。

1. 沙眼 由沙眼生物亚种中的某些血清型引起,经眼-眼及眼-手-眼传播。可出现角膜炎、结膜炎、结膜瘢痕、角膜血管翳等损害,严重者可致失明。

2. 性病淋巴肉芽肿 人类为自然宿主,无动物宿主。由性病淋巴肉芽肿亚种引起。经性接触传播,对男性常侵犯其腹股沟淋巴结,引起化脓性淋巴结炎和慢性淋巴肉芽肿;对女性侵犯其会阴、肛门、直肠等,引起相应部位炎症或狭窄。

3. 泌尿生殖道感染 由沙眼生物亚种引起。经性接触传播,可引起非淋病性尿道炎,为泌尿生殖道感染的主要病原体。

4. 呼吸道感染 由肺炎衣原体和鹦鹉热衣原体引起,经飞沫或呼吸道传播,主要引起青少年呼吸道感染,如肺炎等。

(三) 免疫性和防治

衣原体感染后,免疫力不强。预防沙眼要注意个人与公共卫生,避免接触传染是预防沙眼的有效措施,治疗可用四环素、利福平等药物,目前尚无特异性预防方法。预防性病淋巴肉芽肿等性病的重要措施是避免不正当性关系,治疗可选用磺胺类、大环内酯类和喹诺酮类抗生素。

五、真　菌

真菌是一类不含叶绿素,无根、茎、叶分化、有典型的细胞核和完善的细胞器的真核细胞型微生物。少数为单细胞,大多为多细胞结构。真菌在自然界分布广泛,约 10 万余种。多数对人类有利,如用于生产抗生素和酿酒业等。能引起人类疾病的真菌仅 100 余种,包括致病真菌、条件致病真菌、产毒真菌及致癌真菌。近年来真菌感染明显上升,尤其是条件致病性真菌引起的感染,应引起注意。

(一) 生物学特性

1. 形态与结构 真菌比细胞大几倍至几十倍,在光学显微镜下清楚可见。真菌按形态可分为单细胞真菌和多细胞真菌两类。

(1) 单细胞真菌:单细胞真菌呈圆形或卵圆形,主要为酵母和类酵母菌(如隐球菌、念珠菌)，以出芽方式繁殖，芽生孢子成熟后脱落形成独立个体。

（2）多细胞真菌：通常称为丝状菌或霉菌。多细胞真菌由菌丝和孢子组成。真菌的孢子在适宜的环境条件下长出芽管，逐渐延长成丝状，称菌丝。菌丝可长出分枝，交织成团，称菌丝体。

菌丝按功能可分为营养菌丝和气生菌丝。营养菌丝为伸入培养基中吸取营养的菌丝。气生菌丝为向上生长暴露于空气中的菌丝，其中产生孢子的气生菌丝称生殖菌丝。菌丝按其结构中是否有横膈可分为有隔菌丝和无隔菌丝。菌丝可有螺旋状、球拍状、结节状、鹿角状和梳状等多种形态。

孢子是真菌的繁殖结构。真菌孢子分无性孢子和有性孢子两种。致病性真菌多为无性孢子。无性孢子按其形态的不同可分为三种：分生孢子、叶状孢子、孢子囊孢子。

各种丝状菌长出的菌丝和孢子形态不同，是鉴别真菌的重要标志（图 7-44、图 7-45）。

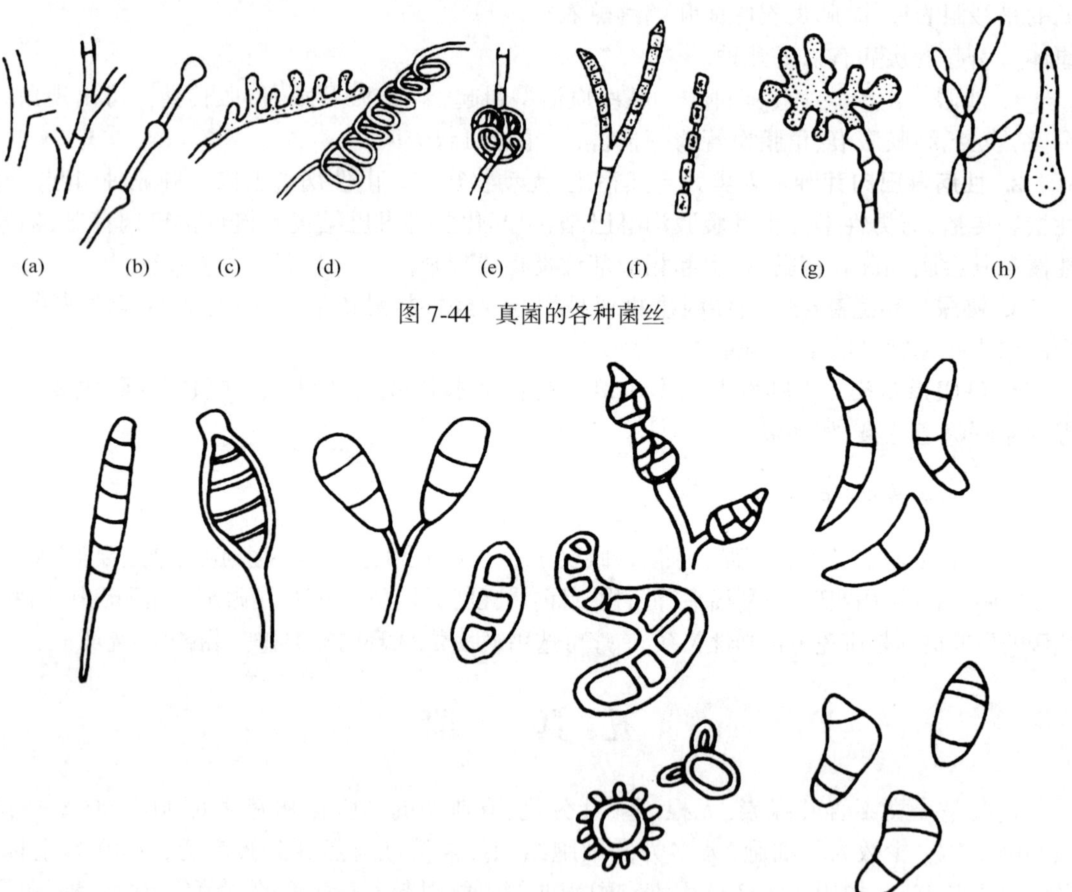

图 7-44　真菌的各种菌丝

图 7-45　真菌的各种大分生孢子形态示意图

2. 培养特性　真菌的营养要求不高，常用沙保弱培养基培养，最适 pH4～6，最适温度为 22～28℃，需较高的湿度和氧，但致病性真菌则以 37℃为宜。多数病原性真菌生长缓慢，丝状菌需 1～4 周，酵母型真菌则 1～2 天即可形成肉眼可见的菌落。真菌菌落一般有三种类型。

（1）酵母型菌落：为单细胞真菌的菌落，形态与一般细菌菌落相似，以出芽形式繁殖，显微镜下可见芽生孢子,如新型隐珠菌。

(2) 类酵母型菌落:外观似酵母菌落,但可见伸入培养基中的假菌丝,它是由伸长的芽生孢子形成,如白色念珠菌。

(3) 丝状菌落:为多细胞真菌的菌落,由许多疏松的菌丝组成。

有些真菌可因环境条件如营养、温度、氧气等的改变,菌落形态可互变,此类真菌称二相性真菌,如荚膜组织胞浆菌。

(二) 致病性与免疫性

1. 致病性 真菌引起的疾病大致包括以下几种。

(1) 致病性真菌感染:为外源性感染,可引起皮肤、皮下组织和全身性真菌感染。皮肤癣菌可引起局部炎症,如各种癣病。深部真菌感染后可引起组织慢性肉芽肿性炎症和组织坏死。

(2) 条件致病性真菌感染:为内源性感染,如白色念珠菌(白假丝酵母菌)。这类真菌在正常情况下不致病,但在长期使用广谱抗生素、激素、免疫抑制剂或放射治疗后造成菌群失调或机体免疫力下降的情况下,则可造成感染,如白色念珠菌引起的鹅口疮、阴道炎、甲沟炎、肺炎、脑膜炎等。

(3) 真菌变态反应性疾病:各种真菌的孢子及其代谢产物污染空气,经吸入或皮肤黏膜接触可引起荨麻疹、接触性皮炎、哮喘等各种变态反应性疾病。

(4) 真菌性中毒:有些真菌如镰刀菌等在粮食或饲料上生长产生毒素,人、畜误食后可导致急性或慢性中毒。

(5) 真菌毒素与肿瘤:动物试验已证实真菌毒素与肿瘤有关。如黄曲霉毒素可诱发肝癌。

2. 免疫性 人类对真菌感染有天然免疫力,包括皮肤分泌短链脂肪酸和乳酸的抗真菌作用,血液中转铁蛋白扩散至皮肤角质层的抑真菌作用,中性粒细胞和单核-巨噬细胞的吞噬作用,以及正常菌群的拮抗作用。且许多真菌病受生理状态影响,如婴儿对念珠菌病易感,学龄前儿童易患头癣。

抗真菌感染以细胞免疫为主。深部真菌感染可出现多种抗体,但作用不大。黏膜表面的 sIgA 对真菌的局部感染有一定作用。此外,真菌感染还可引起迟发型变态反应。

(三) 常见致病性真菌

1. 皮肤癣真菌 分为三属:毛癣菌属、表皮癣菌属和小孢子癣菌属。皮肤癣真菌为丝状真菌,主要由孢子散播传染,常由于接触患癣的人或动物(狗、猫、牛、马等)及染菌物体而感染,侵犯皮肤、毛发、指甲等角化组织引起癣病,如发癣、体癣、股癣、甲癣等(图 7-46)。在临床上同一种癣病可由数种不同癣菌引起,而同一种癣菌因侵害部位不同,又可引起不同的癣症。

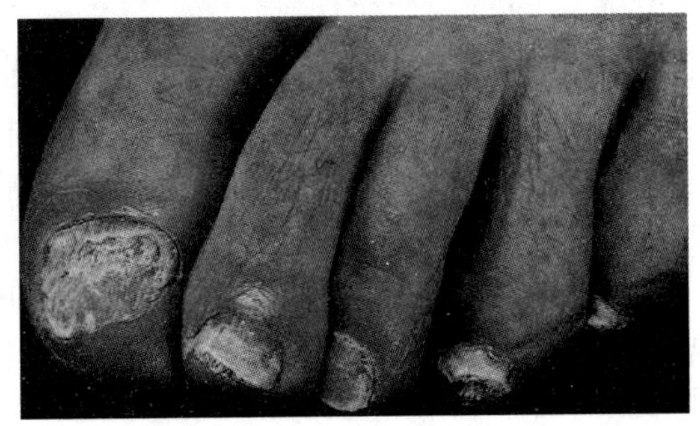

图 7-46 甲癣

2. 白色念珠菌 为酵母型真菌，革兰染色阳性，但着色不均匀（图 7-47）。以出芽方式繁殖。在组织内易形成芽生孢子，孢子伸长成芽管，不与母体脱离，继而形成较长的假菌丝（图 7-48）。培养后可形成厚膜孢子，为本菌特征之一（图 7-49）。

白色念珠菌通常存在于正常人口腔、上呼吸道、肠道及阴道，一般在正常机体中数量少，不引起疾病，当机体免疫功能下降或正常菌群失调，则本菌大量繁殖并侵入细胞引起疾病。包括皮肤黏膜感染（如鹅口疮、口角炎、阴道炎最多见），以及内脏和中枢神经系统感染（图 7-50）。

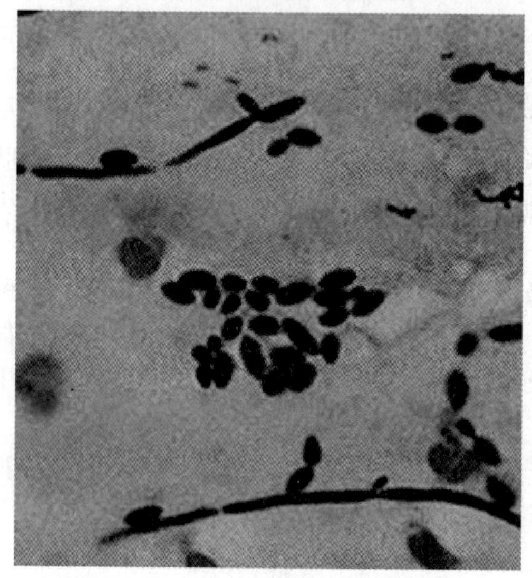

图 7-47 白色念珠菌革兰染色

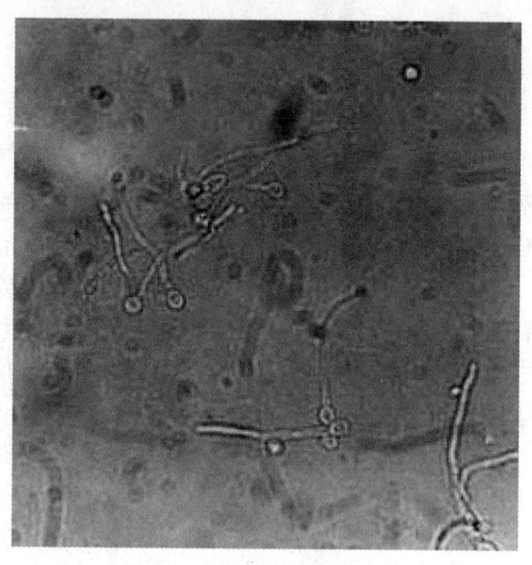

图 7-48 白色念珠菌假菌丝

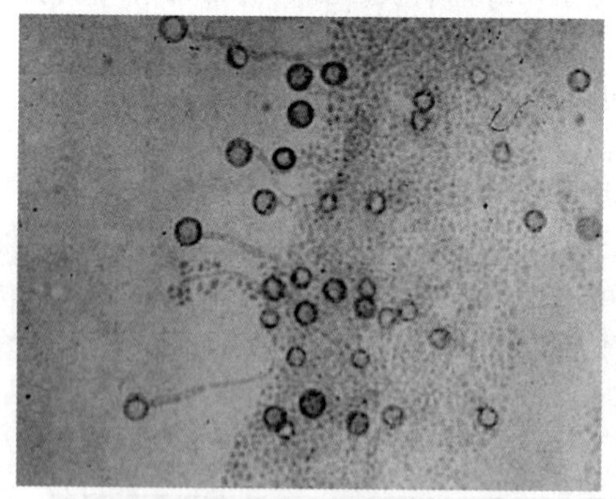

图 7-49 白色念珠菌培养后可形成厚膜孢子

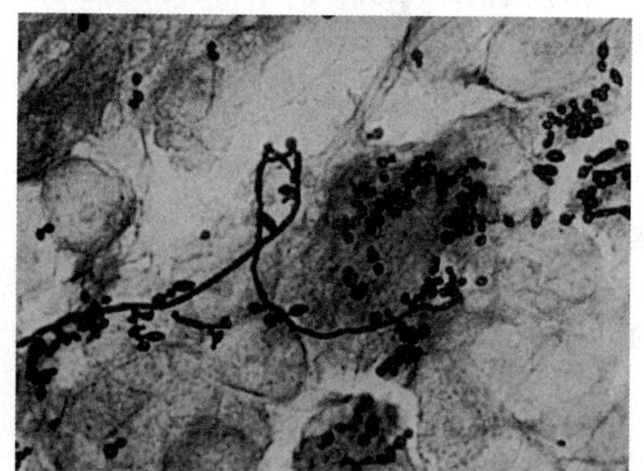

图 7-50 口腔标本涂片，显微镜下白色念珠菌（PAS 染色）

3. 新型隐球菌 为酵母型真菌，菌体周围有肥厚的荚膜，折光性强，一般染料不易着色难以发现，用墨汁负染色镜检，可见到透明荚膜包裹着菌细胞，菌细胞常有出芽，但不生成假菌丝（图 7-51）。

新型隐球菌在鸟粪，尤其是鸽粪中大量存在，人多由呼吸道吸入，在肺部引起轻度炎症，或隐性传染。当机体免疫功能下降时可向全身播散，主要侵犯中枢神经系统，发生脑膜炎、脑炎、脑肉芽肿等，此外可侵入骨骼、肌肉、淋巴结、皮肤黏膜引起慢性炎症和脓肿。

（四）微生物学检查

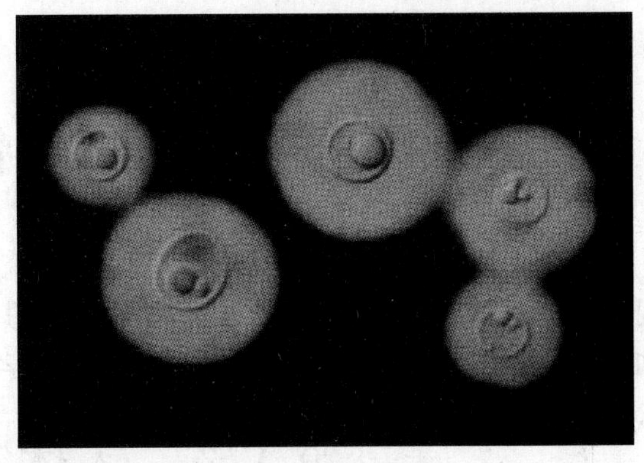

图7-51　新型隐球菌（墨汁染色）

对各种癣症患者取其皮屑、指（趾）甲屑或病发放于玻片上，滴加10% KOH，覆盖玻片微热熔化角质层，再将玻片压紧，用吸水纸吸去周围多余碱液，在显微镜下观察，见皮屑甲屑中有菌丝，或毛发内部或外部有成串孢子，即可初步诊断为癣菌感染。

对疑似白色念珠菌感染者可取阴道分泌物、痰、脑脊液等标本做涂片，染色后镜检。

对疑似新型隐球菌感染者可取痰、脑脊液等标本经墨汁负染后镜检，观察到新型隐球菌的肥厚荚膜和芽生孢子时，结合临床可以确诊。

对直接镜检不能确诊时，可用沙保弱培养基培养、观察，以进一步鉴定。

（五）防治原则

目前尚无特异性预防方法。对于癣的预防，主要是注意个人卫生和公共卫生；对于条件致病性真菌感染的主要预防措施是注意卫生、合理使用抗生素；局部治疗可用唑类药物。疗效不佳或深部感染可口服抗真菌药如制霉菌素等。

（暨南大学医学院　江振友）

第8章　人体寄生虫学

人体寄生虫学也称医学寄生虫学，是研究与人体有关的寄生虫的形态结构、生长繁殖规律，以及与人体和外界环境因素相互关系的一门学科，是临床医学和预防医学的一门基础课程。人体寄生虫学的内容包括医学原虫学、医学蠕虫学和医学节肢动物学三部分。

第1节　人体寄生虫学概述

一、寄生现象、寄生虫和宿主类型、寄生虫的生活史

（一）寄生现象

自然界中，随着生物的演化，为了寻求食物或逃避敌害，各种生物之间形成了复杂的关系。凡是两种生物生活在一起的现象，统称为共生。根据两种生物之间的利害关系又可将共生分为共栖、互利共生和寄生。

1. 共栖　两种生物生活在一起，其中一方受益，另一方既不受益也不受害，称为共栖。例如，鲫鱼用其背鳍演化成的吸盘吸附在大型鱼的体表，被带到各处，觅食时暂时离开。这对鲫鱼有利，对大鱼无利也无害。

2. 互利共生　两种生物生活在一起，互相依赖，双方受利，称为互利共生。例如，白蚁消化道内有鞭毛虫，鞭毛虫合成和分泌的消化酶能将白蚁消化道中的木屑纤维素分解成能被白蚁利用的复合物，白蚁则为鞭毛虫提供食物和居住场所，两者互相受益、互相依赖。

3. 寄生　两种生物生活在一起，其中一方受益，另一方受害，这种关系称为寄生。受益的一方称为寄生物，受害的一方称为宿主。例如，病毒、立克次体、细菌、寄生虫等永久或长期或暂时地寄生于动、植物和人的体表或体内以获取营养，赖以生存，并损害对方。寄生物为多细胞的无脊椎动物和单细胞的原生生物则称为寄生虫。

（二）寄生虫及其类型

根据寄生部位可将生活在宿主体表和体内的寄生虫分为体外寄生虫和体内寄生虫。

根据寄生虫与宿主的关系，可将寄生虫分为：①专性寄生虫，生活史某个阶段或各个阶段都营寄生生活，如丝虫；②兼性寄生虫，既可营自生生活，又能营寄生生活，如粪类圆线虫；③偶然寄生虫，因偶然机会进入非正常宿主体内寄生的寄生虫，如某些蝇蛆进入人肠内而偶然寄生。

某些寄生虫在宿主免疫功能正常时在宿主体内处于隐性感染状态，但当宿主免疫功能受累时，可出现异常增殖且致病力增强。这些寄生虫称为机会致病寄生虫，如弓形虫、隐孢子虫、卡氏肺孢子虫等。

（三）宿主及其类型

寄生虫完成生活史过程，有的只需要一个宿主，有的需要两个或两个以上宿主。寄生虫成虫或有性生殖阶段所寄生的宿主称为终宿主，例如人是血吸虫的终宿主。寄生虫的幼虫或无性生殖阶段所寄生的宿主称为中间宿主。若有两个以上中间宿主，可按先后顺序分为第一、第二中间宿主等，例如某些种类淡水螺和淡水鱼分别是华支睾吸虫的第一、第二中间宿主。

某些寄生虫既可寄生于人体，也可寄生于某些脊椎动物，在一定条件下可传播给人，在流行病学上，称这些动物为保虫宿主或储存宿主。例如，血吸虫成虫可寄生于人和牛，牛即为血吸虫的保虫宿主。

某些寄生虫的幼虫侵入非正常宿主，不能发育为成虫，长期保持幼虫状态，在此幼虫期有机会再进入正常终宿主体内后，才可继续发育为成虫，这种非正常宿主称为转续宿主。例如，卫氏并殖吸虫的童虫，进入非正常宿主野猪体内，不能发育为成虫，可长期保持童虫状态，若犬吞食含有此童虫的野猪肉，则童虫可在犬体内发育为成虫，野猪就是该虫的转续宿主。

（四）寄生虫的生活史

完成一代的生长、发育与繁殖的整个过程，称为寄生虫的生活史。寄生虫生活史具有多样性，依据是否需要中间宿主可大致分为两种类型：不需要中间宿主的直接型，如蛔虫虫卵在外界发育到感染期后直接经口食入感染人体；需要中间宿主的间接型，如丝虫幼虫在中间宿主蚊体内发育为感染期幼虫，再经蚊叮咬使人感染。在流行病学上，又可将具有直接型生活史的蠕虫称为土源性蠕虫，将间接型生活史的蠕虫称为生物源性蠕虫。

在寄生虫生活史发育的各个阶段中，能够感染人体的某一特定阶段称为感染阶段。

寄生虫的整个生活史过程实际包括寄生虫侵入宿主、在宿主体内移行或达到寄生部位、离开宿主、在外界发育（包括在中间宿主或传播媒介体内发育）阶段。因此，掌握寄生虫生活史规律，是了解寄生虫的致病性、寄生虫病的诊断、流行及防治的必要基础。

二、寄生虫与宿主的相互关系

寄生虫与宿主的关系包括寄生虫对宿主的损害以及宿主对寄生虫的影响两个方面。

（一）寄生虫对宿主的作用

寄生虫侵入宿主、移行、定居、发育、繁殖等过程，对宿主的细胞、组织、器官等造成一系列的损害，主要表现有三个方面。

1. 夺取营养　寄生虫在宿主体内生长、发育和繁殖所需的物质主要来源于宿主，如蛔虫和绦虫在肠道内寄生，夺取大量的养料，并影响肠道吸收功能，引起宿主营养不良，又如钩虫附于肠壁上吸取大量血液，可引起宿主贫血。寄生的虫数愈多，被夺取的营养也就愈多。

2. 机械性损伤　寄生虫的侵入、移行、寄生等对所累及的部位、组织及其附近组织、器官都可产生损伤、破坏或压迫作用。尤其是寄生虫的个体较大，数量较多时，这种危害是相当严重的。例如，卫氏并殖吸虫童虫在宿主体内移行引起肝脏等多个器官损伤，棘球蚴寄生在肝内压迫肝组织，蛔虫幼虫在肺内移行时穿破肺泡壁毛细血管引起出血，布氏姜片虫强有力的吸盘吸附造成肠壁黏膜损伤等。

3. 毒性和抗原物质的作用 寄生虫的分泌物、排泄物和死亡虫体的分解物对宿主均有毒性作用，这些物质可引起组织损害、出现免疫病理反应。例如，溶组织内阿米巴侵入肠黏膜和肝时，分泌溶组织酶，溶解组织、细胞，引起宿主肠壁溃疡和肝脓肿；血吸虫卵内毛蚴分泌虫卵可溶性抗原，引起周围组织发生免疫病理变化，形成虫卵肉芽肿，这是血吸虫病最主要的致病因素；疟原虫的抗原物质与相应抗体形成免疫复合物，沉积于肾小球毛细血管基膜，在补体参与下，引起肾小球肾炎；棘球蚴囊壁破裂，囊液进入腹腔，可以引起宿主发生过敏性休克，甚至死亡。

（二）宿主对寄生虫的影响

寄生虫一旦进入宿主，机体必然出现防御性生理反应，产生非特异性和特异性的免疫应答。

1. 非特异性免疫 非特异性免疫包括皮肤、黏膜和胎盘的天然屏障作用，胃液等消化液的杀灭消化作用，吞噬细胞的吞噬作用，体液中补体和溶菌酶的溶细胞作用等。

2. 特异性免疫

（1）消除性免疫：宿主能消除体内寄生虫，并对再感染产生完全的抵抗力。例如，热带利什曼原虫引起的东方疖，宿主获得免疫力后，体内原虫完全被清除，临床症状消失，而且对再感染具有长期的、特异的抵抗力，这是寄生虫感染中少见的一种免疫状态。

（2）非消除性免疫：这是寄生虫感染中常见的一种免疫状态。大多数寄生虫感染可引起宿主对再感染产生一定程度的免疫力，但是，宿主体内原有的寄生虫不能完全被清除，维持在一个低水平，一旦用药物清除体内的残余寄生虫后，宿主已获得的免疫力也随之消失。例如，人体感染疟原虫后，体内疟原虫未被清除，维持低虫血症，但宿主对同种感染具有一定的抵抗力，称为带虫免疫。又如血吸虫感染，活的成虫可使宿主产生获得性免疫力，这种免疫力对体内原有的成虫不起作用，但对再感染时侵入的童虫有一定的抵抗力，称为伴随免疫。

宿主与寄生虫之间相互作用的结果，一般可归为三类：①宿主清除了体内寄生虫，并可防御再感染；②宿主清除了部分寄生虫，但对再感染具有部分的抵抗力，这样宿主与寄生虫之间维持相当长时间的寄生关系，大多数寄生虫感染属于此类型；③宿主不能控制寄生虫的生长或繁殖，表现出明显的临床症状和病理变化，而引起寄生虫病，如不及时治疗，严重者可以死亡。

三、寄生虫病的流行与防治

（一）寄生虫病流行的基本环节

1. 传染源 人体寄生虫病的传染源是指感染人体寄生虫的人和动物，包括患者、带虫者和储存宿主（家养动物及野生动物），其体内存在并可排出生活史中的某个发育阶段的寄生虫，并能在外界或另一宿主体内继续发育。

2. 传播途径 指寄生虫从传染源传播到另一宿主的全过程，常见的传播途径有下列几个种。

(1) 土壤:有些肠道寄生的线虫如蛔虫、鞭虫、钩虫产的卵在受污染的土壤中发育为感染期卵或感染期幼虫,人体感染与接触土壤有关。

(2) 水:某些寄生虫可经水而进入人体,如水中含有感染期的阿米巴、贾第虫包囊或某些感染性虫卵,人可因饮用疫水而受感染,又如人因接触含尾蚴的疫水而感染血吸虫等。

(3) 食物:主要是蔬菜、水果及鱼、肉等食品。由于农村常用新鲜粪便施肥,粪便中的感染期虫卵或包囊污染蔬菜、水果,成为寄生虫传播的主要途径,因食用未洗净或未煮熟的蔬菜而传播;鱼、肉等食品本身含有寄生虫,如生食或半生食含猪囊尾蚴的猪肉可感染猪带绦虫,生食或半生食含囊蚴的淡水鱼类可感染华支睾吸虫等。

(4) 空气:有些寄生虫在感染期可借助空气或飞沫传播,如蛲虫卵。

(5) 节肢动物:许多节肢动物可作为多种寄生虫的传播媒介,如蚊传播疟疾、丝虫病,白蛉传播利什曼病等。

(6) 人体直接接触:人和人的直接接触可以传播某些寄生虫,如阴道毛滴虫可由于性生活而传播,疥螨由于直接接触患者皮肤而传播。

寄生虫进入人体的常见途径即感染途径和方式有:经口感染,可以通过食物、饮水、污染的手指、玩具等经口进入人体,这是最常见的感染方式,如蛔虫、鞭虫、蛲虫、华支睾吸虫等;经皮肤感染,经皮肤侵入人体,如钩虫、血吸虫;经胎盘感染,有些寄生虫可以随母血通过胎盘而使胎儿感染,如弓形虫、疟原虫等;经呼吸道感染,如卡氏肺孢子虫;经输血感染,如疟原虫等。

此外,有的寄生虫如阴道毛滴虫可经阴道、蛲虫幼虫经肛门(逆行感染)等途径进入人体。有的寄生虫可以在宿主体内引起自体内重复感染,如短膜壳绦虫。

3. 易感人群 易感者是指对寄生虫缺乏免疫力的人。人体感染寄生虫后,获得性免疫多属带虫免疫,当寄生虫从人体消失以后,免疫力即逐渐下降、消退,重新处于易感状态。易感性还与年龄有关,一般儿童的免疫力低于成年人。

(二) 影响寄生虫病流行因素

1. 自然因素 包括温度、湿度、雨量、光照等气候因素,地理环境以及中间宿主或节肢动物等生物因素。气候因素影响寄生虫在外界的生长发育及中间宿主或传病昆虫的孳生、活动与繁殖,如温暖潮湿的土壤有利于蠕虫卵和幼虫的发育,温暖潮湿的气候既有利于蚊虫的生长、繁殖,也适合蚊虫吸血活动,增加传播疟疾、丝虫病的机会。地理环境影响中间宿主的生长发育及分布,如溪蟹主要生长在山涧小溪,因此卫氏并殖吸虫病大多只在丘陵、山区流行。有些寄生虫需要中间宿主或节肢动物来完成其生活史,这些中间宿主或节肢动物的存在与否,决定了该寄生虫病能否流行,如日本血吸虫中间宿主钉螺分布于北纬33.7°以南,故我国血吸虫病流行于长江以南地区。

2. 社会因素 包括社会制度、经济状况、科学水平、文化教育、医疗卫生、防疫保健以及人民的生产方式和生活习惯等。经济落后会伴有落后的生产方式和生活方式,以及不良的生存环境和医疗保健水平的低下,不可避免地造成许多寄生虫病的广泛流行,严重危害人体健康。因此,社会因素是影响寄生虫病流行的至关重要的因素。它与自然因素互相作用,共同影响寄生虫病的流行。

（三）寄生虫病的流行特点

1. 地方性 寄生虫病的流行常有明显的地方性，这主要与气候条件、中间宿主或媒介昆虫的地理分布、人们的生活习惯及生产方式有关。如血吸虫病流行区与钉螺地理分布相一致，具有明显的地方性；一些食源性寄生虫病，如华支睾吸虫病、猪带绦虫病与当地居民的饮食习惯密切有关；钩虫病常流行于用人粪施肥的旱地农作物地区。

2. 季节性 温度、湿度、雨量、光照等气候因素对寄生虫及中间宿主在外界的发育或对媒介节肢动物种群数量的消长产生影响，所以寄生虫病的流行往往呈现明显的季节性，特别是以节肢动物作为媒介的寄生虫病，其流行季节与有关节肢动物的季节消长相一致，如间日疟原虫的流行季节与中华按蚊或嗜人按蚊的活动季节一致。人群的生产或生活活动也会形成感染的季节性，如人们常因农业生产或下水活动接触疫水而感染血吸虫，故急性血吸虫病常出现于夏季。

3. 自然疫源性 在人体寄生虫病中，有的寄生虫病可以在脊椎动物和人之间自然互相传播，这种寄生虫病称为人兽共患寄生虫病。在原始森林或荒漠地区，某些寄生虫病可以在脊椎动物之间相互传播，当人偶然进入该地区时，该病则可从脊椎动物通过一定途径传播给人。这类不需要人的参与而存在于自然界的人兽共患寄生虫病具有明显的自然疫源性，这种地区称为自然疫源地。寄生虫病的这种自然疫源性不仅反映寄生虫病在自然界的进化过程，同时也说明某些寄生虫病在流行病学和防治方面的复杂性。

（四）寄生虫病的防治措施

有效的防治寄生虫病，必须在了解各种寄生虫的生活史及寄生虫病的流行病学规律的基础上，制定综合防治措施。根据寄生虫病的流行环节，采取控制或消灭传染源、切断传播途径、保护易感人群等措施，以期控制和消灭寄生虫病。

1. 消灭传染源 普查普治患者和带虫者，查治或处理保虫宿主。此外，还应做流动人口的监测，控制流行区传染源的输入和扩散。

2. 切断传播途径 加强粪便和水源的管理，搞好环境卫生和个人卫生，加强食品卫生监管和检疫，采用化学、物理或生物等防治手段控制或杀灭媒介节肢动物和中间宿主。

3. 保护易感者 进行卫生宣传教育，改变不良的饮食习惯和卫生习惯，改进生产方式和条件，加强个人防护，用驱避剂涂抹皮肤以防吸血节肢动物叮咬，对某些寄生虫病还可采取预防服药的措施。

第2节 医学原虫

原虫是单细胞真核动物，虫体微小，构造简单，却能完成生命活动的全部功能，如摄食、代谢、呼吸、排泄、运动和生殖等。医学原虫寄生于人的腔道、体液、组织或细胞内，主要有溶组织内阿米巴、阴道毛滴虫、杜氏利什曼原虫、疟原虫、弓形虫等。

一、溶组织内阿米巴

案例 8-1

患者,男性,55岁。因腹痛、腹泻1年,于2009年6月8日就诊。大便每日7~8次,大便中带血和黏液,呈紫红色、糊状。曾服用过各种抗生素均无效。粪便常规检查:WBC++,RBC+++,原虫和细菌培养均阴性。纤维结肠镜检查:距肛缘5~6cm处有2cm×3cm×1.5cm红色肿块,距肛缘7~10cm处见直径约为0.2~0.4cm大小不等的多个圆形溃疡,溃疡间黏膜较完整,活检病理诊断为肠阿米巴病,给服甲硝唑(灭滴灵)0.4g,每日3次,连用3周后症状完全消失。

问题

肠阿米巴病是如何引起的?有哪些临床症状和体征?应如何防治阿米巴病?

溶组织内阿米巴(*Entamoeba histolytica* Schaudinn,1903)也称痢疾阿米巴,主要寄生于人体的结肠,可引起阿米巴痢疾,也可侵入其他器官组织,致各种肠外阿米巴病。

(一)形态

溶组织内阿米巴生活史中分为滋养体和包囊两个时期。

1. 滋养体 大小约10~60μm,形态多变而不规则,常伸出舌状或指状伪足作定向运动。内外质界限清楚,外质透明,内质富含颗粒,铁苏木精染色后细胞核清晰可见,圆形,直径4~7μm,核膜内缘有一层排列整齐、大小均匀的染色质粒,核仁小,常居中,核膜与核仁之间可见网状核纤丝(图8-1)。从有症状患者组织中分离的滋养体,常含有摄入的红细胞,有时也可见白细胞和细菌。

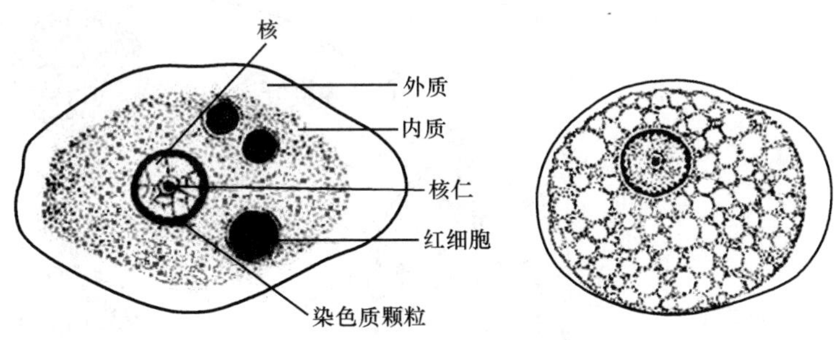

图8-1 溶组织内阿米巴滋养体

2. 包囊 圆球形,直径约10~20μm,囊壁较厚,核1~4个,单核和双核包囊是未成熟包囊,胞质内含糖原泡和拟染色体。四核包囊为成熟包囊,糖原泡及拟染色体均消失。经铁苏木精染色后,核的结构与滋养体相同,拟染色体染成蓝黑色,呈棒状且两端钝圆,糖原被溶解留下空泡。碘液染色后,包囊呈淡棕色,囊内可见棕红色的糖原泡和透明的棒状拟染色体(图8-2)。

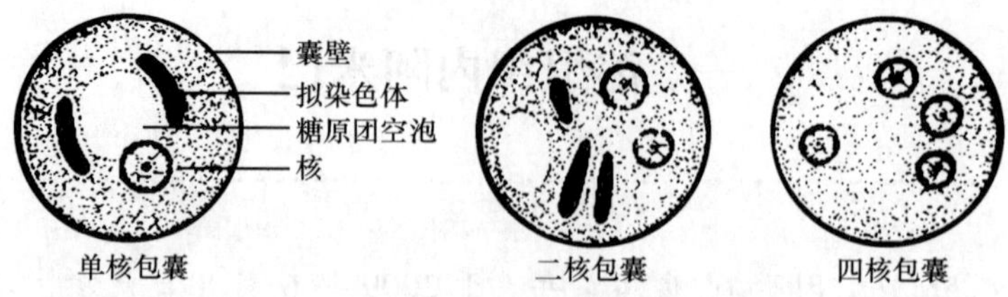

图 8-2 溶组织内阿米巴包囊

（二）生活史

溶组织内阿米巴生活史包括包囊期和滋养体期，感染期为含四个核的成熟包囊。当人食入被四核包囊污染的饮水和食物，包囊在小肠下段经肠内胰蛋白酶等消化液的作用，囊壁变薄，虫体活跃，随即脱囊而形成含 4 个核的囊后滋养体，囊后滋养体又迅速分裂形成 8 个滋养体，定居于回盲部的结肠黏膜和肠腺窝内，以肠内黏液、细菌及已消化的食物为营养，进行二分裂增殖。滋养体随肠内容物下移，受肠内环境的变化（如水分逐渐被吸收等）影响，停止活动，团缩，进入囊前期，胞质内可见糖原泡和拟染色体；随后，胞质分泌囊壁，形成一核包囊，再经核分裂形成双核和四核包囊。在粪便中有时可查到不同发育阶段的包囊。

当宿主肠功能紊乱或肠壁受损，抵抗力下降时，滋养体可借其伪足运动及其分泌的酶和毒素的作用侵入肠壁组织，吞噬红细胞和组织细胞，行二分裂繁殖而大量增殖，不断破坏肠壁组织，形成溃疡；肠壁组织内的滋养体可随坏死组织落入肠腔，随粪便排出体外而死亡，也可从肠壁进入肠壁血管，随血行至肝脏、肺和脑等组织内进行增殖，引起肠外阿米巴病（图 8-3）。

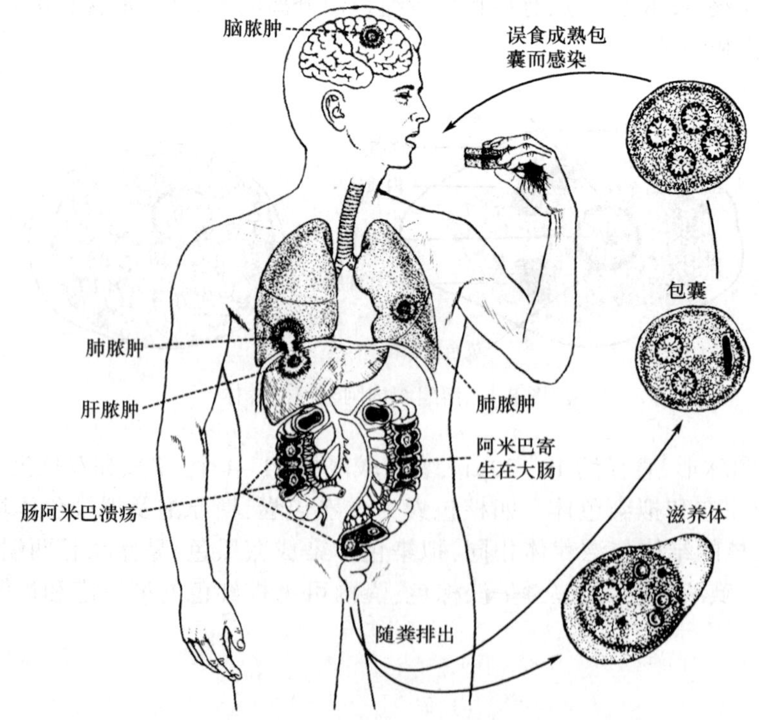

图 8-3 溶组织内阿米巴生活史

（三）致病

溶组织内阿米巴的致病作用受多种因素(如虫体毒力、寄生微环境的理化、生物因素以及宿主机体状态等)的影响。

溶组织内阿米巴滋养体借其溶组织酶及伪足运动侵入肠黏膜或黏膜下层及肌层，在较疏松的黏膜下层繁殖扩展，引起组织溶解和坏死，形成典型的口小底大的烧瓶样溃疡，病变部位多见于回盲部和升结肠。侵入肠黏膜下层或肌层的滋养体可随血流扩散，侵及肝、肺、脑、心包、皮肤及泌尿生殖器造成相应部位的脓肿或溃疡，引起肠外阿米巴病。

人被感染后可呈现从无症状带虫状态(90%以上受感染者成为带虫者)到急性痢疾或脓肿的各种临床类型，病理和病程复杂多变。

肠阿米巴病(包括阿米巴痢疾、肠炎、阿米巴肿、阿米巴性阑尾炎等)：典型的阿米巴痢疾常伴有腹绞痛及里急后重、急性腹泻，有的一日可多达十次，粪便可呈褐色果浆样的黏脓血便，有特别腥臭味。目前，典型的痢疾已不多见，大多表现为亚急性或慢性迁延性肠炎，可伴有间歇性腹泻、腹胀、消瘦、贫血等，慢性病变可形成肠阿米巴肿。

肠外阿米巴病(包括阿米巴肝、肺、脑脓肿及皮肤阿米巴病等)：以阿米巴肝脓肿最多见，系血行播散，好发于肝右叶，常伴肠阿米巴病史，大多起病缓慢，有弛张热、肝肿大、肝区痛及进行性消瘦、贫血和营养性水肿等，脓液呈酱红色。阿米巴肺脓肿较少见，多由阿米巴肝脓肿直接穿破所致，也有经血路传播，有胸痛、咳嗽、发热、肺实变等。阿米巴脑脓肿可出现神经系统的症状和体征，死亡率高。肠道阿米巴也可侵入肛周、阴道、尿道等引起相应部位的脓肿或炎症。

（四）实验诊断

病原检查常用粪便检查或活组织检查。

1. 粪便检查

(1) 查找滋养体：可用生理盐水直接涂片法，从急性痢疾患者的脓血便或阿米巴肠炎的稀便中查找活动的滋养体。挑取新鲜粪便的脓血部分作涂片镜检。镜下可见黏液中有大量的红细胞、少量白细胞和夏科-雷登结晶。找到活动的、吞噬红细胞的滋养体即可确诊。标本应无尿液混入，在采集后尽快送检，气温低时应注意保温以维持滋养体活动便于鉴别。

(2) 包囊检查：用碘液染色直接涂片法从慢性肠阿米巴病和阿米巴带虫者的成形粪便查找包囊。应注意与结肠内阿米巴等肠道非致病阿米巴包囊相鉴别。因包囊的排出有间歇性，多次检查可提高检出率，也可用浓集法提高包囊检出率，常用硫酸锌离心浮聚法或汞碘醛离心沉淀法(MIFC)。

2. 活组织检查和人工培养　借助乙状结肠镜或纤维结肠镜直接观察黏膜溃疡并作活检或刮拭物涂片检查，脓肿患者可考虑行穿刺抽取脓液作涂片检查或培养，可提高检出率。

此外，X线及超声波检查在肠外阿米巴病诊断中也有帮助。

（五）流行

阿米巴病呈世界性分布，热带和亚热带地区高发，平均感染率在20%以上。据统计全球感染者逾5亿，每年发病人数4千多万例，其中死亡病例不少于4万。我国人群感染率为0.7%～2.2%，多数为带虫者。

阿米巴病的主要传染源是粪便中持续排出包囊的带虫者和慢性阿米巴痢疾患者,每人每天排出包囊可超过 100 万,甚至达 3.5 亿个。包囊对各种理化因素抵抗力强,但对干燥的抵抗力较差。包囊可污染水源、食物、用具或手指,经口感染人体;水源污染可造成暴发流行。蝇、蟑螂等昆虫也能传播。

(六) 防治原则

(1) 控制传染源,查治患者和带虫者,尤其对从事饮食工作的人员应定期进行体检,及早发现和治疗。首选药物为甲硝唑,对于急性或慢性侵入性阿米巴患者均适用,氯喹亦为治疗肠外阿米巴病的有效药物。中药鸦胆子仁、大蒜素、白头翁等也有一定疗效,且不良反应小。

(2) 加强粪便管理和水源保护。注重粪便无害化处理,杀灭包囊,防止粪便污染水源。

(3) 加强卫生宣传教育,养成良好卫生习惯。注意个人卫生及饮食卫生,饭前便后洗手,不喝生水。同时要重视消灭蝇和蟑螂。

二、阴道毛滴虫

案例 8-2

患者,女性,29 岁,已婚。2006 年 1 月 18 日就诊,自诉白带增多 1 年余,白带呈灰黄色,泡沫状,伴有臭味,严重时有赤白带,局部瘙痒,灼热疼痛。取阴道后穹隆分泌物涂片,染色镜检,查见阴道毛滴虫,确诊为滴虫性阴道炎,经抗滴虫治疗后症状消失。

问题

阴道毛滴虫是怎样感染人体的?是如何导致病变的?应如何进行诊断和防治?

阴道毛滴虫(*Trichomonas vaginalis* Donne,1837)是寄生在人体阴道及泌尿道的鞭毛虫,主要引起滴虫性阴道炎和尿道炎,是以性传播为主的一种传染病,全球性分布,人群感染较普遍。

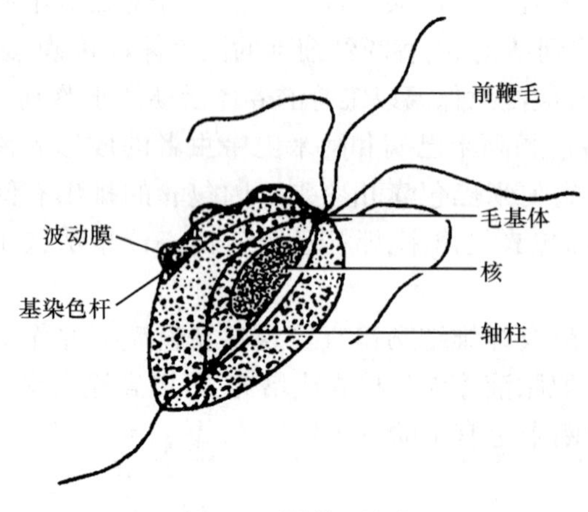

图 8-4 阴道毛滴虫

(一) 形态

阴道毛滴虫呈梨形或椭圆形,长 30μm,宽 10~15μm,无色透明,有折光性,胞核位于前端 1/3 处,椭圆形,核的上缘有 5 颗排列成环状的基体,由此发出 5 根鞭毛,4 根前鞭毛和 1 根后鞭毛,后鞭毛向后延伸与虫体波动膜外缘相连,波动膜位于虫体前 1/2 处。轴柱纤细透明,纵贯虫体,自末端伸出。胞质内有深染的颗粒,沿轴柱平行排列,现已证明为氢化酶体是该虫特有的酶系。虫体柔软多变,活动力强(图 8-4)。

（二）生活史

阴道毛滴虫生活史简单，仅有滋养体期。虫体以纵二分裂法繁殖，通过直接或间接接触方式而感染。主要寄生在女性阴道，以阴道后穹隆多见，也可在尿道内发现；男性感染者一般寄生于尿道、前列腺，也可在睾丸、附睾或包皮下寄生。

（三）致病

阴道毛滴虫的致病力随虫株及宿主生理状态而变化。正常情况下，健康妇女的阴道环境，因乳酸杆菌的作用而保持酸性（pH3.8～4.4），可抑制虫体或其他细菌生长繁殖，这称为阴道的自净作用。如果泌尿生殖系统功能失调，如妊娠、月经后使阴道内pH接近中性，有利于滴虫和细菌生长。而滴虫寄生阴道时，可消耗大量糖原，妨碍乳酸杆菌的酵解作用，影响了乳酸的浓度，从而使阴道的pH转变为中性或碱性，有利于滴虫的大量繁殖，更促进继发性细菌感染，加重炎症反应。

大多数虫株的致病力较低，许多妇女虽有阴道毛滴虫感染，但无临床症状或症状不明显而成为带虫者；另一些虫株则可引起明显的阴道炎，出现阴道黏膜充血、水肿、上皮细胞变性脱落、白细胞浸润等病变。临床表现主要是阴部瘙痒，白带增多，严重时外阴感到灼热刺痛，性交痛，甚至影响工作或睡眠。检查时可见阴道分泌物增多，呈灰黄色，带泡状，伴有臭味，也有呈乳白色的液状分泌物，当伴细菌感染时白带呈脓液状或粉红状。当滴虫侵犯尿道可引起尿频、尿急和尿痛症状，有时还可见血尿。男性感染者一般无症状而呈带虫状态，可招致配偶的连续重复感染。有时也可引起尿道前列腺炎，出现夜尿增多，局部压痛。有的学者认为阴道毛滴虫能吞噬精子，分泌物阻碍精子存活，因此有可能引起不孕症。也有人认为宫颈癌与阴道滴虫感染有关。

（四）诊断

病原学诊断：用消毒棉签从阴道后穹隆、宫颈和阴道壁取分泌物做生理盐水涂片镜检，此法常为妇科门诊及普查时采用，在寒冷季节检查时应注意保温，并速检，查见滋养体为确诊依据。常用的方法有：生理盐水直接涂片法或涂片染色法（瑞氏或姬氏液染色），镜检滋养体。也可做尿液、前列腺分泌物涂片检查，或用分泌物做培养后镜检。

（五）流行

阴道毛滴虫呈世界性分布，感染率各地不同，以20～40岁年龄组女性感染率最高。

本病的传染源为滴虫性阴道炎患者和无症状带虫者或男性感染者。传染途径有直接和间接两种传播方式，直接传播主要通过性接触，间接传播主要通过公共浴池、浴具、公用游泳衣裤、坐式厕所而感染。

滋养体在外环境中抵抗力较大，黏附在厕所板上的滋养体可生存30分钟，在潮湿的毛巾、衣裤中可存活23小时，40℃水中能活102小时，2～3℃水中可活65小时，普通肥皂水中活45～150分钟。

（六）防治

及时治疗带虫者及患者，常用的口服药物为甲硝唑（灭滴灵），局部可用乙酰胂胺（滴维净）,可用 1：5000 高锰酸钾液冲洗阴道。注意夫妇双方必须同时用药方能根治。

加强卫生宣教,改善公共设施,净化公共浴厕,提倡淋浴,坐厕改为蹲厕,注意个人卫生与经期卫生等。

三、疟 原 虫

案例 8-3

患者,女性,47 岁,因周期性寒颤、发热 5 天而入院。患者发病前去古巴探亲两个月,在探亲期间,有一位亲戚正在发病,表现症状为寒颤、发热。患者回来后即有发热和寒颤。以后退热,曾反复发作多次。入院前 3 天体温正常,入院前 2 天又同样发作 1 次,寒颤后体温升高至 39~40℃。退热期间,无自觉症状。当天曾到门诊就医,诊断为流行性感冒。入院前 1 天,体温正常,无自觉症状。入院当天,感左胸疼痛并伴轻度咳嗽,寒颤发作,继之体温升高至 40.5℃。体检:急性病容,脉搏 120 次/分,体温 40.5℃,左上腹有轻微触痛,其余正常。实验室检查:Hb 14g%,白细胞计数及分类正常,血涂片,红细胞内有疟原虫;尿糖(-),尿白蛋白(-)。诊断为间日疟疾。经蒿甲醚(肌内注射 80mg,每日一次,连续 5 天,首日加倍)、伯氨喹片(每 3 片顿服,连服 5 天)治疗 5 天后,体温恢复正常,痊愈出院。

问题

疟疾是如何感染的?疟疾发作与疟原虫的生活史有何关系?

疟原虫寄生于人及多种哺乳动物,少数寄生于鸟类和爬行类动物,目前已知有 130 余种。寄生于人体的疟原虫共有四种,即间日疟原虫(*Plasmodium vivax* Grassi & Feletti, 1890)、恶性疟原虫(*P. faciparum* Welch, 1897)、三日疟原虫(*P. malariae* Laveran,1881)和卵形疟原虫(*P. ovale* Stephens, 1922)。在我国主要是间日疟原虫和恶性疟原虫,其他两种少见,近年偶见国外输入的一些病例。

疟原虫所引起的疾病称疟疾(malaria)。疟疾广泛流行于全世界 100 多个国家和地区,对人类健康构成严重危害。

(一) 形态

疟原虫生活史复杂,各期虫体形态多样,现仅简介红细胞内寄生的三个主要发育期形态。

1. 滋养体 滋养体是疟原虫在红细胞内摄取营养和发育的阶段。按发育先后分为早晚期。早期滋养体,胞质较少呈环状,细胞核位于虫体一侧,中间出现大空泡,颇似戒指,又称为环状体。随着虫体继续发育,虫体增大,伸出伪足,同时胞质中出现少量疟色素,红细胞中出现红色的小点,称薛氏点,称晚期滋养体或大滋养体。

2. 裂殖体 晚期滋养体发育成熟,虫体变圆,胞质内空泡消失,核开始分裂,此时称为早期裂殖体或未成熟裂殖体。之后核继续分裂,胞质随之分裂,疟色素渐趋集中。最后,分裂的每一小部分胞质包绕一个胞核,形成裂殖子,这时含有裂殖子的虫体称为成熟裂殖体。

3. 配子体　间日疟原虫配子体呈圆形或椭圆形，疟色素均匀分布于虫体内，核1个。雌性配子体胞质致密，色深蓝，虫体较大，占满胀大的红细胞；核稍小，深红色，多位于虫体一侧。雄性配子体胞质浅蓝而略带红色；核较大，淡红色，多位于虫体的中央。

四种疟原虫红细胞内各期形态见（表8-1）。

表8-1　薄血膜中4种疟原虫的主要形态比较

	间日疟原虫	恶性疟原虫	三日疟原虫	卵形疟原虫
被寄生红细胞的变化	除环状体外，其余各期均胀大，色淡；滋养体期开始出现较多鲜红色、细小的薛氏点	正常或略小，可有数颗粗大紫红色的茂氏点	正常或略小，偶见少量、淡紫色、微细的齐氏点	略胀大、色淡、多数卵圆形，边缘不整齐；常见较多红色、粗大的薛氏点，且环状体已出现
环状体	环较大，约为红细胞直径的1/3；核1个，偶有2个，胞质淡蓝色；红细胞内只含1个环状体，偶有2个	环纤细，约为红细胞直径的1/5；核1~2个；红细胞内可含2个以上环状体，虫体常位于红细胞边缘	环较粗壮，约为红细胞直径的1/3；核1个，胞质深蓝色；红细胞内很少含2个环状体	似三日疟原虫
大滋养体	核一个，红色，细小，胞质有伪足伸出，含明显空泡，形状不规则，呈淡蓝色。疟色素细小杆状，棕黄色，分散在胞质内	周血中不易见到，集中于内脏毛细血管。体小结实，卵圆形，胞质深蓝色，疟色素黑褐色	体小圆形或带状，胞质深蓝色。疟色素颗粒状，棕褐色，多分布在虫体边缘	圆形，似三日疟原虫，但较大。疟色素杆状，较粗大
未成熟裂殖体	核分裂为多个，虫体渐呈圆形，疟色素开始集中	外周血中不易见到，虫体似大滋养体，核开始分裂，疟色素集中	虫体圆形或宽带状，核开始分裂，疟色素集中较迟	虫体圆形，核开始分裂，疟色素集中较迟
成熟裂殖体	成熟裂殖体含裂殖子12~24个，通常16个，排列不规则，虫体充满胀大的红细胞	外周血中不易见到。成熟裂殖体含裂殖子8~36个，通常18~24个，疟色素集中	成熟裂殖体含裂殖子6~12个，通常8个环形排列，虫体充满未胀大的红细胞；疟色素多集中于中部	成熟裂殖体含裂殖子6~12个，通常8个环形排列，疟色素集中于虫体中部或一侧
雌配子体	圆形，充满胀大的红细胞，核致密，深红色，偏向一侧，胞质深蓝色，疟色素分散	新月形，两端较尖，核致密，深红色，居中，细胞质深蓝色，疟色素深褐色，核周较多	圆形，与间日疟原虫相似，但较小、疟色素多而分散	似三日疟原虫，疟色素似间日疟原虫
雄配子体	圆形，略大于正常红细胞，核疏松，淡红色，居中，胞质淡蓝色，疟色素分散	腊肠形，两端较钝，核疏松，淡红色，居中，胞质淡蓝色，疟色素深褐色，核周较多	圆形，与间日疟原虫相似，但较小、疟色素分散	似三日疟原虫，疟色素似间日疟原虫

(二) 生活史

四种疟原虫的生活史很相似,均经历无性生殖和有性生殖的世代交替,在按蚊和人体内的发育。现以间日疟原虫生活史为例,介绍如下。

1. 在人体内发育 分红细胞外期(肝细胞内裂体增殖)和红细胞内期(红细胞内裂体增殖及配子体形成,图 8-5)。

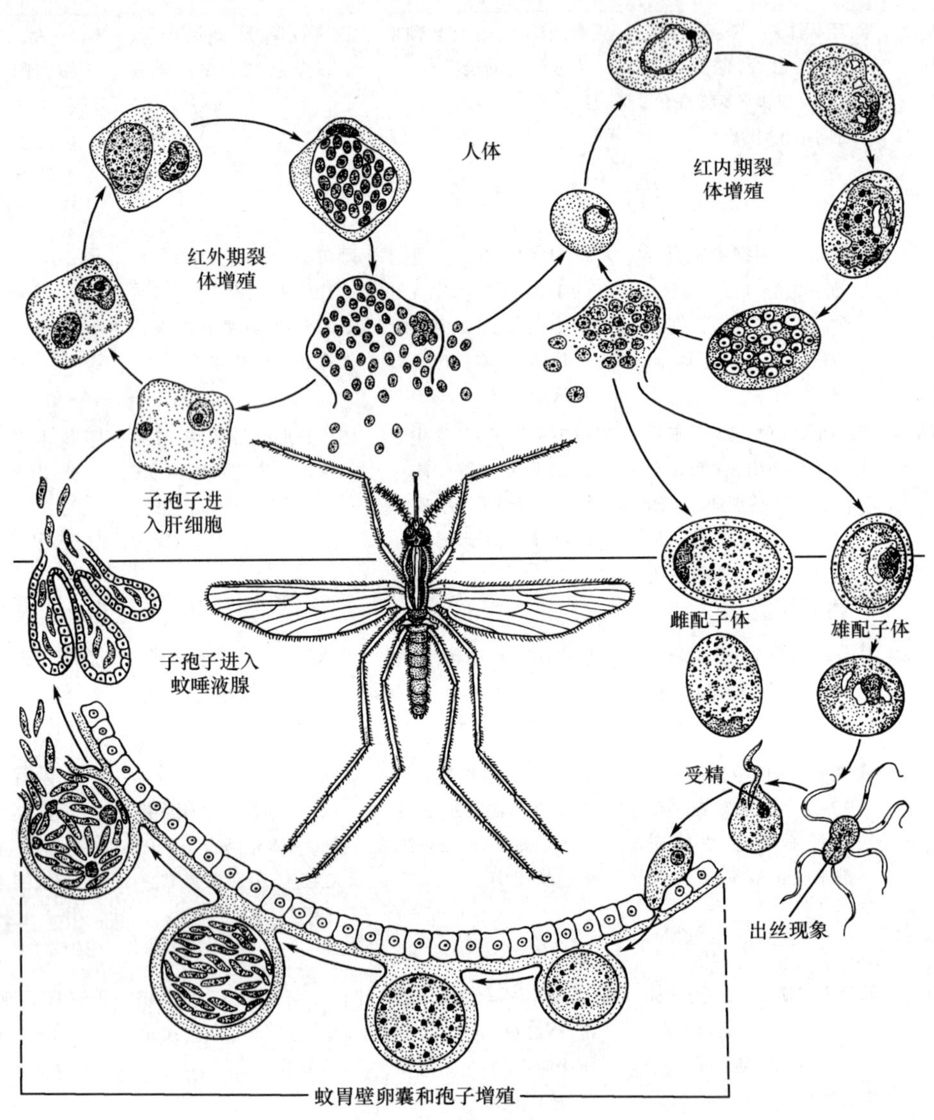

图 8-5 疟原虫生活史

(1) 红细胞外期(exo-erythrocytic cycle,简称红外期):当雌性按蚊刺吸人血时,唾液腺内的子孢子随蚊的唾液进入人体,约 30 分钟侵入肝细胞,摄取肝细胞内营养进行裂体增殖。当裂殖体发育成熟后,被寄生的肝细胞破裂,裂殖子散出,进入血窦,一部分裂殖子被吞噬细胞吞噬而消失,一部分则侵入红细胞内发育。研究表明,间日疟原虫的子孢子具有两个遗传型,即速发型子孢子和迟发型子孢子。当两种子孢子同时进入肝细胞后,速发型子孢子迅速发育繁殖，产生许多裂殖子，在感染后7~8天侵入血液，进行红细胞内发育；迟发型子孢子在肝细胞内经不同时间（数月或年余）的休眠期，才能完成红外期裂体增殖，再进入血流。此种子孢子称之为休眠子（hypnozoite）。恶性疟原虫和三日疟原虫无休眠子。休眠子与疟疾复发有关系。

（2）红细胞内期（erythrocytic cycle，简称红内期）：由肝细胞释放出的红细胞外期裂殖子入血后侵入红细胞，先形成环状体，摄取营养，生长发育，经大滋养体、未成熟裂殖体，最后发育为成熟裂殖体。成熟裂殖体胀破红细胞，裂殖子散出，一部分被吞噬细胞吞噬，一部分侵入正常红细胞重复裂体增殖。完成一代红内期裂体增殖，间日疟原虫约需48小时，恶性疟原虫约需36~48小时，三日疟原虫约需72小时，卵形疟原虫约需48小时。红细胞内期疟原虫经几次裂体增殖后，部分裂殖子侵入红细胞后不再进行裂体增殖，而是发育为雌、雄配子体。配子体在人体内存活30~60天。

四种疟原虫对红细胞的选择性不同。间日疟原虫和卵形疟原虫主要寄生于网织红细胞，三日疟原虫多寄生于较衰老的红细胞，而恶性疟原虫可寄生于各时期的红细胞。

2. 在蚊体内发育　疟原虫在蚊体内发育包括在蚊胃腔内进行的有性生殖，即配子生殖和在蚊胃壁进行的无性生殖，即孢子增殖两个阶段。

（1）配子生殖：当雌性按蚊叮咬疟疾患者时，疟原虫随血液进入蚊胃后，仅雌、雄配子体能存活并继续进行配子生殖，而红细胞内其他各期均被消化。雌、雄配子体发育为雌、雄配子，雌、雄配子受精形成圆球形的合子，合子伸长为能活动的动合子。成熟动合子穿过蚊胃壁上皮细胞，在蚊胃弹性纤维膜（基膜）下形成球形的卵囊。

（2）孢子增殖：卵囊形成后虫体在囊内迅速进行孢子增殖，成熟卵囊内可含有数以千计甚至上万的子孢子。子孢子可主动地从卵囊壁钻出或因卵囊破裂后散出，可经血淋巴到达蚊唾液腺，发育为成熟子孢子。当雌性按蚊再度刺吸人血时，子孢子便可随唾液进入人体。

（三）致病

疟原虫致病力的强弱与虫种、虫株、数量和人体的免疫状态有关。主要致病阶段是红细胞内期裂体增殖期，可引起周期性寒热发作，称疟疾发作。若干次发作后，可出现贫血及脾肿大；有时严重者还可引起凶险型疟疾，主要表现脑型、超高热型等严重合并症，常见于恶性疟。从疟疾病程看，子孢子侵入人体后到临床发作前，都需经过一段潜伏期，继之为疟疾发作期。若未彻底治疗又可出现再燃。间日疟原虫和卵形疟原虫可出现疟疾复发。

1. 潜伏期　从子孢子侵入人体到出现疟疾发作的时间为潜伏期。它包括子孢子侵入肝细胞，红细胞外期发育成熟所需时间，加上数代红细胞内期裂体增殖达一定数量所需时间的总和；如为输血感染疾病则只需后一段时间。潜伏期的长短主要取决于疟原虫的种、株的生物学特性，受感染疟原虫的数量与方式、机体免疫力以及服用抗疟药等因素影响。一般间日疟短者11~25天，长者6~12个月，个别可长达625天。

2. 发作　典型的疟疾发作表现为周期性的寒战、发热和出汗退热三个连续阶段。发作是由于红细胞内期的裂体增殖所致，红细胞内期疟原虫胀破红细胞后，大量的裂殖子，加上疟原虫的代谢产物、残余和变性的血红蛋白以及红细胞碎片等一并进入血流；其中相当一部分可被多形核白细胞及单核-吞噬细胞吞食，刺激这些细胞产生内源性热原质，与疟原虫代谢产物共同作用于下丘脑的体温调节中枢引起发热。

这种周期性特点与裂殖子从所寄生的红细胞释出的时间一致。间日疟疾和卵形疟疾为隔日发作一次;三日疟疾为隔两天发作一次;恶性疟疾起初为隔日发作一次,以后则出现每天发作或间歇期不规则。经过几次发作之后,机体免疫力增强,原虫数量较少的一批被淘汰,数量多的一批占优势,因而出现典型的有规律的周期发作。

3. 再燃与复发 疟疾初发后,无再感染,仅由体内少量残存的红内期疟原虫,在一定条件下又大量增殖,再次出现疟疾发作,称为再燃。疟原虫发生抗原变异及宿主的免疫力下降,是引起疟疾再燃的原因。疟疾初发后,红细胞内期疟原虫已被消灭,未经蚊媒传播感染,但经过一段时间的潜隐期,又出现疟疾发作,称为复发。引起复发的机制迄今尚有争论,子孢子休眠学认为肝细胞内的休眠子复苏,发育释放的裂殖子进入红细胞繁殖引起的疟疾发作。

恶性疟原虫和三日疟原虫只有再燃,不引起复发;而间日疟和卵形疟则既有再燃,又有复发。

4. 贫血 疟疾发作几次后,可出现贫血症状。红细胞内期疟原虫直接破坏红细胞,是疟疾患者发生贫血的原因之一。发作次数越多,病程越长,贫血越重。另外,脾巨噬细胞吞噬红细胞的功能亢进,不仅吞噬受疟原虫感染的红细胞,还大量吞噬正常的红细胞;宿主产生特异性抗体后,容易形成免疫复合物,附着在正常红细胞上的免疫复合物可与补体结合,使红细胞膜发生显著改变而具有自身免疫原性,并可引起红细胞溶解或被巨噬细胞吞噬;骨髓造血功能受抑制,也是造成贫血的原因。

(四)诊断

1. 病史和流行病学史 如典型的周期性发作史,在流行区或流行季节在疟区留住史。

2. 病原学检查 从患者外周血液中检出疟原虫,是疟疾确诊的依据。一般从受检者耳垂或指尖采血制成薄血膜和厚血膜,经姬氏或瑞氏染色后镜检。薄血膜中原虫形态结构完整,清晰,可辨认原虫的种类和各发育阶段的形态特征,适用于临床诊断。采血时间为恶性疟在发作开始时,间日疟和三日疟发作后数小时至10小时。

3. 免疫学诊断 免疫学诊断方法多用于流行病学调研和筛选供血者。目前,常通过间接荧光抗体试验和酶联免疫吸附试验等检测血清中特异性抗体或原虫循环抗原。

(五)流行

疟疾呈世界性分布,是严重危害人体健康的寄生虫病之一,是亚非拉广大地区的重要公共卫生问题。据WHO 2009年报告,全球40%人口受疟疾感染的威胁,每年5亿人受感染并造成100多万人死亡,非洲每年死于疟疾的儿童达百万人。

1. 流行环节

(1)传染源:凡外周血中有成熟配子体的现症患者和带虫者都是传染源,血中带红内期者可经输血传播。

(2)传播媒介:按蚊是疟疾的传播媒介,我国主要的传疟按蚊是中华按蚊、嗜人按蚊、微小按蚊和大劣按蚊。

(3)易感人群:人群中除由于遗传基因决定对某些疟原虫具先天免疫力,及高疟区婴儿可从母体获得一定的抵抗力外,对疟原虫普遍易感。在流行区,成人反复感染的机会多,可呈带虫状态,而易感者主要是儿童。非疟区的无免疫力人群进入疟区,也为易感者,且可引起疟疾暴发流行。

2. 流行因素 自然因素(温度、雨量和地形)影响着按蚊的数量和吸血活动及原虫在按蚊体内的发育。社会因素(如经济水平、文化程度、卫生条件、保健制度、生活习惯以及人口流动等)可影响疟疾的传播和流行。

(六) 防治

疟疾的防治应采用消除传染源、保护易感者和控制传疟按蚊的综合措施。

1. 消除传染源 疟疾治疗包括对现症患者的治疗(杀灭红细胞内期疟原虫)和疟疾发作休止期的治疗(杀灭红细胞外期休眠子)。红内期裂殖体杀灭药物主要有氯喹、甲氟喹、咯萘啶、青蒿素;杀灭配子体的药物有伯氨喹,红外期原虫杀灭药物有乙胺嘧啶和伯氨喹,其中乙胺嘧啶尚有抑制配子体在蚊体内发育的作用。

2. 控制媒介按蚊 综合采用改造环境、化学、物理和生物等灭蚊防蚊措施,如用化学药物杀灭蚊虫、使用蚊帐及驱避剂,有效地减少人蚊接触。

3. 保护易感者 预防服药是保护易感人群的重要措施之一。常用的预防药物有氯喹、乙胺嘧啶、伯氨喹。目前,疟疾疫苗(包括核酸疫苗)研制已取得了一定的实验预防效果,可望进入临床应用。

第3节 医学蠕虫

蠕虫是指借助肌肉收缩而使身体做蠕形运动的一类多细胞无脊椎动物。在分类史上曾被认为是独立的、特殊的一类动物。现在蠕虫这一名称已无分类意义,但习惯上仍然沿用。寄生于人体的蠕虫称为医学蠕虫,包括线形动物门的线虫、扁形动物门的吸虫和绦虫以及棘头动物门的棘头虫。

一、钩 虫

案例 8-4

患者,男性,45岁,农民。因反复上腹部不适、纳差、乏力三年,解黑便一天。病史:自三年前秋天起反复出现上腹部胀痛,伴反酸,无明显恶心、呕吐,偶感头晕乏力,纳差,门诊多次诊断为胃炎,间断服用助消化药物,症状未见明显好转。近一年来上述症状加重,并伴四肢酸重,双下肢轻度浮肿。一天解柏油样大便约600g,伴明显头晕,心慌气短。以消化性溃疡并出血、失血性贫血(中度)收入院。患者有长期赤足旱地劳作史。查体:脉搏100次/分,血压9.33/5.33kPa,体型消瘦,精神差,贫血容貌,眼结膜、口唇、甲床苍白。心、肺(-)。腹平软,上腹部压痛,无反跳痛,肝、胆、脾未扪及。实验室检查:血常规 WBC 8.7×10^9/L,RBC 3.55×10^{12}/L,Hb 59g/L,中性粒细胞 0.35,淋巴细胞 0.39;粪便潜血试验强阳性,直接涂片未见虫卵。给予止血、治酸、保护胃黏膜等对症治疗后,胃镜检查见十二指肠球部片状出血,黏膜水肿,并见散在出血点,十二指肠与降部交界处发现 6 条虫体附着,长约 1cm,肉色,呈蛇样盘曲或蠕动,钳出虫体,固定后送检,鉴定为十二指肠钩虫。再复查患者粪便,改用饱和盐水浮聚法,查到钩虫卵。

诊断:钩虫病并贫血。

治疗:给予驱虫及对症治疗后大便转黄,上腹部不适症状消失,半个月后再行胃镜复查,胃及十二指肠黏膜均无异常。

问题

哪些人群易感染钩虫病?钩虫病引起患者贫血的原因有哪些?如何预防钩虫病?

钩虫是钩口科线虫的统称,寄生于人体小肠,引起钩虫病。以长期慢性失血导致的贫血为主要症状。钩虫呈世界性分布,尤其在热带及亚热带地区,据估计全球钩虫感染人数达 9 亿左右。寄生人体的钩虫,主要有十二指肠钩口线虫(*Ancylostoma duodenale* Dubini, 1843),简称十二指肠钩虫;美洲板口线虫(*Necator americanus* Stiles,1902),简称美洲钩虫。

(一) 形态

1. 成虫 成虫体长 1cm 左右,半透明,活时为肉红色,死后呈灰白色。虫体前端较细,头端略向背侧仰曲,有一发达的口囊。口囊的腹侧缘有 2 对钩齿或 1 对板齿。钩虫的咽管壁肌肉发达。虫体前端两侧有头腺 1 对,主要分泌抗凝素,可阻止宿主肠壁伤口的血液凝固,有利于钩虫的吸血。

雌虫末端呈圆锥形,美洲钩虫末端具有尾刺。雄虫末端由角皮延伸形成膨大的交合伞,其内有肌性指状辐肋,其形状是鉴定虫种的重要依据之一。另有两根细长可伸缩的交合刺。十二指肠钩虫与美洲钩虫的形态鉴别要点见图 8-6 和表 8-2。

2. 幼虫 通称钩蚴,分为杆状蚴和丝状蚴两个阶段。杆状蚴体壁透明,前端钝圆,后端尖细。口腔细长,有口孔,咽管前段较粗。杆状蚴有两期,第一期杆状蚴大小约为 0.23mm,第二期杆状蚴大小约为 0.4mm。丝状蚴大小约为 0.5~0.7mm,口腔封闭,在与咽管连接处的腔壁背面和腹面各有 1 个角质矛状结构,称为口矛或咽管矛,其形状有助于鉴定丝状蚴的虫种。丝状蚴的咽管细长,约为虫体长的 1/5。丝状蚴具有感染能力,故又称为感染期蚴。

3. 虫卵 椭圆形,壳薄,无色透明。大小约为(56~76)μm×(36~40)μm,随粪便排出时,卵内细胞多为 2~4 个,卵壳与细胞间有明显的空隙。若患者便秘或粪便放置过久,卵内细胞可继续分裂为多细胞期。十二指肠钩虫卵与美洲钩虫卵极为相似,不易区别。

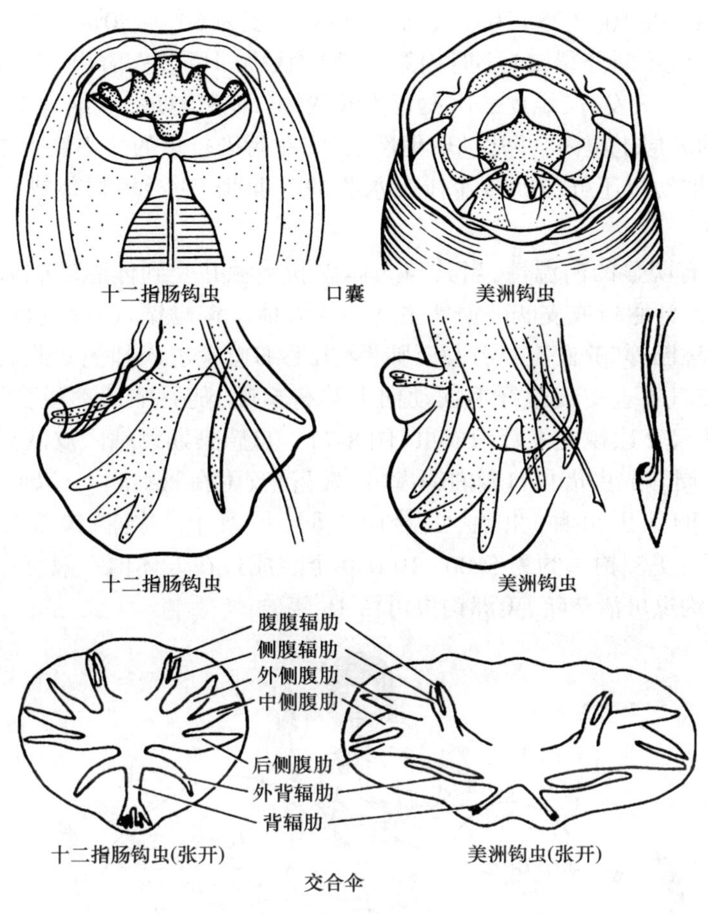

图 8-6　两种人体钩虫的口囊与交合伞

表 8-2　寄生人体两种钩虫成虫的鉴别

鉴别要点		十二指肠钩虫	美洲钩虫
大小(mm)	♀	(10~13)×0.6	(9~11)×0.4
	♂	(8~11)×(0.4~0.5)	(7~9)×0.3
体形		头端与尾端均向背面弯曲,体呈“C”形	头端向背面仰曲,尾端向腹面弯曲,体呈“∫”形
口囊		腹侧前缘有两对钩齿	腹侧前缘有一对板齿
交合伞		撑开时略呈圆形	撑开时略呈扁圆形
背辐肋		远端分两支,每支再分三小支	基部先分两支,每支远端再分两小支
交合刺		两刺呈长鬃状,末端分开	一刺末端呈钩状,常包套于另一刺的凹槽内
阴门		位于体中部略后	位于体中部略前
尾刺		无	有

(二) 生活史

两种钩虫的生活史基本相同。成虫寄生于人体小肠上段,雌雄成虫交配后产卵,虫卵随粪便排出体外后，在温暖(25~30℃)、潮湿(相对湿度为60%~80%)、荫蔽、含氧充足的疏松土壤中，卵内细胞不断分裂，24小时内第一期杆状蚴即可破壳孵出。此期幼虫以细菌及有机物为食，经7~8天发育，蜕皮二次发育为丝状蚴，即感染期蚴。绝大多数的感染期蚴生存于1~2cm深的表层土壤内，并常呈聚集性活动，在污染较重的一小块土中，有时常可检获数千条幼虫。此期幼虫还可借助覆盖体表水膜的表面张力，沿植物茎或草枝向上爬行，最高可达20cm左右。

感染期蚴具有明显的向温性，当其与人体皮肤接触并受到体温的刺激后，虫体活动力显著增强，经毛囊、汗腺口或皮肤破损处主动钻入人体。钩蚴钻入皮肤后，在皮下组织移行并进入小静脉或淋巴管，随血流经右心至肺，穿出毛细血管进入肺泡。此后，幼虫沿肺泡并借助小支气管、支气管上皮细胞纤毛摆动向上移行至咽，随吞咽活动经食管、胃到达小肠。幼虫在小肠内，再经2次蜕皮发育为成虫(图8-7)。自感染期蚴钻入皮肤至成虫交配产卵，一般约需时5~7周。成虫借虫口囊内钩齿(或板齿)咬附在肠黏膜上，以血液、组织液、肠黏膜为食。雌虫产卵数因虫种、虫数、虫龄而不同，每条十二指肠钩虫日平均产卵约为10 000~30 000个，美洲钩虫约为5000~10 000个。成虫在人体内一般可存活3年左右，个别报道十二指肠钩虫可活7年，美洲钩虫可活15年。

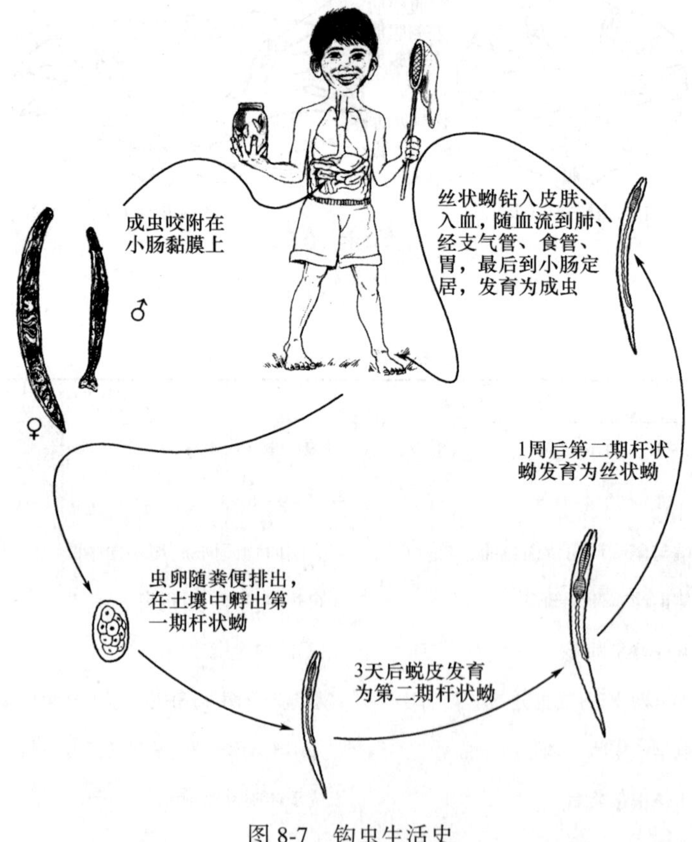

图8-7 钩虫生活史

钩虫除主要通过皮肤感染人体外，亦可经口腔或食管黏膜侵入血管，但仍需循皮肤感染的途径移行。此外，钩蚴经胎盘侵入胎儿体内或通过母乳使婴儿感染。

国内外学者研究发现，人体经皮肤感染十二指肠钩虫后，部分幼虫在进入小肠之前，可滞留于某些组织中达很长时间(有报道为 253 天)。当受到某些刺激后,才陆续到达小肠发育成熟,这种现象被称为钩蚴的迁延移行。Schad 等曾用十二指肠钩虫丝状蚴人工感染兔、小牛、小羊、猪等动物,经 26~34 天后,在其肌肉内均能查出活的同期幼虫。提示,某些动物可作为十二指肠钩虫的转续宿主。人若生食这种肉类,也有受到感染的可能性。

(三) 致病

两种钩虫的致病作用相似。十二指肠钩蚴引起皮炎者较多,成虫导致的贫血亦较严重,同时还是引起婴儿钩虫病的主要虫种,因此,十二指肠钩虫较美洲钩虫对人体的危害更大。人体感染钩虫后是否出现临床症状,与感染的数量、人体的健康状况、营养条件及免疫力有密切关系。可在粪便中检获虫卵,但无任何临床征象者,称为钩虫感染。

1. 幼虫所致病变及症状

(1) 钩蚴性皮炎:俗称“粪毒”或“着地痒”。丝状蚴钻入皮肤后,数十分钟内患者局部皮肤即可有针刺、烧灼和奇痒感,进而出现充血斑点或丘疹,1~2 日内出现红肿及水疱,搔破后可有浅黄色液体液出。若有继发细菌感染则形成脓疱,最后经结痂、脱皮而愈。皮炎部位多见于与泥土接触的足趾、手指间等皮肤较薄处,也可见于手、足的背部。

(2) 呼吸道症状:钩蚴移行至肺,穿破微血管进入肺泡时,可引起局部出血及炎性病变。患者可出现咳嗽、痰中带血,并常伴有畏寒、发热等全身症状。重者可表现持续性干咳和哮喘,有时在痰中可查到钩虫幼虫。

2. 成虫所致病变及症状

(1) 贫血:钩虫对人体的危害主要是由于成虫的吸血活动,致使患者长期慢性失血,铁和蛋白质不断耗损而导致贫血。引起患者慢性失血的原因包括以下几方面:虫体自身的吸血及血液迅速经其消化道排出造成宿主的失血;钩虫吸血时,自咬附部位黏膜伤口渗出的血液,其渗血量与虫体吸血量大致相当;虫体更换咬附部位后,原伤口在凝血前仍可继续渗出少量血液;此外,虫体活动造成组织、血管的损伤,也可引起血液的流失。应用放射性核素^{51}Cr 标记红细胞的方法进行测定,每条十二指肠钩虫每天造成的失血量为 0.14~0.40ml,美洲钩虫则为 0.01~0.10ml。由于缺铁,血红蛋白的合成速度比细胞新生速度慢,则使红细胞体积变小、着色变浅,故而呈低色素小细胞型贫血。患者出现皮肤蜡黄、黏膜苍白、眩晕、乏力,严重者进行轻微活动时都会引起心慌气促。部分患者有面部及全身浮肿,尤以下肢为甚,以及胸腔积液、心包积液等贫血性心脏病的表现。肌肉松弛,反应迟钝,最后完全丧失劳动能力。妇女则可引起停经、流产等。

(2) 消化道症状:成虫以口囊咬附肠黏膜,可造成散在性出血点及小溃疡,有时也可形成片状出血性瘀斑。病变深可累及黏膜下层,甚至肌层。患者主要表现为上腹部不适及隐痛、恶心、呕吐、腹泻等症状,食欲多显著增加,而体重却逐渐减轻。

有少数患者出现喜食生米、生豆,甚至泥土、煤渣、破布等异常表现,称为“异嗜症”。发生原因可能是一种神经精神变态反应,似与患者体内铁的耗损有关。大多数患者经服铁剂后,此现象可自行消失。

(3) 婴儿钩虫病:临床表现为腹泻,解柏油样黑便、皮肤、黏膜苍白,食欲减退、精神委靡、心尖区可有收缩期杂音,肺偶可闻及啰音,肝、脾肿大,贫血严重,80%病例的红细胞计数在 200 万/mm^3 以下,血红蛋白低于 5g/L,嗜酸粒细胞的比例及直接计数值均有明显增高;患儿发育极差,合并症多(如支气管肺炎、肠出血等),预后差,病死率较高。

(四) 实验诊断

粪便检查以检出钩虫卵或孵化出钩蚴为确诊的依据,常用的方法有。

1. 直接涂片法 简便易行,但轻度感染者容易漏诊,反复检查可提高阳性率。

2. 饱和盐水浮聚法 钩虫卵比重约为 1.06,在饱和盐水(比重为 1.20)中,容易漂出。检出率明显高于直接涂片法,是诊断钩虫感染最常用的方法。

3. 钩蚴培养法 检出率与盐水浮聚法相似,此法可鉴定虫种,但需培养 5~6 天才能得出结果。可用于流行病学调查。

在流行区出现咳嗽、哮喘等,宜进行痰及血液检查,如痰中有钩蚴及表现小细胞低色素性贫血可确诊为钩虫病。

(五) 流行

钩虫病在世界上分布广泛,以热带、亚热带为甚。我国以黄河以南的广大农村为主要流行区,北方和西部地区较少。北方以十二指肠钩虫为主,南方则以美洲钩虫为主,但混合感染极为普遍。

钩虫病患者和带虫者是本病的传染源。本病的流行与自然环境、种植作物、生产方式及生活条件等诸因素有密切关系。钩虫卵及钩蚴在外界的发育需要适宜的温度、湿度及土壤条件,因而感染季节各地也有所不同。在疫区,人们在生活和生产过程中有较多机会接触感染期幼虫,极易造成流行。

婴儿钩虫病的感染途径除经胎盘和母乳感染外,使用了被钩蚴污染的尿布,或因穿“土裤子”,或睡沙袋等方式均可使婴儿感染。

(六) 防治

1. 普查普治 患者和带虫者是唯一的传染源,故普查普治是预防措施的重要环节。常用的药物有甲苯达唑、阿苯达唑、噻嘧啶等。对于贫血严重的患者,在驱虫前应注意纠正贫血,根据病情给予补充铁剂、蛋白质和维生素等。治疗钩蚴性皮炎,可在感染后 24 小时内,用噻苯达唑配制 15% 软膏局部涂敷,局部采用透热疗法或局部浸泡。

2. 粪便管理和个人防护 加强粪便管理及无害化处理,以杀灭虫卵,是切断钩虫传播途径的重要措施。加强个人防护和防止感染,耕作时提倡穿鞋下地,手、足皮肤涂抹 1.5% 左旋咪唑硼酸乙醇液或 15% 噻苯达唑软膏,对预防感染有一定作用。应尽量争取使用机械劳动代替手工操作,以减少感染机会。

二、华支睾吸虫

案例 8-5

患者，男性，46岁。主诉：上腹部不适、乏力3年，右上腹阵发性剧烈疼痛2天。病史：发病前曾多次食生鱼，以鲫鱼为主。于3年前出现乏力、厌食、上腹部疼痛、消瘦、头晕、后枕部不适等症状。体检：肝脏肿大，轻度黄疸，肝功能ALT升高，到当地医院诊治，诊断为慢性黄疸性肝炎入院，经护肝治疗，有轻度好转。近1年来皮肤和巩膜出现黄染，尿色变深，发作次数增多。2天前突然出现右上腹阵发性剧烈疼痛，来医院就诊。查体：体温37.2℃，脉搏90次/分，呼吸18次/分，患者神差，消瘦，痛苦面容，巩膜和皮肤黄染。浅表淋巴结无肿大。心肺正常。肝肋下触及1.0cm，胆囊区有压痛和叩击痛。脊柱四肢无畸形。血常规：Hb 136g/L，WBC 11.2×10^9/L，中性粒细胞0.52，淋巴细胞0.32，血小板134×10^9/L。肝功能生化：HBsAg(-)，ALT 128IU/L，血清总胆红素56μmol/L。粪便检查未见异常。B超提示：慢性胆管炎、胆囊息肉、胆囊结石、肝脏内有多发性结节。

初诊为慢性胆囊炎，胆囊结石。行胆囊切除术、胆总管T型管引流术。术后发现引流胆汁中有虫体排出，约20余条。经鉴定为华支睾吸虫成虫。随后给予吡喹酮驱虫，总剂量为150mg/kg，1日3次口服，疗程3天，服药3天内有大量虫体排出，共检获虫体9974条，多数为活虫体。服药后数日仍有少量间断排虫，故1个月后重复用药治疗。患者术后经保肝利胆等对症治疗，身体康复。

术后诊断：华支睾吸虫病合并慢性胆管炎、胆囊结石、胆囊息肉。

问题

1. 病例中诊断为华支睾吸虫病的依据有哪些？分析本患者出现合并症的机制。
2. 初诊时未考虑华支睾吸虫病的原因有哪些？华支睾吸虫病是如何感染的？

华支睾吸虫(*Clonorchis sinensis* Cobbold，1875)又称肝吸虫(liver fluke)。成虫寄生于肝的胆管内，可引起华支睾吸虫病，又称肝吸虫病。本虫于1874年首次在加尔各答一华侨的肝管内发现。曾于湖北江陵县先后在西汉古尸和战国楚墓古尸查见此种虫卵，证明华支睾吸虫病在我国流行至少已有2300年以上的历史。

（一）形态

1. 成虫　成虫体形狭长，背腹扁平，前端尖细，后端略钝，体表无棘。虫体大小一般为(10～25)mm×(3～5)mm。口吸盘略大于腹吸盘，后者位于虫体前端1/5处。消化道的前部有口、咽及短的食管，然后分叉为两肠支伸至虫体后端，末端为盲管。睾丸前后排列于虫体后端1/3处，呈分枝状，从睾丸各发出一支输出管，向前约在虫体的中部会合为输精管，与储精囊相通。储精囊接射精管开口于生殖腔。无阴茎和阴茎袋。卵巢边缘分叶，位于睾丸之前，输卵管发自卵巢，其远端为卵模，周围为梅氏腺。子宫从卵模开始盘绕而上，开口于腹吸盘前缘的生殖腔。受精囊在睾丸和卵巢之间，呈椭圆形。劳氏管细长，弯曲，开口于虫体背面。卵黄腺滤泡状，分布于虫体两侧，从腹吸盘向下延至受精囊水平(图8-8)。

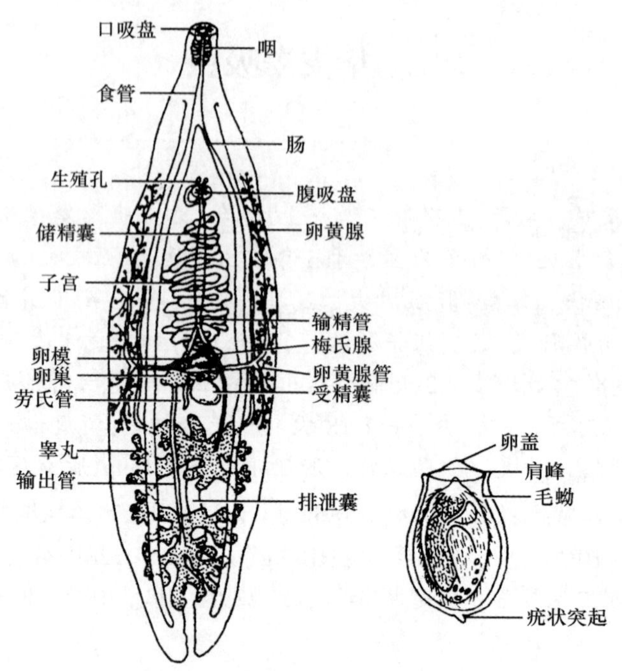

图 8-8 华支睾吸虫成虫与虫卵

2. 虫卵 虫卵甚小,平均为 29μm×17μm,形似芝麻,一端较窄且有盖,盖周围的卵壳增厚形成肩峰,另一端有小疣状突起。从粪便排出时,卵内含有一毛蚴(图 8-8)。

(二) 生活史

华支睾吸虫生活史为典型的复殖吸虫生活史,包括虫卵、毛蚴、胞蚴、雷蚴、尾蚴、囊蚴、后尾蚴及成虫等阶段。终宿主为人及肉食哺乳类动物(兔、猫等),第一中间宿主为淡水螺类,如纹沼螺、长角涵螺和赤豆螺等。第二中间宿主为淡水鱼、虾。

成虫寄生于人或哺乳动物的肝胆管内。虫卵随胆汁进入消化道混于粪便排出,在水中被第一中间宿主淡水螺吞食后,在螺体消化道孵出毛蚴,穿过肠壁在螺体内发育,经历了胞蚴、雷蚴和尾蚴 3 个阶段。成熟的尾蚴从螺体逸出,遇到第二中间宿主淡水鱼类,则侵入鱼体内肌肉等组织发育为囊蚴。终宿主因食入含有囊蚴的鱼而被感染。囊蚴在十二指肠内脱囊。一般认为脱囊后的后尾蚴沿肝汁流动的逆方向移行,经胆总管至肝胆管,也可经血管或穿过肠壁经腹腔进入肝胆管内,通常在感染后 1 个月左右,发育为成虫。成虫在人体的寿命约 20~30 年(图 8-9)。

(三) 致病

华支睾吸虫病的危害性主要是患者的肝受损。病变主要在肝的次级胆管。由于虫体分泌物及代谢产物对机体的毒素作用,以及其在肝胆管内的机械性刺激,可致胆管上皮细胞脱落和增生,管壁因结缔组织增生而增厚,管腔变窄,导致胆管阻塞,胆汁淤滞,可引起阻塞性黄疸。由于胆汁流动不畅,容易招致细菌感染,继发胆管炎和胆囊炎。虫卵、死亡的虫体及其碎片、脱落的胆管组织,可作为结石核心而形成胆结石。此外,国内外一些资料报道华支睾吸虫感染与胆管上皮癌、肝细胞癌的发生有一定关系。

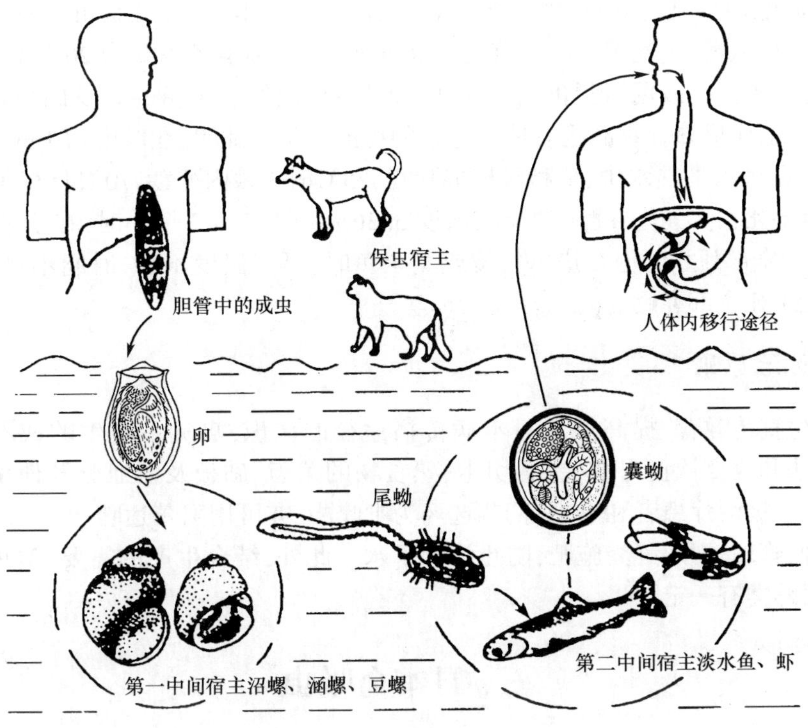

图 8-9 华支睾吸虫生活史

轻度感染者,绝大多数人无临床症状或很轻微。虫数较多时,可出现食欲不振、疲乏、上腹不适、腹痛、腹泻、肝区隐痛、肝肿大、头晕等症状。严重感染者在晚期可造成肝硬变腹水,甚至死亡。重症儿童可出现营养不良和生长发育障碍,甚至可引起侏儒症。

(四) 实验诊断

检获虫卵是确诊的主要依据。但因虫卵小,粪便直接涂片法易于漏检,故多采用各种集卵法(如水洗离心沉淀法、乙醚沉淀法等)和十二指肠引流胆汁进行离心沉淀检查。

(五) 流行

华支睾吸虫病主要分布在亚洲,如中国、日本、朝鲜、越南和东南亚等国家。我国除青海省、宁夏回族自治区、新疆维吾尔自治区、内蒙古自治区、西藏自治区等地尚无报道外,已有 25 个省、市、自治区有不同程度流行。华支睾吸虫病的流行,除需有第一、第二中间宿主和终宿主外,还与当地居民饮食习惯等诸多因素密切相关。

本病为人兽共患寄生虫病,传染源为患者、带虫者和储存宿主, 如猫、犬及其他多种家畜和野生动物。第一中间宿主的淡水螺有 4 科 6 属 9 种,最常见的有纹沼螺、赤豆螺、长角涵螺。第二中间宿主的淡水鱼有 12 科 39 属 68 种。从流行病学角度看,养殖的鲤科鱼类如草鱼、青鱼、鲢鱼、鲤鱼等特别重要。野生小型鱼类如麦穗鱼感染率很高,与儿童华支睾吸虫病有关。除淡水鱼外,一些淡水虾也可有囊蚴寄生。

华支睾吸虫病在一个地区流行的关键因素是当地人群有吃生的或未煮熟的鱼肉的习惯。由于各地吃鱼方法不同,感染的方式和对象也不一样。在广东主要通过吃“鱼生”、“鱼生粥”或烫鱼片而感染,男性成年人的感染率较高;在东北地区,特别是朝鲜族居民主要是通过生鱼佐酒吃而感染，亦以男性成年人较多；此外一些地区，如北京市、山东省、河北省、四川省等地多以从河沟、池塘捉的鱼烧吃或烤吃而感染，感染者主要为 20 岁以下的青少年和儿童；抓鱼后不洗手或用口叼鱼也是感染的原因；使用切过生鱼的刀及砧板切熟食物品，用盛过生鱼的器皿盛熟食物品也有使人感染的可能。实验证明，在厚度约 1mm 的鱼肉片内含有的囊蚴，在 90℃的热水中，一秒钟即能死亡，75℃时 3 秒内死亡，70℃及 60℃时分别在 6 及 15 秒内全部死亡。囊蚴在醋（含醋酸浓度 3.36%）中，可活 2 个小时；在酱油中（含 NaCl 19.3%）5 小时全部死亡。但在烧、烤、烫或蒸全鱼时，可因温度不够、时间不足或鱼肉过厚等原因，未能杀死全部囊蚴。

（六）防治原则

加强卫生宣传教育，提高群众对本病传播途径的认识，自觉不吃生的或不熟的鱼虾。改进烹调方法和改变饮食习惯，注意切生、熟食物的菜刀、砧板及器皿分开使用，也不用生鱼喂猫、犬。积极治疗患者和感染者，首选药为吡喹酮，亦可用阿苯达唑。

加强粪便管理，不用鲜粪施肥，防止活卵下水。此外，结合生产的需要，清理塘泥、消毒鱼塘，对杀灭螺类有一定效果。

三、日本血吸虫

案例 8-6

患者，男性，54 岁，主诉：畏寒、发热近 1 个月，尿黄 7 天，伴厌食、恶心、呕吐、腹泻、黏液稀便、四肢乏力、咳嗽、咳痰，以发热待查入院治疗。病史：无血吸虫病史，但 2 个月前曾多次在江边捕鱼接触疫水。体检：体温 38.5℃，脉搏 96 次/分，血压 105/60mmHg。急性重病容，消瘦，贫血貌。皮肤与巩膜黄染，全身浅表淋巴结无肿大，两肺呼吸音粗，无明显湿性啰音。腹部明显膨隆、柔软、无明显压痛，右肋下可触及肝，轻压痛，肝区无叩击痛，脾不肿大，无移动性浊音，下肢有轻度凹陷性水肿。血常规：Hb 110g/L，WBC 2.16×10^9/L，E 0.31。粪便常规：黏液稀便，毛蚴孵化（+）。免疫学检查：IHA 1:20（+），COPT7%（+）。肝肾功能正常。

临床诊断：急性血吸虫病并发黄疸。

治疗：入院后经护肝、支持疗法（血浆、白蛋白），黄疸半月消退。体温仍在 38.5～39.5℃，呈间歇热型。给予吡喹酮 120mg/kg，6 日疗法（第 1 天服总剂量的一半，另一半平均分为 5 天服用）。首剂服药后 2 小时，出现体温"反跳"，由 39.2 ℃升到 40.3℃。服药后第 10 天体温恢复正常，粪便毛蚴孵化（-），痊愈出院。

问题

1. 急性血吸虫病是怎样感染的？急性血吸虫病有哪些临床表现和体征？
2. 如何进行诊断、治疗和预防？

血吸虫又称裂体吸虫(*Schistosoma*),寄生在人体及哺乳动物静脉血管内,引起人畜血吸虫病。

寄生于人体的血吸虫主要有六种,其中以日本血吸虫(*Schistosoma japonicum* Katsurada,1904)、曼氏血吸虫(*S. mansoni* Sambon,1907)、埃及血吸虫(*S. haematobium* Bilharz,1852)引起的血吸虫病流行范围最广,危害最大。在我国造成血吸虫病流行的是日本血吸虫。根据湖南长沙马王堆的西汉女尸和湖北省江陵县出土的西汉男尸进行的寄生虫学研究,发现有血吸虫虫卵存在,证实公元前163年,在我国已有血吸虫病的流行。

(一)形态

1. 成虫 雌雄异体。雌虫常处于雄虫的抱雌沟内,呈合抱状态。雄虫较粗短,乳白色,长12~20mm,虫体扁平,前端有发达的口吸盘和腹吸盘,腹吸盘以下,虫体向两侧延展并向腹面卷曲,形成抱雌沟,故外观呈圆筒状。睾丸椭圆形,一般为7个,呈单行排列,位于腹吸盘背侧。雌虫较细长,形似线虫,前细后粗,体长20~25mm,腹吸盘大于口吸盘,由于肠管充满消化或半消化的血液,故雌虫呈黑褐色,卵巢位于虫体中部,长椭圆形。消化系统有口、食管、肠管。肠管在腹吸盘前背侧分为两支,向后延伸到虫体后端1/3处汇合成盲管(图8-10)。

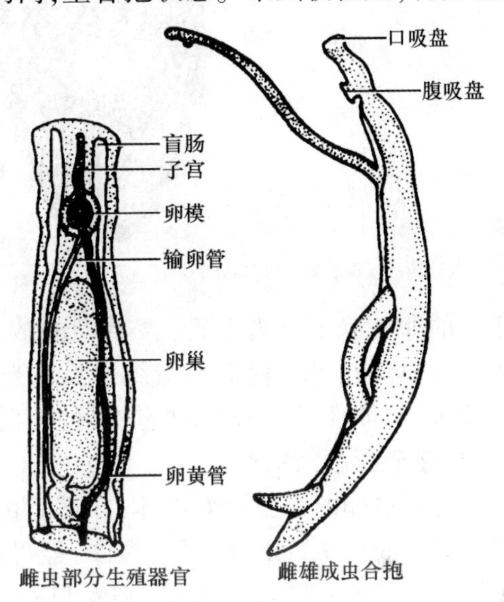

图8-10 日本血吸虫成虫形态与结构

2. 虫卵 成熟虫卵大小平均89μm×67μm,椭圆形,淡黄色,卵壳薄而均匀,无卵盖,卵壳一侧有一小刺,表面常附有宿主组织残留物。成熟虫卵内含有一毛蚴,毛蚴与卵壳之间常有大小不等圆形或长圆形油滴状的分泌物(图8-11)。

3. 毛蚴 毛蚴呈梨形或长椭圆形,左右对称,平均大小为99μm×35μm,周身被有纤毛,是其活动器官。钻器位于体前端呈嘴状突起,或称顶突;体内前部中央有一个顶腺,为一袋状构造;两个侧腺或称头腺位于顶腺稍后的两侧,呈长梨形,它们均开口于钻器或顶突(图8-11)。

4. 尾蚴 血吸虫尾蚴属叉尾型,由体部及尾部组成,尾部又分尾干和尾叉。体长100~150μm,尾干长140~160μm,尾叉长50~70μm。体前端为特化的头器,内有一个大的单细胞头腺。口位于体前端正腹面,腹吸盘位于体部后1/3处,由发达的肌肉构成,具有较强的吸附能力。在尾蚴体内中后部有5对单细胞钻腺,左右对称排列,其中2对位于腹吸盘前,称前钻腺;3对位于腹吸盘后,称后钻腺。前后5对钻腺分别由5对腺管向体前端分左右两束伸入头器,并开口于顶端(图8-11)。

(二)生活史

日本血吸虫成虫寄生于人及多种哺乳动物的门脉-肠系膜静脉系统。雌虫产卵于肠黏膜下层的小静脉末梢,大部分沉积于肠壁小血管中,少量随血流进入肝。约经11天,

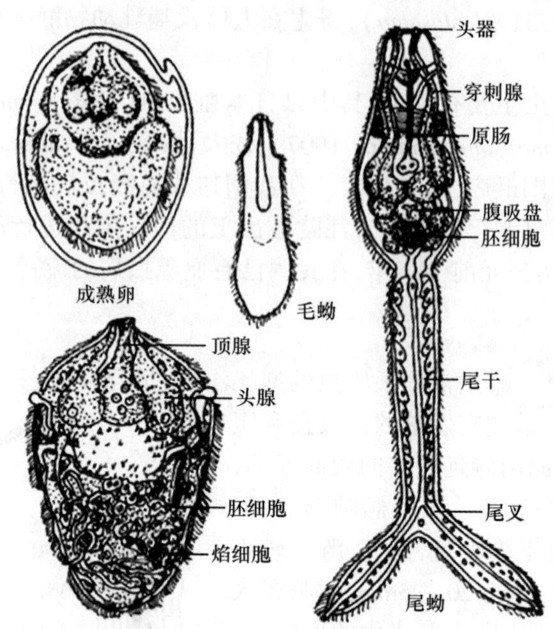

图 8-11 日本血吸虫卵、毛蚴和尾蚴

卵内的卵细胞发育为毛蚴，含毛蚴的成熟虫卵在组织中能存活 10 天。毛蚴分泌物透过卵壳，破坏血管壁，使周围组织发炎坏死；同时肠的蠕动、腹内压增加，致使坏死组织向肠腔溃破，虫卵便随溃破组织落入肠腔，随粪便排出体外。不能排出的虫卵沉积在局部组织中，逐渐死亡、钙化。

含有虫卵的粪便污染水体，在适宜的温度、pH 和光线下，卵内毛蚴孵出。在水中遇到适宜的中间宿主钉螺，便侵入螺体，经母胞蚴、子胞蚴的无性繁殖，最后产生出数以千万计的尾蚴，尾蚴在钉螺体内分批成熟，陆续逸出，常常分布在水的表层。

当尾蚴遇到人或动物皮肤时，用吸盘吸附在皮肤上，借助穿刺腺分泌蛋白酶类物质溶解皮肤组织，以及虫体肌肉运动的机械作用，在数分钟内即可侵入皮肤脱去尾部变为童虫。童虫在皮下组织停留短暂时间后，侵入小末梢血管或淋巴管内，随血流经右心到肺，再左心入大循环，到达肠系膜上下动脉，穿过毛细血管进入门静脉，待发育到一定程度，雌雄成虫合抱，再移行到肠系膜下静脉及直肠静脉寄居、交配、产卵。

自尾蚴侵入宿主至成虫成熟并开始产卵约需 24 天，产出的虫卵在组织内发育成熟需 11 天左右。成虫在人体内存活时间因虫种而异，日本血吸成虫平均寿命约 4.5 年，最长可活 40 年之久（图 8-12）。

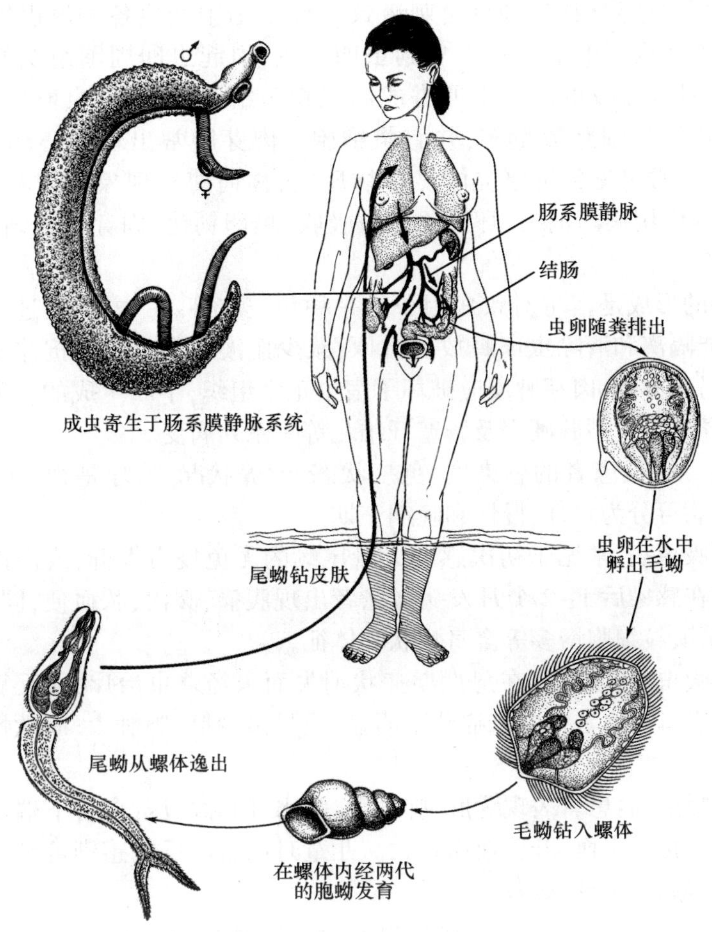

图 8-12 日本血吸虫生活史

（三）致病

血吸虫的尾蚴侵入人体、童虫在人体内移行、成虫在人体内寄生并产卵沉着于脏器，对人体均可产生机械性损伤和复杂的免疫病理反应，其中以虫卵的致病作用最为严重。

1. 尾蚴所致损害 尾蚴穿过皮肤可引起局部皮肤炎症反应，毛细血管扩张充血，伴有出血、水肿，周围有中性粒细胞和单核细胞浸润。表现为入侵部位的丘疹和瘙痒。

2. 童虫所致损害 童虫在宿主体内移行时，所经过的器官（特别是肺）出现血管炎，毛细血管栓塞、破裂，产生局部细胞浸润和点状出血。当大量童虫在人体移行时，患者可出现发热、咳嗽、痰中带血、嗜酸粒细胞增多等症状，这与童虫的机械性损伤及其代谢、分解产物刺激机体引起的超敏反应有关。

3. 成虫所致损害 成虫寄生一般不引起或仅引起轻微的静脉内膜炎或静脉周围炎。主要是因为虫体的分泌物、排泄物、外皮层更新脱落的表膜等在机体内形成免疫复合物，对宿主产生损害。

4. 虫卵所致的损害 血吸虫病的病变主要由虫卵引起。虫卵沉积在宿主的肝脏及结肠肠壁等组织，引起肉芽肿和纤维化。

当虫卵内毛蚴成熟后，其分泌的可溶性虫卵抗原（SEA），可透过卵壳微孔缓慢释放，致敏 T 细胞，当再次遇到相同抗原后，刺激致敏的 T 细胞产生各种淋巴因子。吸引巨噬细胞、嗜酸粒细胞及成纤维细胞等汇集到虫卵周围，引起虫卵周围组织的炎症、坏死，形成虫卵肉芽肿。日本血吸虫产出虫卵常成簇沉积于组织内，所以虫卵肉芽肿的体积大，其细胞成分中，嗜酸粒细胞数量多，并有浆细胞。肉芽肿常出现中心坏死，称嗜酸性脓肿。在虫卵周围常常可见到抗原抗体复合物反应，称何博礼现象。随着病程发展，卵内毛蚴死亡，其毒素作用逐渐消失，坏死物质被吸收，虫卵钙化，肉芽肿逐渐发生纤维化，最后形成瘢痕组织。

虫卵肉芽肿的形成是宿主对致病因子的一种免疫应答。一方面通过肉芽肿反应将虫卵破坏清除，并能隔离和清除虫卵释放的抗原，减少血液循环中抗原抗体复合物的形成和对机体的损害；另一方面，肉芽肿反应破坏了宿主正常组织，不断生成的虫卵肉芽肿形成相互连接的疤痕，导致干线型肝硬变及肠壁纤维化等一系列病变。

5. 临床表现 根据患者的感染度、免疫状态、营养状况、治疗是否及时等因素不同而异。日本血吸虫病可分为急性、慢性和晚期三期。

（1）急性血吸虫病：常见于初次感染大量尾蚴的无免疫力人群，或慢性患者再次大量感染尾蚴后。常在感染后 1~2 个月发病。患者出现腹痛、腹泻、脓血便，同时伴有畏寒、发热、肝、脾肿大、嗜酸粒细胞增多等全身症状和体征。

（2）慢性血吸虫病：多发生在急性期症状消失而未经杀虫治疗，或反复轻度感染而获得部分免疫力的患者。患者常临床症状不明显，或只出现肝、脾肿大、间歇性腹泻、发热、贫血和消瘦等症状。

（3）晚期血吸虫病：患者表现为肝、脾肿大、腹水、门脉高压、食管下端及胃底静脉曲张等症状。多因上消化道出血、肝昏迷而死亡。儿童时期重度反复感染可影响垂体前叶的功能，导致生长发育障碍，出现侏儒症。

（4）异位寄生与异位损害：日本血吸虫成虫在门脉系统以外的静脉内寄生称异位寄生，所造成的门脉系统以外的器官或组织的血吸虫虫卵肉芽肿则称异位损害或异位血吸虫病。异位损害常发生在脑和肺。

（四）实验诊断

1. 病原学诊断 病原学诊断是确诊血吸虫病的依据，但对轻度感染者和晚期患者及经过有效防治的疫区感染人群，病原学检查常常发生漏检。

（1）直接涂片法：取患者的脓血便，涂片镜检。此方法简便，但虫卵检出率低，仅适用于急性患者。

（2）毛蚴孵化法：利用虫卵中的毛蚴在适宜的条件下可破壳而出且在水中运动具有一定特点而设计，由于可用全部粪便沉查，检出率较直接涂片高。

（3）定量透明法：用作血吸虫虫卵计数。常用的计算方法为 kato 厚片法。可测定人群感染情况，并可考核防治效果。

（4）直肠黏膜活组织检查：对慢性及晚期血吸虫患者，粪便中不易查获虫卵，可应用直肠镜检查肠黏膜内沉积的虫卵。其中有活卵、变性卵和死卵之分。对未治疗病人检出的虫卵，不论死活均有参考价值；对有治疗史病人，如有活卵或近期变性卵，表明受检者体内有成虫寄生。若为远期变性卵或死卵，则提示受检者曾经有过血吸虫感染。但直肠组织活检可引起肠出血，故应慎用。

2. 免疫诊断 免疫诊断是血吸虫病诊断的重要辅助方法,常用的有皮内试验、环卵沉淀试验、尾蚴膜反应、间接血凝试验、酶联免疫吸附试验、免疫酶染色试验、间接荧光抗体试验、胶乳凝集试验、酶标记抗原对流免疫电泳和酶联免疫印渍技术等。

(五) 流行

1. 地理分布与流行概况 日本血吸虫病流行于亚洲的中国、日本、菲律宾、印度尼西亚。我国血吸虫病曾流行于长江流域及其以南的湖北、湖南、江西、安徽、江苏、云南、四川、浙江、广东、广西、上海、福建等13个省、市、自治区的370个县(市),经过40余年的努力,截止到2005年底,有上海、广东、福建、广西、浙江5省、市、自治区264个县已达到消灭血吸虫病(传播阻断)标准。66个县(市)达到基本消灭血吸虫病(传播控制)标准。目前疫情尚未得到控制的县(市、区)有105个,全国感染血吸虫人数约79.87万,急性感染病例仍时有发生,形势依然严峻。

2. 流行环节

(1) 传染源:日本血吸虫病是人兽共患寄生虫病,其终宿主除人以外,有多种家畜和野生动物。患者和病牛是最重要的传染源。

(2) 传播途径:含有血吸虫虫卵的粪便污染水源、钉螺的存在以及群众接触疫水,是血吸虫病流行的三个重要环节。用未经处理的人粪施肥,河沟内洗涤粪具,船户大便直接入水,野粪广泛污染湖滩、河沟水体等均为粪便污染水源的方式。钉螺是日本血吸虫的唯一中间宿主。当水体中存在感染血吸虫的阳性钉螺时,便成为疫水,对人、畜具有感染性。人因生活或生产活动接触疫水而遭受感染。

(3) 易感人群:不论何种性别、年龄和种族,人对日本血吸虫普遍易感。在多数流行区,通常年龄在11~20岁感染率升至高峰,以后下降。

3. 流行因素 日本血吸虫病的流行因素包括自然因素和社会因素两方面。自然因素包括地理环境、气温、雨量、水质、土壤等,主要是影响血吸虫的生活史和钉螺的生长。社会因素包括社会制度、经济水平、卫生状况、人群的文化素质、生产方式和生活习惯等,这些都直接影响血吸虫病流行。

(六) 防治

血吸虫病防治要因地制宜,采取综合治理、科学防治的原则。

1. 消灭传染源 及时查治患者、病牛是控制传染源的最有效途径。首选药物吡喹酮,具有安全有效、使用方便的特点。人群化疗措施分为全民化疗、选择性化疗和高危人群化疗三种。

2. 控制和消灭钉螺 控制和消灭钉螺是防治血吸虫病的重要措施。平原水网区及部分丘陵地区主要是结合生产与兴修水利灭螺,局部配合应用杀螺药。湖沼地区主要是控制水位,改变钉螺的孳生环境。因地制宜采取有效措施,从控制钉螺到减少钉螺密度,最后消灭钉螺。

3. 加强粪便管理,搞好个人防护 加强卫生宣传教育,管好人、畜粪便,防止污染水体。如建造无害化粪池,粪尿混合储存。做到安全用水。流行季节加强个人防护,可涂擦防护药(如皮避敌、邻苯二甲酸二丁酯油膏、乳剂等)或口服预防药。

四、链状带绦虫

案例 8-7

患者,男性,35 岁。因反复头痛,恶心 4 年入院。病史:4 年前患者突然出现发热、体温 38℃左右,头痛、喷射状剧烈呕吐。精神尚好,睡眠可,无抽搐,多年来在云南各地打工,有喝生水、吃凉拌菜及未煮熟"米猪肉"史。查体:体温、脉搏、血压、心率均正常。营养中等,神清,精神可,正常貌,全身皮肤未见皮疹及出血点,无黄染,浅表淋巴结无肿大。胸廓对称无畸形,心肺(-)。腹部及脊柱四肢(-)。颈强直,克尼格征(+),布鲁斯基征(+),无神经系统定位体征。实验室检查;血常规正常;脑脊液蛋白 0.72g/L,葡萄糖 1.9mmol/L,氯化物 108mmol/L,抗酸染涂片(-),结核杆菌培养(-);胸部 X 片无异常;单克隆抗体检测血清囊虫循环抗原(+);头颅 CT 扫描显示脑实质、脑基底池可见多个散在的圆形或卵圆形囊状低密度区,囊泡直径 0.7cm,混有点状高密度钙化灶,注射对比剂后,其周围可见环形增强带。

临床诊断:脑囊虫病。

病例分析

1. 患者反复头痛、恶心 4 年。

2. 病史特点:多年来患者在云南各地打工,有喝生水、吃凉拌菜及未煮熟"米猪肉"史,提示可能食入猪囊尾蚴或吞食含有猪带绦虫卵污染的生水、凉拌菜,或是自体感染;曾经出现发热、头痛、喷射状剧烈呕吐的急性病容符合脑囊虫病的临床表现。

3. 体征特点:颈强直,克尼格征(+),布鲁津斯基征(+)是脑囊虫病常见的体征。

4. 辅助检查:单克隆抗体检测血清囊虫循环抗原阳性及头颅 CT 扫描提示颅内有占位性病变等支持脑囊虫病的诊断。

问题

1. 为什么患猪带绦虫病的患者应及时治疗?

2. 人是如何感染囊尾蚴病的? 应如何预防感染?

链状带绦虫(*Taenia solium* Linnaeus, 1758)也称猪带绦虫、猪肉绦虫或有钩绦虫。祖国医学称之为寸白虫或白虫。它是最早记载的人体寄生虫之一。成虫寄生在人体小肠内,引起猪带绦虫病。幼虫称猪囊尾蚴,寄生于人或猪的肌肉等组织内,引起猪囊尾蚴病或囊虫病。

(一)形态

1. 成虫 虫体扁平、带状、分节,乳白色,体长 2~4m,节片薄。头节近球形,直径 0.6~1mm,上有 4 个杯状吸盘,顶端具顶突,其上有小钩 25~50 个,呈内外两圈相间排列。颈部是虫体最细的部分。颈部之后的链体链体由 700~1000 个节片构成,分为未成熟节片(幼节)、成熟节片(成节)、妊娠节片(孕节)。幼节宽大于长。成节近方形,具发育成熟的雌、雄生殖器官各一套。睾丸呈滤泡状,约 150~200 个。卵巢位于节片后 1/3 的中央,除左右两大叶外,在子宫与阴道间有一小叶。孕节长大于宽,除充满虫卵的子宫外,其他器官均退化。子宫由主干向两侧分支,每侧 7~13 支,内含虫卵约 3 万~5 万个(图 8-13)。

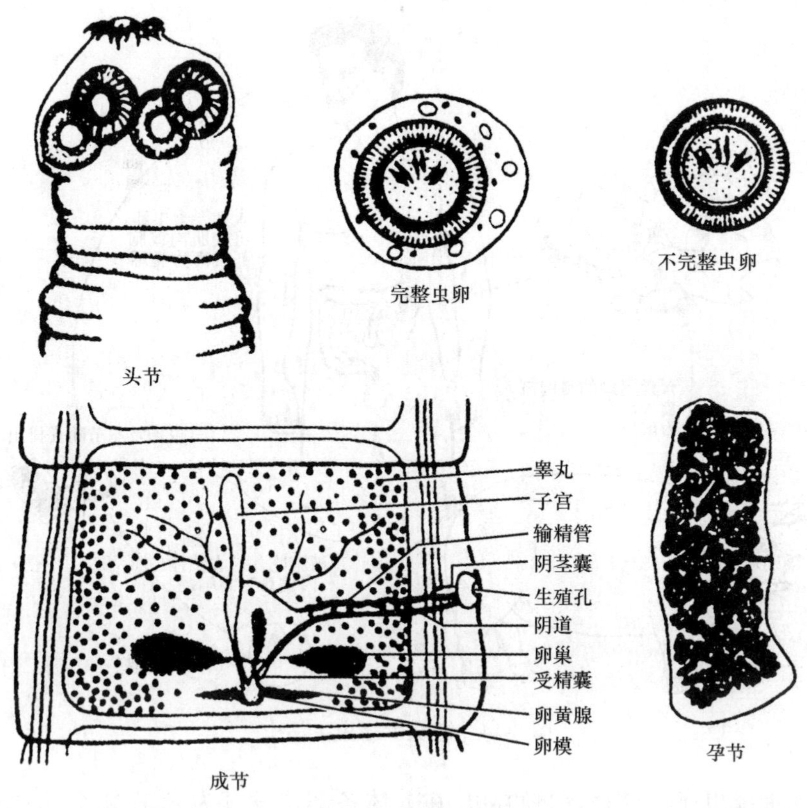

图 8-13　链状带绦虫

2. 囊尾蚴　又称囊虫，为卵圆形、黄豆大小白色半透明的囊状物，大小为(8～10)mm×5mm，囊内充满透明液体，头节凹入囊内呈白色点状，其构造与成虫头节相同。

3. 虫卵　圆球形或卵圆形，直径 31～43μm，卵壳薄而透明，极易脱落，镜检所见多为具胚膜的虫卵，胚膜棕黄色，其上有放射状条纹，内含一个六钩蚴(图 8-13)。

(二) 生活史

人是猪带绦虫的唯一终宿主，同时也可成为本虫的中间宿主；猪是主要的中间宿主。

成虫寄生于人体小肠，末端的孕节常数节连在一起脱落至肠腔，随粪便排出。孕节或散出的虫卵被猪或野猪等中间宿主吞食后，在小肠消化液的作用下，经 1～2 天孵出六钩蚴并钻入肠壁血管或淋巴管，随血流到达猪体全身，尤以运动较多的肌肉如股、肩、心、舌、颈等处为多，约经 60～70 天发育为囊尾蚴。含猪囊尾蚴的猪肉俗称“米猪肉”、“豆猪肉”或“米糁肉”。猪囊尾蚴在中间宿主体内平均可存活 3～5 年，个别可达 15～17 年。人因食入生的或未熟透的“米猪肉”而感染，在小肠经胆汁刺激，囊尾蚴的头节翻出，附着于小肠黏膜，经 2～3 个月发育为成虫，成虫寿命可长达 25 年之久(图 8-14)。

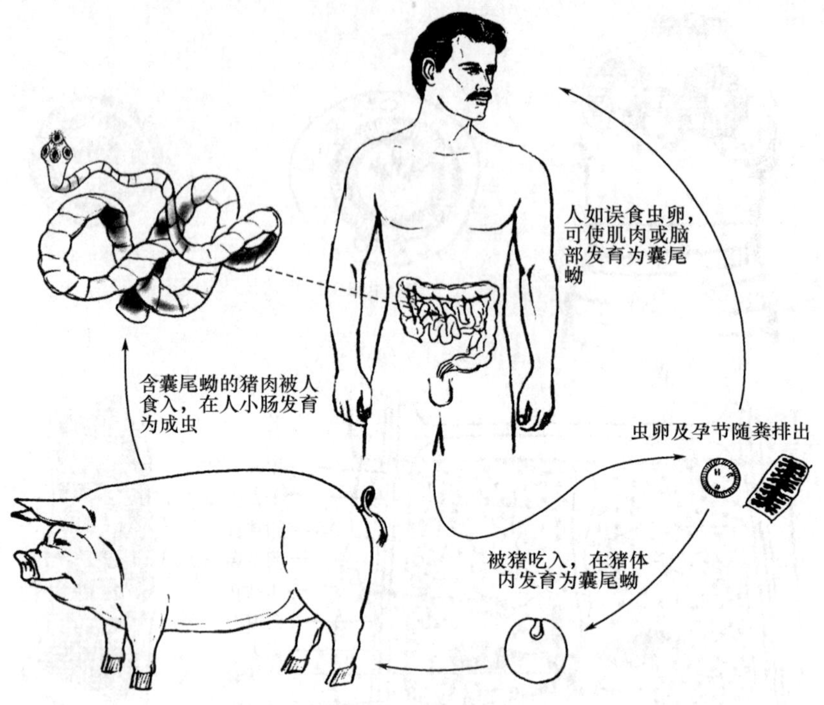

图 8-14　链状带绦虫生活史

人若食入带绦虫卵，卵内六钩蚴孵出，在人体各部位发育为囊尾蚴，致人罹患猪囊尾蚴病。人感染囊尾蚴的方式有 3 种：①自体内重复感染，患者肠内成虫脱落的孕节或虫卵因恶心、呕吐等肠逆蠕动返流至胃、十二指肠处，卵内六钩蚴孵出而造成感染，这种感染往往十分严重；②自体外重复感染，误食自己排出的虫卵而感染；③异体感染，误食他人粪便中虫卵污染的食物、水等而感染。

猪带绦虫的成虫除寄生人体外，用猪囊尾蚴感染白手长臂猿与大狒狒获得成功。猪囊尾蚴也曾发现于羊、牛和其他反刍动物以及马、狗等动物体内。

（三）致病

成虫寄生于人体一般多为 1 条，也有报道寄生 6～7 条者。患者多无明显症状，粪便中发现节片是常见的主诉或就诊的原因。部分患者表现为腹部不适、恶心、腹痛、食欲亢进、腹泻等胃肠道症状。这是由于虫体以其吸盘、顶突、小钩和微毛附着于肠壁，刺激肠黏膜、损伤肠壁上皮细胞、掠夺宿主营养所致。虫体代谢产物被吸收后，可表现为头痛、头晕、失眠等神经系统症状。曾有少数导致肠梗阻或头节穿破肠壁引起腹膜炎的病例。

囊尾蚴对人体的危害远较成虫为大。危害程度因囊尾蚴的数量和寄生部位而不同。主要造成占位性病变，压迫周围组织，刺激邻近组织产生炎症，人体寄生的囊尾蚴可由 1 个至成千上万个。寄生部位很广，常见的部位为皮下组织、肌肉、脑、眼、心、舌等，临床上常见以下几种类型。

1. 皮下及肌肉囊尾蚴病　在皮下寄生可形成结节,结节圆形或椭圆形,多见于头部及躯干,硬度如软骨,多可活动,无压痛。寄生在肌肉者,可出现肌肉酸痛、发胀、肌肉痉挛、麻木或呈假性肌肥大等症状。

2. 脑囊尾蚴病　危害最大,虫体压迫脑组织,引起的症状极为复杂,有的可全无症状,而有的可引起猝死。以癫痫发作最为常见,其次是颅内压增高和精神症状。表现为头痛、恶心、呕吐、神志不清、失语、瘫痪、精神障碍、痴呆等,严重者可致死。据认为,脑囊虫病对脑炎的发生、发展也具有诱导和促进作用。

3. 眼囊尾蚴病　可引起视力障碍。囊虫在眼内寿命为 1～2 年,当虫体死亡后,虫体的分解物可产生强烈的刺激,导致视网膜炎、脉络膜炎或化脓性全眼球炎,甚至产生视网膜脱落,并发白内障、青光眼,终至眼球萎缩而失明。

（四）实验诊断

1. 链状带绦虫病的诊断　询问患者有无食用“米猪肉”及大便排出节片的病史有助于诊断。确诊有赖于病原学检查,如检获孕节,计数子宫分支数目可鉴定虫种。可用涂片法、浮聚法、沉淀法或透明胶纸法检查虫卵。对可疑患者可试验驱虫,淘洗全部粪便,检查头节或成节、孕节以鉴定虫种和确定疗效。

2. 囊尾蚴病的诊断　询问有无绦虫病史有重要意义。诊断方法应根据寄生部位选择。对皮肤和肌肉囊尾蚴病,可手术摘取皮下结节或浅部肌肉内包块做活检。脑部和深部组织囊尾蚴病可做 X 线、B 超、CT 和 MRI 等检查。眼囊尾蚴病做眼底镜检查多可见活动虫体。

免疫学试验对深部组织囊尾蚴病有重要价值,方法有皮内试验、间接红细胞凝集试验、酶联免疫吸附试验等。

（五）流行

1. 分布　链状带绦虫呈世界性分布,国内散在病例见于 27 个省、市、自治区,而以东北、华北、中原和西南的某些地区较为多见,人体猪带绦虫的感染率为 1%～15.2%。

2. 流行因素　猪的饲养与管理不善及人生食或半生食猪肉的饮食习惯是造成猪带绦虫病流行的主要因素。我国某些地区猪圈和人厕连在一起(连茅圈),或常将猪放养觅食,极易造成猪吃人粪而感染。各地猪囊尾蚴感染率高低不一,低者不足 1%,高者可达 30%。

在流行区,人们有生食猪肉的习惯,如云南的白族喜食“生皮”,傣族爱吃“剁生”,居民感染率高。有时因大块肉烧煮不够、肉片较厚而烹炒时间太短、搅拌不匀,或猪肉包子、饺子蒸煮时间过短,未将囊尾蚴杀死,或因用同一菜刀、砧板切生肉和熟食或凉菜,致囊尾蚴污染食物而感染。

囊尾蚴病的感染则因个人卫生及饮食卫生不良误食虫卵所致。目前,囊尾蚴病的流行出现两个新特点,一是城乡人群发病率差别缩小;二是儿童患者剧增,应引起临床注意。

（六）防治

1. 治疗患者　猪带绦虫病患者应及早驱虫治疗,既可减少传染源,又可预防自体感染囊尾蚴病的发生。常用槟榔、南瓜子联合驱虫疗法,虫体驱出后应查头颈部是否排出,如未见,3 个月后,复查再次驱虫。此外,氯硝柳胺(灭绦灵)、甲苯达唑、吡喹酮、阿苯达唑等均有良好疗效。

囊尾蚴病亦可用吡喹酮或阿苯达唑治疗，但脑囊尾蚴病需注意用药后虫体死亡刺激局部产生炎症及脑水肿反应，需住院治疗。眼囊尾蚴病应及时手术摘除虫体。

2. 改进养猪方式，严格肉类检查 猪要圈养，猪圈应与人厕分开，防止猪吃人粪。粪便须经无害化处理才能用于施肥，防止虫卵污染蔬菜、水源致人、畜感染。肉类上市前必须经过严格检查，禁止出售含囊尾蚴的猪肉。

3. 加强卫生宣传 注意个人卫生和饮食卫生，饭前便后要洗手。不食生的或未熟透的猪肉。切生肉和熟食的菜刀、砧板要分开使用。

（暨南大学医学院 张玲敏）

第9章　医学免疫学

第1节　医学免疫学概述

现代免疫学是一门与医学、生物学多学科广泛交叉、理论体系极为复杂的学科。

一、免疫与免疫学

(一) 免疫

对“免疫(immunnity)”的认识起源于人类对传染性疾病的抵御能力。immunnity 一词来源于拉丁文 immunitas,其原意是免除税赋和差役,引入医学领域则指免除瘟疫(传染病)。通过百余年的科学实践,“免疫”的概念已拓展为:机体对“自己”和“异己(非己)”识别、应答过程中所产生的生物学效用的总和,正常情况下是维持内环境稳定的一种生理性功能。换言之:机体识别“非己”(抗原),对其产生免疫应答并清除之;正常机体对“自己”(自身组织抗原)则不产生免疫应答,即维持耐受。

(二) 免疫学

免疫学是一门既古老又年轻的学科。其建立之初,主要研究机体对致病微生物的免疫力,故长期以来,免疫学仅为从属于微生物学的一个分支。随着生物医学研究进展,人们对免疫的本质及重要免疫学现象的机制有了更全面认识。目前,免疫学已经发展成为一门独立的学科,主要研究机体免疫系统的结构和功能,包括:免疫系统的组织结构、免疫系统对抗原的识别及应答、免疫系统对抗原的排异效应及其机制、免疫耐受的诱导、维持、破坏及其机制等。医学免疫学除涉及上述研究领域外,还探讨免疫功能异常所致的病理过程及其机制,以及免疫学理论、方法和疾病预防、诊断和治疗中的应用等。

(三) 抗原

某些物质能与淋巴细胞抗原受体(TCR/BCR)特异性结合,刺激机体产生特异性免疫应答,并与相应免疫应答产物(指抗体或致敏淋巴细胞)发生特异性结合反应,此类物质称为抗原。抗原分子中决定抗原特异性的基本结构或化学基团称为抗原表位(epitope),TCR 和 BCR 分别识别 T 细胞表位和 B 细胞表位(图 9-1)。

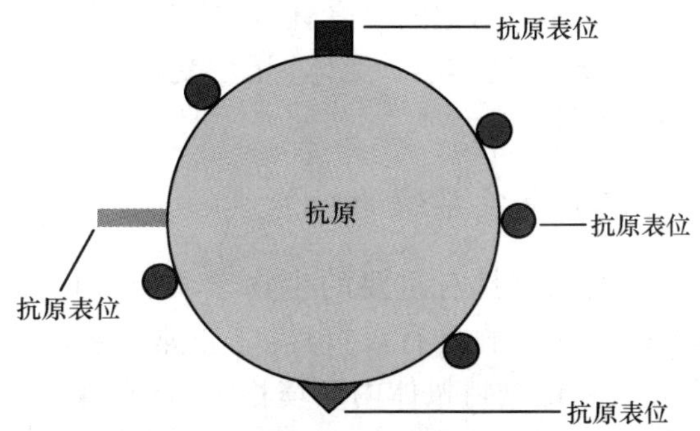

图 9-1　抗原及抗原表位示意图

表位是抗原分子中决定抗原特异性的基本结构或化学基团

二、免疫系统及其功能

(一) 免疫系统的组成与结构

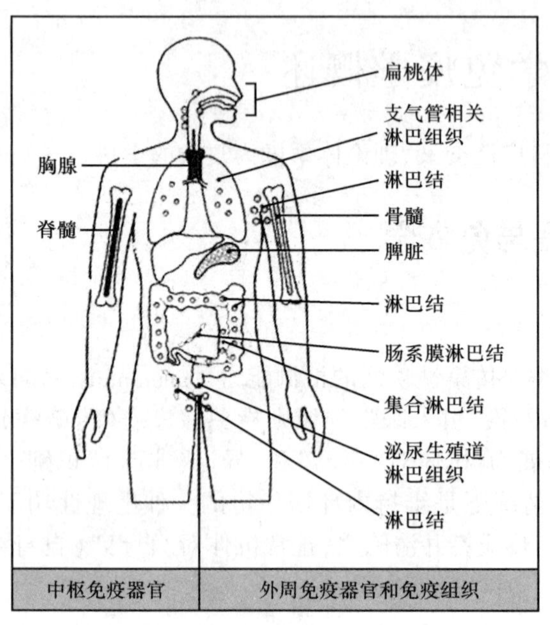

图 9-2 免疫器官及免疫组织

免疫系统是机体负责执行免疫功能的组织系统。从宏观到微观,免疫系统包括免疫器官、免疫细胞、免疫分子三个层次。

1. 免疫器官 由中枢免疫器官(骨髓、胸腺)和外周免疫器官(脾脏、淋巴结和黏膜免疫系统组成,图 9-2)。

2. 免疫细胞 免疫系统中具体执行免疫功能的主要是各类免疫细胞,包括淋巴细胞(如 T 淋巴细胞、B 淋巴细胞、自然杀伤细胞等)、抗原提呈细胞(如树突状细胞、单核/巨噬细胞等)、粒细胞(如中性粒细胞、嗜酸粒细胞和嗜碱粒细胞)及其他参与免疫应答和效应的细胞(如肥大细胞、红细胞、血小板等)。

诸多免疫细胞在免疫应答中发挥不同功能:T、B 细胞是参与特异性免疫应答的关键细胞,分别发挥细胞免疫和体液免疫效应;抗原提呈细胞具有摄取、加工、处理抗原的能力,并可将经过处理的抗原肽提呈给特异性 T 细胞;各类粒细胞主要发挥非特异性免疫效应。

3. 免疫分子 从微观角度,多种免疫分子也被视为免疫系统组分,包括:由活化的免疫细胞所产生的多种效应分子(如免疫球蛋白、细胞因子)、表达于免疫细胞表面的各类膜分子(如特异性抗原受体、CD 分子、黏附分子、主要组织相容性分子、补体受体、细胞因子受体、黏附分子受体、模式识别受体、Fc 受体、死亡受体等,如图 9-3 所示)。

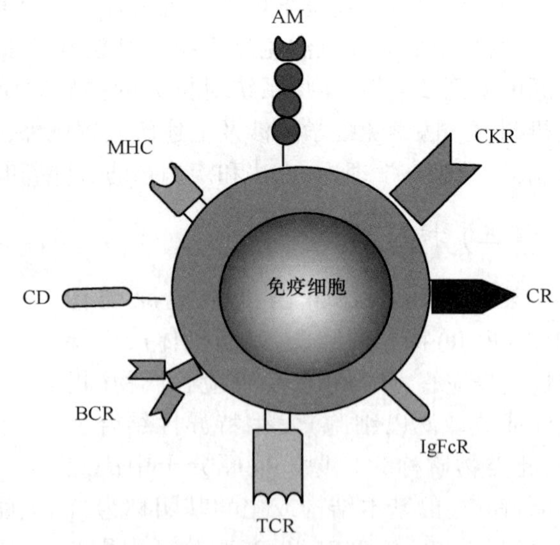

图 9-3 表达于免疫细胞表面的分子

免疫分子:TCR(T 细胞受体)、BCR(B 细胞受体)、IgFcR(免疫球蛋白 Fc 受体)、CR(补体受体)、CKR(细胞因子受体)、AM(黏附分子)、MHC(主要组织相容性抗原)、CD(分化抗原)

(二) 免疫系统的功能

免疫系统具有重要的生物学功能,但其对机体的影响具有双重性:①正常情况下,免疫功能维持机体内环境稳定,具有保护性作用;②免疫功能异常,可能导致某些病理过程的发生和发展(表 9-1)。

表 9-1　免疫系统的功能

功能	生理性表现	病理性表现
免疫防御	防御病原微生物侵害	超敏反应/免疫缺陷
免疫自稳	清除损伤或衰老细胞	自身免疫病
免疫监视	清除复制错误/突变细胞	细胞癌变、持续感染

1. 免疫防御　即抗感染免疫，主要指机体针对外来抗原（如微生物及其毒素）侵袭的免疫保护作用。在异常情况下，此类功能也可能对机体产生不利影响，表现为：①若应答过强或持续时间过长，则在清除致病微生物的同时，也可能导致组织损伤和功能异常，即发生超敏反应。②若应答过低或缺如，可发生免疫缺陷病。

2. 免疫自稳　机体免疫系统存在极为复杂而有效的调节网络，借以实现免疫系统功能的相对稳定性。该机制若发生异常，可能使机体对"自己"或"非己"抗原的识别和应答出现紊乱，从而破坏自身耐受，导致自身免疫病发生。

3. 免疫监视　由于各种体内外因素影响，正常个体的组织细胞不断发生畸变和突变。机体免疫系统可识别此类异常细胞并将其清除，此为免疫监视。若该功能发生异常，可能导致肿瘤发生或持续的病毒感染。

三、免疫的类型

机体的"免疫"可分为固有免疫和适应性免疫两类（表 9-2）。

表 9-2　固有免疫和适应性免疫比较

	固有免疫	适应性免疫
参与应答	黏膜和上皮细胞、吞噬细胞、NK 细胞、NKT 细胞、γδT 细胞、B-1 细胞	T 细胞、B 细胞、抗原提呈细胞
应答时效	即刻至 96 小时内	96 小时后
	作用时间短	作用时间长
应答特点	先天获得，无须抗原刺激	依赖于抗原刺激
	非特异性	特异性
	不涉及免疫细胞增殖分化	特异性细胞克隆增殖和分化
	应答迅速	应答速度较慢
	无免疫记忆	有免疫记忆
刺激应答的物质	病原体相关分子模式	非己蛋白质抗原
识别分子	模式识别受体	TCR、BCR、Ig

（一）固有免疫

固有免疫亦称天然免疫或非特异性免疫，是种群长期进化过程中逐渐形成，是机体抵御病原体侵袭的第一道防线。其特点是:个体出生时即具备,作用范围广,并非针对特定抗原。固有免疫的主要效应机制为:皮肤、黏膜及其分泌的杀菌物质具有屏障效应;体内多种非特异性免疫效应细胞和效应分子发挥作用。

(二) 适应性免疫

适应性免疫亦称非特异性免疫或获得性免疫,是个体接触特定抗原而产生,仅针对该特定抗原而发生反应。此类免疫主要由可特异性识别抗原的淋巴细胞(即 T 细胞和 B 细胞)所承担,在机体免疫效应机制中发挥主导作用。适应性免疫应答可分为 3 个阶段:T、B 细胞特异性识别阶段;T、B 细胞活化、增殖阶段;免疫效应阶段。

四、免疫学在医学生物学的重要地位

现代免疫学已成为生命科学的支柱学科之一,并极大地推动医学和生物学发展。

(一) 免疫学与医学

现代免疫学发展迅速,不断向基础与临床医学各学科渗透,并已逐渐形成诸多分支学科和交叉学科,如免疫生物学、免疫病理学、免疫遗传学、免疫药理学、免疫毒理学、神经免疫学、肿瘤免疫学、移植免疫学、生殖免疫学、老年免疫学、感染免疫学、临床免疫学等,从而极大促进了现代医学发展。迄今,基础和临床医学各学科的理论和实践均直接或间接涉及免疫学。人们探讨各种病理和生理过程(如恶性肿瘤、器官移植、传染病、免疫性疾病、生殖控制、衰老)的机制以及探索相应临床干预手段,均有赖于免疫理论与技术的发展。

1. 免疫学与器官移植 免疫遗传学进展阐明了移植排斥反应的发生机制,并使组织配型技术成为临床上选择供体的重要手段;免疫耐受机制逐渐被阐明,为通过人工诱导耐受而延长移植存活期展示了前景。

2. 免疫学与肿瘤 细胞和分子免疫学进展使发现肿瘤特异性抗原及其他肿瘤标志物成为可能;深入阐明机体的抗瘤免疫效应机制,开拓了肿瘤生物治疗的全新前景;通过探讨诸多基本免疫学现象的分子机制,为揭示肿瘤逃避机体免疫攻击的本质提供了重要依据。

3. 自身免疫疾病 阐明自身免疫应答及自身耐受的机制,以及遗传因素对免疫应答的调控,有助于探讨自身免疫病发生机制,并为临床上采用特异性干预措施治疗自身免疫病提供重要线索。

4. 传染性疾病 临床传染病学面临严峻形势:

(1) 新的传染病在人群中传播:伴随生物进化和环境因素影响,某些致病性传染病(尤其是人畜共患传染病)在人群中流行已成为影响社会安定,甚至威胁人类生存的严重问题。例如:HIV 传播导致艾滋病流行,成为人类遭遇的一场劫难;艾博拉病毒和朊病毒感染(导致疯牛病)于近十年对人类健康造成新的威胁;禽流感正逐渐演变,其病原体在禽→人间的传播已成为现实,人→人间的传播正被严密监控。

(2) 原已被有效控制的“老”传染病卷土重来:由于病原体变异或环境因素的改变,某些已经被有效控制的传染性疾病又“死灰复燃”(如结核病),重新成为棘手的公共卫生问题。

阐明上述传染性疾病发生机制并探讨其防治措施,无疑对免疫学理论和应用提出了新的挑战。艾滋病研究领域已取得的进展,已成为临床医学与免疫学二者间互动关系的范例。一方面,艾滋病流行极大拓展了免疫学研究领域,成为推进现代免疫学飞速发展的巨大动力;另一方面,基础和应用免疫学研究进展为阐明艾滋病发病机制和探寻有效防治方案展示了令人鼓舞的前景。

(二) 应用免疫学与医学

免疫学技术和制剂在临床实践中得到广泛应用,极大促进了临床医学发展。

1. 免疫学预防 免疫学起源于人类与传染性疾病的斗争。从18世纪末Jenner发明牛痘苗开始,一系列预防传染病的疫苗陆续问世,20世纪80年代人类宣布消灭天花,全球消灭脊髓灰质炎及麻疹也指日可待,无一不是免疫学对人类做出的重大贡献。对于防治某些新的烈性传染病,其根本出路仍有赖于研究高效疫苗。

2. 免疫学诊断 抗原-抗体反应的最大特点是其具有高度特异性。因此,免疫学技术和制剂在临床诊断中得到广泛应用。例如,检测多种病原体、体液中的生物活性物质(抗体、细胞因子、激素、神经递质等)、细胞组分(淋巴细胞、血细胞、肿瘤细胞等)和肿瘤标志物等以判断机体免疫功能状态等。至今,免疫学诊断和免疫学检测已成为临床医学不可缺的重要手段和指标。

3. 免疫学治疗 免疫生物治疗的发展方兴未艾,以抗体为基础的靶向治疗、细胞因子治疗、免疫细胞过继治疗、免疫相关分子的基因治疗、分子疫苗等均已在动物实验和临床应用中获得肯定疗效,从而为防治许多疾病展示了光明前景。另外,高效免疫抑制剂的应用极大改善了器官移植术和自身免疫病的预后。

案例9-1

患儿,男性,11岁,因高热、头痛,右侧腹股沟疼痛,行走不便而入院,病史自述可靠。

患儿于6天前参加学校组织到郊外的夏令营活动,不慎右足底被刺伤,因当时检查伤口小,不以为然,未做任何处理。3天后伤口有轻度肿痛,第5天半夜开始发热、无抽搐,右侧腹股沟疼痛、行走明显不便,未进行任何治疗,第6天早就诊入院。体格检查:体温39.7℃,脉搏143次/分,呼吸41次/分,患者发育正常,营养中等,神志清,咽部稍红,扁桃体不大,右足底伤口及右侧腹股沟皮肤红肿、触之微热,腹股沟淋巴结肿大、边缘清楚、触痛明显,其余浅表淋巴结未发现无肿大;生理反射存在,病理反射未引出。血象:WBC 12×10^9/L;血细胞分类显示:中性杆状核粒细胞0.12、中性分叶核粒细胞0.76、淋巴细胞0.10、单核细胞0.02。临床诊断为:右足底外伤性感染并发右侧腹股沟淋巴结炎及菌血症。

问题

从免疫的角度考虑,患儿右足底被刺伤后,局部感染,为什么右侧腹股沟淋巴结会出现肿大、疼痛,并出现高热?

第 2 节　免疫器官的结构与功能

免疫系统是机体执行免疫功能的机构,由免疫器官、免疫细胞和免疫分子组成。免疫系统是机体对抗原刺激产生应答、发挥免疫效应的物质基础。免疫器官可分为中枢免疫器官和外周免疫器官。免疫细胞以淋巴细胞为主,还包括一些免疫辅助细胞,如树突状细胞、单核吞噬细胞等。其中淋巴细胞又分为 T 淋巴细胞和 B 淋巴细胞两类。免疫分子主要指参与免疫识别、免疫应答及免疫调控的分子。主要包括:抗体、补体分子、细胞因子、白细胞分化抗原(CD)、黏附分子、主要组织相容性抗原(MHC)分子等。免疫器官根据它们的功能,可分为中枢免疫器官和周围免疫器官(图 9-4)。

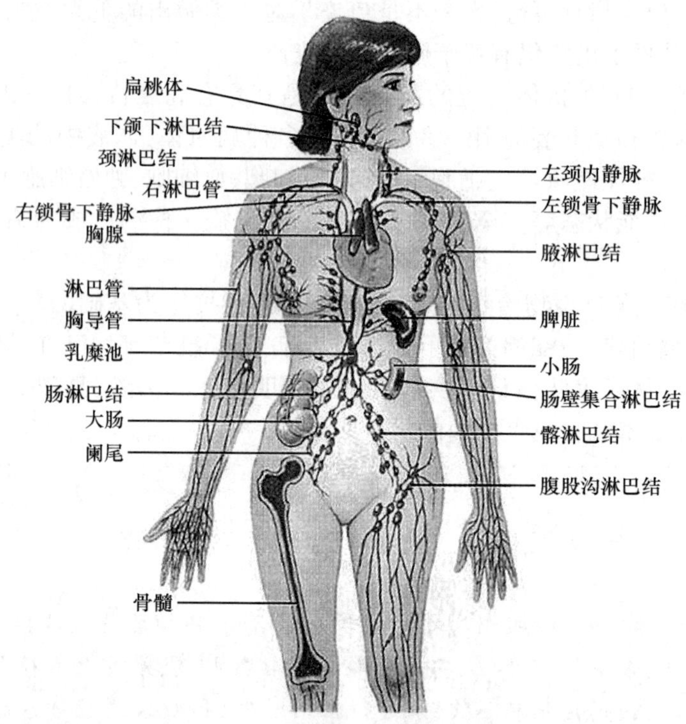

图 9-4　人体的免疫器官和组织

一、中枢免疫器官

中枢免疫器官是免疫发生、分化和成熟的场所,它包括人和哺乳动物的胸腺和骨髓以及禽类的法氏囊(腔上囊)。

(一) 骨髓

骨髓是造血器官,骨髓中的造血干细胞具有多向分化潜能,它是血细胞和淋巴细胞的前身。造血干细胞分化生成淋巴干细胞,淋巴干细胞继续分化形成前驱 B 细胞和前驱 T 细胞。前驱 B 细胞可在骨髓中进一步分化成熟为 B 淋巴细胞,而法氏囊是禽类 B 细胞发育分化的器官。若骨髓功能障碍,将会损害机体的造血功能和免疫功能。

（二）胸腺

胸腺是T细胞发育分化的器官。由造血干细胞分化生成的前驱T细胞经血液循环进入胸腺，最终分化为成熟的T淋巴细胞。

二、周围免疫器官

周围免疫器官包括脾、淋巴结、皮肤和黏膜相关淋巴组织，它们是成熟T和B细胞定居和繁殖的部位，也是发生免疫应答的场所。

脾是人类最大的免疫器官，可清除血中病原微生物和衰老损伤的血细胞。切除脾脏可能削弱机体免疫防御功能。此外，脾脏也是机体储存红细胞的血库。

人体的淋巴结约有600~700个，沿淋巴管分布，有过滤淋巴液的作用。淋巴结是T细胞、B细胞定居的场所。T细胞占淋巴结内淋巴细胞总数的75%，B细胞占25%。淋巴结也是免疫应答发生的场所。抗原提呈细胞携带所摄取的抗原进入淋巴结，将已被加工、处理的抗原提呈给淋巴结内的T细胞，使之活化、增殖、分化，故淋巴结是发生免疫应答的主要场所。淋巴结也参与淋巴细胞的再循环。当组织中的病原微生物及毒素等进入淋巴液，缓慢流经淋巴结时，可被巨噬细胞吞噬或通过其他机制被清除，起到过滤毒素的作用。

免疫细胞不仅存在于淋巴结和脾中，而且还广泛分布于皮肤和黏膜组织，称为黏膜免疫系统（mucosal lymphoid system，MIS）。它们包括皮肤相关淋巴组织和存在于呼吸道、消化道、泌尿生殖道的黏膜相关淋巴组织，如扁桃体、阑尾、小肠的派氏集合淋巴结等。黏膜系统在机体免疫防御机制中的重要性表现为：①人体黏膜表面积约400m^2，是阻止病原微生物等入侵机体的主要物理屏障；②机体近50%的淋巴组织存在于黏膜系统，因此MIS被视为执行局部特异性免疫功能的主要部位。

案例 9-2

患儿，女性，7个月。1个月前受凉后出现咳嗽，近日加重，5天前无明显诱因头面部、躯干出现许多鲜红色丘疹，皮疹很快波及全身，并形成水疱，病程进行性加重，于当地对症治疗无效，遂到医院就诊入院。体格检查：体温36.5℃，脉搏61次/分，呼吸32次/分。全身皮肤可见大小部等、散在及成簇丘水疱疹，疹间皮肤正常，少数水疱破溃及结痂。余未见明显异常。实验室检查：血常规：红细胞4.32×10^{12}/L，血红蛋白102g/L，白细胞2.5×10^9/L；白细胞分类：中性粒细胞0.79；免疫球蛋白IgG、IgA、IgM均正常。尿、大便检查未见异常。胸片示支气管肺炎，胸腺缺如；胸部CT示两肺粟粒状阴影，胸腺缺如。诊断为先天性胸腺发育不良（Di George综合征）。

入院后给予头孢类抗生素、干扰素等药物治疗，同时给予胸腺肽、丙种球蛋白等增强免疫力及对症支持治疗，患儿病程稍有所好转。入院第10天继发中毒性脑病及多器官衰竭，3天后死于败血症。

问题

1. 该患儿应如何诊断？本病的原因是什么？
2. 胸腺在免疫器官中的地位和作用是什么？

第3节 免疫相关分子

一、抗 原

抗原(antigen)指可被T、B淋巴细胞识别，并启动特异性免疫应答的物质。具体而言，抗原可作用于T、B淋巴细胞的抗原识别受体，促使其增殖、分化，产生免疫效应物质(抗体或致敏淋巴细胞)并与之结合，从而发挥免疫效应。因此，抗原具有两个重要特征：①免疫原性(immunogenicity)，即抗原能够刺激机体产生抗体或致敏淋巴细胞的能力；②抗原性(antigenicity)或免疫反应性，即抗原能够与其所诱生的抗体或致敏淋巴细胞特异性结合的能力。具备上述两种特性的物质为完全抗原；仅具备抗原性的物质称为半抗原。

免疫原性是判断一种物质是否为抗原的关键。免疫原性主要取决于物质本身的性质及其与机体的相互作用。作为完全抗原，其分子量一般在10kD以上，在一定范围内，分子量越大，结构越复杂，其表面的抗原决定基越多，免疫原性越强。抗原经不同途径进入机体，其刺激免疫系统产生应答的强度各异，依次为皮内>皮下>肌肉>腹腔(仅限于动物)>静脉。一般而言，抗原物质从非经口途径进入机体可显示较强的免疫原性。经口服给予的蛋白质类抗原物质(如鸡蛋、牛奶等)，可在消化道内被降解为氨基酸，从而丧失其免疫原性。抗原的分类方法有很多种，具体包括：

1. 依据抗原诱生抗体时对T细胞的依赖性

(1) 胸腺依赖性抗原，TD抗原：TD抗原亦称T细胞依赖抗原，其刺激机体产生抗体依赖于T细胞辅助，绝大多数蛋白质抗原及细胞抗原属TD抗原。先天性胸腺缺陷和后天性T细胞功能缺陷的个体，TD抗原诱导其产生抗体的能力明显下降。

(2) 非胸腺依赖性抗原，TI抗原：TI抗原亦称T细胞非依赖性抗原，其刺激机体产生抗体无需T细胞辅助。

2. 根据与机体的亲缘关系

(1) 异种抗原：指来自不同种属的抗原。对人类而言，病原微生物及其产物、植物蛋白、用于治疗目的的动物抗血清及异种器官移植物等均为重要的异种抗原。

(2) 同种异型抗原：亦称同种抗原(或人类的同种异体抗原)，指同一种属不同个体所具有的特异型抗原。重要的人类同种异型抗原包括：①红细胞血型抗原，包括ABO、Rh等40余个抗原系统，其对安全输血极为重要。②人类主要组织相容性抗原，即人白细胞抗原(HLA)，是具有高度多态性的抗原系统。另外，同一种属不同个体的同类免疫球蛋白也存在抗原的差异，即免疫球蛋白的同种异型。

(3) 自身抗原：正常情况下，机体免疫系统不对自身正常组织或细胞产生免疫应答，即处于自身耐受状态。在某些病理情况下(如隐蔽抗原或隔离抗原释放；自身抗原发生改变或被修饰等)，自身抗原成分可诱导机体产生自身免疫应答。

(4) 异嗜性抗原:乃一类与种属无关,存在于人、动物及微生物之间的共同抗原。例如,A族溶血性链球菌表面成分与人肾小球基膜及心肌组织具有共同抗原,故溶血性链球菌感染后,其刺激机体产生的抗体可能与具有共同抗原的心、肾组织发生交叉反应,导致肾小球肾炎或心肌炎。

3. 根据抗原是否由抗原提呈细胞所合成

(1) 外源性抗原:来源于抗原提呈细胞之外,不由其合成的抗原称为外源性抗原,如被抗原提呈细胞吞噬的细菌或细胞等。此类抗原由抗原提呈细胞摄取、加工为抗原肽,进而与MHC-Ⅱ类分子结合成复合物,由$CD4^+$ T细胞的TCR识别。

(2) 内源性抗原:由抗原提呈细胞在其胞内合成的抗原称为内源性抗原(如病毒感染细胞合成的病毒蛋白、肿瘤细胞内合成的肿瘤抗原等)。此类抗原被加工为抗原肽并与MHC-Ⅰ类分子结合为复合物,由$CD8^+$ T细胞的TCR识别。

二、抗 体

抗体(antibody,Ab)是B细胞在抗原刺激下分化为浆细胞,由浆细胞产生的免疫球蛋白(immunoglobulin,Ig)。Ig包括抗体以及与抗体结构相似但不具有抗体活性的球蛋白,如骨髓瘤患者体内的M蛋白就不具有抗体活性,因此,Ig是化学结构的概念,抗体则是生物学功能的概念。目前人类制备的抗体有多克隆抗体、单克隆抗体和基因工程抗体。

(一) 免疫球蛋白分子的基本结构

Ig的基本结构又称单体,由4条肽链组成,2条长链称为重链(heavy chain, H链),由大约450~550个氨基酸残基组成。根据H链氨基酸序列及抗原性不同,H链可分为γ、α、μ、δ、ε五类,相应的Ig分别被命名为IgG、IgA、IgM、IgD、IgE。2条短链称为轻链(light chain, L链),由大约214个氨基酸组成。根据L链恒定区氨基酸序列及抗原性不同可将Ig分为κ型和λ型。一个Ig分子中两条重链同类,两条轻链同型。上述4条肽链通过链间二硫键连在一起构成一个完整的Ig单体分子(图9-5)。

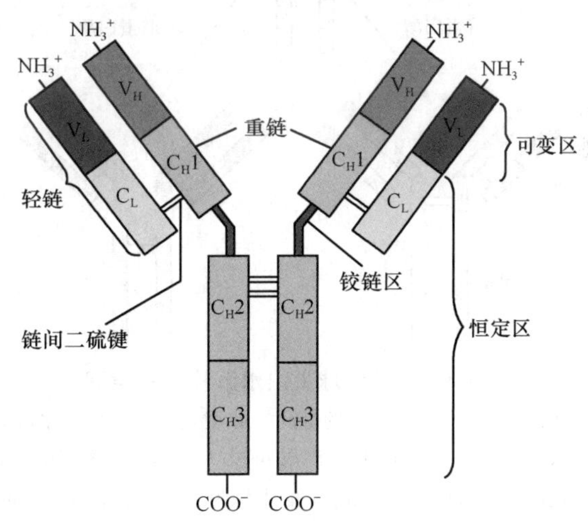

图9-5 免疫球蛋白分子的结构

Ig分子基本结构呈"Y"型,由两条相同的重链和两条相同的轻链以二硫键连接而成。重链和轻链近氨基端1/4或1/2部位,其氨基酸序列变化很大,为可变区;其他部分氨基酸序列相对稳定,为恒定区;位于C_H1和C_H2之间、富含脯氨酸的区域为铰链区。V_H和V_L分别代表重链和轻链可变区;C_H和C_L分别代表重链和轻链恒定区

Ig单体中4条肽链两端游离的氨基或羧基的方向是一致的,分别命名为氨基端(N端)和羧基端(C端)。在Ig分子近N端L链的1/2和H链的1/4或1/5(如μ、ε)处氨基酸的种类和顺序各不相同,称为可变区(variable region,V区);肽链C端其余部分的氨基酸,在种类和顺序上彼此间

差别不大,称为稳定区或恒定区(constant region, C 区)。H 链的 C 区又可根据其结构域分为 $C_H1 \sim 3$ 或 $C_H1 \sim 4$(如 μ、ε),可执行不同的功能。

H 链和 L 链的 V 区各有 3 个高变区,其中的氨基酸残基种类和顺序特别多变,为 Ig 分子的抗原结合部位,故亦称为互补决定区(complementarity determining region, CDR)或超变区(HVR)。可变区中的其他氨基酸残基称为骨架区(framework region, FR),其组成与排列相对保守,主要功能为支持 CDR,并维持 V 区空间结构的稳定。

(二) 免疫球蛋白的其他结构

1. 连接链(joining chain, J 链) 由浆细胞合成,连接两个或两个以上单体分子形成二聚体或五聚体,如分泌型 IgA 和五聚体 IgM。

2. 分泌片(secretory piece, SP) 由黏膜上皮细胞合成,可保护 sIgA 免受环境中蛋白水解酶的破坏;促进 sIgA 转运。

3. 铰链区(hinge region) 位于 $C_H1 \sim C_H2$ 之间,富含脯氨酸,易发生伸展及一定程度的转动,便于抗体与抗原结合;还可使 Ig 分子变构,有利于结合补体。

(三) 免疫球蛋白的水解片段

将 Ig 用酶水解常用以研究其功能与结构并指导临床应用,精制抗毒素而避免过敏反应,常用的酶是木瓜蛋白酶和胃蛋白酶。下面以 IgG 为例来阐述(图 9-6)。

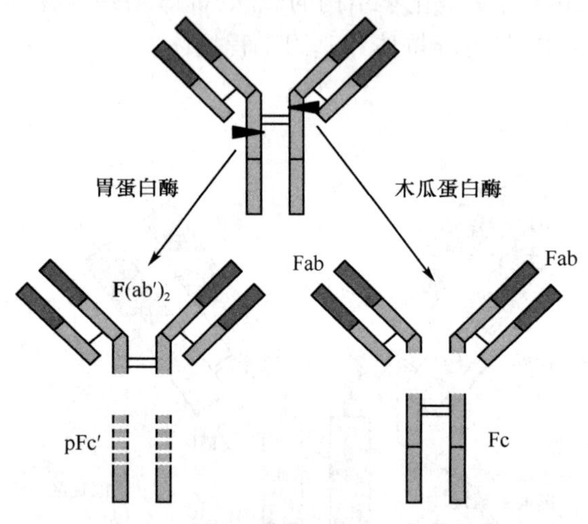

图 9-6 免疫球蛋白水解片段示意图

胃蛋白酶作用于两条重链的链间二硫键近 C 端,将 Ig 水解为 1 个大片段 $F(ab')_2$ 和一些小片段 pFc'。木瓜蛋白酶作用于两条重链的链间二硫键近 N 端,将 Ig 水解为 2 个完全相同的 Fab 和 1 个 Fc 段

1. 木瓜蛋白酶的水解 裂解部位在 IgG 铰链区 H 链二硫键近 N 端,形成 3 个片段:2 个单价抗原结合片段(fragment of antigen bingding),简称 Fab 段;1 个可结晶的片段(crystallizable fragment),简称 Fc 段,具有活化补体,结合细胞 Fc 受体,通过胎盘等功能。

2. 胃蛋白酶的水解 裂解部位在 IgG 铰链区 H 链二硫键近 C 端,形成一个具有双价结合抗原的 $F(ab')_2$ 片段和无生物活性的小分子多肽碎片,即 pFc'。

(四) 免疫球蛋白的功能

1. 结合抗原作用 抗体分子在结合抗原时,其 Fab 片段的 V 区与抗原决定簇的立体结构(构象)必须吻合,特别是与超变区的氨基酸残基直接相关,所以抗原-抗体的结合具有高度特异性。

2. 活化补体作用　抗体与抗原结合时，Ig 发生构型改变，使 IgG 的 C_H2 或 IgM 的 C_H3 功能区暴露，与补体 C1q 结合，从而引起补体的活化。

3. 结合 Fc 受体　不同细胞表面具有不同的 Ig 的 Fc 受体，分别用 FcγR、FcεR、FcαR 等表示。当 Ig 与相应抗原结合后，由于构型的改变，其 Fc 段可与具有相应受体的细胞结合。抗体与 Fc 受体结合可发挥不同生物学作用(图 9-7)。

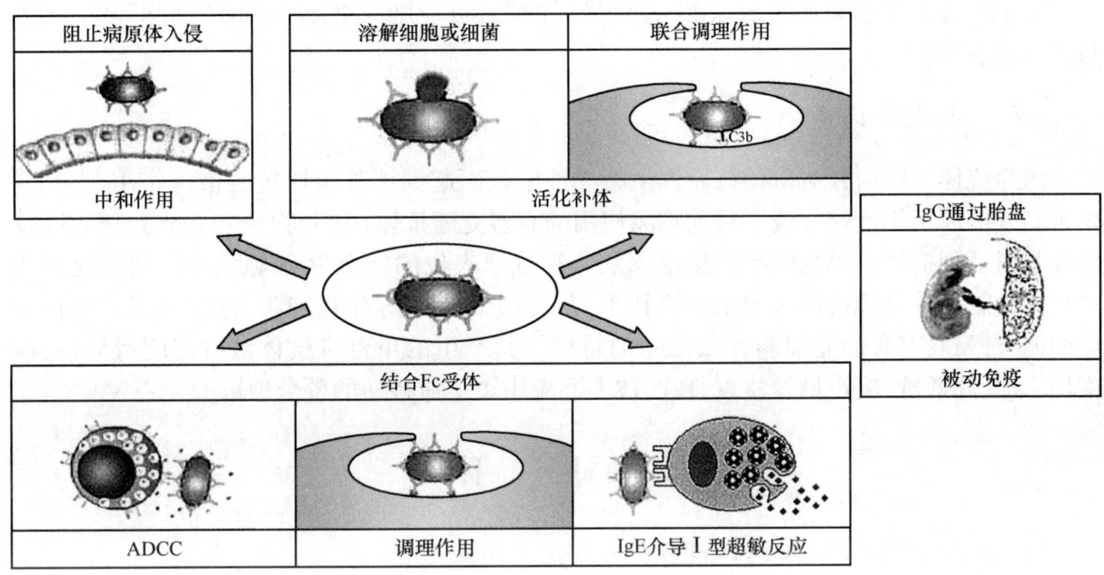

图 9-7　免疫球蛋白的主要生物学功能

Ig V 区可特异性结合抗原，从而中和毒素、阻断病原入侵；V 区与特异性抗原结合后，Ig C 区可激活补体，并通过与靶细胞表面 Fc 受体结合，发挥调理作用、ADCC 效应、介导超敏反应和穿越胎盘等

(1) 介导Ⅰ型变态反应：刺激机体产生的 IgE 可与嗜碱粒细胞、肥大细胞表面高亲和力的 FcεR 结合。当相同的变应原再次进入机体时，可与结合在细胞膜上的 IgE Fab 段结合，刺激细胞脱颗粒，释放组胺等介质，引起Ⅰ型变态反应。

(2) 调理作用：调理作用是指抗体、补体 C3b、C4b 等调理素促进吞噬细胞等颗粒性抗原。补体与抗体同时发挥调理作用时，称为联合调理作用。IgG 可与吞噬细胞表面的 FcγR 结合，使抗原易被吞噬。

(3) 发挥抗体依赖性细胞介导的细胞毒作用：当 IgG 抗体与带有相应抗原的靶细胞结合后，可与有 FcγR 的中性粒细胞、单核细胞、巨噬细胞、NK 细胞等效应细胞结合，发挥抗体依赖的、细胞介导的细胞毒作用(antibody dependent cell-mediated cytotoxicity，ADCC)。

(五) 五类 Ig 的生物学性质

1. IgG　IgG 是血清中含量最高的抗体，占血清 Ig 总量的 75%；IgG 是机体抗感染的主要抗体，是唯一能通过胎盘的 Ig，可分为 4 个亚类：IgG1、IgG2、IgG3、IgG4。

2. IgM　结构为五聚体，相对分子质量最大，又称为巨球蛋白；合成最早，胎儿晚期即可合成，常用于诊断宫内感染，也是抗原刺激后最早合成的抗体，常用于传染病的早期诊断；IgM 激活补体的能力高于 IgG；IgM 在 B 细胞表面以单体存在，是抗原识别受体之一。

3. IgA 分别为血清型 IgA(单体)和分泌型 IgA(sIgA)。sIgA 为双聚体,主要存在于唾液、泪液、初乳及黏膜分泌液中,是机体黏膜局部防御感染的重要因素(抗细菌、抗病毒、抗毒素);婴儿可从初乳中获得大量 sIgA。

4. IgD 在血清中含量较低,其对蛋白酶较敏感易被降解。早期的 B 细胞仅表达 IgM,当 B 细胞表面出现 IgD 时,标志 B 细胞成熟了。IgD 是 B 细胞表面的又一抗原识别受体(smIgD)。

5. IgE IgE 是机体内合成最晚,含量最低的 Ig,可与肥大细胞、嗜碱粒细胞等结合,参与Ⅰ型超敏反应。

(六)单克隆抗体

因为抗体可以与其对应的抗原发生特异性结合而起到清除抗原抗感染的作用,人们开始去制备抗体用于治疗疾病。目前临床使用的有多克隆抗体(如动物免疫血清)、单克隆抗体和基因工程抗体。单克隆抗体指由识别一种抗原表位的一个 B 细胞克隆增殖分化产生的抗体。制备单克隆抗体采用杂交瘤技术,杂交瘤细胞既具有 B 细胞合成、分泌特异性抗体的能力,又具有骨髓瘤细胞无限增殖的特性。其产生的单克隆抗体具有高度特异性,高度均一性、高效价、高产量等特点,现已被广泛应用于生命科学的各个领域。

三、补　　体

(一)补体的定义及理化性质

补体(complement,C)是存在于人和脊椎动物血清及组织中的一组以酶原形式存在的球蛋白,可参与机体的抗感染及免疫调节,也可介导病理性反应,是体内重要的免疫效应系统和放大系统。由于其组分多,因此又称为补体系统。

补体可由肝细胞、巨噬细胞以及肠黏膜上皮细胞等多种细胞产生。参与补体经典激活途径的固有成分按其被发现的先后顺序分别称为 C1、C2、C3……C9,C1 由 C1q、C1r、C1s 三种亚单位组成;补体系统的其他成分以英文大写字母表示,如 B 因子、D 因子、P 因子、H 因子等;补体调节成分多以其功能进行命名,如 C1 抑制物、C4 结合蛋白、衰变加速因子等;补体活化后的裂解片段以该成分的符号后面加小写英文字母表示,如 C3a、C3b 等;具有酶活性成分在其符号上画一横线表示,如($C\overline{1}$、$C\overline{3bBb}$)等;灭活的补体片段在其符号前面加英文字母 i 表示,如 iC3b 等。血清中补体蛋白约占总球蛋白的 10%,补体的大多数组分都是糖蛋白,且多属于 β 球蛋白,少数为 α 和 γ 球蛋白,正常血清中 C3 含量最多。

(二)补体系统的激活

血浆中非活化的补体成分无生物学功能,只有在某些活化物的作用下,或在特定的固相表面上,补体各成分才依次被激活。每当前一组分被激活,即具备了裂解下一组分的活性,由此形成一系列放大的级联反应,最终导致溶细胞效应。多种外源性或内源性物质可通过 3 条途径激活补体:①从 C1q-C1r2-C1s2 开始的经典途径,抗原-抗体复合物为主要激活物。②从 C3 开始的旁路途径,其不依赖于抗体。③通过甘露聚糖结合凝集素(MBL)糖基识别的凝集素激活途径。此外,上述 3 条途径有共同的终末反应过程(图 9-8)。

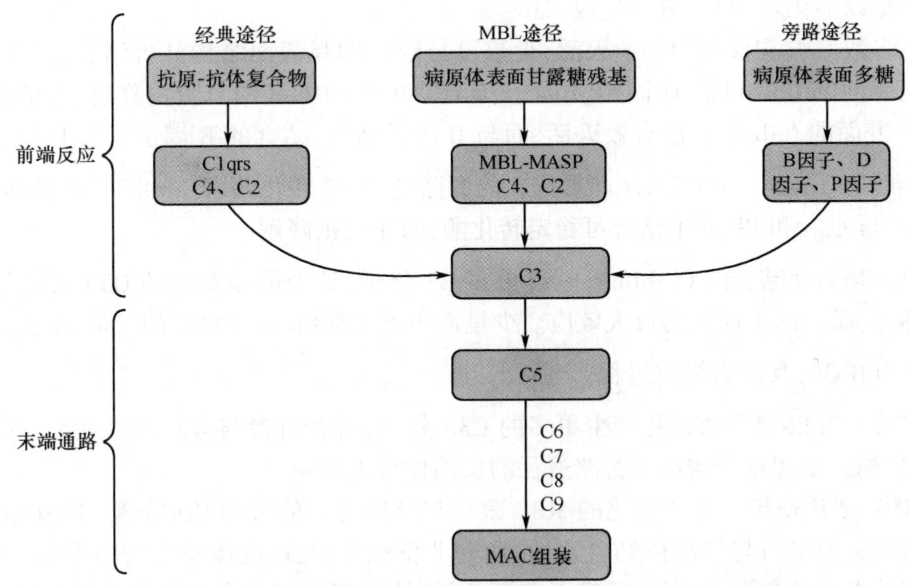

图 9-8　补体三条活化途径示意图

补体循三条途径被激活，三条途径的前端反应各异，但具有共同的末端通路（自 C3 以后）

1. 经典激活途径　经典激活途径指主要由 C1q 与激活物结合后，顺序活化 C1r、C1s、C2、C4、C3，形成 C3 转化酶（C $\overline{4b2a}$）与 C5 转化酶（C $\overline{4b2a3b}$）的级联酶促反应过程。

（1）经典途径的激活物：免疫复合物（IC）是经典途径的主要激活物。C1 与 IC 中抗体分子结合是经典途径的始动环节。C1 需与 2 个以上 Fc 段结合才发生构型改变，游离或可溶性抗体不能激活补体，只有在抗体与抗原或细胞表面结合后，Fc 段发生构象改变，C1 才能与抗体 Fc 段的补体结合，从而触发补体激活过程。

（2）激活顺序

1）C1 的第一个底物是 C4 分子：在镁离子存在下，C1s 使 C4 裂解为 C4a 小片段和 C4b 大片段，大部分新生的 C4b 与水结合失活，仅 5% C4b 共价结合至紧邻细胞或颗粒表面。

2）C1s 的第二个底物是 C2 分子：C2 与 C4b 形成镁离子依赖复合物，被 C1s 裂解后产生 C2a 大片段和 C2b 小片段。C2a 与 C4b 结合成 C $\overline{4b2a}$复合物（即 C3 转化酶）。

裂解 C3 是补体活化级联反应中的枢纽性步骤。C $\overline{4b2a}$将 C3 分子 α 链裂解，生成 C3a 和 C3b。新生的 C3b 可与 C4b2a 中 C4b 结合，形成 C $\overline{4b2a3b}$（即 C5 转化酶），进入终末途径。

2. 旁路激活途径　旁路激活途径又称替代激活途径。指由 B 因子、D 因子和备解素参与，直接由微生物或外源异物激活 C3，形成 C3 与 C5 转化酶，激活补体的活化途径。在种系发生上，旁路途径是最早出现的补体活化途径，是抵御微生物感染的非特异性防线。

（1）旁路途径的主要激活物：旁路途径的激活物主要为补体激活提供保护性环境和接触表面的成分，如某些细菌、内毒素、酵母多糖、葡聚糖等。

（2）旁路途径的活化过程：旁路途径活化从 C3 开始，天然 C3 分子与水分子形成 C3（H_2O）；C3（H_2O）可以镁离子依赖性方式与 B 因子结合；B 因子可被 D 因子裂解成 Ba 和 Bb 片段，Bb 与 C3（H_2O）结合成 C3（H_2O）Bb，此即旁路途径的起始 C3 转化酶，其中 Bb 片段具丝氨酸蛋白酶活性。起始 C3 转化酶极不稳定，易被血清中 H 因子和 I 因子灭活，但其酶活性仍足以活化若干 C3 分子生成 C3b。

绝大多数 C3b 在液相中快速灭活，少数可与附近的膜表面结构共价结合，结合于自身组织细胞表面的 C3b 可被 H 因子、I 因子、DAF、MCP、CR1 等调节蛋白降解、灭活；结合在"激活物"表面的 C3b 不能被有效灭活，而与 B 因子结合，结合的 B 因子可被 D 因子裂解，释放 Ba，而 Bb 仍与 C3b 结合，从而形成新的旁路途径 C3 转化酶（C$\overline{3bBb}$）。在此激活途径中，备解素与 C3b 和 Bb 分子结合可稳定转化酶，防止其被降解。

与激活物表面结合的 C$\overline{3bBb}$可裂解更多 C3 分子，其中部分新生的 C3b 又可与 Bb 结合，此即旁路激活的正反馈的放大效应。少量 C3b 与 C3bBb 复合物中的 C3b 结合，形成 C5 转化酶 C$\overline{3bBb3b}$，其后为终末过程。

稳定的 C$\overline{3bBb}$复合物催化产生更多的 C3b 分子，后者再参与旁路激活途径，形成更多的 C3 转化酶。上述过程构成了旁路途径的反馈性放大机制。

3. MBL 激活途径 补体活化的 MBL 途径与经典途径的过程基本类似，但其激活起始于炎症期产生的蛋白与病原体结合之后，而并非依赖于抗原-抗体复合物的形成。MBL 是一种钙依赖性糖结合蛋白，属于凝集素家族，可与甘露糖残基结合。正常血清 MBL 水平极低，在急性期反应时，其水平明显升高。MBL 首先与细菌的甘露糖残基结合，然后与丝氨酸蛋白酶结合，形成 MBL 相关的丝氨酸蛋白酶（MASP）。MASP 可水解 C4 和 C2 分子，继而形成 C3 转化酶，其后的反应过程与经典途径相同。

（三）补体激活的终末过程

3 条补体激活途径的终末成分及活化过程相同，都是形成 C5b～9（膜攻击复合物，MAC）（图 9-9）。其主要步骤是：3 条补体活化途径所形成的 C5 转化酶（C$\overline{3bBb3b}$或 C$\overline{4b2a3b}$）将 C5 裂解为小片段 C5a 和大片段 C5b；C5b 可与 C6 稳定结合为 C5b6；C5b6 自发与 C7 结合成 C5b～7，暴露膜结合位点，与附近的细胞膜非特异性结合；结合在膜上的 C5b～7 可与 C8 结合，所形成的 C5b～8 可促进 C9 聚成"渗漏斑"，或形成穿膜的亲水性孔道，使得小的可溶性分子、离子以及水分子可以自由透过胞膜，但蛋白质之类的大分子却难以从胞浆中逸出，最终导致细胞内渗透压降低，细胞裂解。

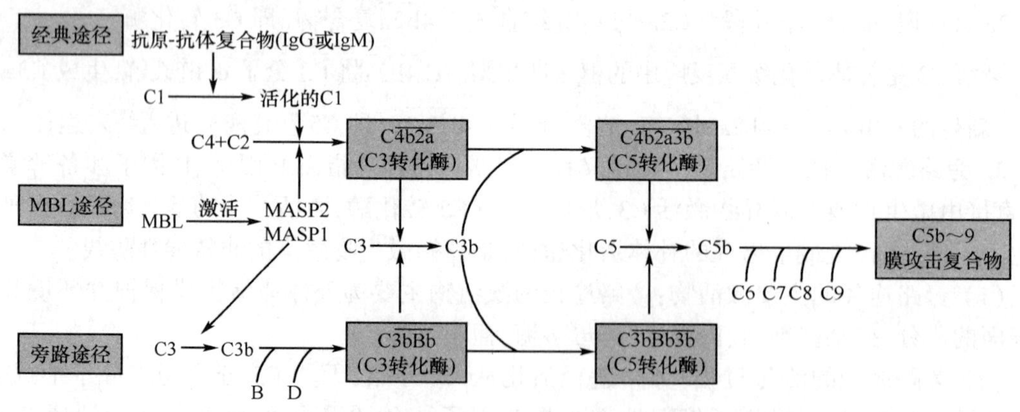

图 9-9 补体激活途径比较

(四) 补体的生物学作用

补体被激活后,可表现出以下生物学功能。

1. 细胞毒及溶菌、溶解病毒作用 补体激活产生 MAC,形成穿膜的亲水性通道,破坏局部磷脂双层,最终导致细胞崩解。MAC 的生物学效应是:溶解红细胞、血小板和有核细胞;参与宿主抗细菌(革兰阴性菌)和抗病毒(如 HIV)防御机制。

2. 调理作用 C3b、C4b 和 iC3b 与细菌或其他颗粒结合,通过与吞噬细胞表面 CR1、CR3、CR4 结合而促进其吞噬作用,此为补体的调理作用。这种调理吞噬作用可能是机体抵抗全身性细菌和真菌感染的主要机制之一(图 9-10)。

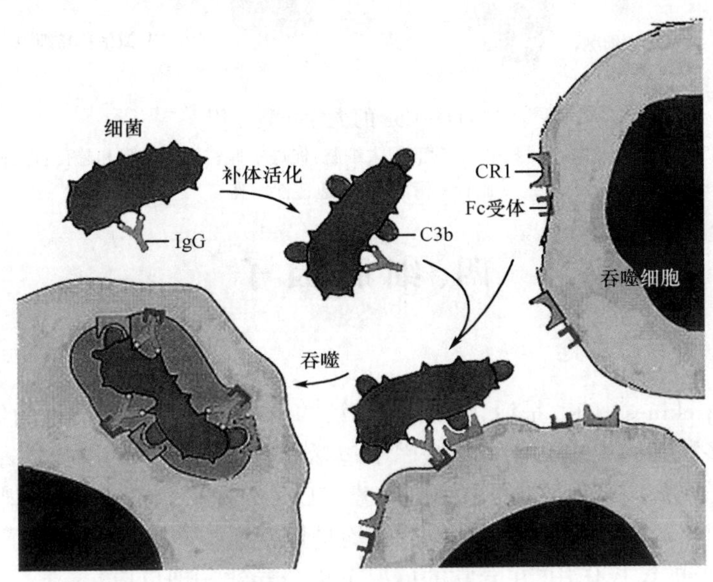

图 9-10　补体的调理作用

C3b(或 C4b、iC3b)附着于细菌或其他颗粒表面→与吞噬细胞表面 CR1(或 CR3、CR4)结合→促进吞噬细胞吞噬细菌(调理作用)

3. 免疫黏附作用 可溶性抗原-抗体复合物(如毒素-抗毒素复合物)活化补体后,产生的 C3b 可共价结合至复合物上,通过 C3b 与 CR1 阳性红细胞、血小板黏附,将免疫复合物转移至肝、脾脏内,被巨噬细胞清除,此为免疫黏附,是机体清除循环免疫复合物的重要机制。

4. 炎症介质作用 C3a 和 C5a 被称为过敏毒素,它们可与肥大细胞或嗜碱粒细胞表面 C3aR 和 C5aR 结合,触发靶细胞脱颗粒,释放组胺和其他血管介质,介导局部炎症反应。此外,C5a 对中性粒细胞有很强的趋化活性;可诱导中性粒细胞表达黏附分子;刺激中性粒细胞产生氧自由基、前列腺素和花生四烯酸;引起血管扩张、毛细血管通透性增高、平滑肌收缩等(图 9-11)。

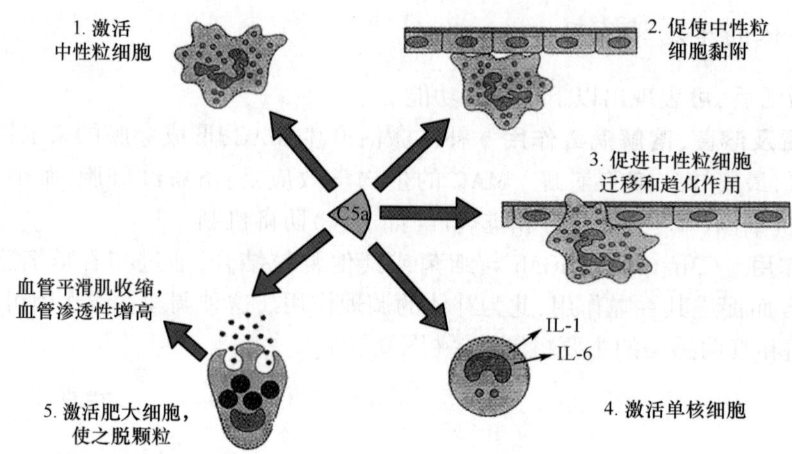

图 9-11 C5a 的炎症介质作用

C5a 可激活中性粒细胞、单核细胞、肥大细胞；促进中性粒细胞黏附和趋化；促进血管平滑肌收缩、通透性增高

四、细 胞 因 子

（一）细胞因子的概念

细胞因子（cytokines, CK）是活化的细胞分泌的具有多种生物学活性的低分子量蛋白的统称，它们调节多种细胞生理功能。细胞因子包括淋巴细胞产生的淋巴因子和单核巨噬细胞产生的单核因子等。目前已知的白细胞介素（IL）、干扰素（IFN）、集落刺激因子（CSF）、肿瘤坏死因子（TNF）、转化生长因子（TGF）等均是免疫细胞产生的细胞因子，它们在免疫系统中起着非常重要的调控作用，在异常的情况下也会导致病理反应。

（二）细胞因子的共同特性

1. 理化特性 CK 大多为低分子量糖蛋白，以单体形式存在。

2. 产生特点 CK 的产生具有多源性（一种 CK 由多种细胞产生；一种细胞可产生多种 CK）、分泌性（大多数以旁分泌或自分泌的形式发挥作用且是短暂的自限性分泌）。

3. 作用特点 CK 作用特点具有高效性（通过与相应受体结合发挥作用，极微量的细胞因子即可发挥明显的生物效应）、非特异性（细胞因子的作用是非抗原特异性的，无 MHC 限制性）、多效性（一种细胞因子作用于多种靶细胞表现多种不同的生物学效应）、网络性（一种细胞因子作用不是独立的，而是与其他细胞因子相互联系发挥作用的，表现为互相诱生、功能的叠加、协同或拮抗）。

（三）细胞因子的生物学作用

细胞因子众多，功能不尽相同，总体上有以下五种主要功能。

1. 介导天然免疫和炎症反应 主要由单核-吞噬细胞分泌，表现抗病毒和抗细菌感染的作用。如 IFN、IL-15、IL-12 是三种重要的抗病毒细胞因子。TNF、IL-1、IL-6 和趋化性细胞因子又称为前炎症性细胞因子，是启动抗菌炎症反应的关键细胞因子。

2. 介导和调节特异性免疫应答 此类细胞因子主要由活化的 T 细胞分泌，调节淋巴细胞的活化、增殖和分化。如 IFN-γ 促 $CD4^+$ T 细胞活化、TGF-β 抑制巨噬细胞激活。

3. 刺激造血　在免疫应答和炎症反应中，白细胞、红细胞和血小板不断被消耗，CSF 可刺激骨髓造血干细胞的分化和成熟来补充这些细胞。

4. 参与免疫细胞的分化和发育　T、B 细胞的分化和成熟与各类细胞因子的作用是分不开的，如多种 IL。

5. 形成神经-内分泌-免疫系统调节网络　神经递质、激素、细胞因子是此调节网络的关键分子，参与对机体整个生理功能的调节。细胞因子促进神经细胞分化、成熟、再生、移行及神经递质和激素的释放；神经内分泌系统抑制或促进某些细胞因子的分泌。如糖皮质激素等对免疫系统有抑制作用，IL-1 和 IL-6 促进糖皮质激素的产生。

五、白细胞分化抗原

免疫应答过程中，多种免疫细胞通过直接接触或分泌某些效应分子，发生极为复杂的相互作用。免疫细胞间相互识别及传递信息的物质基础是表达于细胞膜表面的功能分子，即细胞表面标志，包括多种表面抗原、表面受体和其他分子。白细胞分化抗原是不同谱系白细胞在正常分化、成熟的不同阶段及活化过程中，出现或消失的表面标志。白细胞分化抗原分布广泛，除表达于白细胞、还广泛分布于不同分化阶段的红细胞系、巨核细胞/血小板谱系和非造血细胞（如血管内皮细胞、成纤维细胞、上皮细胞、神经-内分泌细胞）表面。1982 年国际协作组会议决定将不同实验室所鉴定的同一白细胞分化抗原归为同一分化群（cluster of differentiation，CD），进行统一命名，迄今已命名至 CD339。

CD 分子具有极为重要和多样的功能，不仅在免疫应答识别、活化和效应阶段发挥重要作用，且广泛参与细胞生长、成熟、分化和发育。

（一）参与免疫细胞识别与相关信号转导的 CD 分子

参与 T 细胞识别与相关信号转导的 CD 分子主要包括 CD3、CD4、CD8、CD2 与 CD58；参与 B 细胞识别与相关信号转导的 CD 分子有 CD79a/CD79b、CD19、CD21、CD81 等。

1. CD3　CD3 分子与 T 细胞受体（TCR）形成 TCR-CD3 复合体，分布于所有成熟 T 细胞和部分胸腺细胞表面。

2. CD4　CD4 分子是辅助性 T 细胞（helper T cell，Th）的重要表面标志。此外，CD4 还表达于某些抗原提呈细胞（如 B 细胞、单核/巨噬细胞）表面（图 9-12）。

3. CD8　CD8 是细胞毒性 T 细胞（cytotoxic T lymphocyte，CTL）的重要表面标志，部分 γδT 细胞核 NK 细胞也可表达 CD8（图 9-13）。

4. CD2　CD2 又称淋巴细胞功能相关抗原 2 或绵羊红细胞受体，表达于 T 细胞、胸腺细胞和 NK 细胞等表面。

5. CD79a/CD79b　二者形成异源二聚体表达于除浆细胞外不同分化阶段的 B 细胞表面，是 B 细胞特征性表面标志。

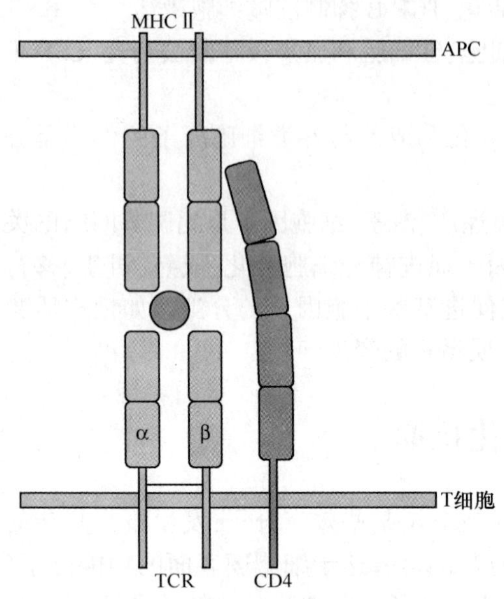

图 9-12　CD4 分子结构及其配体

CD4 分子胞外段与 APC 表面 MHC Ⅱ类分子非多态样区结合→参与 Th 细胞第一活化信号的产生

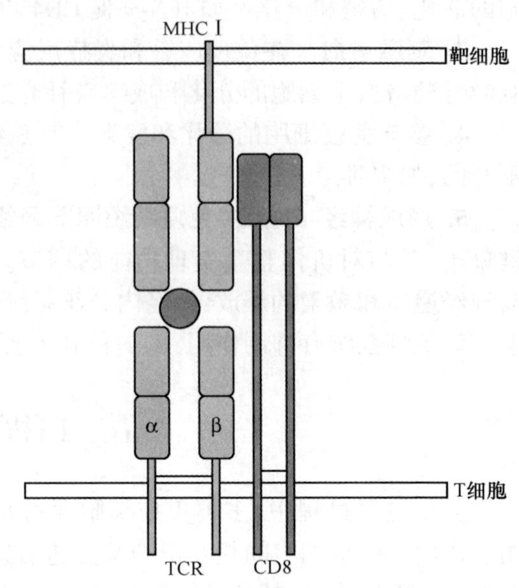

图 9-13　CD8 分子结构及其配体

CD8 分子胞外段与靶细胞表面 MHC Ⅰ类分子非多态样区结合→参与 CTL 第一活化信号的产生

（二）参与提供免疫细胞活化刺激信号的 CD 分子

此类 CD 分子主要包括 CD28 和 CD152、CD80 和 CD86、CD40 和 CD154、CD45、CD25、CD20、CD22 等。

六、主要组织相容性抗原

20 世纪即已证实：移植排斥反应的本质是移植物受者对供者组织细胞所表达的抗原产生免疫应答。若供、受者之间组织细胞抗原相同，移植物不被排斥，即供、受者间组织相容；反之，即供、受者间组织不相容。这些决定移植排斥反应发生（或组织相容性）的抗原被称为组织相容性抗原。其中，可诱导迅速而强烈排斥反应的抗原称为主要组织相容性抗原（major histocompatibility antigen）。主要组织相容性抗原由一组紧密连锁的基因群编码，称为主要组织相容性复合体（major histocompatibility complex，MHC）。目前已经证实 MHC 抗原的功能和生物学意义已超越移植免疫范畴，是参与免疫细胞发育、抗原提呈和识别以及免疫应答的关键成分，但 MHC 的命名仍沿用至今。

人和其他脊椎动物的 MHC 及其编码产物的名称各异，但 MHC 基因组成、编码产物结构及功能等相似。如人 MHC 的名称为 HLA，小鼠 MHC 的名称为 H-2 等。

（一）MHC 分子的分布与结构

1. MHC Ⅰ类分子的分布与结构　MHC Ⅰ类分子广泛分布于机体所有有核细胞（包括血小板和网织红细胞）表面。其中外周血、脾脏、淋巴结和胸腺淋巴细胞表达最高，其次为皮肤、肺、肾、肝及心脏等组织细胞。

MHC Ⅰ类分子由重链（α）和轻链（β）组成。其中重链为跨膜蛋白，分为胞外段、跨膜段和胞内段。胞外段含 α1、α2 和 α3 结构域，其中 α1、α2 结构域共同构成抗原(肽)结合槽。轻链即 β2 微球蛋白，为非跨膜成分，主要维持 Ⅰ 类分子的稳定性(图 9-14)。

2. MHC Ⅱ类分子的分布与结构　MHC Ⅱ类分子分布范围较窄，主要表达于专职抗原提呈细胞(B 细胞、巨噬细胞和树突状细胞等)表面，也可表达于活化的 T 细胞和胸腺上皮表面。

MHC Ⅱ类分子亦由 α 和 β 链组成。两条肽链结构相似，均为跨膜成分，分为胞外段、跨膜段和胞内段。二者胞外段分别含 α1、α2 和 β1、β2 结构域。α1 和 β1 位于远膜端，二者共同构成抗原结合槽，β2 结构域含与 T 细胞表面 CD4 分子结合的部位(图 9-15)。

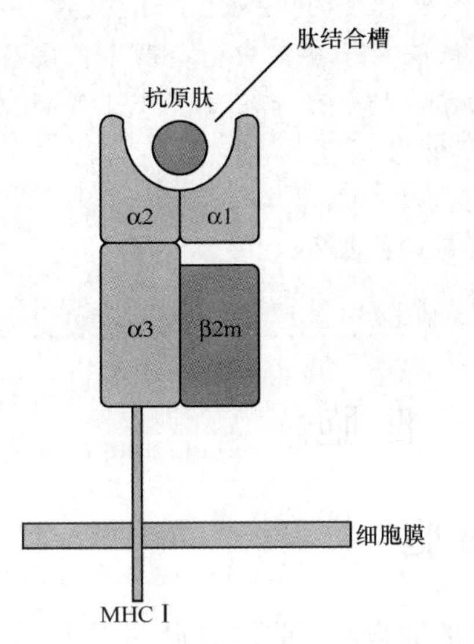

图 9-14　MHC Ⅰ类分子的结构示意图

MHC Ⅰ类分子由跨膜的 α 链和非跨膜的 β 链组成；α 链外端含 α1、α2 和 α3 结构域；α1、α2 结构域构成抗原肽结合槽，α3 结构域与 β 链非共价结合

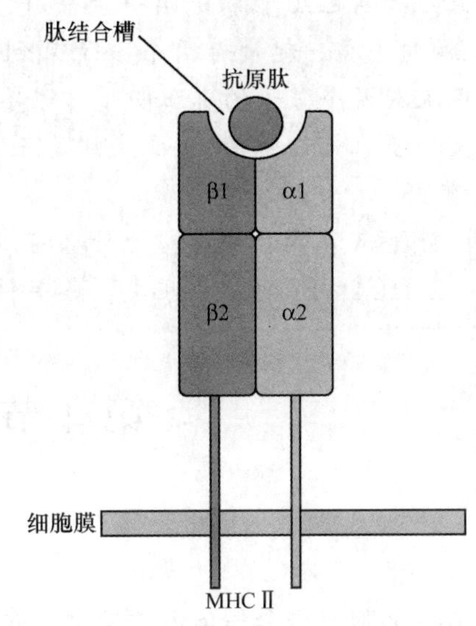

图 9-15　MHC Ⅱ类分子的结构示意图

MHC Ⅱ类分子由跨膜的 α 和 β 链组成，二者胞外段的 α1 和 β1 结构域构成肽结合槽，β2 结构域可与 CD4 分子结合

(二) MHC 分子的功能

1. 参与加工与提呈抗原　这是 MHC 分子最重要的功能。其机制为：内源性/外源性抗原在 APC 内被加工、处理，所产生的小分子肽段与 MHC Ⅰ/MHC Ⅱ类分子的抗原结合槽结合，形成抗原肽-MHC Ⅰ类/Ⅱ类分子复合物，继而被转运并表达于 APC 表面，供 $CD8^+$ T/$CD4^+$ T 细胞识别，从而启动免疫应答。

2. 参与 T 细胞的限制性识别　MHC 分子对 T 细胞与 APC(或靶细胞)的相互作用起限制性作用，即 TCR 识别 APC 所提呈抗原肽的同时，还须识别与抗原肽结合的 MHC 分子，此现象即 MHC 限制性。$CD8^+$ T 细胞受 MHC Ⅰ类分子限制，而 $CD4^+$ T 细胞受 MHC Ⅱ类分子限制。

3. 参与 T 细胞的分化、发育　MHC 分子可以参与机体 T 细胞的分化与发育。

4. 参与调节 NK 细胞活性　NK 细胞表面表达杀伤细胞抑制性受体，其与自身 MHC Ⅰ类分子结合，可启动抑制性信号，抑制 NK 细胞活性，故正常自身细胞得以免遭杀伤；若细胞表面 MHC Ⅰ类分子表达减少或缺失(如肿瘤细胞、某些病毒感染细胞)，则 NK 细胞的抑制信号消失，导致 NK 细胞被激活并发挥正常杀伤作用。

案例 9-3

所谓亲子关系鉴定是通过人类遗传基因分析及现代化的 DNA 检测技术来判断父母与子女是否亲生关系。近年来,亲子鉴定逐步成为了重要的公证证明。37 岁的罗先生,有个 12 岁的儿子小庆。一个周末,小庆将好朋友小文邀请到家中一起做作业。罗先生一见到小文,就暗暗吃了一惊:这小孩子长得怎么这么像我啊,脸圆中带方,鼻子大耳朵小,甚至写字握笔得姿势以及身上那种斯文得气质,也和自己很接近。再看自己的儿子小庆,反而越看越觉得哪里都和自己不像。小文家住在隔壁的村庄里,父亲姓王。和自己儿子都是同一天中午在镇上的医院里出生的!知道了这些,最终有一天,两对夫妻一起带着两个孩子来到江苏省人民医院亲子鉴定中心。两个鉴定小组,分两次对两个孩子的真正归属作了鉴定。最后的结果均一致肯定了罗先生的猜测,即小文为罗家夫妇所亲生,小庆则是王家夫妇的真正骨肉。

问题

1. HLA 基因在哪里?为什么可以作为亲子鉴定的依据?
2. HLA 抗原可分为几类?各有什么特点和作用?

第 4 节 免疫细胞

一、免疫细胞

免疫细胞泛指参与免疫应答和与免疫应答有关的细胞及其前体细胞,主要包括造血干细胞、淋巴细胞、单核-吞噬细胞及其他抗原提呈细胞、粒细胞、红细胞和肥大细胞等,其中起核心作用的是淋巴细胞。

淋巴细胞

淋巴细胞来源于造血干细胞中的淋巴干细胞(淋巴系细胞),是机体免疫应答的核心细胞,主要包括 T 淋巴细胞、B 淋巴细胞和 NK 细胞。淋巴细胞是一群复杂的不均一的细胞群体,包括许多形态相似而功能不同的亚群细胞,这些亚群细胞的膜表面存在可供鉴别的特殊分子结构,称为表面标志。

表面标志包括表面抗原和表面抗体。表面抗原是指可用特异性抗体检测的细胞膜表面分子,主要包括白细胞分化抗原(CD 抗原)、HLA 抗原和膜表面免疫球蛋白(smIg)。表面受体是指能与相应配基结合的细胞膜表面分子,主要包括抗原识别受体(TCR、BCR)、绵羊红细胞受体(ER)、有丝分裂原受体、补体受体(CR)、细胞因子受体(CKR)等。

1. T 淋巴细胞 T 淋巴细胞是在胸腺中分化成熟的淋巴细胞,故称胸腺依赖性淋巴细胞(thymus dependent lymphocyte),简称 T 淋巴细胞或 T 细胞。其表面标志有:

（1）表面抗原：主要有HLA和白细胞分化抗原。其中重要的分化抗原是CD4和CD8，并以此分为$CD4^+$ T细胞亚群和$CD8^+$ T细胞亚群。$CD4^+$ T细胞亚群主要是辅助性T细胞（Th）；$CD8^+$ T细胞亚群主要为杀伤性T细胞（CTL/Tc）。CD4分子参与识别HLA Ⅱ类分子；CD8分子参与识别HLA Ⅰ类分子。此外还有CD28（与APC的CD80结合），它是T细胞活化的第二刺激信号里的主要分子。

（2）表面受体：主要有以下几种。

1）T细胞抗原识别受体（T cell receptor, TCR）：是T细胞表面能特异性识别和结合抗原的结构。TCR不能直接识别和结合游离的可溶性抗原，只能识别经抗原提呈细胞（APC）加工处理后表达于APC表面的MHC分子结合的抗原肽。另外TCR单独不能传递激活信号，须与CD3非共价结合，依靠CD3传递信号。

2）绵羊红细胞受体（ER）：即CD2分子，它与绵羊红细胞结合形成花环，称为E-花环，可用于鉴定和分离人T细胞。

3）有丝分裂原受体：有丝分裂原简称丝裂原，可通过相应受体刺激静止期淋巴细胞转化为淋巴母细胞，发生有丝分裂而增殖。能刺激T细胞的丝裂原种类常见的有植物血凝素（PHA）、刀豆素（ConA）和美洲商陆（PWM）等。因此，可利用PHA和ConA等活化T细胞，也可借此进行淋巴细胞转化试验，判断细胞免疫的功能状态。

4）细胞因子受体（cytokine receptor, CKR）：可表达于静止及活化T细胞表面。静止T细胞表面的细胞因子受体亲和力弱，数量少，而活化T细胞表面的细胞因子受体的亲和力高且数量多。T细胞表面的CKR主要是白细胞介素的多种受体。

5）病毒受体：T细胞表面还存在病毒受体，如麻疹病毒受体和人类免疫缺陷病毒（HIV）受体等，通过这类受体，病毒可选择性的感染某个T细胞亚群，例如HIV可以通过CD4感染辅助性T细胞引起艾滋病。

2. B淋巴细胞　因B淋巴细胞是在鸟类法氏囊或其他同功器官（骨髓）内发育成熟的细胞，故称为骨髓依赖的淋巴细胞（bursa or bone marrow dependent lymphocyte），简称B淋巴细胞或B细胞。B细胞受抗原刺激后可转化为产生抗体的浆细胞。其表面标志主要有：

（1）表面抗原：B细胞表面高度表达HLA Ⅰ类和Ⅱ类抗原，其中HLA Ⅱ类抗原对B细胞活化产生免疫应答具有重要作用。B细胞在分化成熟过程中可表达不同的CD分子，其中某些可作为B细胞的标志，某些还与细胞功能有关。根据CD5的表达与否，可将B细胞分为B1亚群和B2亚群。通常指的B细胞就是B2细胞。CD19从原始至成熟的B细胞都存在，CD40可与Th细胞上的CD40的配体（CD40L）相结合，从而接受Th的辅助作用。

（2）表面受体：主要有以下几种。

1）B淋巴细胞抗原识别受体（BCR）：是B细胞所特有的，能特异识别抗原，是鉴定B细胞的重要标记，又叫膜表面免疫球蛋白（smIg）。成熟B细胞膜表面表达sIgM和sIgD，早期B细胞只表达sIgM。SmIg可与相应抗原特异性结合，并将抗原作内摄处理。这种受体介导的结合是B细胞捕获抗原的主要方式。BCR也没有单独传递抗原信号的作用，它与Igα/Igβ异二聚体非共价结合，组成BCR-Igα/Igβ复合受体分子，获得信号转导能力。

2）Fc受体：B细胞表面有IgG的Fc受体（CD32），与B细胞活性有关。Fc受体还与抗体包被的红细胞相结合形成EAC玫瑰花环，是鉴别B细胞的传统方法之一。

3）补体受体（CR）：表达于成熟 B 细胞的表面，CR1 可与 C3b 和 C4b 结合，促进 B 细胞活化或抑制补体活化；CR2（CD21）可与 C3d 结合，对 B 细胞活化起促进作用，CR2 同时也是 EB 病毒的受体。

4）丝裂原受体：B 细胞的有丝分裂原主要是脂多糖（LPS）、SPA（葡萄球菌 A 蛋白）和美洲商陆，受丝裂原活化后 B 细胞也可以分化增殖。

5）细胞因子受体：B 细胞表面还有多种细胞因子（如 IL-1、IL-2、IL-4、IFN-γ 等）的受体，与不同细胞因子的结合可使 B 细胞产生相应的生物活性。

3. NK 细胞（natural killer cell）　指自然杀伤细胞，它来源于骨髓，又称第三群淋巴细胞。NK 细胞表面没有特异性抗原识别受体，杀伤靶细胞不需要抗原预先致敏，也不受 MHC 限制。

二、免疫辅佐细胞

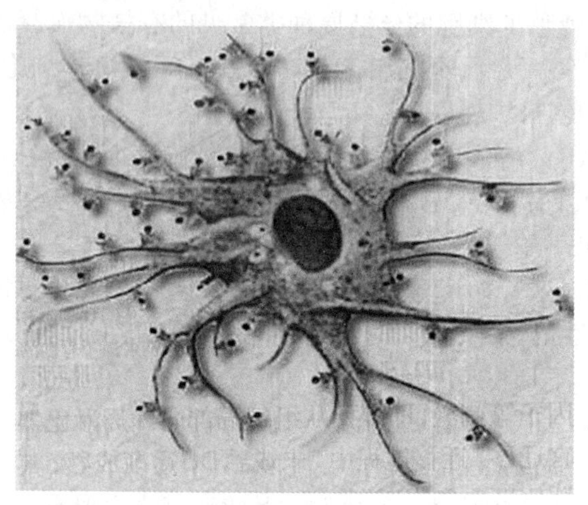

图 9-16　树突状细胞的形态模式图

在免疫应答过程中能够通过一系列作用帮助 T、B 淋巴细胞活化形成致敏 T 细胞和产生抗体的非淋巴细胞称为辅佐细胞。尤其是 T 细胞的活化需要辅佐细胞的参与，其主要作用是向 T 细胞提呈抗原，又称抗原提呈细胞（antigen presenting cell，APC）。免疫辅佐细胞包括单核-吞噬细胞系统的细胞、树突状细胞（图 9-16）和 B 细胞，以数量和功能而论，以单核-吞噬细胞为首。单核-吞噬细胞系统包括血液中的单核细胞和组织中的巨噬细胞，它主要具有以下功能。

1. 吞噬作用　当病原微生物或其他外来抗原侵入机体后，可先被单核/巨噬细胞吞噬清除（只有少数病原体如结核杆菌可在其他细胞内繁殖形成不完全吞噬）。这种吞噬作用通过 IgG 或补体产物而增强。

2. 免疫调节　单核-吞噬细胞可以分泌多种白细胞介素，生成干扰素，产生补体系统分子，参与免疫调节。

3. 提呈抗原、启动免疫应答　在特异性免疫应答中，绝大多数抗原都需经巨噬细胞吞噬和加工处理，并与其表面的 MHC 分子形成抗原肽-MHC 复合物，表达在细胞膜表面，提呈给 T 细胞。巨噬细胞表面有很多表面分子，如 B7 分子等，可与 T 细胞表面的协同刺激分子 CD28 等结合，产生协同刺激信号，诱导 T 细胞的活化，启动免疫应答。

4. 抗肿瘤　巨噬细胞被某些细胞因子，如 IFN-γ 激活后能有效地杀伤肿瘤细胞，是参与免疫监视的重要效应细胞。

案例 9-4

患者,男性,30岁。未婚。自述有静脉注射毒品史2年余,1年前体重明显减轻,近3月发热、干咳,因近日感觉呼吸不畅,并伴进行性视力下降,到医院就诊。体格检查:腿部及手臂皮肤多个紫褐色结节,直径1mm至1cm大小不等、触痛;口咽部白膜合并溃疡;全身浅表淋巴结肿大;肺部可闻及干啰音。眼底检查显示视网膜动脉充血、视乳头水肿出血。胸片显示肺门周围间质性肺浸润。支气管肺泡灌洗液中可见成团微生物,银染阳性。$CD4^+$ T细胞数量为75/ml。HIV抗体阳性。CT扫描轻度脑萎缩。口腔涂片发现念珠菌。HIV mRNA阳性。临床诊断:艾滋病。

问题

1. 该患者$CD4^+$ T细胞数量显著减少,与发病有何关系?T淋巴细胞可分为哪些亚群?各有哪些主要功能?
2. 如何利用免疫学手段预防、诊断和治疗艾滋病?

第5节 免疫应答

免疫应答是指机体对抗原物质的反应过程,包括机体先天具有的固有免疫应答(innate immune response)和因抗原刺激而诱生的抗原特异性免疫应答(adaptive immune response)。适应性免疫应答是机体受抗原刺激后,特异性淋巴细胞识别抗原,发生活化、增殖、分化或失能、凋亡,进而表现出相应生物学效应的全过程。免疫应答最基本的生物学意义是识别“自己(self)”与“非己(non-self)”。抗原的质和量,以及机体的免疫状态和反应性,均可决定免疫应答的类型和强度。

正常情况下机体产生生理性免疫应答(免疫保护),表现为:①对“非己”抗原产生正应答,以抵御外源性抗原的侵害;②对自身抗原则产生负应答(即免疫耐受),以保护自身组织不受免疫攻击而被损伤。

异常情况下机体产生病理性免疫应答(免疫损伤),表现为:①对“非己”抗原应答过强,导致超敏反应;②对“非己”抗原应答过弱,导致免疫能力低下或缺失,引发严重感染或肿瘤;③对自身抗原产生正应答,导致自身免疫病。

根据参与免疫应答的细胞类型和介导免疫效应组分的不同,适应性免疫应答可分为体液免疫(humoral immunity)和细胞免疫(cell-mediated immunity)应答。免疫应答通常发生于外周免疫器官(如淋巴结和脾脏),其全过程可分为3个阶段,即抗原识别阶段、淋巴细胞活化和增殖分化阶段、效应阶段。

一、特异性免疫应答的基本过程

(一) T细胞介导的免疫应答

T细胞介导的免疫应答,其全过程可分为三个过程。成熟T细胞表面的TCR与APC表面的抗原肽-MHC 分子复合物特异性结合，称为抗原识别阶段。在抗原与其他辅助因素作用下，T 细胞活化增殖，分化成为效应性 T 细胞，此为第二阶段，活化增殖阶段。效应性 T 细胞发挥效应以清除抗原的过程，为第三阶段（效应阶段）。

1. 抗原的加工处理与 T 细胞对抗原的识别

（1）抗原的加工处理：抗原提呈细胞（APC）摄取抗原将其处理成免疫源性多肽，多肽以抗原-MHC 分子复合物形式表达于 APC 表面，供 T 细胞识别。同时 APC 表达协同刺激分子与 T 细胞表面相应的配体结合，进而激活抗原特异性 T 细胞产生免疫应答。这一复杂的过程称为抗原递呈。

根据被提呈抗原的来源不同，可将其分为外源性抗原和内源性抗原：前者为来源于细胞外的抗原，如被吞噬的细胞、细菌或某些自身成分等；后者是细胞内合成的抗原，如病毒感染细胞所合成的病毒蛋白、肿瘤细胞合成的蛋白以及胞内某些自身正常成分等。

APC 加工处理外源性抗原后形成抗原肽，常由 MHC Ⅱ类分子递呈给 $CD4^+$ T 细胞，此为 MHC Ⅱ类途径；内源性抗原在胞内加工后形成的抗原肽则与 MHC Ⅰ类分子结合，递呈给 $CD8^+$ T 细胞，此为 MHC Ⅰ类途径（图 9-17、图 9-18）。

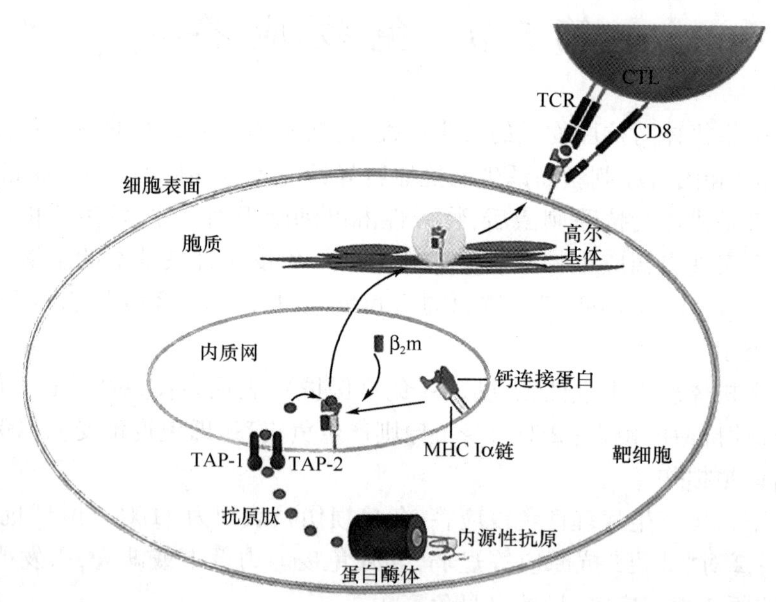

图 9-17 内源性抗原提呈的 MHC Ⅰ类途径

内源性抗原被蛋白酶体降解→TAP 选择性将抗原肽转运至内质网内→与已组装的 MHC Ⅰ类分子结合为复合物→经高尔基体转运至细胞表面→供 $CD8^+$ T 细胞识别

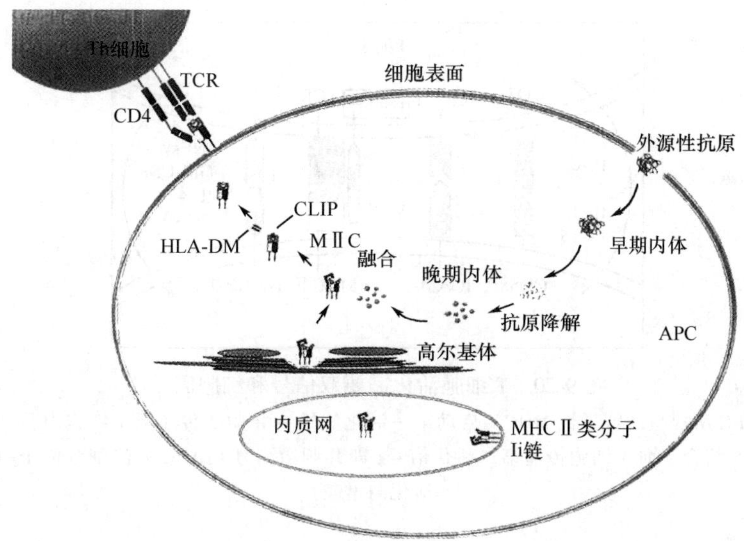

图9-18　外源性抗原提呈的MHC Ⅱ类途径

①APC摄入外源性抗原,形成内体→抗原降解为抗原肽→转运至MHC Ⅱ类分子腔室;②Ⅱ类分子在内质网合成→经高尔基体转运至MHC Ⅱ类分子腔室→与抗原肽形成抗原肽-Ⅱ类分子→转运至APC表面→供($CD4^+T$)细胞识别

(2) T细胞对抗原的识别:外周血中T细胞只能识别特异性表达于APC表面,并与MHC分子结合成复合物的肽类抗原,同时必须识别与抗原肽形成复合物的MHC分子,此即TCR的双识别,就是T细胞对抗原肽识别及MHC的识别(图9-19)。

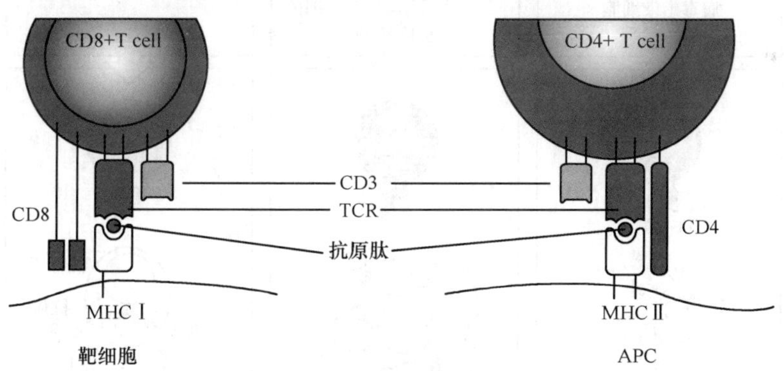

图9-19　T细胞识别信号的形成

①TCR识别特异性MHC复合结构;②CD4、CD8分别与MHC Ⅱ类分子和Ⅰ类分子结合→明显提高$CD4^+$或$CD8^+T$细胞对抗原刺激的敏感性;③CD3传递TCR特异性识别抗原的信号

2. T细胞的活化　T细胞活化需要双信号:①第一信号,由TCR识别特异性MHC,共受体(CD4或CD8)与MHC分子(Ⅱ类或Ⅰ类)结合所启动,由CD3分子传递至T细胞内;②第二信号,由APC和T细胞表面共刺激分子间相互作用所启动。仅有第一信号,而缺失第二信号,可导致T细胞呈不应答状态。

APC分泌的细胞因子,如白介素1、白介素6、肿瘤坏死因子α、白介素12、白介素15等参与T细胞活化、增殖和分化(图9-20)。

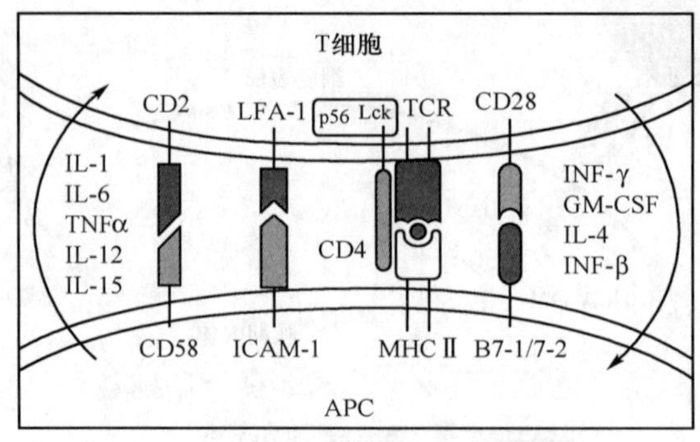

图 9-20 T 细胞活化需要双信号和细胞因子

TCR 识别并结合 APC 所提呈的特异性 MHC→启动第一活化信号→由 CD3 传递至 T 细胞内；APC 表面 B7-1/B7-2 与 T 细胞表面 CD28 结合→向 T 细胞传递第二活化信号（即共刺激信号）；APC 分泌细胞因子→参与 T 细胞充分活化与增殖

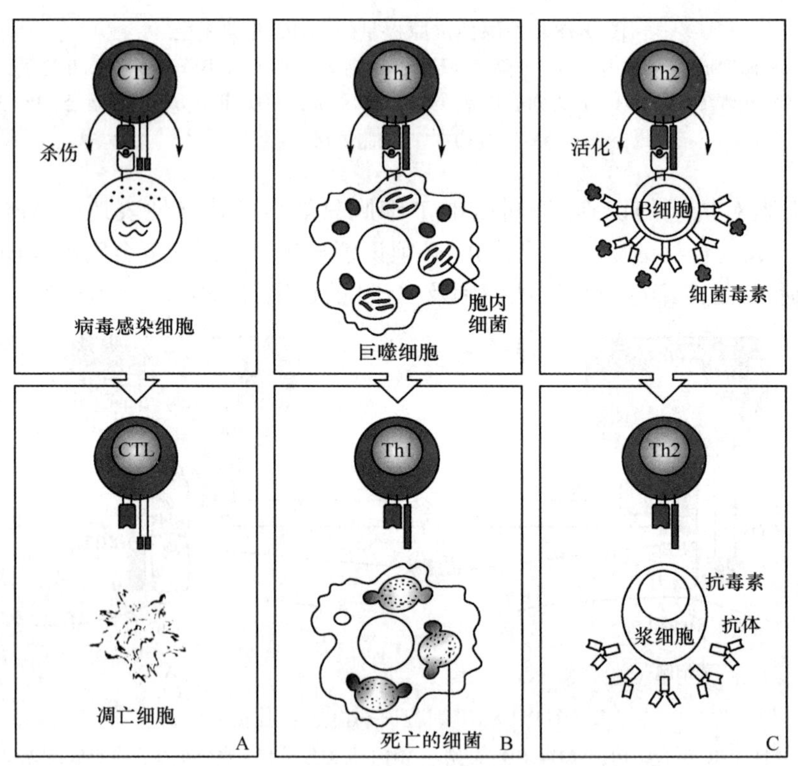

图 9-21 不同效应 T 细胞的生物学效应

A. $CD8^+$T 细胞杀伤表达特异性 MHC Ⅰ类分子复合物的靶细胞；B. $CD4^+$Th1 细胞识别 MHC Ⅱ类分子→激活 Mφ→杀伤胞内寄生菌；C. $CD4^+$Th2 细胞识别 MHC Ⅱ类分子→辅助 B 细胞→产生不同类别抗体→介导体液免疫效应

3. T细胞介导的效应　细胞免疫分别由$CD8^+$T细胞和$CD4^+$ T细胞介导(图9-21),通过多种免疫细胞和免疫分子参与来发挥其效应,并受遗传因素的调控。

(1) $CD4^+$T细胞的作用:$CD4^+$T细胞所分泌的细胞因子不同,可分为$CD4^+$ Th1细胞和$CD4^+$Th2细胞。其中Th1细胞可分泌IFN-γ、IL-2、TNF-β等,其主要功能为增强吞噬细胞功能;参与细胞毒作用和迟发性超敏反应。Th1细胞在抗胞内病原体感染中发挥重要作用。Th2细胞可分泌IL-4、IL-5、IL-6和IL-10等,主要促进体液免疫应答,诱导B细胞分化为浆细胞并产生抗体。

(2) $CD8^+$T细胞的作用:$CD8^+$T又称细胞毒性T淋巴细胞(CTL),它在T细胞介导的免疫效应中发挥重要功能。CTL的主要作用是特异性直接杀伤靶细胞,CTL杀伤靶细胞启动两种机制:细胞凋亡和细胞裂解。它杀伤靶细胞后本身未受损,可连续杀伤多个靶细胞,其杀伤作用具高效性。

4. T细胞介导的细胞免疫应答的生物学意义

(1) 抗胞内感染:在病毒、真菌和胞内寄生性细菌入侵时,因其在宿主细胞内寄生,抗体或其他机制不易发挥作用,细胞免疫可以通过杀伤被感染细胞或引起迟发性炎症等方式,将病原体清除。

(2) 抗肿瘤免疫:肿瘤细胞抗原可以诱导细胞免疫应答,产生有效的抗肿瘤作用。

(3) 参与移植排斥反应:在进行器官移植时发生排斥反应,实质上是由细胞免疫引起的,导致移植物的组织细胞受损。

(4) 引起免疫损伤:主要是引起迟发型超敏反应和自身免疫性疾病而造成机体的损伤。

(二) B细胞介导的免疫应答

B细胞介导的免疫应答是指B细胞在抗原刺激下活化、增殖、分化为浆细胞,合成并分泌抗体,并由抗体执行的体液免疫应答过程。由TD-Ag引起的体液免疫应答必需有抗原提呈细胞和Th细胞参与,而TI-Ag不需Th细胞参与即可引起体液免疫应答。

1. B细胞介导的免疫应答　TD-Ag引起的体液免疫应答包括三个阶段,即B细胞对TD-Ag的特异性识别,B细胞活化、增殖和分化,及抗体的效应。

(1) B细胞对TD-Ag的特异性识别:B细胞表面的BCR能直接识别天然抗原表位,而无须APC处理和提呈抗原,亦无MHC限制性。但B细胞只有在得到活化的Th细胞的辅助后,才能最终完成对TD-Ag的识别而活化。

(2) B细胞活化、增殖和分化:与T细胞相似,B细胞活化也需要第二信号的刺激(图9-22)。B细胞活化的第二信号由多个黏附分子的相互作用所提供,其中最重要的是CD40L与CD40。活化的Th细胞表达的CD40L与B细胞表面的CD40分子结合产生第二活化信号,在双信号刺激下B细胞活化。活化的B细胞可表达多种细胞因子受体,在与激活的Th2细胞产生的IL-4、IL-5、IL-6、IL-10等细胞因子及Th1细胞分泌的IL-2和IFN-γ等细胞因子作用下,B细胞可增殖分化为抗体形成细胞,合成、分泌抗体。部分B细胞分化为记忆细胞。

(3) 效应阶段:B细胞分化为浆细胞,合成分泌各种特异性抗体,发挥各种体液免疫效应,如中和作用(抗病毒、抗毒素);调理作用;通过ADCC作用抗病毒、抗肿瘤;激活补体溶菌作用;还可造成免疫病理损伤,如介导Ⅰ、Ⅱ、Ⅲ型超敏反应。

2. 体液免疫初次应答与再次应答的不同　B细胞介导的体液免疫应答,对初次抗原刺激和再次抗原刺激应答情况是不同的。主要表现在抗体出现时间、抗体浓度以及抗体在体

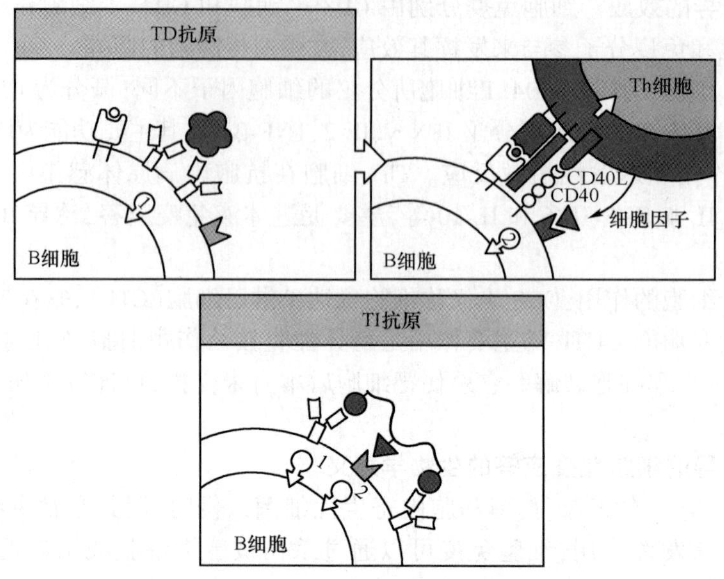

图 9-22 B 细胞激活的第二信号

内维持时间的长短不同。据此将其分为初次应答和再次应答。

(1) 初次免疫应答：机体初次接受抗原刺激后，抗体产生的过程可人为划分为若干阶段：①潜伏期，其长短受机体状态、抗原的性质及其进入机体的途径等因素影响，在此期间不能检出抗体。②对数期：抗体水平呈指数增长。③平台期：抗体水平相对稳定，到达平台期所需时间及平台期的抗体水平和持续时间，依抗原不同而异。④下降期：由于抗体被降解或与抗原结合而被清除，体内抗体水平逐渐下降(图 9-23)。

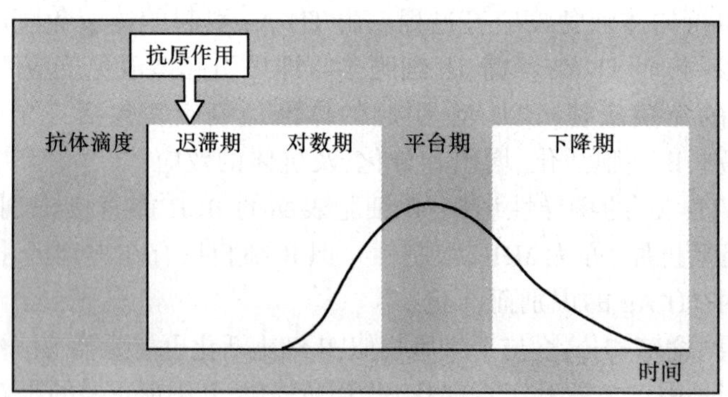

图 9-23 初次抗体应答的四个阶段

初次应答的特点：①诱导机体产生抗体的时间(潜伏期)长(约 7～10 天)。②主要产生 IgM 类抗体，后期可产生 IgG。③抗体亲和力较低。④所产生总量也较低。

(2) 再次免疫应答：当再次接受相同抗原刺激，机体可发生再次免疫应答。它与初次应答的不同之处为：①潜伏期短(约 2～3 天)。②抗体浓度增加快。③抗体维持时间长。④抗体亲和力比初次应答明显增强。⑤总抗体水平高。初次和再次应答的差别主要是再次应答的细胞是记忆性的 T、B 细胞(图 9-24)。

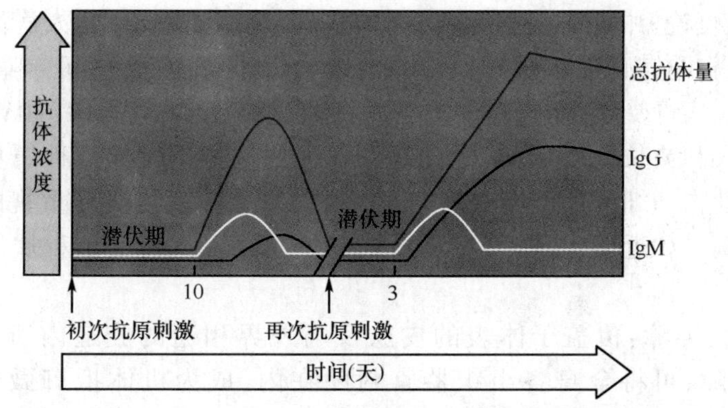

图 9-24 初次与再次免疫应答的比较

(三) 特异性免疫应答的特点

总的说来,特异性免疫应答是由抗原刺激机体免疫系统所致,其具有特异性、获得性、排他性、多样性、记忆性、转移性和耐受性等特点,其中以特异性、记忆性和耐受性最为重要。

1. 特异性

(1) 特定的免疫细胞克隆仅能识别特定抗原。

(2) 应答所形成的效应细胞和效应分子(抗体),仅能与诱导其产生的特定抗原发生反应。

2. 记忆性 参与适应性免疫的T/B细胞均具有保存抗原信息的能力。它们初次接触特定抗原并产生应答后,可形成特异性记忆细胞,以后再次接受相同抗原刺激,可迅速被激活并大量扩增,产生强的再次应答。

3. 耐受性 免疫细胞接受特定抗原刺激后,既可产生针对该抗原的特异性应答,也可导致针对该抗原的特异性不应答,后者即免疫耐受。机体对自身组织成分的耐受遭破坏或对致病抗原(如肿瘤抗原或病毒抗原)产生耐受,均可引发某些免疫病理过程。

二、固有免疫

固有免疫(innate immunity)亦称天然免疫或非特异性免疫(no-specific immunity)。种系发生上,固有免疫远比适应性免疫古老;低等生物上仅具有固有免疫功能,至脊椎动物才出现获得性免疫(即特异性免疫)。经长期种系进化而形成的固有免疫具有如下特点:其结构由遗传决定,个体出生时即具备;作用范围广,并非针对特定抗原,属非特异性免疫;无免疫记忆性。固有免疫的生物学意义为:构成机体抵御致病微生物感染的第一道防线,并参与特异性免疫应答的启动、效应和调节。

固有免疫的识别机制是当前基础免疫学研究的热点之一,因其主要针对微生物组分等“非己”物质的特定分子结构,能更为有效地识别“自己”和“非己”,且不参与引发自身免疫病。

(一) 参与固有免疫的组分

1. 屏障结构

(1) 种间屏障:亦称种属屏障,即由遗传所决定的某些种属对特定感染因子的抵抗性。

我国明末医书《瘟疫论》中即有关于“牛病而羊不病，鸡病而鸭不病，人病而禽兽不病”的描述，说明已认识到病原体感染可因种属而异。以病毒感染为例，种间屏障可能取决于宿主细胞是否表达相应病毒受体，如脊髓灰质炎病毒、人类免疫缺陷病毒（HIV）、乙型肝炎病毒的受体仅表达于人和灵长类动物，其他动物则对上述病毒具有天然种属免疫力，但狂犬病毒则可感染多种动物。细菌及寄生虫感染亦有类似现象。值得高度重视的是，某些病原体可引起人畜共患病。如近期发现，某些特定的禽流感病毒株可突破种属屏障而感染人类，其机制尚不清楚。

（2）皮肤黏膜屏障：覆盖于体表的皮肤及与外界相通的腔道内所衬着的黏膜共同构成皮肤黏膜屏障，可将全身各组织器官封闭在内，成为机体抵御微生物侵袭的第一道防线。

1）物理阻挡作用：皮肤表面多层鳞状上皮细胞和黏膜上皮细胞均可构成阻挡微生物的有效屏障。另外，黏膜的屏障作用虽相对较弱，但肠蠕动、呼吸道上皮纤毛的定向摆动、某些分泌液和尿液的冲洗作用等，均有助于排除入侵黏膜表面的病原体。

2）杀菌和抑菌物质：皮肤汗腺分泌的不饱和脂肪酸可杀死皮肤表面的部分病原菌；胃酸可杀死胃腔中的多数细菌；呼吸道、消化道所分泌的黏液中含溶菌酶、抗菌肽等抗菌物质；皮肤和黏膜寄居的正常共生菌群可分泌抗菌物质，干扰、抑制各种致病菌的存活和繁殖。临床观察表明，长期或滥用广谱抗生素可致正常菌群失调，引发某些机会致病菌感染，如耐药性葡萄球菌性肠炎及口腔或肺部念珠菌、霉菌感染等。

（3）内部屏障

1）血-脑屏障：软脑膜、脉络丛的脑毛细血管和包在壁外的星形胶质细胞所形成的胶质膜共同组成血-脑屏障。其结构致密，能阻挡血液中病原微生物及其他大分子物质进入脑组织及脑室，从而保护中枢神经系统。婴幼儿血-脑屏障尚未发育完善，故易发生中枢神经系统感染。

2）血-胎屏障：母体子宫内膜的底蜕膜和胎儿绒毛膜滋养层细胞共同构成此屏障，可防止母体内病原微生物进入胎儿体内，保护胎儿免遭感染。妊娠早期（前三个月内）此屏障尚不完善，此时孕妇若感染某些病毒（如风疹病毒、巨细胞病毒等），可致胎儿畸形、流产或死胎等。

3）血-胸腺屏障：此屏障位于胸腺皮质，由连续的毛细血管内皮、上皮网状细胞及内皮外完整基膜、血管周隙和巨噬细胞等组成。其主要功能是限制大分子抗原物质进入胸腺实质。

2. 固有免疫的效应分子　参与免疫应答和炎症反应的诸多效应分子中，除抗体属特异性免疫效应分子外，其余均为固有免疫的效应分子。

（1）补体：感染早期，在特异性抗体尚未产生的情况下，补体可经甘露聚糖结合凝集素（MBL）途径或旁路途径而被活化，并介导溶菌效应。特异性抗体产生后，补体被抗原-抗体复合物循经典途径途径激活，发挥抗感染效应。补体活化还产生多种活性片段，可发挥趋化（C3a、C5a、C567）、调理（C3b）、免疫黏附（C3b）及促炎（C3a、C5a）等效应。须强调的是，补体通过上述机制也可介导某些超敏反应性疾病和自身免疫病的发生。

（2）溶菌酶（lysozyme）：溶菌酶为不耐热的碱性蛋白质，由吞噬细胞分泌，存在于血液、唾液及尿液等体液中。溶菌酶可水解革兰阳性菌胞壁的关键组分肽聚糖，从而使细菌溶解，并可激活补体及促进吞噬。

（3）细胞因子：免疫细胞和非免疫细胞（如感染的组织细胞）经激活后均可产生多种细胞因子，其作用为致炎、趋化炎症细胞、激活免疫细胞、诱导细胞毒及抑制病毒复制等。例如：IL-1、IL-6、TNF-α 等为重要的促炎因子；IFN-α、IFN-β 可抑制病毒复制；IL-12 可激活 NK 细胞等。

（4）抗菌肽：抗菌肽即具抗菌活性的短肽，已在动物、植物、昆虫体内发现数百种，其中以防御素（defensin）最具代表性。哺乳动物体内的防御素 α 属阳离子多肽，由中性粒细胞和小肠 Paneth 细胞产生，主要作用于某些细菌和有包膜病毒，机制为：①与病原体带负电荷的成分（如革兰阴性菌的 LPS、革兰阳性菌的磷壁酸、病毒胞膜脂质等）相互作用，致膜通透性增高及膜结构破坏，最终导致病原体死亡。②刺激自溶酶产生，干扰 DNA/蛋白质合成。③致炎和趋化作用，并可诱导 IL-8、白三烯 B4（LTB4）、INF-γ、IL-6 和 IL-10 等产生。近期发现，某些防御素 α 亚型可阻止病毒（包括 HIV）复制。B-防御素主要由上皮细胞产生，其效应机制尚不清楚。

（5）其他效应因子：体内还存在一氧化氮（NO）、反应性氧中介物（ROI）、C-反应蛋白（CRP）及白三烯等非特异性效应分子。

3. 固有免疫的效应细胞　参与特异性与非特异性免疫应答的诸多效应细胞中，除 αβT 细胞和成熟的 B-2 细胞外，均可被视为固有免疫的效应细胞，尽管其中许多细胞也参与特异性免疫应答。

（1）吞噬细胞

1）种类与分布：吞噬细胞包括中性粒细胞和单核/巨噬细胞，在固有免疫中发挥极为重要的作用。中性粒细胞存在于外周血，属小吞噬细胞，其寿命短、更新快、数量多；单核/巨噬细胞属大吞噬细胞，包括血液的单核细胞和分布于不同组织中、命名各异的巨噬细胞，其寿命长、形体大、富含细胞器。

2）主要生物学功能：吞噬细胞也可对入侵体内的微生物产生快速应答，其中巨噬细胞的作用更为持久。巨噬细胞也是参与特异性免疫应答效应阶段的重要细胞，巨噬细胞属专职抗原提呈细胞（图 9-25）。

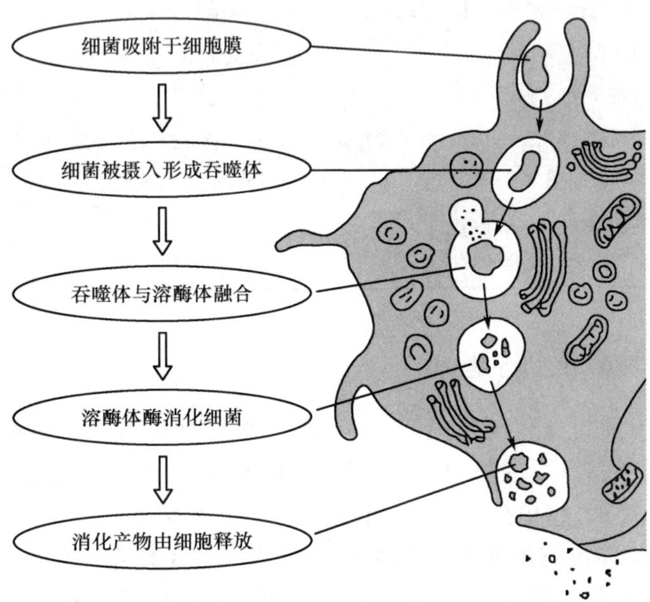

图 9-25　吞噬细胞对细菌的吞噬和杀伤作用

（2）树突状细胞：DC 是体内已知具有最重要抗原提呈作用的 APC。

（3）NK 细胞：NK 细胞无需抗原预先致敏即可直接杀伤某些靶细胞（包括肿瘤细胞、病毒或细菌感染的细胞以及机体某些正常细胞），并可释放多种细胞因子。因此 NK 在抗肿瘤、抗感染和免疫调节中均发挥重要作用，并参与移植排斥反应、自身免疫病和超敏反应等的发生。

（4）γδT 细胞：γδT 属较“原始”的 T 细胞，主要分布于皮肤、肠道、呼吸道及泌尿生殖道的黏膜和皮下组织，仅占外周血淋巴细胞的 2%～7%。γδT 细胞的特征为：TCR 多样性有限，抗原识别谱较窄；以非 MHC 限制性方式直接识别完整多肽抗原及 CD1 提呈的非多肽抗原；可识别分枝杆菌等胞内菌脂类抗原、热休克蛋白、某些磷酸化抗原（如细菌裂解产物）以及疱疹病毒等蛋白质抗原。γδT 细胞参与皮肤黏膜表面的免疫防御，并被视为抵御胞内菌和病毒感染的第一道防线。

（5）肥大细胞：肥大细胞位于浆膜层或血管内皮细胞之下，多分布于血管、神经和腺体附近，易遭遇入侵的病原体。肥大细胞的吞噬作用较弱，活化的肥大细胞可通过脱颗粒而释放胞内活性介质，发挥趋化、激活补体和致炎效应。

（6）NK T 细胞：NK T 细胞主要定居于肝脏和骨髓。

（7）其他细胞：包括 B1 细胞、嗜酸粒细胞、嗜碱粒细胞、上皮细胞等。

（二）固有免疫的应答特点

固有免疫有不同于特异性免疫的应答特点（表 9-3）。

表 9-3　固有免疫与特异性免疫的应答特点

应答特点	固有免疫	特异性免疫
作用启动时相	即刻至数小时	数日
识别方式	非特异性或泛特异性	特异性
	模式识别	表位识别
作用特点	非特异性	特异性
	无须增殖分化；作用迅速；无免疫记忆	抗原特异性淋巴细胞克隆增殖和分化；有免疫记忆
作用持续时间	持续时间短	持续时间长
两类免疫的关系	启动和调节特异性免疫； 参与特异性免疫的效应阶段	

（三）固有免疫的生物学意义

固有免疫通过识别“自己”与“非己”，不但成为机体抵御微生物侵袭的第一道防线，并参与特异性免疫应答的启动、进程和效应。此外，固有免疫也可影响某些非感染性疾病，如过敏性反应、自身免疫病、移植排斥反应、肿瘤等的发生和发展。

1. 固有免疫是机体抗感染的第一道防线　组成固有免疫系统的细胞和分子在体内分布广泛且反应快速，故在抵御细菌、病毒及寄生虫感染中发挥重要作用，这对感染早期机体尚未形成特异性免疫的情况下尤为重要。此外，固有免疫也参与抗感染特异性免疫应答的效应阶段。固有免疫缺陷（如吞噬细胞与补体缺陷）可致对感染的易感性。

2. 固有免疫对非感染性疾病的影响

（1）固有免疫与肿瘤：各类固有免疫效应细胞均具有一定抗肿瘤效应。例如，NK 细胞可杀伤肿瘤细胞；激活的巨噬细胞可发挥抗肿瘤作用，TLR-2、4 和 9 参与此过程；NK T 细胞和 γδT 可监视恶性肿瘤发生；中性粒细胞也可参与攻击肿瘤。目前认为：足量的固有免疫细胞快速浸润并有效活化，有利于杀伤肿瘤细胞，而慢性炎症则无此效应，甚至发挥相反作用。

（2）固有免疫与移植排斥：TLR2、TLR4 激动剂或配体可介导急性移植排斥，或打破已建立的移植耐受。例如，LPS 可通过激活 TLR-4 途径而终止免疫耐受；可溶性 CD14 则可减轻 LPS 的效应。此外，人体内存在针对猪组织细胞表面某些抗原的预存的天然抗体，通过快速激活补体可介导猪-人异种移植后的超急性排斥反应。

（3）固有免疫与炎症疾病：某些非过敏原因可导致肥大细胞脱颗粒，产生非 IgE 依赖性的过敏样反应。近年还发现，固有免疫诱发的轻度、持续性炎症参与动脉硬化等疾病的发生。

3. 固有免疫参与特异性免疫应答的启动与效应阶段，并调节特异性免疫应答　固有免疫参与抗原的提呈与加工，并提供 T 细胞活化的第二信号，产生细胞因子参与 Th 细胞活化。固有免疫细胞识别不仅能区分“自己”与“非己”，还可识别病原体类别，从而启动不同类型的免疫应答而清除病原体。

三、免疫耐受性

（一）免疫耐受的概念及特征

免疫耐受（immunotolerance）指机体免疫系统接触某种抗原后表现出特异性免疫无应答或低应答。免疫耐受可天然形成，如机体对自身组织抗原的自身耐受；也可为后天获得，如人工注射某种抗原后诱导的获得性耐受。诱导耐受形成的抗原称为耐受原。同一抗原物质在不同情况下可为耐受原或免疫原，取决于抗原的理化形状及剂量、免疫途径和被免疫个体的遗传背景等因素。

免疫耐受具有抗原特异性。免疫耐受的特异性是指机体仅对某一特定抗原无应答或低应答，但对其他无关抗原仍保持正常免疫应答能力。因此，免疫耐受有别于免疫抑制或免疫缺陷所致的非特异性免疫抑制或无反应。

（二）免疫耐受的诱导条件

1. 抗原因素　免疫耐受为抗原特异性，故抗原是诱导免疫耐受的重要因素。抗原诱导耐受的相关条件包括：抗原性质、剂量、接种途径和刺激的持续时间等。

（1）抗原性质：机体遗传背景接近或分子结构小而简单的抗原，易诱发免疫耐受。颗粒性大分子易为 APC 摄取、处理和有效递呈，为良好免疫原；可溶性小分子抗原易成为耐受原。

（2）抗原剂量：适当的抗原剂量免疫机体易诱导正免疫应答，而过低或过高剂量抗原刺激均可能诱导免疫耐受。致耐受所需抗原剂量因抗原种类、动物种属及年龄等而异。

（3）抗原免疫途径：通常，经口服和静脉注射抗原最易诱导免疫耐受；皮下及肌内注射易诱导免疫应答。口服抗原诱导耐受的机制是：胃肠道消化因素可能使抗原大分子降解而降低其免疫原性。

（4）其他因素：抗原辅以佐剂易诱导免疫应答；而单独免疫原刺激易致耐受；低剂量抗原长期在体内存在易诱导免疫耐受。

2. 机体因素 免疫耐受是机体对抗原所呈现的一种负应答现象。因此，机体免疫功能状态、免疫系统发育程度、遗传背景等在很大程度上影响免疫耐受的形成。

（1）免疫系统成熟程度：胚胎期或新生儿期个体的免疫系统很不成熟，易产生免疫耐受；免疫功能成熟的成年个体则不易致耐受。

（2）动物种属与品系：大、小鼠在各时期均易诱导耐受，而兔、猴及有蹄类动物一般在胚胎期才能诱导耐受。

（3）机体生理状态：单独应用抗原难以诱导健康成年个体产生耐受；联合应用放射线照射、抗淋巴细胞抗体等免疫抑制手段或免疫抑制剂，可人为破坏已成熟的淋巴系统，造成类似新生期的免疫不成熟状态，使诱导免疫耐受成为可能。

案例 9-5

患儿，男性，3 岁 1 个月，因高热、嗜睡就诊入院。病史母亲代述可靠。患儿于 2 天前开始出现低热（37.4℃）、咳嗽、流鼻涕、胃纳差，到医院门诊部就诊，医生作感冒治疗处理；第 3 日出现高热、频繁呕吐、烦躁不安入住医院儿科后转感染科。体格检查：体温 40.1℃，脉搏 148 次/分，呼吸 46 次/分，发育正常，营养中等，精神委靡，皮肤黏膜可见 0.1～1.5cm 大小不等紫红色斑点及瘀斑；听诊心脏未闻杂音，两肺未闻及干、湿性啰音，有颈项强直、凯尔尼格征及布鲁津斯基征等脑膜刺激征。实验室检查：WBC 计数 20×10^9/L，中性粒细胞 0.852，脑脊液检查：颅压升高，脊液外观浑浊，WBC 计数 1000×10^6/L，以多核细胞增高为主；脑膜炎球菌培养阳性。临床诊断：流行性脑脊髓膜炎。入院后经用青霉素、氯霉素及对症治疗 3 天病情好转，第 10 天患儿痊愈出院。

问题

从固有免疫的角度考虑，本病例发病涉及哪些免疫屏障防线及因素？

第 6 节 超敏反应与自身免疫病

超敏反应是指已致敏的机体再次接触相同抗原时所发生的生理功能紊乱（或）组织损伤。超敏反应发生的原因非常复杂，主要涉及两方面因素：①抗原物质的刺激；②机体的反应性。抗原物质刺激是诱导机体产生超敏反应的先决条件。

机体正常的免疫应答，有维持机体的自身稳定、清除体内衰老损伤的细胞，及调节免疫应答等重要的生理意义。当免疫调节功能紊乱引起过度的自身免疫应答，造成器质性损害及功能障碍，则会产生自身免疫病。

一、超敏反应

超敏反应（hypersensityvity）又称变态反应（allergic reaction）或过敏反应（anaphylaxis），

是指已致敏机体再次接触相同抗原时所发生的生理功能紊乱和(或)组织损伤。抗原(致敏原)初次刺激机体,使机体形成对该抗原(致敏原)的过度敏感状态,此为致敏阶段;致敏机体再次接触同样抗原(致敏原)则诱发超敏反应,导致生理功能紊乱和(或)组织损伤,此为发敏阶段。超敏反应主要是机体对抗原物质产生的异常、病理性的特异性免疫应答,但非特异性免疫应答也参与超敏反应的发生和发展,并发挥重要作用。

早期曾按超敏反应发生的速度将其分为速发型和迟发型。1963 年,Gell 和 Coombs 按超敏反应发生机制及临床特点,将其分为 4 型:Ⅰ型又称速发型;Ⅱ型又称细胞毒型;Ⅲ型又称免疫复合物型;Ⅳ型又称迟发型。Ⅰ、Ⅱ和Ⅲ型均由抗体介导,可经血清被动转移;Ⅳ型由 T 细胞介导,可经淋巴细胞被动转移(表 9-4)。

表 9-4　超敏反应的类型与特点

类型	参与反应的主要成分	发生机制	疾病举例
Ⅰ型(速发型)	IgE(少数为 IgG4) 肥大细胞 嗜碱粒细胞 嗜酸粒细胞	变应原与肥大细胞、嗜碱粒细胞表面 IgE 结合→细胞释放活性介质→毛细血管扩张、通透性增加、平滑肌收缩、腺体分泌增强	青霉素过敏性休克、过敏性哮喘、食物过敏症、荨麻疹等
Ⅱ型(细胞毒型)	IgG、IgM、补体 巨噬细胞 NK 细胞	抗体与靶细胞表面抗原结合→在补体、吞噬细胞和 NK 细胞参与下→溶解靶细胞	免疫性血细胞减少症、新生儿溶血症、ABO 血型不合的输血反应等
Ⅲ型(免疫复合物型)	IgG、IgM、IgA、补体、中性粒细胞、肥大细胞、嗜碱粒细胞、血小板	中等大小的免疫复合物沉积于血管基膜→激活补体→吸引中性粒细胞、肥大细胞、嗜碱粒细胞、血小板等→引起炎症	免疫复合物型肾小球肾炎、血清病、类风湿关节炎等
Ⅳ型(迟发型)	致敏淋巴细胞 单核/巨噬细胞	致敏 T 细胞再次与抗原相遇→直接杀伤靶细胞或产生多种细胞因子→以单个核细胞浸润为主的炎症反应	接触性皮炎、传染性变态反应、急性移植排斥反应

(一) Ⅰ型超敏反应

Ⅰ型超敏反应既可为局部反应,又可为全身反应,主要由 IgE 抗体介导,肥大细胞和嗜碱粒细胞是关键的效应细胞,其释放的生物学活性介质是引起各种临床表现的重要分子基础。Ⅰ型超敏反应的特点是:①发作快,消退也快,故又称速发型超敏反应。②常引起机体生理功能紊乱,但无严重的组织细胞损伤。③有明显的个体差异和遗传倾向,患者对某些抗原易产生 IgE 抗体,称为特应性素质个体。根据发生Ⅰ型超敏反应的速度差异,可分为速发相和迟发相:速发相在机体再次接触相同抗原后数秒至数十分钟内发作,主要由生物活性介质引起功能异常,一般在数小时后消退,但严重时可发生过敏性休克,可能致死;迟发相一般在机体再次接触相同抗原数小时后发生,持续 24 小时后逐渐消退,以局部炎症反应为特征,也伴有某些功能异常。

1. 发生机制

(1) 致敏阶段:某些抗原物质能选择性激活 $CD4^+$ Th2 细胞及 B 细胞,诱导产生 IgE 抗体,导致超敏反应发生,此类抗原称为变应原。致敏阶段指变应原致敏机体,使之形成过敏性的阶段。

1）变应原：引起Ⅰ型超敏反应的变应原种类很多，主要有以下几类：①吸入性变应原，如植物花粉、霉菌孢子和菌丝、螨类的碎片或排泄物、生活用品的纤维、粉尘、动物皮屑、昆虫毒液及酶类等。②食物变应原，如牛奶、鸡蛋、海产类食物、真菌类食物，以及食物添加剂、防腐剂、保鲜剂和调味剂等。③药物，如青霉素、磺胺、普鲁卡因和有机碘等，这些药物可在体内与某些蛋白质结合而成为变应原。此外，由动物血清制备的抗毒素是异种蛋白，注入人体能诱发Ⅰ型超敏反应。

2）产生 IgE 抗体：变应原通过呼吸、消化道、注射等途径进入机体，刺激 B 细胞分化增殖，形成浆细胞，产生 IgE 类抗体，即变应素。IgE 主要由鼻咽、扁桃体、气管及胃肠道等黏膜固有层淋巴组织中的浆细胞合成，这些部位常是变应原入侵部位，也是超敏反应好发部位。正常人血清 IgE 水平极低，而过敏症患者血清 IgE 可高于正常人 1000～10000 倍。

3）IgE 与效应细胞表面 FcεRⅠ结合：IgE 具有较强亲细胞性，可高亲和力结合肥大细胞或嗜碱粒细胞表面 IgE Fc 受体（FcεRⅠ），使机体处于致敏状态。表面结合 IgE 的肥大细胞和嗜碱粒细胞称为致敏靶细胞。IgE 在细胞表面停留数月或数年后逐渐消失，过敏性也随之消退。

（2）发敏阶段：已致敏机体再次遇到相同变应原而发生超敏反应，此为发敏阶段。

1）变应原与致敏靶细胞表面 IgE 结合：肥大细胞主要分布于黏膜下层和皮下结缔组织，嗜碱粒细胞存在于血液中。相同变应原再次进入致敏机体，多价变应原与连接在肥大细胞或嗜碱粒细胞表面的两个以上 IgE 分子交叉结合，导致 FcεR Ⅰ聚集并发生构型改变，即发生受体交联，从而启动激活信号（图 9-26）。

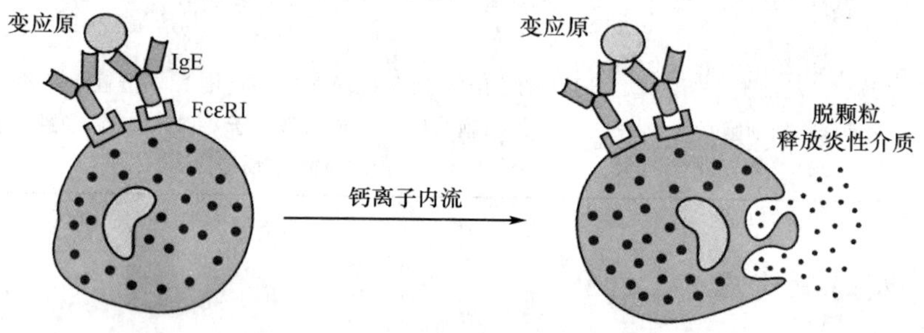

图 9-26　变应原与 IgE 受体交联

2）致敏靶细胞活化和脱颗粒：肥大细胞或嗜碱粒细胞细胞质中均含大量嗜碱性颗粒及脂质小体。聚集的 FcεRⅠ通过复杂的胞内信号传导，导致细胞内颗粒膜与胞浆膜融合，将颗粒内容物释放至细胞外，此即脱颗粒。细胞脱颗粒后，暂时处于脱敏状态，1～2 天后细胞将重新形成颗粒。另一方面，通过激活磷脂酶 A2，使膜磷脂酰胆碱分解，产生的多种花生四烯酸代谢产物（脂类活性介质），也释放至细胞外。

3）释放活性介质产生生物学效应：肥大细胞和嗜碱粒细胞活化后释放的活性介质有两类，即预先存在于颗粒内的介质和新合成的介质。这些介质的主要生物学活性为：①扩张小血管和增加毛细血管通透性。②刺激平滑肌收缩。③促进黏膜腺体分泌。

2. 临床常见疾病

（1）过敏性休克

1）药物过敏性休克：药物半抗原进入体内与蛋白质结合成变应原，诱导机体产生 IgE

而致敏,再次应用相同药物即可发生Ⅰ型超敏反应。最常见的是青霉素引起的过敏性休克。少数人初次注射青霉素也会发生过敏性休克,可能是由于曾经使用过青霉素污染的医疗器械或吸入空气中青霉素孢子等所致。

2）血清过敏性休克：已被异种蛋白致敏的机体再次注射相同来源的抗体或血清制品时,可立即发生Ⅰ型超敏反应。临床上常用破伤风毒素和白喉杆菌抗毒素等动物免疫血清进行治疗或紧急预防,部分患者可能出现血清过敏症。

（2）呼吸道过敏反应：最常见者为过敏性哮喘,主要由花粉、真菌、尘螨、动物皮毛等引起,多为吸入或食入变应原后发生的支气管平滑肌痉挛、黏液分泌增多、气道变应性炎症。过敏性哮喘的急性发作属速发相反应,急性发作48小时后进入迟发相反应阶段才出现典型的气道炎症特征。在此阶段,嗜酸粒细胞及其他炎症细胞释放细胞因子及其他炎症介质,可引起呼吸道上皮细胞的强烈损伤,加重临床症状。

另外,吸入变应原也可引起过敏性鼻炎。

（3）消化道过敏反应：少数人食用异种蛋白会发生食物过敏。此类患者胃肠道蛋白水解酶缺乏,分泌型IgA明显低下,局部黏膜防御功能下降,食物中的异种蛋白不能完全被分解而通过黏膜吸收,或经损伤的胃肠道黏膜进入机体致敏,发生胃肠道局部过敏反应。

（4）皮肤过敏反应：主要有荨麻疹和血管水肿,多由药物性、食物性或吸入性变应原诱发。某些肠道寄生虫感染或物理性因素（如寒冷）也能诱导局部肥大细胞释放介质,导致皮肤过敏反应。

3. 防治原则

（1）确定变应原：通过询问过敏史,寻找可疑变应原,或借助皮肤试验检出变应原。皮肤试验阳性者忌用相应药物,对必须用药者可行脱敏疗法。

（2）针对发生机制切断或干扰中间环节,终止发病或减轻过敏症状

1）特异性脱敏疗法：①异种免疫血清脱敏疗法,对须注射免疫血清进行治疗而又过敏的病人,可先注射少量免疫血清,再隔半小时增量一倍,重复多次注射。其原理可能是：少量变应原仅引起致敏靶细胞释放微量生物学活性介质,而不出现明显临床症状;短时间内多次注射使致敏靶细胞内活性介质逐渐耗竭,从而消除机体致敏状态,再注射大量免疫血清时则不发生过敏反应。须强调的是：脱敏疗法仅能暂时维持疗效,一定时期后将恢复致敏状态。②特异性变应原脱敏疗法,可应用低剂量变应原,反复多次皮下注射进行脱敏。其原理可能是：诱生IgG类封闭性抗体,减少IgE类抗体产生,从而阻断变应原与致敏靶细胞结合。

2）药物防治：①抑制活性介质合成和释放,阿司匹林可抑制环氧合酶,阻止前列腺素生成;肾上腺素类及甲基嘌呤和氨茶碱可防止细胞脱颗粒和释放活性介质等。②拮抗活性介质作用,苯海拉明可与组胺竞争效应器官的组胺受体,阻止组胺发挥作用;阿司匹林可拮抗缓激肽作用。③改善效应器官反应性,肾上腺素可接触支气管痉挛,减少腺体分泌。

（二）Ⅱ型超敏反应

Ⅱ型超敏反应又成为细胞溶解型或细胞毒型变态反应,其特点是发作较快,抗体（IgM或IgG）直接与靶细胞表面抗原结合,在补体、吞噬细胞和NK细胞参与下,导致靶细胞溶解。

1. 发生机制

（1）抗原诱导机体产生抗体

1）同种异型抗原：例如，①ABO 血型抗原，在血型不符的输血时，红细胞表面血型抗原可与受者体内的天然抗体结合；②HLA 抗原，若供/受者的 HLA 型别不同，供者 HLA 抗原可在受者体内诱生抗 HLA 抗体。

2）异嗜性抗原：某些外来抗原与自身成分间存在异嗜性抗原，例如溶血性链球菌的某些组分与人心肌、心瓣膜、肾小球基膜之间的异嗜性抗原等。抗异嗜性抗原抗体能与机体自身成分发生交叉反应。

3）自身抗原：自身组织受外伤、感染、药物等影响可发生抗原性改变，称为改变的自身抗原。外伤和感染后，某些隐蔽的自身抗原进入血流。上述两类自身抗原均能诱导机体产生自身抗体。

4）外来抗原或半抗原：外来抗原以及药物等小分子半抗原进入机体后，可非特异性黏附或结合于细胞表面，诱导针对该抗原的免疫应答，产生相应抗体。

（2）抗体介导靶细胞破坏的机制

1）激活补体溶解细胞：Ⅱ型超敏反应主要由 IgM 和 IgG 类抗体所致，这些抗体与细胞表面抗原结合，能激活补体经典途径，通过形成膜攻击复合体而溶解细胞。

2）促进吞噬细胞吞噬：抗体通过与吞噬细胞表面 FcR 结合而介导调理作用，补体裂解片段则通过与补体受体结合而介导免疫粘连和调理作用，上述两种效应均可促进吞噬细胞吞噬靶细胞。

3）ADCC 作用：IgG 与靶细胞表面抗原结合，其 Fc 段与 NK 细胞和吞噬细胞表面 FcγR 结合，从而介导 ADCC 作用，杀伤靶细胞。

以上效应导致靶细胞大量溶溃或死亡，并出现相应的病变：体内血细胞大量破坏可导致溶血或血细胞减少症；组织细胞破坏可伴有局部炎症反应，引起组织器官病变；某些抗细胞表面受体的自身抗体与相应受体结合，并不引起靶细胞溶解，而是导致靶细胞功能紊乱。

2. 临床常见疾病

（1）输血反应：ABO 血型不符的输血，可导致红细胞大量破坏，此为溶血输血反应。反复输入含异型 HLA 和血浆蛋白抗原的血液，可在受者体内诱生抗白细胞、血小板和血浆蛋白的抗体，通过与相应血液成分结合而导致非溶血性输血反应。

（2）新生儿溶血症

1）母胎 Rh 血型不符：多发生于孕妇为 Rh^- 血型，胎儿为 Rh^+ 血型。母亲初次妊娠时因流产、胎盘出血或分娩时胎盘剥离，胎儿少量 Rh^+ 红下边可进入母体，刺激母体产生抗 Rh 的 IgG 类抗体。再次妊娠胎儿仍为 Rh^+ 时，母体抗 Rh 抗体通过胎盘进入胎儿体内，并与 Rh^+ 红细胞结合，激活补体及相关细胞，导致红细胞破坏，引起流产、死产或新生儿溶血症。在初产妇分娩后 72 小时内注射抗 Rh 抗体，可阻断 Rh^+ 红细胞对母体的致敏，从而预防再次妊娠时发生新生儿溶血症；对患儿则须立即换输 Rh^- 血才能挽救。

2）母胎 ABO 血型不符：多发生于母亲为 O 型，胎儿为 A 型、B 型或 AB 型。进入母体的少量胎儿红细胞能诱生 IgG 类抗体，虽能通过胎盘进入胎儿血流，但血清及其他组织中存在的 A、B 型抗原物质能吸附抗体，使抗体不致全部作用于胎儿红细胞，而母体天然血型抗体属 IgM 类，不能通过胎盘，故此型新生儿溶血症的发生率虽高，但症状较轻。

（3）免疫性血细胞减少症：某些药物半抗原与血细胞膜分子结合，或因病原微生物感染,均可改变血细胞膜抗原性质,并可诱生相应抗体而致病。

1）半抗原型:属药物过敏性血细胞减少症的常见类型。药物半抗原与血细胞膜表面蛋白质结合,刺激产生针对药物的特异性抗体。此种抗体与结合于血细胞表面的药物（如青霉素、磺胺、奎宁等）结合,通过激活补体、调理吞噬及促进 ADCC 作用,导致血细胞溶解。

2）自身抗原改变型:甲基多巴、吲哚美辛（消炎痛）等药物或病毒等感染可造成红细胞膜成分改变,通过诱生自身抗体而引起自身免疫性溶血性贫血。

（4）抗基膜型肾小球肾炎和风湿性心肌炎:A 族 12 型乙型溶血性链球菌与人类肾小球基膜有共同抗原,故链球菌感染后产生的抗体可结合肾小球基膜发生交叉反应,导致肾小球病变,此类肾炎称为抗基膜型肾小球肾炎或肾毒性肾炎,约占肾小球肾炎的 15%左右。A 族链球菌蛋白质抗原与心肌细胞有共同抗原,链球菌感染后产生的抗体可与心肌细胞发生交叉反应,引起风湿性心肌炎。

（5）肺-肾综合征:此病又称 Goodpasture 综合征,患者血清中可检出抗基膜抗体,该抗体能与肺泡壁基膜和肾小球基膜发生反应。此病可能的机制是:病毒感染或吸入某些有机溶剂造成肺组织损伤,诱导产生自身抗体。

（6）其他相关疾病:某些针对自身细胞表面受体的抗体可导致细胞功能紊乱,而非细胞破坏,如甲状腺功能亢进症即属刺激型超敏反应。该病患者血清中可检出抗甲状腺刺激素受体的 IgG 类自身抗体,此抗体能高亲和力结合并持续激活 TSH 受体,使甲状腺细胞产生大量甲状腺素,引起病症。

（三）Ⅲ型超敏反应

Ⅲ型超敏反应又称免疫复合物型或血管炎型变态反应,是因抗原与相应抗体结合,形成中等分子可溶性免疫复合物（IC）,在一定条件下 IC 易沉积于全身或局部血管基膜,引起炎性病理改变。

1. 发生机制

（1）抗原诱导特异性抗体产生:与Ⅲ型超敏反应有关的抗原可分为两类:内源性抗原包括变性 DNA、核抗原、肿瘤抗原等;外源性抗原包括病原微生物抗原、异种血清,以及药物半抗原与组织蛋白质结合形成的全抗原等。这些抗原主要诱导 IgG、IgM 或 IgA 类抗体,再遇相应抗原时结合形成 IC。

（2）免疫复合物沉积的条件

1）抗原/抗体比例和 IC 分子量:IC 分子量过大,易被吞噬细胞吞噬清除;IC 分子量过小,可通过肾小球滤出;只有形成分子量约 1000kD 的中分子 IC,不易被吞噬细胞吞噬,而可能随血循环播散,并沉积在不同组织部位。

2）抗原物质持续存在:长期反复感染、长期用药、长期接触外源性抗原,或自身抗原、肿瘤抗原等长期存在于体内,均使抗原不断刺激机体产生抗体,并形成 IC。

3）抗原、抗体理化特性:抗原和抗体的带电性、结合价、相互作用的亲和力、免疫球蛋白的抗原特异性等,均可影响 IC 形成及沉积。带正电荷抗原所形成的 IC,特别易和带负电荷的肾小球基膜结合,引起严重的持久的组织损伤。

4）组织学结构与血流动力学因素:IC 易沉积在下列部位:血流缓慢的血管分叉处;血流量大而易产生涡流的部位;细胞因子和血管活性介质等引起毛细血管通透性增加的部位;血管内皮细胞表达特定受体的部位。

5）补体和补体受体缺陷：补体成分可通过补体受体介导免疫黏附和调理吞噬，促进 IC 被清除。若补体成分或补体受体缺陷时，易发生 IC 导致的炎症反应。

6）吞噬细胞功能异常：吞噬细胞表达的 FcγR 在吞噬和清除 IC 中发挥关键作用，若 FcR 表达异常，吞噬细胞表面清除 IC 的功能下降，可促进 IC 沉积。

（3）IC 引起炎症损伤的机制

1）激活补体：沉积的 IC 可激活补体，产生过敏毒素和趋化因子等，趋化至局部的肥大细胞、嗜碱粒细胞释放活性介质。上述介质和过敏性毒素共同导致血管通透性增高，引起渗出和局部水肿。

2）吸引白细胞浸润和集聚：中性粒细胞趋化至局部，在吞噬 IC 时释放毒性氧化物和溶酶体酶，损伤邻近组织。单核/巨噬细胞浸润主要参与 IC 引起的慢性组织损伤。

3）活化血小板：局部聚集和激活的血小板可释放血管活性胺类物质，导致血管扩张，通透性增加，加剧局部渗出和水肿，并激活凝血机制，形成微血栓，引起局部缺血、出血和组织坏死。

2. 临床常见疾病

（1）局部免疫复合物病

1）Arthurs 反应：给家兔多次皮下注射马血清，局部出现剧烈炎症反应，称为 Arthurs 反应。

2）人类局部 ICD：胰岛素依赖型糖尿病患者须反复注射胰岛素，体内可产生过多抗胰岛素抗体，再次注射胰岛素可在局部出现类似 Arthurs 反应的变化。长期大量吸入植物性或动物性蛋白质以及霉菌孢子，可引起变态反应性肺炎，也属此类反应。

（2）全身免疫复合物病

1）血清病：初次注射大量异种抗病毒血清 7～14 天后，可发生血清病。此外，大剂量使用青霉素、磺胺类药物也可出现血清病样反应。

2）急性免疫复合物型肾小球肾炎：此型肾小球肾炎约占急性肾小球肾炎的 80%，常发生于 A 族链球菌感染 2～3 周后，是因抗病原体抗体与相应抗原结合形成 IC，沉积在肾小球基膜所致。

3）类风湿关节炎和风湿热：类风湿关节炎发病的可能机制是：在病毒或支原体持续感染情况下，机体产生变性 IgG 类抗体，继而刺激产生抗变性 IgG 的 IgM 类抗体，及类风湿因子。类风湿因子与变性 IgG 结合成 IC，沉积在某些组织部位，引起炎症损害。风湿热是在上呼吸道受溶血性链球菌感染 2～3 周后重新感染而发病。严重者有心肌炎和心瓣膜损伤。

4）结节性多动脉炎：乙肝病毒表面抗原与相应抗体结合形成 IC，广泛沉积在全肾动脉血管壁，引起全身血管炎。

5）系统性红斑狼疮（SLE）：SLE 患者体内出现多种自身抗体，自身抗体与自身成分结合成 IC，沉积在全身多处血管基膜，导致组织损伤，表现为全身多器官病变。

6）免疫复合物型血细胞减少症：某些药物可与血细胞蛋白成分结合成完全抗原，刺激机体产生抗体。这些抗体可与相应药物组成复合物，易黏附至血细胞表面，通过激活补体而溶解血细胞。

（四）Ⅳ型超敏反应

Ⅳ型超敏反应亦称迟发型超敏反应（DTH），是由致敏淋巴细胞再次接触相同抗原所致，以单个核细胞浸润为主的炎性损伤。该反应发生迟缓，一般在接触抗原 18～24 小时后出现，48～72 小时达高峰。Ⅳ型超敏反应属细胞免疫应答，细胞免疫缺陷者不发生Ⅳ型超敏反应。

1. 发生机制

（1）抗原致敏：引起Ⅳ型超敏反应的抗原主要包括病毒、胞内寄生菌、寄生虫、真菌、细胞抗原等。抗原刺激后，T 细胞活化、增殖，产生特异性致敏淋巴细胞，机体形成致敏状态。

（2）致敏淋巴细胞介导 DTH：致敏淋巴细胞包括 $CD4^{+}$（T_{DTH}）和 $CD8^{+}$（CTL）两个亚群，通过识别 APC 或靶细胞表面抗原肽-MHC-Ⅱ或Ⅰ类分子复合物而被活化，并发生反应。

1）CTL 介导的细胞毒作用：CTL 识别并结合靶细胞表面相应抗原而被激活，通过脱颗粒释放穿孔素和颗粒酶等，并通过 Fas/FasL 途径，引起靶细胞溶解和凋亡。

2）T_{DTH}细胞介导的炎症损伤：T_{DTH}细胞受相同抗原再次刺激后，可大量释放干扰素、肿瘤坏死因子、IL-2、IL-3、GM-CSF、趋化因子和移动抑制因子等。这些细胞因子可直接发挥致炎作用，也可造成单核/巨噬细胞和淋巴细胞在局部聚集并激活，进一步分泌炎性介质，局部出现特征性的、以单个核细胞浸润为主的炎症反应，并造成组织损伤。

在抗原被清除后，DTH 能自行消退。若抗原持续存在，可致单核/巨噬细胞呈慢性活化状态，局部组织出现纤维化和肉芽肿。

2. 临床常见疾病

（1）传染性变态反应：机体对胞内感染的病原体主要产生细胞免疫应答。但在清除病原体或阻止病原体扩散的同时，可因产生 DTH 而致组织炎症损伤。例如：肺结核患者对结核杆菌产生 DTH，可出现肺空洞、干酪样坏死等。基于此，临床上借助结核菌素试验以判断机体是否对结核杆菌有免疫保护力。该试验是将结核菌素（OT）注入受试者皮内，若为阳性反应，表明该个体对结核杆菌具有细胞免疫力，也表明该个体曾感染过结核杆菌（或接种过卡介苗）；若为阴性反应则反之。

（2）接触性皮炎：某些个体接触油漆、染料、化妆品、农药、药物或某些化学物质，可发生接触性皮炎，出现皮肤损伤。

（3）DTH 参与的其他疾病：DTH 在同种移植排斥反应、变态反应性脊髓炎、甲状腺炎、多发性神经炎等疾病的发生、发展中也起重要作用。

二、自身免疫和自身免疫病

（一）基本概念

1. 自身免疫　自身免疫是指机体免疫系统对自身成分发生免疫应答，产生自身抗体或自身反应性 T 细胞的现象。

自身免疫属于正常生理现象。健康个体内，存在一定量自身抗体和自身反应性 T 细胞，他们在维持免疫系统自稳状态中发挥作用。例如，正常人血清中可检出抗独特型抗体、抗核抗体、抗线粒体抗体、类风湿因子（RF）等多种自身抗体。某些自身抗体可能具有重要的生理学功能。例如，抗独特型抗体具有免疫调节作用；RF 是针对变性 IgG 的抗体，它可与多价 IgG 结合,从而有助于通过单核吞噬细胞清除循环中的免疫复合物。大多数自身抗体的效价较低,不足以引起自身组织损伤,但可协助清除衰老蜕变的自身成分,故也称为“生理性自身抗体”。

2. 自身免疫病 若自身耐受机制遭破坏,自身免疫应答的质和/或量发生异常,则自身抗体和自身反应性淋巴细胞可攻击并破坏自身组织细胞,机体出现病理改变和相应临床表现,此即自身免疫病(AID)。

所有 AID 患者体内均存在针对自身抗原的自身抗体和(或)自身反应性 T 细胞。某些自身抗体(如抗血小板、甲状腺球蛋白、乙酰胆碱受体和肾上腺皮质细胞的抗体等)可直接导致疾病的发生;另一些自身抗体(如抗 DNA、核蛋白的抗体等)则通过形成免疫复合物而导致组织损伤。由“自身攻击性 T 细胞”导致的组织损伤通常具有较强的组织特异性,如在实验性自身免疫性脑脊髓炎模型(EAE)中,髓磷脂碱性蛋白诱生的特异性 T 细胞具有很强的自身攻击性,可导致严重的中枢神经系统损害。将从患病动物体内分离出的这种特异性 T 细胞转输给健康动物,可诱发 EAE(表 9-5)。

表 9-5 各系统自身病举例

不同系统病	自身免疫病举例
结缔组织疾病	类风湿关节炎、系统性红斑狼疮、皮肌炎、硬皮病
神经肌肉疾病	多发性硬化症、重症肌无力、脱髓鞘疾病
内分泌性疾病	慢性甲状腺炎、青少年型糖尿病
消化系统疾病	慢性非特异性溃疡性结肠炎、慢性活动性肝炎
泌尿系统疾病	自身免疫性肾小球肾炎
血液系统疾病	自身免疫性溶血性贫血、特发性血小板减少性紫癜

3. 自身免疫病的特征 目前,已明确的 AID 达 40 余种,常见者为甲状腺疾病(包括甲状腺炎和 Graves 病)、类风湿关节炎、Sjögrens 综合征、系统性红斑狼疮、多发性硬化症、胰岛素依赖性糖尿病等。上述疾病占 AID 疾病的 94% 以上,并具有如下共同特点:

(1) 多数自身免疫病的病因不清,女性表现出高易感性,有遗传倾向。

(2) 患者体内可检出高效价自身抗体和/或自身反应性 T 细胞,应用患者血清或淋巴细胞可使疾病被动转移。

(3) 疾病常有重叠性,患者可出现多种自身免疫病的特征;病情反复发作和慢性迁延;患者体内尽管存在高水平自身抗体,但对外源性抗原的免疫应答降低。

(二) 自身免疫病的致病因素及机制

在自身耐受机制正常的情况下,机体免疫系统对自身组织成分保持无应答或低应答状态。自身耐受的产生和维持有赖于中枢和外周耐受机制的共同维持,其异常和破坏是导致 AID 发生的根本原因。导致自身耐受破坏的因素分为与个体自身免疫相关的遗传因素和诱发自身免疫异常的环境因素,二者相互影响和相互作用。自身耐受机制一旦出现异常或被破坏,可导致不同类型 AID 发生。

1. 诱发自身免疫异常的环境因素 感染、创伤、药物、物理、化学物质等环境因素均与AID发病密切相关，它们可诱发自身抗原产生、影响自身免疫的抗原递呈、应答与调节等，由此导致AID发生。

（1）自身抗原出现：感染是诱发自身免疫异常的重要因素。许多病原微生物具有与宿主正常细胞或细胞外基质相似的抗原决定基，宿主针对病原体产生的免疫应答产物能与被模拟的宿主自身成分发生交叉反应，引起炎症和组织破坏，导致AID。

（2）自身抗原性质改变：生物（细菌、病毒、寄生虫）、物理（光、热、辐射）、化学（化合物、化学药物）等因素均可改变自身抗原性质，激发机体免疫应答，引起AID。例如：肺炎支原体感染可改变红细胞表面Ⅰ型血型抗原，刺激机体产生红细胞抗体，导致红细胞破坏。

（3）隐蔽抗原释放：在手术、外伤或感染等情况下，体内某些位于特定解剖位置而与免疫系统隔绝的隐蔽抗原成分释放入血流或淋巴液，与免疫系统接触。由于这些抗原在胚胎期未曾与免疫系统接触，针对其的淋巴细胞克隆依然存在并具有免疫活性，从而可引发针对隐蔽抗原的自身免疫应答和AID。例如：因输精管结扎术，精子（隐蔽抗原）可释放入血，从而刺激机体产生抗自身精子的抗体，并引发自身免疫性睾丸炎；眼外伤导致眼内容物（隐蔽抗原）释放，可刺激机体产生自身抗体，通过攻击健侧眼而引发自身免疫性交感性眼炎。

（4）免疫应答和免疫调节异常：机体免疫系统能区分“自己”和“非己”抗原，具有精密的免疫调节机制。因此，尽管体内存在针对自身抗原的T、B细胞，但自身免疫应答通常被控制在很低水平，不致引发AID。多种环境因素能影响抗原递呈、免疫细胞活化及其功能，使免疫调节机制发生紊乱，导致自身免疫应答失控，引发AID。

2. 个体自身免疫相关的遗传因素 现已发现，自身免疫病有家族遗传倾向，其易感性与遗传因素密切相关。例如：单卵孪生子患同一自身免疫病的几率明显比异卵孪生子高；某些自身免疫病与性染色体相关等。

综上所述，诱导AID发生的因素及其机制十分复杂，表现为：每种AID的发生均涉及多因素综合作用；患有同一种AID的不同个体，其发病机制可能各不相同；即使同一患者，在疾病发展的不同阶段，起关键作用的致病机制也可能存在差异。必须强调的是：遗传因素与环境因素在AID发生中均发挥重要作用，缺一不可。

（三）自身免疫病治疗原则

理论上，治疗自身免疫病的理想方法是重新恢复免疫系统对自身抗原的耐受，但目前尚未实现这一目标。目前，临床干预措施仅限于缓解或减轻AID患者临床症状。常用的治疗方法包括抗感染、抗炎、免疫替代疗法、胸腺切除和血浆置换等。理论上，特异性免疫治疗对自身免疫病可望取得最佳疗效。但由于机体免疫调节网络的极端复杂性，目前所探索的疗法多处于实验研究阶段。

案例 9-6

患者,女性,26岁。因感冒、支气管肺炎,到医院就诊。医嘱予青霉素80万U肌注,2次/日。常规皮试阴性,观察30分钟,患者无不良反应而离院。4小时后患者由家人以急症送回医院,患者已出现胸闷、口唇青紫、呼吸困难,大汗淋漓、脉搏细弱、血压下降至60/45mmHg。同时合并大小便失禁。临床诊断:青霉素过敏性休克。立即给予患者平卧、氧气吸入,皮下注射肾上腺素1mg,按医嘱静脉滴注高渗糖及阿托品0.5mg。随后出现抽搐、呼吸不规则,脉搏触摸不到,患者呈昏迷状,心电图示室颤波,立即电击除颤,建立静脉通道,遵医嘱静注地西泮10mg、地塞米松20mg、利多卡因200mg等,行心肺复苏术、气管插管接呼吸机、心电监护、抗休克、导尿并留置尿管。继之出现肺水肿症状,双肺底大量湿啰音,予皮下注射吗啡10mg,静注毛花苷C 0.4mg、地塞米松20mg、氨茶碱0.125g等,呼吸机接酒精湿化瓶,抢救2小时后患者呼吸心跳恢复,心电图示窦性心动过速,心率140次/分,血压100/83mmHg,12小时后意识转清醒。

问题

1. 结合病例说明青霉素皮试阴性,为什么患者会出现过敏性休克?
2. 临床上注射青霉素药物时应注意什么?出现过敏性休克应采取哪些措施?

第7节 人工免疫和免疫学诊断

用人工方法使机体获得特异性的免疫力称为人工免疫,也称免疫预防。根据注入机体的物质不同,人工免疫分为人工主动免疫和人工被动免疫。

一、人工主动免疫

人工主动免疫是指给机体接种疫苗等抗原物质,刺激机体产生特异性免疫应答,以获得免疫力的方法,也称预防接种。其常用的生物制品包括:

1. 疫苗 国际上把由细菌、病毒、立克次体、螺旋体制成的生物制品统称为疫苗。疫苗分为死疫苗和活疫苗。

(1)死疫苗:将病原微生物灭活而制成的用于预防某些传染病的生物制品称死疫苗或灭活疫苗。如乙型脑炎疫苗、狂犬疫苗等。

(2)活疫苗:又称减毒疫苗,系采用人工变异或直接从自然界筛选出的减毒或无毒的病原微生物制成。如脊髓灰质炎疫苗、卡介苗等。死疫苗和活疫苗主要区别见表9-6。

表9-6 死疫苗和活疫苗的比较

比较项目	死疫苗	活疫苗
接种剂量	较大	较少
接种次数	2次或多次	多数只需一次
副作用	反应较大	反应较小
毒力回复突变	无	有
疫苗保存	较易保存	不易保存

2. 亚单位疫苗 亚单位疫苗指去除病原微生物中有害及与机体保护性免疫无关的成分,保留其抗原的有效成分所制成的疫苗。

3. 合成肽疫苗 合成肽疫苗指根据抗原有效成分的氨基酸序列设计和合成的多肽疫苗。

二、人工被动免疫

人工被动免疫是给机体输入抗体制剂,使机体被动获得特异性免疫力。其常用生物制品主要包括:

1. 抗毒素 用类毒素免疫马,取其血清纯化、浓缩所制成的抗体制剂,如破伤风抗毒素、白喉抗毒素等。

2. 正常人丙种球蛋白 由健康产妇胎盘和正常人血浆中提取,其中含针对常见传染病病原体的抗体,主要用于麻疹、脊髓灰质炎及甲型肝炎的紧急预防以及丙种球蛋白缺乏症。

人工被动免疫与人工主动免疫的比主要区别见表 9-7 所示。

表 9-7 人工主动免疫与人工被动免疫的比较

比较项目	人工主动免疫	人工被动免疫
输入物质	抗原	抗体等免疫效应物质
生效时间	2~3 周后出现	注入后立即生效
免疫力维持时间	数月~数年	2~3 周
应用	疾病的特异性预防	疾病治疗或紧急预防

3. 免疫学诊断 体内抗原抗体的反应具有高度特异性,利用这一特点在体外一定条件下可用已知的抗原(或抗体)来检测未知的抗体(或抗原),因抗体常位于血清中,因此又称为血清学反应。临床常用的抗原抗体反应有凝集反应、沉淀反应、免疫比浊法、免疫标记技术(包括酶联免疫吸附试验、免疫荧光技术、放射免疫测定法、胶体金免疫技术等)。同样也可以对免疫细胞及其功能进行检测,如淋巴细胞转化试验、细胞因子检测等。

案例 9-7

患者,男性,55 岁,因张口受限 2 天来诊。自述 1 周前被鱼钩刺伤右手拇指,在当地医院行清创缝合,2 天前拆线,遂出现张口受限,颈部与腰背部疼痛。体格检查:体温 38.6℃,呼吸 26 次/分,脉搏 112 次/分,血压 126/76 mmHg。神志清楚,张口度 0.3cm,咬肌和颈部肌肉张力增高,无全身抽搐;两侧咬肌神经封闭后张口可达到正常,右手拇指处见刺伤愈合痕迹。实验室检查:WBC 12.4×10^9/L,PLT 310×10^9/L,Cr 61μmol/L,GLU 7.98mmol/L。初步诊断为破伤风感染,给予破伤风抗毒素 34500 U/日,肌注地西泮,鼻饲饮食。入院第 2 天交谈时见“苦笑”面容,第 3 日病情加重,不时咬伤舌前部出血,颈项强直,腰背肌抽搐,并发生呼吸困难一次。遂加大抗毒素剂量(48 000 U/d),加大地西泮剂量(100mg/d)。适量给予异丙嗪、哌替啶控制肌肉抽搐。7 日后症状逐渐缓解,巩固治疗后 5 天痊愈出院。

问题

1. 抗毒素注射属于哪一种免疫治疗方法？
2. 抗毒素注射的原则和注意事项有哪些？

（广州中医药大学　韩　凌）

第10章　机体病理学

病理学(Pathology)是研究疾病的原因、发生发展规律、病理变化(包括代谢、功能和形态结构的改变)、转归以阐明疾病本质的医学基础学科。其目的是认识和掌握疾病的本质和发生发展的规律,从而为预防、诊断及治疗疾病提供理论基础。在临床医学实践中,病理学检查又是诊断疾病并为治疗提供依据的最重要的方法,因此病理学也属于临床医学。

第1节　疾病概论

现代健康的含义是多元的、广泛的,医学模式也已从过去单一的生物-医学模式转变为生物-心理-社会医学模式(bio-physio-social medical model)。人们对健康与疾病的认识也在不断深化。促进健康,防治疾病,提高人民的健康水平和生活、生命质量是医务工作者的重要使命。

一、健康的概念

根据世界卫生组织(World Health Organization, WHO)的解释,健康不仅是没有疾病,"健康是一种躯体、精神和社会适应的完好状态,而不仅是没有疾病或衰弱(infirmity)现象"。因此健康(health)是指机体在神经、体液、细胞、分子等机制的调节下,内部的结构与功能完整而协调地维持内环境稳定性,同时与不断变化的外环境保持协调,从而维持躯体、精神和对社会适应的完好状态。在许多情况下,从健康到疾病是一个由量变到质变的过程,不能说不生病就是健康。躯体完好指机体内结构与功能正常,采用先进的手段均无异常发现。精神完好指心理、思维、情绪、学习、记忆处于正常状态。社会适应的完好状态指具有良好的道德规范、善于与人沟通并保持良好的人际关系。

二、疾　病

(一) 疾病的定义

在神经、体液等多种调节机制作用下,机体内环境的理化性质,细胞、组织及系统的功能、代谢和结构保持相对稳定,这种状态称为稳态。疾病(disease)是机体在病因作用下,因自稳态(homeostasis)调节紊乱而导致异常的生命活动。常出现组织细胞的功能代谢和形态结构的异常变化;临床上表现为各种症状、体征和社会行为异常,对环境适应能力降低和劳动力减弱甚至丧失。

(二) 疾病发生的原因

病因即疾病原因(etiological agents)的简称,是指能够引起疾病、并赋予该疾病特征性的各种因素。病因在一定条件下发挥致病作用,没有病因就不可能发生相应的疾病,如乙型肝炎病毒是引起乙型肝炎的病因。病因的种类很多,按性质可将病因分为以下类型:

1. 生物性因素 生物性因素是最常见的病因。包括各种病原微生物和寄生虫,如细菌、病毒、真菌、螺旋体、立克次体、支原体、衣原体以及原虫、蠕虫等。病原微生物引起传染病或感染性疾病;寄生虫引起寄生虫病。病原微生物致病作用的强弱与其侵入宿主机体的数量、毒力、侵袭力以及逃避或抵抗宿主攻击的能力密切相关。

2. 物理性因素 物理性因素包括各种机械力、电流、电离辐射、高温或低温、高气压或低气压、噪音等。物理性因素的损伤作用取决于其作用于机体的强度、时间及范围。

3. 化学性因素 化学毒物是指只需小剂量就可引起组织细胞损伤的化学物质。化学性因素包括各种有毒的无机物、有机物和生物性毒物。如强酸、强碱、汞、砷、苯、氰化物、一氧化碳以及有机磷农药、蛇毒、毒蕈等。其致病作用与其性质、剂量(或浓度)及作用的时间有关。化学毒物的作用机制多种多样,可作用于接触部位、代谢部位或排泄部位。

4. 机体必需物质的缺乏或过多 生命活动的基本物质、各种营养素及微量元素等缺乏,可引起细胞功能和代谢的变化而致病。营养过剩也能导致疾病,例如,长期大量摄入高糖和高脂饮食易引起肥胖症。

5. 遗传性因素 由遗传物质改变引起的疾病称为遗传性疾病,包括染色体畸变和基因突变。染色体畸变所致的疾病称为染色体病,如先天愚型等,基因突变引起分子病,如血友病。由遗传物质改变使后代具有容易发生某种疾病的倾向,称为遗传易感性。具有这种"遗传素质"的机体,在一定的环境因素作用下容易发生糖尿病、高血压病、精神分裂症、消化性溃疡等。

6. 先天性因素 使正在发育的胎儿发生损害、并使婴儿出生时就出现疾病的因素称为先天性因素(如某些药物、化学物质和病原微生物)。所引起的疾病称先天性疾病。如孕妇感染梅毒可导致胎儿先天性梅毒,孕妇患风疹则风疹病毒损害胎儿可引起先天性心脏病。

7. 免疫性因素 各种免疫因素,如免疫缺陷、免疫过强、自身免疫反应均可引起疾病,如破伤风抗毒素或青霉素引起的过敏性休克。各种免疫缺陷病的共同特点是易反复发生感染。

8. 精神、心理和社会因素 随着医学模式的改变,精神、心理和社会因素(mental-psychological-social factor)成为日益受到关注的病因。长期忧虑、悲伤、恐惧、沮丧等不良情绪和强烈的精神创伤对神经官能症、精神分裂症、高血压病、消化性溃疡的发生发展具有重要作用;变态心理可表现为心理和行为异常,导致变态人格甚至危害社会;社会因素如经济状态、营养状况、居住条件、生态环境、医疗保健以及工作的高负荷、强竞争等均与疾病的发生密切相关。

(三) 疾病发生的条件

疾病发生的条件主要是指那些能够影响该疾病发生的机体内外因素。条件本身并不能直接引起疾病,但条件对许多疾病的发生发展有重要影响。有些条件可使机体的抵抗力降低或易感性、敏感性增高,从而使机体在相应原因的作用下易于发病;有些条件则可使相应的原因能以更多的机会、更大的强度作用于机体而引起疾病。如结核杆菌是引起结核病的病因,但结核杆菌侵入机体后是否发病,还取决于一些条件,如营养不良、免疫低下等条件。

疾病的诱因是指能够促进疾病发生发展的因素,是条件的一部分。例如情绪激动、寒冷刺激、酗酒会引起高血压患者血压突然上升,成为出血性中风的诱因。高蛋白饮食、消化道出血可导致肝硬变患者的肝脏负担加重,进而诱发肝性脑病。受寒、劳累是大叶性肺炎的诱因;而过劳、饱食、受寒、情绪激动是心绞痛的诱因。

危险因素(risk factor)是指某些与疾病明显相关、但又难以区分是病因还是条件的因素。如高脂血症是动脉粥样硬化的危险因素、吸烟是肺癌的危险因素。

必须指出,病因和条件是相对的,同一种因素在一种疾病中可能是病因,而对另一种疾病则可能是条件。如寒冷是冻伤的病因,但也可以是肺炎发生的条件。

(四) 疾病发展的经过

疾病的发生发展遵循一定的规律变化。各种不同的疾病有各自特殊的规律,但大多数疾病都遵循着因果交替规律、损伤和抗损伤的规律。

1. 因果转化　原始病因作用机体引起病理变化,前者为“因”,后者为“果”。而已发生的病理变化又作为新的原因,引起后续的病理变化,各种疾病的发生与发展一般都依照这样的因果交替规律,相互转化,不断发展,如因果转化使病情恶化,则为恶性循环;如因果转化使病情好转,则为良性循环。例如,创伤(机械暴力)作为原始病因造成失血;失血又可引起心输出量的降低;心输出量降低又引起血压下降、组织灌注量不足等变化。

2. 损伤与抗损伤　病因作用于机体使机体的自稳调节发生紊乱,引起一系列功能、代谢与结构的变化。这些变化可分为两类:有些是病因引起的损伤性反应,有些是机体调动各种防御和适应功能而产生的抗损伤性代偿反应。两者既相互对立,又相互依存,贯穿于疾病的全过程。损伤与抗损伤反应虽然是相互对立的两个方面,但两者之间并无绝对的界限,在一定的条件下,它们可以互相转化。有些变化的本身就具有损伤和抗损伤的双重意义。例如,致病微生物引起发热,一定程度的体温升高可以增强单核-吞噬细胞系统的功能,有助于增强机体的抗病能力;但长期发热或体温过高,则造成机体多个系统的功能及代谢紊乱,由抗损伤反应转变成损伤反应。因此,在疾病的过程中要正确区分机体变化的损伤和抗损伤意义,扶持和增强机体的抗损伤反应,削弱或消除体内的损伤性变化,控制疾病的进展。

(五) 疾病发生的基本机制

疾病发生的基本机制包括神经机制、体液机制、细胞机制和分子机制。

1. 神经机制　神经系统在调控人体生命活动中起重要作用。致病因素可以直接或间接引起神经系统的损伤而参与疾病的发生和发展。除直接侵犯和破坏神经系统的疾病外,很多疾病是通过改变机体的神经反射或影响神经递质的分泌而影响组织器官的功能状态。例如,失血可通过反射性交感神经兴奋,调节心血管系统的功能而参与疾病过程。

2. 体液机制　疾病中的体液机制是指致病因素引起体液因子数量和活性的变化,从而导致细胞损伤和疾病的发生。体液因子通过内分泌、旁分泌和自分泌的方式作用于局部或全身,影响细胞的代谢、功能和结构。

实际上,神经和体液机制是密不可分的。例如,某些人受精神或心理的刺激可引起大脑皮质和皮质下中枢(主要是下丘脑)的功能紊乱,使调节血压的血管运动中枢的反应性增强,此时交感神经兴奋,末梢释放去甲肾上腺素增多,导致小动脉紧张性收缩。同时,交感神经活动亢进，刺激肾上腺髓质兴奋而释放肾上腺素，使心率加快，心输出量增加，并且因肾小动脉收缩，促使肾素释放，血管紧张素-醛固酮系统激活，共同构成血压升高的神经-体液机制，参与高血压病的发生。

3. 细胞机制 致病因素作用于机体后可以直接或间接作用于细胞，导致细胞功能和代谢障碍，从而引起细胞的自稳调节紊乱，引起细胞结构异常。致病因素除直接破坏细胞外，主要引起细胞膜系统、线粒体氧化系统、蛋白质合成系统和遗传装置的损伤。如细胞膜的各种离子泵（Na^+，K^+-ATP 酶、Ca^{2+}，Mg^{2+}-ATP 酶等）功能失调，造成细胞内外离子失衡，细胞内 Na^+、Ca^{2+}积聚，细胞水肿，甚至死亡。

4. 分子机制 即从分子水平来研究生命现象和解释疾病的发生机制。各种致病原因无论通过何种途径引起疾病，都会以某种形式表现出分子水平上的异常，进而不同程度地影响正常生命活动。例如，由于低密度脂蛋白受体减少，引起家族性高胆固醇血症。

（六）疾病的转归

疾病的转归是指疾病发展的最后结局。疾病的转归取决于机体受到致病因素的种类、强弱、作用时间的影响；也取决于机体对致病因素的敏感性和抵抗力，还取决于有无及时和恰当的治疗。疾病的转归可分为康复和死亡两种形式。

1. 康复 有完全康复和不完全康复两种：完全康复亦称痊愈，是指致病因素已经清除或不起作用，疾病所引起的损伤性变化、各种症状和体征完全消失，机体恢复正常的功能和代谢；机体的自稳调节恢复正常，机体对外界的适应能力、社会行为（包括劳动力）也完全恢复正常。不完全康复是指疾病的损伤性变化得到控制，主要的症状、体征或行为异常消失，但基本病理变化尚未完全消失，需通过机体的代偿来维持内环境的相对稳定。如果不适当地增加机体的功能负荷，就可因代偿失调而导致疾病复发。例如，因心脏瓣膜病变引起的心力衰竭经治疗后，心力衰竭的症状和体征消失，但心瓣膜的病理改变依然存在，机体通过各种代偿才能维持正常的生命活动，如因负荷突然加重可再次发生心力衰竭。

2. 死亡 死亡是指机体作为一个整体的功能的永久性停止。整体死亡的判定标志是脑死亡，脑死亡是指全脑功能（包括大脑皮层和脑干）的永久性丧失。脑死亡并不意味着各组织、器官同时死亡。除脑以外，死者的重要生命器官（心、肺、肝和肾等）还可存活一段时间，并可供器官移植使用。

第 2 节　组织和细胞的适应、损伤与修复

当外界环境在一定范围内变化时，机体能通过自身调节机制对刺激做出应答反应，调整或改变自身的代谢、功能甚至结构，以适应环境条件的改变，抵御各种刺激因子的损害，从而维护细胞、组织、器官乃至于整个机体的生存。

这种细胞、组织、器官在环境变化和各种刺激因子作用下，发生相应的代谢、功能、形态变化，得以存活的过程称为适应（adaptation）。适应在形态学上表现为萎缩、肥大、增生和化生。如损害因子过于强烈，超过了机体的适应能力时，就可以引起损伤（injury），出现较为明显的代谢、功能、形态改变。轻微的细胞组织损伤往往是可逆的，常称为变性。较为严重的损伤可引起细胞死亡。

一、适　　应

（一）萎缩

发育正常的器官、组织和细胞体积缩小，称为萎缩。萎缩是由于实质细胞体积缩小和数目减少所致，常伴功能降低。可见以下类型：

1. 分类　萎缩有生理性萎缩和病理性萎缩两种。生理性萎缩是指在生理情况下，机体的某些组织器官，随着年龄的变化而发生的萎缩现象，如青春期胸腺的萎缩、更年期性腺的萎缩等。病理性萎缩在病理状态下，由于物质代谢障碍，而引起的萎缩。按其原因可分为以下类型。

（1）营养不良性萎缩：包括全身性萎缩和局部性萎缩。前者见于长期饥饿、慢性消耗性疾病等，后者常见于局部缺血，如脑动脉粥样硬化时的脑萎缩。全身性萎缩一般首先发生于脂肪组织，其次为肌肉、脾、肝的萎缩，心、脑的萎缩一般最后发生。

（2）压迫性萎缩：因组织与器官长期受压而产生，如尿路梗阻时，因肾盂长期积水引起的肾实质萎缩（图 10-1）。

（3）废用性萎缩：如骨折后，肢体长期不能活动，使该部肌肉及骨骼都可发生萎缩。这是因为肢体长期不活动，组织内神经感受器失去了正常的刺激，使得向心性刺激和离心性冲动减少或消失，致该部的血液供给和物质代谢降低；因组织和器官长期功能和代谢下降所致。

（4）内分泌性萎缩：由于内分泌腺功能下降引起的靶器官萎缩。如因腺垂体肿瘤或缺血坏死等引发的肾上腺、甲状腺及性腺的萎缩。

（5）神经性萎缩：中枢或外周神经受损时，受其支配的肌肉发生萎缩，如脊髓灰质炎患者因脊髓前角运动神经元损伤导致所支配的肢体肌肉萎缩。

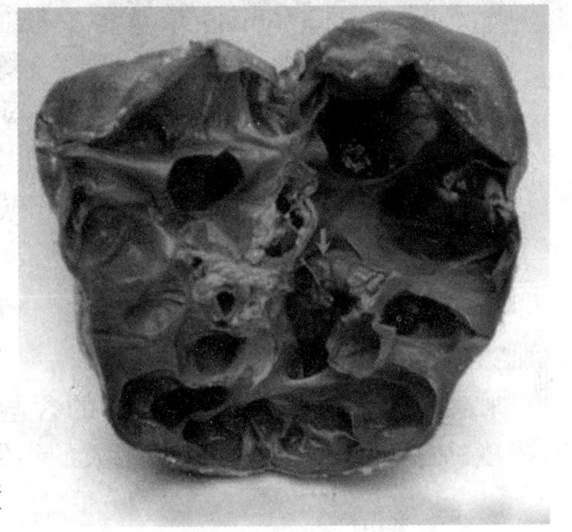

图 10-1　肾压迫性萎缩

肾体积增大，切面呈多房状，肾实质明显萎缩，肾盂内见一结石

2. 病理变化

（1）肉眼观：萎缩的组织、器官体积缩小，重量减轻，颜色变深，质地变硬。如脾脏萎缩；心脏萎缩时可见心壁变薄、心尖变锐、冠状动脉迂曲；脑萎缩时，脑组织重量减轻、体积缩小、脑沟变深、脑回变窄。

（2）镜下观：萎缩器官的实质细胞体积变小和/或细胞数目减少，胞质内细胞器大量退化，可见大量未能被彻底消化的富含磷脂的细胞器残体（脂褐素）积聚，常见于心肌细胞、肝细胞和神经节细胞核的两端。

3. 影响和结局　轻度萎缩，原因消除后萎缩的细胞可恢复正常；持续性萎缩的细胞则逐渐消失，间质成纤维细胞和脂肪细胞可增生，甚至造成器官和组织的体积增大，此时称为假性肥大。

案例 10-1

患者,男性,43 岁。因腰部不适,腹部肿块入院。检查发现肿块位于右腹部,紧张度较低,有波动感。超声检查:肾脏体积增大,皮质变薄,实质内大小不等液性暗区。X 线静脉尿路造影显示严重肾积水。对侧肾功能尚好,遂行患侧肾切除。病变肾体积 26cm×15cm×12cm,皮质变薄,呈囊性,剖开其内充满淡黄色清亮液体,肾皮质最薄处仅为 0. 1cm(图 10-1)。

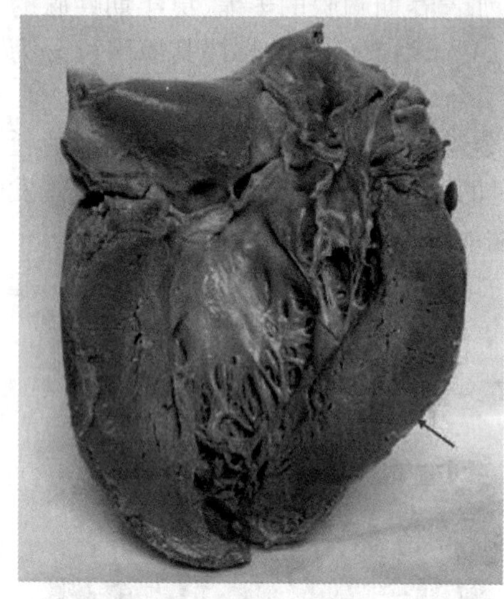

图 10-2 高血压性心肌肥大
左心室明显增厚,乳头肌肥大

(二) 肥大

细胞、组织和器官的体积增大称肥大(hypertrophy)。肥大的组织、器官常伴有细胞数量的增多,所以肥大常与增生并存。肥大既可以发生在生理情况,也可以发生在病理情况下,按其原因肥大可分为代偿性肥大与内分泌性肥大两类。

1. 代偿性肥大 多由器官和组织工作负荷增加而引起,具有功能代偿作用。发生于生理情况的锻炼后骨骼肌肥大;病理情况下某器官的一部分或成对脏器的一侧受到损害或切除时,残余部分或残留的另外一侧脏器则肥大,如一侧肾切除后,对侧肾肥大,高血压病时引起的左心室心肌肥大(图 10-2)。

2. 内分泌性肥大 由激素引发的肥大称内分泌性肥大。如哺乳期的乳腺肥大、妊娠期的子宫平滑肌肥大。

肥大的细胞内细胞器和 DNA 的含量均有增加,功能增强。但肥大的细胞其功能代偿是有限度的,一旦超出代偿限度,肥大的组织器官最终出现功能衰竭而发生失代偿。

(三) 增生

由实质细胞数量增多而致的组织、器官体积增大称为增生(hyperplasia)。生理和病理情况下都可发生增生。常见的类型有:

1. 内分泌性增生 如缺碘可通过反馈机制引起甲状腺增生,雌激素过多时的子宫内膜的增生,乳腺增生等。

2. 代偿性增生 功能代偿也可引发增生,且常伴随代偿性肥大,如低血钙引发的甲状旁腺增生。

3. 再生性增生 这是一类因组织损伤而进行的再生,属修复损伤的一种反应性增生。如肾小管上皮细胞、肝细胞受损后的再生。

增生是细胞有丝分裂活跃的结果,也与细胞凋亡受抑制有关,通常受增殖基因、凋亡基因、激素和生长因子的精细调控。增生与肥大的原因十分相似,故二者常相伴出现。弥漫性细胞增生可致器官增大,局限性细胞增生可致结节形成。增生通常具有可复性,当原因消除后可恢复。但是过度增生的细胞有可能演变为肿瘤性增生。

(四) 化生

一种分化成熟的组织转化为另一种分化成熟的组织的过程称为化生(metaplasia)。化生并非由已分化成熟的细胞直接转变为另一种细胞,而是多向分化能力的细胞或干细胞分化的结果。化生与某些基因活化或重新编程表达有关。

化生常发生于同源细胞之间,即上皮细胞之间或间叶细胞之间。①上皮组织的化生:最常见为鳞状上皮化生,如慢性支气管炎或支气管扩张时,支气管的假复层纤毛柱状上皮转变为鳞状上皮;慢性胆囊炎及胆石症时胆囊黏膜上皮的鳞状上皮化生;慢性子宫颈炎时宫颈管柱状上皮的鳞状上皮化生等。②间叶组织成分之间的化生:间叶细胞有多向分化功能,如成纤维细胞在一定条件下可转化为透明软骨细胞;在骨化性肌炎时,肌肉组织内可形成骨组织。

化生对机体利害兼而有之,一方面适应了内外环境的改变,具有保护作用;另一方面化生往往丧失了原有组织的结构和功能,有的甚至还可发展成为肿瘤。如呼吸道黏膜的柱状上皮发生鳞状上皮化生后,可增强局部防御能力。但鳞状上皮不具有纤毛结构,故减弱了局部自净能力。如胃黏膜可在大肠型肠上皮化生的基础上发生胃腺癌。

二、细胞和组织损伤

(一) 变性

细胞受损后的病理改变依次表现为:先期为代谢性变化,随后出现组织化学和超微结构变化,数小时后出现光镜和肉眼可见的形态学变化。这些变化较轻时,在去除病因后细胞可恢复正常,称为可逆性损伤或亚致死性损伤。重者则可引起不可逆性损伤,或称致死性损伤。

变性(degeneration)是指由于代谢障碍导致细胞或细胞间质内出现异常物质,或原有正常物质数量异常增加称为变性。是细胞或细胞间质受损伤后而发生的一系列常见的形态学改变,常伴有组织器官的功能降低。

1. 细胞水肿 细胞水肿(cellular swelling)是指细胞质内的钠、水增多,是细胞损伤中最为常见的较早期的轻度损伤,好发于肝、心、肾等实质细胞的胞质。

(1) 原因:缺血、缺氧、感染、中毒等因素的影响,使线粒体受损,ATP 酶生成减少,导致细胞的能量供应不足,细胞膜上的钠泵功能障碍,或细胞膜直接受损,细胞内钠、水增多。

(2) 病理变化:肉眼观病变组织、器官体积增大,包膜紧张,重量增加,颜色变淡或混浊,缺乏光泽,故称为混浊肿胀。光镜下:弥漫性细胞肿胀,胞质淡染、胞质内出现红染细颗粒状物(为肿胀的线粒体和内质网),常称为颗粒变性(图 10-3);严重者细胞体积增大,胞质清亮,称为水样变性(hydropic degeneration);更为严重者称为气球样变(balloon degeneration)。

(3) 结局:去除病因后,水肿的细胞可恢复正常。严重的细胞水肿,可逐渐发展成为细胞坏死。

2. 脂肪变性 脂肪变性(fatty degeneration)是指非脂肪细胞的胞质内出现明显脂滴。因脂类代谢在肝细胞中进行,故肝脂肪变性最为常见,亦可见于心肌细胞和肾小管上皮细胞。脂肪变性常见的原因有营养障碍、感染、中毒、缺氧、糖尿病、肥胖等。

（1）病理变化：肉眼观，中、重度脂肪变性器官体积增大，边缘变钝，颜色淡黄，质地较软，切面有油腻感。光镜下：脂肪变性的细胞内可见大小不等的脂肪空泡，大者可充满整个细胞而将细胞核挤到一侧，形似脂肪细胞。在石蜡切片中，因脂肪被制片时的有机溶剂溶解呈空泡状。冰冻切片用苏丹Ⅲ染色则显示脂肪为橘红色的圆形小滴（图 10-4）。

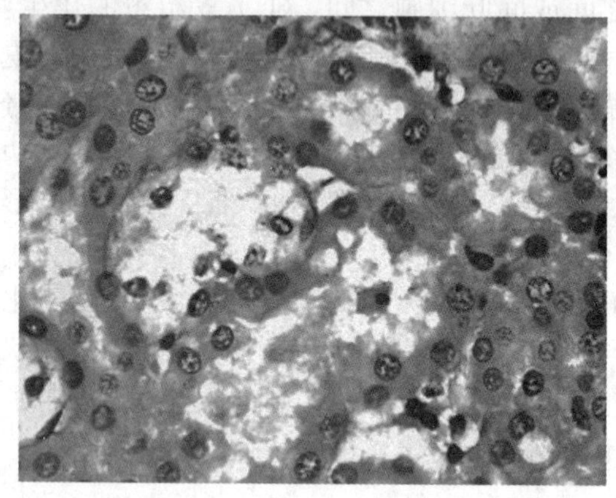

图 10-3　肾小管上皮细胞水肿

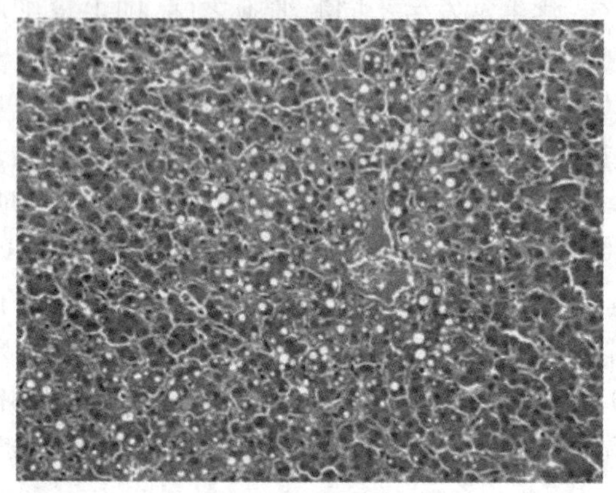

图 10-4　肝细胞脂肪变性

内见大小不一的空泡，将细胞核挤至一侧

轻度肝脂肪变是可复性损伤。重度的肝脂肪变性可导致肝细胞坏死，并可继发肝硬化。心肌脂肪变性常出现在严重贫血、缺氧或中毒时，常累及左心室。脂肪变性区域为黄色条纹与未发生脂肪变性的暗红色心肌呈间隔出现，状似虎皮的斑纹，故又称之为“虎斑心”。

（2）肝脂肪变性机制：①肝细胞内脂肪酸增加，高脂饮食或脂肪组织大量分解（营养不良、糖尿病人对糖利用障碍时），可致血中脂肪酸增加，若超过肝细胞氧化利用和合成脂蛋白能力时，中性脂肪便在肝内沉积。②脂肪酸氧化障碍，缺氧、中毒使线粒体受损，β 氧化障碍，ATP 减少，进入肝的脂肪酸不能充分氧化而在肝细胞内沉积。③脂蛋白和载脂蛋白合成障碍，缺氧、营养不良、肝毒物（CCl_4、乙醇等）使脂蛋白和载脂蛋白合成障碍，不能将脂肪运出肝，肝细胞内脂肪沉积。④三酰甘油合成过多，如长期饮酒，影响线粒体和内质网功能，使 α-磷酸甘油增多而促进三酰甘油合成。

3. 玻璃样变（hyaline degeneration）　指纤维结缔组织间质、细动脉壁或细胞内在 HE 切片中呈现均质、红染、半透明的蛋白质蓄积，又称透明变。

（1）纤维结缔组织玻璃样变：是胶原纤维老化的表现，常见于瘢痕组织、纤维化的肾小球和动脉粥样硬化的纤维斑块等处。病变处半透明、质地坚韧，镜下纤维细胞明显减少，胶原纤维增粗并互相融合成梁状、带状或片状的均质。

（2）细动脉壁玻璃样变：常见于缓进性高血压和糖尿病时的肾、脑、脾及视网膜的细动脉。由于细动脉持续痉挛，使动脉内膜通透性增加，血浆蛋白渗入内膜下并沉积于动脉管壁。加之内膜下的基质增生，使细动脉壁增厚、变硬、管腔狭窄甚至闭塞。故又称细动脉硬化（arteriolosclerosis）。玻璃样变细动脉弹性减弱，脆性增加，易破裂出血（图 10-5）。

（3）细胞内玻璃样变：指蓄积于细胞质内的异常蛋白质形成均质、红染的圆形小体。常见于肾小管上皮细胞的玻璃样小滴变性（蛋白尿时由原尿中重吸收的蛋白质形成）、酒精性肝病时肝细胞质中的 Mallory 小体等。

4. 病理性钙化 病理性钙化是指在骨和牙以外的其他部位组织内出现固体的钙盐沉积，通常分为营养不良性钙化和转移性钙化。营养不良性钙化无全身钙、磷代谢障碍，血钙不升高。常见于干酪样坏死、脂肪组织坏死、粥样变性坏死区等，呈蓝色颗粒状。在钙化的基础上还可发生骨化。转移性钙化较少见，是全身性钙、磷代谢障碍导致血钙和(或)血磷升高，钙盐在未受损的组织内沉积。如甲状旁腺功能亢进时，钙在肾小管、肺泡和胃黏膜内沉积。

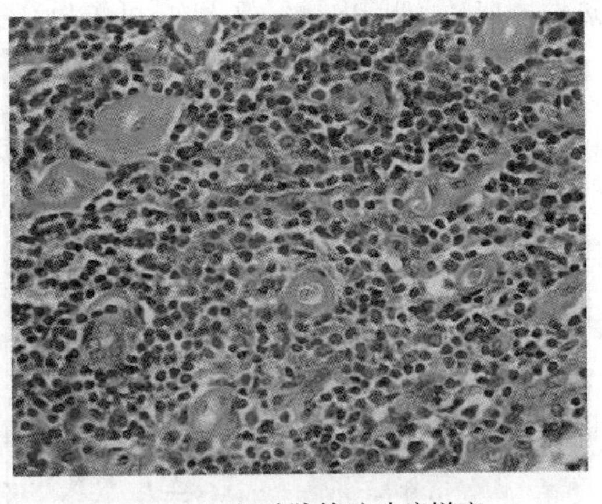
图 10-5 细动脉管壁玻璃样变

5. 黏液样变性 黏液样变性(mocuid degeneration)是指细胞间质内出现黏多糖和蛋白质等的蓄积，常见于间叶组织肿瘤、风湿病灶及营养不良时的骨髓组织内。其镜下特点是在疏松的间质中有星芒状纤维细胞散在于灰蓝色的黏液样基质中。

(二) 细胞死亡

细胞功能和结构的不可逆性丧失表现为细胞死亡。细胞死亡包括坏死和凋亡两大类型，后者是细胞自发的生物学过程，一般不会引起炎症反应，在形态上表现为细胞核固缩；而前者是病理因素引起的被动死亡，通常情况下，为酶溶性细胞死亡，这种细胞死亡方式会导致炎症反应。

1. 坏死 活体内局部组织、细胞的死亡称坏死(necrosis)。除了强烈的病因作用直接导致外，细胞坏死常由可复性损伤(变性)发展而来。坏死的细胞代谢停止、功能丧失，逐渐出现一系列形态改变。

(1) 坏死的病理变化：基本病变为主要的形态标志是细胞核的改变，表现为：①核固缩(pyknosis)：核体积缩小、凝聚、呈深蓝染色，提示 DNA 转录停止。②核碎裂(karyorrhexis)：染色质崩解成致密蓝染的碎屑，散在于胞质中。③核溶解(karyolysis)：染色质中的 DNA 和核蛋白被 DNA 酶和蛋白酶分解，染色质碎片淡染终至消失(图 10-6)。

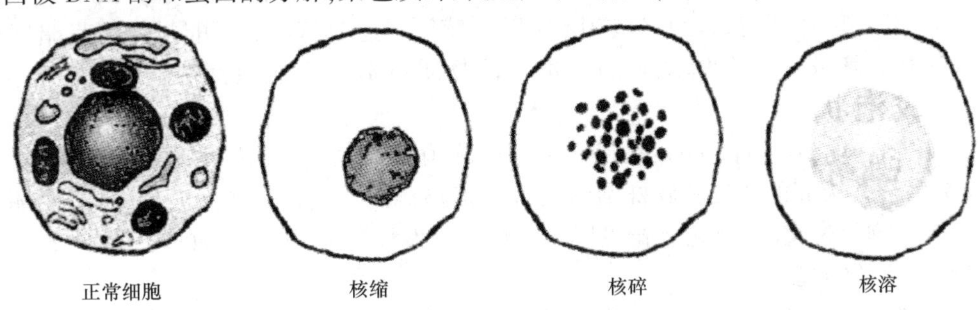

图 10-6 细胞坏死时细胞核的变化模式图

此外，坏死细胞胞质红染、胞膜破裂、进而解体消失；间质内胶原纤维肿胀、崩解，与基质共同液化。最后坏死组织呈现一片模糊的、无结构的、红染的颗粒状物质。坏死区可并发炎症反应，渗出的中性粒细胞可释放溶酶体酶，促进坏死的发生和溶解。坏死细胞膜通透性增加,使细胞内酶释放入血,可作为诊断某些细胞坏死的参考指标。

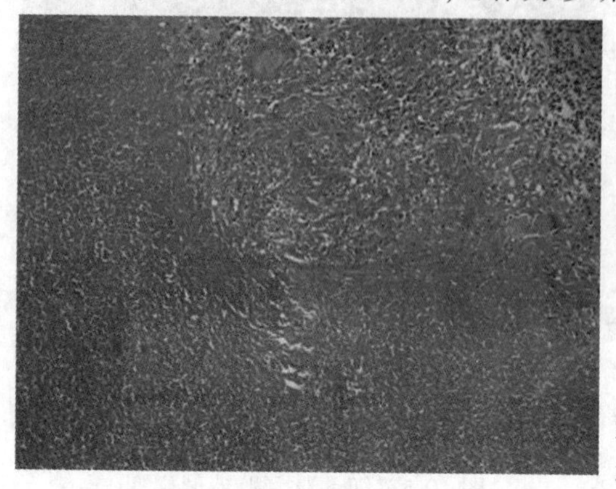

图 10-7 干酪样坏死
大片干酪样坏死,右侧见少量类上皮细胞和朗汉斯巨细胞

(2) 坏死的类型

1) 凝固性坏死:坏死组织由于失水变干、蛋白质凝固而变为灰白或黄白色的凝固体,如肾梗死。干酪样坏死为凝固性坏死的特殊类型,主要见于结核病时,为一种较为彻底的凝固性坏死,肉眼呈淡黄色干酪样,镜下呈无结构的颗粒状物质(图 10-7)。

2) 液化性坏死:坏死组织溶解形成软化灶。常见于脑、胰腺组织。脂肪坏死为液化性坏死的一种特殊类型,有酶解性和外伤性两种,前者见于急性胰腺炎时,胰酶外溢引起胰腺周围脂肪组织坏死;后者是由于外伤,脂肪细胞破裂而引起的脂肪组织坏死。

3) 纤维素样坏死(fibrinoid necrosis):旧称纤维素样变性,是结缔组织和小血管壁常见的坏死形式。病变部位形成细丝状、颗粒状或小条块状无结构物质与纤维素染色相似。常见于某些超敏反应疾病(如风湿病、结节性多动脉炎、急进性高血压病等)。其发生机制与抗原-抗体复合物引发的胶原纤维肿胀崩解、结缔组织免疫球蛋白沉积及血液纤维素渗出变性有关。

4) 坏疽(gangrene):是指较大范围的组织坏死后,继发腐败菌感染,以致坏死组织呈黑褐色。常发生于肢体或有管道与外界相通的内脏。腐败菌分解坏死组织而产生的硫化氢与红细胞破坏后游离出来的 Fe^{2+} 结合产生硫化亚铁而致坏疽处呈黑褐色。坏疽根据其形态学特点又分为干性坏疽、湿性坏疽和气性坏疽。

A. 干性坏疽(dry gangrene):多发生于肢体末端,常因动脉粥样硬化、血栓闭塞性脉管炎和冻伤等引起。由于动脉阻塞,但静脉回流仍通畅,局部干燥,故腐败菌感染较轻。加之水分易蒸发,故病变部位干枯皱缩,呈黑褐色,坏死组织与周围正常组织之间有明显分界线。

B. 湿性坏疽(moist gangrene):多见于与外界相通的内脏如子宫、肺、肠等,也可见于淤血四肢的坏死。因坏死组织含水分较多,腐败菌感染严重,局部出现明显肿胀,呈暗绿或污黑色,有恶臭。坏死组织分解产生的大量毒性物质可造成毒血症,引起严重的全身中毒症状。

C. 气性坏疽(gas gangrene):是特殊类型的坏疽,常继发于深达肌层的开放性创伤(特别是战伤),合并厌氧的产气荚膜杆菌感染时,细菌分解坏死组织,产生大量气体,使坏死组织肿胀,含气泡呈蜂窝状,触之有捻发感。气性坏疽发展迅速,毒素吸收多,后果严重。

(3) 坏死的结局

1) 溶解吸收:坏死灶较小时,组织在酶的作用下溶解,并由淋巴管、血管吸收,或被巨噬细胞吞噬清除。小范围坏死可被完全吸收、清除。

2) 分离排出:坏死灶较大时,难以吸收,则通过各种途径与健康组织分离排出。体表的坏死组织脱落后形成的缺损,称为溃疡(ulcer)。深部的坏死组织沿自然管道排出后,可形成空洞(cavity)。

3）机化(organization)：如果坏死组织较大，不能被完全吸收，又不能分离排出时，则由肉芽组织从周围长入，并将其取代，最终形成瘢痕组织。

4）包裹(encapisulation)：坏死灶较大，如不能完全被机化，则由周围增生的纤维组织将其包裹，包裹的坏死灶中心在某些条件下可发生钙化，少数情况下可溶解形成囊腔。

5）钙化：坏死组织、异物等如不能溶解吸收，可发生钙盐沉积而形成营养不良性钙化。

2. 凋亡 凋亡(apoptosis)是活体内单个细胞或小团细胞的死亡，是指在生理和病理状态下，细胞发生由基因调控的有序的主动消亡过程，亦称程序性死亡(programmed cell death，PCD)。凋亡与胚胎发生发展、个体形成、器官的细胞平衡稳定等密切相关，并在肿瘤、自身免疫性疾病、病毒性疾病等的发生上具有重要意义。

(1) 细胞凋亡的过程(图10-8)：在细胞凋亡诱导因素作用下，细胞的凋亡过程大约需要几分钟到数小时，可分为以下几个阶段。

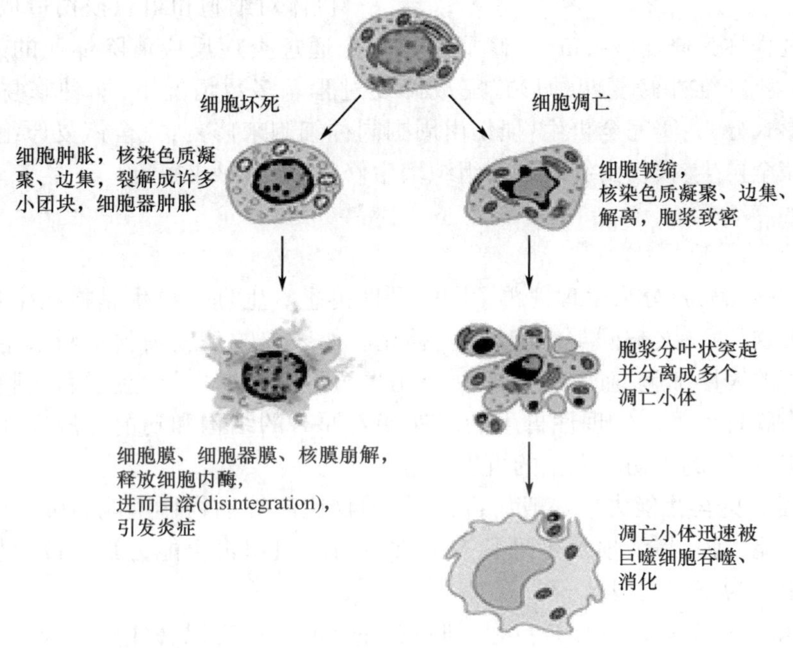

图10-8 凋亡与坏死的区别

1）凋亡信号转导：凋亡诱导因素作用于细胞后，细胞产生与凋亡相关的第二信使物质，如cAMP、Ca^{2+}等，通过细胞内信号转导途径激活凋亡的后续途径。

2）凋亡基因激活：细胞内凋亡信号转导并激活凋亡调控基因后，细胞按程序启动并合成与凋亡相关的物质。参与凋亡过程的相关基因有几十种，其中fas\bax\p53等基因有促进凋亡的作用，bcl-2\bcl-XL等基因有抑制凋亡的作用。

3）细胞凋亡执行：与凋亡相关的物质，尤其是核酸内切酶和凋亡蛋白酶合成后，可破坏细胞进行生命活动的指令信号，导致细胞的代谢和结构破坏而进入死亡执行阶段，DNA链被激活的核酸内切酶切割，形成180～200bp或其整体倍数的片段，在凝胶电泳中呈现“梯带”(DNA ladder)。

4）凋亡细胞的清除：凋亡的细胞被周围的吞噬细胞所吞噬和清除。

(2) 凋亡的形态学改变：凋亡细胞最初的形态改变为胞膜皱缩、胞质致密、细胞器密

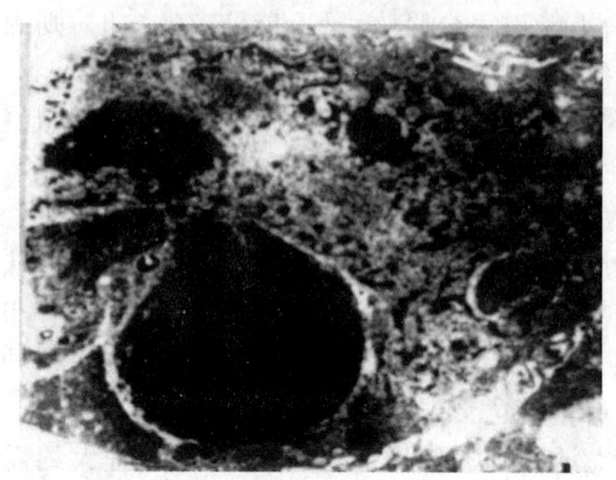

图 10-9 巨噬细胞吞噬数个凋亡小体

集、染色质边集，进而胞核裂解，与胞质及细胞器等共同形成许多凋亡小体（apoptosis body），因其具有强嗜酸性又称为嗜酸性小体。如病毒性肝炎中所见的嗜酸性小体。在整个凋亡过程中，凋亡细胞的质膜不破裂、不引发死亡细胞的自溶，也不引起炎症反应。最终，凋亡小体可被局部巨噬细胞和邻近的其他细胞（如上皮细胞）吞噬降解（图 10-9）。

三、修 复

机体对细胞和组织损伤造成的缺损进行修补恢复的过程称为修复（repair）。修复过程首先通过炎症反应清除坏死的组织碎片、细胞，然后由再生、纤维性修复两种形式完成修复过程。多数情况下，两种修复过程同时存在。修复的形式分为：①完全再生：损伤由周围同种细胞来修复，完全恢复原组织的结构和功能。②不完全再生：损伤由纤维结缔组织增生修复，最后形成瘢痕。

（一）再生

再生（regeneration）分为生理性再生和病理性再生。生理性再生是指在生理过程中，机体常有某些细胞死亡，又被同类细胞增生、补充。如表皮的基底细胞不断增生分化以补充不断角化脱落的表层细胞；血细胞定期衰老死亡而需不断增生补充；子宫内膜周期性脱落后又被新生内膜替代等。生理性再生始终保持着原有的结构和功能。病理性再生指在病理状态下细胞、组织的损伤后发生的再生。

1. 各种组织的再生能力 一般而言，低等动物比高等动物再生能力强，幼稚组织比高分化组织再生能力强，易受损及生理状态下常更新的组织再生能力强。按再生能力强弱，可将人体细胞分为三种类型。

（1）不稳定细胞（labile cells）：这类细胞总在不断地增生以替代衰亡或被破坏的细胞，如表皮细胞、黏膜的被覆上皮细胞、淋巴及造血细胞、间皮细胞等。这些细胞的再生能力强。干细胞（stem cell）的存在是这类组织不断更新的必要条件，干细胞在每次分裂后，子代之一部分继续保持干细胞的特性，另一部分则分化为相应的成熟细胞。如表皮的基底细胞和胃肠道黏膜的隐窝细胞即为典型的成体干细胞。

（2）稳定细胞（stable cells）：这类细胞在正常情况下不表现出增生能力。只有在遭受损伤或某种刺激时才表现较强的增生能力，见于各种腺体或腺样器官的实质细胞，如肝、胰、涎腺、内分泌腺、汗腺、皮脂腺及肾小管上皮细胞等。属于此类细胞的还有成纤维细胞、骨膜细胞、结缔组织中的原始间叶细胞。间叶细胞还有很强的多分化潜能，如分化为骨细胞、软骨细胞、脂肪细胞、成纤维细胞等。平滑肌细胞亦属于稳定细胞，但再生能力弱。

（3）永久性细胞（permanent cells）：神经细胞、骨骼肌细胞以及心肌细胞属这类细胞。一般认为，中枢神经元和神经节细胞均不能再生，受损后由神经胶质瘢痕补充。但这不包括神经纤维，在神经细胞存活的前提下，受损的神经纤维有活跃的再生能力。心肌、横纹肌再生能力很微弱，受损后基本通过瘢痕修复。

2. 各种组织的再生过程

(1) 上皮组织的再生:①鳞状上皮缺损时,由创缘或基底部的基底层细胞分裂增生,向缺损中心迁移,形成单层上皮,以后增生分化为鳞状上皮。黏膜上皮修复亦如此,新生的上皮细胞由扁平变为立方,最后形成柱状上皮。②腺上皮再生情况依损伤的状态而异。如腺体的基膜未被破坏,可由残存细胞分裂补充而完全再生;如腺体结构被完全破坏,则难以完全再生。

(2) 纤维组织的再生:损伤后局部静态的纤维细胞或间叶细胞分化为成纤维细胞,后者再进行分裂增生。幼稚的成纤维细胞胞质中含有大量粗面内质网和核蛋白体,有很强的合成胶原蛋白能力。当成纤维细胞停止分裂后,开始合成并分泌前胶原蛋白,在细胞周围形成胶原纤维,细胞逐渐成熟变成长梭形,胞质越来越少,核越来越深,成为纤维细胞。

(3) 血管的再生:毛细血管的再生是由血管内皮细胞分裂增生,先以生芽的方式形成实心的内皮细胞条索,在血流的冲击下出现管腔,形成毛细血管,进而彼此吻合构成毛细血管网。根据功能需要,部分毛细血管关闭,消失;部分管壁逐渐增厚改建为小动脉或小静脉。大血管断裂后需手术吻合,吻合处两端内皮细胞分裂增生,相互连接,覆盖断处。肌层不易完全再生,而由结缔组织增生予以连接。

(4) 神经组织的再生:神经细胞破坏后不能再生,由神经胶质细胞及其纤维修复,形成胶质瘢痕。神经纤维断离后在神经细胞存活的前提下可完全再生,其过程是断处远端的神经纤维髓鞘及轴突崩解吸收,断处近端发生同样变化。然后两端神经膜细胞增生,将断端连接并产生磷脂,形成髓鞘,神经细胞轴突向远端髓鞘生长至末梢。此过程需数月以上才能完成。若断端相隔太远或断端间有血块及瘢痕相隔,或因截肢失去远端,则再生的轴突与增生的结缔组织混杂成团,称为创伤性神经瘤,可引起顽固性疼痛。

(二) 肉芽组织

肉芽组织(granulation tissue)是新生的毛细血管和成纤维细胞都很丰富的幼稚结缔组织,并伴有炎性细胞浸润。因肉眼观察表现为鲜红色、颗粒状、柔软湿润,形似肉芽而得名。

1. 肉芽组织的结构(图10-10)　镜下可见大量新生的毛细血管向着创面垂直生长,并以小动脉为中心,在其周围形成袢状弯曲的毛细血管网。在毛细血管周围有许多新生的成纤维细胞。此外常有大量渗出液及炎细胞。巨噬细胞及中性粒细胞能吞噬细菌及组织碎片,这些细胞可释出各种水解酶以分解坏死组织及纤维素。

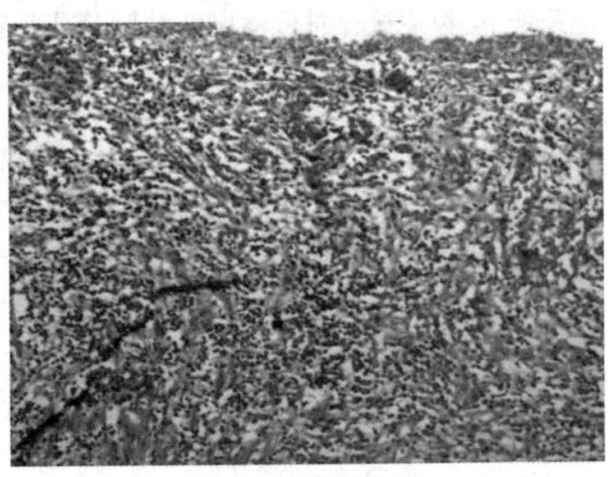

图10-10　肉芽组织

肉芽组织中的部分成纤维细胞的胞质中含有细肌丝,故有收缩功能,被称为肌成纤维细胞(myofibroblast)。肉芽组织早期无神经纤维,故无痛觉。

2. 肉芽组织的作用及结局　肉芽组织在损伤修复中有重要作用:①抗感染,保护创面。②填补伤口及局部组织缺损。③机化或包裹坏死组织、血栓、炎性渗出物及其他异物。

肉芽组织在损伤2~3天内即可出现,自下而上或自周围向中心生长并填补伤口或机化异物。随着时间的延长,成纤维细胞开始产生越来越多的胶原纤维,同时成纤维细胞逐渐转化为纤维细胞,毛细血管数量逐渐减少,最终老化形成瘢痕。

3. 瘢痕的结构 肉眼观:瘢痕呈灰白色、半透明、质地坚韧。镜下可见均质、红染、无结构成分,纤维细胞及血管稀少。

4. 瘢痕对机体的影响概括为两个方面

(1) 对机体有利方面:①填补伤口或缺损,保持组织的完整性。②大量的胶原纤维使瘢痕比肉芽组织的抗拉力强度要大,从而使组织、器官保持其坚固性。

(2) 对机体不利方面:①瘢痕收缩,可致关节挛缩、功能受限;有腔室的器官可引起管腔狭窄,如胃溃疡瘢痕收缩可致幽门梗阻。②瘢痕性黏连可造成器官之间或器官与体腔壁之间发生黏连,常不同程度地影响其功能。③广泛的纤维化和玻璃样变可造成器官硬化。④瘢痕过度增生并突出于表面可形成瘢痕疙瘩(蟹足肿)。⑤瘢痕缺乏弹性,抗拉力强度降低以及内压增加,可使愈合处向外膨出而形成瘢痕膨出。在腹壁可形成腹壁疝,在心室壁可形成室壁瘤。

第3节 炎 症

炎症(inflammation)是具有血管系统的活体组织对各种损伤所发生的以防御反应为主的病理过程。炎症的基本病理变化为局部组织的变质、渗出和增生。临床上局部表现为红、肿、热、痛及功能障碍,并有发热、白细胞增多等全身反应。局部血管反应是炎症过程的主要特征和防御反应的中心环节。

炎症是人类疾病中最常见的病理过程,可发生于任何部位和任何组织。人类的很多疾病与炎症过程有关,常见者如感冒、胃肠炎、肺炎、肝炎、疖、传染性疾病和外伤等。没有炎症的防御反应,感染将无法控制,创伤就不能愈合,器官和组织的损伤将不断加重。但在一定条件下,炎症过程对机体也可引起不同程度的损害。因此,炎症是损伤、抗损伤和修复三位一体的综合过程。

一、炎症的原因

能够引起组织损伤而导致炎症反应的因素统称为致炎因子。致炎因子种类繁多,可归纳为以下几大类。

(一) 物理因子

高热、低温、电击、电离辐射、放射线、紫外线、切割、撞击、挤压等造成组织损伤后均可引起炎症反应。

(二) 化学因子

外源性化学物质及内源性化学物质均可引起炎症的发生。

1. 外源性化学物质 如强酸、强碱等腐蚀性物质及松节油、芥子气的损伤均可引起炎症。甚至一些药物也可引起炎症,如异烟肼、利福平可引起肝脏损伤,出现药物性肝炎。

2. 内源性化学物质　如坏死组织的分解产物、体内代谢产物的堆积可以引起炎症，如尿酸代谢障碍可以起痛风，肾功能衰竭时，尿素在体内的堆积可引起肺炎改变。

（三）生物因子

生物因子，如细菌、病毒、支原体、衣原体、立克次体、真菌、寄生虫等感染机体引起的炎症。上述病原体在体内繁殖，不但可以直接或间接损伤细胞，而且还可以通过释放毒素或通过免疫反应损伤组织，引起炎症。由生物因子引起的炎症，称为感染，是最常见和最重要的一类炎症，生物因子的致病作用，与病原体的数量、毒力及机体的反应性有关。

（四）免疫反应

各型超敏反应均能造成损伤，引起炎症。

二、炎症的基本病理变化

变质、渗出和增生是炎症局部组织的三大基本病变。变质为损伤过程，渗出和增生为抗损伤过程。炎症的严重程度不同，局部组织变质改变轻重不一。炎症轻时，实质细胞可出现细胞内水肿、脂肪变性；严重时细胞间质和实质细胞发生坏死，可表现为凝固性坏死、液化性坏死、坏疽。间质可以发生黏液变性、纤维素样变性。还可出现内源性色素如含铁血黄素、胆色素沉积。实质和间质的变质可引起器官的功能障碍，严重时可引起器官的急性衰竭。如急性重症肝炎，可引起急性肝功能衰竭。

（一）变质

变质是指炎症局部组织的变性和坏死，实质和间质细胞均可发生变质。由于病因不同、机体反应不同，炎症病理变化不同。一般情况下，炎症早期变质、渗出比较明显，后期增生比较显著。在炎症性疾病或疾病的某一阶段常以某种病变为主，有时又可相互转换，如结核病虽然通常表现为增生性炎，但也可以转化为变质性炎或渗出性炎。

1. 变质的原因　是由致炎因子的直接损伤、局部血液循环障碍、局部异常代谢产物堆积、炎症介质和变质组织释放的多种蛋白水解酶等综合作用的结果。

2. 变质区代谢变化　由于炎症局部组织的分解代谢显著增强、耗氧量增加、血液循环障碍、酶系统功能受损等原因，导致氧化不全的酸性代谢产物堆积，引起局部组织酸中毒。随之，炎区胶体渗透压和晶体渗透压均升高，以炎症灶中心部分尤为突出，为炎性局部渗出提供了条件。

（二）渗出

渗出（exudation）是指炎症局部血管内的液体和细胞成分，通过血管壁进入组织间隙、体腔、黏膜表面或体表的过程。渗出的成分称为渗出物或渗出液。渗出液聚积于组织间隙可形成炎性水肿（inflammatory edema），而积聚到浆膜腔则形成炎性积液（inflammatory hydrops）。渗出是炎症最具特征性的变化，因为白细胞和抗体只有通过渗出才能到达炎症灶，在局部发挥重要的防御作用。渗出是炎症反应中最重要的抗损伤措施,以血管反应为基础的渗出病变是炎症的重要标志。

1. 血管反应 炎症时血管发生的一系列反应包括炎症早期的细动脉短暂收缩,仅持续几秒钟到几分钟,随后血管扩张和血流加快,细动脉扩张,毛细血管床开放,局部血流加快,血流量增多,形成动脉性充血。此时,炎区温度升高,代谢增强,鲜红色。随着静脉端毛细血管和小静脉的开放和扩张,血流逐渐减慢,导致淤血;血管壁通透性增高,富含蛋白质的液体渗出至血管外,使局部血管内血液浓缩,黏稠度增加;最后在扩张的小血管内挤满红细胞,称为血流停滞(stasis)。由于局部血管内流体静压升高,轴流消失,白细胞向血管壁靠近并聚集,白细胞附壁,白细胞借阿米巴样运动游出血管壁进入组织间隙。

2. 液体渗出 炎症时渗出的液体称为渗出液;液体渗出到组织间隙引起的组织水肿,为炎性水肿;液体渗出到浆膜腔形成积液。

炎症区域血管壁受损程度不同,渗出液的成分相应不同。血管壁受损轻微时,渗出液中含盐类和小分子白蛋白。受损严重时,分子量较大的球蛋白、纤维蛋白也能渗出。渗出的纤维素原在坏死组织释放的组织因子的作用下转变为纤维素(图 10-11)。

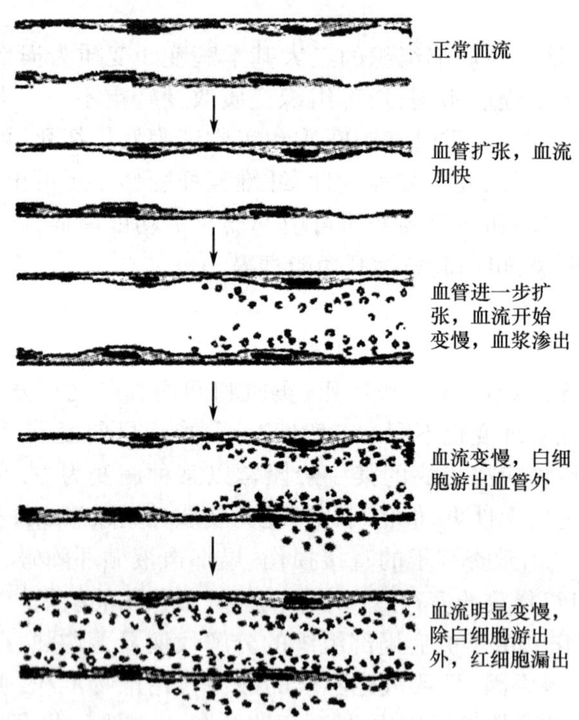

图 10-11 炎症时血流动力学变化

(1) 液体渗出的机制:炎症时液体渗出是血管壁通透性升高、微循环内流体静压升高和组织渗透压升高三者共同作用的结果。

1) 血管通透性改变:①内皮细胞收缩是引起血管壁通透性增高最常见的原因,通常发生在细静脉。炎症局部的一些炎症介质如组胺、缓激肽、白细胞三烯、P 物质等与内皮细胞的相应受体结合,使内皮细胞迅速发生收缩,细胞间缝隙加大,这种反应仅持续 15~30 分钟,且是可逆的,故称速发短暂反应(immediate transient response)。此外,白细胞介素-1(IL-1)、肿瘤坏死因子(TNF)、干扰素-γ(IFN-γ)及缺氧等原因,可使内皮细胞内的骨架结构发生重构,也能引起内皮细胞收缩。这一机制发生较晚,多在受刺激后4~6小时出现,持续时间一般在24小时以上。②内皮细胞的损伤:严重烧伤和化脓性感染时,可直接损伤内皮细胞使之坏死脱落,使血管通透性迅速增加,可持续几小时到几天,直至血栓形成或内皮细胞再生修复为止,这个过程称为速发持续反应(immediate sustained response),可累及所有微循环血管。轻至中度的热损伤或X线、紫外线及某些细菌毒素等损伤血管内皮细胞,导致的血管壁通透性增高,常延迟2~12小时发生,持续时间也达数小时至数天,故称为迟发延续反应(delayed prolonged response)。炎症时附壁的白细胞被激活后,可释放蛋白酶和毒性氧代谢产物,也可引起内皮细胞损伤脱落,使血管壁通透性增高。③穿胞作用增强:内皮细胞质内的一些囊泡相互连接所形成的穿胞通道开放活跃,增高了血管壁的通透性,使富含蛋白质的液体渗出。血管内皮生长因子(VEGF)、组胺等许多炎症介质是促成这一机制发生的主要因素。④新生毛细血管壁的高通透性:在炎症修复过程中所形成的新生毛细血管,细胞连接不健全,并且具有较多的炎症介质受体,因而具有较高的通透性(图10-12)。

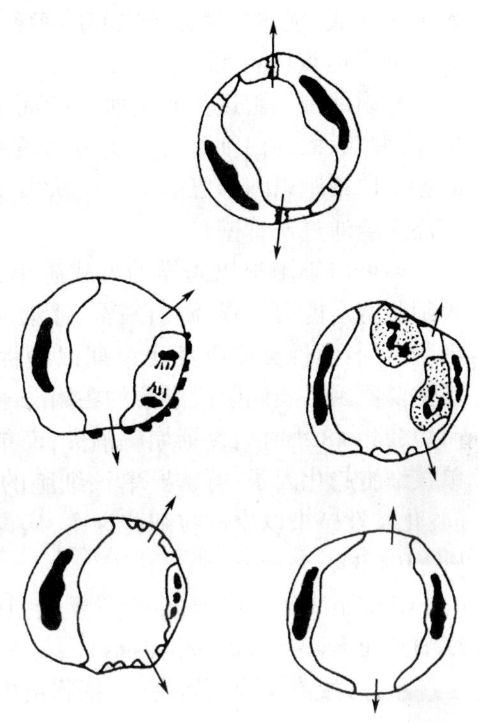
图10-12 血管通透性增高模式

2)微循环内流体静压升高:由于炎症局部的细动脉和毛细血管扩张,细静脉淤血、血流缓慢,使毛细血管内流体静压升高,血管内液体渗出增多。

3)组织渗透压升高:炎症局部组织变性、坏死、分解代谢增强及局部酸中毒,因此胶体渗透压和晶体渗透压均升高,促进液体渗出。

(2)渗出液的作用:渗出液对机体具有一定的保护意义。其主要作用有:①渗出液可以稀释、中和毒素和有害物质,带来营养物质和带走代谢产物。②渗出液中含有大量抗体、补体及溶菌物质,有利于防御、杀灭病原微生物。③渗出液中的纤维素交织成网,不仅可限制病原微生物的扩散,还有利于炎细胞吞噬消灭病原体,并在炎症的后期成为修复的支架。

渗出液对机体的有害作用:①如果渗出液过多,可压迫邻近器官,影响其功能活动,如心包积液可压迫心脏。②纤维素渗出过多,不容易完全吸收,可发生机化,引起组织粘连。

3. 白细胞渗出 炎症时血液中的各种白细胞通过血管壁渗出到血管外的现象称为白细胞渗出(leucocyte extravasation)。渗出的白细胞称为炎细胞,炎细胞聚集于炎症局部组织间隙内称为炎细胞浸润(inflammatory cell infiltration)。白细胞的渗出是一个主动、耗能、复杂的连续过程,包括白细胞边集、附壁、黏附、游出、趋化和吞噬等步骤,到达炎症病灶,发挥作用,构成炎症反应的主要防御环节。

(1)白细胞边集和附壁:随着炎症灶内血管扩张、血流缓慢和停滞,白细胞进入血管边缘,称为边集(margination)。边集的白细胞沿内皮细胞滚动,随后贴附于血管内皮细胞表面称为附壁(pavement)。

(2) 白细胞黏附和游出:附壁的白细胞与内皮细胞牢固粘着,称白细胞黏附(adhesion),是由包括选择素、免疫球蛋白类、整合素类等黏附分子介导。这些黏附分子与受体结合引起白细胞黏附于内皮细胞表面。其机制包括:黏附分子重新分布、诱导新的黏附分子合成、增加黏附分子之间的亲和性等。炎症介质和某些细胞因子可以调节这类黏附分子的表达和功能状况。

黏附的白细胞逐步游出血管壁而进入炎区,称为游出(emigration)。电镜观察,黏附于内皮细胞表面的白细胞沿内皮表面缓慢移动,在相邻内皮细胞连接处伸出伪足并插入,然后整个白细胞以阿米巴运动方式从内皮细胞缝隙中游出。一个白细胞大约需要 2~12 分钟才能完全通过血管壁。

各种白细胞都以同样的方式游出,其特征有:①不同的白细胞,游走的能力不同:中性粒细胞游走能力最强,游出最早、移动最快,而淋巴细胞最弱。②炎症的不同阶段游出的白细胞不同:急性炎症或炎症早期以中性粒细胞首先游出,24~48 小时后由单核细胞取代。其主要原因是不同阶段激活的黏附分子及发挥作用的趋化因子不同;其次是中性粒细胞寿命短,24~48 小时后逐渐崩解消失,而单核细胞的生存期较长;再则中性粒细胞崩解能释放单核细胞趋化因子,可诱导单核细胞的游出。③致炎因子不同,所游出的白细胞种类也不同:化脓性感染以中性粒细胞为主,病毒感染以淋巴细胞为主,超敏反应以嗜酸粒细胞为主(图 10-13)。

红细胞无运动能力,当血管壁受损严重时,红细胞也可以通过血管壁到达血管外,称为红细胞漏出(red cell diapedesis)。是一种被动的过程,常常是由于炎症反应强烈,血管壁损害严重,血液流体静压增高,红细胞由内皮细胞坏死崩解的裂口漏出所致。

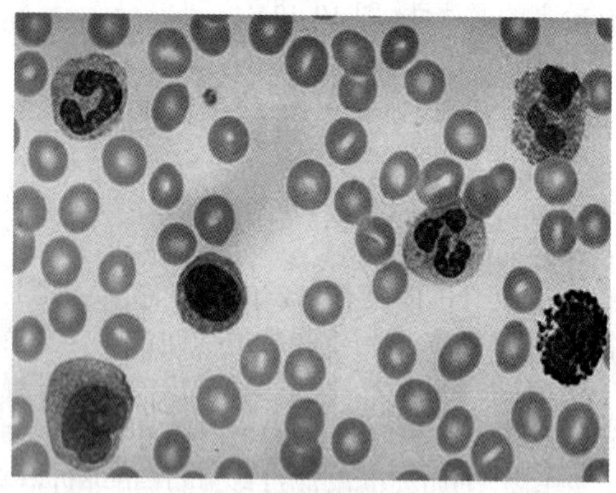

图 10-13 各种炎细胞

(3) 趋化作用:渗出的白细胞向着炎症区域的化学刺激物所在部位做定向移动的现象,称为趋化作用(chemotaxis),而此种化学刺激物称为趋化因子(chemotactic agents)。①趋化因子具有特异性:有些只吸引中性粒细胞,而另一些则吸引单核细胞或嗜酸粒细胞。②不同炎症细胞对趋化因子的反应不同:其中以中性粒细胞和单核细胞对趋化因子反应明显,淋巴细胞反应最弱。

趋化因子有内源性和外源性两大类,前者主要有 C5a、白细胞三烯 B_4(LTB_4)、IL-8 等;

后者主要为可溶性的细菌产物。趋化因子不仅有吸引白细胞做定向运动的作用，还对白细胞有激活作用。趋化因子与白细胞膜上特殊受体结合后，发生一系列的信号传导和生化反应，使白细胞内游离钙离子浓度升高，使细胞内组装可引起细胞收缩的骨架成分，引起细胞移动。

(4) 吞噬作用：渗出的白细胞吞噬消化病原体、组织崩解碎片及异物的过程，称为吞噬作用。这是人体消灭致病因子的一种重要手段，是炎症防御反应的重要环节。具有吞噬能力的细胞称为吞噬细胞(phagocyte)，中性粒细胞和巨噬细胞是人体最主要的吞噬细胞，吞噬过程包括识别和粘着、包围吞入和杀灭降解三个阶段(图 10-14)：

1) 识别和粘着(recognition and attachment)：吞噬细胞首先通过调理素来识别并粘着吞噬物。调理素(opsonin)是血清中一类能增强吞噬细胞功能的蛋白质，主要包括抗体的 Fc 段、补体 C3b。细菌与含调理素的血清接触并被包裹，称为调理素化。随后，吞噬细胞借助其表面存在的相应受体，识别并粘着调理素化的细菌。

2) 吞入(engulfment)：吞噬物被牢固地粘着在吞噬细胞表面后，吞噬细胞的胞质伸出伪足，逐渐将其包入胞质内形成吞噬体(phagosome)。吞噬体和吞噬细胞胞质内的溶酶体融合而形成吞噬溶酶体(phagolysosome)，继而溶酶体酶倾入其中。

3) 杀伤或降解(killing or degradation)：吞噬溶酶体内释放的多种溶酶体酶将被吞噬物杀伤和降解。其机制可分为依赖氧和不依赖氧两种：前者是指吞噬溶酶体内的病原体被活性氧代谢产物杀伤，是最主要的杀伤机制；后者是靠吞噬细胞内颗粒中的一种杀菌通透性增加蛋白，能激活磷脂酶降解磷脂，使微生物外膜的通透性增高而损伤。

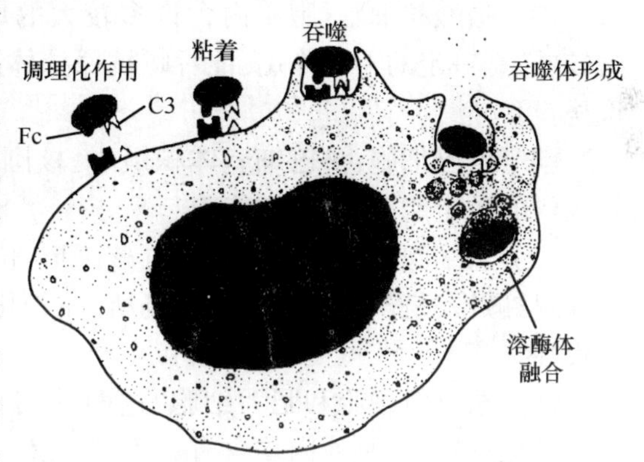

图 10-14 吞噬过程示意图

通过吞噬细胞一系列的作用，大多数病原微生物被杀灭、降解。然而，有的细菌(如结核杆菌)被吞噬后，在单核巨噬细胞内处于静止状态，但仍具有生命力，一旦机体抵抗力下降，这些病原菌就可繁殖，并可能随吞噬细胞的游走而在患者体内播散。

(5) 免疫作用：参与免疫作用的主要是巨噬细胞、淋巴细胞和浆细胞。抗原进入机体后，首先由巨噬细胞将其吞噬处理，再把抗原提呈给 T 和 B 淋巴细胞。免疫活化的 T 淋巴细胞产生淋巴因子参与细胞免疫，B 淋巴细胞转化为浆细胞产生抗体，参与体液免疫，共同发挥着杀伤病原微生物的作用。此外，自然杀伤细胞(natural killer cell，NK 细胞)，胞质内含有丰富的嗜天青颗粒，无需先致敏，就可溶解感染病毒的细胞。淋巴细胞和浆细胞浸润常见于慢性炎症，特别多见于结核、梅毒以及病毒、立克次体感染等。

(6) 组织损伤作用：白细胞在发挥吞噬作用及免疫反应的同时，也可造成组织损伤。如白细胞在趋化、激活和吞噬过程中将产物(如溶酶体酶、活性氧自由基、前列腺素和白细胞三烯等)释放到细胞外间质中，则可引起内皮细胞和组织损伤，甚至可造成组织一定范围的溶解和破坏。

综上所述，白细胞在机体的防御反应中起着重要的作用。若白细胞数量不足或功能障碍(如白细胞黏附、化学趋化、吞入、杀伤和降解的缺陷)时，则可导致严重反复的感染，甚至可危及生命。

4. 炎症细胞的种类和功能

(1) 中性粒细胞:又称为小吞噬细胞,具有活跃的运动和吞噬能力,出现在炎症早期、急性炎症和化脓性炎,胞质内含嗜天青颗粒和特异颗粒,前者主要含有酸性水解酶、中性蛋白酶、髓过氧化物酶、阳离子蛋白、溶菌酶和磷脂酶 A_2 等;后者主要含有溶菌酶、碱性磷酸酶、胶原酶和乳铁蛋白等。这些物质在杀灭、消化和降解病原微生物和组织碎片过程中发挥重要作用。

(2) 单核细胞及巨噬细胞:又称为大吞噬细胞,炎症灶中的巨噬细胞主要来自血液中的单核细胞,其溶酶体内富含酸性水解酶和过氧化物酶。能吞噬比较大的病原体、异物、坏死组织碎片,甚至整个细胞。巨噬细胞常出现于急性炎症的后期、慢性炎症和非化脓性炎症、病毒性感染和原虫感染等,可转变为类上皮细胞和泡沫细胞,对较大异物进行吞噬时,可形成多核巨细胞,如异物多核巨细胞和朗汉斯多核巨细胞。

(3) 嗜酸粒细胞:胞质内含许多较大的球形嗜酸性颗粒,颗粒内含多种酶。其运动能力较弱,有一定的吞噬作用,能吞噬抗原抗体复合物,主要见于寄生虫病和某些变态反应性疾病。

(4) 淋巴细胞:淋巴细胞体积最小,核圆形、浓染,胞质极少,分 T 细胞和 B 细胞两类,有较弱的游走能力,无吞噬能力。

(5) 浆细胞:浆细胞呈卵圆形,核圆形,位于细胞的一侧,染色质呈车辐状排列,胞质丰富、略嗜碱性,是产生抗体的主要场所,无趋化性和吞噬能力。淋巴细胞和浆细胞常见于慢性炎症。

(6) 嗜碱粒细胞和肥大细胞:这两种细胞在形态和功能方面有许多相似之处,细胞内均含嗜碱性颗粒,颗粒内均含有肝素和组胺。肥大细胞胞质内还含有 5-羟色胺。

(三) 增生

在致炎因子、组织崩解产物或某些理化因子的刺激下,炎症局部组织发生增生(proliferation)。增生的细胞主要有巨噬细胞、成纤维细胞和内皮细胞。炎症灶中的被覆上皮、腺上皮及其他实质细胞也可发生增生。一般情况下,炎症早期细胞增生不明显,而炎症后期和慢性炎症时则较显著,但某些炎性疾病初期或急性炎症也可表现为明显的增生,如急性肾小球肾炎和伤寒病等。

炎性增生是一种防御反应,增生的巨噬细胞具有吞噬病原体和清除组织崩解产物的作用,增生的成纤维细胞和血管内皮细胞可形成炎性肉芽组织,有助于使炎症局限化及损伤组织的修复。但过度的组织增生可使原有组织遭受破坏,影响器官的功能。

三、炎症的局部表现和全身反应

(一) 局部表现

炎症局部可出现红、肿、热、痛及功能障碍,尤以体表的急性炎症最为明显。发红和发热是由于炎症局部血管扩张、血流加快所致。肿胀是由于局部炎性充血、血液成分渗出引起。渗出物压迫和炎症介质作用于神经末梢可引起炎症区疼痛。炎症时,由于实质细胞的变质和炎性渗出物的压迫,可引起局部脏器不同程度的功能障碍,如病毒性肝炎时肝细胞的变质可引起肝功能障碍。

(二) 全身反应

任何炎症都存在着不同程度的全身反应。在比较严重的炎症,特别是病原微生物引起的急性炎症,常有明显的全身反应。

1. 发热 病原微生物感染,尤其是当病原体在体内蔓延扩散时,发热表现常很突出。细菌的代谢产物如内毒素是常见的发热激活物;而细胞因子如IL-1、IL-6、TNF和干扰素是常见的内生致热原,其作用于体温调节中枢而引起发热。适当增高的体温可使机体的代谢加快,白细胞的吞噬作用增强和抗体的生成增多,从而提高机体的防御功能。但过高的发热或长时间发热则对机体不利,有时可引起严重后果。

2. 白细胞增多 末梢血白细胞计数增加[可达$(15\sim20)\times10^9/L$],是炎症反应的常见表现,特别是细菌感染所致的急性炎症更是如此。多数细菌感染引起中性粒细胞增加;寄生虫感染和超敏反应时引起嗜酸粒细胞增加;一些病毒感染可引起淋巴细胞增加。白细胞增多具有防御意义,但某些病毒、伤寒杆菌、立克次体、原虫感染时,以及机体抵抗力极度降低的情况下,末梢血白细胞计数可无明显升高,甚至可出现外周血白细胞减少。白细胞增多主要由于IL-1和TNF等刺激骨髓造血组织使白细胞释放加速所致。

3. 单核-吞噬细胞系统增生 急性感染性炎时,单核-吞噬细胞系统常有不同程度增生和功能增强,这有利于吞噬、消化病原体和组织崩解产物。在临床上表现为肝、脾、淋巴结肿大。淋巴组织中的淋巴细胞也增加,释放淋巴因子和抗体的功能增强。

四、炎症的病理学分类

任何炎症都在一定程度上包含变质、渗出和增生三种基本病变。因病因、发病器官及机体免疫状态不同,可表现出不同的病理变化。往往以其中一种病变为主。因此,病理学把炎症概括地分为变质性炎、渗出性炎和增生性炎三大类型。但在不同条件下,炎症的主要病变也可发生转化。

(一) 变质性炎

变质性炎(alterative inflammation)是指以组织细胞的变性和坏死为主要病变的炎症,常发生于心、肝、脑等实质器官。一般由重症感染、细菌毒素中毒及病毒引起。由于病变器官的实质细胞发生严重变性和坏死,常造成相应器官的功能障碍:如白喉杆菌外毒素引起的心肌炎,可出现严重心功能障碍;乙型脑炎病毒引起神经细胞广泛变性和坏死,而导致严重中枢神经系统功能障碍。

(二) 渗出性炎

以渗出为主要病变的炎症为渗出性炎。

1. 浆液性炎 是以浆液渗出为主的炎症,其中含蛋白质约占3%~5%(主要为白蛋白),混有少量纤维素、中性粒细胞及脱落的上皮细胞。好发于浆膜(如胸膜、腹膜和心包膜)、黏膜、皮肤和疏松结缔组织等处。组织发生浆液性炎时,常出现不同程度的充血及炎细胞浸润,被覆上皮或间皮常发生变性、坏死或脱落。浆液性渗出物若弥漫浸润疏松结缔组织，可造成局部明显炎性水肿；若聚集于浆膜腔，则引起炎性积液；若发生在皮肤（如轻Ⅱ度烫伤），渗出的浆液积聚于皮肤表皮内形成水泡；若发生于黏膜，可有大量浆液性分泌物流出，称为浆液卡他性炎（如感冒初期的鼻炎）。

浆液性炎多呈急性和亚急性经过，病变一般较轻，易于消退。但如浆液渗出过多可导致严重后果，如喉头水肿严重时可引起窒息；胸膜和心包腔浆液渗出过多，则压迫肺和心脏，引起明显的功能障碍。

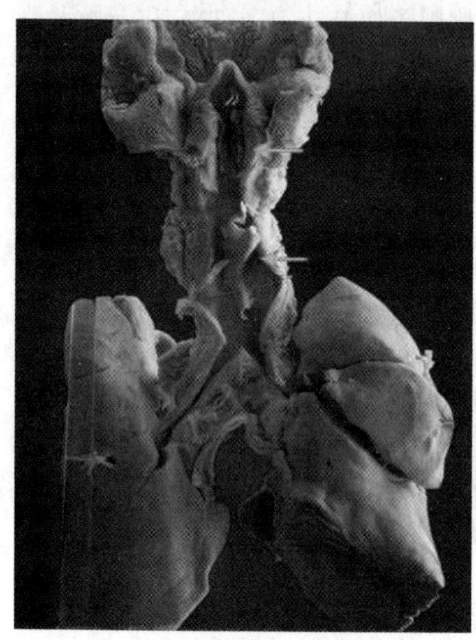

图 10-15　气管白喉
箭头所指处为灰白色的假膜

2. 纤维素性炎　以渗出物中有大量纤维素为特征。常见于黏膜、浆膜和肺脏。由于血管壁损伤较重，通透性增高，使血浆中较大分子的纤维蛋白原得以渗出，继而转变为纤维素。引起纤维素性炎的致炎因子有内、外源性毒素或某些细菌感染，如升汞中毒、尿毒症及白喉杆菌、痢疾杆菌、肺炎球菌等感染。

纤维素性炎发生在黏膜时，渗出的纤维素、中性粒细胞和其下的坏死黏膜组织形成一层灰白色的膜状物，称为假膜，故发生在黏膜的纤维素性炎又称为假膜性炎（pseudomembranous inflammation）。由于局部组织结构的特点不同，有的假膜牢固附着于黏膜而不易脱落（如咽白喉）；有的假膜则与黏膜损伤部位联系松散，容易脱落而致窒息（如气管白喉，图 10-15）。

发生在心包膜的纤维素性炎，由于心脏搏动，渗出的纤维素被牵拉成绒毛状附着于脏层心包膜表面，称为绒毛心（cor villosum）。大叶性肺炎时肺泡腔由大量纤维素充填可致肺实变。

少量纤维素性渗出物可由中性粒细胞释出的蛋白酶溶解吸收。但如果渗出的纤维素不能被完全溶解吸收，则可发生机化，引起浆膜增厚和粘连（如心包粘连），或大叶性肺炎肉质变。

3. 化脓性炎　化脓性炎是以中性粒细胞渗出为主，并有不同程度的组织坏死和脓液形成为特点。化脓性炎多由化脓菌（如葡萄球菌、链球菌、脑膜炎双球菌、大肠埃希菌）感染所致，也可由化学物质和机体的坏死组织引起。

病灶中的中性粒细胞变性、坏死，释放出蛋白溶解酶，使坏死组织液化形成的灰黄色或黄绿色混浊、黏稠的液体，称为脓液（pus）。脓液是由大量脓细胞（变性、坏死的中性粒细胞）、坏死组织、不等量的细菌和少量浆液组成。脓液中的纤维素因被脓细胞释放的蛋白溶解酶所破坏，故不会凝固，化脓性炎可表现为：

（1）脓肿：为局限性化脓性炎，多由金黄色葡萄球菌引起。主要特征为组织发生坏死溶解，细菌产生的毒素可致局部组织坏死，继而大量中性粒细胞浸润，释出蛋白溶解酶，使坏死组织液化形成含脓液的腔。金黄色葡萄球菌可产生血浆凝固酶，使渗出的纤维蛋白原转变成纤维素，因而病变较局限。金黄色葡萄球菌还具有层粘连蛋白受体，使其容易通过血管壁而产生迁徙性脓肿。早期脓肿周围水肿，炎细胞浸润；以后周围的肉芽组织增生、包裹，形成包绕脓腔的壁。小脓肿可以逐渐吸收消散，较大脓肿由于脓液太多、吸收困难，需要切开排脓或穿刺抽脓,局部由肉芽组织修复。皮肤黏膜的脓肿向表面破溃而形成的组织缺损称为溃疡(ulcer);深部的脓肿向体表或自然管道穿破,形成有一个排脓的盲端通道称为窦道(sinus);若深部脓肿的一端向体表或体腔穿破,另一端向自然管道穿破或在两个有腔器官之间形成贯通两侧的通道称为瘘管(fistula)。窦道和瘘管常见于肛管直肠周围,常因长期排脓而不易愈合。

疖(furuncle)是发生于毛囊及皮脂腺和周围组织的脓肿,好发于颈、头、面部及背部等部位。当病人抵抗力较低、营养不良或糖尿病时,许多疖可同时或先后发生,称为疖病(furunculosis)。如果多个疖的集团相互融合沟通,则称为痈(carbuncle),多见于后颈部、背部、腰臀部等皮肤厚韧处,皮肤表面可见多个开口。

(2) 蜂窝织炎(phlegmonous inflammation):是指发生在疏松组织的弥漫性化脓性炎,常发生于皮肤、肌肉和阑尾。蜂窝织炎主要由溶血性链球菌引起,链球菌能分泌透明质酸酶,降解基质中的透明质酸;链球菌还能分泌链激酶,溶解纤维素,因此细菌易于通过组织间隙和淋巴管扩散,表现为组织内明显水肿及大量中性粒细胞弥漫性浸润,因而与周围组织无明显分界。蜂窝织炎轻者可完全吸收消散;重者常经淋巴道扩散而致局部淋巴结肿大及全身中毒症状。

(3) 表面化脓和积脓:表面化脓和积脓:是指发生在黏膜和浆膜的化脓性炎,其特点是脓液主要向黏膜、浆膜表面渗出,深部组织无明显中性粒细胞浸润。如化脓性支气管炎,渗出的脓液可经支气管排出体外。当化脓性炎发生于浆膜、胆囊和输卵管时,脓液则在其腔内积存,称为积脓(empyema)。

4. 出血性炎　出血性炎某些炎症血管壁受损严重,常伴大量红细胞漏出,这种炎症称为出血性炎。如流行性出血热、鼠疫、炭疽等。

(三) 增生性炎

增生性炎是指以组织、细胞增生为主,而变质、渗出比较轻的炎症。大多数增生性炎是慢性炎,而少数增生性炎为急性炎,如伤寒。

1. 一般慢性增生性炎　多见于慢性炎症,亦可见于少数急性炎症。其特点是:炎症灶内主要为淋巴细胞、浆细胞和单核细胞浸润。常伴有明显的内皮细胞及成纤维细胞增生,形成纤维结缔组织和瘢痕,可致器官增厚变硬及管腔脏器狭窄。有时黏膜上皮、腺上皮和某些实质细胞也同时增生。如发生在黏膜局部可形成向外表突出的带蒂肿物,称为炎性息肉(inflammatory polyp),如鼻息肉、宫颈息肉。如果炎性增生形成一个境界清楚的肿瘤样团块,则称为炎性假瘤(inflammatory pseudotumor),好发于肺及眼眶。炎性假瘤的本质是炎症,并非肿瘤,但需与真性肿瘤区别。

2. 特异性增生性炎　即为肉芽肿性炎(granulomatous inflammation),是指炎症局部以巨噬细胞及其演化的细胞增生为主,形成境界清楚的结节状病灶。根据其病因又分为:

(1) 感染性肉芽肿:由生物病原体如结核杆菌、伤寒杆菌、麻风杆菌、寄生虫等感染引起的肉芽肿,或与感染有关的免疫反应能形成特殊结构的结节状病灶。如结核杆菌引起的"结核性肉芽肿",由大量类上皮细胞(epithelioid cell)、朗格汉斯细胞(Langerhans cell)及淋巴细胞组成;风湿病时形成的"风湿小结",主要由风湿细胞及淋巴细胞等组成。根据其特异性结构可对疾病做出诊断。其形成机制可能是某些病原体不易被消化,或引起机体的免疫反应(特别是细胞免疫),巨噬细胞吞噬病原体后将抗原提呈给 T 淋巴细胞,使其激活,并产生 IL-2 和干扰素 γ(IFN-γ),IL-2 可进一步激活其他 T 淋巴细胞,IFN-γ 可使巨噬细胞转变成类上皮细胞和多核巨细胞。

(2) 异物性肉芽肿:由外科缝线、粉尘、滑石粉、木刺等异物引起的肉芽肿。病变以异物为中心,周围有多量巨噬细胞、异物巨细胞和成纤维细胞包绕,形成结节状病灶。其形成机制可能是由于异物不易被消化降解,使其刺激长期存在而形成的慢性炎症。

巨噬细胞在不同情况下可出现不同的形态特征:如果异物过大,则可由多个巨噬细胞互相融合成为多核巨细胞而进行吞噬,称为异物巨细胞;由于巨噬细胞含有较多的酯酶,能消化结核杆菌的蜡质膜,在吞噬结核杆菌后可变成类上皮细胞(epitheibid cell);当巨噬细胞吞噬许多脂质时,其胞质充满脂质空泡,称为泡沫细胞(foamy cell)。

案例 10-2

患者,女性,10 岁。高热、头痛、恶心、呕吐,体温 39.8℃,白细胞 15×10^9//L,中性粒细胞 0.80,淋巴细胞 0.13,嗜酸粒细胞 0.02;颈项强直。瞳孔圆形,两肺背下部听诊闻及小水泡音。X 线检查:两肺下叶散在分布灶状实变阴影。克氏征、布氏征(+)。抽搐发作每次持续 3~5 分钟。胸部 X 线检查:两肺下叶散在灶状性实变。尸检:软脑膜充血、水肿,脑回变扁变宽,脑沟变浅。小脑扁桃体膨出,嵌入枕骨大孔。镜检:软脑膜血管充血,蛛网膜下腔有少量淋巴细胞、单核细胞浸润。脑实质血管明显扩张、充血、淤滞和小出血点,血管和神经细胞周围间隙显著增宽。神经细胞肿胀,核偏位,尼氏小体消失、空泡变;部分神经细胞缩小,核固缩、核溶解。可见多数疏松、筛状软化灶。肺脏镜检:上述病灶以细支气管为中心,细支气管及邻近肺泡内大量中性粒细胞渗出,病灶周围有代偿性肺气肿。

问题

本病最可能的诊断是什么?脑及肺的病变性质是什么?

五、炎症的经过和结局

在炎症过程中,致炎因子的性质、机体抵抗力及反应性的差异,以及治疗措施是否及时、得当等因素均可影响炎症的经过与结局。大多数炎症病变,在病因消除和适当治疗下,经过对坏死组织清除、吸收,周围健康组织增生、修复,达到痊愈。少数病例致炎因子长期存在,病程迁延不愈。极少数病例,由于病原微生物毒力强、数量多,机体抵抗力低,又未能进行及时治疗,炎症蔓延扩散,形成败血症、脓毒血症,严重时可危及生命。

(一) 痊愈

多数情况下,当机体抵抗力较强或经过适当治疗时,侵入的病原微生物被消灭,炎症局部的渗出物及坏死组织被溶解、吸收,缺损由周围健康组织增生和修复,以致完全恢复其正常的结构和功能,称为痊愈。若损伤范围大,或再生能力弱甚至没有再生能力的组织损伤,则由肉芽组织增生修复,称为不完全痊愈。

(二) 转为慢性

机体抵抗力低下,致炎因子持续存在,病变迁延,多年不愈。

(三) 蔓延扩散

在病人抵抗力低下,或病原微生物毒力强、数量多的情况下,病原微生物可不断繁殖并直接沿组织间隙向周围组织、器官蔓延,或向全身扩散。

1. 局部蔓延 指炎症灶的病原微生物经组织间隙或器官的自然管道向周围组织和器官扩散,如肾结核时,结核杆菌可沿泌尿道下行播散,引起输尿管和膀胱结核。

2. 淋巴道播散 指病原微生物侵入淋巴管,随淋巴液到达局部淋巴结,引起淋巴管炎和淋巴结炎。例如下肢感染而致腹股沟淋巴结炎。若病原体通过淋巴入血,可引起血道播散。

3. 血道播散 炎症灶的病原微生物侵入血循环或其毒素被吸收入血而引起的播散。

(1) 菌血症(bacteremia):指细菌在局部病灶生长繁殖,并经血管或淋巴管入血,血液中可查到细菌,但患者全身症状不明显。菌血症常发生在炎症疾病的早期阶段,如伤寒病和细菌性肺炎。

(2) 毒血症(toxemia):指细菌毒素或毒性代谢产物被吸收进入血液,引起高热、寒战等全身中毒症状。严重时患者可出现中毒性休克,心、肝、肾的实质细胞可发生变性或坏死。

(3) 败血症(septicemia):指细菌入血,并在血中生长繁殖、产生毒素,患者常有寒战、高热、皮肤、黏膜多发性出血点、脾肿大等明显的中毒症状,严重者神志不清甚至昏迷。

(4) 脓毒败血症(pyemia):指化脓菌引起的败血症,患者除有败血症的表现外,由于细菌经血流播散至全身,在肺、肾、肝、脑等部位形成多发性脓肿。脓肿是细菌栓塞于器官毛细血管所引起,故又称栓塞性脓肿(embolic abscess)或转移性脓肿(metastatic abscess)。

第4节 局部血液循环障碍

血液循环是机体的重要生命活动之一,血液在心、血管内循环流动,通过动脉系统将氧气和营养物质输送给组织细胞,同时通过静脉系统把组织细胞代谢产生的二氧化碳和其他代谢产物运到排泄器官排出体外,以保证组织细胞的新陈代谢和功能活动的正常进行。一旦血液循环发生障碍,将引起各器官组织和细胞的代谢紊乱,功能异常和形态结构改变。

血液循环障碍可分为全身性和局部性两种。两者既有区别,又有联系,全身性血液循环障碍如休克、心力衰竭,将在其他章节介绍,本章主要讲述局部血液循环障碍。局部血液循环障碍可表现为局部循环血量的异常(充血、淤血等);血液性状的改变和血管内容物异常(血栓形成、栓塞及梗死);血管壁通透性增高及其完整性受损(出血等)。

局部血液循环障碍常出现在许多疾病过程中,其各种改变是疾病重要的基本病理改变。

一、局部充血

局部组织或器官血管内血液含量增多称为局部充血(local hyperemia)。按其发生的原因和机制不同,可分为动脉性充血和静脉性充血两类。

(一) 动脉性充血

由于动脉血液输入过多引起局部组织或器官血管内血量增多,称动脉性充血(arterial hyperemia)或主动性充血(active hyperemia),简称充血(图 10-16)。

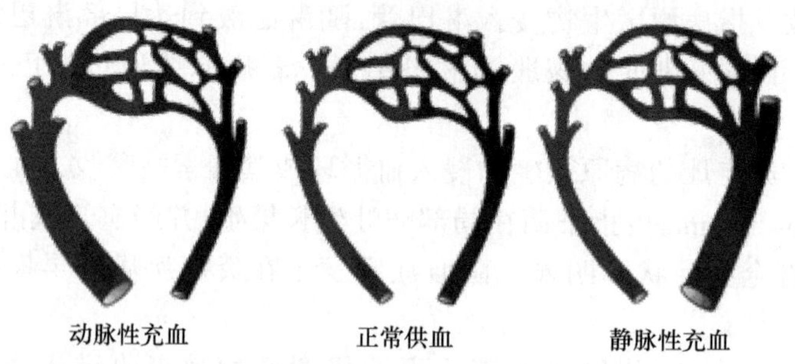

图 10-16 局部充血模型图

1. 原因 凡能引起细、小动脉扩张的任何原因,都可引起局部组织、器官的充血。细、小动脉扩张是神经体液因素作用于血管,使血管舒张神经兴奋性增高,舒血管活性物质释放;或血管收缩神经兴奋性降低所致。动脉性充血有生理性和病理性两种情况。

(1) 生理性充血:在生理的情况下,通常是在器官生理活动增强时发生,血管的扩张,借此以保证氧及营养物质的供应。如运动时的横纹肌充血,饭后的胃肠道黏膜充血等,情绪激动时面颈部皮肤充血等。

(2) 病理性充血:在各种病理情况下发生的充血,常是由理化因素、细菌毒素等的刺激所引起的,有的充血则是机体对局部血液循环障碍的代偿适应性反应,常见的有:

1) 炎性充血:炎症早期,致炎因子反射性地使血管舒张、神经兴奋而引起局部动脉性充血。其后,炎症局部的炎症介质(如组胺等)作用于血管壁,使局部血管紧张性下降而引起充血。

2) 减压后充血:局部器官和组织长期受压(如妊娠、腹水时),使局部血管张力降低,一旦压力突然解除,局部细、小动脉反射性扩张,形成局部充血。例如,当迅速抽出大量腹水或摘除腹腔的巨大肿瘤后,可使腹腔内动脉扩张充血,严重时甚至可以引起脑缺血而昏厥。

2. 病理变化 动脉性充血主要表现为细、小动脉和毛细血管扩张,局部血管内血量增多,局部组织、器官轻度肿胀,体积略增大,颜色鲜红;由于局部动脉扩张,血流加快,物质代谢增强,温度升高,功能活动也增强,如黏膜腺体分泌增多等。

3. 经过、结局和意义 动脉性充血是一种暂时的血管反应,原因消除后,可恢复正常,一般不会引起不良后果。动脉性充血时,使局部的氧气及营养物质供应增多,代谢增高、增强功能,从而增强局部组织的抗损伤能力,透热疗法的治疗机制即在于此。但在血管壁变得异常脆弱的老年人或动脉粥样硬化症患者,严重充血有时可引起血管破裂。

（二）静脉性充血

器官或组织由于静脉回流受阻，血液淤积于小静脉和毛细血管内，引起局部组织血管内血量增多称为静脉性充血（venous hyperemia），又称被动性充血（passive hyperemia），简称淤血（congestion）。静脉性充血远比动脉性充血多见，更具临床和病理意义。根据充血范围，可分为全身性静脉性充血和局部性静脉性充血。

1. 原因　静脉性充血的原因很多，凡能引起静脉血液回流受阻的各种因素，均可引起静脉性充血。

（1）静脉受压：静脉受压使其管腔发生狭窄或闭塞，血液回流受阻，导致局部血液淤积。如肿瘤、炎症包块和瘢痕组织压迫局部静脉血管；妊娠子宫压迫髂静脉；绷带包扎过紧压迫肢体静脉；肠扭转、肠套叠和肠癌挤压肠系膜静脉；肝硬变时增生结缔组织压迫门静脉分支。

（2）静脉阻塞：静脉腔内血栓形成，静脉内膜炎引起的静脉壁增厚，肿瘤栓子或血栓栓子的阻塞，均可造成静脉血管的部分或全部阻塞，引起淤血。

但必须注意，人体许多部位的静脉都有丰富的吻合支，局部的一条静脉受压或阻塞，血液可经过吻合支回流，并不引起局部淤血，只有当吻合支不能充分代偿或无吻合支时，才会发生淤血。

（3）心力衰竭：心力衰竭时，心脏舒缩功能障碍，心输出量减少，心室舒张末期压力升高，静脉回流受阻。左心衰竭时发生肺循环淤血，右心衰竭时，体循环淤血（肝、脾、肾、胃肠道和肢体等体循环静脉淤血）。

2. 病理变化　淤血时，局部组织、器官肿胀，体积增大，包膜紧张，重量增加；淤血时，血液中氧合血红蛋白减少，还原血红蛋白增多，致局部组织、器官呈暗红色或紫红色，如发生在皮肤或黏膜则呈现为发绀。因局部血流量减少、血氧含量降低，造成局部缺氧，局部组织、器官得不到充足的氧和营养物质，代谢功能下降，产热减少，故在体表淤血区温度降低。镜下观察，可见局部组织小静脉和毛细血管显著扩张，充盈血液。

3. 影响和结局　淤血的影响取决于静脉阻塞发生的速度、阻塞的程度、淤血的部位以及淤血持续的时间等因素。局部性淤血如果静脉的阻塞是逐渐发生的，血液可通过侧支循环回流，淤血较轻。较长时间淤血可以引起：①淤血性水肿：由于局部组织内代谢中间产物蓄积，损害毛细血管，使其通透性增高，加之淤血时小静脉和毛细血管内流体静压升高，使组织液生成增多，回流减少，在局部形成水肿。②淤血性出血：严重缺氧时还可使血管壁的通透性进一步增高，红细胞从血管壁漏出，形成出血。③组织萎缩、变性及坏死：长期淤血，局部缺氧加深，氧化不全的代谢产物大量堆积，可使实质细胞发生萎缩、变性及坏死。④淤血性硬化：长期淤血在引起脏器实质细胞损伤的同时，间质纤维增生，同时网状纤维胶原化，致脏器质地变硬，称淤血性硬化。

4. 重要器官的淤血

（1）慢性肺淤血：慢性左心衰竭时发生肺淤血。肉眼观察：肺体积增大，重量增加，呈暗红色，质地变实，切开时断面可流出淡红色泡沫状液体。镜下：肺泡间隔毛细血管扩张淤血，肺泡间隔因而增宽。肺泡腔内可有淡红色的水肿液、红细胞。肺泡内的红细胞被巨噬细胞吞噬，血红蛋白分解后形成棕黄色的含铁血黄素颗粒，这种吞噬有含铁血黄素的巨噬细胞称“心力衰竭细胞（heart failure cell）”。心力衰竭细胞多见于肺泡腔内，亦可见于肺间质或患者的痰内。长期的肺淤血，肺间质的纤维组织增生，质地变硬，由于含铁血黄素的沉积，肺组织呈棕褐色，称为肺褐色硬变(brown induration of lung)。

(2) 慢性肝淤血：常见于右心衰竭时；偶见于下腔静脉或肝静脉阻塞。肉眼观察：肝脏体积增大，重量增加，包膜紧张且略增厚，质较实，色暗红。长期淤血病例，切面小叶中心区淤血呈暗红色，周边部因脂肪变性呈灰黄色，相邻的肝小叶中央淤血区互相连接，形成网状条纹，其间为灰黄色的脂肪变性肝细胞，似槟榔的切面，故称为"槟榔肝(nutmeg liver)"；镜下可见小叶中央静脉及附近的肝窦高度扩张淤血，小叶中央的肝细胞发生萎缩甚至消失，小叶周边的肝细胞因缺氧而发生脂肪变性。长期慢性肝淤血时，由于小叶中央肝细胞萎缩消失，网状纤维胶原化，同时汇管区纤维结缔组织增生，形成淤血性肝硬变。

二、局部贫血

器官或局部组织中动脉输入的血量减少称为局部贫血(local anemia)缺血(ischemia)。

(一) 原因

引起局部贫血的原因主要有以下几种：

1. 动脉受压　肿瘤、炎症包块或积液的压迫；绞窄性肠疝；卵巢囊肿或肿瘤蒂扭转；外科手术时动脉血管结扎(错误的血管结扎可能造成严重的后果)。上述因素均可造成血管管腔狭窄，动脉血输入减少，从而发生局部贫血。

2. 动脉管腔狭窄或阻塞　最常见的原因是动脉粥样硬化，尤其是中等动脉粥样硬化斑块造成的血管狭，并可以在动脉粥样硬化的基础上并发血栓形成，可造成管腔狭窄，动脉血输入减少。血栓栓塞也可以造成动脉管腔的阻塞。

3. 动脉痉挛　由于血管内膜细胞损伤，内皮细胞产生的一氧化氮减少，可导致血管痉挛，局部缺血。如冠状动脉痉挛可导致心绞痛；肢体动脉痉挛可导致雷氏现象(Raynaud's phenolmenon)。常见诱因有寒冷、精神刺激等。

4. 盗流综合征(steal syndrome)　当动脉粥样硬化狭窄不足以引起其供血区缺氧时，由于部分血流绕道，造成血供进一步减少，形成缺血。

5. 毛细血管和小血管血液黏稠度增加　血流黏稠度对较大血管内血流特性无明显影响，但在毛细血管和小血管可影响局部血液供应，常见于骨髓瘤时，由于浆细胞内 γ 球蛋白水平异常增高，红细胞卷曲引起血液黏度增高。

(二) 病理变化

器官或组织因含血量减少而体积缩小，颜色苍白，质地较软；缺血时间较长者，可致实质细胞萎缩、变性甚至坏死；由于组织代谢降低，产热量减少，若位于体表则局部温度下降；组织氧化不全的代谢产物刺激局部神经末梢而产生疼痛(如心肌缺血时的心绞痛)。

(三) 影响和结局

缺血对机体的影响与几方面因素有关：

1. 侧支循环建立情况　通过侧支循环的代偿作用，可不产生缺血，或使局部组织缺血减轻。如果该部组织没有动脉交通支，或者侧支循环不充分，则缺血区无代偿或基本无代偿。

2. 血管阻塞的程度和速度 如为快速而完全的血管阻塞,组织血液供应完全中断,可致局部组织细胞坏死。若阻塞不完全,且发生较慢,局部组织仍有血液供应,但血量不足,则引起局部组织细胞萎缩或变性。

3. 局部组织对缺氧的耐受程度 脑组织对缺氧很敏感,血液断流5~6分钟,即可造成严重损伤,肾脏可耐受0.5~2小时,肌肉可耐受3~4小时,而皮肤和结缔组织则耐受的时间更长。

三、出 血

血液自心血管管腔外出到体外、体腔或组织间隙,称为出血(hemorrhage)。血液流出体外称外出血,血液流入体腔或组织间隙,称内出血。出血可发生在身体的任何部位,按出血方式、出血量和发生部位的不同,可有不同的名称。如瘀点(petechia)、瘀斑(ecchymosis)、紫癜(purpura)、血肿(hematoma)等。

(一) 出血的类型及原因

按血液逸出的机制可将出血可分为破裂性出血和漏出性出血两种。

1. 破裂性出血 由于心脏或血管壁破裂而引起的出血,称破裂性出血(disruptive hemorrhage):

(1) 外伤:各种切割伤、穿通伤、挫伤等。

(2) 侵蚀性病变破坏血管壁:常见于炎症、溃疡、恶性肿瘤时的血管破坏,如肺结核病对肺血管的破坏,胃及十二指肠溃疡对局部血管的破坏,恶性肿瘤对血管的侵蚀破坏等。

(3) 心血管壁本身的病变:如心肌梗死灶或主动脉瘤等,在不能承受血流的压力时发生破裂出血。

2. 漏出性出血 这种出血是由于毛细血管前动脉、毛细血管以及毛细血管后静脉通透性增高,血液通过扩大的内皮细胞间隙和受损的血管基膜而漏出于血管腔外。漏出性出血的原因可基本归纳为:

(1) 血管壁损害:常见于缺氧、败血症、药物、生物毒素引起毛细血管损伤;变态反应引起的血管炎;维生素C缺乏引起的毛细血管基膜破裂等。

(2) 血小板减少和血小板功能障碍:再生障碍性贫血、白血病、血小板减少性紫癜、骨髓内广泛性肿瘤转移等均可使血小板生成减少或破坏过多,当血小板减少到一定数量(5×10^9/L以下)时,引起漏出性出血。

血小板的结构和功能缺陷也能引起漏出性出血,这类疾病很多为先天性的,如血小板功能不全(血小板细胞膜缺乏纤维蛋白原受体)和血小板颗粒缺乏症等。

(3) 凝血因子缺乏

1) 凝血因子合成减少:肝是多种凝血因子和合成场所,肝功能不全时,包括纤维蛋白原在内的多种凝血因子合成障碍;维生素K缺乏时,可引起凝血酶原、凝血因子Ⅶ、Ⅸ、Ⅹ合成减少。

2) 凝血因子消耗过多:如弥漫性血管内时,大量凝血因子消耗可引起皮肤、黏膜、内脏广泛出血。

3）先天性疾病：凝血因子Ⅷ（血友病 A）、Ⅸ（血友病 B）、von Willebrand 因子（von Willebrand 病）缺乏，患者可有出血倾向。

（二）病理变化

新鲜出血呈红色，以后随红细胞降解形成含铁血黄素而带棕黄色。镜下，见组织内红细胞逸出、含铁血黄素或橙色血晶（hematoidin）存在。

（三）后果

出血对机体的影响取决于出血量、出血速度和出血部位。漏出性出血过程比较缓慢，出血量较少，一般不会引起严重后果；但如漏出性出血广泛时，也可因出血导致出血性休克。破裂性出血的出血过程迅速，如在短时间内丧失循环血量的 20%～25% 时，即可发生出血性休克。发生在重要器官的出血，即使出血量不多，亦可致命，如心脏破裂引起心包内出血，由于心包填塞，可导致急性心功能不全；脑出血，尤其是脑干出血，可因重要神经中枢受压致死。局部的出血，可导致相应的功能障碍，如脑内囊出血引起对侧肢体偏瘫，视网膜出血引起视力减退或失明。慢性出血如溃疡病、钩虫病等可引起贫血。

四、血栓形成

在活体的心脏或血管内血液有形成分形成固体质块的过程，称为血栓形成（thrombosis）。在这个过程中所形成的固体质块称为血栓（thrombus）。血栓在形成模式、结构及特征等方面均与血凝块（clot）不同，切不可混淆。

血液中存在着相互拮抗的凝血系统和抗凝血系统。在生理状态下，血液中的凝血因子不断、有限地被激活，形成微量纤维蛋白，沉着于血管内膜上，随即这些微量的纤维蛋白又被激活了的纤维蛋白溶解系统所溶解，同时被激活的凝血因子也不断地被单核吞噬细胞系统所吞噬。凝血系统和抗凝血系统的动态平衡，既保证了血液有潜在的可凝固性又始终保证了血液的流体状态。在一定条件下，这种平衡被打破，凝血过程得到增强，血液在心血管腔内凝固，形成血栓。

（一）血栓形成的条件和机制

血栓形成的条件早在 19 世纪就由 Virchow 提出，并沿用至今。包括以下三方面。

1. 心血管内膜的损伤

（1）血管内皮细胞的抗凝作用：正常心血管内皮具有一定的抗凝功能，主要包括以下几方面的作用：

1）内皮细胞的隔离作用：正常心血管内膜为单细胞层的薄膜屏障，把血液中的凝血因子、血小板和能促发凝血的内皮下细胞外基质隔离开来。

2）内皮细胞合成血小板黏集物质：合成前列环素、NO、二磷酸腺苷酶（ADP 酶）。

3）内皮细胞合成抗凝血酶或凝血因子物质：内皮细胞表面表达膜相关肝素样分子（硫酸乙酰肝素）和凝血酶调节蛋白，前者是抗凝血酶Ⅲ的协同因子，后者是凝血酶受体，与凝血酶结合后使凝血酶转化为抗凝物质，能激活蛋白 C（PC），在蛋白 S（PS）的协同下，降解激活的Ⅴ、Ⅷ因子。

4）生成纤溶酶原活化因子，有促进纤维蛋白溶解的作用。

（2）内膜损伤引起血栓形成机制

1）组织因子释放和胶原暴露：心脏和血管内膜受到外伤、化学药物腐蚀、内膜炎症或动脉粥样硬化等各种因素损伤时，内皮细胞可发生变性、坏死、脱落，损伤的内皮可释放组织因子，同时暴露出内皮下的胶原，可活化血小板和凝血因子Ⅻ，启动内源性和外源性凝血系统。

2）血小板活化：血小板在血液凝固和血栓形成过程中起关键性作用。能激活血小板的物质有胶原、凝血酶、ADP和血栓素A_2（TXA_2）等，在内皮损伤后，首先激活血小板的是与血小板接触的胶原，随后凝血连锁反应被启动而产生凝血酶，凝血酶促进血小板的进一步活化，血小板被活化后释出ADP和血栓素A_2，进一步加强血栓的活化。血小板的活化包括以下三个反应。

A. 黏附反应（adhesion）：血小板黏附于局部胶原，同时由于其胞浆内微丝和微管的收缩而变形，血小板的颗粒逐渐消失而使胞浆同质化。

B. 释放反应（release）：血小板的α颗粒（含有纤维蛋白原、纤维连接蛋白、抗肝素即血小板第4因子、血小板生长因子及血小板所合成的凝血酶敏感蛋白）和致密颗粒（含有丰富的ADP、Ca^{2+}离子、去甲肾上腺素、组胺、5-HT）的内容物向血小板外释出。

C. 黏集反应（aggregation）：促使血小板彼此黏集成集群因子的主要是ADP、血栓素A_2和凝血酶。最起黏集是可复性的，即一旦血流加速，黏集的血小板仍可散开；但随着血小板愈集增多，活化后释出的ADP也增多，在血栓素A_2、内源性ADP和凝血酶的共同作用下，血小板连接更加牢固，成为附着于心血管壁损伤处的灰白色小结。

2. 血流状态的改变　正常血流为层流，血液中的有形成分如红细胞、白细胞及血小板在血流的中轴部流动（轴流），外周是一层血浆带（边流），血细胞因而与病变的血管壁、损伤的静脉瓣隔离。当血流缓慢或产生漩涡时（如外科手术或心肌梗死时血流变慢），血小板得以进入边流，增加了与血管内膜接触的机会，血小板粘连于内膜的可能性增大。此外，血流缓慢和产生漩涡时，被激活的凝血因子和凝血酶能在局部达到凝血过程所必需的浓度。尽管在光学显微镜下，血流缓慢并不造成可以察觉的内膜变化，但电镜下却可发现血流缓慢，严重缺氧时，内皮细胞胞浆出现空泡，最后整个细胞变成无结构的物质。因此，内皮细胞的变性坏死，不但丧失了抗凝因子的合成和分泌，而且内皮下胶原也得以暴露于血流，这样，即可触发内源性和外源性凝血途径。不少事实表明血流缓慢是血栓形成的重要因素，例如静脉血栓约比动脉血栓多四倍；下肢静脉血栓又比上肢静脉血栓多三倍；临床上95%的血栓形成于下肢静脉。除了血流缓慢因素外，静脉瓣内的血流不但缓慢，而且呈漩涡，因此静脉血栓形成往往以瓣膜为起始点；此外，静脉不似动脉那样随心脏搏动而舒张、收缩，其血流有时甚至可出现短暂的停滞；静脉壁较薄，容易受压；血流通过毛细血管到静脉后血液的黏性有所增加。上述几方面的因素均造成了静脉较动脉易于形成血栓。心脏和动脉内的血流快，不易形成血栓，但在血流较缓和出现漩涡时，也会有血栓形成，如二尖瓣狭窄时左心房血流缓慢并出现漩涡，动脉瘤内的血流呈漩涡状流动，此时易并发血栓形成。

3. 血液凝固性增加　血液凝固性增加，或称血液的高凝状态，是指血液比正常易于发生凝固的状态，由血液中血小板增多，血小板黏性增大，纤溶活性降低等因素引起。可分为遗传性和获得性两种。

（1）遗传性高凝状态：很少见，主要有Ⅴ因子基因突变，其编码蛋白能抵抗蛋白C的降解，使蛋白 C 失去抗凝活性。其次为抗凝血因子，如抗凝血酶Ⅲ、蛋白 C、蛋白 S 先天缺乏。

（2）获得性高凝状态

1）大量失血后，血中补充了黏性较大的幼稚血小板，同时纤维蛋白原、凝血酶原等增多。

2）大面积烧伤后，血液浓缩，血小板也相应增多。

3）异型输血时，血小板和红细胞大量破坏，释放凝血因子。

4）妊娠后期或大剂量肾上腺皮质激素使用时，机体内纤溶功能减低。

5）一些恶性肿瘤（如肺、胃、胰、前列腺癌等）及胎盘早剥，细胞内组织因子释放。激活外源性凝血系统。

需要指出的是，并非上述三个条件具备时可以形成血栓，实际上上述三个条件中的任何一个，在特定的条件下均可导致血栓形成。

（二）血栓形成的过程及其形态

以动脉粥样硬化表面形成血栓为例，开始是动脉内膜面脂质条轻微突起，随着时间的推移，病情的加重，粥样斑块逐渐增大，向腔面明显突起，引起一定程度的血流紊乱，这种紊乱最终引起内膜细胞的丢失，内膜细胞剥离的粥样斑块表面暴露于血细胞（包括血小板）。血流紊乱使纤维素易于沉积、血小板易于凝集；裸露的内膜使胶原暴露为血小板提供附着面。因此在动脉粥样斑块导致的血栓形成中涉及两方面的因素，即内膜损伤和血流的紊乱。如果吸烟动脉粥样硬化患者或血液低密度脂蛋白明显增高的患者，可能涉及第三个因素，即血液凝固性增高。

静脉血栓形成：多数静脉血栓最初形成于静脉瓣，因为在静脉瓣处易形成血流紊乱，易于在创伤、静脉血流淤滞、血流阻塞时受到损伤，典型的血栓形成过程是：血管内膜损伤，在伴有血流缓慢和（或）涡流存在的条件下，使血小板粘集在损伤，开始黏附聚集的血小板可重新散开，但随着血栓形成过程的发展，血小板体积增大，发生变形，借伸出的伪足互相接触，同时释放 ADP，在凝血酶、内源性 ADP 及 TAX2 的共同作用下，血小板粘连更加牢固，黏集的血小板肿胀，相互融合，边界不清。血小板颗粒大量释放，血小板内颗粒极度减少或完全消失，逐渐形成均质无结构的形态，这种变化称为血小板的黏性态（viscous metamorphosis）。这一过程不断进行，血小板黏集不断增多，最终形成血小板丘，色灰白，称白色血栓，在延续性血栓，它构成了血栓的头部。血栓头部形成后，该处血流减慢，涡流形成，血小板进一步黏集并形成许多珊瑚状小板小梁，血小板梁在血管内伸展并相互吻合，流经其中的血液更加缓慢，血小板发生变性崩解，释放许多凝血相关物质，活化的凝血酶易于在局部达到较高的浓度，凝血过程启动，纤维蛋白原形成纤维蛋白（纤维素）。于是，血小板小梁之间出现了许多纤维素网，其网眼中网罗许多红细胞、白细胞而形成红白相间的血凝块，称为混合血栓，它构成了延续性血栓的体部。如果血栓不断的延长增大，可使血管完全阻塞，血流停止，血液则迅速凝固形成红色血栓，这就是血栓的尾部。

血栓大致可分为以下几种类型：

1. 白色血栓（pale thrombus） 发生于血流较速的部位（如动脉、心室）或静脉血栓的起始部（即延续性血栓的头部）。镜下，白色血栓主要由许多变性的血小板和少量纤维构成，肉眼，呈灰白色，表面粗糙，质硬，与血管壁紧连。

2. 混合性血栓（mixed thrombus） 静脉延续性血栓的主要部分（体部）。镜下，见血小板小梁呈珊瑚状，表面有许多中性粒细胞黏附，小梁之间纤维素成网状，网眼内含有多量红细胞和白细胞。肉眼，呈粗糙、干燥的圆柱状，与血管壁粘着，有时可见灰白色与褐色相间的条纹。这种条纹又称 Zahn 带。在二尖瓣狭窄和心房纤维颤动时，在左心房可形成球形血栓，这种血栓和动脉瘤内的血栓均可见到灰白色和红褐色交替的层状结构，称为层状血栓，也是混合性血栓。

3. 红色血栓(red thrombus)　发生在血流极度缓慢甚或停止之后，其形成过程与血管外凝血过程相同。因此，红色血栓见于混合血栓逐渐增大阻塞管腔，局部血流停止后，往往构成延续性血栓的尾部。镜下，在纤维素网眼内充满如正常血液分布的血细胞。肉眼，呈暗红色，新鲜的红色血栓湿润，有一定的弹性，陈旧的红色血栓由于水分被吸收，变得干燥，易碎，失去弹性，并易于脱落造成栓塞。

4. 透明血栓(hyaline thrombus)　这种血栓发生于微循环小血管内，只能在显微镜下见到，故又称微血栓，主要由纤维素构成，见于弥散性血管内凝血。

(三) 血栓的结局

1. 血栓的溶解或脱落　激活的Ⅻ因子在启动凝血过程的同时，也激活纤维蛋白溶酶系统，开始降解纤维蛋白和溶解血栓；血栓中的白细胞崩解后释放出蛋白溶解酶，对血栓溶解也起一定的作用。小的血栓溶解后可被完全吸收。较大的血栓如果在它附着于内膜的部分被溶解，则可被血流冲击而脱落，形成栓子，引起栓塞(图 10-17)。

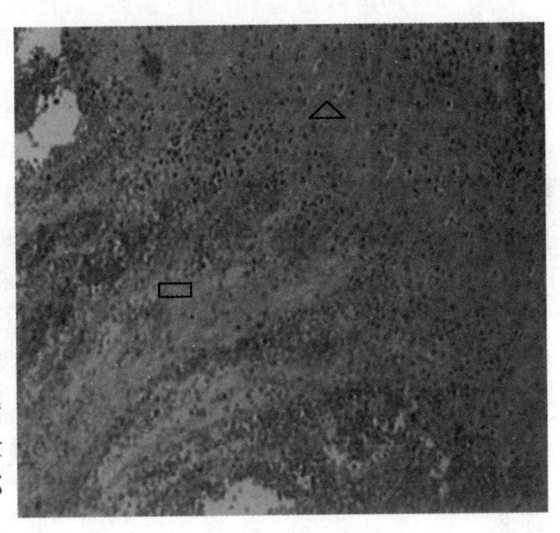

图 10-17　混合性血栓

2. 血栓的机化与再通　当血栓不能脱落或软化吸收时，在其附着处的血管内膜长出肉芽组织，逐渐代替血栓，这个过程叫做血栓机化。血栓机化一般于血栓形成后 1~2 天开始，至 3~4 天即可使血栓较牢固地附着于血管壁上。中等大小的血栓，经过 2 周左右即可完成机化。在血栓机化时，毛细血管芽长入血栓，小的毛细血管融合成较大的管腔，一定量的血液能再从此通过，这种现象称为再通。

3. 血栓的钙化　陈旧的血栓内发生钙盐的逐渐沉积，叫做血栓钙化，可形成静脉结石或动脉结石。

(四) 血栓形成对机体的影响

1. 有利方面　当血管破裂后，在血管损伤处形成血栓，可封闭伤口(如外伤、手术、胃及十二指肠溃疡出血、空洞性肺结核出血等)，而有止血作用；在炎症病灶周围小血管内血栓形成，有防止局部感染蔓延的作用。因此，在一定条件下，血栓形成可看做是机体的一种防御性措施。

2. 不利方面　在多数情况下血栓形成对机体是不利的，主要是堵塞管腔，引起血液循环障碍，其影响大小与血栓发生部位，阻塞管腔供血范围，阻塞程度，能否建立有效侧支循环等因素有关。若堵塞动脉完全性阻塞，又缺乏有效侧支循环时，则引起局部组织缺血甚至坏死,例如心冠状动脉血栓形成可引起心肌梗死;若堵塞静脉则引起局部组织淤血和水肿。另外,在血栓尚未机化前,因与血管壁粘连不紧密,可一部分或全部脱落,随血流运行而被带至他处引起栓塞。如果栓子内含有细菌,则细菌可随栓子运行而蔓延扩散,引起败血症或脓毒血症等严重后果。发生在心瓣膜上的血栓机化后,可引起心瓣膜病。

五、栓 塞

循环血液中出现的不溶于血液的异常物质,随血液流动,阻塞管腔,这种现象称为栓塞(embolism),造成栓塞的异常物质称为栓子(embolus)。栓子可以是固体、液体或气体。其中最常见的是血栓栓子,其他较少见的为脂肪栓子、空气栓子、细胞栓子、细菌栓子和羊水栓子等。

(一) 栓子运行的途径

栓子运行的途径一般与血流方向一致,罕见情况下也可逆血流运行,引起栓塞。

1. 右心体静脉的栓子 随静脉血液回流,嵌塞肺动脉的主干或其分支,引起肺动脉系统的栓塞。其中有些体积甚小,又富于弹性的栓子,如气泡、羊水或脂肪等,可以通过肺泡壁毛细血管进入肺静脉系统,回流至左心腔,再进入体循环,引起动脉分支的栓塞。

2. 左心、肺静脉和体循环动脉系统栓子 随血流运行,最终嵌塞于口径与其相当小动脉分支,常栓塞于脾、肾、脑、下肢等处。

3. 门静脉系统栓子 随门静脉血流进入肝脏,在肝内引起门静脉分支的栓塞。

4. 交叉性栓塞 较少见,偶发于房间隔或室间隔缺损,栓子可以由压力高的一侧通过缺损处进入压力低的另一侧,即动、静脉系统的栓子发生交叉运行,形成交叉性栓塞现象。

5. 逆行性栓塞 罕见,偶尔见于下腔静脉内的栓子,由于胸、腹内压力突然升高(如剧烈咳嗽、呕吐等)时,栓子逆向运行,在下腔静脉所属分支(如肝、肾、髂静脉等处)引起栓塞。

(二) 栓塞的类型和对机体的影响

栓塞的结果取决于栓塞在很大程度上取决于栓塞的部位及侧支循环状况,而不是栓子的类型。栓子90%以上来源于血栓栓子。

1. 血栓栓塞 为脱落血栓后所引起,其主要危害是形成肺动脉栓塞和动脉系统栓塞。

(1) 肺动脉栓塞:血栓栓子约95%发生在自腿部静脉,特别是小腿深部静脉和股静脉,其余发生在盆腔静脉,少数发生在颅内静脉窦,因此来源于上述部位的栓子主要栓塞在肺循环,肺动脉栓塞的影响与栓子的大小、多少及栓塞的部位有关。单个小的栓子栓塞,可以不出现任何临床症状,而在肺内被溶解,或被机化而引起永久性的、小范围的呼吸功能不全。如果在较长一段时间内,反复发生小的肺动脉栓塞,使损伤得以积累,可以引起所谓的特发性(idiopathic)肺动脉高压症。较大的栓子则可引起急性肺及循环功能障碍,即肺动脉栓塞症,临床上患者胸痛、气短,由于右心压力增高,S波加深,Q波异常,T波倒置,无上述心电改变的栓塞,很少引起死亡。尽管部分患者可以幸存,但肺功能损害,且有再次发生肺动脉栓塞的风险。大栓子可以导致患者突然死亡,此类栓子呈长条状,通常来源于腿部静脉,栓塞在肺动脉主干或大分支,患者突然出现气急、发绀、休克,甚至发生急性呼吸循环衰竭而突然死亡(图 10-18)。

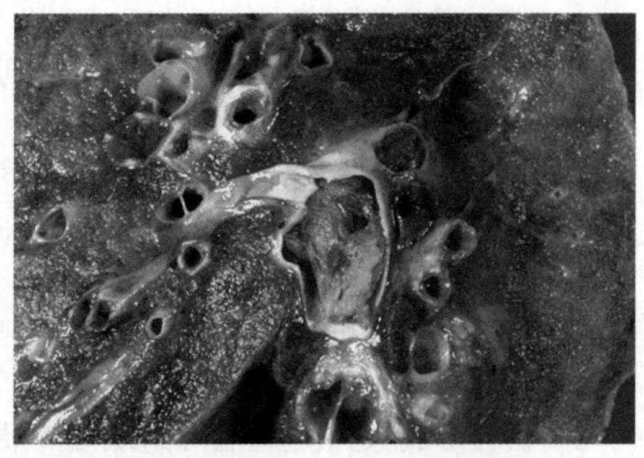
图 10-18　肺动脉栓塞

(2) 动脉系统栓塞:来自左心腔或动脉粥样硬化斑块,其中来自于心脏血栓主要发生在心肌梗死和房颤时,或来自感染性心内膜炎时瓣膜赘生物。动脉系统的栓子主要栓塞在脑,也可以栓塞在任何内脏和肢体。大的栓子可以栓塞在动脉分枝处,直接阻断动脉血流,引起肢体远端坏死;较小的血栓可以阻塞在较小的血管,引起指端坏疽;小栓子也可以栓塞在内脏小血管引起肾、脾梗死,此类患者可以不出现任何症状,但若梗死发生在肠则可出现明显症状。

2. 气体栓塞　正常的血液内仅能溶解很少量气体。如大量空气迅速进入血循环或溶解于血液中的气体迅速游离,均可形成气体栓塞。前者多见于颈部或胸部外伤和手术时,因为靠近心脏的大静脉处于负压状态,破裂后,在负压的吸引下,空气即通过静脉破裂处进入血液循环。空气随血流进入右心后,由于心脏不断搏动,使空气与血液混合形成大量小气泡。气泡具有压缩性和弹性,可随心脏收缩而缩小,随心脏的扩张而扩大,使血液在心脏舒张期不能有效地回流,收缩期不能有效射血,如进入血液气体量超过 100ml,造成严重的血液循环障碍,而引起死亡。当体外大气压力骤然降低时,如潜水员由水底迅速升向水面,或飞行员从地面迅速飞向高空时,由于气压突然降低,原来溶解于血中的大量气体立即游离出来,氧和二氧化碳重新溶于血液,氮气形成无数小气泡,亦可造成气体栓塞,称为氮气栓塞或沉箱病(Caisson disease)。

3. 脂肪栓塞　多发生于长骨粉碎性骨折或严重的脂肪组织挫伤时,脂肪游离形成脂滴从破裂的血管进入血流。多数进入血液循环的脂肪进入肺,由于脂肪滴为液体、小而具有弹性,部分脂滴可以通过毛细血管进入动脉系统,引起精神错乱、昏迷、肾功能不全、皮肤瘀点等。

(三) 其他类型的栓塞

恶性肿瘤细胞可侵入血管或淋巴管形成瘤细胞栓塞;细菌性心内膜炎、脓毒血症时含有细菌的血栓栓子可引起感染的播散;羊水(包括胎儿的角化鳞状上皮、黏液及胎粪等)进入母体血液循环可形成羊水栓塞;此外,寄生虫、虫卵和其他异物入血均可引起栓塞。

案例 10-3

患者,女性,60 岁。左侧肢体活动受限伴言语不清 10 余天,左侧面部中枢性偏瘫,左侧上下肢中枢性不全瘫痪。全身左侧痛觉减退。两上肢 Hoffmann 试验(+),血压 190/108mmHg。白细胞 13.6×10^9/L,红细胞 3.5×10^{12}/L,血小板 80×10^9/L。尸检右大脑半球内囊处有 2.5~3cm^2范围的灰红色区,波及侧脑室,周围脑组织受压坏死、软化。镜检:脑膜血管扩张、充血,右内囊组织坏死,并有灶性胶质细胞增生。

问题

本病最可能的诊断是什么?为何出现左侧中枢性偏瘫?

六、梗　死

局部组织、器官由于血流供应迅速中断而引起的缺血性坏死,称为梗死(infarct),其形成过程称为梗死形成(infarction)。

1. 梗死形成的原因

(1) 原因:任何可引起血管腔的闭塞并导致局部缺血的原因,都可以引起梗死,常见的原因有:

1) 血栓形成:是引起器官和组织梗死最常见的原因。如心冠状动脉和脑动脉粥样硬化继发血栓形成,引起心肌梗死和脑梗死;血栓闭塞性脉管炎引起下肢梗死(坏疽)。

2) 动脉栓塞:也是引起器官和组织梗死的常见原因之一。在肾、脾和肺梗死中,由动脉栓塞引起者远比血栓形成多见。

3) 动脉痉挛:在正常血管单纯动脉痉挛不致引起梗死。动脉痉挛引起的梗死,多发生在于管腔已狭窄的动脉(如动脉粥样硬化),在情绪激动、过度劳累、寒冷刺激等诱因影响下,可引起血管持续痉挛,致血流中断而发生器官组织梗死。如冠状动脉粥样硬化和脑动脉粥样硬化时,动脉管腔狭窄,此时如血管再发生持续性痉挛,则可引起心肌梗死和脑梗死。

4) 血管腔受压闭塞:如肿瘤对局部血管的压迫所引起的局部梗死;肠套叠、肠扭转和嵌顿疝对肠系膜动脉、静脉压迫引起肠梗死。

(2) 梗死形成条件:血管阻塞是否造成梗死主要取决于以下因素:

1) 供血血管的类型:有双重血液供应的器官,如肺(肺动脉和支气管动脉供血)、肝(肝动脉和门静脉供血),手(桡动脉和尺动脉供血且吻合支丰富)其中一支动脉阻塞,因有另一条血管维持供血,通常不易发生梗死。肾、脾是终末动脉供血的器官,心、脑虽有一些吻合支但较小,一旦动脉迅速发生阻塞,极易发生梗死。

2) 血流阻断的速度:缓慢发生的血流阻断,可为吻合支血管的扩张,建立侧支循环提供时间,不易发生梗死;反之则易发生梗死。

3) 组织对缺氧的耐受性及血液的含氧量:脑组织对缺氧的耐受性最低,血液供应中断3~4 分钟,即可引起梗死;心肌纤维缺氧 20~30 分钟发生坏死;骨骼肌、纤维结缔组织对缺氧耐受性较强,较少发生梗死。严重贫血、失血、心力衰竭时血氧含量低,对缺氧耐受性低的心、脑等易发生梗死。

2. 梗死的类型及病理变化　根据梗死区域血液含量多少可将梗死分为贫血性梗死和出血性梗死。

(1) 贫血性梗死:贫血性梗死(anemic infarct)常发生在侧支循环不丰富而组织结构较致密的器官,如心、肾、脾等。当其动脉阻塞时,它所属的分支和邻近的动脉发生反射性痉挛,同时缺血区细胞变性、坏死,将梗死血液排挤到周围组织中,病灶内多余的红细胞发生崩解,以致梗死区缺血,颜色灰白,故称为贫血性梗死,又称白色梗死。

病理变化:肉眼,贫血性梗死区的形状与动脉分支有关,脾、肾等的血管分布呈锥体形,故其梗死灶也呈锥体形,尖端朝向脾门、肾门,底部朝向脏器表面;心脏动脉的分布不规则,且末端互相交错,心肌梗死时呈不规则形或地图形;脑内动脉不甚规则,故脑梗死区常呈不规则状。新鲜梗死灶常稍肿胀,表面隆起。经数日后则梗死组织变干、变硬,表面稍凹陷。

梗死灶与正常组织交界处常见有一充血出血带和炎症反应带。晚期,梗死区可部分或完全被肉芽组织取代,肉芽组织最终形成瘢痕。镜下:梗死区呈凝固性坏死,可见细胞核呈固缩、碎裂、溶解等改变,组织的结构轮廓尚存。梗死灶周围见充血、出血及炎细胞浸润。

(2) 出血性梗死:出血性梗死(hemorrhagic infarct)常发生于组织疏松且具有双重血液循环的器官,如肺、肠等,梗死灶有明显的弥漫性出血,因梗死灶呈红色,又称为红色梗死(red infarct)。此种梗死的形成除有动脉有阻塞外,还须具有下列条件:

1) 严重的静脉淤血:由于器官严重的静脉淤血,流体静脉压升高,妨碍了侧支循环的建立,故局部组织可因动脉阻塞而发生坏死。坏死后,淤积在静脉内的血液,经坏死的血管壁而漏出至坏死组织中,造成弥漫性出血。梗死后,由于局部压力下降,则外周血液通过吻合支而流入梗死区,加重出血。

2) 双重血液循环:有些器官,如肺具有肺动脉和支气管动脉双重血液循环,它们之间有丰富的吻合支;肠无双重血液循环,但吻合支特别丰富,此类器官一般不容易发生梗死。但在器官有严重静脉淤血时,当一支动脉被阻塞,另一支动脉由于不能克服静脉淤血的阻力,以致局部血液循环障碍而发生梗死。

3) 组织疏松:肺、肠等器官之组织结构疏松,梗死初起时,组织间隙可容纳多量出血。局部血管发生反射性痉挛和坏死组织膨胀时,也不能把血液排出梗死灶外,形成出血性梗死。

病理变化:肉眼,出血性梗死的形态变化与贫血性梗死基本相似,与血管分布一致。肺出梗死呈锥形,而肠的出血性梗死呈节段状,因梗死区有大片出血,而为暗红色。镜下,梗死区组织坏死,因出血组织结构轮廓较为模糊。未崩解破坏的血管则呈扩张充血状态。

(3) 败血性梗死:梗死区内伴有细菌感染者,称为败血性梗死(septic infarct)。败血性梗死的细菌感染的来源有以下三种:①发生在梗死前:梗死前组织内即有病源微生物的存在,如在细菌性肺炎的基础上发生肺梗死。②细菌来源感染性的栓子:如在细菌性心内膜炎时,心瓣膜上含有细菌的赘生物脱落栓塞而引起的梗死。③梗死发生后,病源微生物经自然管道由外界侵入某些器官的梗死灶。

3. 梗死的结局及其对机体的影响　如果动脉阻塞时栓子内不含有细菌,在梗死发生24~48小时后,肉芽组织即从周围长入梗死灶内,小的梗死灶可被肉芽组织取代,日后变为瘢痕。较大的梗死不能完全机化,形成纤维包裹,梗死灶内钙化,脑梗死可液化形成囊腔。

梗死对机体的影响,与梗死发生的部位、范围的大小及有无细菌的感染等有关。脾、肾等小范围梗死对机体影响不大,如脾梗死累及包膜,患者可觉刺痛;肾梗死可引起腰痛、血尿。心和脑较大范围的梗死,常致猝死;肺梗死可引起咯血及并发肺炎;肠梗死时,肠腔内的细菌可通过坏死的肠壁侵入腹腔而引起弥漫性腹膜炎;梗死发生在四肢(多见于下肢)时,常因梗死后继发感染及坏死组织的分解产物入血,而引起败血症或毒血症,这时需进行截肢术。若心、脑等重要脏器梗死,轻者出现功能障碍,重者危及生命。

第5节　水　　肿

组织间隙内有过多的液体积聚称为水肿(edema)。体腔内有过多的液体积聚一般称为积水或积液(hydrops),如胸腔积液(胸水)、腹腔积液(腹水)、心包腔积液、脑室积水等。细胞内有过量液体积聚称为细胞水肿。水肿不是一种独立的疾病,而是一个常见的病理过程。

一、水肿的发病机制

（一）血管内外液体交换平衡失调

正常人体组织液的量维持相对恒定，主要取决于毛细血管内外液体交换平衡和机体内外液体交换平衡，这两种平衡的失调是发生水肿的基础。生理情况下，血浆和组织液间不断进行液体交换，以保持组织液生成与回流的动态平衡，这种平衡主要取决于四个因素，即毛细血管流体静压、血浆胶体渗透压、组织液静水压和组织液胶体渗透压。其中，毛细血管流体静压和组织液胶体渗透压是推动滤过和促使生成组织液的力；而血浆胶体渗透压和组织液静水压是促使组织液回流的力。这两种力的差称为有效滤过压（effective filtration pressure），有效滤过压 =（毛细血管流体静压+组织液胶体渗透压）-（血浆胶体渗透压+组织液静水压）。

正常情况下，组织液生成略大于回流。多余的组织液，一部分经毛细淋巴管吸收，最终回到血液循环，另一部分被组织间的凝胶吸收。病理情况下，组织液生成增加或回流减少，均可导致水肿的发生。

1. 毛细血管流体静压升高 毛细血管流体静压升高可使有效滤过压升高，促使液体滤出增加，如果超过淋巴回流的代偿限度，就会出现水肿。

毛细血管流体静压升高主要是因静脉压升高所引起，常见于充血性心力衰竭、门静脉高压、静脉血栓、肿瘤压迫静脉、妊娠子宫压迫髂外静脉等情况。动脉充血也可引起毛细血管流体静压升高。

2. 血浆胶体渗透压降低 血浆胶体渗透压是使组织液回流到毛细血管的主要力量，其大小主要取决于血浆白蛋白的含量。当血浆白蛋白浓度降低时，血浆胶体渗透压降低，引起组织液回流入毛细血管减少，导致水肿发生。这种水肿往往是全身性的，水肿液中蛋白含量较低。

引起血浆蛋白减少的原因主要有：①蛋白质摄入不足：由于食物中蛋白质供给不足或胃肠道消化吸收障碍所致。②蛋白质合成障碍：见于肝功能不全和严重营养不良时，肝脏合成蛋白质明显减少。③蛋白质消耗或丢失过多：见于慢性感染、恶性肿瘤、肾病综合征、严重烧伤和创伤等。④蛋白质被稀释：水、钠潴留或输入大量非胶体溶液，可导致血浆蛋白稀释。

3. 毛细血管壁通透性增加 正常情况下，水和晶体等小分子物质可以自由通过毛细血管壁，而血浆蛋白很少渗出到组织间隙。当毛细血管壁通透性增加时，不仅液体的渗出增加，而且伴有血浆蛋白的渗出。这不仅降低了血浆胶体渗透压，又增加了组织液胶体渗透压，从而进一步促使更多的液体从毛细血管滤出并积聚在组织间隙。这种水肿往往水肿液中蛋白含量较高。

引起毛细血管壁通透性增加的原因很多，主要有炎症、过敏、烧烫伤、冻伤、化学伤以及缺氧、酸中毒等。这些因素可直接损伤毛细血管壁，也可通过组胺、激肽类等炎症介质的作用使毛细血管壁通透性增加。

4. 淋巴回流受阻 淋巴回流受阻时，组织液经淋巴管回流减少，积聚在组织间隙中引起水肿，又称淋巴水肿。组织液中的水和电解质可部分回吸收入血，因而水肿液中蛋白含量较高。

丝虫病导致淋巴循环障碍，可引起下肢和阴囊的慢性水肿，严重时俗称"象皮肿"；乳腺癌根治术后因腋窝淋巴结摘除可引起上臂水肿；恶性肿瘤淋巴转移或慢性炎症导致胸腔或腹腔的主要淋巴干受阻，可引起胸腔或腹腔内乳糜样积液等。

（二）机体内外液体交换平衡失调——钠、水潴留

正常人每天水的摄入与排出处于动态平衡，可保持体液量的相对恒定。肾脏在调节钠、水平衡中发挥重要作用。正常人经肾小球滤出的钠和水，99% 以上被肾小管重吸收，只有约 1% 从尿中排出。肾小球的滤出与肾小管的重吸收之间始终保持一定比例的平衡，这种现象称为球-管平衡。任何引起球-管失平衡的因素，均可导致体内钠、水潴留而发生水肿（图10-19）。

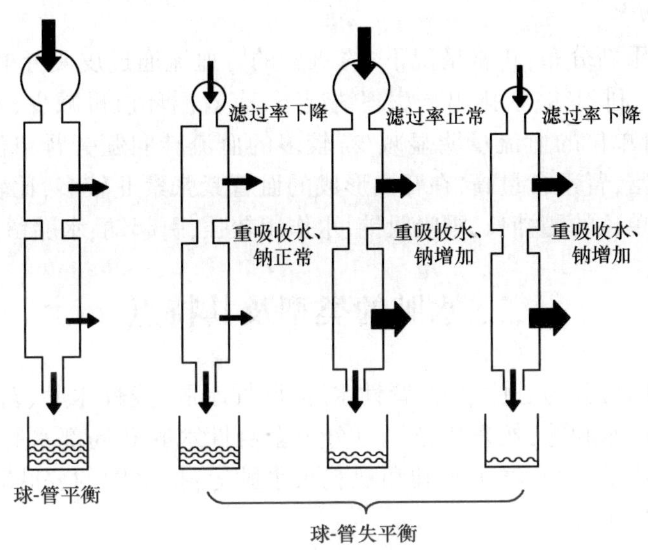

图 10-19　球-管失平衡模式图

1. 肾小球滤过率下降

（1）肾小球广泛受损：使肾小球的有效滤过面积减少，肾小球滤过率降低，原尿生成减少。见于急、慢性肾小球肾炎等。

（2）肾血流量减少：当有效循环血量减少时，使肾血流量减少；同时继发交感-肾上腺髓质系统和肾素-血管紧张素系统兴奋，使肾血管收缩，肾血流量进一步减少。结果均使肾小球滤过降低，导致钠、水潴留。见于充血性心力衰竭、肾病综合征、肝硬变腹水形成等。

（3）肾小球囊内压升高：当尿路梗阻时，由于尿液积聚而使肾盂内压力增高，继而使肾球囊内压力升高，使肾小球的有效滤过率降低。见于尿路结石、肿瘤压迫输尿管等。

2. 肾小管重吸收钠、水增加　这是引起全身性水肿的主要原因。

（1）醛固酮增多：醛固酮能促进肾远曲小管对钠的重吸收。当肾血流量减少时，肾素-血管紧张素-醛固酮系统被激活；当肝功能严重损伤时，醛固酮灭活减少。

（2）抗利尿激素增多：抗利尿激素（ADH）能促进远曲小管和集合管对水的重吸收。引起 ADH 增多的原因有：①当有效循环血量或心排血量下降时，左心房壁和胸腔大血管壁的容量感受器所受的刺激减弱，反射性地引起 ADH 分泌增加。②血浆渗透压升高可刺激下

丘脑渗透压感受器，使 ADH 分泌增加。③肝功能障碍时，对 ADH 灭活减少。

（3）心房利钠肽减少：心房利钠肽（atrial natriuretic polypeptide，ANP）是由心房内心肌细胞所分泌的一种多肽激素，具有排钠利尿、扩张血管和降低血压的作用。当有效循环血量明显减少时，心房牵张感受器兴奋性降低，使 ANP 分泌减少，近曲小管对钠、水的重吸收增加，导致水肿发生。

（4）肾小球滤过分数增加：滤过分数（filtration fraction，FF）是指肾小球滤过率和肾血浆流量的比值，正常时约为 20%。当有效循环血量减少导致肾血流量减少时，肾血管发生代偿性收缩，由于出球小动脉比入球小动脉收缩明显，使肾小球滤过压升高，滤过率相对增高，因此 FF 增加。结果肾小管内无蛋白的滤液相对增多，而出球动脉及肾小管周围毛细血管的血浆胶体渗透压相应增高。同时由于血流量减少，毛细血管内压下降。最终使近曲小管对钠、水重吸收增多。

（5）肾内血流重新分布：正常情况下，约 90% 的肾血流通过皮质肾单位，只有小部分通过髓旁肾单位，这有利于钠、水排出。病理情况下，有效循环血量减少，发生肾内血流重新分布，即通过皮质肾单位的血流量明显减少，较多的血流转向髓旁肾单位。这可能是与肾皮质内交感神经丰富，肾素含量高，在肾内形成的血管紧张素Ⅱ较多，比较容易引起小动脉收缩有关。髓旁肾单位的髓袢长，重吸收钠、水作用较强，引起钠、水潴留。

二、水肿的类型及其特点

水肿按发生原因可分为心性水肿、肾性水肿、肝性水肿、炎性水肿、营养不良性水肿、内分泌性水肿和过敏性水肿等；按发生范围可分为全身性水肿和局部水肿；按发生部位可分为脑水肿、肺水肿、皮下水肿、喉头水肿和视乳头水肿等；按水肿的皮肤表现特点可分为凹陷性水肿和非凹陷性水肿。

（一）心性水肿

心性水肿（cardiac edema）包括左心功能不全引起的肺水肿和右心功能不全引起的全身性水肿。其发生机制是：

（1）心力衰竭使心输出量减少而致有效循环血量减少，肾血流量随之减少，使肾小球滤过率下降、醛固酮和 ADH 分泌增多和 ANP 分泌减少。

（2）心力衰竭时静脉回流受阻使静脉压升高，引起毛细血管流体静压升高和淋巴回流受阻，导致组织水肿；加之心力衰竭时胃肠道淤血和肝淤血，对蛋白质消化、吸收及合成障碍，血浆白蛋白合成减少，引起血浆胶体渗透压降低，进一步加重水肿。

（二）肾性水肿

由于肾功能不全引起的水肿称为肾性水肿（renal edema）。多见于肾病综合征、急性肾小球肾炎和慢性肾小球肾炎的晚期。常表现为晨起眼睑或颜面部水肿，严重时可发展为全身性水肿。

1. 肾病性水肿 水肿是肾病综合征的四大特征之一，除全身性水肿外，还有严重蛋白尿，低蛋白血症和高脂血症。由于尿中排出大量蛋白质，使血浆胶体渗透压下降，是肾性水肿发生的中心环节。同时由于大量液体转向组织间隙，血容量减少，刺激醛固酮和 ADH 分泌增加,以及肾小球滤过率降低,发生钠、水潴留。

2. 肾炎性水肿　急性肾小球肾炎时因肾小球毛细血管内皮细胞及系膜细胞肿胀、增生,炎性渗出物挤压,使毛细血管腔受压、阻塞,肾小球囊腔变窄,导致肾小球滤过率降低,发生钠、水潴留。慢性肾小球肾炎晚期,肾单位进行性破坏,使肾小球滤过面积极度减少,发生钠、水潴留。

(三) 肝性水肿

严重肝脏疾病引起的水肿称为肝性水肿(hepatic edema)。常见于肝硬变和急性肝坏死等。肝性水肿多以腹水为主要表现。其发生机制是:

1. 静脉回流受阻　肝硬化时,由于纤维组织在肝内广泛增生和肝细胞的结节状再生,压迫小叶下静脉等,使中央静脉、肝窦血回流受阻,液体自窦壁漏入腹腔而形成腹水;同时门静脉及肝动脉血进入肝窦受阻以及肝动脉-门静脉间吻合支开放增加等原因,造成门静脉高压,使肠壁、肠系膜等处淤血、水肿,液体由此漏入腹腔形成腹水。

2. 钠、水潴留　肝功能严重受损,对醛固酮、ADH 等激素的灭活能力下降。加之肝性腹水形成使有效循环血量减少,反射性地引起醛固酮、ADH 生成增多,导致钠、水潴留。

3. 血浆蛋白减少　严重肝损伤时,由于白蛋白合成障碍,导致低蛋白血症,使血浆胶体渗透压降低而促进水肿形成。

(四) 肺性水肿

过多液体积聚在肺泡腔或肺间质内,称为肺水肿(pulmonary edema)。不同疾病引起肺水肿的机制不尽相同,主要与以下因素有关:

1. 肺毛细血管内压升高　可使肺组织间液生成增多而导致水肿。见于左心衰竭,肺静脉淤血,或休克、炎症时产生的炎症介质引起肺小血管收缩使毛细血管内压升高。

2. 肺泡毛细血管壁通透性增高　感染、缺氧、中毒等都可直接导致肺毛细血管通透性增高,此外继发产生的炎症介质(组胺、缓激肽等)亦可导致肺毛细血管通透性增高,使大量血浆蛋白渗出,使肺水肿发生。

3. 血浆胶体渗透压降低　大量输液使血液稀释;肾病综合征、肝硬化等原因,使血浆胶体渗透压降低而导致肺水肿。

4. 淋巴循环受阻　肺淋巴循环是回吸收肺泡内液体的重要途径。硅沉着病等慢性肺部病变引起肺淋巴管闭塞、肺癌淋巴转移、肺淋巴管痉挛等,均可使淋巴回流减少而形成肺水肿。

案例 10-4

患者,男性,65 岁,因激烈争吵后,突发心前区疼痛,伴咳嗽、气喘、咳粉红色泡沫样痰。心电图检查,T 波倒置、ST 段压低、出现异常 Q 波,并见室性早搏。眼底检查见眼底动脉硬化。心率 110 次/min,不规则。血压 70/40mmHg,X 线检查两肺见云雾状阴影,心左心室扩大。

问题

本病最可能的诊断是什么?为何患者咳粉红色泡沫样痰?

(五) 脑水肿

凡脑内(包括脑细胞内、组织间隙或脑室内)液体增多,均称为脑水肿(brain edema)。其中,脑室内液体增多,又称为脑积水(hydrocephalus)。脑水肿时,脑的体积增大,重量增加,脑回宽而扁平,脑沟变窄。由于脑组织处于容积固定的颅腔内,其体积略增即可引起颅内压增高,可出现剧烈头痛、呕吐、血压升高、视神经乳头水肿、意识障碍,严重时可出现脑疝而危及生命。根据脑水肿的发生机制,可将其分为以下三类:

1. 血管源性脑水肿 血管源性脑水肿(vasogenic brain edema)是最常见的类型,因脑毛细血管通透性增高、血-脑屏障降低所引起。内皮细胞间连接的通透性升高,含血浆蛋白的液体渗入组织间隙,导致细胞外液量增加而形成水肿。

2. 细胞中毒性脑水肿 因脑细胞内水增多而发生肿胀,称为细胞中毒性脑水肿(cytotoxic brain edema)。脑细胞内 ATP 合成不足,细胞膜钠泵失灵,Na^+、水进入细胞内。急性稀释性低血钠、输液不当所致的水中毒或急性低渗性脱水时,大量水进入细胞内,也可引起细胞中毒性脑水肿。

3. 间质性脑水肿 大脑导水管堵塞使脑脊液循环通路受阻或蛛网膜下腔回吸收受阻,脑脊液在脑室内积聚,引起脑积水,称为间质性脑水肿(interstitial brain edema)。

三、水肿的特点和对机体的影响

(一) 水肿的表现特征

由血管壁通透性增加引起的水肿,水肿液中蛋白质含量较高,称为渗出液,如炎症时的水肿液。由毛细血管流体静压升高或血浆胶体渗透压降低引起的水肿,水肿液中蛋白质含量较低,则称为漏出液,如肝硬化导致的腹水等。由淋巴回流受阻所产生的水肿液中蛋白含量也较高。

皮肤水肿是全身或局部水肿的重要体征,水肿区域由于水肿液的积聚而肿胀,用力按压可留下凹陷或压痕,称为凹陷性水肿(pitting edema,图 10-20)。甲状腺功能低下等所致的黏液性水肿和淋巴回流受阻引起的象皮肿等,由于组织液含蛋白量较多,水肿液不易移动,表现为皮肤绷紧,按之不产生明显的凹陷,属于非凹陷性水肿。心性水肿主要分布在身体的下垂部位,肾性水肿首先出现在眼睑或颜面部组织疏松部位,肝性水肿以腹水为主。

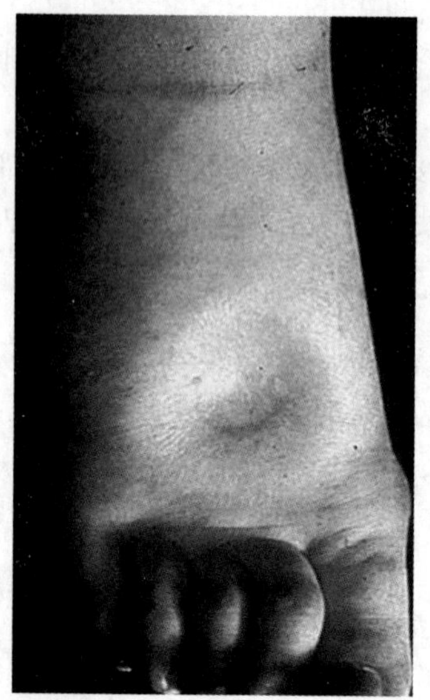

图 10-20 足背凹陷性水肿

(二) 水肿对机体的影响

一般而言,体表的水肿对机体影响并不大,但长期水肿可引起组织细胞营养障碍,易发生皮肤溃烂,伤口不易愈合,对感染的抵抗力降低。重要器官或部位发生水肿则可造成严重后果。如喉头水肿造成声门狭窄,可引起窒息;心包腔或胸腔积液,可使心肺活动受限,引起呼吸和循环障碍甚至衰竭。脑水肿使颅内压增高引起脑功能紊乱,可出现头痛、意识障碍,甚至发生脑疝等。但炎性水肿时,水肿液可稀释、中和毒素;水肿液中含有的抗体和补体可杀灭病原微生物;纤维蛋白凝固成网状结构,可阻止病原微生物扩散并有利于表面吞噬作用形成。

第6节　发　　热

一、发热的概念

人体的体温处于相对恒定的水平,是正常生命活动所必需的。体温的相对恒定是通过下丘脑体温调节中枢实现的,体温调节中枢内有一个体温调定点,体温调节机构围绕这个调定点来调控体温。当体温偏离调定点时,反馈系统(皮肤、黏膜等处的温度感受器)将偏差信息输送到控制系统,在这里进行信息的整合、分析,与调定点比,然后通过对效应器(产热和散热)的调控把体温调节在与调定点相适应的水平。正常调定点设定在37℃左右,因此正常成人体温维持在37℃左右,一昼夜上下波动不超过1℃。

在致热原的作用下,体温调定点上移而引起的调节性体温升高(超过正常0.5℃),称为发热。体温升高包括两大类:一类是生理性体温升高,如剧烈运动、应激、月经前期等引起的体温升高;另一类是病理性体温升高,包括发热和过热。过热是由于体温调节障碍(如体温中枢受损)或散热障碍(如皮肤鱼鳞病、环境高温所致的中暑等),产热器官功能异常(如甲状腺功能亢进)等引起的被动性体温升高,由于体温调节机构失调控,不能将体温控制在与调定点适应的水平上。

二、发热的原因

发热是由于发热激活物发(包括外源性致热原和某些体内产物)作用于机体所引起。发热激活物又称内源性致热原诱导物,是指能激活产致热原细胞产生和释放内源性致热原的物质。它不直接作用于下丘脑体温调节中枢,而是通过使产致热原细胞产生和释放内源性热原,间接引起发热(图10-21)。

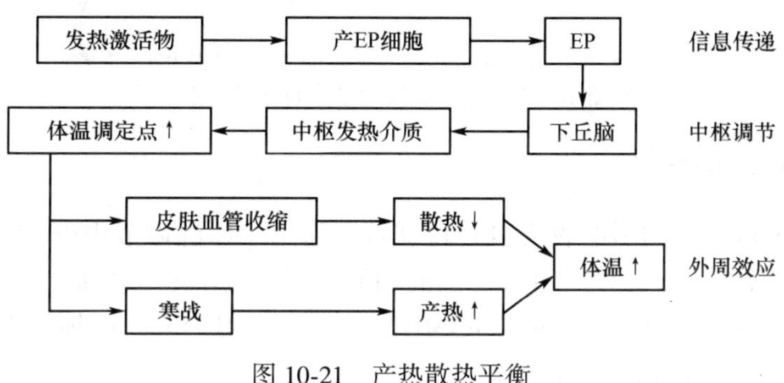

图10-21　产热散热平衡

（一）外源性致热原

来自体外的致热物质称为外源性致热原，包括细菌、病毒、真菌、螺旋体、疟原虫等生物病原体及其产物，其中革兰阴性菌的内毒素是最常见的外源性致热原。

（二）体内产物

除病原微生物以外，一些体内物质如恶性肿瘤产生的组织坏死产物、抗原-抗体复合物、尿酸盐、硅酸盐结晶等也可引起发热，为非传染性发热。

三、发热的发病机制

（一）内源性致热原

产生内生性致热原的细胞可分三大类，即单核/巨噬系细胞，肿瘤细胞（如白血病细胞）和其他细胞（如成纤维细胞），上述细胞在发热激活物的作用下，产生和释放的能引起体温升高的物质，称为内源性致热原（EP）。较重要的有白细胞介素-1（IL-1）、肿瘤坏死因子（TNF）、白细胞介素-6（IL-6）、干扰素（IFN）、巨噬细胞炎症蛋白-1 等。

内源性致热原的产生和释放是复杂的细胞信息传递和基因表达的调控过程。包括内生性致热原产生细胞激活，内生性致热原产生和释放（图 10-22）。

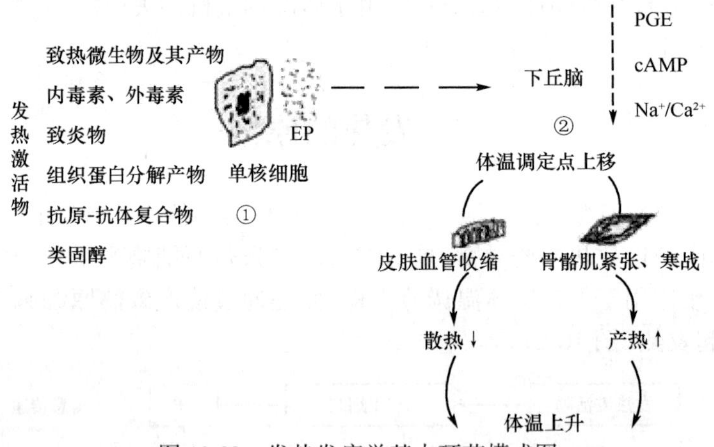

图 10-22 发热发病学基本环节模式图

（二）中枢发热介质

EP 不是调定点上移的最终物质，EP 可能首先作用于体温调节中枢，下丘脑体温调节中枢释放的能使体温调定点上移而引起发热的物质，称为中枢发热介质。中枢发热介质主要包括前列腺素 E（PGE）和环磷酸腺苷（cAMP）。EP 可作用于下丘脑体温调节中枢，使局部 PGE 和 cAMP 含量升高，调定点上移。

发热很少超过 41℃这一热限，人体内存在自我限制发热的因素，主要包括下丘脑神经元释放的精氨酸加压素和腺垂体分泌的黑素细胞刺激素等，限制调定点的上移和体温的上升，从而避免高热引起脑细胞损伤。导致体温升高的机制包括三个基本环节：

1. 信息传递 产致热原细胞在发热激活物作用下被激活，产生和释放 EP，EP 作为信使,经血流传递到下丘脑体温调节中枢。

2. 中枢调节　EP到达中枢,使中枢释放中枢发热介质,使调定点上移。体温调节中枢发出冲动,引起效应器的体温调节反应。

3. 外周效应　来自体温调节中枢的信号,一方面经交感神经使皮肤血管收缩而减少散热,另一方面经运动神经引起骨骼肌紧张度增高,使产热增加,导致体温上升到与新的调定点相适应的水平。

四、发热的分期

发热的过程大致可分为三期,每期都有自己的临床和热代谢特点。

(一) 体温上升期

发热的开始阶段,体温不断上升,称为体温上升期,快者约几小时,慢者需几天达高峰。因为体温调定点上移,中枢温度低于调定点水平,变成了"冷刺激",中枢对"冷"信息起反应,发出指令到达散热器官,使皮肤血管收缩和血流减少,皮肤温度降低,散热减少;同时指令到达产热器官,引起寒战和物质代谢加强,产热增加。此期的热代谢特点为产热增加、散热减少,产热大于散热。

(二) 高热持续期(高峰期或稽留期)

当体温上升到与新的调定点水平相适应的高度,便不再继续上升,而是在这个与新的体温调定点相适应的高水平上波动,称为高热持续期,也称高峰期或稽留期。此期体温与调定点相适应,寒战停止并出现散热反应,皮肤血管扩张,血流量增加。而且由于皮温高于正常,病人反而自觉酷热。由于皮肤温度升高加强了水分蒸发,因而皮肤和口唇比较干燥。

(三) 体温下降期(退热期)

由于发热激活物、内源性致热原和中枢发热介质被清除,EP及增多的中枢热介质被清除,体温调定点回降到正常水平,这时由于血液温度高于调定点水平,下丘脑的POAH发出降温指令,皮肤血管舒张、大量出汗,产生散热效应。按体温升高的程度可将发热分为:

1. 低热型　腋下温度不超过38℃。

2. 中热型　腋下温度为38~39℃。

3. 高热型　腋下温度为39~41℃。

4. 极热型　腋下温度在41℃以上。

五、发热时机体的物质代谢及功能改变

(一) 物质代谢改变

体温升高时物质分解代谢加快,这是体温升高的物质基础。一般认为,体温每升高1℃,基础代谢率提高13%,所以发热病人的物质消耗明显增多。

1. 糖代谢　发热时由于产热的需要,能量消耗大大增加,因而对糖的需求增多,糖的分解代谢加强,糖原储备减少,氧供相对不足,使无氧酵解增强,产生大量乳酸,患者有肌肉酸

痛和疲乏感。

2. 脂肪代谢 发热时由于糖原储备不足,加上发热病人食欲较差,糖类摄入不足,机体乃动员脂肪储备;同时由于发热时机体交感肾上腺髓质系统兴奋性增高,脂解激素分泌增加,也促进脂肪分解,此时脂肪代谢供能可占总能量的60%~80%(正常占20%~25%)。

3. 蛋白质代谢 发热时机体蛋白质也分解供能,随着蛋白质的分解加强,尿氮也增加。此时如果未能及时补充足够的蛋白质,机体将会出现负氮平衡。但蛋白分解也为肝脏提供了大量的游离氨基酸,用于急性期反应性蛋白的合成和组织修复。

4. 维生素代谢 发热时由于患者食欲不振和消化液分泌减少,可导致维生素摄取和吸收减少;又因机体代谢增强而消耗增多,患者往往出现维生素(特别是C族和B族维生素)缺乏。

5. 水与电解质代谢 体温上升期和高热持续期,患者尿量常明显减少,H_2O、Na^+、Cl^-潴留于体内。而在体温下降期,由于皮肤和呼吸道的水分蒸发增多及大量出汗,又可导致脱水。因发热时组织分解增强,细胞内的钾向细胞外释放,造成血钾和尿钾升高。由于发热机体的代谢紊乱,酸性代谢产物堆积,可出现代谢性酸中毒。

(二) 生理功能改变

1. 中枢神经系统 高热病人的神经症状主要为头痛、头晕,有的病人可能出现烦躁、谵妄和幻觉,神经抑制的患者可表现为淡漠、嗜睡等。6个月至6岁儿童高热时可出现热惊厥,表现为全身或局部肌肉抽搐,这可能与小儿中枢神经系统尚未发育成熟、皮质下中枢兴奋性易增强有关。

2. 循环系统 发热时心率加快,体温每上升1℃,心率约增加18次/分。这是由于血温升高刺激窦房结以及交感-肾上腺髓质系统兴奋得结果。一定限度内的心率加快可增加心输出量,但心率过快心和心肌收缩力增强会增加心脏负担,有心脏病变者可诱发心力衰竭。在寒战期,心率加快和外周血管收缩,可使血压轻度升高;高温持续期和退热期则,因外周血管舒张,血压可轻度下降。在体温下降期少数病人可因大汗而致虚脱,甚至发生休克,应及时预防。

3. 呼吸系统 发热时血温升高可刺激呼吸中枢并增强呼吸中枢对CO_2的敏感性,加上酸性代谢产物增多,促使呼吸加深加快,利于更多的热量从呼吸道散失。但通气过度,CO_2排出过多,可造成呼吸性碱中毒。持续体温升高可因大脑皮质和呼吸中枢的抑制,使呼吸变浅慢或不规则。

4. 消化系统 发热时交感神经活动增强,消化液分泌减少,各种消化酶活力降低,胃肠蠕动减弱,病人可出现食欲减退、恶心、呕吐、腹胀、便秘等症状。

5. 免疫功能改变 适度体温升高能激活免疫功能,增强吞噬细胞的功能,提高机体的抵抗力。但过高或持续过久的发热,则会破坏免疫功能,损害重要生命器官,给机体造成危害。

案例 10-5

患者,女性,25 岁。持续高热 6 天,端坐呼吸,痰中带血,两肺下叶闻湿性啰音,心尖区Ⅱ级舒张期杂音,同时伴有尿急、尿频、尿痛。39.5℃,呼吸 30 次/分,血压 88/62mmHg,心尖区有Ⅱ级舒张期杂音,四肢有大小不等的片状瘀斑。白细胞 51.3×10^9/L,中性粒细胞 0.91,淋巴细胞 0.08,血小板 960×10^9/L;尿常规:红细胞(+),白细胞(++),肌酐 221μmol/L(2.5mg%);X 线检查:提示肺部有感染;痰培养:真菌(+),血培养(-)。

尸检脑膜血管轻度充血,脑回增宽,脑沟变浅。镜检:脑膜及脑实质血管充血、水肿。三尖瓣叶明显增厚、粗糙。从瓣叶到腱索呈灰黄色,高低不平,以致整个三尖瓣呈鸡冠状,三尖瓣口几近堵塞。室间隔膜部有一个直径为 0.9cm 缺损。镜检:三尖瓣呈一片红染、颗粒状无结构物,并见大量中性粒细胞浸润,形成多个小脓肿,且可见钙化和菌团,未见纤维化及肉芽组织。

问题

患者发病的原因是什么?患者的死亡原因是什么?

第7节　休　克

休克(shock)是机体在各种强烈有害因子作用下,发生以组织微循环灌流量急剧减少为主要特征的急性血液循环障碍,由此导致细胞和各重要器官功能代谢紊乱和结构损害的一种全身性病理过程。休克涉及临床各科,是严重威胁病人生命的危重病症。其主要表现为面色苍白、皮肤湿冷、血压下降、心率加快、脉搏细速、尿量减少、神志烦躁不安或表情淡漠甚至昏迷等。人类对休克的研究已有约 300 年历史,经历了从现象到本质的认识过程。现已发现,多种病因、多发病环节、多种体液因子参与了休克的发生和发展。

一、休克的病因

1. 失血与失液　大量失血可引起失血性休克(hemorrhagic shock),常见于外伤出血、消化道出血(胃溃疡出血、食管静脉曲张出血等)、产后大出血、动脉瘤破裂等。快速失血超过总血量的 20%左右,即可引起休克;失血量超过总血量的 50%常迅速导致死亡。剧烈呕吐或腹泻但未能及时补充体液、大汗淋漓等可导致大量体液丢失,引起血容量与有效循环血量锐减而发生休克。

2. 烧伤　大面积烧伤可引起烧伤性休克(burn shock),早期多由疼痛及大量血浆渗出导致有效循环血量减少而引起休克。晚期因继发感染而发展为感染性休克。

3. 创伤　各种严重的创伤可导致创伤性休克(traumatic shock),尤其是在战争时期和自然灾害、突发事故中多见,如骨折、大手术等。休克的发生与疼痛和失血有关。

4. 感染　细菌、病毒、立克次体等引起的严重感染,特别是革兰阴性细菌感染常可引起感染性休克(infectious shock)。其中细菌内毒素中的有效成分 LPS 和其他毒素起重要作用。感染性休克常伴有败血症,故又称败血症休克(septic shock)。

5. 过敏 注射某些药物(如青霉素)、血清制剂或疫苗时可致过敏体质的人发生过敏性休克(anaphylactic shock)。组胺、缓激肽大量释放入血,造成外周血管舒张、血管床容量增加及毛细血管通透性增加,导致有效循环血量减少。

6. 急性心力衰竭 常见于大面积心肌梗死、心包填塞、急性心肌炎及严重的心律紊乱(房颤与室颤)。急性心力衰竭可引起心输出量显著减少,有效循环血量和灌流量下降,发生心源性休克(cardiogenic shock)。

7. 神经源性因素 中枢神经系统损伤或抑制可导致血管运动中枢功能障碍,引起神经源性休克(neurogenic shock),常见于剧烈疼痛、高位脊髓麻醉或损伤等。

二、休克的分类

(一) 按病因分类

分为失血性休克、失液性休克、烧伤性休克、创伤性休克、感染性休克、过敏性休克、心源性休克和神经源性休克等。

(二) 按休克发生的起始环节分类

虽然休克病因不同,但通过血容量减少、心输出量急剧降低和外周血管容量扩大这三个起始环节,引起有效循环血量减少、组织灌流量不足是休克发生的共同基础。故休克可分为:

1. 低血容量性休克(hypovolemic shock) 是失血、失液因素所致休克的起始环节。急性大出血或大量液体丢失,将造成血容量急剧减少而导致休克。

2. 心源性休克(cardiogenic shock) 由于心输出量急剧减少导致组织有效灌流量严重不足所引起的休克称为心源性休克。主要急性心肌梗死等心脏病变引起,也可由心包填塞等心外原因所致。

3. 血管源性休克(vasogenic shock) 由于外周血管容量的扩大,大量血液淤滞在微循环中,引起有效循环血量减少而导致的休克称为血管源性休克。常为过敏性、感染性、神经源性休克的起始环节。

(三) 按血流动力学变化的特点分类

1. 低排高阻型休克 是临床最常见的类型,其特点是心排出量降低而外周血管阻力高。由于皮肤血管收缩,皮肤温度降低,又称“冷休克”。失血失液性、心源性、创伤性和大多数感染性休克属此类型。

2. 高排低阻型休克 较为少见。其特征是外周血管阻力低,心排出量高。由于皮肤血管扩张,血流量增多,皮肤温度可增高,故亦称“暖休克”。部分感染性休克属此型。

3. 低排低阻型休克 血流动力学特点是心输出量降低,总外周阻力也降低,故血压明显降低,实际上是失代偿的表现。

三、休克分期与发病机制

尽管各类休克发生的起始环节不同,但微循环障碍是各类休克发生的共同发病环节,其特征是体内重要器官微循环处于低灌注状态。以典型的失血性休克为例说明休克时血流动力学和微循环的改变,其过程大致可分为三期。

(一)微循环缺血性缺氧期(休克早期,代偿期)

1. 微循环变化的特点　此期微循环变化的特点是缺血,其中微动脉、后微动脉和毛细血管前括约肌收缩更显著,使毛细血管前阻力增加,真毛细血管网血流量减少,血流速度显著减慢。血液限于直捷通路和开放的动-静脉吻合支回流;微循环出现少灌少流、灌少于流或无灌的现象;组织呈缺血、缺氧状态(图10-23)。

2. 微循环变化的机制

(1)儿茶酚胺大量释放:交感-肾上腺髓质系统强烈兴奋,使儿茶酚胺大量释放入血,是引起微循环血管持续痉挛的始动因素。已证明休克时血中儿茶酚胺含量比正常高数十倍甚至几百倍。儿茶酚胺可刺激α受体导致皮肤、内脏血管持续痉挛收缩,也可刺激β受体引起动-静脉吻合支开放。不同的致休克原因可通过不同的机制引起交感-肾上腺髓质系统兴奋。例如,创伤时的疼痛和失血可刺激交感-肾上腺髓质系统兴奋;血容量减少和心功能

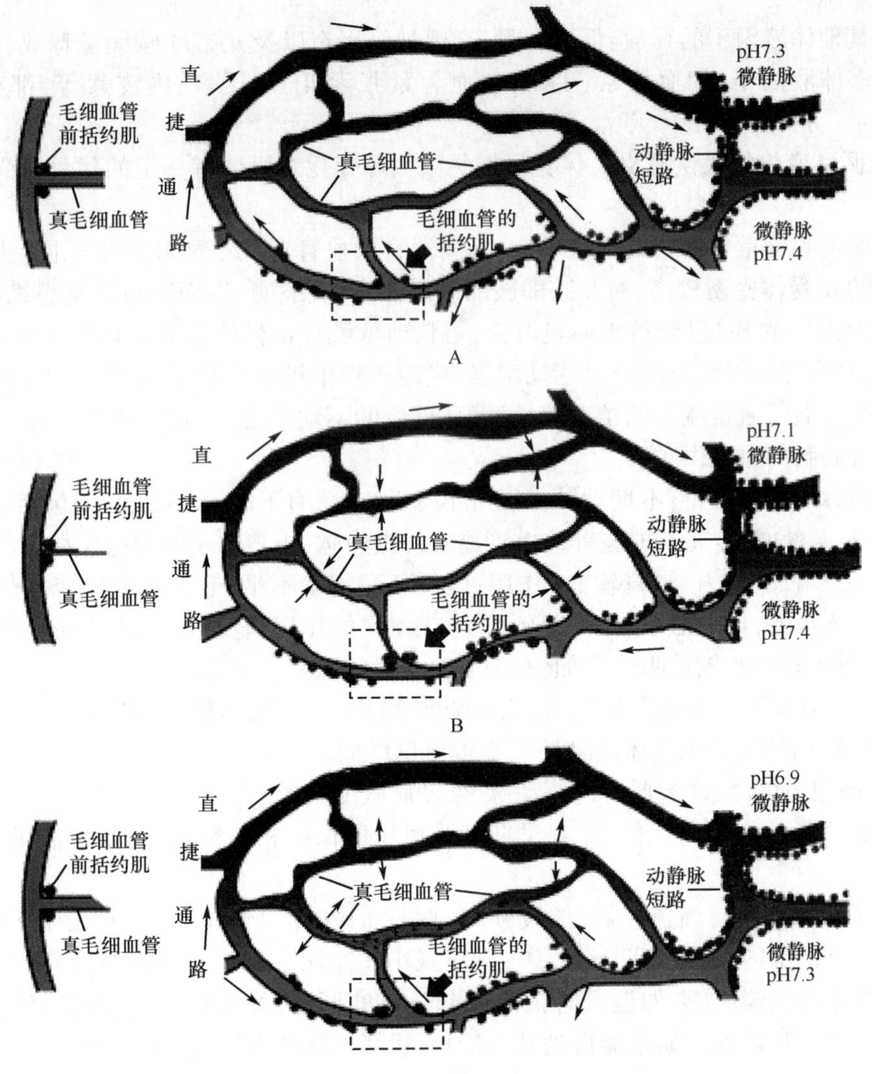

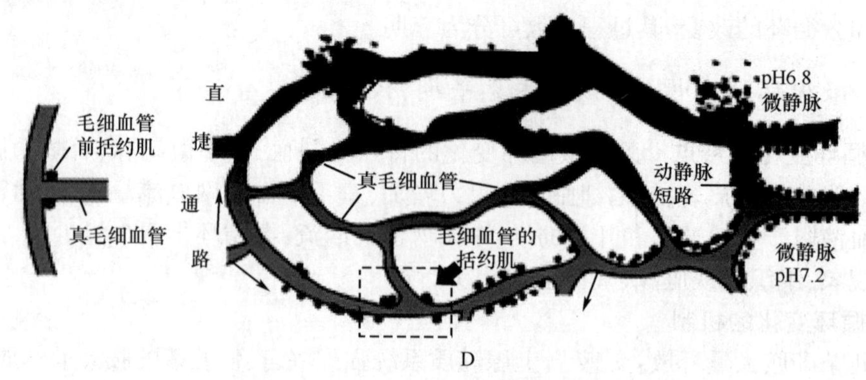

图 10-23 休克各期微循环变化模式图

A. 正常;B. 微循环缺血期;C. 微循环淤血期;D. 微循环衰竭期

降低可通过窦弓反射引起交感-肾上腺髓质系统兴奋;感染时的内毒素可直接刺激交感-肾上腺髓质系统兴奋。

(2) 其他体液因子的释放:低血容量、交感神经兴奋以及儿茶酚胺大量释放,可刺激机体产生较多体液因子,如血栓素(TXA_2)、血管紧张素Ⅱ、加压素、内皮素等,都有缩血管作用。

3. 微循环变化的代偿意义 休克早期的微循环变化对机体有一定的代偿意义,主要表现在:

(1) 保证心脑重要器官的血液供应:不同器官的血管对儿茶酚胺反应不同:皮肤、腹腔内脏血管的 α 受体密度较高,对儿茶酚胺的敏感性高,收缩明显;而脑血管交感缩血管纤维分布较稀少,α 受体密度低,故无明显改变;冠状动脉虽有 α 受体及 β 受体双重支配,但以 β 受体为主,且交感神经兴奋时心脏活动增强,代谢产物中扩血管物质增多,所以冠状动脉可扩张。在全身循环血量减少的情况下,微循环反应的不均一性,使血液重新分布,保证了重要生命器官心脑的血液供应。

(2) 动脉血压的维持:本期动脉血压可不降低,或略有下降,其机制主要包括:

1) 回心血量增加:儿茶酚胺等缩血管物质使微静脉、小静脉及肝脾等储血库收缩,回心血量得以快速增加,此为“自身输血”作用;微循环灌流量不足,毛细血管中流体静压下降,使组织液进入血管,增加血浆容量,起到“自身输液”的作用;肾素-血管紧张素-醛固酮系统的激活,使肾小管对水钠重吸收增加,有助于血容量的恢复。

2) 心输出量增加:交感神经兴奋、儿茶酚胺释放增多以及静脉回流量增加,可使心率加快、心肌收缩力增强(心源性休克除外),心输出量增加。

3) 外周阻力增高:许多器官内小动脉、微动脉收缩所致。

通过上述各种途径的代偿,休克早期动脉血压能保持相对恒定,心脑血液供应基本得到保证。

4. 主要临床表现 面色苍白、四肢厥冷、心率加快、脉搏细速、少尿或无尿、烦躁不安、血压可在正常范围内,但脉压明显减小。脉压减小比血压下降更具早期诊断意义。此期机体在进行积极的代偿反应,如能及时消除引起休克的原因、补充血容量、解除微循环障碍,可防止休克进一步发展。如未能得到及时治疗,病情可继续发展进入休克期。

（二）微循环淤血性缺氧期（休克期，可逆性失代偿期）

1. 微循环变化的特点 此期微循环变化的特点是淤血。休克持续一段时间后，微循环血管痉挛减轻甚至转为舒张；血液由弛张的毛细血管前括约肌大量涌入毛细血管内。而微静脉端因血细胞嵌塞、血流缓慢和血黏度增加，使血液的流出道阻力增加、毛细血管后阻力大于前阻力，故微循环出现灌入多流出少、灌大于流的现象，大量血液淤滞在毛细血管内；组织处于严重的淤血性缺氧状态中。

2. 微循环变化的机制

（1）酸中毒：微循环持续性缺血缺氧，使该部位的组织酸性代谢产物增多，引起代谢性酸中毒。酸性环境下，微循环各部分对儿茶酚胺的反应性降低，发生松弛、舒张。

（2）局部扩血管物质增多：长时间组织缺血、缺氧使局部扩血管的代谢产物增多。例如肥大细胞释放组胺增多，血管内皮受损致激肽类物质生成增加，ATP 的分解产物腺苷增多，以及细胞分解时释出的钾离子增多等，均可引起血管扩张。

（3）血液流变学改变：休克进展期微循环中血液流速明显降低，白细胞滚动、贴壁、黏附于内皮细胞，并嵌塞于毛细血管内，使血流受阻。这种黏附是通过黏附分子介导的。黏附和激活的白细胞通过释放氧自由基和溶酶体酶，导致内皮细胞和组织损伤。组胺使血管通透性增加，血浆外渗，血浆黏度增高；红细胞和血小板聚集，使血细胞压积增大等，都使微循环血流进一步变慢，血液淤滞、泥化。

（4）内毒素的作用：除感染性休克时机体存在内毒素外，其他类型休克时肠道内细菌及其产生的内毒素，也可通过缺血损伤的肠黏膜吸收入血。内毒素可与血液中的白细胞发生反应，导致多肽类物质生成增多，使血管扩张。

3. 微循环变化的后果 此期微循环血管床大量开放，血液淤滞在皮肤和内脏毛细血管中，毛细血管内流体静压升高，“自身输血”、“自身输液”作用停止。淤血导致有效循环血量锐减，回心血量减少，心输出量和血压进行性下降，组织中血液灌流量进一步降低。交感-肾上腺髓质系统的持续兴奋更加重了组织灌流量的减少，组织缺氧更趋严重，形成恶性循环。由于组胺、缓激肽的作用，使毛细血管通透性增高，促进血浆外渗，引起血液浓缩、黏滞度升高，加重了恶性循环。

此期微血管反应性低下，丧失参与血流调节的能力，促使整个心血管系统功能恶化，机体由代偿逐渐转向失代偿。

4. 主要临床表现 血压进行性下降，心搏无力，心音低钝，神志淡漠甚至昏迷，少尿或无尿，皮肤出现花斑或发绀。本期尽管已失代偿，但如积极救治仍可使病情逆转。但若持续时间过长，则可发展为不可逆的改变。

（三）微循环衰竭期（休克晚期，不可逆期）

1. 微循环变化的特点 微循环淤滞更加严重，微血管平滑肌呈麻痹性扩张，对任何血管活性物质失去反应，微循环血流停止，不灌不流，血液进一步浓缩，凝固性增高，可诱发弥散性血管内凝血（disseminated intravascular coagulation，DIC）。并可继发纤溶系统活性亢进而导致出血。组织细胞处于更加严重的缺血缺氧状态，可发生变性、坏死。

2. DIC 发生机制 不同类型的休克，DIC 形成的早晚不一，如严重感染性休克，细菌内毒素可通过不同途径促使 DIC 早期发生；严重创伤时组织因子大量释放，也可在早期发生

DIC。但并非所有休克患者都一定发生 DIC。休克晚期发生 DIC 主要与下列因素有关：①血液流变学改变：微循环淤血不断加重，血液浓缩，血浆黏度增大，血细胞压积增大，纤维蛋白原浓度增加，血小板和红细胞较易于聚集，血液处于高凝状态。②凝血系统的启动：创伤、烧伤、大手术、严重缺氧、酸中毒或内毒素等常导致大量组织破坏、血管内皮细胞损伤，从而启动外源性和内源性凝血系统。③TXA_2-PGI_2平衡失调：组织缺氧、感染等因素可促使血小板合成 TXA_2增多；血管内皮细胞损伤使 PGI_2生成减少，使 TXA_2-PGI_2平衡失调，促进血小板聚集。

3. 微循环变化的后果　休克一旦并发 DIC，对微循环和各器官功能产生严重影响：①微血管阻塞，回心血量锐减。②凝血物质消耗、继发纤溶活性增高等因素易引起出血，使循环血量进一步减少。③纤维蛋白(原)降解产物和某些补体成分可增加血管壁通透性，加重微血管功能紊乱。④缺氧、酸中毒不断加重，许多酶系统活性降低或丧失，并可使细胞内溶酶体膜破裂释出溶酶体酶，引起细胞损伤。

此外在休克晚期，由于肠道严重缺血、缺氧，屏障和免疫功能降低，肠道细菌和内毒素入血，作用于单核-吞噬细胞系统，使促炎介质和抗炎介质过度表达、平衡失调及泛滥入血，可导致全身炎症反应综合征(systemic inflammatory response syndrome, SIRS)和代偿性抗炎反应综合征(compensatory anti-inflammatory response syndrome, CARS)，从而引起重要器官功能衰竭，甚至发生多系统器官衰竭，给治疗造成极大的困难。

4. 主要临床表现　血压进一步下降，甚至无法测出，升压药难以恢复；脉搏细弱而频数，中心静脉压降低，静脉塌陷，出现循环衰竭；有时即使大量输血和补液使血压回升，但仍不能恢复毛细血管血流，称为无复流(no-reflow)现象；重要生命器官如心、脑、肺、肾、肝、肠等出现严重的功能障碍或衰竭，可导致患者死亡。

四、休克时细胞代谢变化和结构损害

研究发现，休克时的细胞损伤除继发于微循环障碍外，也可由休克的原始动因直接损伤引起；且细胞损伤又是引起器官结构损害和功能障碍的基础，因此提出了休克发生的细胞机制和休克细胞(shock cell)的概念。

(一) 细胞代谢改变

1. 物质代谢变化　休克时的严重微循环障碍导致组织低灌流和细胞供氧减少，使葡萄糖有氧氧化受阻，无氧糖酵解过程显著增强。脂肪和蛋白质分解代谢增强、合成减少。

2. 酸中毒　细胞无氧糖酵解增强使乳酸生成显著增多；肝脏因缺氧而不能充分摄取乳酸并经过糖异生作用转化为葡萄糖，导致乳酸的堆积；肾排泄功能降低使代谢产物不能及时清除，因此发生代谢性酸中毒。酸中毒时，H^+和 Ca^{2+}竞争引起心肌收缩力下降，心输出量减少；酸性环境还可使血管平滑肌对儿茶酚胺的反应性降低，外周阻力降低，使血压不易回升；酸中毒还可导致和加重高钾血症，加重休克时微循环障碍和器官功能障碍。

(二) 细胞结构损害

1. 细胞膜的变化　细胞膜是休克时最早发生损伤的部位。缺氧、ATP 减少、酸中毒、高血钾、自由基引起膜的脂质过氧化、炎症介质和细胞因子等都会导致细胞膜的损伤，出现离子泵功能障碍，水、Na^+和Ca^{2+}内流，细胞内水肿，跨膜电位明显下降。

2. 线粒体的变化 休克初起时线粒体仅发生功能降低，ATP合成减少。休克后期线粒体可发生不同程度的肿胀、嵴断裂、线粒体膜破裂等形态改变。线粒体损伤导致呼吸链功能障碍，通过氧化磷酸化产生的能量物质进一步减少。

3. 溶酶体的变化 缺氧、酸中毒可使溶酶体肿胀、空泡形成，最终溶酶体膜破裂、溶酶体酶释放。溶酶体酶可引起细胞自溶，消化基膜，激活激肽系统，形成心肌抑制因子等。溶酶体的非酶性成分可引起肥大细胞脱颗粒、释放组胺。

4. 细胞死亡 休克时细胞损伤最终可导致细胞死亡。休克时细胞死亡的主要形式是坏死，但近年的研究结果表明，血管内皮细胞、单核/巨噬细胞、中性粒细胞、淋巴细胞及各脏器的实质细胞均可发生凋亡，此常由炎症介质、细胞因子及氧自由基损伤作用所致。

案例10-6

患者，男性，43岁，呕吐，腹泻3天，水样便。患者口渴、声音嘶哑、耳鸣、眼球下陷、面颊深凹、口唇干燥、皮肤凉、弹性消失、手指皱瘪等。肌肉痉挛多见于腓肠肌和腹直肌。舟状腹，有柔韧感。脉细速110次/分，呼吸30次/分，血压80/50mmHg，体温38.2℃。

问题

1. 患者出现上述症状的原因是什么？
2. 患者处于疾病病理过程的哪一阶段？

（三）重要器官功能衰竭

1. 概述 严重休克时由于细胞损伤可导致重要器官的功能障碍甚至衰竭而致病人死亡。在同一休克患者可出现两个以上的器官或系统功能障碍甚至衰竭，即多器官衰竭（multiple organ failure, MOF）或多系统器官衰竭（multiple system organ failure, MSOF）。因患者器官功能变化是一个由轻到重、由代偿到失代偿的逐渐发展过程，现提倡用多器官功能障碍综合征（multiple organ dysfunction syndrome，MODS）来表示。MODS是指在严重创伤、感染和休克时，原无器官功能障碍的患者同时或在短时间内相继出现两个以上器官系统的功能障碍。各种类型的休克中以感染性休克的MODS发生率最高。MODS多见于急性危重患者，如能得到及时救治可获逆转，否则病情进一步加重，可发展成MSOF、甚至死亡。

从病因作用于机体，经历SIRS到MODS、再发展到MSOF通常是一个有规律的发病过程。从临床发病形式看，一般可分为两种不同的类型：

（1）速发单相型：由严重损伤因子直接引起，该型病情发展较快，病变的进程只有一个时相，器官功能损伤只有一个高峰，又称为原发型。

（2）迟发双相型：常出现在创伤、感染、失血等原发因子的第一次打击后，经过一定时间的缓解期或经过支持疗法处理，甚至在休克复苏后，又受到致炎因子的第二次打击而发生多器官功能障碍和（或）衰竭。病程中有两个高峰，呈双相，又称为继发型。其发生与器官微循环灌注障碍、创伤后的高代谢状态、缺血-再灌注形成的大量氧自由基损伤有关。

2. 休克时重要器官功能障碍

（1）肺功能障碍：呼吸功能障碍发生率可高达83%～100%。肺功能障碍较轻者可称为急性肺损伤(acute lung injury, ALI),病情恶化可表现为急性呼吸窘迫综合征(acute respiratory distress syndrome, ARDS)。ALI 和 ARDS 二者仅为程度上的差别,所有的 ARDS 都有 ALI,但并非所有的 ALI 都发展成 ARDS。

ARDS 是以进行性呼吸窘迫、进行性低氧血症、发绀、肺水肿和肺顺应性降低为特征的急性呼吸衰竭。肺部主要病理变化为急性炎症导致的呼吸膜损伤,具体表现为肺淤血、肺出血、肺水肿、肺泡萎陷、肺内透明膜形成和肺泡内毛细血管微血栓形成。

休克早期的创伤、出血、感染等刺激可兴奋呼吸中枢,使呼吸加快,通气过度,出现低碳酸血症和呼吸性碱中毒。继而交感-肾上腺髓质系统兴奋及大量缩血管物质的作用使肺循环阻力升高。严重休克患者经复苏治疗在脉搏、血压和尿量都趋于平稳后,仍可发生急性呼吸衰竭。

(2) 肝功能障碍:肝功能障碍发生率很高,主要表现为黄疸和肝功能不全,多由创伤和全身感染引起。肝脏的库普弗细胞受到来自肠道的 LPS 的作用而活化,可引起 SIRS,进而出现 MODS。肝功能障碍导致肝脏的解毒能力下降,能量产生障碍。如同时导致黄疸,可影响某些胆盐中和内毒素的作用,会使静脉血中内毒素水平升高,毒性增强。在感染引起的 MODS 中,患者如有严重肝功能障碍,则死亡率较高。

(3) 急性肾功能障碍:急性肾功能障碍的发生率仅次于肺和肝。临床表现为少尿、无尿,同时伴有高钾血症、代谢性酸中毒和氮质血症。

严重低血容量引起的急性肾功能衰竭多于休克发生后 1~5 天内出现。休克早期,由于机体血流重新分布使肾血流量严重不足,导致肾小球滤过率下降;恢复肾血流量可使肾功能恢复,称为功能性肾功能衰竭。如果休克持续时间较长,或不恰当地长时间大剂量使用缩血管药,可因持续的肾缺血引起急性肾小管坏死,发生器质性肾功能衰竭。此时,即使通过治疗措施使肾血流量恢复正常,也不能使肾脏的泌尿功能在短期内恢复正常。肾毒素(包括药物、血红蛋白、肌红蛋白)的作用、氧自由基损伤及肾内微血栓形成,都与急性肾小管坏死有关。

(4) 心功能障碍:心源性休克本身存在原发性心功能障碍;其他类型休克在早期通过代偿反应维持冠状动脉血流量,心功能维持在正常或接近正常的水平;随着休克的发展,心功能可出现障碍,甚至发生急性心力衰竭。其发生机制主要与下列因素有关。①血压进行性降低使冠状动脉灌注量减少,且心率加快、收缩力增强导致耗氧量增加,心肌缺氧严重。②伴发水、电解质代谢紊乱与酸碱平衡紊乱,酸中毒、高钾血症、低钙血症等可导致心肌收缩力减弱。③心肌微循环中微血栓形成影响心肌的血液供应,引起心肌变性、坏死。④心肌抑制因子可抑制心肌收缩。⑤细胞毒素可损伤心肌细胞。

(5) 脑功能障碍:休克早期,由于血液重分布和脑循环的自身调节保证了脑的血液供应,可不出现明显脑功能障碍表现。随着休克的发展,血压进行性下降以及脑微循环中出现微血栓,使脑血流量严重不足,脑组织缺血缺氧,加之代谢产物蓄积、细胞内外离子转运失调,导致一系列神经功能损害。患者出现神志淡漠,甚至昏迷。脑组织缺血、缺氧以及酸中毒可使脑血管壁通透性增高,引起脑水肿和颅内压升高,严重时可发生脑疝。如果脑疝压迫延髓生命中枢,可导致患者迅速死亡。

(6) 胃肠功能障碍:休克早期的血流重新分布,使胃肠道血流量大大减少而出现缺血缺氧,继之发生淤血、微血栓形成及出血,使肠壁水肿、黏膜糜烂、形成应激性溃疡。临床上常表现为腹痛、消化不良、呕血和便血等。感染常是导致胃黏膜损伤的重要因素。MODS 和 MSOF 患者在肠黏膜损伤的同时,菌血症、内毒素血症、败血症的发生率升高。

第8节 肿　瘤

一、肿瘤的概念

肿瘤是机体在各种致瘤因素的作用下，局部组织的细胞在基因水平上失去了对其生长的正常调控，导致克隆性(clonality)异常增生而形成的新生物(neoplasm)，常表现为局部肿块。致瘤因素导致体细胞基因发生突变，细胞生长与增生调控发生严重障碍，从而影响细胞的生物学和遗传特性，形成形态结构与功能代谢异常的肿瘤细胞。因此肿瘤是生长失控、分化异常的细胞增生病；是核酸代谢异常、蛋白质代谢失调的基因病。

在肿瘤的形成过程中，局部组织的细胞增生称为肿瘤性增生(neoplasm proliferation)；在炎症、损伤修复等病理状态下或生理性增生时，局部组织的细胞分裂增生称为非肿瘤性增生(non-neoplasm proliferation)。这两种增生有本质上的不同：肿瘤性增生与机体不协调，失去控制，呈无止境性生长；增生的细胞来自单个肿瘤性转化的亲代细胞，不同程度地丧失了分化成熟的能力，呈现异常的形态结构、功能和代谢；当致瘤因素消除，这种增生特性仍然持续存在。非肿瘤性增生适应机体需要，受机体控制，有一定限度，增生的细胞来自不同的亲代细胞，分化成熟，具有原来组织细胞的形态、功能和代谢特点，当原因消除后增生停止。在我国危害严重和最为常见的肿瘤依次是胃癌、肝癌、肺癌、食管癌、大肠癌、白血病、淋巴瘤、子宫颈癌、鼻咽癌、乳腺癌等，特别是肺癌的发病率近年有明显增加。保护环境，摒弃不良生活习惯，降低癌的发病率，提高癌的治愈率，是公共健康事业的重要任务。

二、肿瘤的特性

(一) 肿瘤的形态与结构

1. 肿瘤的肉眼形态

(1) 数目和大小：肿瘤通常为单个，少数为多个。肿瘤的大小与生长时间、发生部位和良恶性有关。小者仅在显微镜下才能看到，多见于肿瘤早期；大者重量可达数千克，见于体表或体腔生长较久的良性肿瘤。生长在密闭狭小腔道内(如颅腔、椎管)的肿瘤常较小。一般生长迅速的恶性肿瘤，在未达到巨大体积时，患者已发生转移而死亡，故体积不会太大。

(2) 形状：由于肿瘤的生长部位、组织来源、生物学特性等不同，而使其形状各种各样。生长在皮肤和黏膜表面的肿瘤可呈息肉状、乳头状或菜花状等；生长在器官和组织内部的肿瘤可呈结节状、分叶状、囊状等。恶性肿瘤多为不规则结节状，呈树根状长入周围组织；其表面常因生长迅速得不到足够的血液供应而发生坏死脱落，形成溃疡(图10-24)。

(3) 颜色：由于肿瘤的组织来源、继发性改变等不同，其颜色可各异。例如纤维瘤、平滑肌瘤呈灰白色，脂肪瘤呈淡黄色，血管瘤呈暗红色等。如果合并变性、坏死、出血等或者

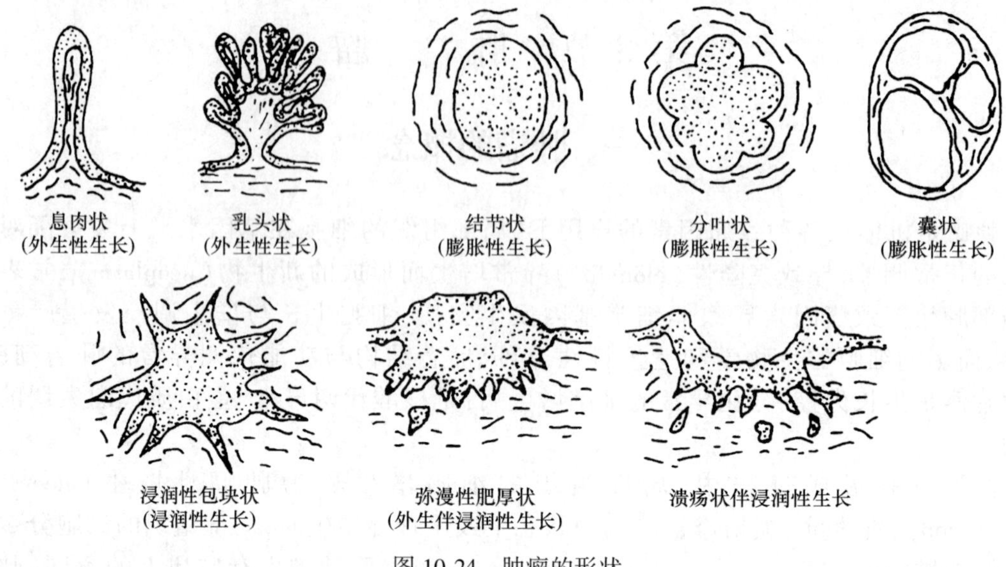

图 10-24　肿瘤的形状

含有色素,可使肿瘤的颜色发生变化。

(4) 质地肿瘤的质地取决于起源组织、纤维间质的多少、有无变性坏死等。例如骨瘤坚硬,脂肪瘤较软,纤维瘤、平滑肌瘤质地较韧,乳腺硬癌纤维间质丰富,质地相对较硬。

2. 肿瘤的组织结构　肿瘤的组织结构多种多样,但均由实质和间质两部分组成。

(1) 肿瘤的实质:肿瘤细胞是肿瘤的实质部分,决定着肿瘤的组织起源及其良恶性。通常肿瘤的实质只有一种,少数肿瘤可有两种或两种以上,如唾液腺多形性腺瘤、畸胎瘤等。

(2) 肿瘤的间质:是肿瘤的非特异性成分,血管、淋巴管、结缔组织、残存的神经以及数量不等的淋巴细胞、浆细胞、巨噬细胞共同构成肿瘤的间质。肿瘤细胞及其周围细胞(如巨噬细胞)能产生多种血管生成因子,如成纤维细胞生长因子(FGF)、血小板源性生长因子(PDGF)以及血管内皮生长因子(vascular endothelial growth factor, VEGF)等,其中 VEGF 的作用最重要。这些因子能诱导内皮细胞增生、定向迁移形成血管芽,并分支连接成毛细血管网。新生的血管为肿瘤生长提供营养,又为肿瘤的扩散和转移准备了条件。

(二) 肿瘤的代谢特点

肿瘤主要通过无氧糖酵解获取能量。糖酵解的许多中间产物被肿瘤细胞利用合成蛋白质、核酸及脂类,为肿瘤的生长提供物质基础。

肿瘤组织 DNA 和 RNA 合成代谢旺盛,因此,肿瘤细胞内的 DNA 和 RNA 含量高于正常组织。肿瘤组织蛋白质合成及分解代谢都增强,但合成代谢超过分解代谢,甚至夺取正常组织的蛋白质分解产物,合成肿瘤本身的蛋白质,结果使患者严重消耗,处于恶病质状态。肿瘤组织还可以合成肿瘤蛋白,作为肿瘤特异抗原或相关抗原,引起机体的免疫反应。有些肿瘤蛋白与胚胎蛋白有共同抗原性,称为肿瘤胚胎抗原,可以作为肿瘤标志。

（三）肿瘤的异型性

肿瘤组织在细胞形态和组织结构上与其起源的正常组织有不同程度的差异，这种差异称为异型性（atypia）。而肿瘤的细胞和组织与其起源的成熟细胞和组织的相似性，称为分化程度（degree of differentiation），反映了组织的成熟程度，相似性大则分化程度高，相似性小则分化程度低。良性肿瘤与起源组织相似，接近于成熟，分化程度高，异型性不明显；恶性肿瘤与正常组织相差甚远，分化程度低，异型性大，恶性程度高。

1. 肿瘤细胞的异型性（图 10-25）

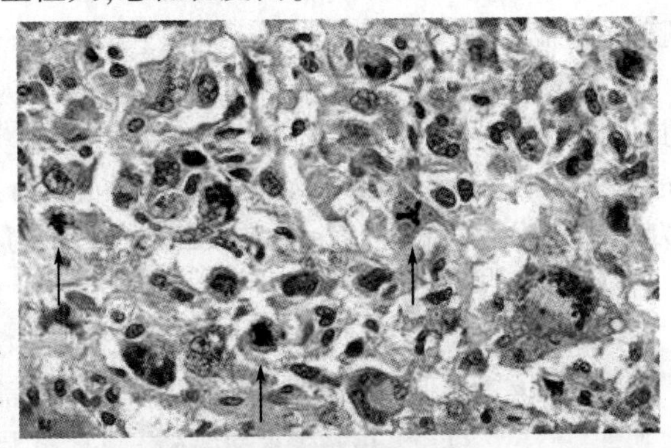

图 10-25　肿瘤细胞的异型性及病理性核分裂象

（1）细胞多型性：细胞形态不规则，大小不一致，出现瘤巨细胞。少数分化甚差的肿瘤，瘤细胞很幼稚，其大小和形态比较一致。

（2）细胞核多型性：细胞核增大，核浆比例增大，正常细胞为 1∶（4～6），癌细胞接近 1∶1，出现巨核、双核、多核或奇异核；染色深，染色质粗，聚集在核膜下，核膜增厚；核仁清楚，数目增多。核分裂象增多，特别是出现病理性核分裂（pathologic mitosis），包括不对称性及三极、四极、多极、顿挫性核分裂。

（3）胞质嗜碱性增强：是胞质内核蛋白体增多所致。

2. 肿瘤组织结构异型性　肿瘤组织结构的异型性是指肿瘤的组织结构与其起源组织比较在空间排列方式上有不同程度的差异，表现在肿瘤细胞的排列、极性、层次以及实质与间质的关系等方面。

（四）肿瘤的生长方式

1. 膨胀性生长　大多数良性肿瘤呈膨胀性生长。肿瘤挤压周围组织，周围包膜完整，边界清楚，易手术摘除，术后一般不复发。只有血管瘤、腹壁韧带样瘤等少数良性肿瘤呈浸润性生长。

2. 浸润性生长　浸润性生长是恶性肿瘤常见的生长方式，肿瘤组织像树根一样，侵入周围组织，肿瘤边界不清，手术不易切除干净，术后易复发。浸润是恶性肿瘤的生物学特点之一，是转移的基础。肿瘤浸润是一个多步骤的过程，其发生机制复杂，可能与肿瘤细胞间黏合力下降、细胞表面层粘连蛋白受体增多、细胞运动能力增加、Ⅳ型胶原酶等蛋白水解酶的释放等因素有关。

3. 外生性生长　发生在体表、体腔和自然管道（如消化道、泌尿道等）的肿瘤，常向表面生长，良性肿瘤和恶性肿瘤均可呈外生性生长。但恶性肿瘤在外生性生长的同时，其基底部常常向组织深部呈浸润性生长；因其生长迅速，血液供应不足，表面容易发生坏死脱落形成溃疡。

（五）肿瘤的生长速度

各种肿瘤的生长速度有很大差别，主要取决于肿瘤细胞的分化程度。一般良性肿瘤成熟程度高、分化好，生长缓慢。恶性肿瘤生长迅速，常在较短的时间内形成较大体积的肿块。恶性肿瘤生长快,并不是因为肿瘤细胞倍增时间短引起的,因为经研究发现,肿瘤细胞的倍增时间与正常细胞相当或更长。

(六) 肿瘤的扩散

1. 直接蔓延 恶性肿瘤在生长的过程中,可以沿组织间隙、神经束衣、淋巴管和血管侵入破坏邻近的器官和组织,并继续生长,称为直接蔓延(direct spread)。在此过程中,瘤细胞受多种细胞因子的作用,借助阿米巴样运动,不断浸润并生长。如晚期宫颈癌直接蔓延至膀胱、直肠。

2. 转移 转移(metastasis)是指肿瘤细胞从原发部位侵入淋巴管、血管或体腔,被带到其他部位继续生长,形成与原发部位肿瘤相同类型肿瘤的过程。所形成的肿瘤称为转移瘤(metastatic tumor)或继发瘤(secondary tumor)。良性肿瘤不转移,只有恶性肿瘤才有可能发生转移。常见的转移途径有以下几种(图 10-26):

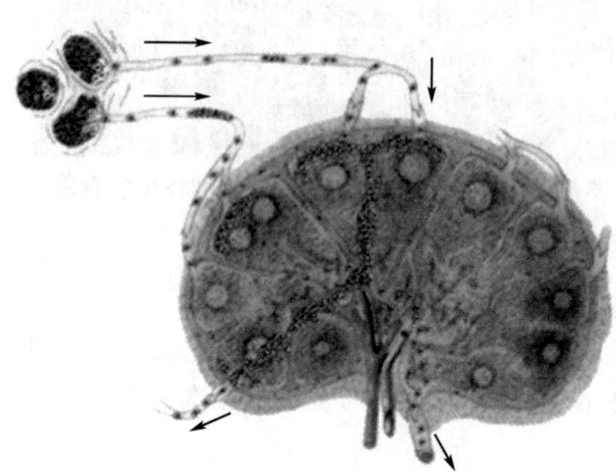

图 10-26 淋巴结转移模式图

(1) 淋巴道转移:癌多经淋巴道转移,少数肉瘤也可经淋巴道转移。常首先转移到引流的部属淋巴结,破坏淋巴结正常结构,使淋巴结肿大、变硬、粘连。随后,可继续转移到下一站淋巴结,最后肿瘤细胞可经胸导管进入血流而引起血道转移。当引流淋巴道阻塞时,肿瘤可通过吻合支的开放而逆行转移到其他部位的淋巴结。

(2) 血道转移:肉瘤、肺癌、肝癌、肾癌等常发生血道转移,其转移的规律与栓子运行规律相同。肝和肺等器官既是原发瘤的受累器官,又是转移瘤的受累器官,因此区分原发瘤和转移瘤很重要。转移瘤具有多发、散在分布、结节大小较一致、边界较清楚的特点,位于器官表面的瘤结节,可因合并坏死、出血而形成凹陷,称为"癌脐"。

(3) 种植转移:胸腔、腹腔、蛛网膜下隙的肿瘤累及器官表面时,肿瘤细胞脱落,像播种一样种植在其他器官表面,形成多处转移瘤,这种现象称为种植性转移。

案例 10-7

患者,女性,46 岁。发现右乳房包块 2 个月,右侧腋窝淋巴结增大 2 天。肿块质地较硬,边界不清。取活检组织,镜下见瘤细胞大小不等,核大深染,形态不规则,可见病理性核分裂象,瘤细胞胞浆较少,多呈小条索状排列,少数呈腺样结构,间质为大量纤维组织并有明显玻璃样变性。右侧腋窝淋巴结结构被肿瘤破坏,肿瘤组织的镜下特点与乳房包块相似。

问题

本病最可能的诊断是什么?为何右侧腋窝淋巴结增大?

（七）肿瘤生长的生物学

1. 肿瘤生长的动力学　肿瘤细胞的增殖与正常细胞相似，它们的生长能力可以通过生长分数（growth fraction）、生成与丢失等指标进行测定。生长分数是指在肿瘤细胞群体中，处于增殖状态的细胞比例。在肿瘤生长初期及某些肿瘤细胞分裂繁殖活跃，生长分数较高。这部分肿瘤细胞的生成大于丢失，故它们的生长速度较快。

2. 肿瘤的演进与异质化　恶性肿瘤在生长过程中变得越来越富有侵袭性的现象称为肿瘤的演进（progression），包括生长加快、浸润周围组织和远处转移等。这些生物学现象与肿瘤的异质化（heterogeneity）有关。肿瘤的异质化是指单克隆来源的肿瘤细胞逐渐形成在侵袭性、生长速度、对激素的反应以及对抗癌药物的耐药性等方面有所不同的细胞亚克隆过程。肿瘤细胞在生长过程中常有附加的基因突变，能保留那些逃脱机体的免疫监视、适应生长及抵抗药物作用的亚克隆，由此造成肿瘤的演进。

3. 恶性肿瘤的扩散机制　恶性肿瘤的扩散是由多种因素参与和多步骤完成的。首先，肿瘤细胞必须从原发灶脱离才能开始向周围浸润；然后侵入淋巴管或血管。肿瘤细胞侵入血管后一般被自然杀伤细胞消灭。但当其与血小板凝集时可形成瘤栓，随血流运行并停留于靶器官的毛细血管，最后由血管穿出继续生长。

（1）细胞黏附分子的作用：在恶性肿瘤的侵袭性生长中细胞黏附分子（cell adhesion molecules, CAMs）发挥重要作用，肿瘤细胞之间及其与细胞外基质（extracellular matrix, ECM）分子之间的黏附能力影响肿瘤的扩散。

（2）细胞外基质的降解：恶性肿瘤细胞与基膜紧密接触后，能分泌蛋白溶解酶（如Ⅳ型胶原酶、基质金属蛋白酶）溶解ECM，使局部产生缺损。

（3）恶性肿瘤细胞的移动：恶性肿瘤细胞借阿米巴样运动从基膜缺损处移出。恶性肿瘤细胞进一步溶解间质结缔组织，在间质中移动。当其侵犯血管时，又以同样方式穿过血管壁的基膜进入血管。由于肿瘤异质化而选择出的高侵袭性的瘤细胞亚克隆，尤其容易形成广泛的扩散。

三、肿瘤的命名与分类

几乎所有的组织和器官都可以发生肿瘤。肿瘤的命名既要反映肿瘤的组织来源，又要反映肿瘤的性质（即肿瘤的良恶性）。

（一）良性肿瘤的命名

大多数良性肿瘤的“瘤”即为肿瘤名称。如脂肪组织的良性肿瘤，称为脂肪瘤；纤维组织的良性肿瘤称为纤维瘤。少部分良性肿瘤是结合肿瘤形态特点命名的，如呈乳头状结构的上皮性良性肿瘤，称为乳头状瘤；呈囊性结构的腺上皮性良性肿瘤称为囊腺瘤；呈囊状结构、并形成乳头的腺上皮性良性肿瘤称为乳头状囊腺瘤。

（二）恶性肿瘤的命名

1. 上皮组织发生的恶性肿瘤统称为癌（carcinoma）　命名是在起源组织名称之后加“癌”。如鳞状细胞癌、移行细胞癌等。腺癌如有囊腔或呈乳头状生长并有囊腔者称为囊腺癌或乳头状囊腺癌。

2. 间叶组织的恶性肿瘤称为肉瘤(sarcoma) 肿瘤名称为起源组织的名称后加“肉瘤”。如纤维肉瘤、脂肪肉瘤、骨肉瘤、血管肉瘤等。

3. 起源于幼稚组织的肿瘤称为母细胞瘤 良性者有肌母细胞瘤、软骨母细胞瘤等;恶性者有神经母细胞瘤、视网膜母细胞瘤、肝母细胞瘤和肾母细胞瘤,上述这些恶性肿瘤多见于儿童。肿瘤成分复杂或组织来源不清的恶性肿瘤,则在肿瘤名称前加“恶性”,如恶性畸胎瘤。

4. 有些恶性肿瘤则以“人名”命名 如霍奇金病(Hodgkin's disease)是恶性淋巴瘤的一种,Burkitt 淋巴瘤为 B 淋巴细胞发生的恶性淋巴肿瘤,Wilms 瘤为原始肾组织发生的恶性肿瘤,尤文肉瘤(Ewing's sarcoma)为骨组织内未分化细胞发生的恶性肿瘤。

5. 有些恶性肿瘤以“病”命名 如白血病是造血组织的恶性肿瘤,蕈样霉菌病为皮肤的 T 细胞淋巴瘤,鲍恩病(Bowen disease)是皮肤发生的原位癌。

6. 有些肿瘤,虽然以“瘤”命名,但实际上是恶性肿瘤 如黑色素瘤为黑色素细胞发生的恶性肿瘤,精原细胞瘤为睾丸生殖细胞恶性肿瘤的一种,骨髓瘤为浆细胞的恶性肿瘤。

7. 癌肉瘤是指肿瘤内既有癌的成分,又有肉瘤的成分 腺鳞癌是指肿瘤内既有腺癌成分,又有鳞癌成分。

8. 交界性肿瘤是指介于良性和恶性之间的肿瘤 多见于卵巢,如交界性黏液性乳头状囊腺瘤、交界性浆液性乳头状囊腺瘤。这些肿瘤组织学上介于囊腺瘤与囊腺癌之间,但本质上是低度恶性的,同样可以发生转移。

四、癌前疾病、癌前病变和原位癌

1. 癌前病变 癌前病变是指一类某些具有癌变潜能的良性病变。虽然并不是所有癌前病变都能癌变,但是对癌前疾病和病变的诊断、治疗和随访,在肿瘤防治中具有重要意义。

常见的癌前疾病有:伴有上皮非典型增生的黏膜白斑及子宫颈糜烂、乳腺纤维囊性病、结肠和直肠腺瘤(特别是绒毛状腺瘤)、家族遗传性腺瘤性息肉病、伴有肠上皮化生以及腺体有非典型增生的慢性萎缩性胃炎、慢性溃疡性结肠炎、着色干皮病、交界痣等。

2. 非典型增生 上皮细胞的增生伴有一定的异型性,但仍未达到癌的诊断标准,这种现象称为非典型增生。光镜下:上皮细胞增生,层次增多,细胞排列紊乱,失极性;细胞大小不一,形态多样,核大而深染,正常核分裂象增多。根据鳞状上皮异型性程度和累及的范围,非典型增生可分为:轻度非典型增生(Ⅰ级)、中度非典型增生(Ⅱ级)、重度非典型增生(Ⅲ级)三级。轻、中度非典型增生(分别累及上皮下部的 1/3~2/3),在病因去除后可恢复正常。重度非典型增生(累及上皮下部的 2/3 以上,甚至占据表皮全层),则很难逆转,常转变为癌。

3. 原位癌(carcinoma in situ) 上皮全层发生癌变,但基膜完整、无间质浸润,称为原位癌。这是最早期的癌,不发生转移,治疗效果好。常见的原位癌有子宫颈原位癌、食管原位癌和乳腺导管内癌。

五、肿瘤对机体的影响及良恶性肿瘤区别

（一）良性肿瘤对机体的影响较小

大多数良性肿瘤生长缓慢，不浸润，不转移，对机体影响较小。主要危害表现为：①局部压迫和阻塞，其影响与发生部位有密切关系，体表良性肿瘤很少引起症状，但发生在要害器官亦可致命，如颅内肿瘤可压迫脑组织、阻塞脑室系统引起颅内压升高。②良性肿瘤还可以发生恶性变，如胃肠道腺瘤可以恶变为腺癌。③内分泌腺瘤可引起内分泌紊乱，如垂体腺瘤分泌过多的生长激素可引起巨人症或肢端肥大症。④引起出血和感染，如子宫平滑肌瘤可引起子宫内膜出血甚至宫腔感染。

（二）恶性肿瘤对机体影响严重

恶性肿瘤分化差，生长快，浸润破坏器官，发生转移，严重危害患者的健康。主要表现为：①恶性肿瘤引起的局部压迫和阻塞症状比良性肿瘤严重。②恶性肿瘤易发生坏死、溃疡、穿孔、出血和感染。③恶性肿瘤细胞浸润和压迫神经引起的顽固性疼痛，严重折磨患者。④恶性肿瘤引起恶病质，表现为严重消瘦、无力、贫血、全身衰竭，多见于癌症晚期。⑤恶性肿瘤引起转移，85%以上的癌症患者死于转移。⑥恶性肿瘤引起副肿瘤综合征，是指那些不是由肿瘤及其转移灶所在部位直接破坏而引起、而是由肿瘤间接引起的一系列临床表现。包括肿瘤引起的内分泌紊乱，神经系统、消化系统、造血系统、骨关节系统和泌尿系统异常。

（三）良恶性肿瘤区别

良性肿瘤对机体的影响小，治疗效果好，恶性肿瘤对机体的影响大，治疗方案复杂。因此，区别良恶性肿瘤对于正确诊断和适当治疗具有重要意义。现将良性肿瘤与恶性肿瘤的区别列于表 10-1。

表 10-1　良性肿瘤与恶性肿瘤的区别

	良性肿瘤	恶性肿瘤
组织分化	分化好，异型性小，与起源组织形态相似	分化差，异型性大，与起源组织形态差异大
核分裂象	无或少见	多见，并有病理性核分裂象
生长速度	缓慢	迅速
生长方式	膨胀性或外生性生长，常有包膜，与周围组织分界清楚	浸润性或外生性生长，无包膜，与周围组织分界不清楚
继发改变	较少见	常有坏死、溃疡、出血、感染等
转移	不转移	常有转移
复发	手术后一般不复发	手术后容易复发
对机体的影响	较小，主要为压迫和阻塞	严重，破坏原发和转移部位组织，出现恶病质，导致患者死亡

六、常见肿瘤举例

（一）上皮性肿瘤

1. 良性上皮性肿瘤

（1）乳头状瘤由被覆上皮发生，并向表面呈乳头状生长的良性肿瘤。

1）好发部位：皮肤及黏膜表面。

2）肉眼特点：肿瘤呈细指状或乳头状突起于表面，基底部可宽广，亦可纤细。

3）镜下特点：乳头中央为纤维血管轴，表面被覆分化良好的鳞状上皮（皮肤、外阴、口腔等）、腺上皮（胃肠道）或移行上皮（膀胱、肾盂）。

（2）腺瘤：腺上皮发生的良性肿瘤。

1）好发部位：体内任何腺体均可发生腺瘤，多见于甲状腺、卵巢、涎腺、胃肠黏膜等处。

2）肉眼特点：黏膜腺瘤多呈息肉状；实体腺腺瘤呈结节状，包膜完整；腺瘤内腺上皮浆液或黏液分泌多时，则形成单房或多房的囊腔，囊腔内面可形成乳头。

3）镜下特点：肿瘤由分化良好的腺上皮形成腺体构成，但腺体大小、形态不规则。有如下亚型：①囊腺瘤由浆液腺或黏液腺上皮被覆的囊腔构成。囊壁被覆黏液上皮者，称为黏液性囊腺瘤；囊壁被覆浆液上皮者，称为浆液性囊腺瘤；囊壁被覆上皮形成乳头者，称为乳头状囊腺瘤。浆液性乳头状囊腺瘤容易发生癌变。囊腺瘤常发生于卵巢、胰腺及甲状腺。②纤维腺瘤由纤维母细胞和腺体混合构成，常见于乳腺。③多形性腺瘤由腺体、黏液样或软骨样组织混合构成，常见于涎腺。

2. 恶性上皮性肿瘤

（1）鳞状细胞癌又称鳞癌，是鳞状上皮发生的恶性肿瘤。鳞癌可分为高分化、中分化、低分化三级。高分化鳞癌有大量角化珠，中分化鳞癌有少量角化珠，低分化鳞癌无角化珠。

1）好发部位：鳞状上皮被覆的部位均可发生鳞癌，支气管、胆囊、肾盂等非鳞状上皮被覆的部位可通过鳞上皮化生发生鳞癌。

2）肉眼特点：肿瘤可呈菜花状、溃疡状或浸润型。肿瘤切面灰白，质硬，边界不清。

3）镜下特点：癌细胞形成巢片，中央为环状红染的角化物，称为角化珠（keratin pearl）。外周细胞与基底细胞相似，中间细胞与棘细胞相似。细胞异型性显著，核分裂多见。

（2）腺癌：由腺上皮发生的恶性肿瘤。腺癌可分为高分化腺癌、中分化腺癌、低分化腺癌、实性癌、硬癌、髓样癌、黏液癌、印戒细胞癌等亚型。

1）好发部位：有腺体的部位均可发生腺癌，多见于胃肠道、子宫内膜、乳腺、甲状腺和胰腺等处。

2）肉眼特点：肿瘤可呈息肉状、菜花状、溃疡状、结节状。切面灰白，质硬，边界不清。

3）镜下特点：癌细胞形成腺体，腺体排列密集，大小、形态不一。腺上皮细胞异型性显著，排列紊乱。

高分化腺癌形成大量腺体结构；中分化腺癌大部分形成腺体结构，少部分形成实性细胞团；低分化腺癌少部分形成腺体结构，大部分形成实性细胞团；实性癌分化很差，癌细胞不形成腺体，而形成实性细胞团或条索；黏液腺癌的癌细胞分泌大量的黏液，形成黏液湖，癌细胞飘浮在黏液中，肉眼下，肿瘤呈半透明的胶胨状，因而又称胶样癌；印戒细胞癌的癌细胞内黏液将细胞核推向一侧，使细胞呈戒指样。

(3) 移行细胞癌:由移行上皮发生的恶性肿瘤。

1) 好发部位:膀胱、输尿管、肾盂。

2) 肉眼特点:肿瘤可呈乳头状、菜花状或扁平状。

3) 镜下特点:大部分癌组织呈乳头状结构,分化差时,可形成实性癌巢。癌细胞大小不一,核分裂多见。部分细胞与移行细胞相近。根据癌细胞的分化,将移行细胞癌分为Ⅰ、Ⅱ、Ⅲ级。Ⅰ级移行细胞癌分化好,恶性度低;Ⅲ级移行细胞癌分化差,恶性度高;Ⅱ级移行细胞癌居中。

(二) 间叶组织肿瘤

1. 良性间叶组织肿瘤

(1) 纤维瘤:由纤维组织发生的良性肿瘤。

1) 好发部位:皮下、筋膜、肌间。

2) 肉眼特点:结节状,质韧。灰白,可见编织状条纹。

3) 镜下特点:分化良好的纤维母细胞及胶原纤维排列成束状,交织在一起形成肿瘤实质。

(2) 脂肪瘤:由脂肪组织发生的良性肿瘤。

1) 好发部位:躯干、四肢皮下。

2) 肉眼特点:分叶状,包膜完整,质软,浅黄色,油腻呈脂肪样。

3) 镜下特点:由成熟的脂肪细胞构成肿瘤实质,周围可见纤维包膜。

(3) 平滑肌瘤:由平滑肌发生的良性肿瘤。

1) 好发部位:子宫和胃肠道。

2) 肉眼特点:可单发,亦可多发。结节状,边界清楚,灰红色,可见编织状条纹。

3) 镜下特点:由成熟的平滑肌细胞构成,束状排列。

(4) 血管瘤:由血管发生的良性肿瘤。

1) 好发部位:任何部位,以皮肤多见。

2) 肉眼特点:鲜红色或暗红色斑块,边界不清,呈浸润性生长。

3) 镜下特点:组织学上分为毛细血管瘤、海绵状血管瘤和混合型。毛细血管瘤由成团的毛细血管构成。海绵状血管瘤由大小不等的血窦构成,肉眼下呈海绵状,故名海绵状血管瘤。混合型血管瘤内既有毛细血管成分,又有海绵状血管瘤成分。

2. 恶性间叶组织肿瘤

(1) 纤维肉瘤:由纤维组织发生的恶性肿瘤。

1) 好发部位:四肢皮下及深部组织。

2) 肉眼特点:结节状,粉红色,质软、鱼肉状,可有假包膜。

3) 镜下特点:由异型性明显的成纤维细胞样的细胞构成,产生胶原纤维,呈编织状排列。

(2) 脂肪肉瘤:是较常见的由原始间叶组织发生的向脂肪分化的恶性肿瘤,而不是由脂肪瘤恶变而来。

1) 好发部位:大腿、腹膜后的深部组织。

2) 肉眼特点:分叶状,胶胨状,或鱼肉状,可有假包膜。

3) 镜下特点:肿瘤细胞可呈小圆形、梭形的脂肪母细胞,可形成巨细胞,胞质内可见脂肪空泡。脂肪母细胞、黏液、血管网是肿瘤的主要成分。脂肪肉瘤分为分化良好型、黏液型、圆形细胞型和多型性四种组织学类型。

(3) 平滑肌肉瘤：由平滑肌发生的恶性肿瘤。

1) 好发部位：子宫及胃肠道。

2) 肉眼特点：结节状，灰红色，鱼肉状，界限尚清楚。

3) 镜下特点：肿瘤细胞与平滑肌细胞相近，但细胞密集、有异型性，特别是核分裂多见。恶性度高的平滑肌肉瘤，手术后易复发，可经血道转移至肺、肝等器官。

(4) 骨肉瘤：由骨母细胞发生的恶性肿瘤。

1) 好发年龄与部位：青少年多见。好发于四肢长骨的干骺端，恶性度高，早期即可经血道转移至肺脏。

2) 肉眼特点：肿瘤破坏干骺端皮质及骨髓腔，并可侵犯周围的软组织，还可穿过骺板侵犯骨骺。肿瘤内可见放射状的新生骨。在骨干处形成三角形新生骨(Codman 三角)。

3) 镜下特点：肿瘤细胞可呈梭形、三角形、多边形，异型性明显。肿瘤细胞产生骨基质，并形成骨小梁样结构。

(5) 横纹肌肉瘤：由原始间叶组织发生的向横纹肌分化的恶性肿瘤。以青少年患者多见。

1) 好发部位：头(眼眶、鼻腔、鼻咽部、中耳)、颈、泌尿生殖道、后腹膜及四肢等处。

2) 肉眼特点：发生于头、颈、泌尿生殖道的横纹肌肉瘤呈葡萄状，故有葡萄状肉瘤之称。发生于四肢和腹膜后，肿瘤则呈边界不清的结节。

3) 镜下特点：肿瘤由不同分化阶段的横纹肌母细胞构成，分化较好的横纹肌母细胞的胞质内可见纵纹和横纹。病理学将横纹肌肉瘤分为胚胎性、腺泡状和多形性三大类。

(三) 其他肿瘤

1. 畸胎瘤 畸胎瘤是由多潜能的生殖细胞发生的肿瘤。好发于卵巢、睾丸及中线部位。肿瘤由两个或两个以上胚层的组织构成。可为囊性或实性，囊内可见大量油脂、毛发。肿瘤实质内可见骨、软骨、平滑肌(中胚层)、皮肤、皮脂腺、毛囊、汗腺(外胚层)、呼吸上皮、胃肠道上皮(内胚层)、脑组织(神经外胚层)，甚至牙齿、肠管等。

根据分化程度可分为成熟型(良性)和不成熟型(恶性)。成熟型畸胎瘤内的各种成分分化成熟。不成熟型畸胎瘤中有幼稚的不成熟的组织成分，特别是不成熟的神经组织。

2. 黑痣和黑色素瘤

(1) 黑痣：是皮肤黑色素细胞的良性增生性病变。根据痣细胞的所在部位，分为皮内痣、交界痣和混合痣，后两者更易恶变为黑色素瘤。

(2) 黑色素瘤：是黑色素细胞发生的恶性肿瘤。恶性度高，容易发生转移。多发生于足底部、外阴及肛门周围皮肤。可以开始即为恶性，也可以由黑痣恶变而来。黑痣色素加深、体积增大、生长加快，出现溃疡、出血等，常是恶变的征象。黑色素瘤瘤细胞可呈巢状、条索状或腺泡样排列。瘤细胞可呈多边形或梭形，核大，核仁红染而清楚，胞质内常见黑色素颗粒。

七、环境因素及其致癌机制

（一）化学致癌因素

化学致癌物是肿瘤病因中重要的环境致癌因素之一，目前已知对动物有致癌作用的化学物质1000多种，包括有机和无机化合物，其中有些与人类肿瘤关系密切。

1. 间接作用致癌物　此类化合物进入体内代谢后转化为能与DNA起作用的致癌物，常见的有：

（1）多环芳烃：广泛分布最广，数量最多的一类致癌物，由含碳物质的燃烧而产生。以3,4-苯并芘为代表，它是煤焦油的主要致癌成分。存在于煤烟、汽车尾气中，此外烟熏和烧烤的鱼、肉等食品中也含有多环香烃，这类物质与肺癌、胃癌等有关。

（2）芳香胺类和氨基偶氮染料：被广泛用于制备染料、塑料和橡胶，常见的有乙-奈氨、4-氨基联苯、联苯胺。这类化合物主要通过肺吸收，经体内代谢后由尿排出，代谢物可导致膀胱癌的发生。氨基偶氮染料如奶油黄、猩红等，可诱发实验性肝细胞性肝癌。

（3）亚硝胺类：具有强烈的致癌作用，致癌谱广。亚硝酸盐既可作为肉类食品的保鲜剂与着色剂，由食物进入人体，又可由细菌分解硝酸盐而产生。在胃内酸性环境中，亚硝酸盐与来自食物中的二级胺合成亚硝胺，不同结构的亚硝胺有特异的器官亲和性，可诱发不同器官的恶性肿瘤。

（4）黄曲霉毒素：黄曲霉毒素广泛存在于被污染的食物中，尤其霉变的花生、玉米及谷类中含量最多。黄曲霉毒素有多种，其中黄曲霉毒素 B_1 的致癌性最强，其化学性质稳定，不容易被加热分解，代谢活化后主要诱发肝癌。

2. 直接作用致癌物　少数化学致癌物不需要代谢活化，即能直接作用于DNA引起体细胞突变，称直接作用致癌物（direct carcinogen）。这类致癌物主要有烷化剂和某些微量元素，烷化剂如芥子毒气、工业原料中的硫酸二甲酯、氯乙烯等，抗癌药物氮芥、环磷酰胺、亚硝基脲等。微量元素如砷和镍分别可诱发人类皮肤癌、鼻咽癌；镉与前列腺癌、肾癌等有关。

（二）物理致癌因素

1. 电离辐射　是指电磁波波长很短的X射线、γ射线和亚原子微粒的辐射。辐射能使DNA断裂、易位和点突变，导致癌基因激活和抑癌基因失活。如长期吸入钴、氡等放射性粉尘的矿工，肺癌的发生率增高。

2. 紫外线　长期过度紫外线照射可引起皮肤癌、基底细胞癌和黑色素瘤，由多见于白种人和照射后色素不增加的有色人种，原因是细胞DNA吸收光子后形成了嘧啶二聚体，阻碍DNA复制。正常皮肤上皮细胞含有DNA修复酶，能将损伤部分修复；而着色性干皮病患者缺乏这种酶，皮肤癌的发病率增高。

（三）生物因素

1. 肿瘤病毒　能在人或动物引起肿瘤的病毒称为肿瘤病毒（tumor virus），已知肿瘤病毒有数百种，其中一些与人类肿瘤有关，包括DNA肿瘤病毒和RNA肿瘤病毒。

（1）DNA肿瘤病毒：该类病毒感染细胞后，其基因需整合到宿主DNA中，作为细胞基因加以表达,并引起细胞转化。与人类肿瘤密切相关的 DNA 病毒有:①人乳头瘤病毒(HPV):与子宫颈癌、皮肤癌、肺癌等关系密切。②EB 病毒(Epstein-Barr virus,EBV):EBV 可激活 myc 基因、诱导表皮生长因子受体(EGFR)的表达,导致 Burkitt 淋巴瘤和鼻咽癌发生。③乙型肝炎病毒(HBV):HBV 可能通过编码 HBx 蛋白促使细胞基因表达失调,导致损伤的肝细胞发生癌变。

(2) RNA 肿瘤病毒:是逆转录病毒(retrovirus),可分为急性转化病毒和慢性转化病毒。前者含有病毒癌基因,如 src、abl、myb 等,当其感染细胞后,在逆转录酶的作用下,病毒 RNA 逆转录成互补 DNA 片段,整合到宿主 DNA 中并表达,导致细胞转化;后者本身不含癌基因,但含有促进基因转录的启动子或增强子,可激活原癌基因并过度表达。人类 T 细胞白血病/淋巴瘤病毒Ⅰ型(human T-cell leukemia/lymphoma Virus Ⅰ,HTLV-Ⅰ)是一种逆转录病毒,靶细胞为 $CD4^+$淋巴细胞。该病毒的 Tax 蛋白可激活细胞 fos、sis 基因等,与发生在日本和加勒比地区的细胞白血病/淋巴瘤有关。

2. 幽门螺杆菌与寄生虫 幽门螺杆菌(helicobacter pylori,HP)感染可引起胃低度恶性 B 细胞淋巴瘤。其发病机制可能是 HP 刺激胃黏膜的 T 淋巴细胞使其分泌淋巴因子,B 细胞受淋巴因子作用而增生。埃及血吸虫感染者膀胱癌发生率较高;日本血吸虫感染者结肠癌发生率较高;华支睾吸虫感染者胆管癌发病率较高。上述寄生虫感染与相应肿瘤发生的关系虫体或虫卵的机械性刺激引起局部组织增生,进而癌变有关,也可能与虫体分泌的化学物质刺激有关。

八、肿瘤发生的内因及其作用机制

(一) 遗传因素

1. 常染色体显性遗传的肿瘤 这类肿瘤属于单基因遗传,是以常染色体显性遗传规律出现的,包括视网膜母细胞瘤、肾母细胞瘤、神经母细胞瘤等。此类肿瘤的特点是儿童期发病、多发性(常累及双侧器官)。现已知发生遗传性基因突变或缺失的都是肿瘤的抑制基因,如 Rb、p53、APC 等,这类肿瘤的发生需要二次突变。一些癌前病变,如家族性腺瘤性息肉病、神经纤维瘤病等,也以常染色体显性方式遗传,突变或缺失的基因也是肿瘤抑制基因。这些疾病容易转变为恶性肿瘤。

2. 常染色体隐性遗传的遗传综合征 这类疾病属于染色体不稳定性综合征,包括毛细血管扩张性共济失调症、Bloom 综合征(先天性毛细血管扩张性红斑及生长发育障碍)、着色性干皮病等。这些疾病的特点是 DNA 修复基因异常,染色体容易发生断裂或重排。着色性干皮病患者经紫外线照射已发生皮肤癌或黑色素瘤,毛细血管扩张性共济失调症患者易发生急性白血病和淋巴瘤。

3. 肿瘤的遗传易感性 在相同致癌因素作用下,人群中只有少数人发生肿瘤,这些人对致癌因素的作用易感,称为遗传易感性(genetic susceptibilily)。其物质基础是遗传基因的差异,一些肿瘤具有家族聚集现象,如乳腺癌、胃肠癌、食管癌、肝癌等,决定这类肿瘤的遗传因素是多基因的,肿瘤的遗传易感性反映了遗传变异对环境致癌物的敏感程度。

(二) 免疫因素

1. 机体的免疫状态与肿瘤发生发展 免疫系统功能的强弱直接影响着肿瘤的发生与否。由遗传、药物或其他原因引起的免疫系统功能低下,均会增加肿瘤发生率,如 AIDS 患者卡波西(Kaposi)肉瘤和非霍奇金淋巴瘤(Non-Hodgkin lymphoma, NHL)发生率明显增高;恶性肿瘤患者的免疫功能普遍下降,在疾病晚期更加明显,提高机体的免疫功能可减缓肿瘤的发展。

2. 肿瘤抗原　肿瘤抗原分为两类,即肿瘤特异性抗原(tumor specific antigen,TSA)和肿瘤相关抗原(tumor-associated antigen,TAA)。前者仅表达于肿瘤组织;后者无严格的肿瘤特异性,正常细胞也可表达。TAA 又分为肿瘤胚胎抗原(如 AFP 和 CEA)和肿瘤分化抗原(PSA)。机体的抗肿瘤免疫反应以细胞免疫为主,参加细胞免疫的效应细胞主要有细胞毒性 T 淋巴细胞(cytotoxic T lymphocyte, CTL)、自然杀伤细胞(nature killing cell, NK)和巨噬细胞。它们通过不同的激活方式杀灭肿瘤细胞,是机体抗肿瘤的重要环节。

3. 肿瘤的免疫逃逸　恶性肿瘤细胞能够逃避机体的免疫监视而无限制地生长,称免疫逃逸。肿瘤通过以下方式逃避免疫系统的攻击:①肿瘤抗原的免疫原性减弱及抗原调变。②肿瘤表面主要组织相容性复合体(major histocompatibility complex,MHC)表达下降或缺陷,或处理、呈递抗原肽的 LMP、TAP 缺陷。③肿瘤细胞通过表达非经典的 HLA 分子,如 HLA-G 和 HLA-E 向 NK 细胞传递抑制性信号。④肿瘤细胞通过自分泌或旁分泌的方式分泌一些免疫抑制性细胞因子,如 TGF-β、IL-10 等。⑤协同刺激分子和黏附分子表达下降。⑥可溶性抗原抗体复合物封闭 ADCC 效应。⑦肿瘤细胞分泌可溶性活化受体的倍体,下调免疫活化受体的表达。

增强肿瘤的免疫原性,提高机体的免疫力,可抑制肿瘤的发生发展。目前,免疫治疗已成为肿瘤综合治疗的重要组成部分。

(三) 内分泌因素

某些肿瘤与激素水平及其受体异常有关。如雌激素水平过高可诱发乳腺癌、子宫内膜癌等;雄激素与前列腺癌的关系密切。此外,在多种动物模型的实验研究中显示,激素上具有协同致癌作用。

肿瘤发生受诸多因素影响,除上述提到的因素外,还有性别、年龄、种族差异等。随着研究的深入,人们对肿瘤的认识将会更加全面。

第 9 节　重要器官的功能不全

一、心 力 衰 竭

(一) 心力衰竭的概念、病因

心力衰竭(heart failure)又称泵衰竭,是指心脏的收缩和(或)舒张功能发生障碍,使心输出量绝对或相对减少,不能满足机体代谢需要的病理过程。心力衰竭主要因心脏本身的舒缩功能障碍或心脏负荷过度而引起。

1. 原发性心肌舒缩功能障碍　心肌舒缩功能障碍是引起心力衰竭的最主要原因,常见于:

(1) 心肌病变:如病变严重、范围广泛的心肌炎、心肌病和心肌纤维化等。

(2) 心肌能量代谢障碍:如冠状动脉粥样硬化、严重贫血、严重的维生素 B_1 缺乏。

2. 心脏负荷过重 心脏负荷包括压力负荷和容量负荷两种。

(1) 压力负荷过重:压力负荷指心室射血所要克服的阻力,即心脏收缩时所承受的前方阻力负荷。左室压力负荷过度主要见于高血压、主动脉缩窄、主动脉瓣狭窄等;右室压力负荷过度主要见于肺动脉高压、肺动脉瓣狭窄等。

(2) 容量负荷过重:容量负荷指心脏收缩前所承受的负荷,相当于心室舒张末期容量。左室容量负荷过度主要见于二尖瓣或主动脉瓣关闭不全;右室容量负荷过度主要见于室间隔缺损、三尖瓣或肺动脉瓣关闭不全。

(二) 心力衰竭的诱因

一些使心肌耗氧量增加和(或)供氧(供血)减少的因素是引发心力衰竭的诱因。其中感染是心力衰竭最常见的诱因,尤其是呼吸道感染。另外,水、电解质和酸碱平衡紊乱、心律失常、妊娠、劳累等也可诱发心力衰竭。

(三) 心力衰竭的分类

按心力衰竭发生的部位分为:

1. 左心衰竭 左心衰竭发生率较高,常见于高血压性心脏病、冠心病、风湿性心脏病、心肌病及主动脉(瓣)狭窄等。左心衰的主要临床表现为肺淤血、肺水肿、呼吸困难,以及心输出量减少而引起的重要脏器供血不足。

2. 右心衰竭 常见于各种原因引起的肺动脉高压、三尖瓣或肺动脉瓣病变及某些先天性心脏病(如法乐四联征),也可继发于左心衰竭。衰竭的右心室不能将体循环回流的血液充分排至肺循环,故导致体循环淤血、静脉压升高而产生下肢甚至全身性水肿。

3. 全心衰竭 左、右心同时或先后发生衰竭,称为全心衰竭。见于病变一开始就同时侵犯左、右心室,如心肌炎、心肌病、严重贫血等;或持久的左心衰竭使右心负荷长期加重而并发右心衰竭,最终导致全心衰竭。此外,心力衰竭还可以按照发生速度分为急性心力衰竭和慢性心力衰竭;按心输出量高低分为低输出量性心力衰竭和高输出量性心力衰竭。

(四) 心力衰竭的发生机制

1. 心肌收缩性减弱

(1) 收缩相关蛋白的破坏

1) 心肌细胞坏死:如严重的缺血缺氧、感染、中毒,心肌细胞坏死,心脏收缩能力下降。

2) 心肌细胞凋亡:缺血、缺氧、钙稳态失衡均可诱发心肌细胞凋亡。

(2) 心肌能量代谢障碍

1) 能量生成障碍:心肌有氧代谢障碍使 ATP 生成不足影响心肌收缩性,见于严重贫血、缺血性心肌病引起的心肌缺氧及维生素 B_1 缺乏造成能量代谢障碍等。

2) 能量利用障碍:ATP 经肌球蛋白头部 ATP 酶水解,为心肌细胞收缩提供能量。过度肥大的心肌,肌球蛋白头部的 ATP 酶活力降低,不能正常水解 ATP,使心肌收缩力减弱。

(3) 心肌兴奋-收缩偶联障碍

1) 肌质网对 Ca^{2+} 的摄取、储存和释放障碍:当心肌缺血、缺氧时,ATP 供应不足,肌质网对 Ca^{2+} 的摄取、储存不足。肌质网上的 Ca^{2+} 释放通道 Ry 受体蛋白及 mRNA 减少,肌质网释放 Ca^{2+} 量下降。酸中毒时,Ca^{2+} 与肌质网中钙储存蛋白结合紧密不易释放,使肌质网释放

Ca^{2+}减少。

2）细胞外 Ca^{2+} 内流受阻：细胞外的钙内流通过钙通道和 Na^+-Ca^{2+} 交换两种途径。

钙通道包括膜电压依赖钙通道和受体操纵性钙通道，膜电压依赖性钙通道受膜电位的调节而开启：当心肌细胞膜除极化时，通道开放，细胞外的 Ca^{2+} 顺浓度差进入细胞内；当细胞膜复极化时，通道关闭，细胞外 Ca^{2+} 内流停止。心衰时伴有酸中毒，使跨膜电位降低，除极变慢，以致电压依赖性钙通道难以开放。

受体操纵性钙通道受去甲肾上腺素和心肌细胞膜 β 受体调控：当去甲肾上腺素和 β 受体结合时，激活腺苷酸环化酶，cAMP 生成增加，激活细胞膜上的受体依赖性钙通道，使通道开放，Ca^{2+} 进入细胞内；当多种因素使去甲肾上腺素减少、细胞膜上 β 受体密度和腺苷酸环化酶活性降低时，Ca^{2+} 内流受阻。

Na^+-Ca^{2+} 交换体是一种酶蛋白，当细胞内电位为正时，Na^+ 向细胞外、Ca^{2+} 向细胞内转运；细胞内电位为负时，Ca^{2+} 向细胞内转运减少。

3）肌钙蛋白和 Ca^{2+} 结合障碍：当心肌缺血、缺氧时，细胞内发生酸中毒、H^+ 浓度升高，由于 H^+ 和肌钙蛋白的亲和力高，故 H^+ 可竞争性地抑制 Ca^{2+} 与肌钙蛋白结合，从而影响兴奋收缩偶联。

2. 心室舒张功能减弱 心脏通过舒张功能实现心室血液充盈，以保证足够的心输出量。约 30% 的心力衰竭是由心脏舒张功能异常所致。

（1）钙离子复位延缓：心肌产生舒张的首要因素时细胞内的 Ca^{2+} 迅速降至舒张域值（10^{-7}/mol/L）以下，如此钙方能与肌钙蛋白分离，使肌钙蛋白恢复原来的构型。当心肌缺血、缺氧时，ATP 供应不足和肌质网钙泵活性降低，肌质网摄取 Ca^{2+} 减少，Ca^{2+} 不能迅速降至与肌钙蛋白脱离的水平，导致心脏舒张异常。

（2）肌球-肌动蛋白复合体解离障碍：肌球-肌动蛋白复合体解离是需 ATP 提供能量的主动过程，当心肌缺血、缺氧导致 ATP 缺乏时，肌球-肌动蛋白复合体不能分离，发生心室舒张异常。

（3）心脏舒张势能减少：心室收缩末期可产生使心室复位的舒张势能，心室收缩力越强，舒张势能越大。因此，心室收缩性减弱可导致心脏舒张势能减少。此外，舒张期冠状动脉充盈不足也影响心脏的舒张过程。

（4）心室顺应性降低：心室顺应性是指在心室单位压力变化下所引起的容积改变。心肌肥大、心肌炎、心肌纤维化时，心室壁僵硬度增加，使心室顺应性下降，影响心室生物舒张和充盈。

3. 心室各部舒缩活动不协调 心房和心室有规律的、协调的舒缩活动是保证心输出量正常的重要前提。如心房和心室各部位或左、右心室的舒张和收缩活动在时间和空间上不协调、不同步，可严重影响心输出量，导致心力衰竭，见于心肌梗死、心肌炎等病变诱发的各类心率失常（图 10-27）。

（五）心功能不全时机体的代偿

心功能不全时机体的代偿措施包括动员心脏本身的储备功能和心脏以外的代偿活动。心内代偿方式包括心率加快、心脏紧张源性扩张和心肌肥大；心外代偿方式主要有血容量增加、血液重新分配、红细胞增多和组织利用氧能力增强。其代偿意义是：①在一定限度内增加心输出量。②保证重要生命器官的血液供应。③提高细胞摄氧和利用氧的能力。

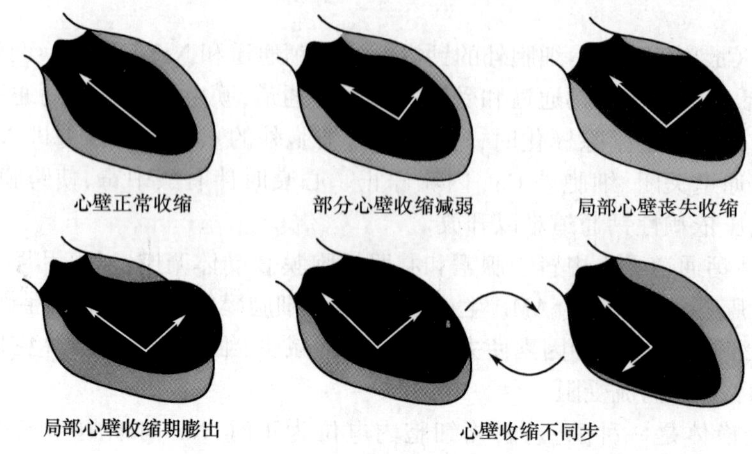

图 10-27 心室各部舒缩活动不协调模式图

1. 心脏本身的代偿反应

（1）心率加快：心力衰竭时，心输出量减少，导致动脉血压下降，主动脉弓和颈动脉窦压力感受器的传入冲动减少，反射性引起心率增加。右心房和腔静脉淤血使心房舒张末期容积增大，刺激容量感受器增加心率。另外，机体缺氧可反射性刺激主动脉体和颈动脉体化学感受器，通过交感神经兴奋使心率加快。

心率增加是一种快速代偿反应，一定程度的心率加快可使每分心输出量增加。但心率加快也增加心肌耗氧量，特别是成人心率>180 次/分时，由于心脏舒张期明显缩短，不但影响冠脉灌流使心肌缺血、缺氧加重，而且可引起心室舒张期充盈不足，心输出量反而降低，加重心力衰竭。

（2）心脏紧张源性扩张：根据 Frank-Starling 定律，在一定范围内，心肌收缩力和心输出量随心脏前负荷的增加而增加。当肌节长度在 1.7～2.2μm 时，随着肌节长度的增加，收缩力逐渐加大，心输出量也增大。在此范围内，静脉回心血量增加，心室舒张末期压力增大，心室前负荷、容量加大并伴有收缩力增强的扩张，称为心脏紧张源性扩张，具有代偿作用。但是，当前负荷过大，舒张末期容积或压力过高，心肌初长度过长（肌节大于 2.2μm），收缩力明显下降，导致心输出量降低而转为失代偿。

（3）心室重塑即心肌肥大：心室重塑及心肌肥大是慢性心力衰竭的代偿机制。心室重塑或重构是心力衰竭时为适应心脏负荷增加，心肌及心肌间质在细胞结构、功能、数量、遗传表型方面出现的适应性、增生性变化。心肌肥大是心脏超负荷所致的心肌细胞水平上的心室重塑的主要表现，包括向心性肥大和离心性肥大两种类型。

1）向心性肥大：心脏在长期过度的压力负荷作用下，收缩期室壁张力持续增加，导致心肌纤维并联性增生，心肌纤维增粗，心室壁增厚，心腔无明显扩大。

2）离心性肥大：心脏在长期过度的容量负荷作用下，舒张期室壁张力持续增加，导致心肌纤维串联性增生，心肌纤维长度增加，心腔明显扩大，而室壁厚度增加较轻。

心肌肥大较为缓慢但作用持久，整个心脏的收缩力增加使心脏在较长一段时间内能维持机体代谢的需求而不至发生心力衰竭。心肌肥大引起心室壁增厚，可通过降低心室壁张力而减少心肌的耗氧量，有助于减轻心肌负担。但过度肥大的心肌可因不同程度的缺血、缺氧、能量代谢障碍、心肌舒缩性减弱等使心功能由代偿转为失代偿，最终发展为心力衰竭。

2. 心脏以外的代偿

（1）血容量增加：慢性心功能不全时，心输出量减少时，肾血流减少，肾小球率过滤下降，肾素-血管紧张素-醛固酮系统激活，加之抗利尿激素作用，肾小管对钠、水的重吸收增加，使血容量增加，进而使静脉回流及心输出量增加，具有一定的代偿意义。

（2）血流重新分布：心功能不全时，交感-肾上腺髓质系统兴奋使全身血流重新分布，皮肤、骨骼肌、腹腔内脏器官的血流量减少而心、脑血流量增加。这样，既能防止血压下降，又能保证重要器官血流量。但若周围器官长期供血不足，则可导致该脏器功能障碍。另外，外周血管长期收缩，也会导致心脏后负荷增大而使心输出量减少。

（3）红细胞增多：心功能不全时，体循环淤血和血流速度减慢可引起循环性缺氧，肺淤血和肺水肿又可引起乏氧性缺氧。缺氧刺激肾分泌促红细胞生成素促进骨髓造血功能，使红细胞和血红蛋白增多，以提高血液携氧能力，改善机体缺氧。但红细胞过多又可使血液黏滞度增大，加重心脏后负荷。

（4）组织利用氧的能力增加：心功能不全时，组织利用氧的能力也增强，表现为组织细胞线粒体数目增多，线粒体中呼吸链酶的活性增强。

（六）心力衰竭的临床表现和病理生理基础

心力衰竭时，心脏泵血功能下降，心输出量减少，静脉回流障碍引起一系列临床表现，可归纳为低排出量综合征和静脉淤血综合征。

1. 低输出量综合征 心力衰竭最根本的血流动力学变化是心输出量绝对和相对减少，表现为心力储备降低，心输出量减少，表现出一系列外周血灌流不足的症状与体征。

（1）皮肤苍白或发绀：因交感神经兴奋使皮肤血管收缩、心输出量减少使皮肤血流减少，导致皮肤苍白，严重时静脉回流障碍、血液中还原血红蛋白量超过5%时则出现发绀。

（2）失眠、嗜睡、疲乏：脑血流减少，病人出现头痛、失眠等症状，严重时发生嗜睡，甚至昏迷。此外，心力衰竭时肌肉血流供应减少，能量代谢水平降低，肌肉活动所需的能量不足，患者出现疲乏感。

（3）尿量减少：心力衰竭时因心输出量下降及交感神经兴奋，肾动脉收缩，肾灌流减少，肾小球滤过滤下降。同时因为醛固酮和抗利尿作用，肾小管重吸收钠水功能增强，导致尿量减少。

（4）心源性休克：急性严重心力衰竭时，由于心输出量急剧减少，机体来不及代偿，可出现动脉血压下降，组织灌流量减少，可陷入心源性休克。

2. 静脉淤血综合征

（1）肺循环淤血：肺循环淤血由左心衰所致，主要表现为呼吸困难和肺水肿。

1）呼吸困难：轻度心力衰竭患者，仅在体力活动时出现呼吸困难，休息后消失，称为劳力性呼吸困难，为左心衰竭的最早表现。重症心力衰竭的病人，在安静情况下也感到呼吸困难，平卧位时尤为明显，需被迫采取端坐位或半卧位以减轻呼吸困难的程度，称为端坐呼吸。其机制是：①端坐位时下肢血液回流减少，肺淤血减轻。②膈肌下移，胸腔容积增大，肺活量增加，通气改善。③端坐位可减少下肢水肿液的吸收，使血容量降低，减轻肺淤血。心力衰竭患者夜间入睡后因突感气闷而被惊醒，在坐起咳嗽和喘气后逐渐缓解，称为夜间阵发性呼吸困难，为左心衰竭的典型表现。其发生机制是：①平卧位时下半身静脉回流增多,水肿液吸收入血循环也增多,加重肺淤血。②入睡后迷走神经兴奋性升高,使支气管收缩,气道阻力增大。③入睡后神经反射敏感性降低,只有当肺淤血程度较为严重、动脉血氧分压降低到一定程度时,才能刺激呼吸中枢,使患者感到呼吸困难而惊醒。

2）肺水肿:左心衰竭可引起肺淤血和肺静脉压及肺毛细血管压升高,严重者出现肺水肿及呼吸困难;患者咳粉红色泡沫痰、双肺可闻湿啰音。发病机制是:肺淤血使肺毛细血管内压升高和(或)肺毛细血管壁通透性增加,导致液体渗出到肺泡和(或)肺间质,发生肺水肿。见于大面积急性左心室心肌梗死和严重心律紊乱患者等。

(2)体循环淤血:由右心衰竭和全心衰竭所致,主要表现如下。

1）静脉淤血、静脉压升高:由于静脉回流障碍和血容量过多,体循环静脉系统有大量血液淤积。临床表现为颈静脉怒张、臂-肺和臂-舌循环时间延长、肝颈静脉反流征阳性等。

2）全身水肿:钠水潴留和毛细血管内压升高导致全身水肿,也称为心性水肿。临床主要表现为皮下水肿,以下肢和踝部等身体下垂部位水肿较明显,也可发生胸水或腹水。

3）肝肿大压痛、肝功异常:因静脉回流障碍使肝静脉压升高,引起肝淤血、水肿、肝脏肿大。肝脏肿大使肝包膜紧张而发生肝区疼痛。长时间肝淤血水肿,会出现淤血性肝硬化和肝功能异常。约有95%的右心衰竭患者伴有肝肿大。

二、呼吸衰竭

呼吸衰竭是指由于外呼吸功能的严重障碍,以致动脉血氧分压低于60mmHg,伴有或不伴有二氧化碳分压高于50mmHg的病理过程。

根据 $PaCO_2$ 是否升高,可将呼吸衰竭分为低氧血症型(Ⅰ型)和低氧血症伴高碳酸血症型(Ⅱ型)。根据发病机制的不同,可分为通气性和换气性呼吸衰竭。根据原发病变部位不同可分为中枢性和外周性呼吸衰竭。

(一)原因和发病机制

外呼吸包括通气和换气两个基本环节。肺通气是肺泡气与外界气体交换的过程;肺换气是肺泡气与血液之间的气体交换过程。各种病因通过肺通气功能障碍、弥散障碍、肺泡通气与血流比例失调等机制,导致呼吸功能不全,最终发生衰竭。

1. 肺通气功能障碍

(1)限制性通气不足:指吸气时肺泡扩张受限制,引起肺泡通气不足。

1）呼吸肌活动障碍:过量镇静药、麻醉药引起的呼吸中枢抑制;中枢或周围神经器质性病变如脑血管意外、脊髓灰质炎等;呼吸肌本身的病变如营养不良所致呼吸肌萎缩、重症肌无力;低钾血症所致呼吸肌无力等,均可导致呼吸肌收缩功能障碍,引起限制性通气不足。

2）胸廓和肺的顺应性降低:顺应性是弹性阻力的倒数。胸廓的弹性阻力主要由胸壁的肌肉组织形成,肺的弹性阻力来自肺的弹力纤维和肺泡的表面张力。胸廓顺应性可因胸廓畸形、胸膜增厚而降低,肺的顺应性则因肺纤维化、肺泡表面活性物质减少、肺不张等原因而降低,致使肺泡扩张受限,通气量减少。

(2)阻塞性通气不足:是由于呼吸道阻塞或狭窄,使气道阻力增加引起通气不足。影响气道阻力的因素有气道内径、长度和形态、气流速度和形式等,其中最重要的是气道内径。管腔被异物、渗出物阻塞,管壁肿胀或痉挛,均可使气道内径变小而增加气流阻力,从而引起阻塞性通气不足。气道阻塞可分为中央性阻塞和外周性阻塞两种。

1）中央性气道阻塞：指声门至气管分叉处的气道阻塞。由于阻塞部位不同导致吸气和呼气时的症状特征不同。若阻塞部位在胸外，如声带麻痹或喉头痉挛、水肿、炎症等，由于吸气时气流经病灶引起压力降低，使气道内压显著低于大气压，气道狭窄加重；而呼气时因气道内压大于大气压，使阻塞减轻，故表现为吸气性呼吸困难。若阻塞部位在胸内，由于吸气时胸内压降低使气道内压大于胸内压，使阻塞减轻；呼气时胸内压升高压迫气道，使气道狭窄加重，则患者表现为呼气性呼吸困难。

2）外周性气道阻塞：指内径小于2mm的小支气管、细支气管阻塞，故又称小气道阻塞。外周性气道阻塞的常见原因有支气管哮喘、慢性支气管炎、阻塞性肺疾病等造成小气道炎性充血、水肿、分泌物增加、支气管平滑肌痉挛使管壁狭窄或增厚。

无论限制性或阻塞性通气不足均导致总肺泡通气量不足，流经肺毛细血管的血液经过这些肺泡时不能充分得到氧气及排出二氧化碳，使肺泡气 PaO_2 降低和 $PaCO_2$ 升高，导致高碳酸血症型呼吸衰竭。

2. 气体弥散障碍　弥散是指氧和二氧化碳通过肺泡-毛细血管膜（简称肺泡膜）的过程。气体弥散的速度取决于肺泡膜两侧的气体分压差、肺泡膜的面积与厚度以及气体的弥散能力，弥散能力又与气体的分子量和溶解度相关。此外，气体弥散量还取决于血液与肺泡接触的时间。弥散障碍是指由于肺泡膜面积减少或肺泡膜异常增厚和弥散时间缩短所引起的气体交换障碍。

（1）肺泡膜面积减少：正常成人肺泡膜总面积约为 $80m^2$。静息时肺泡膜弥散面积约为 $35 \sim 40m^2$。由于储备量大，只有当肺泡膜面积减少一半以上时才可能发生换气障碍。肺泡膜面积减少见于肺叶切除、肺不张、肺气肿或肺实变等。

（2）肺泡膜厚度增加：肺泡膜厚度仅0.2～0.6μm，由毛细血管内皮细胞、基膜、毛细血管与肺泡上皮间的胶原和弹力纤维交织成的网状间隙、肺泡上皮及其表面的液体层和表面活性物质层等组成。当肺泡膜增厚时，引起气体弥散的距离增宽，使弥散速度减慢、气体弥散量减少，发生弥散障碍。肺泡膜厚度增加见于肺水肿、肺纤维化、肺内透明膜形成等。

肺泡膜面积减少和肺泡膜厚度增加在静息情况下一般不会发生血气异常。只有在体力负荷增加时，心输出量加快、肺血流加快、血液与肺泡接触时间过短，才可能发生血气异常。

弥散障碍的血气变化特点是 PaO_2 降低，$PaCO_2$ 不增高，属于低氧血症型呼吸衰竭。其原因是 CO_2 的弥散速度比氧大20倍，即使有一定的弥散膜病变，血液中的 CO_2 仍能很快地弥散入肺泡。

3. 肺泡通气与血流比例失调　有效地进行换气不仅要求正常的通气量和肺血流量，而且二者应保持一定的比例。正常成人在静息状态下，每分钟肺泡通气量（V）约为4L，每分钟肺血流量（Q）约为5L，V/Q等于0.8。如果发生严重的肺泡通气和血流比例失调（ventilation-perfusion imbalance），V/Q大于0.8或小于0.8，即肺泡通气多于血流，或肺泡血流多于通气，均会导致肺换气功能障碍，引起呼吸衰竭（图10-28）。

（1）部分肺泡通气不足：当某些病变部位的肺泡通气明显减少、而血流并不相应减少时，V/Q显著降低，导致流经该处的静脉血未经充分氧合便掺入动脉血内。这种情况类似动-静脉短路，故称为静脉血掺杂（venous admixture），又称功能性分流（functional shunt）。正

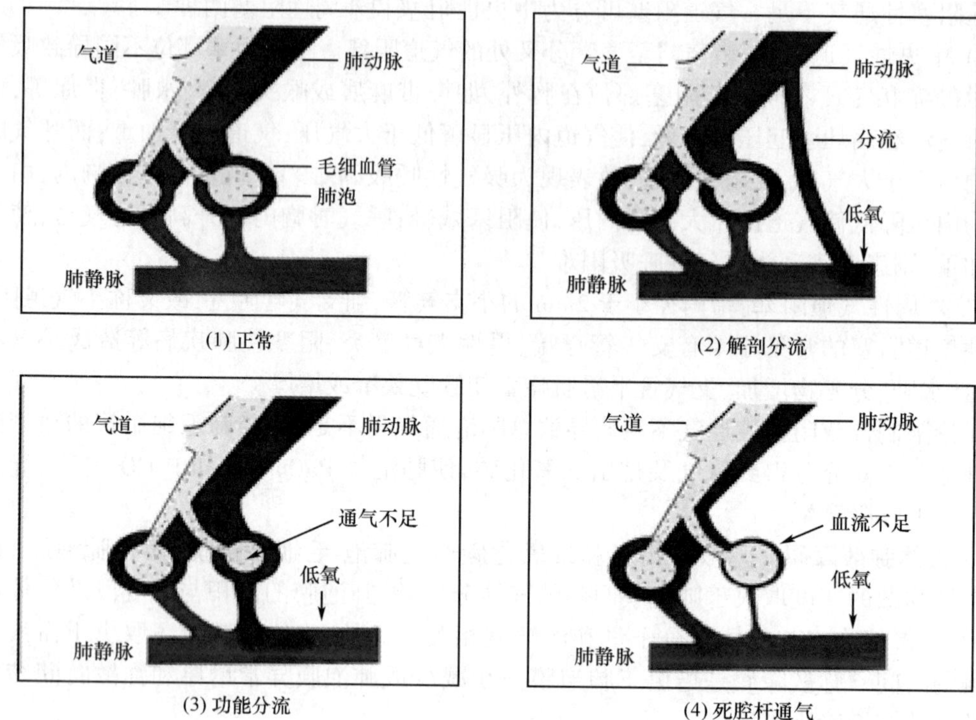

图 10-28 肺泡通气/血流比例失调模型图

常成人一般因肺内通气分布不均匀形成的功能性分流约占肺血流量的 3%，但在某些严重病变时，功能性分流可达肺血流量的 30% ~ 50%，从而严重影响换气功能而导致呼吸衰竭。见于肺实变、肺不张、肺纤维化、慢性阻塞性肺疾病等。

（2）部分肺泡血流不足：当某些病变部位的肺泡血流量明显减少、而通气并不相应减少时，V/Q 显著增高，即肺泡血流少而通气多，肺泡通气不能充分被利用、失去换气功能或不能充分换气，这种情况称为死腔样通气（dead space like ventilation）。正常人的生理死腔约占潮气量的 30%，疾病时功能性死腔可显著增多，死腔可占潮气量的 60% ~ 70%。许多通气得不到与血液进行血气交换的机会，从而导致呼吸衰竭。见于 DIC、肺气肿、肺毛细血管床减少、肺动脉分支栓塞等。

（3）解剖分流增加：正常机体有极少量的解剖分流（anatomic shunt），即肺内的支气管静脉和极少的肺内动-静脉吻合支直接流入肺静脉、心内最小静脉直接流入左心室，这部分解剖分流仅占心输出量的 2% ~ 3%，不影响机体的正常功能。当病理情况下，如先天性肺动静脉瘘、肺内动-静脉短路开放、支气管扩张症时伴有支气管血管扩张、肺内动-静脉短路开放等，解剖分流增加，未经氧合的静脉血直接掺入到动脉血中，称为真性静脉血掺杂，也称真性分流（true shunt）。解剖分流增加可使 PaO_2 降低、$PaCO_2$ 升高，导致呼吸衰竭。

在呼吸衰竭的临床病例中，单纯通气不足、弥散障碍、肺泡通气/血流比例失调的发病机制较少见，多是几种机制同时或相继起作用。如慢性阻塞性肺疾病发生呼吸衰竭就有多种机制参与：①限制性通气不足：呼吸肌疲劳引起呼吸动力减弱、肺和胸膜慢性炎症导致纤维化使肺和胸廓顺应性降低。②阻塞性通气不足：支气管管腔内分泌物阻塞、管壁充血水肿及纤维性增厚使管腔狭窄。③弥散障碍：肺泡膜炎症、纤维化使肺泡膜损伤，可使肺泡膜增厚和弥散膜面积减少。④部分肺泡通气不足：部分病变肺泡通气减少甚至丧失，造成功能性分流。⑤部分肺泡血流不足：病变毛细血管床破坏后，由于血管重建使部分肺泡肺血流减少造成死腔样通气。⑥解剖分流增加：动-静脉吻合支开放引起真性分流。

（二）主要代谢功能变化

1. 酸碱平衡及电解质紊乱

（1）呼吸性酸中毒：主要见于通气障碍所致的呼吸衰竭，因大量二氧化碳潴留可引起呼吸性酸中毒。此时血液中电解质主要变化为：①血清钾浓度增高：急性呼吸性酸中毒时，细胞内 K^+ 外移而引起血钾浓度升高；慢性呼吸性酸中毒时，由于肾小管泌 H^+ 增多而排 K^+ 减少，也可导致血清钾升高。②血清氯浓度降低：当血液中二氧化碳潴留时，在碳酸酐酶作用下，红细胞中 HCO_3^- 生成增多，HCO_3^- 与细胞外 Cl^- 交换使 Cl^- 进入细胞；以及酸中毒时肾小管上皮细胞产生 NH_3 增多及 $NaHCO_3$ 重吸收增多，使尿中 NH_4Cl 排出增加，均使血清氯浓度降低。

（2）代谢性酸中毒：各种类型的呼吸衰竭都有低氧血症，严重缺氧时，组织无氧酵解增强，乳酸等酸性产物增多，可引起代谢性酸中毒。

2. 呼吸系统变化　PaO_2 降低刺激颈动脉体与主动脉体化学感受器，反射性增强呼吸运动，当 PaO_2 低于 60mmHg 时作用更明显。严重缺氧对呼吸中枢有直接抑制作用，当 PaO_2 低于 30mmHg 时，此作用可大于反射性兴奋作用而使呼吸抑制。$PaCO_2$ 升高主要作用于中枢化学感受器，使呼吸中枢兴奋，引起呼吸加深加快。当 $PaCO_2$ 超过 80mmHg 时，反而抑制呼吸中枢，产生二氧化碳麻醉。

3. 循环系统变化　轻度的 PaO_2 降低和 $PaCO_2$ 升高可兴奋心血管中枢，使心率加快、心肌收缩力增强，心输出量增加。但严重的缺氧和二氧化碳潴留可直接抑制心血管中枢，直接抑制心脏活动，导致心肌收缩力降低、血压下降。

呼吸衰竭常伴有肺动脉高压，从而引起右心肥大和衰竭，即肺源性心脏病。肺源性心脏病的发病机制可能为：①缺氧和二氧化碳潴留所致血液 H^+ 浓度过高，可引起肺小动脉收缩，使肺动脉压升高，增加右心室后负荷。②慢性缺氧使肺小动脉长期处于收缩状态，可引起肺血管壁平滑肌细胞和成纤维细胞肥大和增生，使血管硬化，形成持续的肺动脉高压。③慢性缺氧所致红细胞增多，使血液黏滞度增高可增加肺血管阻力。④心肌缺氧和二氧化碳潴留可抑制心肌收缩功能。

4. 中枢神经系统变化　中枢神经系统对缺氧最敏感，当 PaO_2 降至 60mmHg 时，可出现智力和视力轻度减退。如 PaO_2 迅速降至 40~50mmHg 以下，会引起一系列神经精神症状，如头痛、定向与记忆障碍、嗜睡以至昏迷。当 PaO_2 低于 20mmHg 时，几分钟就可造成神经细胞的不可逆损害。

当 $PaCO_2$ 超过 80mmHg 时，患者可出现头痛、头晕、烦躁不安、精神错乱等表现；当 $PaCO_2$ 达到正常的 3 倍即 120mmHg 时，患者不可避免地发生昏迷。由呼吸衰竭引起的中枢神经功能障碍称为肺性脑病。肺性脑病的发病机制可能为：①酸中毒和缺氧对脑血管的作用。二氧化碳增加可扩张脑血管，增加脑血流量。$PaCO_2$ 升高 10mmHg，可使脑血流量增加 50%。酸中毒和缺氧还能损伤血管内皮使其通透性增高，导致脑间质水肿，引起颅内压升高；②酸中毒和缺氧对脑细胞的作用。由于存在血-脑屏障，正常时脑脊液 pH 较血液低（pH7.33~7.4），PCO_2 比动脉血高。当二氧化碳潴留时，脑脊液内碳酸很快增加，同时血液

中 HCO_3^- 又不易通过血-脑屏障进入脑脊液，故脑内 pH 降低更为明显。神经细胞内酸中毒一方面可增加脑谷氨酸脱羧酶活性，使 γ-氨基丁酸生成增多，导致中枢抑制；另一方面增强磷脂酶活性，使溶酶体酶释放，引起神经细胞和组织的损伤。

5. 肾功能变化 呼吸衰竭患者严重时可发生急性肾功能衰竭，出现少尿、氮质血症和代谢性酸中毒，此时肾结构往往并无明显改变，为功能性肾功能衰竭。肾功能衰竭的发生是由于缺氧与高碳酸血症反射性通过交感神经使肾血管收缩，肾血流量严重减少所致。

三、肝功能衰竭

肝功能不全是指各种因素使肝细胞包括肝实质细胞和库普弗细胞损伤，其代谢、分泌、合成、解毒与免疫功能发生严重障碍，机体出现黄疸、出血、继发性感染、肾功能障碍、肝性脑病等一系列临床表现的综合征。

肝功能衰竭一般是指肝功能不全的晚期阶段，临床主要表现为肝性脑病与肝肾综合征。

（一）肝性脑病

肝性脑病是继发于严重肝脏疾患的神经精神综合征。肝性脑病可由急性严重肝细胞坏死发展而来，也可继发于严重肝脏疾患如晚期肝硬变、晚期肝癌及门-体静脉分流术后。主要症状特征有意识障碍、行为失常和昏迷，而亚临床或隐性肝性脑病指无明显临床表现和生化异常，仅能用精细的智力试验和(或)电生理检测才可做出诊断的肝性脑病。

1. 肝性脑病的病因 肝性脑病的病因分：①急性肝性脑病：如暴发性、重症病毒性肝炎，药物性肝炎，化学药品如四氯化碳或毒蕈引起的中毒性肝炎，以及急性妊娠期脂肪肝。②慢性肝性脑病：见于各种病因的晚期肝硬化、门-腔吻合术后、晚期肝癌、门静脉血栓形成以及任何慢性肝病的终末期。

2. 肝性脑病的分类

（1）分类：①按病因可将肝性脑病分为内源性和外源性两种类型：内源性肝性脑病常由病毒性暴发型肝炎、伴有广泛坏死的药物性肝炎等引起，呈急性经过，无明显诱因，血氨可不增高；外源性肝性脑病常由门脉性肝硬化、血吸虫性肝硬化等引起，有明显的诱因，血氨往往增高。②按发病速度可将肝性脑病分为急性、亚急性和慢性三类。

（2）分期：根据肝性脑病时神经、精神症状的严重程度，可将其分为四期：一期有轻微的性格和行为改变；二期以精神错乱、睡眠障碍、行为失常为主，常出现扑翼样震颤；三期以昏睡和精神错乱为主；四期神志丧失，不能唤醒，即为肝昏迷（hepatic coma）。

3. 肝性脑病的发病机制 肝性脑病的发病机制比较复杂，尚未完全清楚，已经提出了多种学说。虽然用其中的一种学说难以全面解释肝性脑病的发病机制，但这些学说在临床实践中有重要的指导意义。

（1）氨中毒学说：19 世纪末人们发现给门-体分流术后的狗喂饲肉食可诱发肝性脑病，肝硬化患者摄入高蛋白饮食也易诱发肝性脑病。进一步研究发现，临床上约 80% 的肝性脑病患者血及脑脊液中氨水平升高，采用降血氨治疗有效，因此提出氨中毒（ammonia intoxication）学说。

正常情况下，血氨的生成和清除之间保持着动态平衡，血氨浓度一般不超过 59μmol/L。

氨在肝中合成尿素是维持此平衡的关键。当肝功能严重受损时,尿素合成障碍,血氨水平升高。增高的血氨通过血-脑屏障进入脑组织,从而引起脑代谢和功能障碍。这是氨中毒学说的基本论点。

1）血氨升高的原因

A. 氨清除不足:体内氨主要在肝内经鸟氨酸循环合成尿素而清除。在鸟氨酸循环过程中,生成 1 分子尿素,清除 2 分子氨,消耗 3 分子 ATP。肝功能严重障碍时,由于鸟氨酸循环所需底物缺失、代谢障碍导致 ATP 供给不足以及参与鸟氨酸循环的酶系统遭到破坏,均使尿素合成明显减少,氨清除不足而致血氨升高。

B. 氨产生过多:血氨主要来源于肠道,肠内蛋白质经消化转变成氨基酸,与血中弥散入肠的尿素在肠内细菌产生的氨基酸氧化酶、尿素酶作用下生成氨,经门脉入肝。肝功能严重障碍时,产氨增多的因素有:①肝硬化时由于门静脉回流受阻,致使肠黏膜淤血、水肿、肠蠕动减弱以及胆汁分泌减少,影响食物的消化、吸收和排空,大量蛋白质潴留,氨的生成显著增多。②严重肝硬化晚期合并肾功能障碍,尿素排出减少,使弥散至胃肠道的尿素增加,肠道产氨增多。③如合并上消化道出血,肠道内血液中蛋白质在细菌作用下产生大量氨。④肝性脑病患者昏迷前出现明显不安、躁动和震颤,肌肉活动增强,肌肉中腺苷酸分解代谢增强使产氨增多。

C. 门-体侧支循环的建立:肝硬化门脉高压时,门静脉与腔静脉间吻合支使肠道吸收的部分氨未经肝脏而直接进入体循环,引起血氨升高。

2）氨对脑的毒性作用

A. 干扰脑组织的能量代谢:血氨升高通过以下环节影响葡萄糖的生物氧化而干扰脑组织的能量代谢:①氨与脑内的 α-酮戊二酸结合,生成谷氨酸,使三羧酸循环中间产物 α-酮戊二酸减少,影响糖的有氧代谢。②消耗大量还原型辅酶Ⅰ(NADH),妨碍呼吸链中的递氢过程,以致 ATP 产生不足。③氨与谷氨酸结合形成谷氨酰胺的过程中消耗大量 ATP。因此,脑细胞活动所需能量不足,从而影响神经系统的正常功能(图 10-29)。

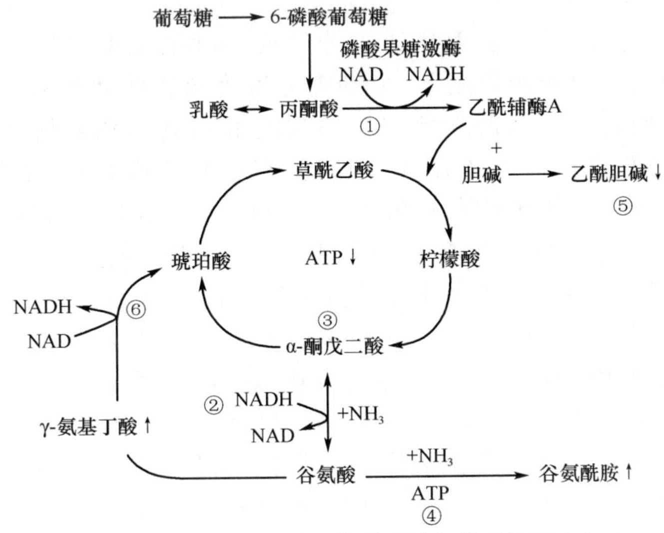

图 10-29　氨对脑能量代谢及神经递质的影响

①丙酮酸氧化脱酸障碍;②NADH 减少,呼吸链递氢过程受抑;③α-酮戊二酸减少;④合成谷氨酰胺时消耗 ATP,谷氨酰胺增多;⑤乙酰胆碱合成减少;⑥γ-氨基丁酸蓄积

B. 使脑内神经递质发生改变：脑内氨增多可使兴奋性神经递质谷氨酸、乙酰胆碱减少，而抑制性神经递质谷氨酰胺、γ-氨基丁酸增多，使脑内的神经递质平衡失调，导致中枢神经系统功能紊乱。其机制是：①氨与谷氨酸结合生成谷氨酰胺增多，谷氨酸被消耗。②氨可抑制丙酮酸的氧化脱羧，乙酰辅酶 A 减少，使乙酰胆碱生成减少。③氨可抑制 γ-氨基丁酸转氨酶活性，使 γ-氨基丁酸增多。

C. 氨对神经细胞膜的影响：氨与钾离子竞争通过细胞膜上的钠泵进入细胞内，造成细胞内钾离子减少，细胞缺钾。氨可干扰神经细胞 Na^+，K^+-ATP 酶的活性。以上均可影响细胞内外 Na^+、K^+分布，进而影响膜电位和兴奋传导等功能活动。

（2）假性神经递质学说（false neurotransmitter hypothesis）认为，肝性脑病的发生是由于正常的神经递质被假性神经递质所取代，使脑干网状结构中神经突触部位冲动的传递发生障碍，从而引起神经系统功能障碍而导致肝性脑病（图 10-30）。

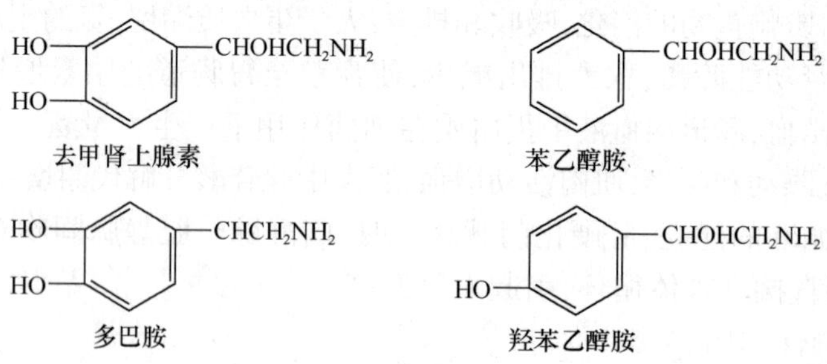

图 10-30　正常及假性神经递质

正常脑干网状结构中的神经递质主要有去甲肾上腺素和多巴胺等，在维持网状结构上行激动系统唤醒功能中具有重要作用。如果这些神经递质被假性神经递质所取代，则这一系统的功能活动减弱，大脑皮质将从兴奋转入抑制状态，产生昏睡状态。

肝功能正常时，食物蛋白在消化道中分解成多种氨基酸，其中苯丙氨酸和酪氨酸，经肠道细菌释放的脱羧酶作用下，分别被分解为苯乙胺和酪胺；二者被吸收进入肝脏，经氧化分解而解毒。当肝功能严重障碍时肝细胞解毒功能的降低，或门脉血经侧支循环绕过肝脏直接进入体循环，或门脉高压时肠道淤血，消化功能降低使肠道产生胺类物质增加，均使循环血中苯乙胺和酪胺明显增多。血液中过多的苯乙胺和酪胺进入脑内，在脑组织中 β-羟化酶作用下，生成苯乙醇胺（phenylethanolamine）和羟苯乙醇胺（octopamine），这两种物质在化学结构上与去甲肾上腺素和多巴胺相似。当其增多时，可取代去甲肾上腺素和多巴胺被肾上腺素能神经元所摄取，并储存在突触小体的囊泡中。被释放后的生理效应则远较去甲肾上腺素和多巴胺弱（生理功能只有正常神经递质的 1/50）。因而脑干网状结构上行激动系统的唤醒功能不能维持，从而发生昏迷。因此将在结构上与真性神经递质相似，而功能上不能完成真性神经递质的苯乙醇胺和羟苯乙醇胺称为假性神经递质。

（3）血浆氨基酸失衡学说：肝性脑病患者可见血浆氨基酸失平衡，即芳香族氨基酸（AAA）（苯丙氨酸、酪氨酸、色氨酸）增多，支链氨基酸（BCAA）（亮氨酸、异亮氨酸、缬氨酸）减少，故认为肝性脑病的发生与血浆氨基酸比例失衡有关。

1）血浆氨基酸失衡原因：肝功能严重障碍时肝细胞灭活胰岛素和胰高血糖素的功能降

低,使两者浓度均升高。胰高血糖素增多使肝和肌肉组织内蛋白分解代谢增强,产生大量 AAA;又因肝功能障碍,使肝脏对 AAA 的降解能力降低,以及肝脏利用 AAA 的糖异生作用障碍,这些均可使血中 AAA 含量升高。BCAA 的代谢主要在骨骼肌、脂肪组织中进行,当胰岛素水平升高,可促进肌肉、脂肪组织摄取和利用 BCAA,使血中含量减少。

AAA 和 BCAA 由同一载体转运通过血-脑屏障进入脑细胞内。BCAA 含量减少,则 AAA 进入脑内增多。当进入脑内的苯丙氨酸和酪氨酸增多时,在芳香氨基酸脱羧酶作用下,分别生成苯乙醇胺和羟苯乙醇胺,使假性神经递质增多,导致肝性脑病的发生。

2）血浆色氨酸代谢异常:肝功能障碍时,色氨酸在肝内分解减少,血中色氨酸含量升高,并通过血-脑屏障进入脑内。色氨酸在脑内被羟化为 5-羟色氨酸,再脱羧成 5-羟色氨。5-羟色氨是抑制性神经递质,同时又可被儿茶酚胺神经元摄取而取代去甲肾上腺素,因此也是一种假性神经递质。脑内 5-羟色胺增多可引起中枢抑制,促进肝性脑病的发生。

（4）γ-氨基丁酸（γ-amino butyrio acid, GABA）属于抑制性神经递质,目前认为与肝性脑病的发生关系密切。研究证明,急性肝功能衰竭患者血清 GABA 水平比正常人高 10 倍,动物实验结果也类似。中枢神经系统的 GABA 主要是由谷氨酸脱羧而产生。

血中的 GABA 主要由肠道细菌作用于肠内容物而产生。正常时,GABA 可进入肝脏被进一步分解。当肝功能障碍时,GABA 分解减少或通过侧支循环绕过肝脏,使其在血中含量增加,特别是消化道出血时,血液是细菌形成 GABA 的良好底物,肠道 GABA 更多,使血中 GABA 浓度明显增多。正常时,GABA 并不能通过血-脑屏障进入脑内,但由于严重肝病所引起血-脑屏障通透性增高时,则 GABA 可进入脑内,并在突触间隙产生抑制作用。导致中枢神经系统功能抑制,产生肝性脑病。

（二）肝性脑病的诱发因素

1. 消化道出血　消化道出血是肝性脑病最常见的诱因。肝硬化患者常有食管下端静脉曲张,曲张的静脉破裂后,大量血液进入消化道,血液中的蛋白质在肠内经细菌的作用,可产生大量的氨,这是诱发肝性脑病的主要机制。此外,消化道出血可导致血容量减少、血压降低,引起组织缺血缺氧,这不仅给肝、脑、肾等器官带来进一步损伤,而且还可增强脑对毒性物质的敏感性,故易诱发肝性脑病。

2. 酸碱平衡紊乱　严重肝病患者由于血氨的升高,刺激呼吸中枢,呼吸加深加快,引起呼吸性碱中毒。肝硬变伴有腹水或有肝肾综合征的患者常需要进行利尿治疗,反复使用利尿剂,可使钾丢失过多,引起低钾性碱中毒。

碱中毒可使离子型铵（NH_4^+）转变为非离子型氨（NH_3）,从而提高血氨水平。碱中毒时,肾小管上皮细胞产生的氨,以铵盐形式排出减少,而以游离氨形式弥散入血增多。

3. 镇静药和麻醉药使用不当　肝功能减退时,对药物的分解代谢作用降低,长期使用镇静药的肝病患者,由于药物蓄积,对中枢产生抑制作用。此外,在毒性物质作用下,脑对中枢神经抑制药物具有较高的敏感性,因而易诱发肝性脑病。

此外,大量抽取腹水、感染和摄入高蛋白饮食等也可诱发肝性脑病。

四、肾功能衰竭

任何原因引起的肾脏泌尿功能严重障碍时,代谢废物堆积不能排出体外,以致产生水、电解质和酸碱平衡紊乱并伴有肾脏内分泌功能障碍的综合征,称之为肾功能衰竭。

根据病程长短和发病的缓急,肾功能衰竭分为急性肾功能衰竭和慢性肾功能衰竭。

(一) 急性肾功能衰竭

急性肾功能衰竭是各种原因引起肾脏泌尿功能在短期内急剧降低,以致不能维持机体内环境稳定,从而引起水、电解质、酸碱平衡紊乱及代谢废物蓄积的综合征。

1. 病因

(1) 肾前因素:凡能引起肾血液灌流量急剧减少、导致肾小球滤过率显著降低的因素,均可成为肾前性急性肾功能衰竭的原因。主要见于大失血、创伤、烧伤、急性心力衰竭引起的休克等。

(2)肾性因素:由于各种原因引起肾实质病变而发生的急性肾功能衰竭,又称器质性急性肾功能衰竭。肾脏的器质性病变可发生在肾小球、肾小管、肾血管及肾间质。

1) 急性肾小管坏死:肾缺血和肾毒物引起的急性肾小管坏死是最常见的原因,如严重创伤、严重烧伤、大出血等引起机体有效循环血量不足,如不及时纠正,严重而持续的肾缺血即可引起肾小管坏死。肾脏由于其生理特点而易受肾毒性物质损害。肾毒性物质可分为外源性和内源性两大类。前者包括药物(磺胺、造影剂、庆大霉素等)、重金属(汞、铅、砷等)、有机毒物(四氯化碳等)、生物毒素(蛇毒等);后者则包括肌红蛋白、血红蛋白等。这些毒物均可从肾小球滤出进入肾小管腔内,导致急性肾小管坏死。

2) 肾实质损害:见于急性肾小球肾炎、恶性高血压等所致的弥漫性肾小球病变,急性肾盂肾炎所致的肾间质损害,肾动脉血栓形成或栓塞。

(3) 肾后因素:由于肾以下尿路(从肾盂到尿道口)梗阻引起的急性肾功能衰竭。常见于尿路结石、前列腺肥大、盆腔肿瘤等。

2. 发病机制 急性肾功能衰竭发病机制的关键是肾小球滤过率的降低。肾小球滤过率降低是肾小球的功能紊乱、肾小管、肾血管功能障碍等多种因素、多种机制综合作用的结果。

(1) 肾小球滤过率降低:肾小球滤过率降低是少尿型急性肾功能衰竭的主要发病机制,由肾血流灌注不足引起肾缺血所致,其主要因素有:①肾灌注压下降:全身动脉血压显著下降,可使肾灌注压下降而致肾缺血。全身血压降低到 50~70mmHg (6.7~9.3kPa)时,肾血流量和肾小球滤过率降低 1/2~2/3;当其下降到 40mmHg (5.3kPa)时,肾血流和肾小球滤过率几乎等于零。②肾血管收缩:全身血容量减少或血压降低时,可引起全身血管收缩,并以皮质肾单位入球动脉收缩尤为明显,致使肾小球滤过率降低。肾血管收缩的机制为:a. 休克等因素可使交感-肾上腺髓质系统兴奋,儿茶酚胺分泌增多,肾入球动脉收缩;b. 肾缺血可刺激肾近球细胞分泌肾素,使肾素-血管紧张素系统激活,导致入球动脉痉挛;c. 肾缺血、肾中毒可使肾间质细胞合成前列腺素减少,扩血管作用减弱;d. 内皮素、血管加压素增多和一氧化氮、激肽减少等则引起肾血管收缩。③血液流变学变化:急性肾功能衰竭时,可出现纤维蛋白原增多、红细胞聚集、血小板黏集等因素引起的血黏度增高,白细胞黏附血管壁、血管内皮细胞肿胀等因素造成的微血管阻塞,肾微血管口径缩小、自动调节功能丧失等因素导致的微血管功能障碍,可进一步加剧肾缺血。

(2) 原尿漏入肾间质:肾小管上皮细胞广泛坏死时,基膜断裂,尿液经断裂的基膜扩散到肾间质,引起肾间质水肿,压迫肾小管和肾小管周围的毛细血管。肾小管受压,阻碍原尿在肾小管内通过并造成囊内压升高,使肾小球有效滤过压进一步降低;毛细血管受压,使肾小管供血进一步减少,导致肾损伤加重。

(3) 肾小管阻塞:某些病因引起急性肾功能衰竭时,肾小管管腔形成某些管型,如肾小管上皮坏死形成的脱落细胞及其碎片,挤压综合征形成的肌红蛋白,异型输血形成的血红蛋白,大量服用磺胺类药的结晶等,均可造成管腔阻塞,妨碍原尿通过,引起少尿;同时造成管腔内压升高,有效滤过压下降,肾小球滤过率降低而致少尿。

3. 临床表现　急性肾功能衰竭在临床上表现两种类型,即少尿型和非少尿型。

(1) 少尿型急性肾功能衰竭:少尿型急性肾功能衰竭的发生发展可分为三个阶段,即少尿期、多尿期和恢复期。

1) 少尿期:尿量及尿液成分变化:

A. 尿量:多数急性肾功能衰竭患者尿量迅速减少,通常表现为少尿(24h 尿量少于400ml)或无尿(24h 尿量少于100ml)。这是由于肾血流减少、肾小管阻塞和肾小管原尿返流等综合因素所致。

B. 尿比重:早期功能性急性肾功能衰竭阶段,尿比重常大于 1.020,此是由于肾小管对水的重吸收增加所致。当发生急性肾小管坏死后,即器质性急性肾功能衰竭阶段,尿比重常固定于 1.010~1.012 之间,这是由于肾小管对水的重吸收功能降低,原尿浓缩功能障碍所致。

C. 尿钠含量:早期功能性急性肾功能衰竭阶段,尿钠含量低于 20mmol/L。在器质性急性肾功能衰竭阶段,尿钠含量高于 40mmol/L,这是由于肾小管对原尿中 Na^+ 重吸收障碍所致。

D. 血尿、蛋白尿、管型尿:由于肾小球滤过功能障碍和肾小管上皮坏死脱落,尿中可出现蛋白、红细胞、白细胞等;尿沉渣检查可见透明、颗粒和细胞管型。

高钾血症:高钾血症是急性肾功能衰竭患者在少尿期最危险的并发症,在少尿期一周内死亡的病例,大多数是高血钾所致。高钾血症可引起传导阻滞和诱发心律失常,严重时出现心室颤动或心脏骤停。引起高钾血症的原因是:①钾排出减少。②组织分解代谢增强,钾从细胞内释出。③摄入含钾过多的药物、食物、输库存血和使用保钾性利尿剂等。

代谢性酸中毒:急性肾功能衰竭时,由于酸性代谢产物排出减少,而肾小管分泌 H^+ 及重吸收 HCO_3^- 功能丧失,导致酸性产物在体内蓄积和血碳酸氢盐浓度降低,因而易发生代谢性酸中毒。

氮质血症:肾功能不全时,由于肾小球滤过率下降,尿素、肌酐和尿酸在体内蓄积,因而血中非蛋白氮的含量增加,称为氮质血症。

水中毒:急性肾功能衰竭患者调节水钠代谢的功能减弱或丧失,这是由于:a 少尿或无尿;b 机体分解代谢增强,内生水增多;c 摄入或输入液体过多。这些因素均可引起体内水潴留,导致细胞外液呈低渗状态,水分向细胞内转移引起细胞内水肿,严重时患者可出现脑水肿、肺水肿和心力衰竭。

2) 多尿期:急性肾功能衰竭患者每天尿量超过 400ml 时,即进入多尿期。产生多尿的机制是:①肾血流量和肾小球滤过功能逐渐恢复。②肾小管阻塞由于肾间质水肿消退而解除。③再生的肾小管上皮细胞的浓缩功能尚未恢复。④少尿期滞留的尿素经肾小球滤过增多，肾小管腔内渗透压升高，引起渗透性利尿。此期由于水、电解质大量排出，如不及时补充，则可发生脱水、低钾血症和低钠血症，因此，在多尿期仍需控制和调整摄入的水和电解质的量。

3）恢复期：一般在发病后一个月进入恢复期，肾功能恢复正常约需要3个月到1年时间。此期患者的尿量基本恢复正常，代谢产物的潴留和水、电解质、酸碱平衡紊乱得到纠正，但肾小管浓缩功能完全恢复正常需要较长时间。少数患者由于肾小管上皮细胞破坏严重和修复不全，可能转变为慢性肾功能衰竭。

（2）非少尿型急性肾功能衰竭：非少尿型急性肾功能衰竭患者的临床症状一般较轻，病程相对较短，预后较好，肾小球滤过率下降不如少尿型患者严重，肾小管损伤也较轻，主要表现为尿浓缩功能障碍，尿渗透压较低。因此，尿量即使正常或增多，仍然不能充分排出溶质，各种代谢产物仍在体内潴留，因而导致氮质血症和代谢性酸中毒等。其主要特点是：①无明显少尿；②尿比重低，尿钠含量低；③氮质血症；④多无高钾血症。

造成非少尿型急性肾功能衰竭患者发病初期尿量无明显减少的机制是：①髓质高渗形成受阻：由于缺氧和中毒可使髓袢升支粗段重吸收 NaCl 减少，髓质内的 NaCl 梯度被破坏，髓质高渗不能形成。②肾小管功能障碍先于肾小球滤过率降低：肾中毒引起的急性肾小管坏死、肾小管受损及功能障碍发生较早，肾脏的浓缩能力降低，而肾血流量和肾小球滤过率减少发生相对较晚。

（二）慢性肾功能衰竭

慢性肾功能衰竭是指各种肾病的晚期，由于肾单位进行性破坏，残存肾单位不能充分排出代谢废物，致使体内代谢产物蓄积，水、电解质和酸碱平衡紊乱，以及肾脏内分泌功能紊乱的临床综合征。

1. 病因

（1）肾疾患：如慢性肾小球肾炎、慢性肾盂肾炎和肾结核等。其中慢性肾小球肾炎引起的慢性肾功能衰竭最为常见，约占50%~60%。

（2）肾血管疾患：如高血压性肾小动脉硬化和糖尿病性肾小动脉硬化症等。

（3）尿路慢性梗阻：如尿路结石、肿瘤、前列腺肥大等。

2. 发展过程

（1）肾功能不全代偿期：50%以上肾单位被破坏，肾储备能力逐渐降低，尚能维持内环境稳定，但若负荷突然增加（如感染、脱水等）则可出现内环境紊乱。内生肌酐清除率降至50~80ml/min（正常值为80~120ml/min）。

（2）肾功能不全失代偿期：肾储备能力进一步下降，即使通过代偿也不能维持内环境稳定，可出现多尿和夜尿、轻度氮质血症、酸中毒、贫血等。内生肌酐清除率降至20~50ml/min。

（3）肾功能衰竭期：肾功能显著减退，内环境严重紊乱，出现较重的氮质血症、代谢性酸中毒、低钠血症、高磷低钙血症以及严重贫血等。内生肌酐清除率降至10~20ml/min。

（4）尿毒症期：为肾功能衰竭晚期，出现明显的尿毒症中毒症状，以及更为严重的氮质血症、水、电解质和酸碱平衡紊乱。内生肌酐清除率降至10ml/min以下。

3. 发病机制

（1）健存肾单位学说：在慢性肾疾病时，很多肾单位不断遭受破坏而丧失其功能，残存的部分肾单位轻度受损或仍属正常，称之为健存肾单位。在代偿期，健存肾单位发生代偿性肥大，通过增强其功能来进行代偿，维持内环境稳定。当健存肾单位数目过少以致不足以代偿，内环境将发生紊乱，临床上即出现肾功能不全的症状。

（2）矫枉失衡学说：慢性肾脏疾病晚期，随着健存肾单位进行性减少，体内某些溶质增多，机体通过代偿活动矫正这些溶质使其恢复正常。这种代偿机制主要通过机体分泌某些体液因子（如激素）来调节肾单位活动而发挥作用。即体内溶质增多引起调节激素分泌增加，通过提高这种溶质在单个肾单位的排泄率，使溶质恢复正常。但是，这些激素除调节肾单位活动外，还可对其他生理功能产生不良影响，加重内环境紊乱。

（3）肾小球超滤（hyperfiltration）学说：随着肾单位的进行性破坏，健存肾单位因代偿负荷过重，可出现高灌流和过度滤过，使残存肾单位进一步受损，以致肾小球纤维化和硬化逐渐加重，促进CRF的发生。

4. 慢性肾功能衰竭时功能及代谢变化

（1）泌尿功能障碍

1）尿量的变化

A. 多尿：慢性肾功能衰竭早期，24小时尿量一般在2000～3000ml，24小时尿量超过2000ml称为多尿。产生多尿的机制是由于健存肾单位的血流量代偿性增加，滤过的原尿量超过正常量，同时原尿中溶质多、流速快，通过肾小管时未能及时重吸收。

B. 少尿：当健存肾单位极度减少，尽管残存的单个肾单位生成尿液仍多，但每日总尿量可少于400ml。

C. 夜尿：正常成人每日尿量约为1500ml，白天尿量约占总尿量的2/3。慢性肾功能不全患者，早期即有夜间排尿增多的症状，甚至超过白天尿量，称为夜尿。

2）尿渗透压的变化：早期慢性肾功能不全患者，肾浓缩能力减退而稀释功能正常，因而出现低渗尿。随着病情发展，肾浓缩和稀释功能均丧失，终尿的渗透压接近血浆晶体渗透压，尿比重固定在1.008～1.012，尿渗透压为266～300mmol/L，称为等渗尿。

3）尿液成分的变化

A. 蛋白尿：很多肾疾患可使肾小球滤过膜通透性增强，致使肾小球滤出蛋白增多；或肾小球滤过功能正常，但因肾小管上皮细胞受损，使滤过的蛋白重吸收减少。

B. 血尿和脓尿：尿中混有红细胞时，称为血尿；慢性肾盂肾炎引起的肾功能衰竭有事可见脓尿。

（2）水、电解质及酸碱平衡紊乱

1）水代谢障碍：正常人肾脏具有强大的浓缩和稀释功能，其尿量多少可适应入水量的改变，而慢性肾功能衰竭患者则不同。当摄入大量水分，最大尿量不会超过2500ml；限制入水，尿量也难降至1000ml以下。因此，慢性肾功能衰竭患者过量饮水可导致水的滞留，而水摄入不足则可引起失水。

2）钠代谢障碍：慢性肾功能衰竭患者的肾为“失盐性肾”，尿钠含量很高，可能是因为渗透性利尿引起失钠。慢性肾功能衰竭伴有氮质血症，流经健存肾单位的原尿中溶质（主要为尿素）浓度较高，钠、水重吸收减少，大量的钠随尿排出，此时如过多限制钠的摄入，可导致低钠血症。

3）钾代谢障碍：慢性肾功能衰竭早期，只要尿量不减少，血钾可长期维持正常水平。多尿、反复使用失钾性利尿剂、呕吐、腹泻等可导致低钾血症。慢性肾功能衰竭晚期，由于少尿、长期使用保钾性利尿剂、酸中毒、感染等则可引起高钾血症。

4）钙磷代谢障碍：慢性肾功能衰竭时，往往有血磷增高和血钙降低。

A. 血磷增高：慢性肾功能不全早期，由于肾小球滤过率下降，血磷暂时上升，但由于钙磷乘积为一常数，血中游离钙减少，刺激甲状旁腺分泌甲状旁腺激素（PTH）。PTH 抑制肾小管对磷的重吸收，使磷排出增多。慢性肾功能衰竭晚期，由于肾小球滤过率极度下降，继发性 PTH 分泌增多已不能使磷充分排出，故血磷水平显著升高。PTH 的增多又加强溶骨活动，使骨磷释放增多，从而形成恶性循环，使血磷水平不断上升。

B. 血钙降低：慢性肾功能衰竭时出现低血钙，其原因是由于钙磷乘积为一常数，血磷升高必然导致血钙降低，同时血磷过高时，肠道分泌磷酸根增多，可在肠内与食物中的钙结合形成不易溶解的磷酸钙，妨碍钙的吸收；肾实质破坏，25-（OH）D_3羟化为 1，25-（OH）$_2$ D_3，功能发生障碍，导致肠道对钙的吸收因而减少；另外，血磷升高可刺激甲状腺旁细胞分泌降钙素，抑制肠道对钙的吸收。

C. 肾性骨营养不良：是指在慢性肾功能衰竭时，由于钙磷代谢障碍、继发性甲状旁腺功能亢进、维生素 D 代谢障碍、酸中毒等所引起的骨病，包括纤维性骨炎、骨质疏松、骨硬化和骨软化。

5）代谢性酸中毒：慢性肾功能不全的早期，酸中毒的产生主要是由于肾小管上皮细胞氨生成障碍使 H^+分泌减少所致。由于泌 H^+减少，Na^+-H^+交换也减少，故 HCO_3^-重吸收也减少。当肾小球滤过率降至正常人的 20% 以下时，血浆中非挥发性酸不能由尿中排出，特别是硫酸、磷酸等在体内积蓄。

（3）氮质血症：氮质血症实际上指血中尿素、肌酐和尿酸的增多，而其中以尿素增多为主，故临床常用血浆尿素氮（BUN）作为氮质血症的指标。

1）血浆尿素氮：慢性肾功能不全早期，当肾小球滤过率减少到正常值的 40% 以前，BUN 仍在正常范围内。当肾小球滤过率减少到正常值的 20% 以下时，血中 BUN 可高达 71. 4mmol/L。由此可见，BUN 浓度的变化并不是反映肾功能改变的敏感指标。

2）血浆肌酐：肌酐浓度主要取决于肌肉磷酸肌酸分解而产生的肌酐量和肾脏排出肌酐的功能，与外源性的蛋白摄入无关。与 BUN 相似，肌酐浓度的变化，只是在慢性肾功能衰竭的晚期才明显升高。因此临床上必须同时测定血浆肌酐浓度和尿肌酐排泄率，根据计算的肌酐清除率（尿中肌酐浓度×每分钟尿量/血浆肌酐浓度）反映肾小球滤过率。

（4）肾性高血压：因肾实质病变引起的血压升高称为肾性高血压。其发生机制可能与下列因素有关：①肾素—血管紧张素系统的活动增强：部分肾疾病患者，由于肾相对缺血，激活肾素—血管紧张素系统，使血管紧张素Ⅱ增多，它可收缩小动脉，引起高血压，此种高血压称为肾素依赖性高血压。②钠水潴留：肾泌尿功能降低导致钠、水在体内潴留，血容量增加和心输出量增大，产生高血压，此种高血压称为钠依赖性高血压。③肾分泌的抗高血压物质减少：正常肾髓质能合成多种减压物质，如前列腺素 E_2 和 A_2、缓激肽等。当肾实质破坏时，这些物质分泌减少，导致血压升高。

（5）肾性贫血：慢性肾脏疾病经常伴有贫血，其发生机制是：①促红细胞生成素减少：当肾实质破坏时，促红细胞生成素产生减少，使骨髓干细胞形成红细胞受到抑制，红细胞生成减少。②血液中毒性物质蓄积：如甲基胍可抑制骨髓造血功能。③红细胞破坏增多：大量毒性物质潴留，红细胞膜上钠泵活性受到抑制，导致钠不能排出，使红细胞处于高渗状态，细胞膜脆性增加，易于溶血。④出血：慢性肾功能衰竭患者常有出血倾向，经常出血可加重贫血。

（6）出血倾向：约 20% 的慢性肾功能衰竭患者，在疾病过程中存在出血现象。目前认为,出血是由于血小板质的变化而非数量减少所引起。其原因可能与某些毒性物质抑制血小板第3因子释放有关。

(三) 尿毒症

尿毒症是急性和慢性肾功能衰竭发展到最严重的阶段,大量终末代谢产物和内源性毒性物质在体内潴留,水、电解质和酸碱平衡发生紊乱以及某些内分泌功能失调,从而引起一系列自体中毒症状。

1. 神经系统 中枢神经系统早期受累的表现为功能抑制。其发生机制与下列因素有关:①某些毒性物质蓄积,使 Na^+,K^+-ATP 酶活性降低,造成脑细胞内钠含量增加,导致脑水肿形成。②肾性高血压所致脑血管痉挛、缺氧和毛细血管通透性增高,可引起脑神经细胞变性和脑水肿。

2. 心血管系统 约有50%慢性肾功能衰竭和尿毒症患者死于充血性心力衰竭和心律紊乱。晚期可出现尿毒症性心包炎,多为纤维蛋白性心包炎,可能是尿毒症毒性物质直接刺激心包所致。

3. 消化系统 消化系统的症状是尿毒症患者最早出现和最突出的症状。早期表现为厌食,以后出现恶心、呕吐、口腔黏膜溃疡以及消化道出血等症状。其发生可能与消化道排出尿素增多,受尿素酶分解生成氨,刺激胃黏膜产生炎症以至溃疡发生。

4. 呼吸系统 尿毒症时的酸中毒使呼吸加深加快,严重时由于呼吸中枢兴奋性降低,可出现潮式呼吸或深而慢的呼吸。患者呼出气体有氨味,这是由于尿素经唾液酶分解成氨所致。

5. 免疫系统变化 主要表现为细胞免疫受到明显抑制,而体液免疫正常或稍弱。患者血中T淋巴细胞绝对数减少、迟发型皮肤变态反应减弱、中性粒细胞趋化性降低等,以致患者常并发严重感染,为尿毒症的主要死因之一。其发生机制可能与毒性物质对淋巴细胞分化、成熟的抑制或毒性作用有关。

6. 内分泌系统变化 除肾内分泌功能如前列腺素、促红细胞生成素、1,25-二羟维生素 D_3 等分泌障碍和继发PTH分泌过多外,常出现性激素分泌紊乱和性功能障碍,主要表现为女性患者月经不规则、闭经、流产,男性患者性欲减退、阳痿、精子减少或活力下降等。

7. 皮肤变化 常见皮肤瘙痒和尿素霜。皮肤瘙痒主要与继发甲状旁腺功能亢进所致皮肤钙盐沉积和毒性物质对皮肤感觉神经末梢的直接刺激等有关。尿素霜是指尿素随汗排出时,在皮肤表面的汗腺开口处沉积的白色尿素结晶。此外,患者还可出现尿毒症特殊面容,表现为皮肤黑色素沉积、贫血以及眼睑肿胀等。

8. 代谢紊乱 慢性肾功能衰竭患者常伴有糖、蛋白质及脂肪代谢的障碍:①糖代谢障碍:慢性肾功能衰竭患者常有糖耐量降低,可能与患者血中存在胰岛素拮抗物,导致外周组织对胰岛素反应降低有关。②蛋白质代谢障碍:尿毒症患者食欲低下和饮食限制,同时蛋白分解增加,造成低白蛋白血症。③脂肪代谢障碍:患者常有高脂血症,主要是血清三酰甘油增高,可能与脂蛋白酶活性降低致使三酰甘油清除率降低有关。

案例 10-8

患者,女性,26 岁。怀孕 48 周,分娩过程中产妇出现寒颤、面色苍白、呼吸困难、口唇发绀,停止输液,给吸氧,静注地塞米松、肾上腺素,未见明显好转继而,产妇气急、两肺均有湿性啰音、心音微弱,继续抗休克抢救无效死亡。尸检,两肺淤血明显。切面部分区域实变,压之有泡沫状液体溢出。镜检:两肺小血管及肺泡间隔毛细血管普遍扩张、充血,大量毛细血管内见红染、均质的折光物质,肺泡腔内可见泡沫状无结构的脂质及棕褐色异物,有炎症反应。

问题

1. 患者肺淤血的原因是什么?
2. 产妇肺毛细血管内发现的红染、均质的折光物质是什么?

(广州中医药大学 徐 勤)

第 11 章　药物学基础

第 1 节　药物的起源与发展

一、药物起源

药物(drug)是指能够治疗、预防与诊断疾病的物质,是人类与疾病作斗争的武器。那么,人类最初是如何认识和使用药物治病的呢？有人根据自然界中许多动物在伤病之后有自救本能,知道应用一些植物来解除病痛,人类作为高级动物同样具有利用植物救治伤病的医药本能。因而欧洲古代称药物为“drug”,即“干燥的草木”;我国东汉时期的《说文解字》亦称“药,治病草也”。

事实上,人类对药物的认识不仅是源于动物本能,药物的发现、应用与发展如同医学的发展一样,是在人类的生产、生活实践过程中进化形成的。

人类早期是以果实、草根等植物为食,火的发现和应用使鱼类、禽兽亦成为食物,采集和狩猎是人类最广泛的生活、生产方式。在采集植物和狩猎活动中,得以接触某些植物和动物,发现它们有的可以充饥养身,有的可以治伤愈疾,有的则致中毒身亡,逐渐认识了动植物对人体可能产生的影响,并在采集时加以辨别与选择。这些生活经验不断积累,使人类开始有意识地通过口尝身受来观察、体验这些自然产物治疗伤病的特性。经过长期的实践与认识过程,不断积累创造了用药知识,形成了早期的药物疗法。

二、古代药物学的成就

随着生产力的发展、社会和文化的演进、医药学的进步,人类对于药物的需求亦不断增加,用药知识与经验也愈见丰富。记录与传播这些知识的方式也由最初的口耳相传发展到文字记载,公元前 3000 年以前已有文字记载的药物与药物疗法。大量考古史料表明,四大文明古国不仅创造灿烂辉煌的古代人类文明,也创造了人类最早的药物学知识。

在古代两河流域出现了人类最早的医药文明。两河流域依年代顺序分别称为苏美尔、美索不达米亚、巴比伦、亚述等。公元前三千年前的医药泥版书即记载了古代美索不达米亚的医生已能使用罂粟、亚麻仁、没药、肉桂、大麻、颠茄、阿魏等几百种植物,以及明矾、硫磺、硝石等矿物药。泥版书还记载了药物的常用剂型及制剂、服药方法。公元前 2100 年颁布的人类第一部完备的法典《汉谟拉比法典》亦有常用植物药、动物药和矿物药记载。

公元前 3000 年至公元前 1000 年,古埃及与古代两河流域的医药文明得到发展。成书于公元前 1552 年,被认为是世界上最早的药物治疗手册之一的古埃及埃伯斯纸草书,记载了 700 多种药物和 800 多个处方,记载的药物包括植物、动物、矿物以及人体的唾液、尿液等。药物纸草书还记载了吐剂、泻下剂、止痛剂等药物的制剂与应用方法。古埃及医药学成就对于后世药物学发展产生重要的影响。

古印度同样有着悠久的医药文明。印度宗教文献《阿输吠陀》记载了大量医药知识。书中记载的植物、动物、矿物药有700余种，把医药分为身病医方、利器医方、小儿医方、解毒药、长寿药等八类。古印度人常用的有吐剂、吸入剂、粉剂、软膏剂等。印度很早同中国、古希腊、阿拉伯等有文化交流，古印度医药学对世界医药发展有重要贡献。

我国药物学发展最早的文字记载可追溯至公元前1000余年。西周时已有专业"医师"，"聚毒药以供医事"。周朝至春秋期间的《诗经》记载多种药物，《山海经》记载药物100余种，并对药物的产地、形态、功效及使用方法作详细的介绍。至西汉，药物学为医生必修学科。现存最早的药物学专著《神农本草经》，成书于东汉末年，是汉以前药物学知识和用药经验的总结，并形成了诸如四气五味、配伍法度、服药方法等药物学的基本理论，为后世药物学发展奠定了理论基础。至唐朝，随着政权统一、疆域扩大、经济繁荣、社会发展，医药学亦有了快速发展，首次以政府名义编撰世界药学史上第一部药典《新修本草》。该书载药844种，其图文对照的方法，创药物学著作之先例，反映唐代药物学的高度成就。宋代科学技术日益发展，仍沿用唐代以国家之力有计划、有系统地收集、整理医药书籍。而唐慎微的《经史证类备急本草》载药达1500种，内容详博，方药并举，超过官修本草。明代伟大的医药学家李时珍，以毕生之力，广集博采，亲历实践，综合了十六世纪前的植物学、动物学及矿物学等多学科知识，历时27年编成《本草纲目》这一药物学巨著。该书载药1892种，附方11000多首，并依药物的自然属性和生态条件分为十六纲、六十类，形成当时最完备的分类系统。《本草纲目》集中国古代药物之大成，是我国古代药物发展趋于成熟的标志。

三、近代药物学的进步

文艺复兴是思想文化领域的一次伟大变革，提倡科学方法和科学实验，为17世纪、18世纪及19世纪的自然科学的大发展打下了基础，推动了人类科学与文明的发展。特别是近代化学、生物学及医学的发展，大大地促进了近代药物学的进步。

近代化学始于17世纪至18世纪，至19世纪中叶得到蓬勃发展。无机化学建立了一系列的学说与定律，有机化学出现了大量有机合成的化学物质，分析化学亦建立了多种定性、定量分析方法。这期间，人们提倡使用化学品作为药物，无机化学与有机化学成为近代药物发现与发展的基础。19世纪，人们从煤焦油中发现了大量有效药物。此后合成的阿司匹林、硝酸甘油、非那西丁等历经百余年，至今仍应用于临床。这些药物的发现，意味着人类不仅可以将天然物质直接作为药物，可以从天然物质中获取有机化合物作为药物，还可以制造自然界本不存在的化学物质作为药物。

药物学的发展离不开医学、生物学的进步。1735年瑞典科学家林耐建立的动植物分类系统及命名方法沿用至今。牛痘预防天花的发明，微生物学、细菌学的进展、免疫疗法的提出，都是里程碑式的医学突破，使人们对于许多疾病发生、发展的原因有了进一步了解。而对药物与生物体相互作用关系的研究，逐渐揭示了药物防治疾病的原理。

近代药物学及相关科学的进步，促进了生药学、药物化学、天然药物化学、药剂学、药理学等药学分支学科的建立与发展。

四、现代药物学的发展

20世纪是药物学发展突飞猛进的100年，药物发现和药物治疗经历了三次大的飞跃发展。第一次是20世纪初至中20世纪中叶，针对各种感染性疾病的磺胺药、青霉素、链霉素等抗生素与预防疫苗的发现与使用，使严重威胁人类健康的多种传染病得到了有效控制。第二次始于20世纪60年代，随着医学科学的发展，人们对许多蛋白质、核酸、酶的生物学活性有了更深入的了解，一些心脑血管病、代谢性疾病及肿瘤等非感染性疾病的发病机制不断被揭示，作用于相关受体、酶的药物被开发，有效地预防和控制这类疾病的发生、发展。第三次始于20世纪70年代，随着现代生物科学的发展以及基因工程、细胞工程技术的进步，胰岛素、干扰素、生长因子等以生物大分子作为药物的生物技术药物被广泛应用。

进入21世纪以后，依据人类疾病谱的变化，药物学发展的方向亦发生相应的调整。防治恶性肿瘤、心脑血管病、病毒性肝炎、艾滋病等重大疾病的药物成为主攻方向。随着人口进入老龄化，老年病治疗药物及延缓衰老、改善体质的药物研究也在期待着新的突破。在药物来源方面，化学合成技术方法不断产生新的突破，天然药物及传统医学被高度重视，生物技术药物发展迅猛，基因药物、海洋药物等新领域药物亦将不断被开发利用。

第2节　药物的作用

人类在与疾病作斗争的长期实践中发现了药物，而对于药物作用的认识是一个漫长的、渐进的过程。中国古代神农尝百草的传说表明，早期人们主要是通过口尝身受来认识药物的治疗作用或毒性的。随着生物学、化学、实验生理学等学科的发展，人们开始尝试用动物实验的方法来观察分析药物的作用。实验研究在客观性、准确性和可重复性等诸多方面体现了明显优势，于是一门主要运用实验研究的方法，旨在研究药物与机体(包括病原体)相互作用与作用规律的学科——药理学应运而生。药理学的建立与发展使人们对药物作用与机制有了更广泛、更深入的认识。

一、药物的基本作用

(一) 药物作用与效应

药物作用(pharmacological action)是药物与靶部位间的初始作用，是动因。药理效应(pharmacological effect)是机体对药物的反应，是结果。作用(action)与效应(effect)意义相近，通常二者通用。药理效应的专一性称选择性(selectivity)。药理效应的基本类型和选择性是药物分类的主要依据，又是临床选择药物和制定治疗方案的依据。

(二) 治疗作用与不良反应

1. 药物的治疗作用　凡符合用药目的、对疾病有治疗或预防意义的作用称为治疗作用(therapeutic effect)。能够消除病因的为对因治疗(etiological treatment)，又称治本，如抗生素用于感染性疾病。只能缓解或改善症状的称为对症治疗(symptomatic treatment)，又称治标，如解热药用于高热。对因治疗可彻底消除致病原因，对症治疗可解除病人的痛苦、维持生命指征，赢得对因治疗的时间，两者均很重要，不可偏废。

2. 药物的不良反应 药物所引起的不符合药物治疗目的，并给病人带来痛楚或危害的反应称为不良反应（adverse drug reaction，ADR）。药物与毒物之间是没有明显界限的，因此药物的治疗作用和不良反应是其本身固有的两重性作用。药物的不良反应主要有以下几类：

（1）副作用（side reaction）：是非治疗目的的药理效应。指药物在治疗剂量时引起的，与治疗目的无关的作用，给病人带来轻微的不舒适或痛苦，多半是可以恢复的功能性变化。副作用是药物本身所固有的作用。产生副作用的原因是药物选择性作用差，作用所涉及的范围广泛。当其某一效应被用作治疗目的时，其他效应就成了副作用。副作用一般是可预料并可以避免或减轻的，例如麻黄碱在解除支气管哮喘时，也兴奋中枢神经系统，引起失眠，同时给予镇静药可对抗其中枢兴奋作用。

（2）毒性反应（toxic reaction）：一般是用量过大或用药时间过长，药物在体内蓄积过多引起的严重不良反应。有时用药量不大，但机体对药物过于敏感也能出现毒性反应。绝大多数药物都有一定的毒性，例如治疗慢性心功能不全的药物地高辛过量可引起心律失常等。短期内过量用药引起的毒性称急性毒性（acute toxicity），多损害循环、呼吸及神经系统功能。长期用药时由于药物在体内蓄积而逐渐发生的毒性称为慢性毒性（chronic toxicity），常损害肝、肾、造血器官及内分泌等器官的功能。药物的致癌（carcinogenesis）、致畸胎（teratogenesis）、致突变（mutagenesis）作用属于慢性毒性中的特殊毒性。

（3）后遗效应（after effect）：是指停药后血浆药物浓度下降至阈浓度以下时残存的药理效应。例如服用巴比妥类催眠药后，次晨仍有困倦现象；长期应用肾上腺皮质激素后肾上腺皮质功能低下，数月内难以恢复等。注意区分副作用与后遗效应，作用性质不同。

（4）变态反应（allergic reaction）：也称过敏反应（anaphylaxis），是指少数人对某些药物产生的病理性免疫反应。这种反应只发生在少数过敏体质的患者，与该药的作用、使用剂量及疗程无关，在远远低于治疗量时也可发生严重反应。变态反应通常分为四种类型，即过敏反应（hypersensitive reaction）、溶细胞反应（cytotoxic reaction）、免疫复合物反应（immune complex reaction）及迟发型变态反应（delayed reaction）。临床表现有药热、皮疹、哮喘、溶血性贫血、类风湿关节炎等，严重时还可引起休克。

案例 11-1

死者，女性，某幼儿园老师。事发前该老师发现一个小孩在哭闹，好像不舒服，走过去将孩子抱在怀里，不料孩子却撒尿在她手臂和腰部，同事接过孩子，让她去换衣服，刚转过身没走几步，就扶着床歪倒在幼儿床之间的地板上，见其面色发青，呼吸微弱，脉搏摸不清，呼之不应。紧急叫出租车送往医院，6~7 分钟后进急诊室，此时呼吸、心跳均已停止。经快速气管插管、呼吸机辅助呼吸、静注肾上腺素、心脏按压等复苏抢救，均已无效。该老师一向健康，无任何病史，近期未用过任何药物。经检查和幼儿园老师证实，死者腹部与前臂皮肤红斑与浸尿的部位相符，取样化验证实死者衣服、皮肤均含青霉素。死者血液化验结果显示：白细胞 8.0×10^9/L，嗜酸粒细胞占 0.25（正常值 0.005~0.05），其余在正常范围。麻醉师反映，气管插管时，喉镜下发现喉头明显水肿。调查证实哭闹幼儿因患急性扁桃体炎肌注青霉素 2 天，事发当天来幼儿园前又肌注青霉素 80 万 U，未服其他药物。

问题

本病例的死因是什么？有哪些证据支持？

(5) 继发反应(secondary reaction):是指药物治疗作用发挥后所引起的不良后果。如长期服用广谱抗生素后,肠道内一些敏感的细菌被抑制或杀灭,使肠道菌群的共生平衡状态遭到破坏,而一些不敏感的细菌如耐药葡萄球菌、白色念珠菌等大量繁殖,导致葡萄球菌性肠炎或白色念珠菌病等。

(6) 特异质反应(idiocrasy):是指少数患者对某些药物特别敏感,其产生的作用性质可能与常人不同。但其反应性质与药物的固有药理作用相关,且严重程度与剂量成正比。目前认为, 这是一类先天性遗传异常所致的反应。如先天性血浆胆碱酯酶缺乏者在使用骨骼肌松弛药时可产生呼吸肌麻痹、严重窒息的特异质反应。

(7) 药物依赖性(drug dependence):是指患者连续使用某些药物以后,产生一种不可停用的渴求现象。根据它们使人体产生的依赖和危害程度可分为两类,即生理依赖性(physiological dependence)和精神依赖性(psychical dependence)。

影响药物不良反应的发生的原因涉及机体的生理病理状况、性别、年龄、遗传因素、用药剂量、用药时间等许多因素。此外,药物相互作用、环境因素以及机体的自身内环境的稳定情况均可影响不良反应的发生。

3. 药物的作用方式　药物的作用方式包括局部作用和吸收作用。局部作用(local action)指药物无需吸收而在用药部位发挥的直接作用,如口服硫酸镁在肠道不易吸收而产生导泻作用。吸收作用(absorptive action)也称全身作用(general action)或系统作用(systemic action) ,是指药物被吸收入血后分布到机体各部位而产生的作用,如口服地高辛,吸收后产生的强心作用。

二、药物剂量与效应关系

药物的量(剂量或浓度)与效应之间的关系称为量-效关系(dose-effect relationship)。以药理效应的强度为纵坐标,药物剂量或浓度为横坐标作图表示量效关系的曲线即为量效曲线(dose-effect curve)(图 11-1)。

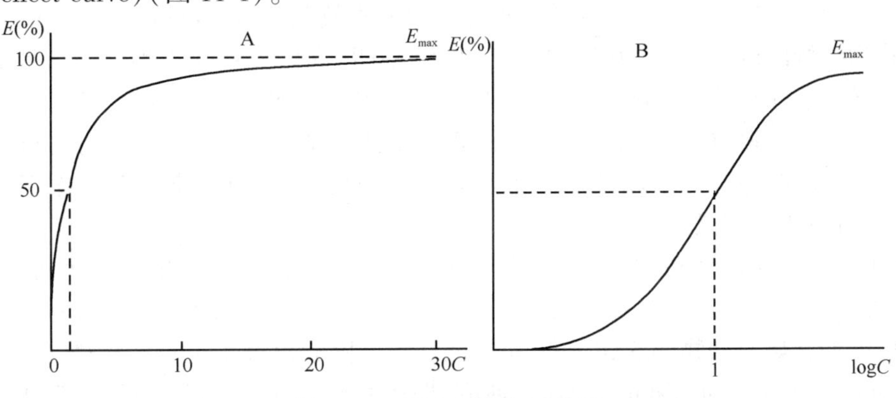

图 11-1　量反应的量-效曲线

A. 横坐标为药物的普通剂量;B. 横坐标为对数剂量

药理效应按性质可分为量反应和质反应两种情况。效应的强弱呈连续性量的变化者，叫做量反应(graded response)，如血压的升降等。将横坐标的剂量或浓度改为以对数剂量或对数浓度表示，以效应强度为纵坐标作图则曲线呈对称的 S 型；药理效应不随药物剂量或浓度的增减呈连续性量的变化，而表现为反应性质的变化，则称为质反应(quantalresponse)。质反应以阳性或阴性、全或无(all-or-none)的方式表现，如存活或死亡等。量效曲线在药理学上有重要意义。

最小有效量(minimal effective dose)或最小有效浓度(minimal effective concentration)系指能引起效应的最小药量或最小药物浓度，亦称阈剂量或阈浓度(threshold dose or concentration)。在量反应中指能引起 50% 最大反应强度的药量，在质反应中指引起 50%实验对象出现阳性反应时的药量称半数有效量(50% effective dose, ED_{50})。以此类推，如效应为惊厥或死亡，则称为半数惊厥量(50% convulsion)或半数致死量(50% lethal dose, LD_{50})。药物的 ED_{50}越小，LD_{50}越大说明药物越安全，一般常以药物的 LD_{50}与 ED_{50}的比值称为治疗指数(therapeutic index, TI)，用以表示药物的安全性。但如果某药的量效曲线与其剂量毒性曲线不平行，则 TI 值不能完全反映药物安全性，故有人用 LD_5 与 ED_{95}值或 LD_1 与 ED_{99}之间的距离表示药物的安全性。表示药物的安全性的指标有两个：治疗指数和安全范围。在反应系统中，随着剂量或浓度的增加，效应强度也随之增加，当效应增强到最大程度后虽再增加剂量或浓度，效应不再继续增强，这一药理效应的极限称为最大效应(maximal effect, Emax)，也称效能(efficacy)。效价强度(potency)用于作用性质相同的药物之间的等效剂量的比较，达到等效时所需药量较小者效价强度大，所用药量大者效价强度小。

效能和效价强度反映药物的不同性质，二者具有不同的临床意义，在临床用药时可作选择药物和确定剂量的依据。例如氢氯噻嗪排钠利尿作用的相对效价强度明显大于呋塞米，但后者的最大效能却远远大于前者，重症水肿患者宜选用高效能的呋塞米以获得较好的利尿效果。量效曲线在效应量的 16% ~ 84% 区间大致呈直线，该段直线与横坐标夹角的正切值称量效曲线的斜率(slope)。斜率大的药物说明药量的微小变化即可引起效应的明显改变。

三、构效关系

药物的结构与药理活性或毒性之间的关系称为构效关系(structure activity relationship, SAR)。药物结构的改变，包括其基本骨架、侧链基团、立体异构（手性药物）和几何异构(顺式或反式)等的改变均可影响药物的理化性质，进而影响药物的体内过程、药效乃至毒性。构效关系是药理学的重要概念，对于深入认识药物的作用机制，比较同类新老药物的结构及效应的发展趋势，对于新药研制中定向设计药物结构，对于掌握药物作用和指导临床合理用药都有重要意义。

SAR 的阐明始于磺胺药的发现和后续研究工作。为了定向研制更好的药物，大量的磺胺结构类似物被合成和进行对比实验，从而认识到分子结构与药理活性之间的关系存在内在规律性，人们开始对药物的 SAR 有了初步的认识。随后出现了定量的构效关系（quantitative structur-activity relationship, QSAR）研究，即运用数学方法计算一系列类似化合物的生物学活性与化学结构之间的关系，通过回归分析推算未知化合物的生物效应，找出最佳化合物质具备的化学结构，从而设计新药的分子结构。近年来，人们注意到分子空间构象的三维定量构效关系(dimension quatitative structur-activity relationship, 3D-QSAR),目前已应用高性能计算机辅助进行 3D-QSAR 的研究,即所谓的计算机辅助药物设计,极大地提高了药物研发的效率。随着对受体结构信息和药物三维结构认识的不断深入,分析药物分子三维结构与受体作用的相互关系,将更加深入地揭示药物与受体相互作用的机制。

四、药物作用机制

药物与机体生物大分子之间的相互作用常称作药物作用机制(mechanism of action)。药物的作用几乎涉及生命代谢活动过程的所有环节,其机制十分复杂。为了能在体内发挥作用,药物就必须与体内的分子相结合,这种结合所产生的相互作用的结果使机体内发生变化,能够产生这些相互作用的分子大多是蛋白质,而这些蛋白质中的大约一半是位于细胞膜上的受体,其次是各种酶。药物作用的主要机制可以概括为两个大的方面,即受体途径和非受体途径。

(一) 受体途径

大多数药物是通过和生物机体的大分子成分的相互作用而产生药理作用的。这些相互作用改变了所作用的相关大分子的功能,从而引起生物化学和生理学变化,导致药物的特异性效应。这些和药物发生相互作用的大分子即是受体。受体是大多数药物的作用靶点,它与药物的相互作用是大多数药物产生药理作用的机制。

(二) 非受体途径

1. 改变药物作用部位的理化环境　如抗酸药通过中和胃酸而治疗胃酸过多或溃疡病,甘露醇通过增高血浆渗透压而使组织脱水,用于治疗脑水肿。

2. 参与或干扰细胞物质代谢过程　补充生物机体代谢物质以治疗相应缺乏症的药物很多,如铁剂治疗缺铁性贫血,胰岛素治疗糖尿病。有些药物化学结构与正常代谢物质相似,参入代谢过程但不能引起正常代谢的生理效果,起到抑制或阻断正常代谢的效应,称为抗代谢药。如氟尿嘧啶(fluorouracil)结构与尿嘧啶相似,参入癌细胞 DNA 及 RNA 分子中干扰蛋白质合成而发挥抗癌作用;磺胺药通过抑制细菌的二氢叶酸合成酶,干扰细菌的叶酸代谢,产生抗菌作用。

3. 影响生理物质转运　如利尿药抑制肾小管对 Na^+、Cl^- 的吸收而产生利尿作用,大剂量碘或碘化物抑制甲状腺激素释放而治疗甲状腺功能亢进。

4. 影响酶(enzymes)的活性,改变机体的物质转化　如新斯的明抑制胆碱酯酶,使乙酰胆碱水解破坏减少;奥美拉唑抑制胃黏膜的 H^+-K^+-ATP 酶,减少 H^+ 的分泌。

5. 影响细胞膜的离子通道(ion channels)　如某些抗心律失常药阻滞心肌细胞膜的 Na^+ 通道,降低自律性和传导性。

五、药物与受体

(一) 受体的概念

受体是对生物活性物质具有识别能力并可与之选择性结合的生物大分子。多数受体存在于细胞膜上，并镶嵌在双层脂质的膜结构中（胞膜受体），少数受体存在于细胞内（胞质受体）。与受体特异性结合的生物活性物质称为配体（ligand），受体都有内源性配体。配体与受体大分子中的一小部分结合，该结合部位叫做结合位点或受点（binding site）。受体具有灵敏性（sensitivity）、特异性（specificity）、饱和性（saturability）、可逆性（reversibility）、多样性（multiple-variation）、含量极微、存在受体后信息放大系统等特性。

（二）药物与受体相互作用的学说

1. 占领学说（occupation theory） 该学说认为受体只有与药物结合才能被激活并产生效应，而效应的强度与被占领的受体数量成正比，全部受体被占领时出现最大效应。

后来占领学说又经修正，认为药物与受体结合不仅需要亲和力，而且还需要有内在活性才能激动受体而产生效应。

1956 年 Stephenson 认为，药物只占领小部分受体即可产生最大效应，未经占领的受体称为储备受体（spare receptor）。因此，当不可逆性结合或其他原因而丧失一部分受体时，并不会立即影响最大效应。进一步研究发现，内在活性不同的同类药物产生同等强度效应时，所占领受体的数目并不相等。激动药占领的受体必须达到一定阈值后才开始出现效应。当达到阈值后被占领的受体数目增多时，激动效应随之增强。阈值以下被占领的受体称为沉默受体（silent receptor）。

2. 速率学说（rate theory） 该学说认为药物作用最重要的因素是药物分子与受体结合与分离的速率，即药物分子与受体碰撞的频率。药物作用的效应与其占领受体的速率成正比，效应的产生是一个药物分子和受点相碰撞时产生一定量的刺激，并传递到效应器的结果，而与其占领受体的数量无关。

3. 二态模型学说（two model theory） 此学说认为受体的构象分活化状态（R*）和失活状态（R）。R*与 R 处于动态平衡，可相互转变。在无药物作用时，受体系统无自发激活。加入药物时则药物均可与 R*和 R 两态受体结合，其选择性决定于亲和力。激动药与 R*状态的受体亲和力大，结合后可产生效应；而拮抗药与 R 状态的受体亲和力大，结合后不产生效应。当激动药与拮抗药同时存在时，两者竞争受体，其效应取决于 R*-激动药复合物与 R-拮抗药复合物的比例。如后者较多时，则激动药的作用被减弱或阻断。部分激动药对 R*与 R 均有不同程度的亲和力，因此它既可引起较弱的效应，也可阻断激动药的部分效应。

（三）作用于受体的药物分类

根据与受体相互作用的情况，可将药物分为激动药、拮抗药等类型。

1. 激动药 激动药（agonist）为既有亲和力又有内在活性的药物，它们能与受体结合并激动受体而产生效应。完全激动药（full agonist）有较强的亲和力和较强的内在活性，可产生较强的效应，如吗啡。部分激动药（partial agonist）有较强的亲和力，但内在活性不强。部分激动药只引起较弱的效应，有时还可以对抗激动药的部分效应，即表现部分阻断作用，如喷他佐辛。反转激动药（inverse agonist）或负性拮抗药（negative antagonist）能引起与原来的激动药相反的生理效应。如苯二氮䓬类的 ethyl β-carboline 3-carboxylate（β-CCE）可产生与地西泮（diazepam）完全相反的作用，即产生焦虑和惊厥作用。

2. 拮抗药 拮抗药（antagonist）是有较强的亲和力，而无内在活性的药物。根据拮抗药与受体结合是否有可逆性而将其分为竞争性拮抗药（competitive antagonists）与非竞争性拮抗药(noncompetitive antagonists)。竞争性拮抗药(competitive antagonists)能与激动药竞争相同受体,其结合是可逆的。非竞争性拮抗药(noncompetitive antagonists)与受体结合是相对不可逆的,它能引起受体构型的改变,从而干扰激动药与受体的正常结合。

(四) 受体类型

根据跨膜信息传递机制将受体分为以下几类:

1. G 蛋白偶联受体　配体通过 G 蛋白偶联受体将配体带来的信号通过第二信使环磷酸腺苷(cAMP)、肌醇三磷酸(inositol-1, 4, 5,-triphosphate)、二酰甘油(diacelglycerol, DG)以及 Ca^{2+} 传导至效应器,产生生物效应。

2. 配体门控离子通道受体　离子通道按生理功能分类,可分为配体门控离子通道及电压门控离子通道。配体门控离子通道受体(ligand gated ion channel receptor)由配体结合部位与离子通道两部分构成,当其与配体结合后,受体变构使通道开放或关闭,改变细胞膜离子流动状态,从而传递信息。

3. 酪氨酸激酶受体　胰岛素及一些生长因子的受体本身具有酪氨酸蛋白激酶的活性,称为酪氨酸激酶受体(tyrosine kinase receptor)。这些受体都是跨膜糖蛋白,胞外部分构成结合域以结合配体,中间有 20 多个疏水氨基酸构成的跨膜段,胞内有可被磷酸化的酪氨酸残基。

4. 细胞核激素受体　亲脂性的激素,如甾体激素、甲状腺素、维甲酸(retinoic acid)、维生素 A、维生素 D 等在细胞核内有相应的受体,称为细胞核激素受体(cell nuclear hormone receptor)。所形成的激素受体复合物,在细胞核中产生作用。

5. 细胞因子受体　细胞因子包括白细胞介素(interleukins)、红细胞生成素(erythropoietin)等在体内的受体称为细胞因子受体(cytokine receptor)。

6. 其他酶类受体　鸟苷酸环化酶(guanylate cyclase)也被认为是一受体系统,存在两类鸟苷酸环化酶,一类为膜结合酶,另一类存在于胞质中。

(五) 细胞内信号传导

从分子生物学角度看,细胞信息传递是以一系列蛋白质的构型和功能改变,引发瀑布式级联反应的过程。第一信使系指细胞外信使物质。大多数第一信使不进入细胞,而是与靶细胞膜表面的特异受体结合,进而改变受体的构象。激活的受体能引起细胞某些生物学特性的改变,如膜对某些离子通透性及膜上某些酶活性的变化等,从而调节细胞功能。第二信使为第一信使作用于靶细胞后刺激胞质内产生的信息分子,是胞外信息与细胞内效应之间必不可少的中介物。第三信使是指负责细胞核内外信息传递的物质,包括生长因子、转化因子等。它们传导蛋白以及某些癌基因产物,参与基因调控,细胞增殖和分化,以及肿瘤的形成等过程。众多种类的受体与细胞内信使,受体与效应器之间存在着复杂的调节机制。

第 3 节　药物的体内过程

确定给药剂量和间隔时间的依据是能否在它的作用部位达到安全有效的浓度。药物自进入机体至离开机体,可分为几个过程,即吸收(absorption)、分布(distribution)、代谢

(metabolism)和排泄(excretion),又简称为 ADME 系统(图 11-2)。药物代谢动力学研究药物吸收、分布、代谢、排泄过程,并运用数学原理和方法阐述药物在机体内的量变规律。

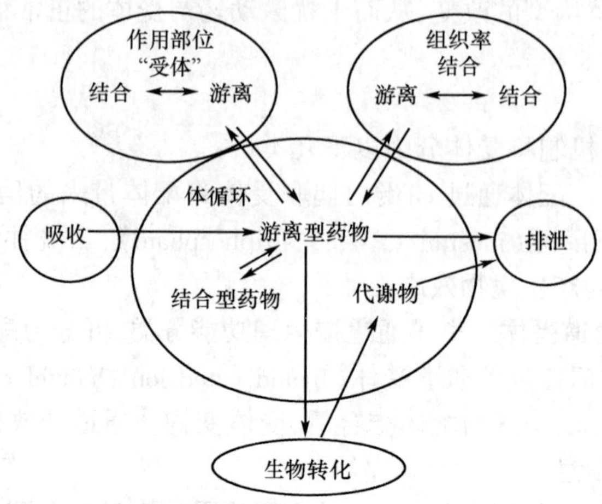

图 11-2 药物的体内过程示意图

一、药物的转运与转化

从药物进入机体至排出体外的过程被称为人体对药物的处置(disposition)过程。它包括药物在体内的吸收、分布、生物转化和排泄。其中,吸收、分布与排泄统称机体对药物的转运,生物转化又称药物转化。

(一) 体内药物的跨膜转运

药物在体内的转运与转化都要通过具有复杂分子结构与生理功能的生物膜(包括细胞膜及各种细胞器的亚细胞膜),药物通过生物膜的能力主要决定于药物的脂溶性、解离度及分子量,其转运机制可分为被动转运(passive transport)和载体转运(carrier transport)两大类(图 11-3)。

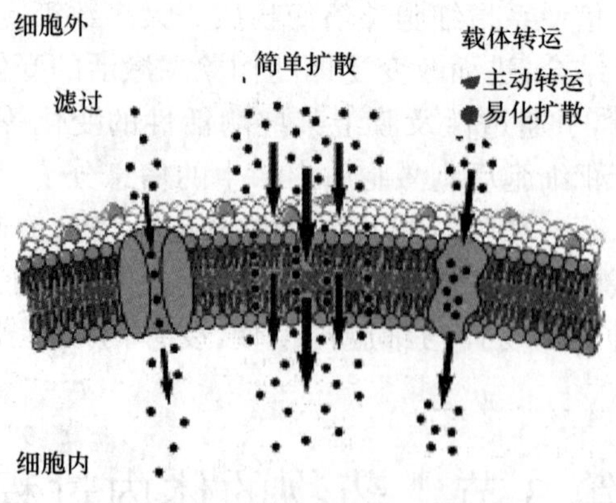

图 11-3 药物通过细胞膜的方式

1. 被动转运

被动转运又名顺流转运,它是指药物依赖于膜两侧的浓度差从高浓度一侧通过物理扩散过程经生物膜向低浓度一侧的转运过程。该过程不消耗细胞能量、无饱和现象、不被其他转运物质所抑制。被动转运包括滤过和简单扩散。滤过(filtration)是指药物通过亲水膜孔的转运。简单扩散(simple diffusion)又称被动扩散,是药物转运的一种最常见、最重要的形式。简单扩散的速度主要决定于膜两侧的药物浓度梯度以及药物的脂溶性。脂溶性越大(油水分布系数越大)、浓度梯度越高,扩散就越快。多数药物是弱酸或弱碱,在体内以解离和非解离两种形式存在。药物解离度受其 pK_a 值及所在溶液的 pH 值影响。根据离子障的原理(非离子型药物易于通过生物膜,而离子型药物则被限制在膜的一侧),其关系可用 Handerson-Hasselbalch 氏方程式表示。

当 $pH = pK_a$ 时,则[HA] = [A^-],[B] = [BH^+],即 pK_a 值——弱酸性或弱碱性药物在50%解离时溶液的 pH 值。通常,pH 值较高(碱化),酸性药物解离多,碱性药物解离少。pH 值较低(酸化),酸性药物解离少,碱性药物解离多。每个药物都有固定的 pK_a 值。从一般规律来看,弱酸性药物 pK_a 值越低,酸性越强,弱碱性药物的 pK_a 值越高,则碱性越强。

极弱的弱酸性药物(如异戊巴比妥,$pK_a = 7.9$)或极弱的弱碱性药物(如地西泮,$pK_a = 3.3$)在机体生理性 pH 值范围内基本上是非解离的,其扩散较快,pH 值变化对其影响不大;较强的弱酸性药物(如色甘酸钠,$pK_a = 2.0$)或较强的弱碱性药物(如胍乙啶,$pK_a = 11.4$)在生理性 pH 值范围内基本上是解离的,其扩散困难,pH 值变化对其影响也不大。

2. 载体转运　载体转运是指细胞膜上的载体与药物结合,并载运它到膜另一侧的过程。包括主动转运(active transport)与易化扩散(facilitated diffusion)。主动转运又称"上山"或逆流转运。它的特点是:①逆浓度梯度或逆电化学梯度透过细胞膜;②细胞膜的载体对药物有特异的选择性;③消耗细胞能量;④竞争性抑制;⑤转运过程有饱和现象。易化扩散与主动转运有相似之处,如有饱和现象,也受代谢抑制物的影响等,但不同的是易化扩散不能逆浓度梯度移动,也不耗能。此外,还有一些物质如某些大分子及重金属等可通过胞饮(pinocytosis)或入胞(endocytosis)的形式而被转运。

(二) 吸收

吸收(absorption)是指药物从给药部位进入血液循环的过程。应注意药物吸收的速度和程度。药物的吸收速度能影响药物产生作用的快慢,而药物的吸收程度可影响其作用的强弱。根据给药方法与吸收部位不同,可将其分为经消化道内吸收与消化道外吸收。

1. 消化道内吸收　口服(per os)是最常用最安全的给药方式。口服后药物自胃肠道吸收的主要方式是简单扩散。弱酸性药物在酸性胃内容中多不解离,因而可在胃内吸收。小肠是口服给药的重要吸收部位。片剂舌下(sublingual)给药是药物溶解后通过简单扩散可从口腔黏膜吸收。口腔黏膜吸收面积虽小,但它有丰富的血管,故吸收迅速,如高脂溶性的硝酸甘油舌下给药。由于经口腔黏膜吸收的药物不经过门静脉,可避免首关效应。栓剂或溶液剂直肠给药(per recutum)时,药物可从直肠吸收。直肠的吸收面积虽小,但血液供应充足,药物吸收很快,药物的首关效应较少。

影响药物从消化道内吸收的主要因素包括物理化学因素、生物学因素和首关效应。首关效应又称首关消除(first-pass elimination)或首关代谢(first-pass metabolism),它是指某些药物首次通过肠壁或经门静脉进入肝脏时被其中的酶所代谢致使进入体循环药量减少的一种现象。

2. 消化道外吸收　消化道外吸收包括注射部位吸收、皮肤黏膜吸收及鼻黏膜、支气管或肺泡吸收,注射部位吸收如:静脉注射(intravenous injection,iv)、静脉滴注(intravenous infusion)、皮下注射(subcutenous injection,sc)、肌内注射(intramuscular injection,im)、动脉注射(intraarterial,ia)。图 11-4 为不同给药方式的药物吸收入血后与血药浓度的关系。

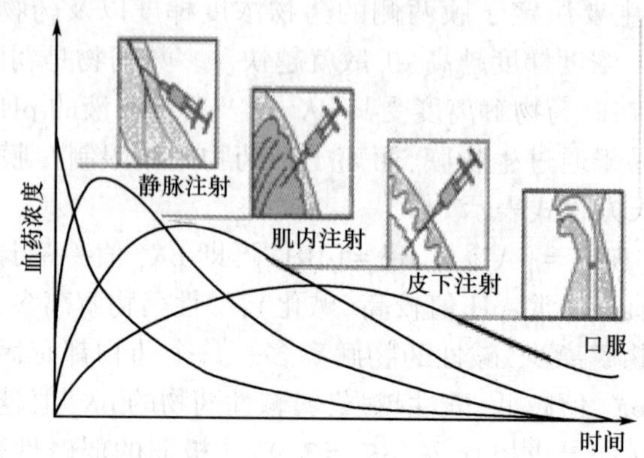

图 11-4 给药方式与血药浓度的关系

(三) 分布

分布(distribution)是指吸收入血的药物随血流转运至组织器官的过程。大部分药物的分布过程属于被动转运,少数为主动转运。药物的分布速率主要取决于药物的理化性质、各器官组织的血流量与对药物的通透性,以及药物在组织与血浆的分配比。

某些药物可与红细胞结合,例如,氯酞酮在红细胞与血浆的分配比为 20:1。阿的平在白细胞的浓度高于血浆浓度 100 倍。5-羟色胺可在血小板浓集。某些药物与血浆蛋白结合,如:

(1) 游离型药物与结合型药物经常处在平衡状态之中。

(2) 结合型药物不能通过细胞膜,仅游离型才能通过。

(3) 结合型药物不能透入脑脊液。

(4) 药物与血浆蛋白结合也限制药物从肾小球滤过。

(5) 结合型药物常失去药理活性,仅游离型药物才有药理活性。

药物在血液与组织器官间的分布是不均匀的,它受许多复杂因素的影响,除药物与血浆蛋白结合外,还受体液 pH、器官血流量与膜的通透性、组织细胞结合和体内屏障的影响,肌体的各种屏障,如血-脑屏障(blood-brain-barreer)、胎盘屏障(placental barrier)等,它们可影响药物的分布。

(四) 生物转化(代谢)

药物作为一种异物进入体内后,机体要动员各种机制使药物发生化学结构的改变,即药物的转化(truansformation)或称生物转化(biotransformation),又称药物代谢。其意义在于:①原形药经生物转化生成的代谢物水溶性增强,易从肾及胆汁排出;②多数药物经生物转化后活性降低,即从活性药物变成无活性的代谢物,可称灭活(inactivation);③某些无活性药物或前体药物(prodrugs)经生物转化后形成活性代谢物,可称活化(activation);也有的活性药物转化成仍具有活性的代谢物,但与母药相比,它们的作用或体内过程可能发生不同程度地改变;④有些药物等外源性化合物(xenobiotics)经生物转化后可形成具有高度化学反应性的毒性代谢物(toxic chemically reactive metabolites)。

生物转化的主要部位是肝脏。生物转化可由肝微粒体细胞色素 P450 酶系及非微粒体酶系催化,其中最重要的是肝微粒体细胞色素 P450 酶系,简称“肝药酶”。细胞色素 P450(cytochrome P450,CYP)酶系是一个基因超家族(superfamily),根据基因编码的蛋白质的氨基酸序列的相似程度,可将其划分为不同的基因家族(family)和亚家族(subfamily)。生物转化有明显的种属差异、种族差异和个体差异。造成生物转化差异性的重要原因是遗传因素、环境因素以及生理病理状态。

1. 酶的诱导 某些化学物质能提高肝微粒体药物代谢酶的活性,增加自身或其他药物的代谢速率,此现象称酶的诱导(enzyme induction)。具有酶诱导作用的化学物质称酶的诱导剂(enzyme inducing agent)。例如苯巴比妥是典型的酶诱导剂。

2. 酶的抑制 某些化学物质能抑制肝微粒体药物代谢酶的活性,减慢其他药物的代谢速率,此现象称酶的抑制(enzyme inhibition)。具有酶抑制作用的化学物质称酶的抑制剂(enzyme inhibitory agent)。

案例 11-2

患者,女性,54 岁。患者 8 年前做了二尖瓣置换术,术后长期服用华法林防治静脉血栓的发生。近一年来右侧面部偏鼻翼侧及眉棱骨处疼痛。每次疼痛发作时间由仅持续数秒到 1~2 分钟骤然停止。疼痛如针刺、烧灼样,剧烈难忍。经检查确诊为三叉神经痛,予苯妥英钠治疗,并增加了华法林的剂量。

分析与导读

苯妥英钠是肝药酶诱导剂,能加速华法林的代谢而降低药物的抗凝作用,需增加华法林的剂量,才能维持原来对凝血酶原时间的延长效果。如果患者停用苯妥英钠,肝药酶活性会恢复到诱导前的水平,需相应降低华法林的剂量,否则可引起大出血。

问题

患者使用苯妥英钠后为何对华法林的给药方案进行调整?

(五)排泄

排泄(excretion)是指药物的原形或其代谢产物通过排泄器官或分泌器官排出体外的转运过程,它与生物转化统称为药物消除(elimination)。药物及其代谢产物主要经尿液排出。肾脏是大多数药物排泄的重要器官,经胆汁排泄也较重要,某些药物也可从肺、乳腺、唾液腺或汗腺排出。由胆汁排入十二指肠的药物可由小肠上皮吸收,并经肝脏重新进入全身循环,这种小肠、肝脏、胆汁间的循环称为肠肝循环(enterohepatic circulation)。肠肝循环的临床意义视药物的胆汁排出量而定。药物从胆汁排出量多,肠肝循环能延长药物的作用时间,如洋地黄毒苷。洋地黄毒苷中毒时,服用消胆胺可在肠道中与其结合,能切断肠肝循环而加速其排泄。

二、房室模型和体内药量变化的时间过程

(一)房室模型

为了定量地分析药物在体内的动力学过程,常将身体视为一个系统,系统内部按动力

学特点分为若干房室(compartments),房室是一个假想的空间,它的划分主要取决于药物在体内的转运速率。

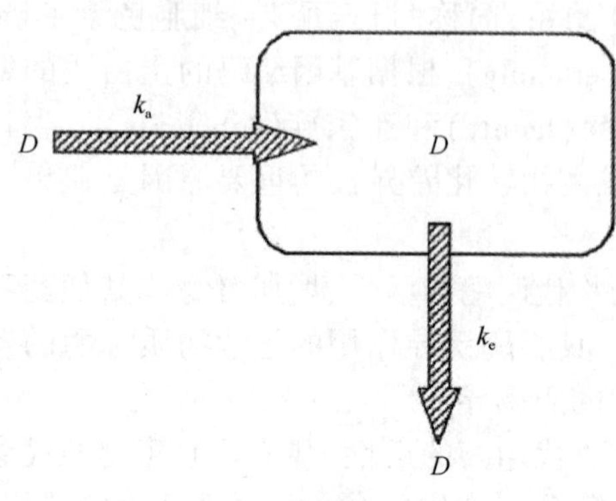

图 11-5 一房室模型示意图

一室模型(one-compartment model):假定身体由一个房室组成。药物进入全身循环后迅速分布到机体各部位,并瞬即达到动态平衡。血浆药物浓度变化能成比例地定量反映组织内浓度变化。参见一房室模型示意图(图 11-5):D 指药物剂量,k_a 为吸收速度常数。

二室模型(two-compartment model):假定身体由两个房室组成,分别称中央室(central compartment)与周边室(peripheral compartment)。药物首先进入中央室并在该室瞬间均匀地分布,而后才缓慢地分布到周边室。一般认为,中央室包括血液、细胞外液以及血流丰富的组织如肝、肾、心、肺等;周边室则包括血流灌注比较贫乏的组织,如肌肉、皮肤、脂肪等。大多数药物属二室模型药物。

二室模型中 K_{12} 代表从中央室进入周边室的速率常数,k_{21} 代表从周边室进入中央室的速率常数,$k_e(k_{10})$ 为自中央室向体外消除的速率常数。房室模型的选择主要取决于药物与实验设计的精确性(图 11-6)。

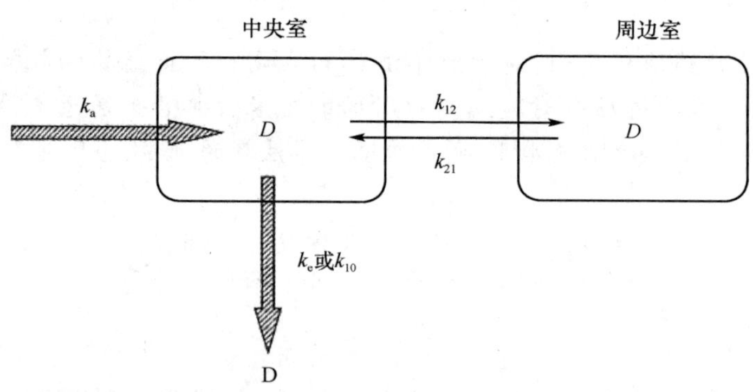

图 11-6 二房室模型示意图

(二) 时量关系及时量曲线

时量关系(time-concentration relationship)是指血浆药物浓度(C)随时间(t)的改变而发生变化的规律。以血浆药物浓度为纵坐标,以时间为横坐标作图,即为时量曲线(time-concentration curve)。时量曲线亦称药-时曲线或 C-t 曲线,如图 11-7 所示,从给药后的时量曲线,可看出体内过程的吸收、分布、代谢、排泄与血药浓度变化的关系。

单个剂量一次静脉或口服给药后不同时间的血浆药物浓度变化,即药-时曲线如图 11-7,曲线可区分为升段、峰值与降段。

曲线升段主要反映吸收过程,其坡度反映该过程的速度。坡度越陡,则吸收越快。曲线的峰值(或称峰浓度,peak concentration, C_{max})是指给药后所达到的最高血药浓度。从给药后至峰值的时间称为达峰时间(peak time, t_{max}),它反映药物的吸收速度。曲线的降段主要反映药物的消除过程，其坡度反映消除过程的速度。坡度陡，则消除快；坡度平，则消除慢。当然，曲线升段时分布与消除过程已经开始，只是吸收超过分布与消除，同样，曲线降段时吸收也未完全停止，只是消除超过吸收。

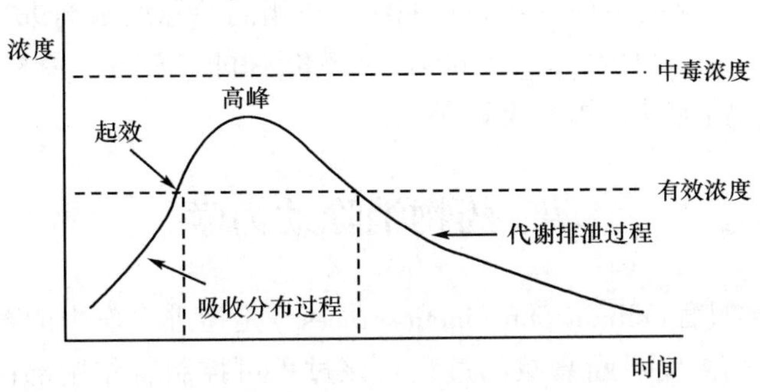

图 11-7　时量曲线

药时曲线下所覆盖的面积称曲线下面积（area under the time-concentration curve，AUC），其大小反映药物进入血液循环的总量，是计算生物利用度的基础数值。

三、药代动力学重要参数

（一）药代动力学重要参数

1. 半衰期　半衰期（half-life，$t_{1/2}$）通常是指血浆消除半衰期，它是指药物在体内分布达到平衡状态后血浆药物浓度降低一半所需的时间，是表述药物在体内消除快慢的重要参数（parameter）。

2. 表观分布容积　表观分布容积（apparent volume of distribution，V_d）是指体内药物总量达到平衡后，按测得的血浆药物浓度计算时所需的体液总容积。V_d 越小，药物排泄越快，在体内存留时间越短；分布容积越大，药物排泄越慢，在体内存留时间越长。

3. 总体清除率　总体清除率（total body clearance，TBCL）又称血浆清除率（plasma clearance，CL），是机体消除药物速率的另一种表示方法。它是指体内诸消除器官在单位时间内清除药物的血浆容积，是肝、肾以及其他消除途径清除率的总合。

（二）生物利用度

经任何给药途径给予一定剂量的药物后到达全身血循环内药物的百分率称生物利用度（bioavailability，F），即：

$$F=\frac{A}{D}\times 100\%$$

式中，A 为体内药物总量，D 为用药剂量。

生物利用度是评价药物制剂质量的一个重要指标。生物利用度可区分为绝对生物利用度（absolute bioavailability）与相对生物利用度（relative bioavailability）。药物在体内的量以血药浓度-时间曲线下面积（AUC）表示。因静脉注射后的生物利用度是100%，因此，如以血管外途径给药（ev）时的AUC与静脉注射（iv）的AUC进行比较，则可得该药的绝对生物利用度。

$$F=\frac{AUC_{\text{血管外}}}{AUC_{\text{静注}}}\times 100\%$$

如在同一血管外给药途径的某一种药物制剂(如不同剂型、不同药厂生产的相同剂型、同一药厂生产的同一药品的不同批号等)的 AUC 与相同的标准制剂进行比较,则可得相对生物利用度,$F=AUC_{\text{受试制剂}}/AUC_{\text{标准制剂}}\times 100\%$,以评价不同厂家同一种制剂或同一厂家的不同批号药品间的吸收情况是否相近或等同。

四、药物消除动力学

药物消除动力学过程(elimination kinetic process)是指进入血中的药物由于分布、生物转化及排泄,使其血药浓度不断衰减的过程。该过程可控制着作用部位的药物浓度,从而影响作用的持续时间及药物效应强度。按药物自血中的消除速率与血中药物浓度之间的关系,可将药物自血中的消除动力学分为一级动力学、零级动力学以及米氏动力学过程。

(一)一级消除动力学

一级消除动力学(first-order elimination kinetics)是指血中药物消除速率(dC/dt)与血中药物浓度的一次方成正比。即血药浓度高,单位时间内消除的药量多,血药浓度降低,药物消除速率也按比例下降,也称为定比消除。绝大多数药物的消除动力学均为一级消除动力学。

(二)零级消除动力学

零级消除动力学(zero-order elimination kinetics)是指血中药物消除速率与血中药物浓度的零级方成正比。即血药浓度按恒定消除速度(单位时间消除的药量)进行消除,与血药浓度无关,也称定量消除。

(三)米氏消除动力学

米氏消除动力学(Michaelis-Menten elimination kinetics)是包括零级和一级消除动力学在内的混合型消除过程。该消除过程在高浓度时为零级过程,而在低浓度时为一级过程。

(四)多次给药

临床用药常需多次给药,其目的是为了使药物达到并维持有效血药水平。在一级动力学药物中,若按固定间隔时间给予固定药物剂量,在每次给药时体内总有前次给药的存留量,多次给药形成不断蓄积,随着给药次数的增加,体内总药量的蓄积逐渐减慢,直至在剂量间隔内药物的消除量等于给药剂量,从而达到平衡,这时的血药浓度称为稳态血药浓度或稳态浓度(steady-state concentration, C_{ss}),也称坪水平(plateau level)或靶浓度(target concentration)。静脉滴注时 C_{ss} 是一平滑的曲线,而在多次静脉注射或血管外给药时 C_{ss} 是一个“篱笆”型的血浆药物浓度曲线,它在最高稳态浓度(稳态峰浓度,$C_{ss,max}$)和最低稳态浓度(稳态谷浓度,$C_{ss,min}$)之间波动。每隔一个 $t_{1/2}$ 给一次药时,采用首剂加倍剂量的负荷量,可使血药浓度迅速达到 C_{ss}。

第4节　影响药物效应的因素和合理用药的原则

药物产生的药理作用和临床效应是药物和机体相互作用的结果,受药物和机体多种因素影响。这些因素成为药物反应个体差异(interindividual variation)的原因,引起药物代谢动力学差异(pharmacokinetic variation)和药物效应动力学差异(pharmacodynamic variation)。前者是不同个体对药物的吸收、分布和消除发生变异,导致药物在作用部位的浓度不同。后者虽然药物浓度相同,但药物作用靶点的反应性不同。药物反应个体差异在绝大多数情况下只是"量"的不同,即作用强弱或作用时间长短不同。但有时药物作用也出现"质"的差异,产生了不同性质的反应。在临床用药时,应熟悉各种因素对药物作用的影响,根据个体的情况,选择合适的药物和剂量,做到个体化药物治疗(individualized pharmacotherapy)。

一、药物因素

药物可制成多种剂型,经不同途径给药,如供口服给药的有片剂、胶囊、口服液;供注射用的有水剂、乳剂、油剂;还有控制释放速度的控释剂。同一药物由于剂型不同、采用的给药途径不同,所引起的药物效应也会不同。通常注射药物比口服吸收快、到达作用部位的时间短,因而起效快,作用显著。注射剂中的水溶性制剂比油溶剂和混悬剂吸收快、起效快。口服制剂中的溶液剂比片剂、胶囊容易吸收。

缓释剂(slow release formulation)和控释剂(controlled release formulation),前者的药物按一级速率(一级动力学)缓慢释放,能较长时间维持血药浓度在有效范围内。控释剂则按零级速率释放药物,使血药浓度较稳定地处于有效水平上。有的缓释剂以缓慢释放为主,称为延迟释放剂(extended release formulation);有的将不同释放速率的药物组合在一起,达到快速生效和长期维持药效的效果,称为持续释放剂(sustained release formulation)。例如钙拮抗药硝苯地平的普通片剂治疗高血压需每日三次给药,其控释片仅需每日一次,不仅服用方便,疗效增高,而且减少不良反应,是治疗上的一大改进。

药物的制备工艺和原辅料不同也可能显著影响药物的吸收和生物利用度,如不同药厂生产的相同剂量的地高辛片,口服后的血浆药物浓度可相差 7 倍; 20mg 的微晶螺内酯(spironolactone)胶囊的疗效可相当于 100mg 普通晶型螺内酯。

同一药物的不同给药途径也可能有不同的作用和用途,如硫酸镁(magnesium sulfate)内服可导泻和利胆,注射则引起镇静和颅内压降低。

此外,给药剂量和给药时间与间隔的不同均能影响药物的效应。

二、机体因素

(一) 生理因素

1. 年龄　年龄是影响药物作用的一个重要因素,特别是小儿与老年人,对某些药物的反应与成年人明显不同,大部分药物在新生儿和老年人中都会有更强烈、更持久的作用。小儿(尤其是新生儿与早产儿)的各种生理功能 (包括自身调节功能) 尚未充分发育,与成年人有巨大差别。大多数新药临床试验一般不用小儿进行试验,缺少小儿药动学数据。小儿的肝肾功能发育不全,对药物的代谢和排泄能力较低,当药物使用不当或剂量过大时易发生中毒反应。如氯霉素主要在肝脏代谢,新生儿肝脏葡糖醛酸结合能力尚未发育,使用不当可引起灰婴综合征。小儿血-脑屏障和脑组织发育不完善,对作用于中枢神经系统的药物(包括中枢抑制药和中枢兴奋药)特别敏感。小儿体液所占体重比例较大,加之对水盐的调节能力较差,对影响水盐代谢的药物(如利尿药)非常敏感,易引起水电解质平衡紊乱。

案例 11-3

患儿,男性,因咳嗽2天、发热、纳差、烦躁前往就医。一年轻医生经问诊体查后诊断为急性支气管炎,开处方时医生询问患儿年龄,年轻母亲回答"3岁多",医生处方有抗菌药物和止咳药水。止咳药水医生开了30ml,嘱每天3次,每次3~4ml,但止咳药水常用量是每次1岁1ml。患儿服药后咳嗽明显减少,年轻母亲认为自己是下午看病的,一天3次,得赶紧服药,没过多久,又给患儿服药,倒药水时自认为"好药"多吃一点自然就好得快,没在意又多倒一些。服药后不久,发现孩子总是没精打采,她心慌了,赶紧抱回来找医生,经检查为轻度药物中毒。医生再次询问"你儿子几岁",她说"儿子是前年12月30日 出生,我们乡下一出生就是1岁,过了年就是2岁,今年已经2月份啦,还不是3岁多呀!"。她所谓乡下说的3岁多实际上仅1岁又2个月。经洗胃等及时处理,患儿恢复正常。

问题

1. 哪些原因造成该患儿轻度药物中毒?
2. 一天3次~4次的药应间隔多久?

老年人存在生理性功能减退,主要表现在体液相对减少,脂肪增多,蛋白质合成减少,肝肾功能减退,这些均可影响药物的吸收、分布、代谢和排泄,进而改变药物的效应和不良反应。老年人常需服用更多的药物,发生药物相互作用的可能性相应增加。

2. 性别 女性体重一般轻于男性,在使用治疗指数低的药物时,为维持相同效应,女性可能需要较小剂量。女性较男性有较高比例的脂肪和较低比例的水也可影响药物的分布和作用。女性用药时应考虑药物对"三期"(月经期、妊娠期、哺乳期)的影响。妊娠妇女除了维持妊娠的药物以外,其他药物的应用均应审慎,因为进入母体内的药物均能进入胎儿体内,凡能对母体产生即使是很轻微不良反应的药物都可能影响胚胎或胎儿的发育。20世纪50年代,在西欧因孕妇服用沙利度胺(又称反应停)而生产了一万余例海豹畸形婴儿。在分娩过程中对母体使用的药物也可能对新生儿产生持久的作用,因为新生儿不仅自身对药物的代谢和排泄的功能不全,而且也因切断和母体的循环联系而不能利用母体内消除药物的机制。在哺乳期的妇女,有些药物可通过乳汁排泌被乳儿摄入体内引起药物反应。

3. 精神因素 药物治疗的效应并非完全由药物本身单一因素引起,一个患者服药后的效应实际上是由多种因素引起的,包括药理学效应、非特异性药物效应、非特异性医疗效应和疾病的自然恢复等因素。非特异性药物效应和非特异性医疗效应是安慰剂(placebo)的绝对效应,加上疾病的自然恢复,则是安慰剂效应。安慰剂一般指由本身没有特殊药理活性的中性物质(如乳糖、淀粉等)制成的外形似药的制剂。但从广义上讲,安慰剂还包括那些本身没有特殊作用的医疗措施(如假手术等)。安慰剂产生的效应称为安慰剂效应。安慰剂效应是导致药物治疗产生效果的重要影响因素之一,主要由患者的心理因素引起。在评价药物的临床疗效时,应考虑安慰剂效应的影响。实际上不少药物或其他手段的治疗效果往往不是药物本身的作用，只是安慰剂效应。

（二）病理因素

疾病的严重程度固然与药物疗效有关，疾病以及同时存在的其他疾病也能导致药物代谢动力学和药物效应动力学的改变。肝肾功能损伤易引起药物在体内蓄积，产生过强或过久的药物作用，甚至发生毒性反应。小肠或胰腺疾病或由于心力衰竭或肾病综合征导致小肠黏膜水肿时，会因吸收障碍而使药物吸收不完全。肾病综合征时因有蛋白尿、水肿和血浆清蛋白降低，不仅会因肠道黏膜水肿而影响药物吸收，也会因为药物与血浆蛋白结合率降低而影响药物的分布，而且还会使作用于肾小管上皮细胞离子转运机制的利尿药（如呋塞米）与肾小管液中的清蛋白结合而致利尿效应降低。甲状腺功能低下时对哌替啶（pethidine）的敏感性增高。体温过低（特别是老年人更易发生）可显著降低许多药物的消除。

（三）遗传因素

遗传是药物代谢和效应的一个重要决定因素。基因是决定药物代谢酶、药物转运蛋白和受体活性及功能表达的结构基础，是药物代谢与反应的决定因素，其突变可引起所编码的药物代谢酶、转运蛋白和受体蛋白的氨基酸序列和功能的异常，成为产生药物效应个体差异和种族差异的主要原因。很多特异质反应已从遗传因素获得解释，现已形成一个独立的药理学分支——遗传药理学（genetic pharmacology）。

（四）时间因素

近年来，科学家对药物作用的时辰变化规律进行了深入的研究，为临床提供了大量时间药动学、时间药效学及时间毒理学资料。如果在血浆中皮质激素的自然峰值时（早晨 7~8 时）一次使用糖皮质激素，则对脑下垂体促皮质激素释放的抑制程度要比通常的平均分为 3~4 次的给药方法轻得多。如果在远离峰值的夜间给药，则严重抑制促皮质激素的释放，而使其在第二天内仍处于很低的水平。胰岛素的降糖作用，不论对正常人或糖尿病患者都有昼夜节律，即上午（峰值时间为 10 时）的作用较下午强。不同类型的肿瘤对化学药物有特定的时间敏感性，即在一天中的某一时刻相同剂量的药物可以杀灭的肿瘤细胞要比其他时刻更多。另外，正常人体组织对化学药物毒性的耐受程度也存在着时间差异性。因此，掌握和利用肿瘤与机体对药物反应的时间规律，可以获得最优化的治疗方案，使抗癌药物发挥最大的治疗作用，又使其对正常组织的损伤程度减小到最小。

三、长期或反复用药

1. 耐受性（tolerance）　在长期用药过程中，药物效应会逐渐减弱，需加大剂量才能取得原来强度的效应，此即耐受性。用药后很短时期内就发生的耐受性，又称快速耐受性（tachyphylaxis），停药后药效容易恢复，如麻黄碱、硝酸甘油所引起的。若在较久用药时间后发生的，就称慢速耐受性，如苯巴比妥所引起的。

耐受性的发生有两种因素，即药效学耐受性和药动学耐受性。前者由机体调节功能改变所致，有受体下调（数量减少），酶活性饱和，作用底物耗竭等；药动学耐受性由吸收减少，转运减慢，消除加快，特别是肝药酶 CYP450 被诱导而活性加强所致。

2. 耐药性(resistance) 在化学治疗过程中,病原体对药物(抗菌药)的敏感性降低称为耐药性,由病原体基因发生变异所致。此时需加大抗菌药剂量才能有效,甚至该药已无效而需改用其他抗菌药。临床用药时,要注意耐药性的发生和传播。此外,病原体对抗菌药物也可发生交叉耐药性。

3. 药物依赖性(drug dependence) 是麻醉药品(多为成瘾性药物,非指全身或局部麻醉药)或精神药品所具有的严重不良反应,分为精神依赖性和身体依赖性两类。

精神依赖性是反复应用麻醉药品或精神药品后所产生的欣快、满足、舒适、安乐等感受,促使应用者产生渴求连续用药的欲望和不择手段的"觅药行为",在中断用药后,仅感主观心理上不适而并不引起戒断症状,可卡因、印度大麻等可引起精神依赖性。

身体依赖性是连续应用上述两类药品后,机体所发生的一种适应状态,此时机体需有足量该两类药品的支持,方能处于正常功能状态。一旦停药,机体的生理功能就会紊乱,并出现戒断症状。吗啡、哌替啶及多数麻醉药品除引起精神依赖外,还引起身体依赖性。

药物依赖性危害较大,已成为严重社会问题。我国政府已颁布《麻醉药品管理办法》和《精神药品管理办法》。医务人员、药学专业技术人员需按两个"管理办法"对此类药品严加管理、严格控制、严禁滥用,以达合理使用的目的。

四、联合用药和药物相互作用

临床上为了达到满意疗效常采取两种或多种药物同时或先后应用,这就是联合用药。联合用药可以提高疗效,对治疗有利,如治疗高血压病、结核病;另一方面联合用药也会增加不良反应的发生率。一般两种或多种药物合用,将发生相互影响,且在体内体外都会发生。

案例 11-4

某药厂有关人员为提高"梅XK"治疗淋病的药效而擅改配方,在黄柏胶囊中加入四环素,并在媒体中广泛宣传。药品投入市场后,不断有全身黄染的重症病人住院治疗,甚至个别不治身亡,后经医生详细调查和询问,发现住院患者均有服常用量的黄柏胶囊。

在黄柏中加入四环素加热干燥可引起化学变化,产生差向四环素和脱水四环素,此降解产物毒性增加260倍,严重损害肝肾,可引起中毒乃至死亡。

问题

该案例提示联合用药时应注意什么?

药物在体外发生相互影响主要是配伍禁忌(incompatibility)。这是指将药物混合在一起所发生的物理或化学反应,常见于静脉滴注时的联合用药,如氨基苷类抗生素与β内酰胺类抗生素合用时,二者不可在同一针管或同一溶液中混合,因β内酰胺环可使氨基苷类失去抗菌作用。又如红霉素可放入葡萄糖溶液作静脉滴注而不能混于生理盐水溶液中,否则红霉素将析出结晶而沉淀。因此,在静脉滴注联合用药时,必须注意有无配伍禁忌,应先查阅药物配伍禁忌表。

药物在体内发生相互影响称为相互作用(interaction),发生相互作用的结果有二,或使原有的效应增强,称为协同(synergism),或使原有效应减弱称为拮抗(antagonism)。协同作用中又分为相加(addition)和增强(potentiation),前者指合用的总效应等于单用效应相加之和,后者指合用效应大于单用效应之和。拮抗作用中又分相减(subtraction)和抵消(counteraction),前者指合用时的效应小于单用时的效应,后者指合用时药的效应完全消失。

五、合理用药的原则

合理用药是指在用药物治疗疾病时,对症开药,供药适时,价格低廉,配药准确,以及剂量、用药间隔和时间均正确无误,药品必须有效,质量合格,安全无害。临床医生要做到合理用药,就必须掌握药理学的基本知识,同时掌握用药的基本原则。合理用药的基本原则主要有以下几点:

(1) 明确诊断和药物的适应证,做到治疗上的安全有效。

(2) 根据病情选用适宜的药物,采用适当的剂型、剂量、给药途径和疗程。剂型和给药途径的选择,应根据病情和医疗条件而定。对某些急性病,需用起效快的注射剂。剂量不足或疗程太短,将使治疗半途而废,甚至疾病复发或加重;但剂量过大或疗程过长,也会引起急性或慢性中毒。总之,剂量和疗程的确定,应以安全、有效、经济、方便为原则,在治疗中还应根据病情变化随时调整剂量和疗程。

(3) 采用科学的联合用药。在采用两种或两种以上药物联合治疗疾病时,既要考虑治疗上是否需要,又要考虑药物间的相互作用,最好做到治疗作用相互协同,不良反应相互拮抗。

(4) 了解影响药物作用的各种因素。

(5) 对因与对症治疗结合。

(6) 科学负责的工作态度。用药物治疗疾病是一项科学而严肃的工作,医生对治疗负有法律责任。由于在药物治疗上的粗心、失职而酿成大祸者时有发生,应引以为戒。

第5节　药事管理

一、药事管理的概念

所谓药事是指一切与药学、药品有关的事务,包括药品的研制、生产、流通、使用、价格、广告、信息、监督等内容。药事管理是指对药学事业的综合管理,范围涉及药事管理机构和组织,药事法律法规,药物研究、生产、流通、使用的管理,药品价格与广告的管理等方面。药事管理有宏观管理与微观管理两个层面,前者是由国家通过制定法律法规及相关药品政策,由行政机构对药品的研制、生产、经营、使用等各个环节进行管理;后者是指药事各部门内部的人员管理、财务管理、药品质量管理、物资设备管理、技术管理、药学信息管理、药学服务管理等工作。药事管理的基本目的是为广大民众提供品质优良、价格合理、安全有效的药品,以满足人民防病治病的要求,保障人体用药安全,维护人民身体健康和用药的合法权益。药事管理也是我国实现人人享有卫生保健,促进医药经济健康发展的有力保证。

二、我国药事管理机构与职能

（一）药品行政监督管理机构与职能

目前我国药品行政监督管理机构分为中央、省、市、县四级，代表国家对药品的研究、生产、流通、使用等行使监督管理的职权。中央药品行政管理机构为国家食品药品监督管理局(State Food and Drug Administration，SFDA)，其有关药品监督的主要职能包括：执行和制定药品管理的政策、规划并监督实施，参与起草相关法律法规和部门规章草案；负责制定药品研制、生产、流通、使用方面的质量管理规范并监督实施；负责药品注册和监督管理，拟订国家药品标准并监督实施，组织开展药品不良反应监测，负责药品再评价和淘汰，参与制定国家基本药物目录，配合有关部门实施国家基本药物制度，组织实施处方药和非处方药分类管理制度；负责制定中药、民族药监督管理规范并组织实施，拟订中药、民族药质量标准，组织制定中药材生产质量管理规范、中药饮片炮制规范并监督实施，组织实施中药品种保护制度；监督管理药品质量安全，监督管理放射性药品、麻醉药品、毒性药品及精神药品，发布药品质量安全信息；组织查处药品研制、生产、流通、使用方面的违法行为；拟订并完善执业药师资格准入制度，指导监督执业药师注册工作。

（二）药品技术监督管理机构与职能

药品技术监督管理机构是代表国家对药品质量实施技术监督检验的法定机构。在我国，该机构即为国家、省、市、县四级药检所。药检所主要职能包括：承担依法实施药品审批和质量监督检查所需的检验和复验工作；负责标定和管理国家药品标准品、对照品；负责组织药品质量抽查检验工作并提供质量公告的技术数据；承担司法机构委托的技术鉴定等。

（三）药品生产经营行业管理机构与职能

发展和改革委员会是各级人民政府对医药生产经营管理的行业主管部门，主要职能包括：执行国家有关法律、法规，对所辖行业、企业生产经营方面进行经济管理，调控医药行业经济运行；制订医药行业发展战略和规划，制订行业或企业的产品升级换代规划、计划；指导企业按国家或市场需求调整结构，推进技术进步，提高产品竞争能力；负责药品贮备、调度工作；依照《价格法》对药品的价格进行管理等。

（四）其他药品管理机构与职能

除上述机构外，我国还规定其他有关机构行使药品管理职能，如规定卫生行政部门会同药监部门共同监管药品的临床实验、不良反应、麻醉药品等特殊管理药品的使用，工商行政部门协同监管药品的生产经营营业执照、药品商标、药品广告及药品行业的不正当竞争行为，中医药管理部门协同监管中药材、中药饮片的加工生产、习用药材和民族药材，物价部门监管药品价格，公安部门协同监管麻醉药品与精神药品等。

（五）药品研制、生产、经营机构和医疗机构职能

这些机构分别负责药品的研制、生产、经营和使用，保证药品安全有效、质量可控是这些机构的共同要求。在这些机构中执业的执业药师是药品监督管理体系的核心力量，执业

药师必须严格执行法律和国家有关药品的法规和政策，在执业范围内对药品质量进行监管，审核并监督处方的调配，提供用药咨询服务，杜绝药品研究、生产、经营和使用过程中的各种违法行为。

三、《药品管理法》与相关法规

（一）药品管理法

《药品管理法》是我国第一部通过现代立法程序颁布的药品管理法律。该法1985年颁布施行，2001年曾作出修订，确立了药品监督管理工作的法律地位，是我国药品监督管理法律法规体系的核心。

《药品管理法》共10章106条（《实施条例》共10章86条），分别为总则、药品生产企业管理、药品经营企业管理、医疗机构的药剂管理、药品管理、药品包装的管理、药品价格和广告的管理、药品监督、法律责任及附则。《药品管理法》规定了药品管理立法的目的、适用范围和药品发展的方针政策，规定了行使药品监督管理权的政府机构，并分别就药品生产、经营、使用环节的监督管理作了原则性的法律规定，并明确了违反规定应承担的法律责任。

（二）药品管理行政法规

在《药品管理法》基础上，国务院及其所属机构还相继颁布了《药品管理法实施条例》、《麻醉药品管理办法》、《中药保护条例》、《野生药材资源保护管理条例》、《精神药品管理办法》、《药品注册管理办法》、《处方药与非处方药分类管理办法》、《药品生产质量管理规范》（GMP）、《药物非临床研究质量管理规范》（GLP）。《药品临床试验质量管理规范》（GCP）、《药品经营质量管理规范》（GSP）、《药品包装、标签和说明书管理规定》、《药品不良反应报告和监督管理办法》、《药品流通管理办法》、《药品广告审查发布标准》、《药品广告审查办法》等行政法规。《药品管理法》及相关行政法规构建了我国的药品管理的基本法律体系。随着我国医药产业的进一步发展，我国药品法律法规体系越来越多地涉及到经济法、技术监督法、知识产权保护和环境资源保护等方面。

四、药事管理的主要内容

药事管理主要围绕药品研制、生产、流通、价格、广告和使用这六大环节进行，药品不良反应报告与监测、特殊管理药品、药品包装等也是药事管理的重要内容。

（一）药品注册管理与GLP、GCP

药品注册，是指根据药品注册申请人的申请，依照法定程序，对拟上市销售药品的安全性、有效性、质量可控性等进行审查，并决定是否同意其申请的审批过程。为保证药品的安全、有效和质量可控，规范药品注册行为，我国对药品实行注册管理。药品注册申请包括新药申请、仿制药申请、进口药品申请及其补充申请和再注册申请。国家食品药品监督管理局主管全国的药品注册工作，负责对药物临床试验、药品生产和进口进行审批。注册申请人为申请药品注册而进行的药物临床前研究和药物临床研究，是进行药品研究和药品注册管理的关键环节。

药物临床前研究是指实验室阶段的研究,包括药物的合成工艺、提取方法、理化性质及纯度、剂型选择、处方筛选、制备工艺、检验方法、质量指标、稳定性、药理、毒理、动物药代动力学等。中药制剂还包括原药材的来源、加工及炮制等;生物制品还包括菌毒种、细胞株、生物组织等材料的质量标准、保存条件、遗传稳定性及免疫学的研究等。注册新药,必须向药监部门如实申报上述试验结果,涉及到药物安全性评价的临床前实验机构应符合国家规定的《药物非临床研究质量管理规范》(Good Laboratory Practice,GLP)。GLP 通过对药品研究的设备、设施、研究条件、人员资格与职责、操作规程的严格控制来保证试验数据真实、可靠。

申请人完成药物临床前研究并经通过技术审评后,由国家食品药品监督管理局批准实施临床研究。药物临床研究是在人体研究药物的有效性与安全性。药物临床研究根据试验目的与对象分为四期。Ⅰ期临床试验是研究药物对健康人体的初步药效及人体安全性,Ⅱ期临床试验是初步评价药物对目标适应证患者的治疗作用和安全性,Ⅲ期临床试验是明确药物对目标适应证患者的治疗作用和安全性,Ⅳ期临床试验为药物上市后,继续进行上市后监测,考察药物疗效和不良反应。药物临床研究的管理,除了要保证研究资料的科学可靠以外,还要保护受试者的权益并保障其人身安全。《药品临床试验质量管理规范》(Good Clinic Practicc,GCP)是对临床实验全过程,包括试验方案设计、组织、实施、监察、稽查、记录、分析总结报告进行监督管理的法规性文件。《药品管理法》规定,药物临床试验的机构必须执行 GCP。

(二) 药品生产管理与 GMP

药品生产管理是药事管理的重要内容。国家对药品生产实行严格的法律控制,对开办药品生产企业到药品生产过程都制定了严格的规定。

开办药品生产企业须具备必要的条件,如具有经过资格认定的药学技术人员、工程技术人员、技术工人,具有与其药品生产相适应的厂房、设施和卫生环境,具有能对所生产药品进行质量管理和质量检验的机构、人员以及必要的仪器设备,具有保证药品质量的规章制度,符合国家药品行业发展规划和产业政策。具备上述条件的申请者,在获得省级药监部门批准的《药品生产许可证》方可生产药品。

药品生产企业须遵循《药品生产质量管理规范》(Good Manufacturing Practice GMP)。GMP 是指在药品生产全过程中,用以保证产品符合质量标准、适用于使用目的销售要求的管理制度。GMP 的中心指导思想是强调预防为主,在生产过程中建立质量保证体系,实行全面质量管理。GMP 所制定的条款主要是针对药品生产人员、管理机构、厂房、设备、原辅料、生产方法、文件管理、监控制度、产品销售与回收等提出规范化管理标准,消灭药品生产中的隐患。

(三) 药品经营管理与 GSP

国家对药品经营同样采取准入控制,实行严格的管理制度。开办药品经营企业亦须具备必要的条件,并经药监部门审批合格,发给《药品经营许可证》后方可经营药品。

药品经营企业须遵循《药品经营质量管理规范》(Good Supplying Practice GSP)经营药品。GSP 是指药品经营企业在药品流通的全过程中,针对药品的购进、验收、检验、储存、养护、出库、运输、销售和售后服务等各个环节提出严格的质量管理要求,以实行全面质量管理,确保药品质量的管理制度。GSP 条款制定的根本目的,是对药品经营过程进行规范管理,建立质量保证体系,以保证人民用药安全有效。

(四)药品使用管理

药品使用主体是各级医疗机构,包括各类医院、门诊部、急救中心、妇幼保健院、疗养院等,部分使用行为发生在社会药房。医疗机构在药品使用过程中,要依据国家法律、法规及药品政策,对本机构的药品质量进行监督管理。对涉及药品采购、供应、配方、药物制剂、药物检验、临床药学等方面建立规范、完善的管理制度,包括设立药事管理委员会、药品采购管理、药品价格管理、药品不良反应监测报告、医院制剂管理、药品处方管理等制度。医疗机构药事管理的主要目标是保障药品供应,保证药品使用安全、合理、有效。

(五)特殊药品管理

特殊管理药品是指麻醉药品、精神药品、医疗用毒性药品与放射性药品。麻醉药品与精神药品容易造成滥用,各国政府均对其实行了严厉的管制。医疗用毒性药品与放射性药品,由于使用的不安全性,我国政府亦将其列入特殊管理范围。

麻醉药品是指连续使用后易产生依赖性,形成瘾癖的药品。常用的有阿片制剂、吗啡制剂、可卡因、大麻、罂粟壳、人工合成麻醉药品等。这类药品具有镇痛、解痉、镇咳和局部麻醉作用,常用于手术后镇痛、晚期癌症病人止痛,解除痉挛等。麻醉药品管理由国家颁布行政法规加以规范。麻醉药品的生产与种植单位、生产与种植计划须经国家药监局批准,批发与零售经营企业须经省级以上药监部门批准方可经营。医疗机构对麻醉药品的使用亦须按照要求获批办理“麻醉药品购用印签卡”、“麻醉药品专用卡”后,按相关规定使用。

精神药品是指直接作用于中枢神经系统,使之兴奋或抑制,连续使用能产生依赖的药品。精神药品具有催眠、镇静、兴奋、镇咳、止痛、解痉等作用。精神药品管理规定亦由国务院颁发,按照管理规定,精神药品生产单位及其生产计划、经营单位及其销售计划均需药监部门批准许可后方可生产或经营,精神药品的使用亦须根据类别按相关规定使用。

案例 11-5

2004 年 8 月 30 日安徽省合肥市药品监督管理局接到群众举报,反映张洼路一家名为鑫岳印务公司内存有大量过期的地西泮注射液。该局立即部署展开查处。经现场勘察,查获地西泮注射液 90 万支,其中 16.8 万支过期失效,73.2 万支距有效期还有一天时间。执法人员对现场查获的药品当即作出予以查封和扣押的处罚决定。鉴于本案案情重大,合肥市药品监督管理局及时向安徽省食品药品监督管理局、安徽省公安厅汇报案情,并通报当地公安机关配合调查。结果证实,涉案人王矿祥(鑫岳印务公司法人代表)在未取得精神药品经营资格的情况下,非法大量购入、贩卖国家管制的第二类精神药品地西泮注射液(主要销往广州等地,大多转售给吸毒人员)。

问题

1.本案在法律上当事人行为是否构成非法经营罪?

2. 此案的发生哪些环节暴露出有关部门对麻醉药品、精神药品的生产、经营、运输等方面监督管理力度不够?

医疗用毒性药品是指毒性剧烈、治疗剂量与中毒剂量相近,使用不当会致人中毒或死亡的药品。该类药品分为28种毒性中药品种和11种毒性西药品种。毒性中药品种的管理重点是药材的收购、炮制和配制使用,毒性西药品种的管理重点着重放在药品生产管理。

放射性药品是指用于临床诊断或者治疗的放射性核素制剂或者其标记药物。包括裂变产物、堆照制品、加速器制品、放射性同位素发生器及其配套药盒、放射免疫分析药盒等。国务院规定放射性药品的生产、经营、使用均采取许可证制度。《放射性药品使用许可证》须经药监、公安、环保部门共同批准,放射性药品由医疗机构的放射科室采购使用。

(六) 药品不良反应报告与监测管理

《药品管理法》规定,对已经批准生产或者进口的药品,仍然需要加强监督管理,随时淘汰安全性差、有效性低或质量不稳定的药品。为加强上市药品的安全监管,规范药品不良反应报告和监测的管理,保障公众用药安全,为评价、整顿、淘汰药品提供服务和依据,为临床用药提供信息,2004年国家颁布了《药品不良反应报告和监测管理办法》。药品不良反应是指合格药品在正常用法、用量下出现的与用药目的无关的或意外的有害反应。该办法规定了药品不良反应的监测管理机构,药品不良反应的报告程序。要求药品生产、经营企业和医疗卫生机构应对本单位生产、经营、使用的药品所发生的不良反应进行分析、评价,并应采取有效措施减少和防止不良反应的重复发生。省级药品不良反应监测中心应及时核实药品不良反应报告,做出客观、科学、全面的分析,提出关联性评价意见,并将分析评价意见上报国家药品不良反应监测中心,由国家药品不良反应监测中心做进一步的分析评价。根据分析评价结果,对不良反应大或者其他原因危害人体健康的药品,应当撤销该药品批准文件,并予以公布。

案例 11-6

2006年7月27日,SFDA接到青海省食品药品监督管理局报告,西宁市部分患者在使用安徽华源药业有限公司生产的克林霉素磷酸酯葡萄糖注射液(欣弗)后,出现了胸闷、心悸、心慌、寒战、肾区疼痛、腹痛、腹泻、恶心、呕吐、过敏性休克、肝肾功能损害等临床症状;2006年8月2日,安徽省食品药品监督管理局向全国有关省、自治区、直辖市食品药品监督管理部门发出紧急协查函,暂停销售和使用该品种。2006年8月3日,SFDA发出《关于全力做好安徽华源生物药业有限公司克林霉素磷酸酯葡萄糖注射液不良事件核查工作的通知》,要求安徽华源生物药业有限公司收回其生产的该产品。

案例调查分析及处罚 经查实,该公司在生产克林霉素磷酸酯葡萄糖注射液过程中,违反生产规定,未按批准的工艺参数灭菌,降低灭菌温度,缩短灭菌时间,增加灭菌柜装载量,影响了灭菌效果。经中国药品生物制品检定所对相关样品进行检验,结果表明,无菌检查和热原检查不符合规定。药品监管部门根据《药品管理法》有关规定,对其产品按劣药论处,由安徽省食品药品监督管理局没收该企业违法所得,并处两倍罚款;责成安徽省食品药品监督管理局监督该企业停产整顿,收回该企业的大容量注射剂《药品GMP证书》;撤销该企业"欣弗"药品的批准文号,收回批件;由安徽省药监部门依法监督销毁召回的"欣弗"药品。并且依据法律对相关责任人进行了处理。

(七) 药品价格与广告管理

新修订的《药品管理法》将药品价格与药品广告纳入法制的管理范围。

药品是非常特殊的商品，过去我国药品的价格全部由国家定价，国家在必要时可采取财政补贴方式生产急需药品和基本药品，因而药品价格与其商品价值不符是常见的。1990年以后，我国实行两种药品价格体系。一种是政府定价或政府指导价，另一种是市场调节价。政府定价，是指依照《价格法》规定，由政府价格主管部门或者其他有关部门，按照定价权限和范围制定的价格。政府指导价，是指依照《价格法》规定，由政府价格主管部门或者其他有关部门，按照定价权限和范围规定基准价及其浮动幅度，指导经营者制定的价格。市场调节价，是指由经营者自主制定，通过市场规律调节形成的药品价格。

药品关系到人们的健康和生命安全，国家对药品的广告、宣传管理亦不同于一般商品。《药品管理法》及《药品管理法实施条例》均对药品广告的审查、发布、内容及广告的监督管理做出了明确的规定。国家工商总局和原国家食品药品监督管理局于 2007 年联合发布了《药品广告审查发布标准》和《药品广告审查办法》，对药品广告内容的确定、媒体选择及审查程序与标准均作了具体的管理规定。以确保药品广告真实、科学、合法。

（八）药品包装管理

药品包装包括直接接触药品的包装材料和容器、药品的中包装、外包装、药品标签、说明书。《药品管理法》及《直接接触药品的包装材料和容器管理办法》、《药品包装、标签和说明书管理规定》对药品包装作了详细的规定。

规定要求直接接触药品的包装材料必须符合药用的规格，经批准后方可使用，药品的中包装与外包装应保证药品在运输、贮存、使用过程中的质量。中药材必须有包装才能上市销售。药品标签和说明书是载有药品安全性、有效性信息和指导合理用药的重要文本，并可作为法律诉讼的依据。药品包装上必须印有或贴有标签，标签至少应注明品名、规格、生产批号等内容。国家对药品标签和说明书的书写格式，书写内容均有具体的要求，所有项目必须如实填写，不能随意增减。

（广东药学院　赵　杰）

参考文献

德伟、欧芹 . 2008. 医学分子生物学 . 北京:科学出版社
范少光 . 2000. 人体生理学 . 第 2 版 . 北京:北京医科大学出版社
宫恩聪,吴立玲 . 2002. 病理学 . 北京:北京医科大学出版社
龚非力 . 2007. 医学免疫学 . 第 2 版 . 北京:科学出版社
黄启福 . 2007. 病理学 . 修订版 . 北京:科学出版社
黄玉芳 . 2006. 病理学 . 上海 :上海科技出版社
金惠铭,卢建,殷莲华 . 2002. 细胞分子病理学 . 郑州:郑州大学出版社
孔锡琨 . 1989. 病理学 . 上海:上海科技出版社
李凡 . 2008. 医学微生物学 . 第 7 版 . 北京:科学出版社 . 人民卫生出版社
李卫东 . 2009. 基础医学概论 . 北京:中国医药科技出版社
李雍龙 . 2008. 人体寄生虫学 . 第 7 版 . 北京:人民卫生出版社
刘新光、罗德生 . 2007. 生物化学 . 北京:科学出版社
吕世静,毕胜利 . 2007. 医学免疫学:案例版 . 北京:科学出版社,2007
施雪钧 . 2000. 生理学 . 上海:上海科学技术出版社
田菊霞 . 2007. 基础医学概论 . 杭州:浙江大学出版社,2007
王琳芳,杨克恭 . 2001. 医学分子生物学原理 . 北京:高等教育出版社
温进坤、韩梅 . 2001. 医学分子生物学理论与研究技术 . 第 2 版 . 北京:科学出版社
吴观陵 . 2005. 人体寄生虫学 . 第 2 版 . 北京:人民卫生出版社
吴梧桐 . 2007. 生物化学 . 第 6 版 . 北京: 人民卫生出版
吴先国 . 2002. 人体解剖学 . 第 4 版 . 北京:人民卫生出版社
徐勤 . 2009. 西医学概论 . 广州:中山大学出版社
严振国 . 2003. 正常人体解剖学 . 北京:中国中医药出版社
杨光华 . 2001. 病理学 . 第 5 版 . 北京:人民卫生出版社
姚泰 . 2001. 生理学 . 北京:人民卫生出版社
姚泰 . 2001. 生理学(7 年制规划教材). 北京:人民卫生出版社
詹希美 . 2001. 人体寄生虫学(七年制). 北京:人民卫生出版
张佩 . 2007. 医学微生物学(案例版). 北京:科学出版社
章育正 . 2003. 医学微生物学与免疫学 . 上海:上海科学技术出版社
钟世镇 . 2003. 人体解剖学 . 北京:高等教育出版社
周爱儒 . 2008. 生物化学 . 第 7 版 . 北京: 人民卫生出版社
周本江、郑葵阳 . 2007. 医学寄生虫学(案例版). 北京:科学出版社
朱玉贤,李毅 . 2002. 现代分子生物学 . 第 2 版 . 北京:高等教育出版社
宗永生,钟思陶 . 2000. 病理学 . 广州:广东高等教育出版社
Edward K Markell, David T. John & Wojciech A. Krotoski. 1999. Markell and Voge's Medical Parasitologyt. 8th edition. USA. W. B. Saunders Company
William C. Marquardt, Richard S. Demaree & Robert B. Grieve. 2000. Parasitology & Vector Biology (second edition). USA. A Harcourt Science and Technology Company